Reihe Krankheitslehre

Krankheitslehre für Altenpflegeberufe

Krankheitslehre für Altenpflegeberufe

Susanne Andreae
Dominik von Hayek
Jutta Weniger

368 Abbildungen in
540 Einzeldarstellungen
62 Tabellen

2001
Georg Thieme Verlag
Stuttgart · New York

Dr. med. Susanne Andreae
Fachärztin für Allgemeinmedizin und
Dozentin an mehreren Krankenpflegeschulen
Lärchenweg 19
78713 Schramberg

Dr. med. Dominik von Hayek
Facharzt für Allgemeinmedizin, tätig in
der klinischen Geriatrie und
Dozent an einer staatlichen Berufsfachschule
für Krankenpflegehilfe
Bezirkskrankenhaus Haar
Postfach 1111
85529 Haar

Dipl.-Pflegepäd. Jutta Weniger
Krankenschwester und
Lehrerin für Alten- und Krankenpflege in einer
staatl. Berufsfachschule für Altenpflege
Oberer Göttelbach 5
78713 Schramberg

Die Deutsche Bibliothek – CIP-Einheitsaufnahme

Andreae, Susanne: Krankheitslehre für Altenpflege : 62 Tabellen / Susanne Andreae ; Dominik von Hayek ; Jutta Weniger. – Stuttgart : Thieme, 2001
(Reihe Krankheitslehre)

Abbildungsnachweis
Argum/Bert Bostelmann und Fritz Stockmeier, Frankfurt: Fotos der 1. Seiten der Kap. 1 – 16 und 18 und Fotos der Doppelseiten Teil I-III, Abb. 2.3, 2.6, 2.7
Thomas Stephan, Munderkingen: Foto der 1. Seite von Kap. 17
Eberhardt/Arteria Photography: Abb. 1.13 b, 1.17, 2.4 a, b, 3.1 a-d, 6.7 a – c, Foto Dekubitus Stadium IV (Tab. 6.6), 6.9 a, b, 6.14, 6.15, 6.16, 7.7 a, b, 7.12 a, b, 7.18, 7.19, 7.24, 7.32, 8.10, 8.12, 9.12, 9.18, 9.19, 9.23, 9.27, 9.35, 9.37, 10.5, 11.1 a, 13.28, 16.9 a, Fotos seniles Entropium, Lagophthalmus, Hordeolum, Chalazion (Tab. 16.1), 16.14, 17.4 a, b, 17.14 b, 17.18 a, b, 17.19, 17.21 a, 17.23 a, b, 17.24, 17.26, 18.5, 18.12
Aus Freudenberger, T.: Dermatologie. Thieme, Stuttgart 1993: Foto Blut-Schwamm (Tab. 6.9)
Aus Paetz, B., B. Benzinger-König: Chirurgie für Pflegeberufe, 19. Aufl. Thieme, Stuttgart 2000: Fotos Furunkel, Karbunkel u. Panaritium (Tab. 6.7)
Medizinisches Bildarchiv, Georg Thieme Verlag Stuttgart
© Boehringer Ingelheim Pharma KG und Dr. Karl Thomae GmbH, 2001: Abb. 2.5, 3.3, Fotos Dekubitus Stadium II u. III (Tab. 6.6), Foto Erysipel (Tab. 6.7), 6.11, Foto Lipom, Atherom u. Basaliom (Tab. 6.9), 6.13, 6.17, 7.8, 7.10, 7.16, 7.23, 7.26, 7.30, Fotos Pharyngitis, Tonsillitis u. Laryngitis (Tab. 8.1), 9.16, 9.17, 9.29, 9.32, 9.34, 10.6, 10.7, 11.1 b, c, 11.2 a, b, 12.8 a, b, 12.14, 13.13, 13.17 a, 13.27, 13.38 a, 15.11, 15.12, 16.8, Foto seniles Ektropium (Tab. 16.1), 16.12, 16.16, 17.20, 17.22, 17.29

Rüdigerstraße 14, D-70469 Stuttgart
Unsere Homepage: http://www.thieme.de

Printed in Germany

Zeichnungen: Karin Baum, Mannheim
Umschlaggestaltung: Thieme Verlagsgruppe
Umschlagfoto: Agentur Thema/Antonello Bello und Wolfgang Knapp, Karlsruhe, Thomas Stephen, Munderkingen (Bildredaktion: Anja Knudsen/red. sign)
Piktogramme: Helmut Holtermann, Dannenberg
Satz und Druck: Druckhaus Götz GmbH, Ludwigsburg
Gesetzt auf CCS Textline

ISBN 3-13-127011-X 1 2 3 4 5 6

Wichtiger Hinweis: Wie jede Wissenschaft ist die Medizin ständigen Entwicklungen unterworfen. Forschung und klinische Erfahrung erweitern unsere Erkenntnisse, insbesondere was Behandlung und medikamentöse Therapie anbelangt. Soweit in diesem Werk eine Dosierung oder eine Applikation erwähnt wird, darf der Leser zwar darauf vertrauen, dass Autoren, Herausgeber und Verlag große Sorgfalt darauf verwandt haben, dass diese Angabe **dem Wissensstand bei Fertigstellung des Werkes** entspricht.

Für Angaben über Dosierungsanweisungen und Applikationsformen kann vom Verlag jedoch keine Gewähr übernommen werden. **Jeder Benutzer ist angehalten,** durch sorgfältige Prüfung der Beipackzettel der verwendeten Präparate und gegebenenfalls nach Konsultation eines Spezialisten festzustellen, ob die dort gegebene Empfehlung für Dosierungen oder die Beachtung von Kontraindikationen gegenüber der Angabe in diesem Buch abweicht. Eine solche Prüfung ist besonders wichtig bei selten verwendeten Präparaten oder solchen, die neu auf den Markt gebracht worden sind. **Jede Dosierung oder Applikation erfolgt auf eigene Gefahr des Benutzers.** Autoren und Verlag appellieren an jeden Benutzer, ihm etwa auffallende Ungenauigkeiten dem Verlag mitzuteilen.

Reihengeleitwort

Liebe Leserin, lieber Leser,
ist Ihnen das große **K** auf dem Titelbild ins Auge gefallen? Das finden Sie auf allen Büchern unserer Reihe Krankheitslehre.
In dieser Reihe wollen wir Ihnen das Lernen durch einige farbige Elemente erleichtern. Entstanden sind diese durch die häufig wiederkehrenden Fragen von Krankenpflegeschülerinnen und -schülern, die uns selbst noch gut in Erinnerung sind:

- Wollen Sie auch wissen, welche geriatrischen Krankheitsbilder besonders häufig vorkommen? Dafür haben wir – ausgehend von der Krankenhausdiagnosestatistik des Statistischen Bundesamtes Wiesbaden – so genannte Häufigkeitsleisten entwickelt.

Dieses Krankheitsbild tritt bei den über 65-Jährigen mit mehr als 50 000 Fällen pro Jahr in der Klinik auf …
10 000 bis 50 000 Fälle pro Jahr …
3 000 bis 10 000 Fälle pro Jahr.

Das ausgewertete Datenmaterial bezieht sich lediglich auf die Einweisungsdiagnose ins Krankenhaus.

- Fragen Sie sich, inwieweit all das medizinische Wissen direkten Bezug zu Ihrem täglichen Leben auf der Station hat?

Das „Pflegekissen" ermöglicht Ihnen die Verknüpfung von Medizin und Pflege und greift den Pflegealltag auf. Viele Praxistipps erleichtern die Umsetzung des theoretischen Wissens.

- Fühlen Sie sich durch die Größe des Stoffgebiets verunsichert oder wollen Sie gezielt nur das Wichtigste lesen?

Das Ausrufezeichen weist Sie auf Inhalte hin, die Sie wirklich im Kopf haben sollten und die Sie durch Querlesen wiederholen können.

- Fragen Sie sich: „Muss ich denn wirklich alles wissen?"

Was Sie hier lesen, ist vertiefendes Wissen und ermöglicht Ihnen ein umfassenderes Verständnis der Zusammenhänge.

- Möchten Sie sich gerne gezielt auf das Examen vorbereiten?

Die Auswertung der aktuellen Lehrpläne verschiedener Bundesländer finden Sie im typischen Prüfungswissen. Hier finden Sie mit konkreten Seitenangaben die Themen, die Sie für das Examen unbedingt lernen sollten.

- Möchten Sie einen Blick auf alternative Therapien werfen?

Hier werden Ihnen natürliche Heilmethoden vorgestellt, vom Senfwickel bis hin zur Kartoffelauflage.

Neben all diesen farbigen Elementen bieten Pflegeschwerpunkte die Möglichkeit, sich intensiver mit der Pflege alter Menschen in einer exemplarischen Pflegesituation zu beschäftigen. Dazu wurden einzelne, in der Altenpflege besonders häufig anzutreffende Themen ausgewählt und von einer Pflegeexpertin für Sie aufbereitet.

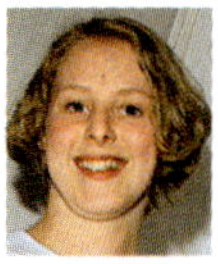

Wir wünschen Ihnen möglichst leichtes und erfolgreiches Lernen und viel Spaß beim Lesen!

Ihr Pflegeteam bei Thieme

Die Autoren

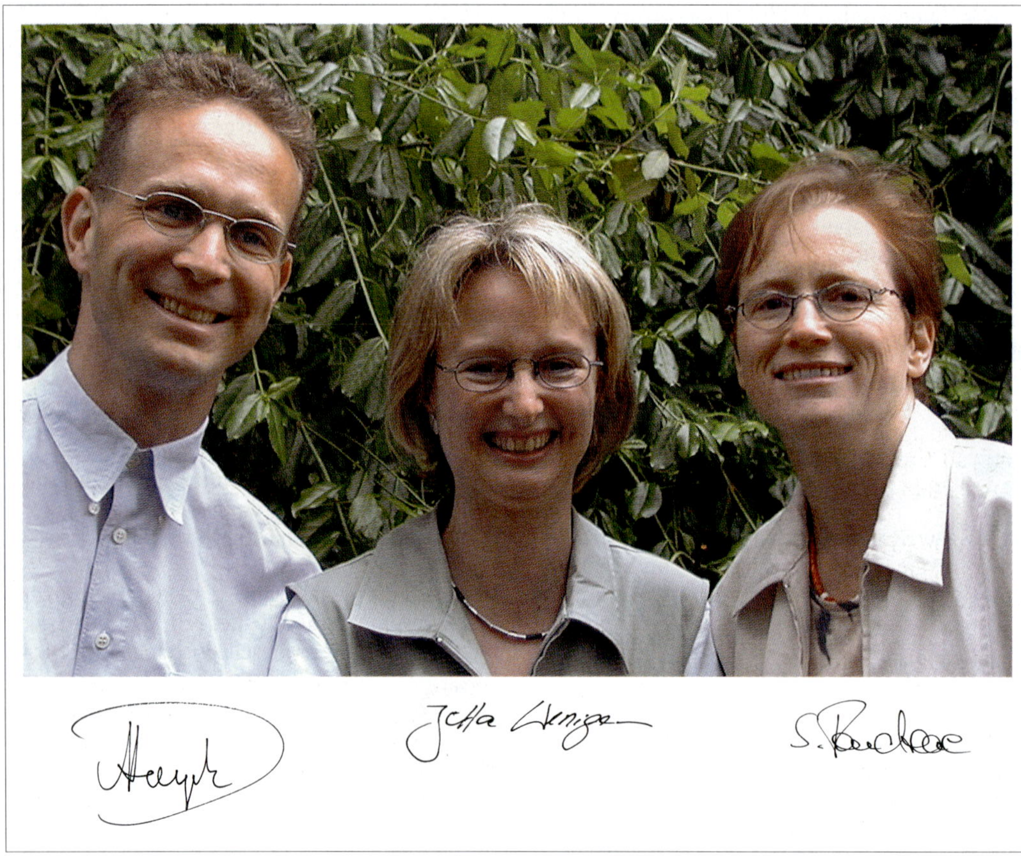

Vorwort

Die Pflege und medizinische Versorgung alter Menschen wird mit der zunehmenden „Überalterung" unserer Gesellschaft immer wichtiger.
Dabei ist Alter nicht mit Krankheit und Pflegebedürftigkeit gleichzusetzen. Nur ein kleiner Prozentsatz älterer Menschen ist krank und pflegebedürftig. Viele Alte leben nahezu selbstständig und können kleinere körperliche Einschränkungen selbst bewältigen. Erst wenn dies auch mithilfe von Angehörigen oder Freunden nicht mehr möglich ist, wird professionelle Hilfe, das heißt Hilfe von gelernten Altenpflegern und Altenpflegerinnen, benötigt.
Seit Einführung der Pflegeversicherung hat sich die Bewohnerstruktur in Alten- und Pflegeheimen von teilweise selbstständigen, leicht pflegebedürftigen Personen hin zu schwerstpflegebedürftigen alten Menschen verändert. Heute sind zum einen viele alte Menschen mit mehreren körperlichen Erkrankungen oder Behinderungen, zum anderen gerontopsychiatrisch erkrankte Menschen in Einrichtungen der Altenhilfe anzutreffen.
Daher wird es heute und in Zukunft für Altenpfleger und -pflegerinnen immer wichtiger, neben sozialpflegerischen Kompetenzen über ein fundiertes und umfassendes Wissen in Physiologie, Krankheitslehre, Psychiatrie und Arzneimittellehre zu verfügen.
Wir haben uns in diesem Buch auf die im Alter häufigsten Erkrankungen beschränkt und diese ausführlich dargestellt. Um den Gesamtzusammenhang darzustellen, beginnt jedes Kapitel mit einer kurzen Zusammenfassung der Anatomie und Physiologie der Organe. Unterstützt werden die Texte durch viele farbige Grafiken und Fotos.
Da Altenpflege eine handelnde Disziplin ist, reicht theoretischen Wissen allein nicht aus. Von in der Altenpflege beruflich Tätigen wird erwartet, dass sie in der Lage sind, dieses Wissen in konkreten Pflegesituationen anzuwenden. Bei jedem alten Menschen zeigt sich das in der Theorie gelernte Krankheitsbild auf eine bestimmte Art und Weise. Der Krankheit wird eine bestimmte Bedeutung zugemessen und sie wird auf eine persönliche Art erlebt.
Um den Altenpflegeschülern und -schülerinnen die Anwendung des Wissens in der Praxis zu erleichtern, stellen wir oft anzutreffende Krankheitsbilder in Fallbeispielen dar. Anhand derer wird gleichzeitig die spezielle Pflege gezeigt. Wo dies zu umfangreich wäre, wird auf die Systematik der Aktivitäten des täglichen Lebens (ATL) zurückgegriffen. Kleine Pflegetipps innerhalb der Darstellung der Krankheitsbilder stellen einen zusätzlichen Bezug zur Praxis der Altenpflege her. Im Glossar am Ende des Buches werden wichtige Fachbegriffe noch einmal knapp und verständlich erklärt.
Das Buch ist sowohl als Lernhilfe für den Unterricht, aber auch als Hilfe für die Praxis im Beruf gedacht. Wir sind an einer regelmäßigen Aktualisierung und Weiterentwicklung dieses Lehrbuches interessiert und daher dankbar für jede Art von Anregung oder Kritik!
Unser Dank gilt ganz besonders Frau Kliem für die zuverlässige und kompetente redaktionelle Bearbeitung, es war eine Freude, mit ihr zusammenzuarbeiten. Des Weiteren möchten wir Frau Grützner für ihr Vertrauen in unsere Arbeit danken. Und nicht zuletzt danken wir unseren Familien, Freunden und Fachkollegen und -kolleginnen für die Unterstützung und konstruktive Kritik.

Schramberg/Haar,
Oktober 2001

Inhaltsverzeichnis

11 Stoffwechselerkrankungen ... 239

12 Erkrankungen des Hormonsystems ... 243

13 Erkrankungen des Verdauungstraktes ... 263

14 Erkrankungen der Niere und Harnwege ... 311

I

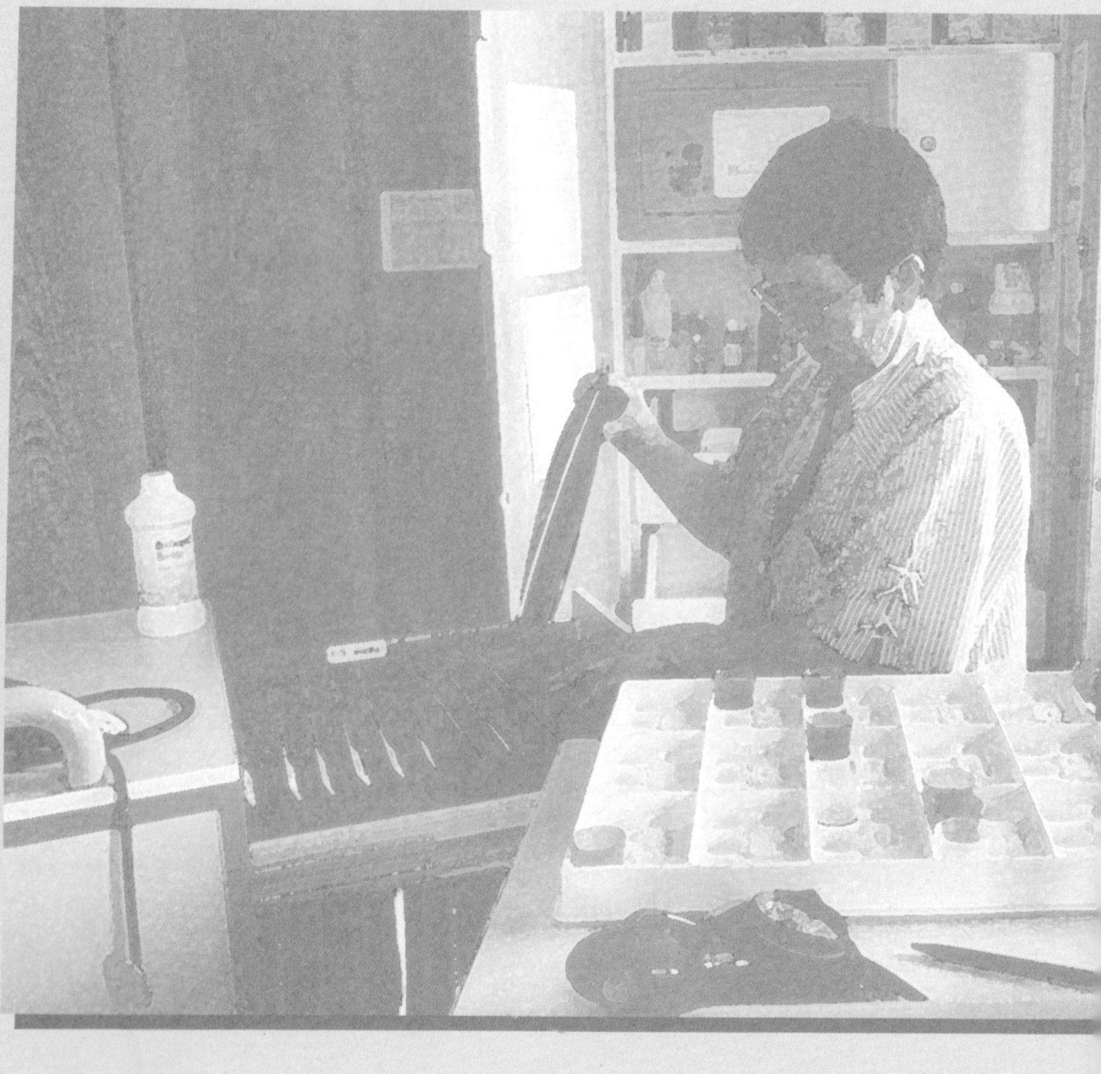

I
Allgemeine Anatomie, Physiologie und Krankheiten des Alters

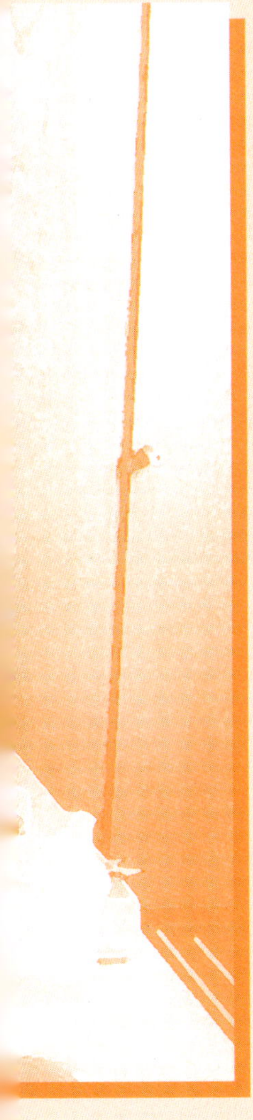

1 Grundlagen der Anatomie und Physiologie

Dominik von Hayek

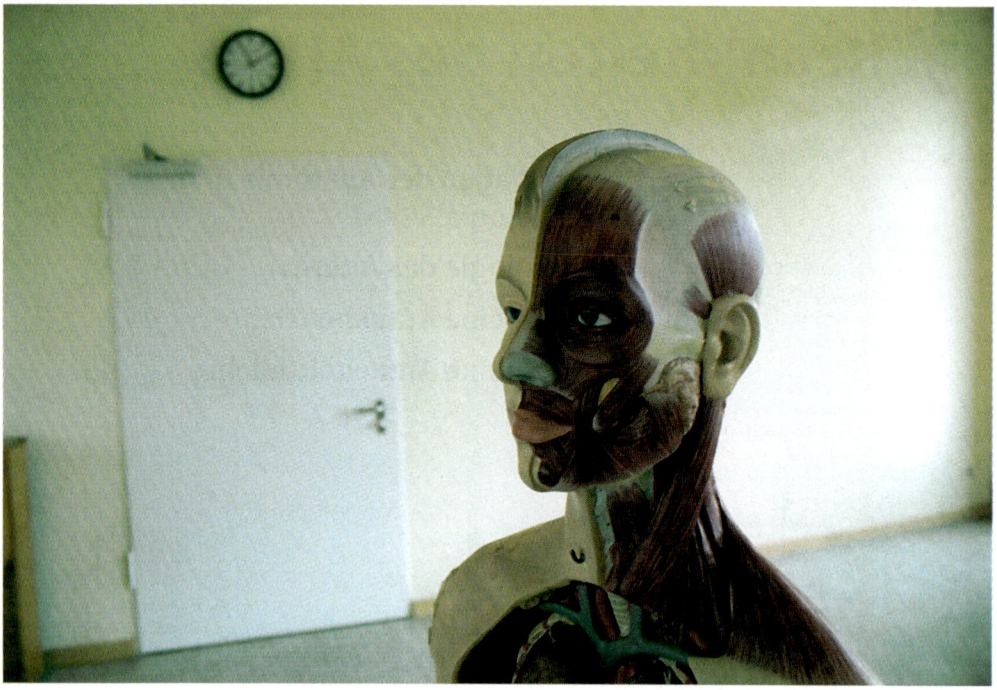

Typisches Prüfungswissen
Zellorganellen (S. 6), Mineralstoffe (S. 12), Kohlenhydrate (S. 12), Eiweiße (S. 13), Gewebslehre (S. 14)

Zelle als Grundbaustein

Definition: Die Zelle ist der Grundbaustein des Organismus, die kleinste lebensfähige Einheit aller Lebewesen.

Der Körper eines erwachsenen Menschen besteht aus bis zu *10 Billionen (= 10 000 000 000 000) Zellen*. Um ihre speziellen Funktionen zu erfüllen, haben die Zellen ein sehr unterschiedliches Aussehen und schließen sich jeweils zu Zellverbänden, dem Gewebe (s. u.), zusammen. Trotz ihrer unterschiedlichen Formen findet man bei allen Zellen aber gemeinsame Bestandteile.
Die *Zellmembran* grenzt die Zelle nach außen ab und umschließt das *Zytoplasma*, den Zellinhalt mit Zellwasser (Zytosol). Neben anderen Zellorganellen spielt der *Zellkern* eine wichtige Rolle: er steuert den Zellstoffwechsel und die Vererbung (Abb. 1.**1**).

Zellmembran und Zytoplasma

Zellmembran. Die Zellmembran bildet die Hülle um den Zellleib. Sie ist die Grundvoraussetzung für ein eigenes Zellleben, sie trennt das Zellinnere vom „Außen". Für die Funktion und das Überleben der Zelle ist es unerlässlich, dass diese Schutzhülle nicht starr und undurchlässig, sondern flexibel und für bestimmte Stoffe durchlässig ist. Sie besteht aus 2 Schichten mit Fettmolekülen (*Phospholipiden*) und enthält spezielle *Ka-*

Die Zelle

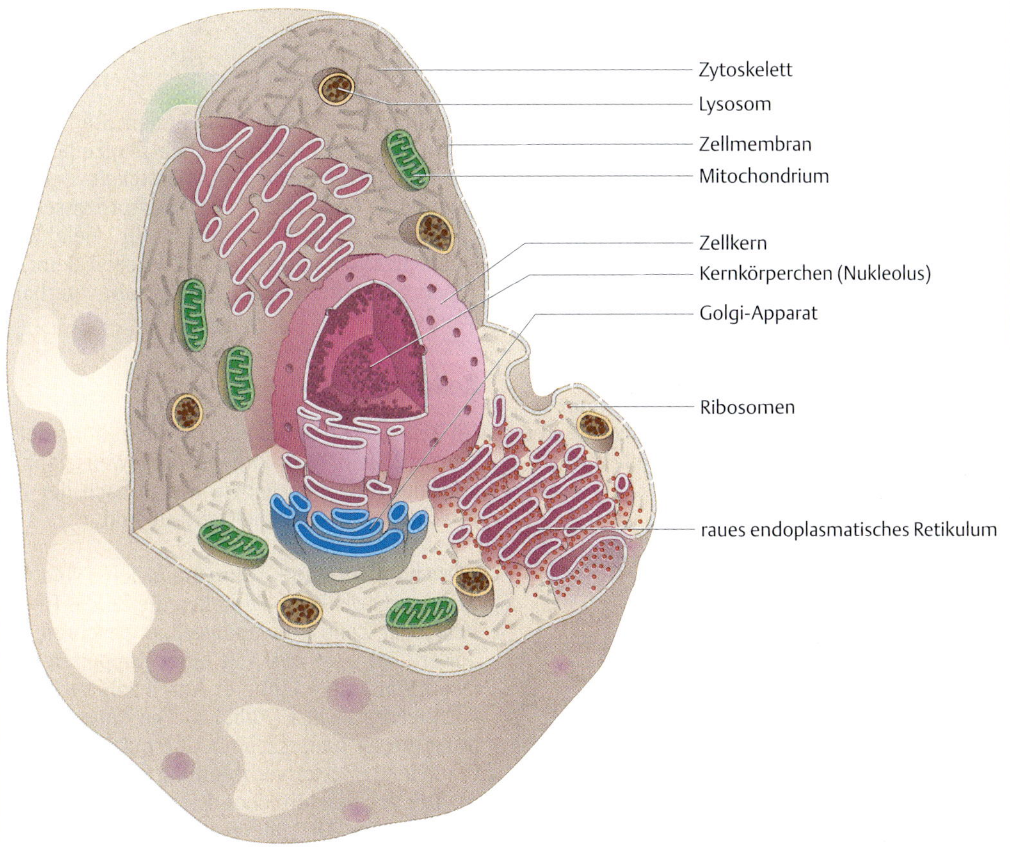

Abb. 1.**1** Darstellung einer Zelle mit Zellmembran, Zellkern und den Zellorganellen (aus Schwegler, J.S.: Der Mensch – Anatomie und Physiologie, 2. Aufl. Thieme, Stuttgart 1998).

Zellmembran

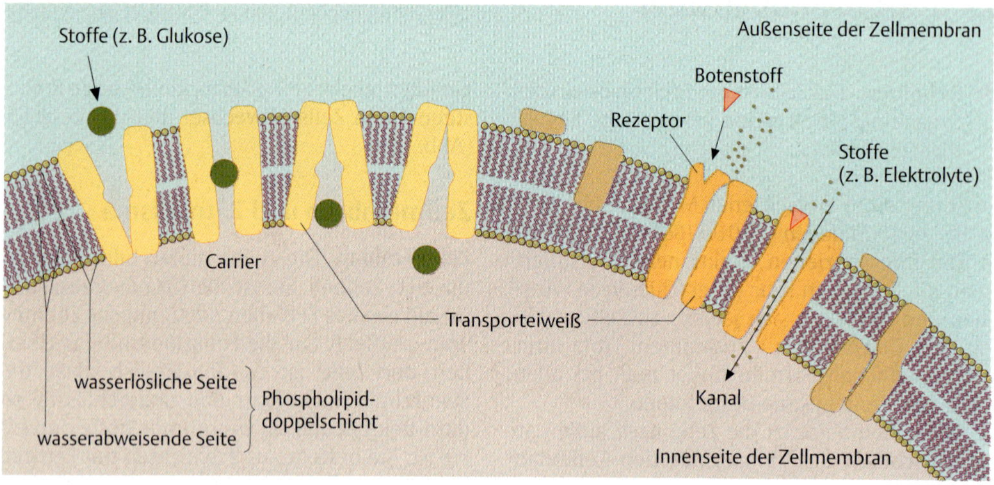

Abb. 1.**2** Schematische Darstellung der Zellmembran. In der Phospholipiddoppelschicht sind Transport-Eiweiße (Carrier-Proteine) eingebaut, die verschiedene Stoffe in die Zelle transportieren können. Auf der rechten Seite wird ein Kanal durch die Bindung eines Botenstoffs an einen Rezeptor geöffnet (aus Schwegler, J.S.: Der Mensch – Anatomie und Physiologie, 2. Aufl. Thieme, Stuttgart 1998).

näle (Carrier-Proteine), die je nach Bedarf Stoffe in die Zelle bzw. wieder heraustransportieren. In der Zellmembran findet man auch *Rezeptoren*, an die sich nach dem Schlüssel-Schloss-Prinzip (S. 14) jeweils passende Botenstoffe (z. B. Hormone) binden können (Abb. 1.**2**). Die Zelle kann so Informationen aus dem gesamten Körper erhalten und sich als Antwort darauf verändern. Das Hormon Insulin z. B. bindet an Rezeptoren in der Zellmembran und bewirkt eine Aufnahme von Zucker in die Zellen. Die Funktion der Zellmembran besteht also gleichzeitig im *Schutz* vor der äußeren Umgebung und der *Verbindung* der Zelle nach außen.

Wird die Zellmembran beschädigt, so dringt unkontrolliert Flüssigkeit ein und gefährdet das Überleben der Zelle. Diese Tatsache macht man sich bei der Anwendung von Antibiotika zu Nutze, die die Bildung der Zellmembran von Bakterien stören und sie dadurch zerstören.

Zytoplasma. Im Zellinneren (Zytoplasma) befindet sich neben den Zellorganellen die Zellflüssigkeit (*Zytosol*). Sie besteht zum überwiegenden Teil aus Wasser, in dem zahlreiche Moleküle wie Elektrolyte, Eiweiße, Fette und Kohlenhydrate gelöst sind. Das Zytoplasma dient dem Stoff- und Informationsaustausch innerhalb der Zelle. Durch die unterschiedliche Durchlässigkeit der Zellmembran und aktive Transportprozesse (z. B. „Elektrolyt-Pumpen") können für viele Stoffe Konzentrationsunterschiede zwischen dem Zellinneren und der Zellumgebung aufrechterhalten werden.

Zellorganellen

Im Zellinneren befinden sich die Zellorganellen, das sind kleinste Zellorgane, die jeweils ganz bestimmte Aufgaben haben und je nach der Zellfunktion unterschiedlich verteilt sind.

Mitochondrien. Die Mitochondrien sind die *Kraftwerke der Zelle*, sie stellen die für das Überleben jeder Zelle notwendige Energie bereit. Ihre äußere Form ist oval mit einer doppelten Hülle (Membran), deren innerer Anteil zahlreiche Auffaltungen aufweist (Abb. 1.**3**). Die Energiegewinnung erfolgt hauptsächlich durch Sauerstoff verbrauchende Zuckerverbrennung (aerobe Glykolyse). Der von den Mitochondrien erzeugte Energieträger ist das *ATP* (Adenosintriphosphat), das für die verschiedensten Prozesse in der Zelle verwendet werden kann. Zellen mit einem sehr hohen Energiebedarf (z. B. Muskelzellen) besitzen sehr

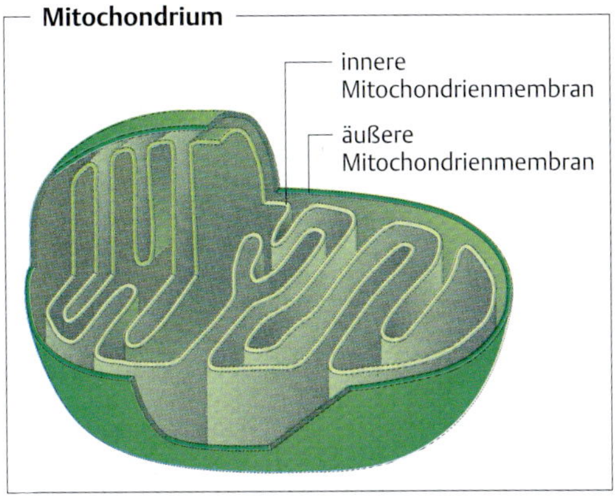

Abb. 1.**3** Im Querschnitt des Mitochondriums sind die äußere und innere Membran sowie deren zahlreiche Auffaltungen zu sehen (aus Schwegler, J.S.: Der Mensch – Anatomie und Physiologie, 2. Aufl. Thieme, Stuttgart 1998).

viele Mitochondrien, träge Zellen (z. B. Knorpel- oder Bindegewebszellen) dagegen nur wenige.

Ribosomen. Ribosomen sind kugelförmige Eiweißkörper, die in großer Zahl im gesamten Zytoplasma vorkommen und für die *Eiweißherstellung* (Proteinbiosynthese) zuständig sind. Sie sind die *„Arbeiter"*, die – vom Zellkern gesteuert – aus einfachen Aminosäuren komplizierte Proteine zusammenbauen.

Endoplasmatisches Retikulum. Dabei handelt es sich um ein kanalartiges Netzwerk von Röhren innerhalb der Zelle, also um das *„Straßennetz"* der Zelle. Hier findet der *Stoff- und Flüssigkeitstransport* innerhalb der Zelle statt. Sind die Außenwände des Hohlraumsystems mit Ribosomen bedeckt, so spricht man vom *rauen endoplasmatischen Retikulum*. Es enthält von den aufsitzenden Ribosomen gebildete „Exportproteine", die für den Transport aus der Zelle bereitstehen.

Zytoskelett. Das Zytoskelett ist das *Gerüst der Zelle*, es besteht aus zahlreichen fadenförmigen Eiweißstoffen und trägt zur Stabilisierung des Zellkörpers bei. Auch die für manche Zellen charakteristischen Ausstülpungen der Zellmembran (z. B. beim Flimmerepithel, s. u.) werden vom Zytoskelett gebildet und dann *Mikrovilli* genannt. Bei manchen Zellen können sich die Einweißfasern des Zytoskeletts aktiv bewegen (z. B. Muskelzellen), sie werden als *Mikrofilamente* bezeichnet.

Golgi-Apparat. Dabei handelt es sich um Stapel aus flachen, scheibenförmigen Membransystemen, die sich meist in der Nähe des endoplasmatischen Retikulums und des Zellkerns befinden. Hier werden die von den Ribosomen produzierten Exportproteine verändert und in Transportbläschen eingeschlossen, die aus der Zelle wandern können. Es handelt sich also um die *„Vertriebsabteilung"* der Zelle, in der die Proteine „verpackt" und „verschickt" werden.

Zellkern. Der Zellkern ist die größte Struktur der Zelle, er ist von einer durchlässigen Doppelmembran umgeben und enthält neben der Zellkernflüssigkeit die Chromosomen und ein oder mehrere *Kernkörperchen* (Nukleolus). Auf den *Chromosomen* ist die gesamte Erbsubstanz des Organismus gespeichert. Der Zellkern ist das *„Gehirn der Zelle"*, er enthält die vollständige genetische Information über den Organismus und dient der Steuerung der meisten Zellvorgänge.

Chromosomen

Aufbau. Menschliche Zellkerne enthalten 46 Chromosomen in Form von 23 Chromosomenpaaren, je ein Chromosom jedes Paares stammt von der Mutter und eines vom Vater. Jedes Chromosom liegt also *doppelt* vor (diploider Chromosomensatz). In bestimmten Phasen der Zellteilung (Metaphase) sind die Chromosomen auch im Lichtmikroskop sichtbar, sie zeigen dann eine typische X-Form. An der Kreuzungsstelle des „X" findet man eine Einschnürung, das *Zentromer*, von dem jeweils zwei lange und zwei kurze Chromosomenarme abzweigen (Abb. 1.**4 a, b**). Ansonsten verteilen sich die Chromosomen als *lose Fäden* mit einem Durchmesser von ca. 2/1 000 000 mm im gesamten Zellkern und sind nicht einzeln erkennbar. Diese Fäden bestehen aus der Substanz *DNA (Desoxyribonukleinsäure)*, die einen komplizierten Aufbau ähnlich einer Strickleiter hat. Die „Leitersprossen" werden aus vier stickstoffhaltigen Basen (Adenin, Thymin, Guanin und Cytosin) gebildet, die schraubenförmig ineinander verwundenen „Leiterstränge" aus *Zucker-* und *Phosphatmolekülen* (Abb. 1.**4 c**). Durch die unterschiedliche Reihenfolge der Basen wird wie bei einem Morsecode die Information über die genetische Erbsubstanz verschlüsselt.

Aufgaben. Zwei der 46 Chromosomen sind *Geschlechtschromosomen* (Gonosomen), die darüber entscheiden, ob der Organismus eine weibliche oder männliche Geschlechtsausprägung hat. Es

Aufbau des Chromosoms

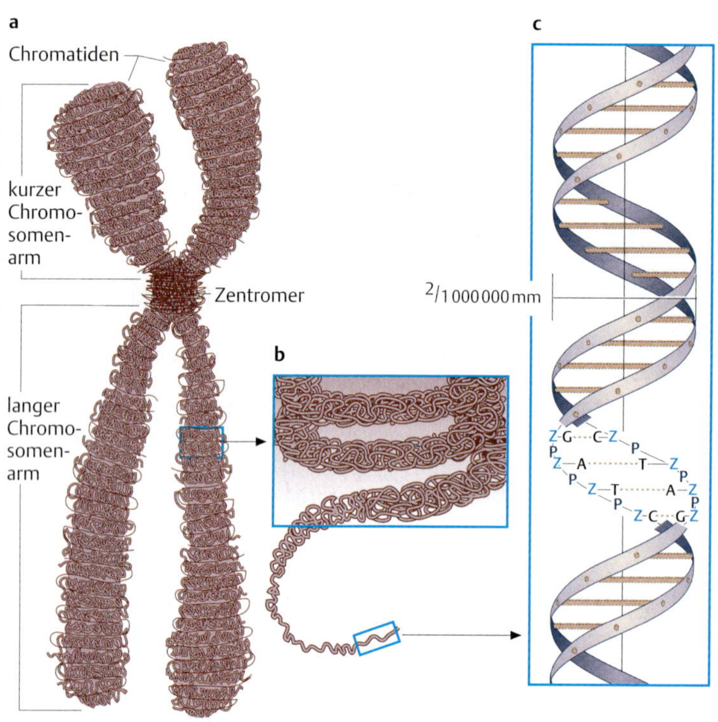

Abb. 1.**4 a – c** **a** Kurze und lange Chromosomenarme mit der zentralen Einschnürung am Zentromer, **b** Detailvergrößerung der aufgewickelten DNA-Stränge, **c** Aufbau eines DNA-Strangs: „Strickleiterform“ aus Zucker- und Phosphatmolekülen (Z und P) mit den 4 stickstoffhaltigen Basen Adenin (A), Thymin (T), Cytosin (C) und Guanin (G) als Sprossen (aus Faller, A., M. Schünke: Der Körper des Menschen, 13. Aufl. Thieme, Stuttgart 1999).

gibt 2 Varianten von Geschlechtschronosomen: das X-Chromosom und das kleinere Y-Chromosom.

> Durch die Kombination XX wird eine weibliche, durch die Kombination XY eine männliche Geschlechtsausprägung kodiert.

Die übrigen 44 Chromosomen (22 Chromosomenpaare) werden *Autosomen* genannt, sie enthalten zusammen mit den Geschlechtschromosomen die gesamte Erbsubstanz des menschlichen Organismus (Abb. 1.**5 a, b**). Die meisten der komplizierten Zellvorgänge werden durch diese „genetische Gebrauchsanweisung“ gesteuert. Hierfür wird der Nukleinsäuren-Code vom Chromosom

Menschlicher Chromosomensatz

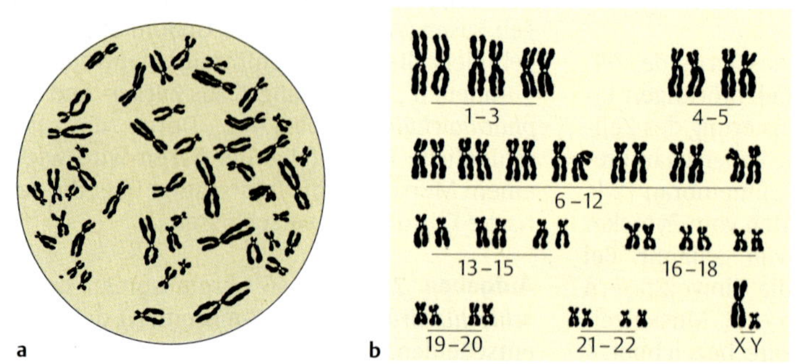

Abb. 1.**5 a, b** **a** Typische X-Form der Chromosomen während der Metaphase, **b** Anordnung der Chromosomenpaare nach ihrem Aufbau (Karyogramm); als Letztes sind die Geschlechtschromosomen X und Y dargestellt (aus Faller, A., M. Schünke: Der Körper des Menschen, 13. Aufl. Thieme, Stuttgart 1999).

Proteinsynthese

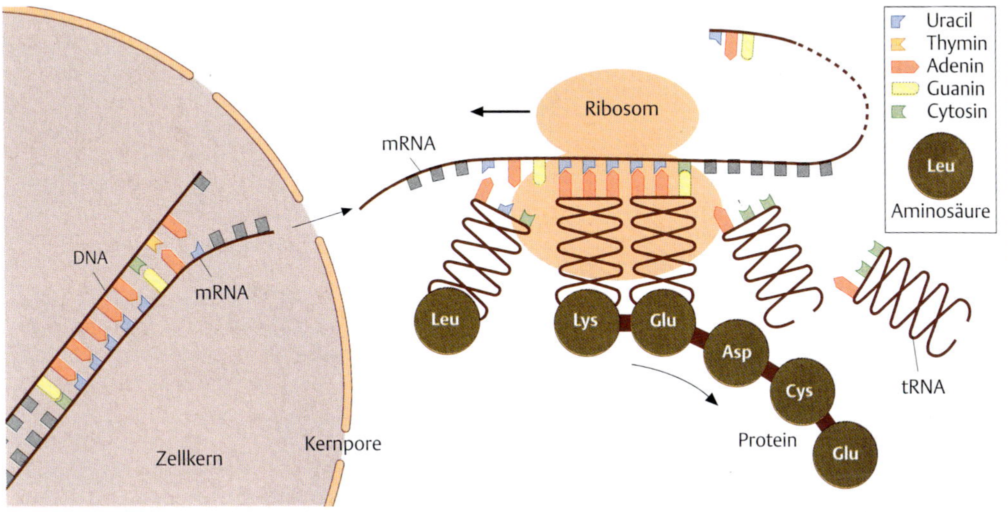

Abb. 1.**6** Der genetische Bauplan wird im Zellkern von der DNA auf eine Kopie (mRNA) übertragen. An den Ribosomen wird die Nukleinsäuresequenz abgelesen und mithilfe von tRNA-Molekülen, die an einem Ende 3 Nukleinsäuren und am anderen Ende die durch sie kodierte Aminosäure tragen, in eine Aminosäuresequenz übersetzt (aus Schwegler, J.S.: Der Mensch – Anatomie und Physiologie, 2. Aufl. Thieme, Stuttgart 1998).

abgelesen, eine Kopie der jeweiligen Nukleinsäuresequenz (mRNA) erstellt, aus dem Zellkern geschleust und von den Ribosomen als Bauplan für das jeweilige Eiweiß benutzt (Abb. 1.**6**). Dabei kann es sich dann z.B. um einen Baustein für die Zelle, einen außerhalb der Zelle wirkenden Botenstoff (z.B. Hormon) oder ein auszuscheidendes Sekret (bei einer Drüsenzelle) handeln.

Gene. Als Gen bezeichnet man eine solche Nukleinsäurensequenz, die für die Kodierung (Beschreibung des Bauplans) eines bestimmten Eiweißes nötig ist. Meist erstreckt sie sich über eine Länge von 300–400 Nukleinsäuren. Insgesamt befinden sich auf den 23 Chromosomenpaaren nach dem derzeitigen Wissen zwischen 20000 und 30000 Gene.

Zellteilung

Die Fähigkeit der Körperzellen sich zu teilen ist nicht nur für die Fortpflanzung und das Wachstum eines Organismus notwendig, sondern auch, um im ausgewachsenen Organismus beschädigte oder zugrunde gegangene Zellen zu ersetzen. Zellteilung ist also ein lebensnotwendiger Prozess, der andauernd und in den meisten Teilen des Körpers stattfindet. Die Zellteilungsaktivität ist allerdings bei den einzelnen Geweben sehr unterschiedlich und nimmt im Alter immer mehr ab.

Mitose

Definition. Häufigste im Körper vorkommende Form der Zellteilung. Vor der Teilung in zwei erbgleiche Tochterzellen findet in der Mutterzelle eine Verdoppelung der Erbsubstanz (DNA) statt, da sonst in den entstehenden Zellen nur die Hälfte der Erbinformation vorhanden wäre.

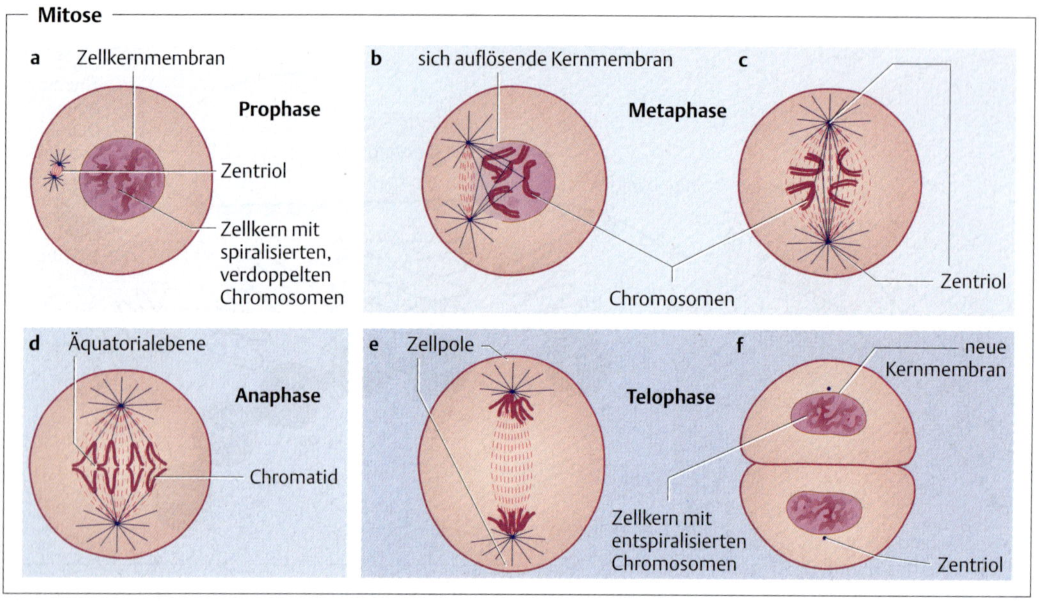

Abb. 1.**7a–f** **a** Prophase, **b** frühe Metaphase mit Auflösung der Zellkernmembran, **c** späte Metaphase: Zentriolen wandern zu den Zellpolen, **d** Anaphase: Die Chromatiden werden am Zentromer geteilt und von den Zentriolen zu den Polen hin auseinander gezogen, **e, f** endgültige Teilung der Zellen in der Telophase (aus Schwegler, J.S.: Der Mensch – Anatomie und Physiologie, 2. Aufl. Thieme, Stuttgart 1998).

Ablauf der Mitose (Abb. 1.**7a–f**)

1. **Prophase (Vorbereitungsphase):** Die losen Chromosomenfäden im Zellkern verkürzen sich und nehmen Spiralform an. Die Kernhülle löst sich auf, die Zentriolen wandern zu den Kernpolen;
2. **Metaphase (Mittelphase):** Die in der Interphase (s.u.) verdoppelten Chromosomenhälften (Chromatiden) ordnen sich in der Mittelebene zwischen den beiden Zentriolen in ihrer typischen X-Form an;
3. **Anaphase (Trennungsphase):** Die Spindelfasern (Zentriolen) trennen die Chromatiden am Zentromer und ziehen sie auseinander in Richtung der Zellpole;
4. **Telophase (Schlussphase):** An beiden Polen befinden sich jeweils die identischen Chromosomensätze, sie werden von einer neuen Kernhülle umgeben. Die Zellmembran schnürt sich in der Zellmitte ein und bildet so zwei getrennte, selbstständige Tochterzellen;
5. **Interphase (Zwischenphase):** Die Zellteilung stellt nur einen kurzen Zeitraum im Leben einer Zelle (zwischen 30 min und 1 h) dar, dazwischen befindet sich die Zelle in der Ruhe- oder Zwischenphase, die zwischen einigen Stunden und vielen Jahren anhalten kann. In dieser Phase findet die Verdoppelung der Chromosomen statt.

Meiose

Definition: Die Meiose (Reduktions- oder Reifeteilung) ist eine Sonderform der Zellteilung bei männlichen und weiblichen Keimzellen, bei der der Chromosomensatz halbiert wird.

Damit bei der Befruchtung durch das Verschmelzen von männlicher und weiblicher Keimzelle nicht 92 Chromosomen in der Zelle entstehen, muss der Chromosomensatz der väterlichen und mütterlichen Zellen jeweils vorher bei der Bildung der Keimzellen halbiert werden (haploider Satz). Der Ablauf der Meiose unterscheidet sich von der Mitose dadurch, dass die DNA auf den Chromosomen vor der Teilung *nicht verdoppelt* wird, sodass die entstehenden Keimzellen nur einen einfachen Chromosomensatz (23) besitzen. Außerdem wird die väterliche und mütterliche Erbsubstanz in der Keimzelle durch *Austausch von Chromosomenstücken* verändert, sodass sich unterschiedliches Erbmaterial bilden kann (Abb. 1.**8**).

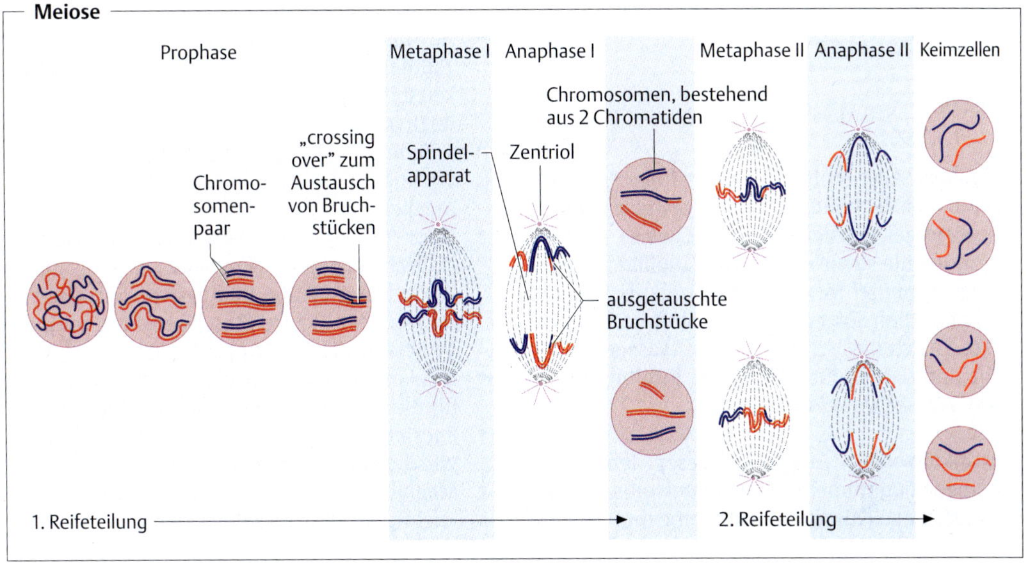

Abb. 1.**8** In der Prophase I können während des „crossing over" Bruchstücke zwischen den Chromosomen eines Paares ausgetauscht werden. So entsteht eine völlig neue Erbinformation. In der Metaphase I werden nicht – wie in der Mitose – die Chromatiden eines Chromosoms, sondern die beiden Chromosomen eines Paares am Zentromer auseinander gezogen. In der Anaphase I befinden sich deshalb an jedem Zentriol nur 23 Chromosomen. Die Trennung der Chromatiden erfolgt dann in der Anaphase II. Dadurch entstehen Keimzellen mit einem einfachen (haploiden) Chromosomensatz (aus Schwegler, J.S.: Der Mensch – Anatomie und Physiologie, 2. Aufl. Thieme, Stuttgart 1998).

Chemische Zusammensetzung des Körpers

Flüssigkeitsräume des Körpers

Der Körper des Menschen besteht zu *ca. ²/₃ aus Wasser*, wobei der Anteil mit dem Lebensalter abnimmt – von 75% beim Neugeborenen auf unter 60% beim älteren Menschen (S. 313). Diese Flüssigkeit besteht wiederum zu ²/₃ aus Zellwasser (*intrazelluläre Flüssigkeit*) und zu ¹/₃ aus *extrazellulärer Flüssigkeit*, die sich aus dem Blutplasma (flüssiger Blutbestandteil), der Zwischenzellflüssigkeit und den transzellulären Flüssigkeiten (z. B. Gehirn- oder Gelenkflüssigkeit) zusammensetzt. Vor allem über den Zwischenzellraum (Interstitium) findet ein reger Flüssigkeits- und Stoffaustausch zwischen den Zellen und dem Blutkreislauf statt (Abb. 1.**9**).

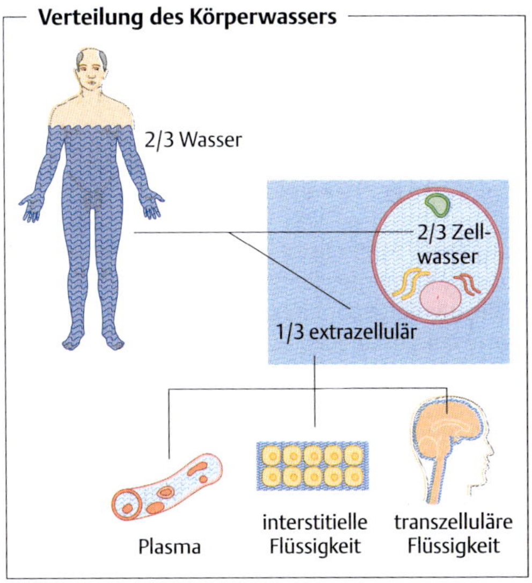

Abb. 1.**9** Das Körperwasser setzt sich zu ²/₃ aus Zellwasser und zu ¹/₃ aus extrazellulärer Flüssigkeit zusammen.

Körperwasser, Mineralstoffe und Spurenelemente

Wasser

Aufgaben. Alle Stoffwechselvorgänge sind auf Wasser als *Reaktionspartner* angewiesen, es ist ein wichtiger *Baustein* für viele Eiweiß- und Zuckermoleküle sowie viele Zellorganellen. Es dient als *Lösungsmittel* für die meisten organischen und anorganischen Substanzen oder Stoffwechselprodukte. Durch das Verdunsten von Wasser auf der Haut und den dadurch erzielten Kühlungseffekt wirkt Wasser als *Wärmeregulator*.

Flüssigkeitsbilanz. Aufgrund dieser lebensnotwendigen Funktionen ist der Organismus auf eine ausgeglichene Flüssigkeitsaufnahme und -abgabe angewiesen, wobei der Wasserbedarf unterschiedlich sein kann (z.B. erhöhter Flüssigkeitsbedarf bei Fieber). Unter normalen Bedingungen versucht der Organismus, den täglichen Wasserverlust durch die entsprechende Aufnahme von Flüssigkeit zu ersetzen, man spricht von einer ausgeglichenen Flüssigkeitsbilanz. Die Steuerung des Flüssigkeitshaushaltes erfolgt hauptsächlich über die Niere und wird in Kapitel 14 (S. 313) ausführlich dargestellt.

Mineralstoffe und Spurenelemente

Definition: Mineralstoffe sind lebenswichtige, anorganische Elemente, die dem Körper von außen zugeführt werden müssen und meist in gelöster Form als Elektrolyte vorkommen. Spurenelemente sind Mineralstoffe, die im Körper nur in geringen Mengen benötigt werden und deren Konzentration im Körper kleiner ist als 50 mg pro kg Körpergewicht.

Aufgaben. Mineralstoffe machen ca. 4% des gesamten Körpergewichts aus, sie werden über die Nahrung aufgenommen und die Nieren und den Darm ausgeschieden (s. Kapitel 14, S. 314). Aufgrund ihres chemischen Aufbaus liegen sie im Wasser gelöst als *geladene Teilchen* vor und stellen die Grundlage für lebenswichtige Vorgänge wie *Nervenreizleitung* und *Muskelerregung* dar. Über die Konzentration der Mineralstoffe im Wasser wird der *Teilchendruck* sowohl innerhalb der Zelle als auch in den anderen Flüssigkeitsräumen des Körpers geregelt.

Häufige Mineralstoffe (s. Tab. 14.**1**, S. 315).

- *Natrium (Na):* häufigstes Elektrolyt des Extrazellulärraums, dient zur Regelung der Flüssigkeitsbilanz; wichtiger Bestandteil der Nervenreizleitung;
- *Kalium (K):* häufigstes Elektrolyt in den Zellen, wichtig für die Erregung von Nerven und Herzmuskel;
- *Chlor (Cl):* kommt in Verbindung mit Natrium als Natriumchlorid (Kochsalz) in der Nahrung vor, wichtig für die Bildung von Salzsäure im Magen, den Säure-/Basenhaushalt und den Teilchendruck im Extrazellulärraum;
- *Kalzium (Ca):* Knochenbaustein und wichtig für die Erregung von Nerven und Muskeln;
- *Phosphor (P):* Bestandteil vieler Biomoleküle wie der DNA; Knochenbaustein;
- *Magnesium (Mg):* Bestandteil vieler Enzyme, wichtig für die Muskelerregbarkeit.

Spurenelemente.

- *Jod (J):* Baustein für Schilddrüsenhormone;
- *Eisen (Fe):* Bestandteil des Sauerstoff bindenden Hämoglobins in den roten Blutkörperchen;
- *weitere wichtige Spurenelemente:* Chrom, Kupfer, Fluor, Zink.

Kohlenhydrate

Definition: Kohlenhydrate sind organische Verbindungen, die vom Körper zur schnellen Energiegewinnung benutzt werden.

Aufbau. Kohlenhydrate können als Einfachzucker (Monosaccharide) wie Traubenzucker (*Glukose*) oder Fruchtzucker (Fruktose) vorkommen, die im Verdauungstrakt sehr schnell aufgenommen werden und in den Zellen rasch zur Energiegewinnung verbrannt werden können. Neben den Zweifachzuckern wie Milchzucker (Laktose) existieren Mehrfachzucker wie die *Stärke* (Amylose), eine in Pflanzen vorkommende Speicherform der Glukose, die im Verdauungstrakt erst zerlegt werden muss und langsamer von den Zellen aufgenommen werden kann.

Aufgaben. Kohlenhydrate werden in den Mitochondrien aller Zellen des Körpers zur *Energiebereitstellung* (s.o.) unter Verbrauch von Sauerstoff verbrannt. Die vom Körper nicht benötigten Kohlenhydrate werden zum einen in der Form des *Speicherzuckers Glykogen* in Leber und Muskeln gespeichert, zum anderen von der Leber in *Fette* umgewandelt und im Fettgewebe gespeichert.

Außerdem stellen Mehrfachzucker wichtige *Zellbausteine* dar und tragen zum Teilchendruck im Körperwasser bei.

Fette

Definition: Fette (Lipide) sind langkettige organische Verbindungen, die vom Körper sowohl zur Energiegewinnung als auch zur Energiespeicherung verwendet werden.

Aufbau. Die Fette sind eine umfangreiche Gruppe von organischen Verbindungen, die sowohl mit der Nahrung aufgenommen als auch vom Körper selber (z. B. Cholesterin) gebildet werden können. Ein typisches in der Nahrung vorkommendes Beispiel sind die Neutralfette (Triglyzeride), die aus Glyzerin und drei Fettsäuremolekülen zusammengesetzt sind.

Aufgaben.
- *Energiequelle:* Nach ihrer Zerlegung im Verdauungstrakt werden viele Fette in der Leber umgebaut, damit sie von den Zellen verbrannt werden können;
- *Energiespeicherung:* Nimmt der Körper mehr Energieträger (Kohlenhydrate, Fette oder Eiweiße) als benötigt auf, so werden diese in Form von Fettgewebe gespeichert;
- *Baustein:* Lipide sind wichtige Bausteine für alle Zellmembranen und das Nervengewebe, Cholesterin z. B. ist eine Vorstufe für die Gallensäure und viele Hormone;
- *Trägersubstanz:* Viele für den Körper wichtige, fettlösliche Vitamine können nur in Anwesenheit von Fetten aufgenommen und transportiert werden;
- *Schutzfunktion:* Fettgewebe dient als mechanischer Schutz und zur Wärmeisolation.

Eiweiße (Proteine)

Definition: Proteine sind große organische Verbindungen, die aus mindestens 100 Aminosäuren gebildet werden. Sie sind wichtige Grundbausteine des menschlichen Körpers.

Aufbau. Die meisten Bestandteile der Zellen bzw. des menschlichen Organismus sind aus Proteinen aufgebaut. Sie werden in den Zellen von Ribosomen aus einzelnen Aminosäuren „zusammengebaut" – gesteuert durch den Zellkern (s. o.). Proteine können große und kompliziert aufgebaute Moleküle sein und sehr unterschiedliche, spezifische Aufgaben erfüllen. Die Bausteine der Proteine, die Aminosäuren, können nur zum Teil vom Körper gebildet werden, ein anderer Teil, die *essenziellen Aminosäuren*, müssen mit der Nahrung aufgenommen werden.

Aufgaben.
- *Enzyme:* „Arbeiter" der Zelle (s. u.);
- *Transport:* Viele lebenswichtige Substanzen können nur mithilfe von Proteinen im Blut bzw. in der Zelle transportiert werden (z. B. Eisen, Vitamine);
- *Baustein:* Proteine sind Bausteine für alle wichtigen Zellstrukturen; die aktive Beweglichkeit des Muskelgewebes beruht auf der besonderen Anordnung speziell geformter Proteine;
- *Teilchendruck:* Proteine bilden einen wichtigen Bestandteil des Teilchendrucks im Blutplasma;
- *Immunabwehr:* Die vom Körper zur Immunabwehr produzierten Antikörper bestehen aus komplizierten Proteinen;
- *Energiequelle:* Sowohl das mit der Nahrung aufgenommene Eiweiß als auch die körpereigenen Proteine können zur Energiegewinnung verbraucht werden, allerdings ist dieser Stoffwechsel sehr kompliziert und liefert nur wenig Energie.

Proteine sind an allen wichtigen Vorgängen des Organismus beteiligt.

Enzyme

Definition: Enzyme sind lebenswichtige Proteine, die im gesamten Körper chemische Reaktionen beschleunigen, ohne dabei selber verändert zu werden.

Aufbau. Enzyme sind sehr große Eiweißmoleküle, in deren Anwesenheit chemische Reaktionen beschleunigt werden. Ohne sie würden die meisten Stoffwechselvorgänge im Körper so langsam ablaufen, dass der Organismus nicht mehr lebensfähig wäre. Häufig wird ein Helferstoff, das *Koenzym*, benötigt, das sich während der chemischen Reaktion verändert bzw. abgebaut wird (Abb. 1.**10 a – c**). Bei vielen Koenzymen handelt es sich um *Vitamine*, die zum großen Teil über die Nahrung aufgenommen werden müssen und aufgrund dieser Funktion lebenswichtig sind.

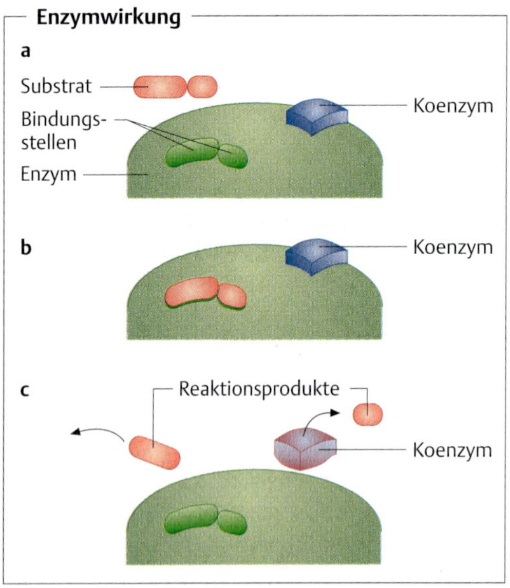

Abb. 1.**10 a–c** **a, b** Das Substratmolekül bindet nach dem „Schlüssel-Schloss-Prinzip" an das Enzym. Dabei wird mithilfe des Koenzyms eine chemische Bindung im Substratmolekül aufgebrochen; **c** die entstehenden Reaktionsprodukte trennen sich gemeinsam mit dem verbrauchten Koenzym wieder vom Enzym, das während des ganzen Vorgangs unverändert bleibt.

Der Name vieler Enzyme hat die Endung „-ase", der davor liegende Wortteil bezeichnet die Funktion des Enzyms (z. B. Lipase = Fett spaltendes Enzym)

Aufgaben. Jedes Organ und jedes Gewebe besitzt entsprechend seinen spezifischen Aufgaben bestimmte „eigene" Enzyme, von denen sich die meisten im Blut laborchemisch bestimmen lassen. Damit lassen sich z. B. Organschäden oder Fehlfunktionen feststellen. Typische Beispiele für organspezifische Enzyme im Blut:

- *Creatinkinase (CK-MB)* im Herzmuskelgewebe;
- *Transaminasen (Gamma-GT, GOT und GPT)* in der Leber;
- *Lipase* in der Bauchspeicheldrüse.

Gewebslehre (Histologie)

Definition. Gewebe sind Zellverbände, die eine gemeinsame spezielle Bauart und eine ähnliche Funktion haben.

Man unterscheidet Epithelgewebe, Binde- und Stützgewebe, Muskelgewebe und Nervengewebe. Alle Organe des Körpers setzen sich jeweils in unterschiedlichem Maße aus diesen *4 Gewebetypen* zusammen, vergleichbar mit einem Legobaukasten, der 4 grundsätzlich verschiedene Typen von Bausteinen enthält, aus denen man alle Organe „bauen" kann.

Epithelgewebe

Definition: Flächenhafte Zellverbände, die die Körperoberfläche nach außen, aber auch viele Hohlräume des Körpers nach innen bedecken; häufigster Zelltyp im Körper mit sehr vielfältigen Funktionen.

Aufbau und Funktion. Epithelgewebe können ein sehr unterschiedliches Aussehen haben (Tab. 1.**1**), die Gemeinsamkeit besteht in ihrer Eigenschaft als *Deckgewebe an einer Oberfläche*. Auf der der Oberfläche abgewandten Seite werden sie durch die *Basalmembran* von anderen Gewebetypen abgegrenzt. Die unterschiedliche Form des Epitheltyps entspricht seiner jeweiligen Funktion, so muss die äußere Haut Schutz gegen mechanische, chemische und thermische Beanspruchung geben und ist deshalb mehrschichtig mit einer robusten Hornschicht an der Oberfläche. Demgegenüber besteht das Endothel z. B. in einem Lungenbläschen (Alveole) aus einem feinen, einschichtigen Epithel, das durchlässig für Sauerstoff ist.

Drüsengewebe

Eine Sonderform von Epithelgewebe sind Drüsengewebe aus Drüsenzellen, die flüssige Stoffe (*Sekrete*) absondern (Abb. 1.**11**). Drüsenzellen kommen im gesamten Körper vor, sowohl an der Kör-

Tabelle 1.1 Epithelgewebe

Epitheltyp		Lokalisation	Funktion
verhorntes mehrschichtiges Plattenepithel	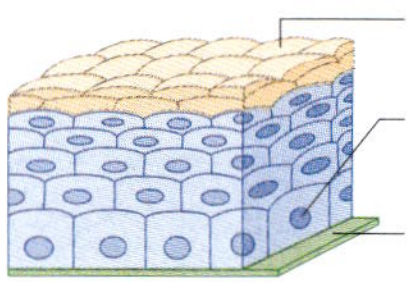	äußere Haut	Abdeckung des Körpers nach außen
unverhorntes mehrschichtiges Plattenepithel	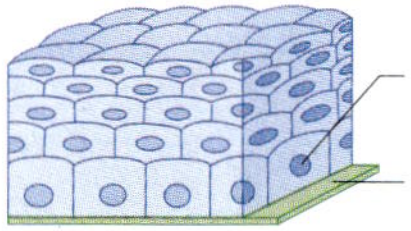	Mundhöhle, Speiseröhre	innere Abdeckung des oberen Verdauungstraktes
mehrschichtiges Übergangs-epithel	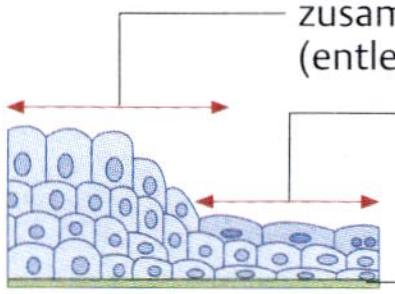	Harnwege	Abdeckung der Harnwege, Dehnbarkeit
einschichtiges Flimmerepithel	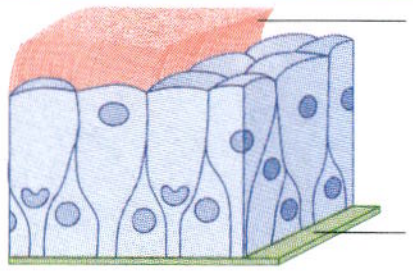	obere und untere Atemwege	Sekretbewegung, Bedeckung der Atemwege
einschichtiges Zylinderepithel	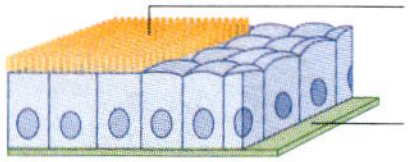	Schleimhaut von Dünn- und Dickdarm	Stoffaufnahme und -absonderung (= Resorption und Sekretion)
einschichtiges kubisches Epithel	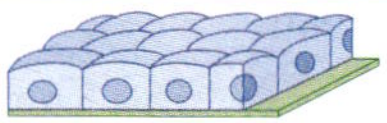	Drüsen	Stoffabsonderung (Sekretion)
einschichtiges Plattenepithel (Endothel)	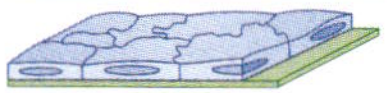	Auskleidung von Blutgefäßen und Lungenbläschen (Alveolen)	Stoffaustausch (z. B. Sauerstoff)

← Schutz →

← Transport →

← Durchlässigkeit →

Drüsengewebe

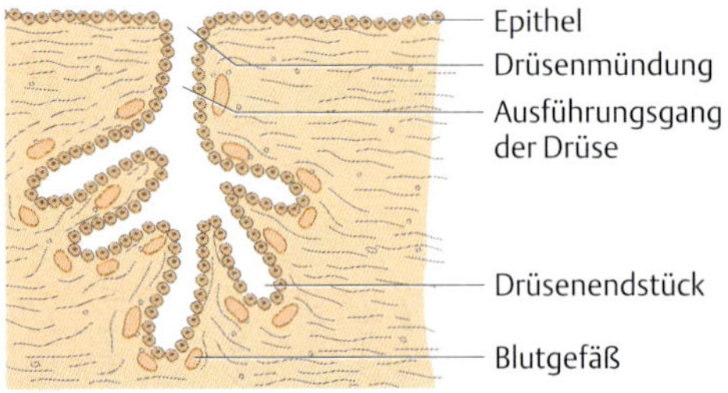

Abb. 1.**11** Schematische Darstellung eines Drüsenepithels (aus Faller, A., M. Schünke: Der Körper des Menschen, 13. Aufl. Thieme, Stuttgart 1999).

peroberfläche (z.B. Tränen- und Schweißdrüsen) als auch im Verdauungstrakt (z.B. Salzsäure produzierende Belegzellen im Magen, Bauchspeichel produzierende Drüsenzellen in der Bauchspeicheldrüse). Drüsen, die ihr Sekret nach außen abgeben, werden *exokrine Drüsen* (lat. *ex* = heraus) genannt. *Endokrine Drüsen* (lat. *endo* = innen) geben ihr Sekret nach innen, ins Blut, ab – sie werden auch Hormondrüsen genannt.

Binde- und Stützgewebe

Definition: Zum Binde- und Stützgewebe gehören sehr unterschiedliche Gewebetypen, deren Gemeinsamkeit die Funktion als mechanischer Schutz ist und deren charakteristischer Bestandteil langgestreckte Eiweißfasern (z.B. Kollagenfasern) sind.

Man unterscheidet:

- lockeres Bindegewebe (umhüllt Nerven und Blutgefäße; Abb. 1.**12a, b**),
- straffes Bindegewebe (z.B. Hirnhaut, Organkapseln, Muskelsehnen),
- retikuläres (netzartiges) Bindegewebe (z.B. Gewebsgerüst in Milz oder Leber),
- Fettgewebe,
- Knorpelgewebe,
- Knochengewebe.

Fettgewebe. Spezialisierte Form des retikulären Bindegewebes aus kugelförmigen Fettzellen (Lipozyten; Abb. 1.**13a, b**). In diesen Zellen kann bei Überschuss von Kohlenhydraten oder Fetten im Blut Energie in Form von Speicherfett gespeichert werden. Daneben dient Fettgewebe in bestimmten Regionen als Baufett zur Polsterung und Wärmeisolation.

Knorpelgewebe. Knorpelgewebe hat folgende Eigenschaften: Es ist *flexibel* und sehr *widerstandsfähig* gegenüber Scherkräften und ist deshalb zur Abdämpfung von mechanischen Belastungen geeignet. Es ist *schlecht durchblutet*, wenig stoffwechselaktiv und daher bei Abnutzung und Verletzungen nur *schlecht regenerationsfähig*. Kennzeichnend für das Knorpelgewebe sind die abgerundeten Knorpelzellen (*Chondrozyten*), die in der Knorpelgrundsubstanz verteilt liegen (Abb. 1.**14**). Vorkommen im Körper:

- *Skelettsystem:* Gelenkknorpel über den Gelenkflächen, Zwischenwirbelscheiben (Bandscheiben), Gelenkzwischenscheiben (z.B. Meniskus);

Lockeres Bindegewebe

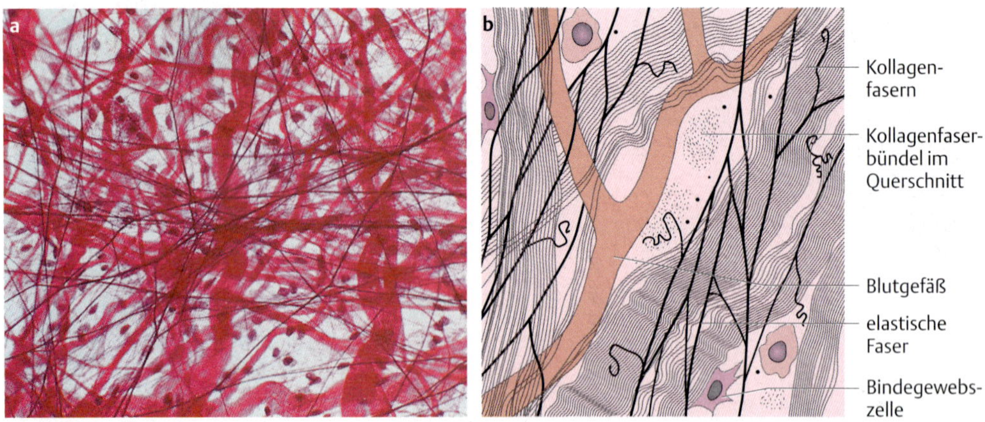

Abb. 1.**12a, b** **a** Mikroskopisches Schnittbild, **b** Darstellung des Aufbaus mit mehrschichtigen, gefalteten Kollagenfasern und vereinzelten elastischen Fasern (aus Schwegler, J.S.: Der Mensch – Anatomie und Physiologie, 2. Aufl. Thieme, Stuttgart 1998)

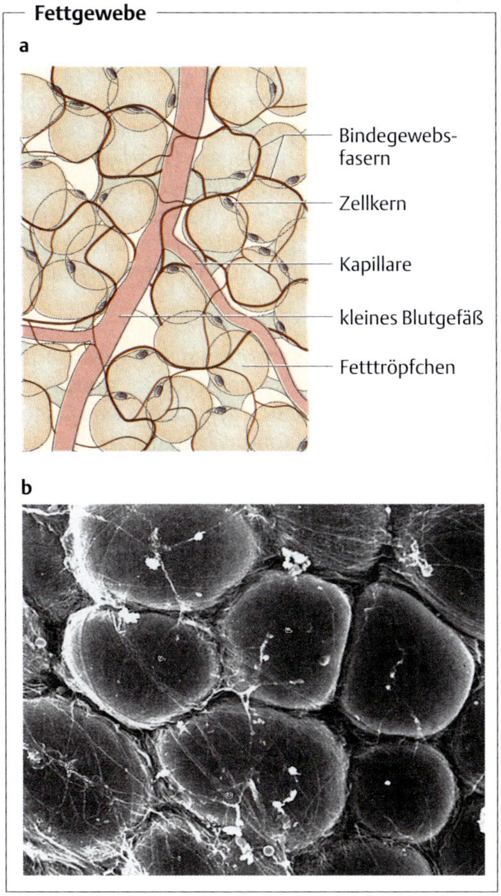

Abb. 1.**13 a, b** Das Gewebe besteht aus zahlreichen kugeligen Fettzellen (Lipozyten), die jeweils einen Fetttropfen enthalten (**a** aus Schwegler, J.S.: Der Mensch – Anatomie und Physiologie, 2. Aufl. Thieme, Stuttgart 1998).

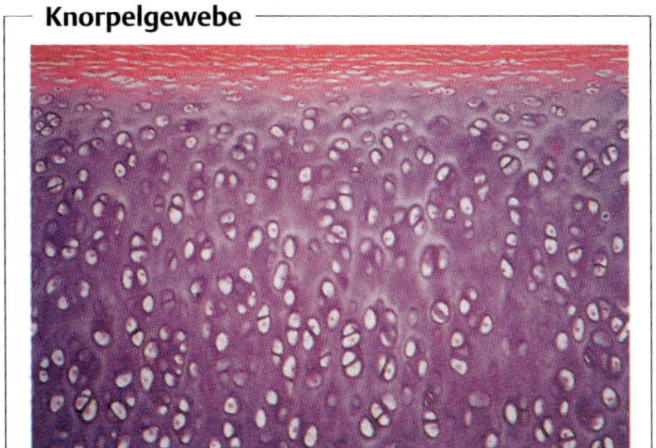

Abb. 1.**14** Mikroskopischer Schnitt aus dem Rippenknorpel: gruppenförmige Anordnung (Chondron) der abgerundeten, ovalen Knorpelzellen (Chondrozyten) in der glasigen Knorpelgrundsubstanz (aus Schwegler, J.S.: Der Mensch – Anatomie und Physiologie, 2. Aufl. Thieme, Stuttgart 1998).

- *Kopf:* Ohrmuschel, Nasenscheidewand;
- *Atemwege:* Kehlkopf, Luftröhre (Trachealspangen);
- *Knochengewebe:* Knorpel ist Vorstufe bei der Knochenentwicklung.

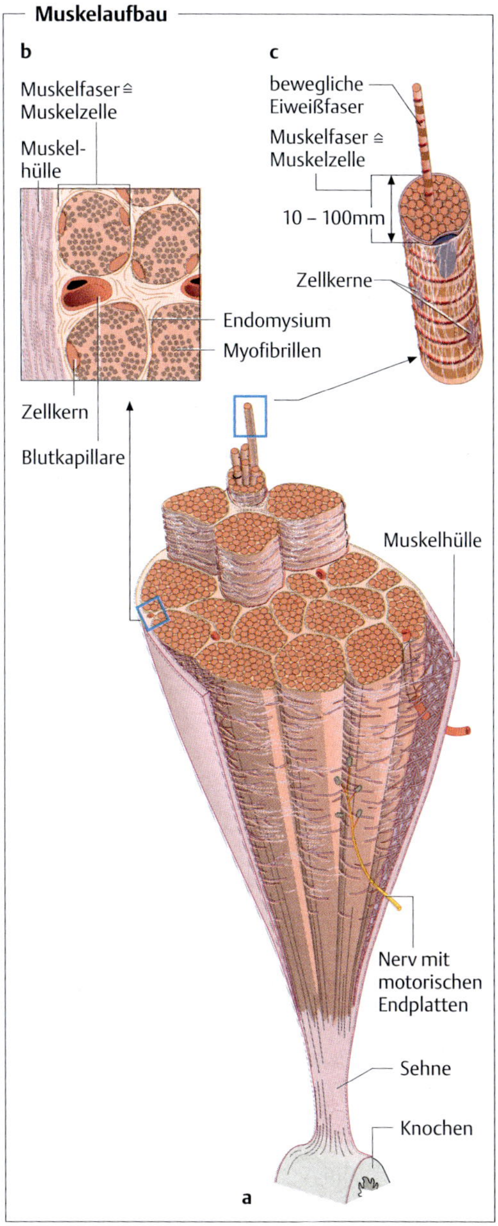

Abb. 1.**15 a – c** **a** Querschnitt durch den Skelettmuskel, **b** Detailvergrößerung der Muskelfasern, **c** Aufbau der Muskelzelle (aus Faller, A., M. Schünke: Der Körper des Menschen, 13. Aufl. Thieme, Stuttgart 1999).

Knochengewebe. Knochengewebe ist ein sehr *widerstandsfähiges* Gewebe und besitzt *hohe Druck- und Zugfestigkeit.* Es ist das Baumaterial des Skelettsystems. Aufbau und Wachstum des Knochengewebes sind ausführlich im Kapitel 7 (S. 115) beschrieben.

Muskelgewebe

Definition. Muskelzellen können durch elektrische Reize erregt werden und sich als Reaktion darauf verkürzen (kontrahieren). Mit dem Muskelgewebe wird der Körper aktiv bewegt (Abb. 1.**15a–c**).

Glatte Muskulatur. Bildet einen großen Teil der Wände von *Hohlorganen* z.B. im Magen-Darm-Trakt, Blutgefäßsystem oder harnableitenden System. Sie besteht aus *spindelförmigen Muskelzellen* in wenig geordneten Schichten mit einer Länge von bis zu 0,05 mm. Die Steuerung der Muskelkontraktionen erfolgt *unwillkürlich* (d.h. nicht bewusst) durch das vegetative Nervensystem. Die Muskeln ziehen sich meist wellenförmig (*peristaltisch*), *langsam* und *sehr ausdauernd* zusammen (Abb. 1.**16a**).

Quergestreifte Muskulatur. Muskulatur des *Bewegungsapparates*, der Gesichts- und Schlundmuskulatur. Sie besteht aus gleichmäßig angeordneten, *faserförmigen* Muskelzellen mit zahlreichen Zellkernen pro Zelle und einer Länge von bis zu mehreren Zentimetern. Unter dem Mikroskop erkennt man durch die regelmäßige Anordnung der Eiweißfasern die charakteristische *Querstreifung*. Quergestreifte Muskulatur kontrahiert *rasch* und *kräftig* und ist *schnell ermüdbar* (Abb. 1.**16b**).

Herzmuskulatur. *Sonderform* des quergestreiften Muskelgewebes mit Eigenschaften sowohl der quergestreiften als auch der glatten Muskulatur: *rasche* und *kräftige* Kontraktion und *sehr ausdauernd.* Mikroskopisch erkennt man eine *regelmäßige Querstreifung*, mit zentral liegenden Zellkernen (Abb. 1.**16c**).

Muskelgewebe

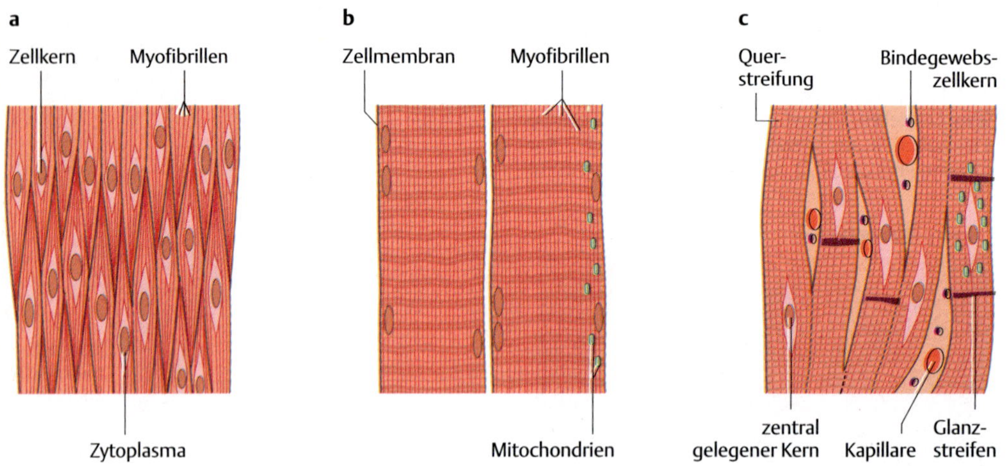

Abb. 1.**16a–c** **a** Glatte Muskulatur, **b** Skelettmuskulatur, **c** Herzmuskel (aus Schwegler, J.S.: Der Mensch – Anatomie und Physiologie, 2. Aufl. Thieme, Stuttgart 1998).

Nervengewebe

Definition: Nervenzellen können über elektrische Erregungsleitung Sinneseindrücke weiterleiten, Informationen verarbeiten und Muskeln erregen. Da sich die spezialisierten Nervenzellen nicht selbstständig ernähren oder stützen können, gibt es eigene Nervenstützzellen, die Gliazellen.

Das Nervengewebe ist in Kapitel 17 (S. 374) ausführlich beschrieben (Abb. 1.**17**).

Nervenzelle

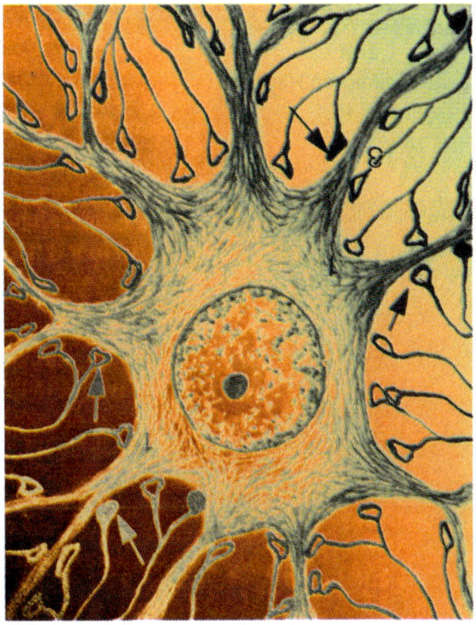

Abb. 1.**17** Elektronenmikroskopische Aufnahme einer Nervenzelle.

2 Physiologie des Alterns

Dominik von Hayek

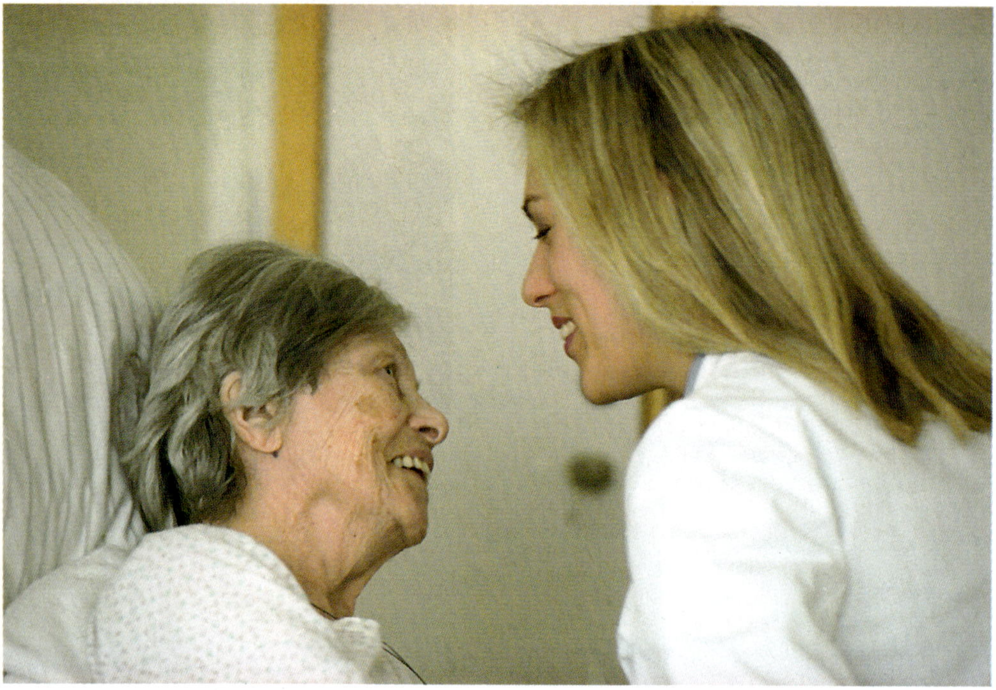

Typisches Prüfungswissen
Alter und Lebenserwartung (S. 21); Nierenfunktion im Alter (S. 23); Ernährungszustand (S. 29); Mangelernährung (S. 30)

Was ist Altern?

Alter

Definition: Nach Definition der Weltgesundheitsbehörde (WHO) gilt als „alt", wer das 61. Lebensjahr begonnen hat. Es wird zwischen „jungem Alter" (Menschen zwischen 60 und 74) und „höherem Alter" (ab 75 Jahren) unterschieden.

Da dies eine willkürliche Festlegung ist, unterscheidet man zwischen dem *chronologischen (biografischen) Alter* in Lebensjahren und dem *biologischen Alter*, welches die körperliche und geistige Leistungsfähigkeit sowie die gesundheitliche Situation eines Menschen beinhaltet. Biologisches und chronologisches Alter können auseinanderfallen: Unter den Begriffen „vorgealtert" oder „greisenhaft" versteht man Menschen mit einem höheren biologischen als chronologischen Lebensalter, z. B. einen 52-jährigen Mann mit langjährigem Alkoholmissbrauch und zahlreichen Organschädigungen. Mit den Begriffen „rüstig" oder „jünger wirkend" (Abb. 2.**1**) bezeichnet man Menschen mit einem niedrigeren biologischen als chronologischen Lebensalter, z. B. eine 88-jährige Rentnerin, die regelmäßig auf Reisen geht, längere Wanderungen unternimmt und eine vor 3 Jahren notwendig gewordene große Hüftgelenkoperation gut überstanden hat.

> Altern ist kein exakt festlegbarer Begriff, sondern ein biologischer, psychischer und sozialer Prozess.

Gerade in den letzten Jahrhunderten haben sich die Vorstellungen über den Altersbegriff enorm verändert, unter anderem durch die extrem gestiegene Lebenserwartung der Bevölkerung, die gewandelten Lebensbedingungen und den erheblich veränderten Altersaufbau der Gesellschaft.

Lebenserwartung

Definition: Die Lebenserwartung ist die durchschnittliche Lebensdauer für ein bestimmtes Ausgangsalter bei gegebener Sterblichkeit. Häufig gebrauchtes Maß zur Einschätzung des Alterns einer Bevölkerung, meist nach Männern und Frauen unterschieden.

Alter ist nicht gleich Alter

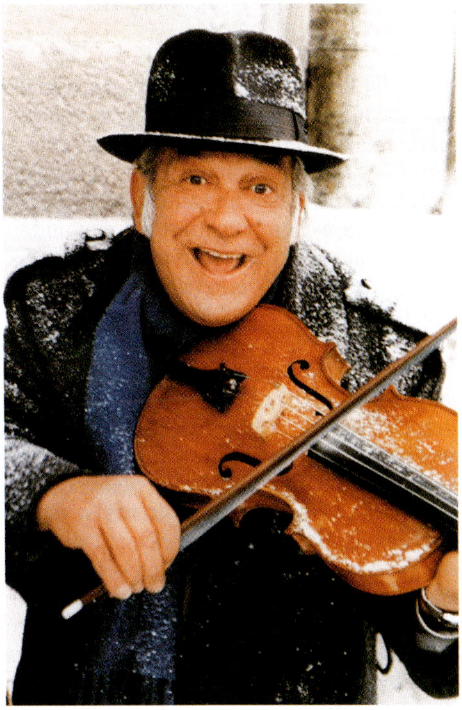

Abb. 2.**1** Nicht das Alter hat den Menschen zu dem gemacht, was er ist, sondern sein Leben (aus Köther, I., E. Gnamm: Altenpflege, 4. Aufl. Thieme, Stuttgart 2000).

Die mittlere Lebenserwartung in Deutschland ist von 47 Jahren bei Frauen und 44 Jahren bei Männern im Jahre 1900 auf 80 Jahre bei Frauen und 73 Jahre bei Männern im Jahre 1995 angestiegen. Dies hat nicht nur eine generelle Zunahme des Anteils an alten Menschen in der Gesellschaft, sondern auch Veränderungen in dieser Gruppe zur Folge. So wuchs die Gruppe der über 80-Jährigen (Hochbetagten) von 1,5 Mio. im Jahr 1970 auf über 3 Mio. im Jahr 1991 bei ansonsten weitgehend gleich bleibender Bevölkerungszahl.

Alterungsprozesse der Zelle

Der biologische Alterungsprozess, der sich an allen Organsystemen bemerkbar macht, hat seine Grundlage in den Veränderungen in jeder einzelnen Zelle des Körpers. Dieser Prozess ist bis heute noch nicht genau erklärbar und es gibt zahlreiche Modelle, die wohl nebeneinander wirken:

Theorie der „genetischen Regulation". Durch die Aktivierung bestimmter Gene in den menschlichen Zellen werden die einzelnen Entwicklungs- und Alterungsphasen gesteuert, der Alterungsprozess wird durch so genannte *Geronto-Gene* verursacht.

Zellschädigungstheorie. Bei den Stoffwechselprozessen in der menschlichen Zelle können Stoffe (sog. Radikale) entstehen, die die Zellhülle, Enzyme oder die Erbsubstanz (DNA) schädigen. Diese *Zellschäden* nehmen im Laufe der Zeit zu, können nicht ausreichend repariert werden und führen so zu einer Funktionseinschränkung der Zelle.
Im Erwachsenenalter besitzt der menschliche Organismus in allen Organsystemen erhebliche *Reserven*, um auf Belastungen zu reagieren; bei den meisten Organen liegen diese um das 2–5fache über der normalen Leistung. Diese Reserven sind durch den Alterungsprozess des Organismus als erstes betroffen, weswegen sich Funktionseinbußen erst bei starken Belastungen bemerkbar machen. Für das Verständnis des Alterns ist es wichtig zu wissen, dass das Gleichgewicht des Organismus unter normalen Bedingungen nicht beeinträchtigt ist, der ältere Organismus aber gegenüber Schädigungen oder in extremen Lebensbedingungen empfindlicher und weniger anpassungsfähig wird. Die einzelnen Organsysteme sind sehr unterschiedlich von den Funktionseinschränkungen betroffen, der Unterschied von Individuum zu Individuum ist sehr groß.
Abnahme der Organfunktion bzw. der Organreserven bei 75- bis 80-Jährigen im Vergleich zu 30-Jährigen (= 100%; nach Sloane):

- *Nervensystem:* Abnahme des Gehirngewichts auf 56%, Verringerung der Anzahl der Nervenfasern auf 63%;
- *Muskeln:* Verringerung der Muskelmasse auf 70%, Reduzierung der maximalen kurzfristigen Spitzenleistung auf 40%;
- *Herz-Kreislauf-System:* Abnahme des maximalen Pulsschlags auf 75%, Rückgang des Herzschlagvolumens in Ruhe auf 70%;
- *Lunge:* Verminderung der Vitalkapazität (s. 156 f) auf 56%;
- *Blut:* Reduzierung der maximalen Sauerstoffaufnahme im Blut auf 40%;
- *Nieren:* Abnahme der Anzahl der Nierenkörperchen auf 65%;
- *Wasserhaushalt:* Verringerung des Gesamtkörperwassers auf 82%.

> Der Prozess des biologischen Alterns stellt keine Krankheit dar, sondern einen natürlichen Prozess, der den menschlichen Organismus empfindlicher für Belastungen und Krankheiten werden lässt.

Veränderungen der einzelnen Organsysteme

Herz-Kreislauf-System

Die Altersveränderungen im Herz-Kreislauf-System haben ihre Hauptursache nicht im Herz selbst, sondern in der abnehmenden Elastizität der Arterien im Kreislauf-System (Abb. 2.**2**). Durch Ablagerungen in der Gefäßwand im Rahmen einer *Arteriosklerose* (S. 206 f), die in unterschiedlichem Ausmaß bei allen Menschen auftritt, geht die Dehnbarkeit der Arterien zurück. Wie bei einem starr gewordenen Gartenschlauch steigt damit der Druck im Gefäßsystem (sowohl diastolisch als auch vor allem systolisch), gegen den das Herz das Blut durch den Körper pumpt. Als Reaktion kommt es zur *Zunahme der durchschnittlichen Herzmuskeldicke* in der linken Kammer (Ventrikel), was zu abnehmender Pumpleistung oder verminderter Blutversorgung durch die Herzkranzgefäße führen kann.

Am Herzen selbst nimmt die *Empfindlichkeit für das Stresshormon Adrenalin und Noradrenalin* ab, die maximale Herzfrequenz unter körperlicher Belastung sinkt von 200 pro Minute beim 20-Jährigen auf durchschnittlich 170 pro Minute beim 85-Jährigen. Deshalb muss bei Ausdauersport im Alter der Puls bei den Betroffenen beobachtet werden, er sollte bei körperlicher Belastung nicht über 120 pro Minute ansteigen.
Eine weitere Folge ist die *verlangsamte Reaktion* des Kreislaufs auf *Blutdruckabfall* beim Aufrichten (orthostatische Dysregulation). Bei zu schnellem Aufrichten des Körpers aus der Horizontalen kann es zu Schwindel oder kurzen Ohnmachtzuständen kommen.

Sport im Alter

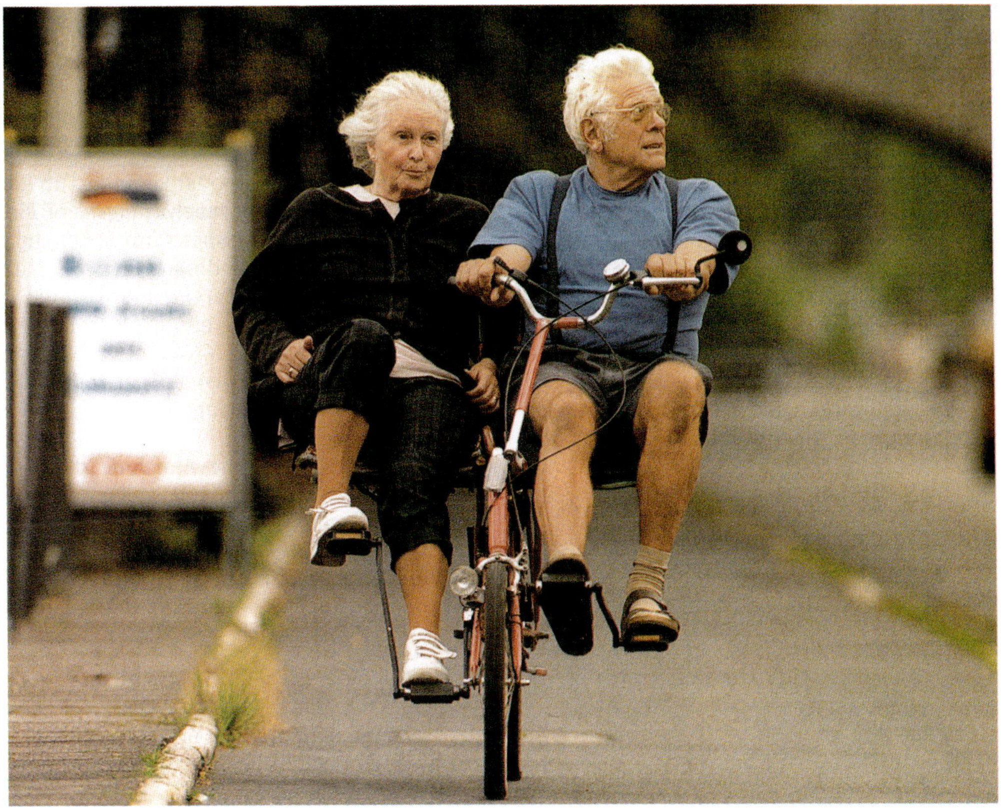

Abb. 2.2 Sportliche Betätigung ist im Alter nichts Gefährliches, sondern hilft, die Arteriosklerose aufzuhalten (aus Köther, I., E. Gnamm: Altenpflege, 4. Aufl. Thieme, Stuttgart 2000).

Atmungsorgane

Durch den Elastizitätsverlust des Lungengewebes und die zunehmende Starrheit des Brustkorbs kommt es zur *Abnahme des Lungenvolumens und der Vitalkapazität* (S. 156f). Insgesamt wird in den Lungen generell weniger Sauerstoff ins Blut aufgenommen, weshalb der *Sauerstoffgehalt im Blut* mit zunehmendem Alter immer niedriger wird.
Durch eine *herabgesetzte Aktivität des Hustenreflexes* und den Rückgang des Flimmerepithels im Bronchialsystem ist die Selbstreinigungsfunktion der Atemwege im Alter herabgesetzt, was bei allen Erkrankungen oder Infekten der Atmungsorgane beachtet werden sollte (vermehrte Bronchialtoilette bei Atemwegsinfekten).

Nierenfunktion und Flüssigkeitshaushalt

Nieren. Die Niere gehört zu den wenigen Organen des Menschen, bei denen es im Alter regelmäßig zu krankhaften Funktionseinschränkungen kommt, d. h. ältere Menschen *haben keine normale Nierenfunktion* mehr. Ab dem Erwachsenenalter nimmt die Zahl der Nierenkörperchen stetig ab und ist z. B. bei 80-Jährigen um ein Drittel gesunken. Aufgrund der enormen Reservekapazität der Nieren macht sich diese Abnahme der Nierenfunktion im Normalzustand noch nicht mit einer Zunahme der harnpflichtigen Substanzen im Blut bemerkbar.

> **!** Nieren mit einer eingeschränkten Funktion (also bei vielen älteren Menschen) reagieren extrem empfindlich auf Flüssigkeitsmangel. Schon nach wenigen Tagen mit Flüssigkeitsmangel (z. B. bei Dürsten, Fieber, Diarrhoe) kann es zu einer akuten Niereninsuffizienz (Nierenversagen) kommen.

Flüssigkeitshaushalt. Der *Wassergehalt des Körpers sinkt* von 60% beim Erwachsenen auf unter 50% beim älteren Menschen, Veränderungen im Flüssigkeits- und Elektrolythaushalt machen sich also schneller bemerkbar. Neben der oben beschriebenen Abnahme der Nierenfunktion wird die Steuerung des Flüssigkeitshaushaltes noch durch eine *veränderte Durstregulation* beeinträchtigt. Durch eine abnehmende Ausschüttung des Dursthormons ADH und eine herabgesetzte Empfindlichkeit dafür haben ältere Menschen generell bei Flüssigkeitsmangel ein vermindertes Durstgefühl (Abb. 2.**3**), und die Niere reagiert nur langsam mit einer verminderten Flüssigkeitsausscheidung. Insgesamt kommt es deshalb im Alter verhältnismäßig rasch und häufig zu gefährlichen Veränderungen im Elektrolythaushalt.

Pflege

Vorsicht: Im Gegensatz zum normalen Organismus kann beim älteren Patienten auch eine übermäßige Flüssigkeitszufuhr zu gefährlichen Komplikationen (z. B. Lungenödem bei einer bestehenden Herzinsuffizienz) führen, da die Niere in ihrer Ausscheidungskapazität eingeschränkt ist. „Viel trinken" muss nicht immer ein guter Rat sein.

Harnwege. Mit zunehmendem Alter nimmt die Ruhespannung der Harnblasenmuskeln zu und das Fassungsvermögen der Harnblase ab, es kommt deshalb zu einem häufigeren – auch nächtlichen – Wasserlassen. Bei über 70% der 70-jährigen Männer findet sich eine Prostatavergrößerung. Im Alter ist die Blasenentleerung generell verlangsamt und ihre Steuerung beeinträchtigt („Wasserlassen auf Raten").

Verdauungssystem

Im gesamten Verdauungstrakt kommt es im Alter zu einer *Abnahme der Darmbewegungen* und einer *Verlangsamung des Transports* im Verdauungstrakt, was letztendlich zu der im Alter sehr häufigen Verstopfung (Obstipation) führt. Durch die Rückbildung von Magen- und Darmschleimhaut werden weniger Verdauungssekrete gebildet, die Nahrung wird deshalb weniger gut zerlegt, und zahlreiche Nahrungsbestandteile (wie Eisen, Kalzium, Vitamine) werden in geringeren Mengen aufgenommen. Durch die Abnahme der Stoffwechselleistung von Leber und Pankreas kann der ins Blut aufgenommene Zucker (Glukose) langsamer verarbeitet oder in die Zellen aufgenommen werden, weshalb es häufiger zu Blutzuckerspitzen kommen kann.

Durch die herabgesetzte Entgiftungsfunktion der Leber im Alter ist der Abbau von Alkohol verlangsamt und seine Wirkung verstärkt!

Blut- und Immunsystem

Das *Blut bildende Knochenmark* nimmt im Vergleich zu jugendlichen Erwachsenen beim älteren

Flüssigkeitshaushalt

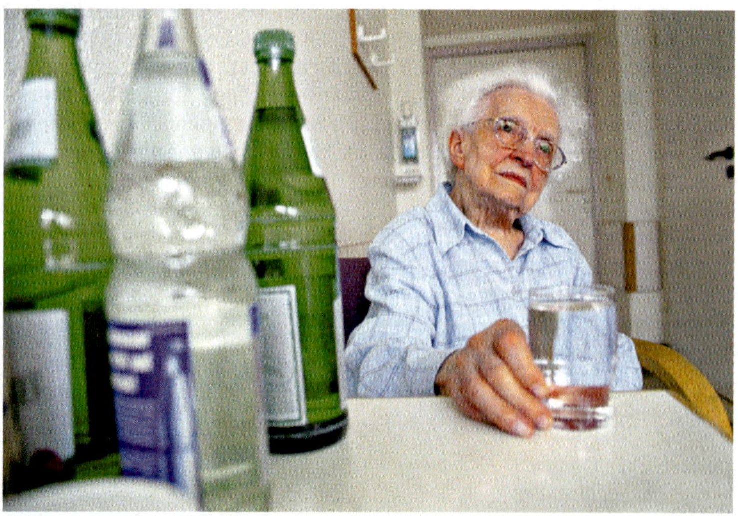

Abb. 2.**3** Ausreichendes Trinken ist im Alter besonders wichtig.

Rückgang des Knochenmarks

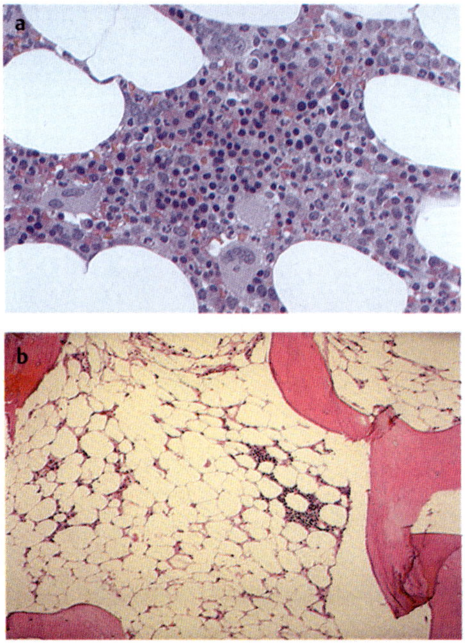

Abb. 2.**4** Das Blut bildende Knochenmark nimmt im Alter ab.

Frakturrisiko

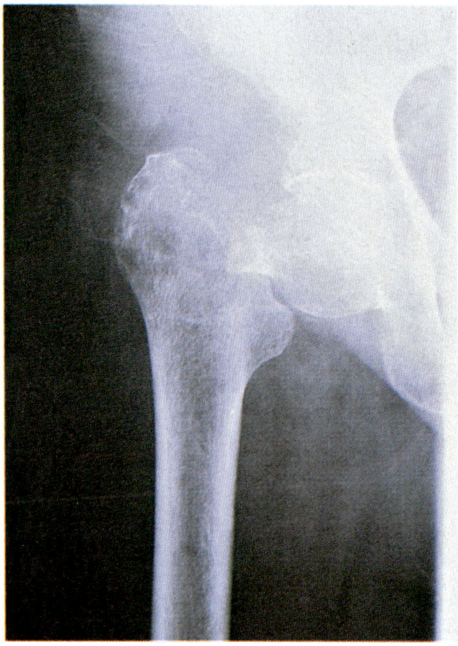

Abb. 2.**5** Im Alter steigt das Risiko einer Knochenfraktur (hier des Oberschenkelhalses).

Menschen um ca. die Hälfte ab (Abb. 2.**4**) und wird durch Fett bzw. Bindegewebe ersetzt. Beim gesunden älteren Menschen ergeben sich hieraus keine wesentlichen Veränderungen im normalen Blutbild, allerdings ist die Antwort der körpereigenen *Immunabwehr* gegenüber Infektionen verlangsamt und herabgesetzt. Die bei Infektionen mit Bakterien typische Vermehrung der weißen Blutkörperchen (Leukozytose) kann bei älteren Menschen völlig fehlen, insgesamt wird der Körper *anfälliger für Infektionen.* Bei starken Blutverlusten werden die roten Blutkörperchen (Erythrozyten) langsamer nachgebildet, sodass eine Blutarmut (Anämie) schneller auftritt und länger anhält.

Bewegungsapparat

Muskulatur. Die Muskelmasse nimmt vom Erwachsenenalter an stetig ab (bei 60- bis 70-Jährigen um ca. 30 %). Dadurch ergibt sich ein allgemeiner Kraft- und Leistungsverlust sowie die Neigung zu Fehlstellungen in den Gelenken, da die Stabilisierung durch die Muskeln geringer wird.

Knochen. Durch Veränderungen im Knochenstoffwechsel kommt es zur *Abnahme des Kalksalzgehaltes* der Knochen mit einer Verschmälerung des inneren Gerüst der Knochen und einer *erhöhten Knochenbrüchigkeit* (Frakturgefahr; Abb. 2.**5**). Nach Frakturen benötigen Knochen im Alter mehr Zeit, um wieder auszuheilen. Durch das Versiegen der Östrogenproduktion in den Wechseljahren sind Frauen ab diesem Alter besonders von der *Osteoporose* (Knochenschwund) betroffen. Diese beiden Prozesse treten vor allem bei Ruhigstellung (Immobilisation) einer Extremität (z. B. durch eine Gipsschiene) sehr schnell und überaus häufig auf. An den Gelenken des Körpers kommt es sehr oft durch Abnutzungsprozesse zum Verlust des Knorpelüberzuges und damit zu einer schmerzhaften Funktionseinschränkung des Gelenkes (*Arthrose*).

Haut

Das *Unterhautfettgewebe* (subkutanes Fettgewebe) bildet sich zurück, die Haut wird schlaffer, weniger elastisch und empfindlicher für Verletzungen. Durch die Abnahme der Talgdrüsen ist die Haut des älteren Menschen trockener. An lichtexponierten Stellen kann es zu bräunlichen Pigmentflecken („*Altersflecken*") kommen (Abb. 2.**6**).

Altershaut

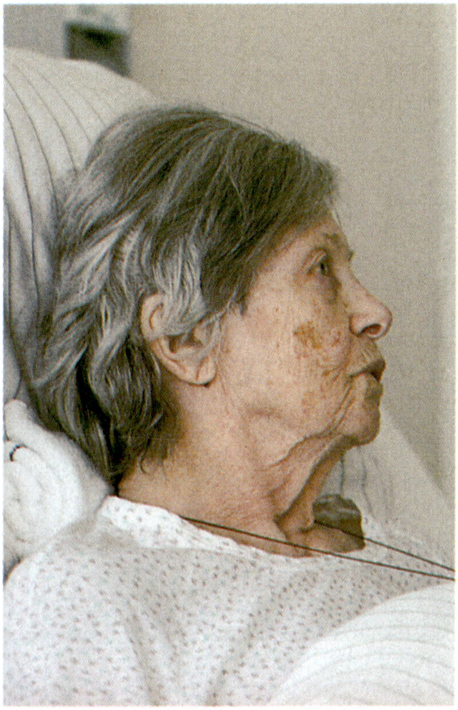

Abb. 2.**6** Durch Abnahme des Unterhautfettgewebes wird die Haut im Alter „schlaffer". Gut zu erkennen sind auch die Altersflecken.

Altersschwerhörigkeit

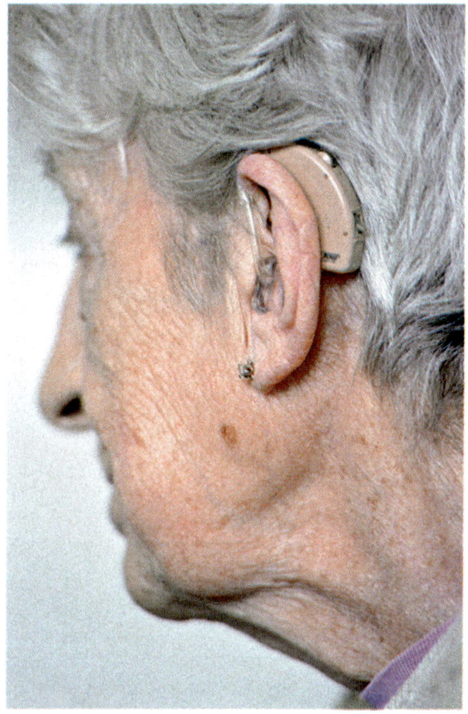

Abb. 2.**7** Die Altersschwerhörigkeit betrifft vor allem die höheren Frequenzen der Töne und Geräusche.

Nervensystem

Mit zunehmendem Alter kommt es im gesamten Nervensystem zum *Verlust von Nervenzellen*. Auch beim gesunden älteren Menschen treten die für die Alzheimerdemenz typischen veränderten Nervenzellen („Alzheimerfibrillen") auf, wenn auch im geringeren Ausmaß. Auch das Hirngewicht nimmt um 40 – 50 % ab (*Altersatrophie*), dafür nimmt der Gehalt an Wasser (Liquor) im Gehirn zu. Trotzdem ist ein Nachlassen der intellektuellen Fähigkeiten nicht alterstypisch, allerdings nimmt durch eine *verzögerte Nervenleitgeschwindigkeit* das Reaktionsvermögen ab. Die Folge sind langsamere Entscheidungen in unübersichtlichen Situationen, verzögerte Orientierung oder erschwerte Gedächtnisbildung.

Sinnesorgane

Augen. Die *durchschnittliche Sehschärfe* nimmt aufgrund der Veränderungen an Augenlinsen, Hornhaut und Netzhaut im Alter ab. Ab dem 50. Lebensjahr kann es zur Altersweitsichtigkeit (Presbyopie) kommen. Auch die Lichtempfindlichkeit der Netzhaut sowie die Reaktionsfähigkeit der Pupillen lassen nach, was zu einer verzögerten Anpassung des Sehens im Dunkeln führt.

Gehör. Die Fähigkeit, hohe Frequenzen wahrzunehmen, geht laufend zurück (Presbyakusis), betroffen sind hierbei die höheren Töne und der obere Sprachbereich (Türklingel, Musik; Abb. 2.**7**).

Geschmack. Es kommt zu einer Abnahme von Geruchs- und Geschmacksfähigkeit (vor allem für „salzig"), weshalb alte Menschen oft über den „langweiligen" Geschmack des Essens klagen und nur mangelhaften Appetit zeigen. Das Durstempfinden ist herabgesetzt, sodass auch bei erheblichem Flüssigkeitsmangel nur wenig getrunken wird.

Narkose und Operationsfähigkeit

Operationen. Die Tatsache, dass ältere Patienten häufiger und mehr Erkrankungen haben, hat zwei

Konsequenzen. Zum einen werden sie *öfter operiert* (mehr als 20% aller Operationen betreffen Patienten über 65 Jahre), zum anderen erhöhen Begleiterkrankungen das Risiko für *Komplikationen* (Anstieg der durchschnittlichen Sterblichkeit im Rahmen einer Operation von 0,75% auf ca. 5% bei über 65-Jährigen). Auch ohne spezielle Organerkrankungen ist der Organismus im Alter durch eine Narkose und Operation besonders gefährdet, denn die einzelnen Organe verfügen über weniger Reservekapazitäten, um eine solche Belastung auszugleichen. Diese Risiken lassen sich nur schwer durch die Anwendung von alternativen Narkose- oder Operationsverfahren senken, auch kleinere Eingriffe oder vermeintlich ungefährliche Untersuchungen wie Magen- oder Darmspiegelungen haben eine deutlich erhöhte Komplikationsrate.

Wiederbelebung (Reanimation). Durch die auch beim gesunden älteren Menschen verminderten Organreserven oder die durch mögliche Begleiterkrankungen geschädigten Organfunktionen ist die Erfolgsaussicht einer Wiederbelebung bei Herz-Kreislauf-Stillstand (kardiopulmonale Reanimation – CPR) im Alter deutlich schlechter (S. 204 ff). Wiederbelebungsversuche bei bettlägerigen Patienten mit mehreren Grunderkrankungen sowie spät begonnene oder lang andauernde Reanimationen (länger als 20 Minuten) führen praktisch nie zum Erfolg.

> ! Gerade bei älteren Patienten ist im Falle eines Herz-Kreislauf-Stillstandes der sofortige Beginn und der zügige Ablauf von Wiederbelebungsmaßnahmen (kardiopulmonale Reanimation) besonders wichtig, um Aussicht auf Erfolg zu haben.

Allgemeine Ernährungslehre

Grundlagen der Ernährungslehre

Definition: Die Ernährung umfasst die Versorgung des Organismus mit allen Stoffen, die zum Aufbau des Körpers, zur Energieversorgung und zum Erhalt des Organismus notwendig sind.

Zu diesem Prozess gehört die Aufnahme der Nahrung, die Zerlegung und Verdauung der Nahrungsbestandteile, ihre Aufnahme (Resorption) aus dem Verdauungstrakt, der Stoffwechsel der benötigten Nährstoffe und die Ausscheidung von Stoffwechselendprodukten und unverdaulichen Nahrungsbestandteilen.

Stoffwechsel

Neben der Aufnahme der einzelnen Nahrungsbestandteile ist die wichtigste Leistung des Organismus der Stoffwechsel, also der biochemische Umbau der Nährstoffe in die für den Körper passende Form:

- *anaboler Stoffwechsel:* Aufbaustoffwechsel, d. h. Umwandlung von Nahrungsstoffen in körpereigene Substanzen (z. B. im Normalzustand, verstärkt im Wachstum oder bei Training);
- *kataboler Stoffwechsel:* Abbaustoffwechsel, d. h. Umwandlung von körpereigenen Substanzen und Verbrauch zur Ernährung (z. B. bei chronischen Erkrankungen, bösartigen Tumoren).

Energiebereitstellung im Körper

Alle Vorgänge im menschlichen Organismus benötigen Energie. Da der menschliche Körper nicht in der Lage ist, Energie selber zu produzieren, ist er darauf angewiesen, über die Nahrung *Energieträger* aus der Umwelt und über die Atmung den für die Verwertung dieser Energieträger notwendigen *Sauerstoff* aufzunehmen, weshalb Energieverbrauch auch mit dem Begriff „*Verbrennung*" bezeichnet wird. Die wichtigsten Energielieferanten aus der Nahrung sind Kohlenhydrate und Fette, die im Stoffwechsel zum universellen Energieträger *ATP* umgewandelt werden, der in den Zellen unter Verbrennung von Sauerstoff verbraucht wird (Abb. 2.**8**).

Energiebilanz

Definition: Der *Grundumsatz* ist der Energieverbrauch des nüchternen, entspannten, unbekleideten Menschen in Ruhe bei einer Umgebungstemperatur von 30 °C. Er setzt sich zusammen aus dem für die Lebensvorgänge und

Energiebereitstellung im Körper

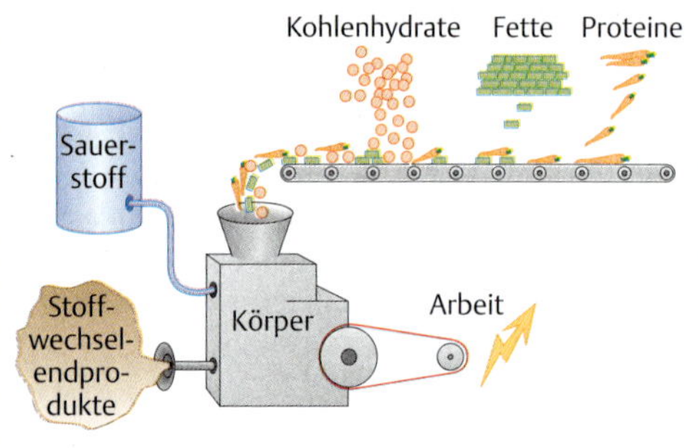

Abb. 2.**8** Kohlenhydrate, Fette und Proteine werden unter Verbrauch von Sauerstoff verbrannt und versorgen dabei den Körper mit Energie.

den Stoffwechsel aller Zellen erforderlichen Grundbedarf an Energie.
Der *Gesamtumsatz* eines Menschen besteht aus dem Grundumsatz und dem darüber hinausgehenden Mehrverbrauch an Energie, der durch Verrichtung von Arbeit im Körper verursacht wird.

Grundumsatz. Der Grundumsatz ist individuell verschieden, abhängig von Geschlecht, Alter, Körpergröße und Gewicht. Bei Belastungssituationen des Körpers durch schwere Erkrankungen ist der Grundumsatz erhöht, bei älteren Menschen dagegen *grundsätzlich erniedrigt*.

Gesamtumsatz. Auch der Gesamtumsatz des Körpers ist sehr variabel, abhängig sowohl von den individuellen Voraussetzungen des jeweiligen Organismus (Alter, Trainingszustand) als auch von der durch den Körper erbrachten Arbeitsleistung. Ist der Gesamtumsatz geringer als die dem Körper über die Nahrung zugeführten Energieträger, so besteht ein *Energieüberschuss*, der in Form von Fettgewebe gespeichert wird. Umgekehrt wird bei einem über der Nahrungsenergie liegenden Gesamtumsatz (z. B. bei einer Diät oder Unterernährung) die im Körper gespeicherte Energie verbraucht, z.B. durch den *Abbau von Fett oder Muskelgewebe*.

Maßeinheit für Energie. Eine Kalorie ist die Wärmemenge, die zur Erwärmung von 1 g Wasser von 14,5 auf 15,5 °C nötig ist. Eine kcal entspricht 4,18 kJ (Kilo-Joule), der moderneren, allerdings wenig gebräuchlichen Energieeinheit. Sie wird sowohl zur Angabe des Energiegehalts (Brennwerts) der Nahrung als auch zur Messung der vom Körper verbrauchten Energie verwendet.

Nährstoffe

Definition: *Nährstoffe* sind die für die Ernährung des Organismus erforderlichen verwertbaren und unverwertbaren Nahrungsbestandteile. *Essenzielle Nahrungsbestandteile* sind diejenigen Nährstoffe, die durch den Stoffwechsel des menschlichen Organismus nicht hergestellt werden können und deshalb von außen mit der Nahrung zugeführt werden müssen. Beispiele: essenzielle Aminosäuren, essenzielle Fettsäuren, Vitamine, Mineralstoffe (S. 12 f).

Die Nährstoffe lassen sich unterteilen in:
- *Energie liefernde Nährstoffe:* Kohlenhydrate, Fette, Eiweiße;
- *nicht Energie liefernde Nährstoffe:* Vitamine, Mineralstoffe, Ballaststoffe.

Der Aufbau der einzelnen Nährstoffe ist im Kapitel 1 (S. 12 ff) beschrieben.

Ballaststoffe

Definition: Langkettige und kompliziert aufgebaute Mehrfachzucker und stabile Proteinmoleküle vor allem aus pflanzlichen Nahrungsprodukten, die im menschlichen Verdauungstrakt nicht zerlegt und resorbiert werden können

Die Ballaststoffe verbleiben während der gesamten Verdauungspassage im Magen-Darm-Trakt, regen sowohl die Darmmuskeln als auch die Verdauungsdrüsen an und *vergrößern das Volumen des Speisebreis* durch Aufquellen, weshalb zusätzlich *reichlich Flüssigkeit* angeboten werden sollte. Vor allem bei älteren Menschen ist eine ausreichende Menge an Ballaststoffen in der Nahrung besonders wichtig, da diese der sehr häufig vorkommenden Verstopfung (Obstipation) entgegenwirken.

Täglich sollten mindestens 30 g Ballaststoffe aufgenommen werden, z.B. in Form von Früchten, Gemüse und Vollkornprodukten.

Vitamine

Definition: Vitamine sind nicht Energie liefernde, organische Substanzen, die der Körper nicht selbst herstellen kann und deshalb mit der Nahrung aufnehmen muss. Sie beschleunigen als Koenzyme viele biochemische Reaktionen und sind für die meisten Gewebe des Körpers lebensnotwendig.

Wasserlösliche Vitamine. Der Bedarf des Körpers an wasserlöslichen Vitaminen wird hauptsächlich über pflanzliche Nahrung gedeckt. Da sie über die Niere ausgeschieden werden können, können sie sich auch nicht im Körper anreichern oder zu Überdosierungen führen.

- *Vitamin B_1 (Thiamin):* für den Aufbau und die Ernährung von Nerven und Muskelgewebe notwendig;
- *Vitamin-B_2-Komplex* (u.a. Folsäure, Biotin, Riboflavin): sehr unterschiedliche Vitamine, wichtig für rote Blutkörperchen, Schleimhäute, Nervengewebe;
- *Vitamin B_6 (Pyridoxin):* wichtig für rote Blutkörperchen und Nervengewebe;
- *Vitamin B_{12} (Cobalamin):* unabdingbar für die Bildung der roten Blutkörperchen und das Nervengewebe;
- *Vitamin C (Ascorbinsäure):* wichtige Rolle in der Abwehr von zellschädigenden Substanzen.

Fettlösliche Vitamine. Der Körper deckt seinen Bedarf an fettlöslichen Vitaminen vor allem aus tierischen Nahrungsmitteln. Sie werden im Körper gespeichert, da sie nicht über die Niere ausgeschieden werden können. Merksatz für die fettlöslichen Vitamine: **EDEKA**

- *Vitamin A (Retinol):* notwendig für die Sinneszellen in den Augen, für Knochen- und Schleimhautwachstum;
- *Vitamin D (Calciferol):* kann vom Körper zum Teil selbst gebildet werden, wichtig für den Knochenstoffwechsel;
- *Vitamin E (Tocopherol):* Schutz vor zellschädigenden Substanzen;
- *Vitamin K:* wichtig für das Gerinnungssystem.

Viele Vitamine werden durch industrielle Herstellungsmethoden der Nahrungsmittel und wenig schonende Konservierungsverfahren zerstört. Gerade im Alter sollten deshalb frisch zubereitete Speisen mit reichlich Gemüse und Obst täglicher Bestandteil der Nahrung sein.

Flüssigkeit

Wasser ist der größte anorganische Bestandteil des Körpers, eine regelmäßige und ausreichende Flüssigkeitszufuhr ist lebensnotwendig. Die Regulation des Flüssigkeitshaushaltes ist im Kapitel 14 (S. 313 f) ausführlich beschrieben.

Ernährungszustand

Bestimmung des Ernährungszustandes

Der Ernährungszustand (Ernährungsstatus) gibt Auskunft über eine ausreichende oder mangelhafte Ernährung des Organismus. Grundlegendes Beurteilungskriterium ist das *Körpergewicht* im Verhältnis zur *Körpergröße* (bzw. Körperoberfläche), daneben werden der Gesamtzustand des Körpers bzw. *krankhafte Veränderungen* beurteilt und laborchemische Untersuchungen verwendet.

Definition: Berechnung des *Normalgewichts nach Broca*: Körpergröße in cm minus 100. *Body Mass Index (BMI)*: (Gewicht in kg) / (Größe in m)^2, gilt als der präzisere Messwert für den Ernährungsstatus (Tab. 2.**1**).

Zur Beurteilung des Ernährungszustandes müssen Körpergewicht (regelmäßig alle 2 Wochen) und Körpergröße gemessen werden. Im Vergleich zu den jüngeren Altersgruppen ist bei älteren Menschen ab dem 70. Lebensjahr ein höheres Gewicht wünschenswert, d.h. der Body Mass Index sollte zwischen 24 und 29 liegen. Sie können dann bei Krankheiten und Belastungen von diesem „Polster zehren".

Tabelle 2.**1** Einteilung von Über- und Untergewicht

nach Broca		Body Mass Index
Körpergröße in cm minus 100	**Normalgewicht**	zwischen 20 und 25
ab 10% über dem Normalgewicht	**Übergewicht (Adipositas)**	zwischen 25 und 30
ab 30% über dem Normalgewicht	**Behandlungsbedürftiges Übergewicht (Adipositas per magna)**	über 30
ab 15% unter dem Normalgewicht	**Untergewicht bei älteren Menschen**	unter 20

> Ein unbeabsichtigter Gewichtsverlust (z. B. mehr als 5% pro Monat oder 10% in 3 Monaten) ist ein alarmierendes Zeichen für eine Mangelernährung bei älteren Menschen.

Mangel- und Unterernährung

Definition: Unzureichende Versorgung des Organismus mit Energie und Nährstoffen, führt im Extremfall zur körperlichen Auszehrung (Kachexie). Körpergewicht unter 20% des Normalgewichts nach Broca bzw. Body Mass Index ≤ 19.

Während bei jüngeren, selbstständig lebenden Senioren und den Erwachsenen im mittleren Lebensalter *Übergewicht* das Haupternährungsproblem darstellt, nimmt mit zunehmendem Alter das Problem der *Unterernährung* zu: zwischen 20 und 30% aller 75-Jährigen sind klinisch unterernährt.

Ursachen

Grundlage für die Mangelernährung ist eine geringere Aufnahme von Nährstoffen als der Körper benötigt (Tab. 2.**2**). Die Gründe sind bei älteren Menschen vielfältig:

- *Appetitverlust:* Durch die erhebliche Abnahme von Sinneszellen im Alter nimmt die Geschmacks- und Geruchswahrnehmung ab. Daneben können Krankheiten, Schmerzen oder psychische Probleme den Appetit mindern;
- *Ernährungsverhalten:* Durch finanzielle und soziale Faktoren bedingt ist das Nährstoffangebot in den Lebensmitteln häufig mangelhaft (Essen in Gemeinschaftseinrichtungen, Armut);
- *Bewegungsmangel:* Geringe körperliche Bewegung führt zu einem mangelnden Hungergefühl, Einschränkungen der Bewegungsfähigkeit können Schwierigkeiten beim Nahrungsmitteleinkauf und der Speisenzubereitung zur Folge haben;
- *Kau- und Schluckbeschwerden*: Vor allem bei Beeinträchtigungen des Zahnstatus wird die Nahrungsaufnahme durch Kauprobleme erschwert;
- *verminderte Verdauungsfunktion:* Im gesamten Verdauungstrakt nimmt die Magen- und Darmschleimhaut ab, es werden weniger Verdauungssäfte produziert, die Nahrung deshalb schlechter zerlegt und die Nahrungsbestandteile in vermindertem Maße aufgenommen. Auch die Stoffwechselprozesse in Leber und Bauchspeicheldrüse sind herabgesetzt;
- *Durstempfinden:* Beim älteren Menschen lässt das Durstempfinden im zentralen Nervensystem generell nach, es kann zu Flüssigkeitsmangel und unzureichender Nährstoffzufuhr kommen (vor allem Mineralstoffe).

Tabelle 2.**2** Typische Zeichen einer Mangelernährung

Organ	Befund	Mögliche Mangelernährung
Haut 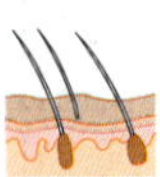	„stehende Hautfalten“	Wasser
	Unterhautblutungen	Vitamin C, K
	Flüssigkeitseinlagerungen (Ödeme)	Eiweiß, Vitamin B_1
	Blässe	Eisen, Folsäure, Biotin, Vitamin B_{12} und B_6
	schlechte Wundheilung	Vitamin C, Eiweiß, Zink
Augen 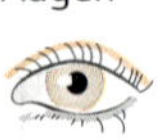	blasse Bindehaut	Eisen, Folsäure, Vitamin B_{12}, B_6, B_2
	Lichtempfindlichkeit	Zink
Mund 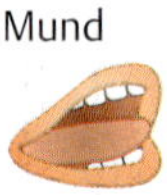	entzündete Zunge	Eisen, Folsäure, Vitamin B_{12}, B_6, B_2
	Zahnfleischentzündung	Vitamin C
	Schleimhauteinrisse, entzündeter Gaumen	Eisen, Eiweiß, Vitamin B_2
Nervensystem 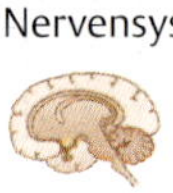	Verwirrtheit	Wasser, Vitamin B_1, B_2, B_{12}
	Lähmung oder Muskelschwäche der Beine	Vitamin B_1, B_6, B_{12}
	Gangunsicherheit, breitbasiger Gang	Vitamin B_{12}
	Muskelzuckungen oder Krämpfe	Kalzium, Magnesium, Vitamin B_6

Symptome

Durch eine sorgfältige Beobachtung des Körpers lassen sich die meisten ernährungsbedingten Veränderungen erkennen, insbesondere an der *Haut*, den *Augen* und am *Mund* (vgl. Tab. 2.**2**). Daneben zeigen sich in den laborchemischen Blutuntersuchungen typische Veränderungen.

Vollwertige Ernährung im Alter

Das Ziel einer gesund erhaltenden Ernährung beinhaltet die ausreichende Aufnahme von allen lebensnotwendigen Nährstoffen wie Wasser, Eiweiß, Kohlenhydraten, Ballaststoffen, Fettsäuren, Vitaminen und Mineralstoffen. Da kein Lebensmittel alle Nährstoffe enthält, die der Körper braucht, wird empfohlen, die tägliche Ernährung so vielseitig und abwechslungsreich wie möglich zu gestalten. Nach den Empfehlungen der Deutschen Gesellschaft für Ernährung werden die Lebensmittel in 7 Gruppen aufgeteilt. Jeden Tag sollten Lebensmittel aus allen 7 Gruppen auf dem Speiseplan stehen, entsprechend dem vorgeschlagenen Anteil. Grundsätzlich gelten diese Ernährungsempfehlungen auch für Menschen im höheren Lebensalter (Abb. 2.**9**).

- **Gruppe 1:** *Getreide(-produkte)* und *Kartoffeln* sind reich an Kohlenhydraten und pflanzlichem Eiweiß und enthalten viele Ballaststoffe;
- **Gruppe 2 und Gruppe 3:** *Gemüse* und *Obst* sind reich an Vitaminen und Mineralstoffen und außerdem sehr gute Ballaststofflieferanten;
- **Gruppe 4:** *Getränke* versorgen den Organismus in erster Linie mit der lebensnotwendigen Flüssigkeit, aber auch mit Mineralstoffen;
- **Gruppe 5:** *Milch(-produkte)* liefert hochwertiges tierisches Eiweiß und ist vor allem im Alter wegen ihres hohen Gehalts an Kalzium unverzichtbar;
- **Gruppe 6:** *Fleisch, Fisch* und *Eier* liefern hochwertiges Eiweiß, Vitamine und Mineralstoffe. Von den tierischen Lebensmitteln enthält Fischfleisch die wertvollsten Nährstoffe wie essenzielle Fettsäuren und Jod, Schweine- und Rindfleisch dagegen viele Triglyzeride und Cholesterin;
- **Gruppe 7:** Vor allem die *pflanzlichen Öle* enthalten viele wichtigen, essenziellen Fettsäuren, wie z. B. Oliven-, Distel- und Sonnenblumenöl.

Ernährungskreis

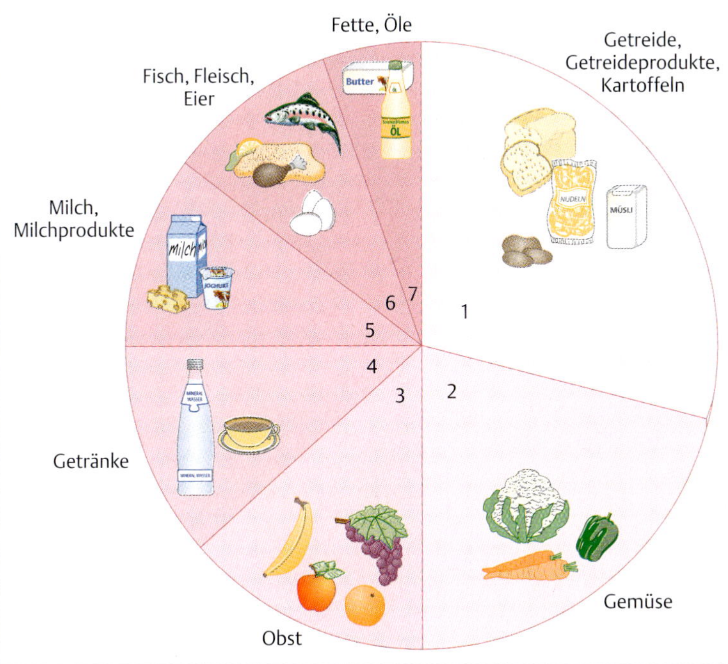

Abb. 2.**9** Anteile einer vollwertigen Ernährung (nach den Empfehlungen der Deutschen Gesellschaft für Ernährung DGE 1997).

Besonderheiten der Ernährung im Alter. Der Energiebedarf des Körpers sinkt mit zunehmendem Alter durch Abnahme des Grundumsatzes und der körperlichen Aktivität; deshalb ist auch eine geringere Energiezufuhr nötig. Ein leichtes bis mäßiges Übergewicht wird allerdings nach derzeitigem Wissensstand eher positiv bewertet und toleriert. Aufgrund der verminderten Aufnahme von Kalzium, Vitamin D, Vitamin B_6 und B_{12} im Alter sollten diese Nährstoffe in größerer Menge in der Nahrung vorhanden sein. Durch das nachlassende Durstempfinden und die verringerte Konzentrierungsfähigkeit der Niere ist im Alter auf eine reichliche Flüssigkeitszufuhr (mindestens 1,5 – 2 l pro Tag) zu achten.

Ausreichend Ballaststoffe (mindestens 30 g pro Tag) und Flüssigkeit (mindestens 1,5 l pro Tag) sind die wichtigsten Maßnahmen zur Vermeidung von Verstopfung (Obstipation) – nicht nur im Alter.

Pflege

Ernährungsberatung: Da die Ernährung von vielen Faktoren wie sozialem Umfeld, finanzieller Situation, Gesundheitszustand, psychischer Verfassung und biografischen Faktoren beeinflusst ist, lassen sich Änderungen in den Ernährungsgewohnheiten nur in kleinen Schritten und durch Einbeziehung der individuellen Bedürfnisse bzw. Lebenssituationen erreichen.

Ernährungsempfehlungen sollten zwar einfach und leicht verständlich sein, meist sind allerdings Verbote und Vorschriften wenig erfolgreich.

Auch im Alter tragen Genuss und Spaß am Essen ganz erheblich zur Lebensqualität bei und sollten deshalb in die Ernährungsberatung mit einbezogen werden.

3 Allgemeine Krankheitslehre

Susanne Andreae

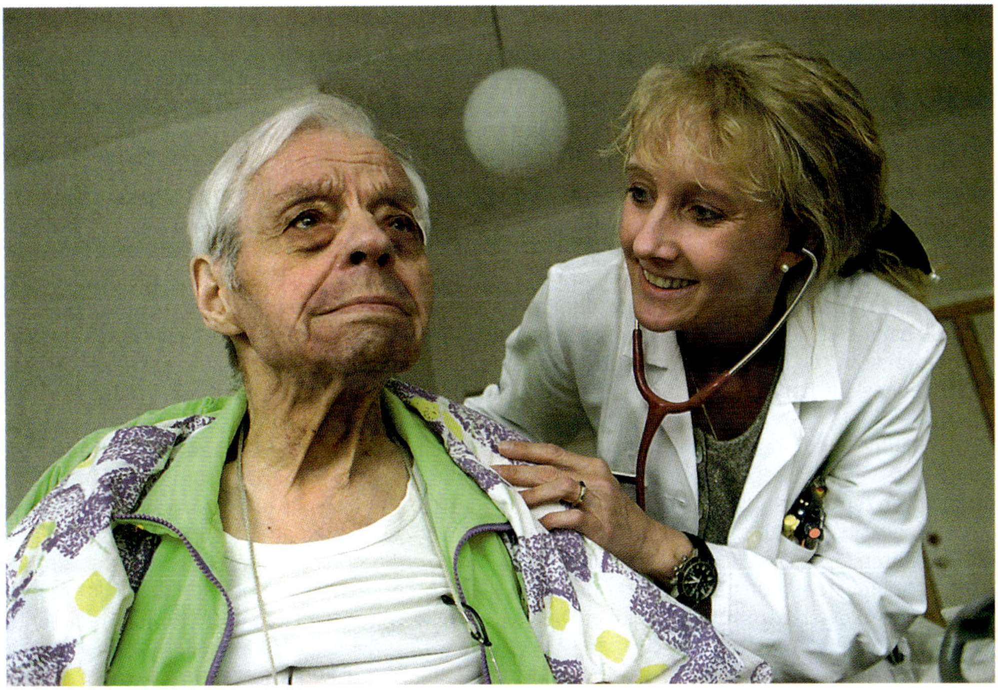

Typisches Prüfungswissen
Infektionslehre (S. 36); Tumorzeichen (S. 43); Tumortherapie (S. 47)

Krankheit und Alter

Definition: Unter Krankheit versteht man eine Störung der Lebensvorgänge in Organen oder dem gesamten Organismus, die zu subjektiv empfundenen und/oder objektiv feststellbaren körperlichen, geistigen oder seelischen Veränderungen geführt hat.

Was jeder Einzelne für sich als Krankheit definiert, ist sehr unterschiedlich. So kann man immer wieder erleben, dass manche Patienten schon bei harmlosen Beschwerden den Arzt aufsuchen, während andere ihn erst bei deutlichen Symptomen konsultieren.

Bei alten Menschen liegen häufig mehrere Krankheiten gleichzeitig vor; man nennt dies *Multimorbidität*. So hat man festgestellt, dass Menschen im 60. Lebensjahr an 1–3 Krankheiten leiden, bis zum 90. Lebensjahr hat sich die Zahl auf 7–9 erhöht.

Wie ein häufig benutzter Gebrauchsgegenstand mit der Zeit „Verschleißerscheinungen" zeigt, so sind auch die typischen Alterserkrankungen auf altersbedingte Veränderungen der Organsysteme zurückzuführen (S. 22 ff), z. B.:

- Folgezustände der koronaren Herzerkrankung,
- Folgezustände der chronisch arteriellen Verschlusskrankheit (AVK),
- Venenerkrankungen,
- Herzinsuffizienz,
- Störungen des Hormonhaushaltes (besonders Diabetes mellitus mit seinen Komplikationen),
- chronisch degenerative Veränderungen am Skelettsystem.

Krankheitsursachen

Gesundheit ist kein Besitz, sondern ein Zustand, der durch unterschiedliche Einflüsse jederzeit in Krankheit übergehen kann. Man unterscheidet innere (endogene) und äußere (exogene) Krankheitsursachen.

Innere Krankheitsursachen. Die so genannten inneren Krankheitsursachen sind meist nicht beeinflussbar. Man versteht darunter besonders *genetische Veränderungen*, also die vererbte Anlage zu einer bestimmten Krankheit. So kann man beispielsweise beobachten, dass Angehörige von Krebspatienten ein erhöhtes Risiko haben, ebenfalls an Krebs zu erkranken. Man kann heute sogar durch Untersuchung der „Genkarte" eines Menschen Aussagen über Krankheitsrisiken machen! Eine andere endogene Krankheitsursache ist natürlich die *Alterung der Organe*, die zu krankhaften Veränderungen führen kann. Auch ist der Organismus im Alter durch seine *verminderte Widerstandskraft* infektanfälliger.

Äußere Krankheitsursachen. Ganz offensichtliche äußere Krankheitsursachen sind *Verletzungen* oder *eindringende Krankheitserreger* (bes. Bakterien und Viren). Doch auch ganz andere Dinge haben einen Einfluss auf die Krankheitsentstehung. So kann deutliches Übergewicht zu Hypertonie (erhöhtem Blutdruck), Diabetes mellitus (Zuckerkrankheit) oder Fettstoffwechselstörungen führen. Aber auch chronische Mangelernährung (z. B. in Ländern der 3. Welt) hat krankhafte Veränderungen zur Folge, bedingt durch Vitamin- oder Eiweißmangel.

Zunehmend spielen *psychosoziale Faktoren* eine Rolle in der Krankheitsentstehung. Man versteht darunter psychische und soziale Einflüsse, die auf Dauer zu krankhaften Veränderungen führen können. So sind in unserer Gesellschaft besonders alte Menschen häufig belastenden Faktoren ausgesetzt. Alles geht hektisch zu, häufig leben sie getrennt von ihrer Familie oder haben Angehörige, die krank sind und gepflegt werden müssen. Oft leben alte Menschen alleine und leiden unter Einsamkeit.

Auch der Lebensstil zählt zu den psychosozialen Krankheitsfaktoren. So ist zum Beispiel feststellbar, dass arme Menschen häufiger krank sind. Es ist eine Zunahme von Erkrankungen, ausgelöst durch dauerhafte psychische Belastungen, zu beobachten; man bezeichnet sie als *psychosomatisch bedingte Erkrankungen*. So leiden z. B. Menschen, die dauernd unter innerer Anspannung stehen (ausgelöst z. B. durch Beruf, Umwelt oder Familie), gehäuft an Magengeschwüren.

Zusammenfassend lässt sich sagen, dass selten nur ein einzelner Faktor als Ursache einer Krankheit festzustellen ist. Meist handelt es sich um das Zusammenspiel verschiedener Einflüsse, die letztlich zum Krankheitsausbruch führen.

Diagnose

Das Erkennen einer bestimmten Erkrankung, die Diagnosestellung, basiert auf drei Grundpfeilern:

- Anamnese (Krankengeschichte),
- körperliche Untersuchung,
- weitere Untersuchungen (Labor, Ultraschall, Röntgen etc.).

Anamnese. Im Rahmen der Anamnese schildert der Patient dem Arzt seine Beschwerden. Diese Krankheitszeichen nennt man *Symptome*. Lassen sich die Symptome einer bestimmten Krankheit zuordnen (z. B. Schmerzen im rechten Oberbauch bei Gallenkolik, S. 301 ff), sind es spezifische (charakteristische) Symptome. Unspezifische Symptome sind dagegen Beschwerden, die bei ganz verschiedenen Krankheiten auftreten; so kommt es z. B. bei fast allen Erkrankungen im Magen-Darm-Trakt zu Übelkeit oder Erbrechen. Diese verschiedenen Ursachen eines Symptoms bezeichnet man als *Differenzialdiagnosen*. Besonders alte Menschen sind manchmal nicht mehr in der Lage, ihre Beschwerden selbst zu schildern. In einem solchen Falle werden durch eine *Fremdanamnese* die betreuenden Personen befragt. Durch gezieltes Abfragen bestimmter Symptome kann der Arzt schon durch ein ausführliches Gespräch eine *Verdachtsdiagnose* auf eine bestimmte Erkrankung stellen. Bei manchen Krankheiten findet sich typischerweise ein Komplex von Symptomen, die meist gemeinsam auftreten – man spricht dann von einem *Syndrom* (z. B. Parkinson-Syndrom mit den typischen Symptomen Tremor, Rigor, Akinese).

Körperliche Untersuchung. Bei der körperlichen Untersuchung werden die Beschwerden überprüft und mögliche Differenzialdiagnosen ausgeschlossen (z. B. Abhören der Brust bei Husten zum Ausschluss einer Pneumonie). Eine gründliche körperliche Untersuchung umfasst verschiedene Schritte:

- **Inspektion** (Betrachtung): Äußere Betrachtung des Patienten oder bestimmter Körperregionen (Abb. 3.**1 a**). *Beispiel:* Ein schmerzhaftes Handgelenk ist rot und geschwollen;
- **Palpation** (Tastuntersuchung): Die schmerzhafte Körperregion wird abgetastet (Abb. 3.**1 b**). *Beispiel:* Bei einer Entzündung kann man die erhöhte Hauttemperatur und die Schwellung feststellen;
- **Perkussion** (Klopfuntersuchung): Die Körperoberfläche des Patienten wird abgeklopft, um Rückschlüsse auf darunter liegende Organe zu erhalten (Abb. 3.**1 c**). *Beispiel:* Der Klopfschall im Bereich gesunder Lungenanteile ist anders als im Bereich einer Lungenentzündung (Pneumonie);

Körperliche Untersuchung

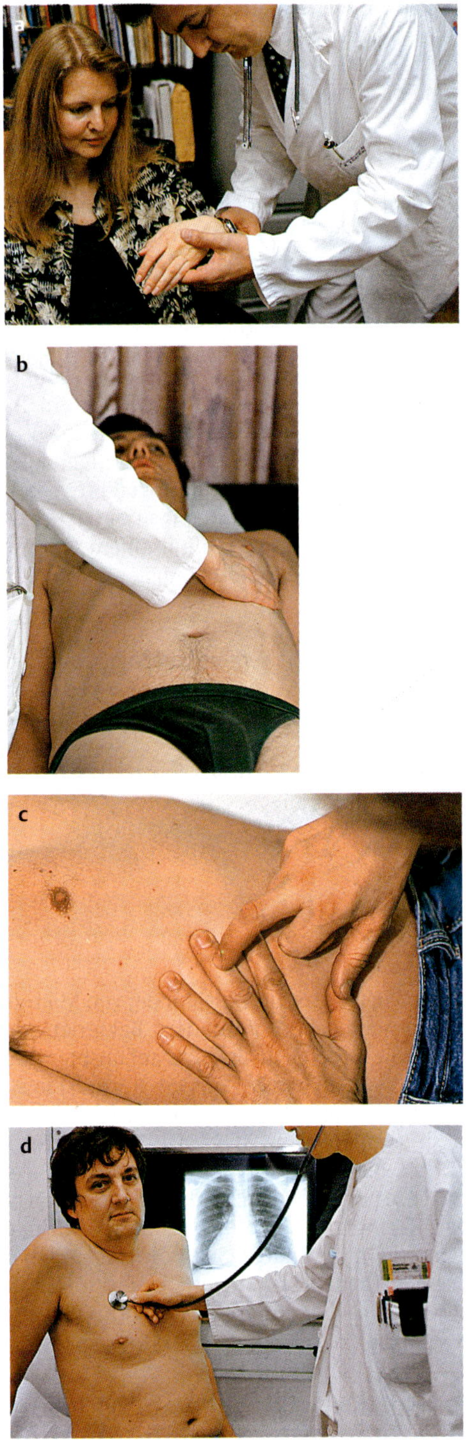

Abb. 3.**1 a – d** **a** Inspektion (Betrachtung), **b** Palpation (Tastuntersuchung), **c** Perkussion (Klopfuntersuchung), **d** Auskultation (Abhorchen).

- **Auskultation** (Abhorchen): Mithilfe des Stethoskops werden die im Körper normalen Geräusche überprüft (Abb. 3.**1 d**). *Beispiel:* Entzündete Lungenanteile klingen bei der Atmung anders als gesunde.

Falls nötig, werden anschließend weitere Untersuchungen angeordnet (z. B. Röntgenuntersuchung der Brust bei Verdacht auf Pneumonie). Bei gefährlichen Krankheiten erfolgt eventuell die Einweisung ins Krankenhaus.

Risikofaktoren/Prävention

Risikofaktoren. Man hat festgestellt, dass bei manchen Menschen ein erhöhtes Risiko für bestimmte Erkrankungen besteht. So treten Bronchialkarzinome bei Rauchern viel häufiger auf als bei Nichtrauchern. Bei bestimmten Stoffwechselstörungen liegt ein erhöhtes Risiko der Herzerkrankung vor. Faktoren, die mit einem erhöhten Krankheitsrisiko verknüpft sind, nennt man Risikofaktoren.

Prävention. Eine Zielsetzung der modernen Medizin ist es, diese Risikofaktoren zu verringern. Dazu stehen verschiedene Möglichkeiten zur Verfügung:

- Medikamente, z. B. zur Verbesserung der Stoffwechselsituation,
- Impfungen zur Verhinderung gefährlicher Infektionskrankheiten (s. u.),
- regelmäßige körperliche Untersuchungen, besonders im Rahmen der Krebsvorsorge,
- Schulung und Aufklärung des Patienten.

Viele Menschen sterben an Krankheiten, die durch eine gesundheitsbewusste Lebensführung beeinflusst oder gar vermieden werden könnten. Deshalb wird zunehmend Wert auf die Schulung und Aufklärung der Patienten gelegt. Wenn ein Diabetiker über seine Krankheit und deren Komplikationen informiert ist, achtet er genauer auf seine Blutzuckerwerte und die notwendige Ernährung. Die im Alter typischen Erkrankungen (s. o.) kann man im Grunde nicht verhindern, nur herauszögern. Doch um bis ins hohe Alter körperlich aktiv und geistig möglichst fit zu bleiben, gilt es, einige Regeln zu befolgen. Ein Erfolg ist dabei natürlich nicht garantiert.

- Gesunde Ernährung (S. 31),
- Normalgewicht,
- regelmäßige Bewegung, möglichst an der frischen Luft,
- häufiger sozialer Kontakt mit Familie, Freunden oder beim „Altennachmittag“,
- regelmäßige Betätigung der „grauen Zellen“ (z. B. durch Kreuzworträtsel, tägliche Zeitungslektüre oder Interesse am kulturellen und politischen Leben).

Infektionslehre

Wir sind in unserer Umwelt ständig von Mikroorganismen umgeben. Besonders Bakterien sind überall. Sie finden sich nicht nur auf unserer Haut, sondern auch im Inneren unseres Körpers, so z. B. auf den Schleimhäuten und im Darm. Dort erfüllen sie zum Teil lebenswichtige Funktionen (so sind z. B. die Darmbakterien unerlässlich für die Verdauung). Andererseits verfügt unser Körper über Mechanismen, die ein weiteres Vordringen von Erregern verhindern. So ist die Haut durch einen schützenden Säuremantel bedeckt, und das Flimmerepithel der Atemwege sorgt für eine grobe Reinigung der Atemluft.

Abwehrschwäche

Ist die körpereigene Abwehr geschwächt, können Mikroorganismen in den Körper eindringen und eine Entzündung auslösen. Mögliche Ursachen einer Abwehrschwäche sind:

- Die körpereigene Abwehr ist noch *nicht vollständig ausgebildet* (Neugeborene);
- die Abwehr ist aufgrund schwerer Allgemeinerkrankungen *geschwächt* (z. B. Diabetes mellitus, Krebs, AIDS);
- die Abwehrmechanismen sind *überlastet* (z. B. bei starkem körperlichen oder seelischen Stress);
- die körpereigene Abwehr ist *aufgrund des Alters vermindert.*

Infektionskrankheit

Definition: Dringen krank machende Erreger in den Körper ein, nennt man dies eine Infektion oder Entzündung. Vermehren sich die Erreger im Körper und schädigen Zellen und Gewebe, so spricht man von einer Infektionskrankheit.

Unabhängig davon, ob eine Infektionskrankheit die Ursache ist, werden Organentzündungen durch das Anhängen der Silbe „-itis“ an den Wortstamm des Organnamens gekennzeichnet. So heißt eine Infektion der Leber Hepatitis (von griech. *hepar*: Leber), eine Infektion der Bronchien Bronchitis und eine Rachenentzündung Pharyngitis (von griech. *pharynx*: Rachen).

Bestimmte Infektionskrankheiten wie Erysipel, Herpes zoster, Gastroenteritiden, Grippe, Pneumonie oder Harnwegsinfekte sind im Alter häufiger. Im Rahmen stationärer Aufenthalte im Krankenhaus kommt es bei alten Menschen wegen der geschwächten Abwehrlage nicht selten zu schweren Infektionen aufgrund von gefährlichen „Krankenhauskeimen“; man spricht von *nosokomialen Infekten*.

Infektionserreger

Die häufigsten und wichtigsten Infektionserreger sind *Viren* und *Bakterien*. *Pilze* findet man als Ursache einer Infektion eigentlich nur bei Patienten mit schweren Grunderkrankungen (z.B. Krebs, AIDS) oder sehr hohem Alter. Neben den genannten Erregern können auch *Protozoen* (Einzeller, z.B. die Erreger der meisten Tropenkrankheiten) und andere Mikroorganismen Infektionen verursachen.

Bakterien. Bakterien sind winzige, einzellige Lebewesen. Sie sind nur bei 500–1000facher Vergrößerung unter dem Mikroskop zu erkennen. Bakterien besitzen zwar keinen richtigen Zellkern, können sich aber durch Querteilung vermehren. Um die Vielzahl der Bakterien in Gruppen einzuteilen, unterscheidet man sie nach Aussehen, Anordnung und Anfärbbarkeit.

Man kann Bakterien nach ihrer Färbbarkeit in der so genannten Gramfärbung in *gram-positive* (färben sich blau) und *gram-negative* Bakterien (färben sich rot) unterteilen.

In Tab. 3.**1** sind die wichtigsten Bakterien, ihr natürliches Vorkommen und typische Erkrankungen, die sie auslösen, beschrieben.

Viren. Der Begriff Virus bedeutet „Gift“. Viren unterscheiden sich in einigen Punkten von anderen Mikroorganismen:

- Größe: Viren sind noch viel kleiner als Bakterien. Man kann sie nur mit speziellen Mikroskopen in einer Vergrößerung von 1 : 3000 darstellen;
- Aufbau: Viren besitzen keine Zellstruktur, sie bestehen nur aus Proteinen (Eiweiß) und Nukleinsäuren (RNA oder DNA, die Träger der Erbsubstanz);
- Vermehrung: Viren können sich nicht selbst vermehren, sondern brauchen dazu die Hilfe der befallenen Zelle (Wirtszelle). Die Viren greifen in deren Stoffwechsel ein, indem sie ihre eigene genetische Information, die Nukleinsäuren, in die Zelle einbringen. Diese liest die darin enthaltene Information ab und stellt neue Viren her (Abb. 3.**2**) Viren können sich durch diese Methode explosionsartig vermehren!

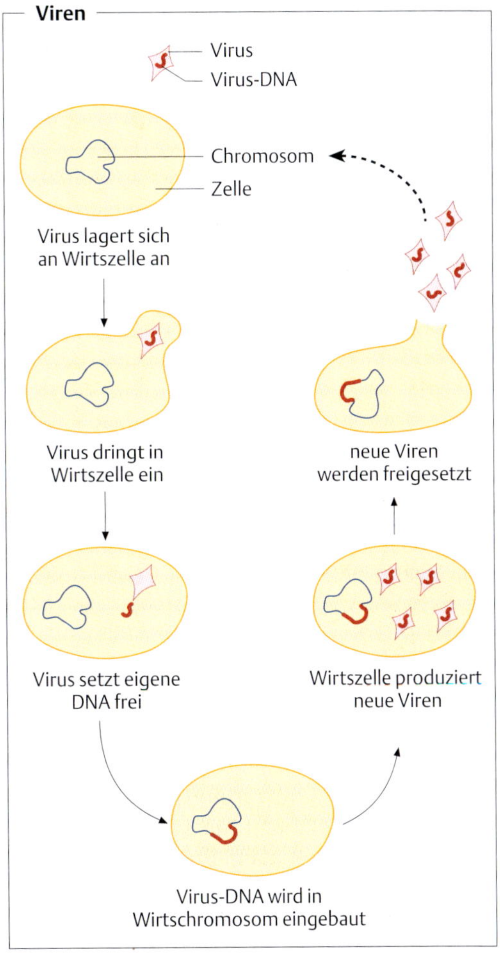

Abb. 3.**2** Vermehrungszyklus der Viren.

Tabelle 3.**1** Die wichtigsten Bakterien und die Krankheiten, die sie verursachen

Bakterienform	Unterform	Beispiel	Natürliches Vorkommen/ Übertragungsweg	Krankheiten
Kugelbakterien (Kokken)	Staphylokokken (Haufenkokken) 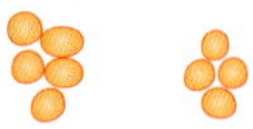	Staphylokokkus aureus	natürliches Vorkommen auf Haut und Schleimhäuten	eitrige Prozesse der Haut und der Hautanhangsgebilde (Furunkel, Karbunkel, Abszesse usw.)
	Streptokokken (Kettenkokken) 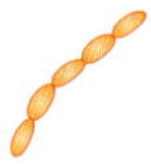	A-Streptokokken	natürliches Vorkommen auf den Schleimhäuten	Erysipel, Tonsillitis (Mandelentzündung), Otitis media (Mittelohrentzündung)
Diplokokken (Doppelkokken) 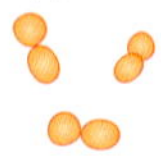		Meningokokken	bei 5 – 10 % der Menschen im Nasen-Rachen-Raum vorkommend	Meningitis (Hirnhautentzündung)
		Gonokokken	Übertragung durch Geschlechtsverkehr	Gonorrhoe („Tripper“)
	gekapselte Diplokokken 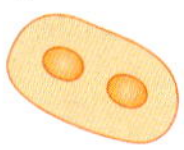	Pneumokokken	natürlicher Bewohner des Mund-Rachen-Raumes	Pneumonie (Lungenentzündung), Meningitis (Hirnhautentzündung)
Stäbchenbakterien 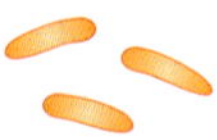		E. coli	natürlicher Bewohner des Darmtraktes	bes. Harnwegsinfekte
	gekrümmte Stäbchen 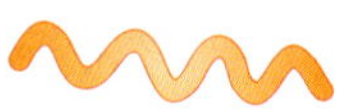	Borrelien	durch Zeckenbiss übertragen	Borreliose
		Treponema	Übertragung durch Geschlechtsverkehr	Lues (Syphilis)
	säurefeste Stäbchen (sind schwer anfärbbar)	Tuberkelbakterien	Übertragung über die Atemwege („Tröpfcheninfektion“)	Tuberkulose

Pilze. Pilze wachsen entweder als Einzelzellen (z. B. Hefen) oder in Kolonien (z. B. Schimmelpilze). Kolonien bildende Pilze bestehen aus Fäden (Hyphen), die zentimeterlang werden können und ein Geflecht bilden (Myzel). Die Vermehrung erfolgt durch Bildung von Sporen am Ende der Hyphen. Diese Sporen sind sehr widerstandsfähig, so kann man sie durch Erhitzen beispielsweise nicht abtöten.
Man schätzt, dass es ca. 120 000 Pilzarten gibt. Die wenigsten (ca. 100) sind für den Menschen gefährlich. Meist findet man Pilze in Hautfalten, da sie sich in feuchten und dunklen Kammern gut vermehren können.
Die wichtigsten Pilze und die durch sie ausgelösten Erkrankungen sind in Tab. 3.**2** zusammengefasst.

Infektionswege

Bakterien gelangen durch die normalen Körperöffnungen (z. B. Mund und Nase), durch Hautverletzungen oder über Blutgefäße in den Körper. So kann beispielsweise ein Patient mit einer Atemwegserkrankung durch Husten, Niesen oder direkten Kontakt mit dem Speichel Erreger auf andere Menschen übertragen und diese dadurch anstecken. Man nennt dies eine *Tröpfcheninfektion.*

Tabelle 3.2 Die wichtigsten Pilze und die Krankheiten, die sie verursachen

Pilzart	Unterform	Beispiel	Vorkommen/ Übertragungsweg	Krankheiten
Fadenpilze 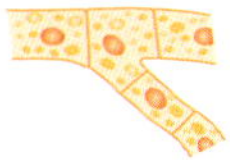	Dermatophyten		Übertragung durch direkten Kontakt	Haut-, Nagelpilz
	Schimmelpilze	Aspergillus	besonders auf faulenden Pilzen	befällt bei stark immungeschwächten Menschen die inneren Organe
Hefen 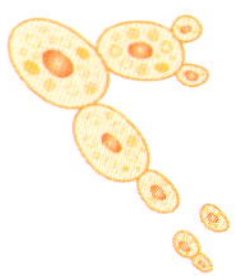		Candida albicans	natürlicher Bewohner der Schleimhäute	Soor

Pflege **Kontaktinfektion:** Ein großes Problem in medizinischen Einrichtungen ist die Kontaktinfektion: Keime werden z. B. über verunreinigte Hände auf andere Menschen übertragen. Deshalb sind die regelmäßige und gründliche Händedesinfektion sowie der Gebrauch von Handschuhen besonders im Umgang mit infektiösen Patienten extrem wichtig!

Ob die eingedrungenen Erreger den Ausbruch einer Infektionskrankheit herbeiführen, hängt von der eingedrungenen Erregermenge, dem Allgemeinzustand des Menschen und seinen Abwehrmechanismen ab. Nicht jeder enge Kontakt mit einem infektiösen Patienten führt zur Ansteckung. Die wichtigsten *Infektionswege* sind:

- über die Atemwege (Tröpfcheninfektion; z. B. alle Infekte der oberen und unteren Atemwege),
- über Nahrungsmittel (perorale Infektion; z. B. Hepatitis A),
- über Verletzungen der Haut (z. B. Tetanus),
- durch Geschlechtsverkehr (z. B. Gonorrhoe, Syphilis, AIDS),
- über Blutprodukte (parenterale Infektion; z. B. AIDS, Hepatitis B),
- durch direkten Kontakt (Kontaktinfektion, z. B. infektiöse Durchfälle),
- über künstliche Zugänge, z. B. Blasen- oder Venenkatheter (z. B. Harnwegsinfekt bei Blasenkatheter).

Symptome

Die Krankheitszeichen einer Infektion entsprechen den klassischen Entzündungszeichen. Sie werden besonders sichtbar, wenn sich die Infektion unter der Haut oder im Bereich der Schleimhäute abspielt.

- **Rötung:** Ursache ist eine lokale Gefäßerweiterung am Infektionsort. *Beispiel:* gerötete Mandeln bei Tonsillitis (Mandelentzündung);
- **Wärme:** Als Folge der Gefäßerweiterung kommt es zur Überwärmung im Infektionsgebiet. *Beispiel:* überwärmtes Knie bei Gelenkentzündung;
- **Schwellung:** Entsteht durch Austritt von eiweißreicher Flüssigkeit und Blutzellen in das umgebende Gewebe. *Beispiel:* geschwollene Schleimbeutel bei Bursitis (Schleimbeutelentzündung);
- **Schmerz:** Durch Flüssigkeitsansammlung wird Druck auf die lokalen Hautnerven ausgeübt. *Beispiel:* schmerzhaftes Ohr bei Otitis media (Mittelohrentzündung);
- **eingeschränkte Funktion:** Die Entzündungsreaktion bewirkt eine Zell- und Gewebsschädigung. *Beispiel:* durch Schmerzen bedingte Bewegungseinschränkung eines entzündeten Kniegelenks.

Die als „Kardinalsymptome" bezeichneten Entzündungszeichen wurden bereits vor fast 2000 Jahren von Celsus (lebte kurz nach Christi Geburt) und Galen (130 – 200 n. Chr.) beschrieben.

Laborchemische Veränderungen. Das Vorliegen einer Infektionserkrankung führt zu laborchemischen Veränderungen. So findet sich im Blut beispielsweise eine erhöhte Anzahl von weißen Blutkörperchen. Die Ursache ist eine Aktivierung der körpereigenen Abwehr; man spricht von einer

Leukozytose. Eine andere wichtige Laborveränderung im Rahmen einer Infektion ist die Erhöhung des *CRP* (= C-reaktives Protein). Es handelt sich dabei um ein Eiweiß, das im Rahmen von Abwehrreaktionen in der Leber gebildet wird. Der Patient beklagt dabei allgemeine Symptome, wie generelle Schwäche oder Müdigkeit. Häufig kommt es auch zu *Fieber*.

Pflege

Infektionssymptome beim alten Menschen: Die typischen Symptome einer Infektionskrankheit sind bei alten Menschen oft weniger stark ausgeprägt – häufig zeigt sich nur eine unspezifische Verschlechterung des Allgemeinzustandes. Dagegen ist die Erholungszeit im Alter deutlich verlängert und es kommt häufiger zu Komplikationen.

Fieber. In der Regel ist Fieber die Folge einer Infektion mit Viren oder Bakterien (Tab. 3.**3**). Der Körper setzt nach dem Kontakt mit den Erregern bestimmte Stoffe frei, die zu einer Erhöhung der Körpertemperatur führen. Der Nutzen von Fieber liegt darin, der Infektion entgegenzuwirken, denn durch die Temperaturerhöhung wird die Vermehrung mancher Erreger verhindert, teilweise sterben sie sogar ab. Die *normale Körpertemperatur* beträgt 37,0 °C. Sie kann rektal (im Enddarm), axillar (unter der Achsel) und oral (im Mund) gemessen werden. Von Fieber spricht man erst, wenn die rektal gemessene Temperatur über 38,0 °C beträgt. Zu beachten ist, dass die rektal gemessene Temperatur um ca. 0,5 °C höher liegt als an den anderen Messstellen.

Körpertemperaturen über 42 °C sind sehr gefährlich, weil es bei diesen Temperaturen zu einer Zerstörung der körpereigenen Eiweiße kommt (sog. „Denaturierung"). Normalerweise steigt die Körpertemperatur aber nicht so hoch, da sie über das zentrale Nervensystem kontrolliert wird.

Pflege

Aspekte der Pflege bei Fieber: Mit Fieber geht stets ein starkes Krankheitsgefühl einher, was eine besonders einfühlsame Betreuung erfordert. Es sind regelmäßige Temperaturkontrollen (die Temperatur ist häufig am späten Nachmittag am höchsten), die Beobachtung der Haut und des Schwitzens und bei labiler Kreislaufsituation auch Puls- und Blutdruckkontrollen notwendig. Auch das subjektive Befinden ist zu erfragen. Fiebernde sollen viel trinken und erhalten eine leichte, vitaminreiche Wunschkost.
Pflegerische Unterstützung während des Fieberanstieges: Den frierenden, eventuell zitternden alten Menschen mit wärmenden Decken versorgen und ihm warme Getränke anbieten.
Unterstützung während der Fieberhöhe: Der Kranke hat eine hohe Temperatur erreicht und friert nun nicht mehr. Deshalb warme Decken entfernen und für leichte Bekleidung sorgen, um einen Wärmestau zu verhindern, kühle Getränke, Teilwaschungen mit lauwarmem Wasser und eventuell Wadenwickel (S. 41) zur Fiebersenkung anbieten. Temperaturen unter 38,5 °C müssen lediglich bei geschwächten alten Menschen gesenkt werden.
Unterstützung während des Fieberabfalls: Das Entfiebern geht mit starkem Schwitzen einher und stellt, insbesondere bei schnellem Fieberabfall, eine erhebliche Kreislaufbelastung dar. In diesem Fall kann die Wärmeabgabe durch warmes Zudecken gebremst werden. Je nach Ausmaß des Schwitzens sind Bett- und Leibwäsche zu wechseln und eventuell Waschungen anzubieten; der Flüssigkeitsverlust ist durch vermehrtes Trinken auszugleichen.

Tabelle 3.**3** Mögliche Symptome einer viralen bzw. bakteriellen Infektion

Symptom	virale Infektion	bakterielle Infektion
Beginn der Symptome	allmählich	akut
Fieber	langsam ansteigend	schon bei Erkrankungsbeginn hoch
Allgemeinzustand	weniger beeinträchtigt	stark beeinträchtigt
Muskelschmerzen	häufig	selten
Gelenkschmerzen	häufig	selten
laborchemische Entzündungszeichen (CRP, Leukozytose)	gering erhöht	stark erhöht

Pflege **Wadenwickel:** Wadenwickel sind ein sinnvolles Mittel zur Temperatursenkung bei hohem Fieber ab 39 °C, wenn die Fieberhöhe erreicht ist, der Kranke also nicht mehr friert. Die Beine des Patienten müssen warm und gut durchblutet sein; vor der Maßnahme wird eine Temperaturkontrolle durchgeführt. Man benötigt z. B. ein Molton o.Ä. als Bettschutz, 2 dünne Baumwolltücher und 2 dickere Frottier- oder Wolltücher. Die Baumwolltücher werden mit lauwarmem Wasser getränkt und etwas ausgewrungen. Kaltes Wasser oder Eiswasser darf nicht verwendet werden, es würde die Durchblutung zu sehr beeinträchtigen. Die Baumwolltücher werden locker um die Waden gewickelt, die Frottier- oder Wolltücher werden darüber gewickelt. Nach ca. 10 Minuten werden die Baumwolltücher erneuert, was ca. 3–4-mal wiederholt werden kann. Nun ist erneut die Körpertemperatur zu messen. Das Fieber soll maximal um 1 °C gesenkt werden, um die Kreislaufbelastung möglichst gering zu halten.

Krankheitsverlauf

Häufig haben wir engen Kontakt mit infektiösen Patienten, erkranken selbst aber erst einige Tage später. Die Zeit zwischen dem Eindringen des Infektionserregers in den Körper und dem Auftreten von ersten Symptomen bezeichnet man als *Inkubationszeit*. Meist kommt es zu Beginn einer Infektionskrankheit zu allgemeinen Symptomen wie Abgeschlagenheit oder Kopf- und Gliederschmerzen. Sie entstehen durch eine örtliche Vermehrung der Erreger und deren Übertritt in das Blut. Auf dem Blutweg gelangen die Erreger in die Organe und führen dort zu für die Infektionskrankheit typischen Symptomen (z.B. Ohrenschmerzen bei Mittelohrentzündung oder Husten bei Bronchitis).

Einteilung von Infektionskrankheiten nach ihrem Verlauf:

- **Akute Infektion:** In den meisten Fällen handelt es sich um Infektionen mit plötzlich auftretenden Symptomen;
- **chronische Infektionen:** Sie verlaufen ohne ausgeprägte Symptomatik über Monate und Jahre hinweg. Typisch ist ein gelegentliches Aufflammen der Symptome. So kann z. B. eine chronische Bronchitis (schwere Lungenerkrankung) über Jahre bestehen. Typischerweise kommt es nur 2–3-mal im Jahr, meist im Herbst, zu einer Verschlimmerung der Beschwerden. Eine andere klassische chronische Infektion ist die Osteomyelitis (Knochenentzündung), die über Jahrzehnte bestehen kann und zeitweise zu starken Schmerzen führt;
- **rezidivierende Infektion:** Es gibt Infektionskrankheiten, die über einen langen Zeitraum hinweg immer wieder ausbrechen. Zwischen diesen Zeiträumen aber ist der Patient im Gegensatz zu einer chronischen Infektion völlig gesund. Man nennt dies eine **rezidivierende Infektion**.

Komplikationen

Superinfektion. Von einer Superinfektion spricht man, wenn sich auf einen bestehenden Infekt eine andere Infektion „aufpfropft", wenn also z. B. auf einen viral bedingten grippalen Infekt eine bakterielle Bronchitis folgt. Aufgrund der Virusinfektion sind die Schleimhäute geschädigt und können die eindringenden Bakterien nicht abwehren.

Bei Menschen mit schweren Erkrankungen, deren Immunsystem massiv geschädigt ist (z. B. bei AIDS), kann es zu Infektionen kommen, deren Auslöser Erreger sind, die einem Gesunden nichts anhaben können. Man spricht von *„opportunistischen Erkrankungen"*.

Sepsis. Vor allem bakterielle Infekte sind lokal begrenzt, d. h., die Infektion betrifft nur einen bestimmten Körperabschnitt oder ein Organ (z. B. Ohren-, Mandelentzündung). Werden Erreger, ausgehend von diesem Infektionsherd, in andere Organe gestreut, bezeichnet man dies als systemische Infektion oder Sepsis („Blutvergiftung").

Symptome einer Sepsis sind:

- Hohes, immer wieder rasch ansteigendes Fieber,
- Tachykardie (beschleunigter Herzschlag),
- evtl. Zeichen eines Kreislaufversagens (niedriger Blutdruck trotz Tachykardie, verminderte Urinausscheidung etc.),
- massiv erhöhte laborchemische Entzündungszeichen,
- schweres Krankheitsbild.

Die Sepsis ist eine lebensbedrohliche Erkrankung, die unbehandelt zum Tode durch Kreislaufversagen führt!

Diagnostik

Zumeist wird die Diagnose einer Infektionskrankheit anhand der klinischen Symptome und der körperlichen Untersuchung gestellt. Wichtig ist auch die Krankengeschichte (Anamnese).

Lässt sich die Ursache der Infektion dadurch nicht eindeutig klären, versucht man, den Erreger im Blut, Sekret, Sputum oder Urin des Patienten nachzuweisen, indem man ihn auf speziellen Nährböden züchtet und mikroskopisch untersucht (Abb. 3.**3**).

Eine häufig angewandte Methode zur Identifikation einer Infektionskrankheit ist der Nachweis von Antikörpern im Blut des Patienten. Antikörper werden im Rahmen der speziellen Abwehrreaktion gebildet.

Therapie

Virusinfektionen. Zur Bekämpfung von Virusinfektionen ist bisher „kein Kraut gewachsen". Es gibt inzwischen zwar vereinzelt Stoffe, die bestimmte Viren (z. B. Grippeviren) abtöten sollen, doch liegen noch keine ausreichenden Erfahrungen vor. Somit bleibt bei Virusinfektionen nach wie vor nur die *symptomatische Therapie.* D.h., man versucht, die Beschwerden des Patienten zu lindern (z. B. durch fiebersenkende Medikamente), um damit seine Immunabwehr zu stärken und den Verlauf der Infektion abzuschwächen.

Bakterielle Infektionen. Bei bakteriellen Infekten dagegen greift man zusätzlich zur *antibiotischen Therapie.* Antibiotika sind ursprünglich von Pilzen und Bakterien gebildete Stoffe, die schon in geringen Mengen das Wachstum von Bakterien hemmen können. Die Bekämpfung einer Infektion durch Antibiotika stellt eine Unterstützung der körpereigenen Abwehr dar, die eigentliche „Aufräumarbeit" muss durch die so genannten „Fresszellen" erfolgen.

Staphylococcus aureus

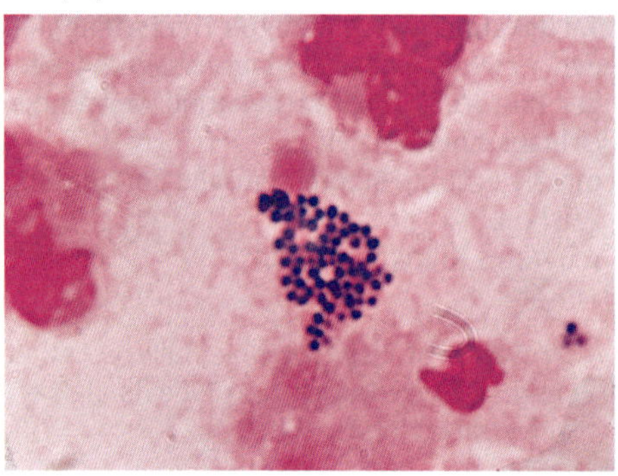

Abb. 3.**3** Eiterpräparat zum Erregernachweis. Man erkennt gram-positive Haufenkokken (Staphylococcus aureus).

> Um die Wirksamkeit verschiedener Antibiotika gegen einen bestimmten Keim herauszufinden, wird besonders bei problematischen Keimen ein so genanntes *Antibiogramm* erstellt.

Bei lokalen oder systemischen Pilzinfektionen greift man zu Antimykotika. Auch zur Bekämpfung anderer Mikroorganismen liegen wirksame Medikamente vor.

Prophylaxe (Vorbeugung)

Neben Maßnahmen zur allgemeinen Stärkung des Immunsystems (z. B. richtige Ernährung, ausreichende Bewegung, regelmäßiges Saunieren etc.) helfen auch regelmäßige *Impfungen,* den Ausbruch besonders gefährlicher Infektionen zu verhindern. Bei einer Impfung werden abgeschwächte oder abgetötete Bakterien gespritzt. Diese aktivieren unsere Abwehrmechanismen, sodass spezielle Antikörper gegen die Erreger gebildet werden, die später einen Schutz gegen die natürlichen Krankheitserreger bieten. Um diesen Schutz lange Zeit aufrechtzuerhalten, müssen die Impfungen in regelmäßigen Abständen wiederholt werden (Auffrischimpfung).

Man unterscheidet zwei Arten von Impfungen:

- *aktive Impfung:* Es werden abgeschwächte oder abgetötete Erreger gespritzt. Das Immunsystem wird angeregt, und innerhalb von Tagen oder Wochen werden spezielle Antikörper gegen die Erreger gebildet. Die Folge ist ein längerfristiger (Monate bis Jahre) Infektionsschutz;
- *passive Impfung:* Es werden Antikörper übertragen, wodurch ein sofortiger Krankheitsschutz besteht, der allerdings nur einige Wochen oder Monate anhält, da das Immunsystem durch diese Impfung nicht angeregt wird.

Will man sowohl einen sofortigen als auch einen langfristigen Schutz vor bestimmten Krankheitserregern erreichen, führt man eine *Simultanimpfung* durch, d. h., der Patient erhält gleichzeitig eine aktive und eine passive Impfung. Häufig wird dies bei einer frischen Verletzung zum Schutz vor Tetanus durchgeführt.

Empfohlene Impfungen bei Erwachsenen:

- Tetanus (Auffrischung alle 10 Jahre),
- Diphtherie (Auffrischung alle 10 Jahre),

- Poliomyelitis (Kinderlähmung; nur bei unvollständiger Immunisierung als Kind; Auffrischung alle 10 Jahre),
- Pneumokokken-Schutzimpfung (ab dem 60. Lebensjahr, bei chronischen Erkrankungen; Auffrischung alle 5 Jahre),
- Grippeschutzimpfung (ab dem 60. Lebensjahr, bei chronischen Erkrankungen; Auffrischung jährlich).

Hat das Immunsystem entweder aufgrund einer Impfung oder nach Ablauf einer Infektion Antikörper gegen den Erreger gebildet, so ist man *immun* geworden. D.h., bei einem erneuten Kontakt mit diesem Erreger kommt es nicht zum Krankheitsausbruch, weil das Immunsystem sofort reagieren und die Keime abtöten kann.

Tumorlehre (Onkologie)

Definition: Ganz generell versteht man unter einem Tumor jede Form von *Gewebsvergrößerung oder -schwellung*.

Die Ursache der Schwellung spielt dabei keine Rolle. So ist ein Tumor im Sinne von Schwellung eines der 5 Symptome der Entzündung, aber auch ein Hämatom (Bluterguss) oder eine Zyste (abgekapselte Flüssigkeitsansammlung in einem Organ) wird als Tumor bezeichnet. Wird der Begriff nicht weiter erläutert, so versteht man im klinischen Alltag darunter allerdings meist eine bösartige Neubildung.

Man kann schon an der Tumorbenennung erkennen, ob es sich um einen gut- oder einen bösartigen Tumor handelt: benannt werden alle nach dem Ausgangsgewebe. Benigne (gutartige) Tumoren tragen die Endung „*-om*“ (z. B. Lip*om*, ein gutartiges Fettgeschwulst), während maligne (bösartige) Tumoren auf „*-sarkom*“ oder „*-karzinom*“ enden.

Tumormerkmale

Man kann Tumoren nach verschiedenen Kriterien einteilen und beurteilen:

Malignitätsgrad (Bösartigkeit).

- *Präkanzerosen:* sind Vorstufen eines Malignoms. Typisches Beispiel ist der Dickdarmpolyp, der ab einer gewissen Größe fast immer zum Dickdarmkarzinom entartet;
- *benigne (gutartige) Tumoren:* zeichnen sich durch ein meist langsames, verdrängendes (nicht infiltrierendes) Wachstum aus. Sie sind gegen das gesunde Gewebe gut abgrenzbar, da sie häufig kapselartige Strukturen bilden. Eine Metastasierung erfolgt nie, auch kommt es außer durch die Verdrängung gesunden Gewebes (z. B. Druckschädigung von Nachbargewebe) nicht zu Allgemeinsymptomen;
- *semimaligne Tumoren:* Sie nehmen eine Mittelstellung zwischen gut- und bösartigen Geschwulsten ein. Sie zeigen ein langsames, aber unkontrolliertes, organzerstörendes, lokal infiltratives (eindringendes) Wachstum, setzen aber keinen Metastasen. Sie sind nicht abgrenzbar vom umgebenden Gewebe und rufen keine Allgemeinsymptome hervor; Beispiel: Basaliom (häufiger Hautkrebs);
- *Carcinoma in situ:* Von einem Carcinoma in situ (Frühkarzinom) spricht man, wenn bösartige Zellen vorliegen, diese aber noch keine Zellgrenzen überschritten haben und somit noch keine Merkmale des infiltrativen Wachstums zeigen;
- *maligne (bösartige) Tumoren:* Sie zeigen ein unkontrolliertes Wachstum, wachsen also meist rasch, infiltrierend, örtlich zerstörend und setzen Metastasen. Außerdem führen sie zu meist ausgeprägten Allgemeinsymptomen (s. u.). Vom umgebenden Gewebe sind sie nicht abgrenzbar.

Lokalisation. *Primärtumor* nennt man den Ausgangsherd einer bösartigen Tumorkrankheit (Muttergeschwulst). Ein Primärtumor kann sich auf dem Lymph- oder Blutweg im Körper ausbreiten und dort maligne „Ableger“ bilden. Diese heißen *Metastasen* oder Filiae (Tochtergeschwülste).

Wachstumstendenz. Das Wachstum des Primärtumors (oder der Metastasen) nennt man *Progression.* Bildet sich ein malignes Geschwulst zurück, wird also kleiner, so spricht man von *Remission.* Der Begriff ist vor allem bei der Strahlen- und Chemotherapie maligner Geschwulste gebräuchlich.

Prognose. Von *Rezidiv* spricht man, wenn ein maligner Tumor nach vollständiger Entfernung erneut nachweisbar ist. Um die Prognose einer malignen Tumorerkrankung zu beschreiben, verwendet man den Begriff *5-Jahres Überlebensrate*. Die Angabe in Prozent beschreibt, wie viele Patienten mit einem bestimmten Tumor 5 Jahre nach Diagnosestellung bzw. Therapie noch leben. Beispiel: beim Kolonkarzinom liegt die 5-Jahres-Überlebensrate bei 40%. D.h., von allen Erkrankten leben nach 5 Jahren noch 40%. Es gibt zwar statistische Aussagen über den Verlauf verschiedener Tumorarten, doch letztlich ist die Prognose des einzelnen Patienten abhängig von verschiedenen Faktoren wie dem Ausgangsbefund (Tumorgröße, Metastasen) oder dem Allgemeinzustand (Alter, Gesundheitszustand).

> Von einer „endgültigen" Heilung kann bei den meisten malignen Tumoren erst dann ausgegangen werden, wenn sich 10 Jahre lang kein Rezidiv und keine Metastasierung gezeigt hat.

Ursachen

Die Ursache der Tumorentstehung ist nicht bekannt. Es lässt sich aber feststellen, dass bestimmte Einflüsse das Risiko, an Krebs zu erkranken, statistisch erhöhen:

- *Rauchen* gilt als der bedeutendste Risikofaktor! Es ist z.B. erwiesen, dass 90% aller Bronchialkarzinome (Lungenkrebs) auf das Rauchen zurückzuführen sind;
- ein *hoher Alkoholkonsum* führt, besonders in Kombination mit dem Rauchen, zu einem erhöhten Krebsrisiko;
- *Nahrung:* Man hat festgestellt, dass fettarme, ballaststoffreiche Nahrung ein wesentlich niedrigeres Krebsrisiko beinhaltet als fettreiche, ballaststoffarme Kost;
- *Viren:* An bestimmten malignen Erkrankungen sind Viren beteiligt. So soll z.B. das Hepatitis-B-Virus eine der Ursachen für das Leberzellkarzinom sein;
- *genetische Faktoren:* Bei manchen Krebserkrankungen (z.B. Kolonkarzinom, Brustkrebs) kann man eine gewisse familiäre Häufung beobachten;
- *Bedeutung des Immunsystems:* Vieles spricht dafür, dass Krebs letztlich ein immunologisches Problem darstellt (ansteckend sind maligne Tumoren aber nicht). So findet man beispielsweise bei Patienten mit einer Störung des Immunsystems (z.B. AIDS) häufiger Krebserkrankungen.

> Für die erhöhte Karzinomrate im Alter macht man altersbedingte Veränderungen wie verminderte Zellreparatur und -regeneration sowie eine veränderte Abwehrlage verantwortlich.

Häufigkeit bösartiger Tumorerkrankungen

> Krebs ist bei uns nach den Herz-Kreislauf-Erkrankungen die *zweithäufigste Todesursache*! Jeder vierte Mensch stirbt an den Folgen eines malignen Tumors.

Statistisch lässt sich eine Abnahme der Erkrankungen des Herz-Kreislauf-Systems erkennen. Es wird deshalb damit gerechnet, dass in 15 – 20 Jahren Krebs die häufigste Todesursache in Deutschland sein wird. Der Grund liegt im immer höheren Durchschnittsalter der Bevölkerung. Die 3 häufigsten Tumorarten sind Lungen-, Brust- und Darmkrebs (Abb. 3.**4**). Die Häufigkeit maligner Erkrankungen nimmt mit dem Alter zu.

> Die wichtigsten *Alterskarzinome* betreffen Prostata, Magen, Dickdarm, Lunge und Gallenwege.

Prophylaxe (Vorsorge)

Eine gesunde Lebensführung und die Vermeidung von Risikofaktoren sind eine Möglichkeit, die Gefahr einer Krebserkrankung zu verringern. Einen absoluten Schutz erreicht man dadurch allerdings nicht:

- Nicht rauchen,
- geringer Alkoholkonsum,
- täglicher Genuss von frischem Obst, Gemüse und Vollkornprodukten, Vermeidung fettreicher Nahrungsmittel,
- Vermeidung von Übergewicht (manche Tumoren, z.B. Gebärmutterkrebs, treten bei Übergewicht gehäuft auf),
- regelmäßige Bewegung,
- Vermeidung übermäßiger Sonneneinstrahlung und Sonnenbrände (erhöhte Gefahr von Hautkrebs),
- beim Bemerken verdächtiger Symptome (s.u.) sofort einen Arzt aufsuchen,
- einmal jährlich zur Krebsvorsorge.

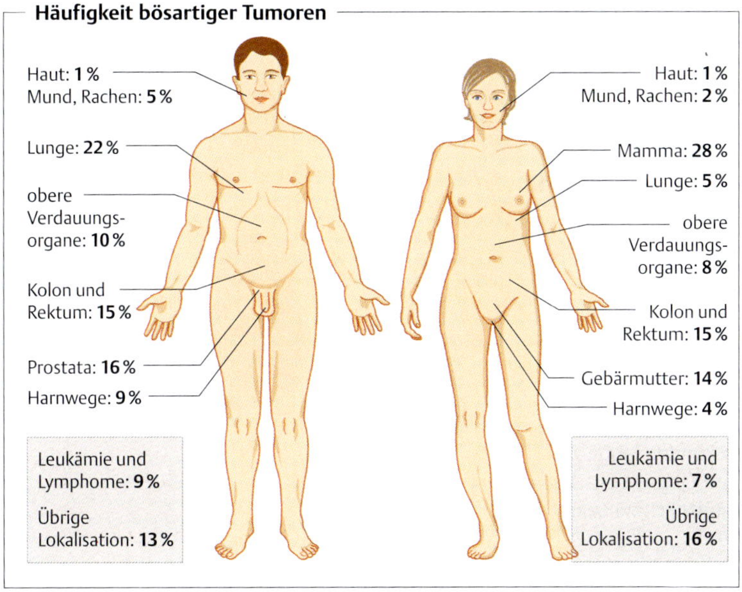

Abb. 3.**4** Die häufigsten bösartigen Tumoren (aus Gerlach, U., H. Wagner, W. Wirth: Innere Medizin für Pflegeberufe, 5. Aufl. Thieme, Stuttgart 2000).

Symptome bösartiger Tumoren

Es gibt keine klinischen oder laborchemischen Zeichen, die einen malignen Tumor beweisen. Die im Zusammenhang mit einer Tumorkrankheit beobachteten Symptome sind vorwiegend allgemeiner Art und oft Zeichen eines fortgeschrittenen Tumorstadiums. Beim alten Menschen werden die Symptome oft als „Altersbeschwerden" gedeutet, wodurch die Diagnosestellung verzögert werden kann.

> ! Beweisend für einen malignen Tumor ist nur die feingewebliche Untersuchung. Dazu ist die Gewinnung einer *Gewebsprobe* (Probebiopsie, ‚PE') erforderlich.

Allgemeinsymptome.

- *Rascher Gewichtsverlust* (das Tumorwachstum verbraucht viel Energie),
- *plötzlicher Leistungsabfall,* generelle Müdigkeit (evtl. bedingt durch eine tumorbedingte Blutarmut),
- *Abneigung gegen bestimmte Speisen* (bes. Fleisch),
- *Schmerzen* (treten meist erst bei sehr weit fortgeschrittener Krebserkrankung auf!).

Lokale Symptome.

- Tastbarer *Knoten* oder Verhärtung (z. B. in der Brust),
- *Blutung* aus Scheide, Darm oder Blase,
- plötzliche *Änderung des Stuhlverhaltens* (Wechsel von Durchfall und Verstopfung kann ein Hinweis auf Darmkrebs sein),
- *Veränderung eines Muttermals* oder einer Warze (evtl. Hinweis auf Hautkrebs),
- *nicht abheilende Wunde* (Zeichen der generellen Immunschwäche bei Tumorkrankheiten),
- länger als 4 Wochen *anhaltender Husten oder Heiserkeit* (mögliche Ursache kann ein Lungen- oder Kehlkopfkrebs sein),
- chronische *Magenbeschwerden* (ein Magenkarzinom sollte ausgeschlossen werden).

Tumormarker. Tumormarker sind Substanzen, die bei manchen Tumorerkrankungen im Blut nachweisbar sind.

> Tumormarker kommen in oder auf Tumorzellen vor und werden vom Tumorgewebe selbst bzw. vom Organismus als Reaktion auf die Tumorerkrankung gebildet.

Die Höhe der Tumormarkerkonzentration im Blut schwankt je nach Tumorgröße und -wachstum. Die Bedeutung der Marker liegt in der *Nachsorge*: Nach operativer Tumorentfernung fallen die Tumormarker im Blut oft auf normale Werte ab. Ein Anstieg der Tumormarker spricht für erneutes Tumorwachstum (Rezidiv oder Metastase). Der klassische Tumormarker ist *CEA* (karzinoembryonales

Antigen). Er wird besonders von Darmtumoren gebildet.

Tumorausbreitung (Metastasierung)

Unter **Metastasierung** versteht man die Einnistung verstreuter Tumorzellen oder Zellverbände in anderen Organen, die sich dort vermehren und erneut zu streuen beginnen.

Bei Generalisation (massiver Metastasierung) eines Tumors gibt es tumorspezifische „Organpräferenzen", z. B. Skelettmetastasen bei Brust- oder Prostatakarzinom. In anderen Organen (Milz, Pankreas) kommt es so gut wie nie zu Metastasenabsiedlungen. Metastasen können lange Zeit, ohne zu wachsen, in den Organen verharren, um dann plötzlich förmlich zu „explodieren".

Es gibt generell 3 Metastasierungswege: direkt – lymphogen – hämatogen.

- **Direkte Tumorausdehnung:** Der Tumor wächst durch direkte Ausbreitung in benachbartes Gewebe ein. Beispielsweise spricht man von einer *Peritonealkarzinose,* wenn der Tumor in das Bauchfell eingewachsen ist;
- **lymphogene Metastasierung:** Infiltriert der Tumor ein Lymphgefäß, spricht man von einer *Lymphangiosis carcinomatosa*. Die Tumorzellen bleiben im Filterwerk der Lymphknoten hängen, vermehren sich und führen zu *Lymphknotenmetastasen*;
- **hämatogene Metastasierung:** Wird die Wand eines Blutgefäßes beim Wachstum eines malignen Tumors durchbrochen, so finden die Tumorzellen direkten Eingang in das Blutgefäßsystem. Hämatogene Metastasen bilden sich, wenn die Krebszellen mit dem Blutstrom in nachfolgende Organe gelangen, wo sie sich festsetzen und vermehren können. Weil diese Metastasen oft weit vom Primärtumor entfernt gelegen sind, spricht man bei hämatogen entstandenen Absiedlungen von *Fernmetastasen*. Je nach Lokalisation des Primärtumors sind bestimmte Organe bei der hämatogenen Metastasierung (z. B. Lebermetastasen bei Tumoren im Verdauungstrakt) gehäuft betroffen (Abb. 3.**5 a-c**). Grundsätzlich kann jedoch praktisch jeder Primärtumor in jedes Organ metastasieren.

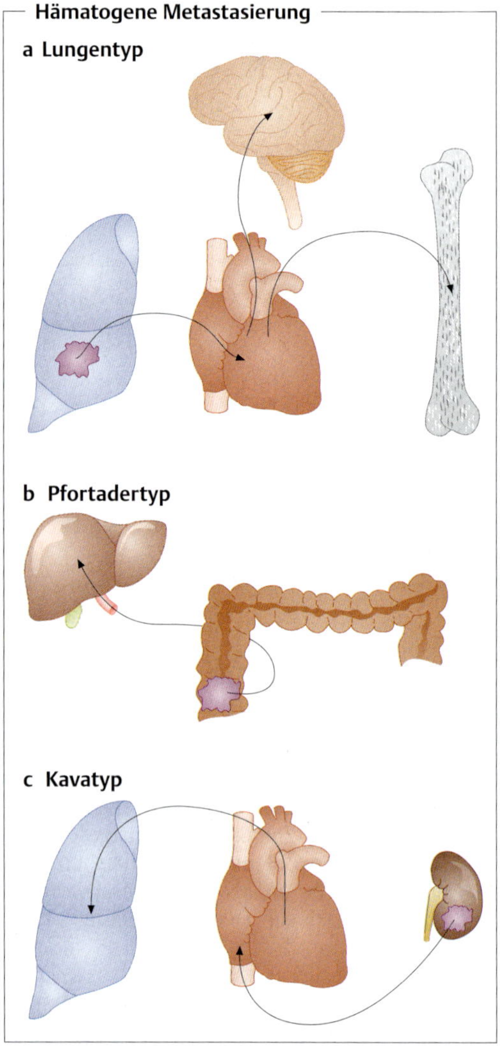

Abb. 3.**5 a–c** **a** Tumoren der Lunge metastasieren über den großen Kreislauf in unterschiedliche Organe, **b** Tumoren der Verdauungsorgane metastasieren bevorzugt über die Pfortader in die Leber, **c** Tumoren mit venösem Abstrom zur Hohlvene metastasieren besonders in die Lunge (aus Paetz, B., B. Benzinger-König: Chirurgie für Pflegeberufe, 19. Aufl. Thieme, Stuttgart 2000).

Die erste Lymphknotenstation im Abflussgebiet eines Organsystems bezeichnet man als *regionäre Lymphknoten* (z. B. axilläre Lymphknoten bei Brustkrebs). Bei lymphogener Tumorausbreitung bleiben die Tumorzellen zuerst in den regionären Lymphknoten „hängen". Bei weiterer lymphogener Ausbreitung finden die Tumorzellen über die gemeinsame Mündung der großen Lymphstränge Eingang in den Blutkreislauf und können auf hämatogenem Weg weitere Metastasen setzen.

TNM-Klassifikation. Nach der Diagnose eines malignen Tumors ist zur Therapieplanung und zur Aufklärung des Patienten über die wahrscheinliche Prognose seiner Erkrankung eine genaue Festlegung der Tumorausbreitung nötig. Neben der Tumorgröße ist natürlich die Ausdehnung einer eventuellen Metastasierung festzulegen. Das international anerkannte *TNM-System* erlaubt eine Bestimmung des Tumorstadiums unter der Berücksichtigung lymphogener und hämatogener Metastasierung.

TNM-System: Die Buchstaben sind Abkürzungen und stehen für:

- **T** = *Tumorgröße*, gibt Größe und lokale Ausbreitung des Tumors an;
- **N** = *Nodus lymphaticus*, steht für die Anzahl der lokalen Lymphknotenmetastasen;
- **M** = *Metastase*, gibt an, ob hämatogene Fernmetastasen vorhanden sind.

Durch dem jeweiligen Buchstaben nachgestellte Ziffern wird das Tumorstadium angegeben. Grundsätzlich entsprechen höhere Zahlen einer fortgeschritteneren Tumorausdehnung. Das Einteilungsprinzip ist für alle Tumoren gleich:

T = Primärtumor:

Tis oder Cis	Tumor oder Carcinoma in situ,
T1, T2, T3, T4	gibt die Größe und die lokale Ausbreitung des Primärtumors an: T1 = Tumor < 3 cm, keine Infiltration, T4 = Tumor groß, wächst infiltrierend in umgebendes Gewebe;

N = regionäre Lymphknotenmetastasen:

N0	kein Anhalt für Lymphknotenmetastasen,
N1, N2, N3, N4	gibt Ausmaß der lokalen Lymphknotenmetastasen an: N1 = lokale, N4 = entferntere Lymphknotenmetastasen;

M = Fernmetastasen:

M0	kein Anhalt für Fernmetastasen,
M1	Fernmetastasen nachgewiesen.

Therapie

Zur Krebsbehandlung stehen heute verschiedene Therapieformen zur Verfügung (Abb. 3.**6**). Die unterschiedlichen Verfahren können allein oder in Kombination angewandt werden. Welches Behandlungsverfahren für den Patienten das beste ist, hängt weitgehend von Art, Lokalisation und Ausdehnung des Tumors ab.

Lokal begrenzte Tumoren sollten nach Möglichkeit durch chirurgische Maßnahmen total entfernt werden. Bei generalisierten Erkrankungen (z. B. Leukämie) oder ausgedehnter Fernmetastasierung sind andere Therapieverfahren vorzuziehen (z. B. Chemotherapie). Wichtig für die Entscheidung über die Art der Therapie ist auch die Festlegung des *Therapiezieles*, d. h. ob eine Heilung möglich ist oder ob der Tumor so fortgeschritten ist, dass nur eine Verbesserung der Lebenssituation, aber keine Heilung erreicht werden kann. Auch im Alter ist eine Therapie generell sinnvoll. Allerdings sind der Gesamtzustand des Betroffenen, mögliche Begleiterkrankungen und besonders die Beeinträchtigung der Lebensqualität durch die Therapiemaßnahmen zu bedenken. Grundsätzlich unterscheidet man folgende Therapieziele:

- **Kurative Therapie** (lat.: heilend): Sie hat die voraussichtliche Heilung des Patienten zum Ziel;
- **palliative Therapie** (lat.: lindernd): Eine dauerhafte Heilung des Patienten ist nicht mehr möglich. Eine palliative Therapie wirkt demzufolge nicht heilend, sondern sie dient zur Bes-

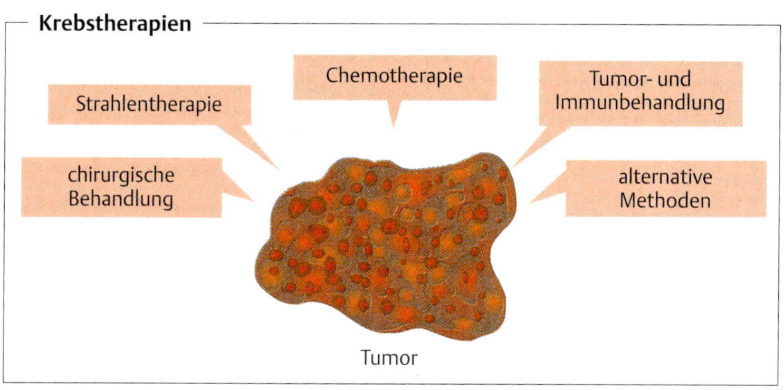

Abb. 3.**6** Verschiedene Therapiemöglichkeiten bei Krebs.

serung der Lebensqualität oder der Verlängerung der Überlebenszeit;
- **adjuvante Therapie** (lat.: unterstützend): Hier ist das Ziel, ein Rezidiv oder eine Metastasierung zu verhindern (z. B. Chemotherapie nach Operation).

Chirurgische Therapie. Die größte Aussicht auf endgültige Heilung bietet die totale Entfernung des Tumors durch eine Operation. Leider ist dieses Ziel nicht immer erreichbar.

Strahlentherapie. Abgesehen vom Zusammenhang mit chirurgischen Maßnahmen (prä- oder postoperative Bestrahlung zur Tumorverkleinerung) kommt die Strahlentherapie fast nur bei fortgeschrittenen Tumoren zum Einsatz. Beispielsweise lassen sich tumorbedingte Schmerzen durch eine Bestrahlung bessern (Schmerzbestrahlung).

Chemotherapie. Im Gegensatz zu Operation oder Strahlentherapie wirken Chemotherapeutika (Zytostatika) systemisch, d. h. auf den gesamten Körper. Dementsprechend findet die Chemotherapie vor allem bei generalisierten Tumorerkrankungen Anwendung, weil die Tumorzellen über den ganzen Körper verstreut sind (z. B. bei ausgedehnter Metastasierung).

Hormontherapie. Für einige Tumoren ist ein hormonabhängiges Wachstum bewiesen, so z. B. für den Brustkrebs und das Prostatakarzinom.

Die Tumorzellen haben an ihrer Oberfläche spezielle Hormonrezeptoren („Empfänger"), über die das Wachstum gesteuert werden kann. Eine Testung des Tumorgewebes auf Anzahl und Art der Hormonrezeptoren ist heute bei einigen Krebsarten möglich. Bei positivem Rezeptornachweis ist eine Hormonbehandlung beim Brust- und Prostatakarzinom in mehr als 50 % der Fälle wirksam. Eine Hormonbehandlung wird besonders bei Patienten angewandt, denen nicht alles Tumorgewebe entfernt werden konnte oder bei denen Fernmetastasen bestehen.

Immuntherapie. Bei dieser Therapieform erhofft man sich einen Heilungserfolg durch die Stimulierung des Immunsystems, beispielsweise durch die Gabe von Immunglobulinen. Bewährt hat sich die Gabe von Interferonen und anderen Immunmodulatoren bei der Behandlung von hämatologischen Tumoren. Insgesamt aber sind die klinischen Ergebnisse der Immuntherapie bisher noch nicht sehr erfolgreich.

Alternative Therapiemethoden. Am bekanntesten ist die *Misteltherapie,* doch auch durch andere Methoden wie Sauerstoffbehandlungen oder spezielle Diäten wird behandelt, vielfach unterstützend zu den gängigen Therapien. Diese Methoden sind gut verträglich und eine geringe Belastung für den Patienten, ihre Wirksamkeit ist allerdings nicht erwiesen.

Krebsnachsorge

Auch nach einer Tumortherapie bedarf jeder Patient einer speziellen Weiterbehandlung und Betreuung. Das Ziel der regelmäßigen Nachuntersuchungen ist die *rechtzeitige Erkennung eines erneuten Tumorwachstums.* Art und Häufigkeit der Nachuntersuchungen ist bei den einzelnen Tumorformen unterschiedlich. Neben der körperlichen Untersuchung werden im Rahmen einer Tumornachsorge regelmäßig bestimmte Laboruntersuchungen (BSG, Blutbild, Leberwerte, Tumormarker) durchgeführt. In bestimmten Abständen wird des Weiteren eine Röntgenuntersuchung des Thorax (Lungenmetastasen?) und eine Ultraschalluntersuchung der Leber (Lebermetastasen?) veranlasst.

Pflege

Umgang mit alten Menschen mit einer bösartigen Tumorerkrankung: Der alte Mensch sollte in seinem Auseinandersetzungsprozess mit der Krankheit und eventuellen Organverlusten, der ähnlich der von Kübler-Ross beschriebenen Phasen im Sterbeprozess verlaufen kann, begleitet und unterstützt werden. Die Phasen können, müssen jedoch nicht wie folgt verlaufen: Schock nach der Diagnosestellung – Verleugnen der Krankheit – Aufbegehren gegen die Krankheit – Hadern mit dem Schicksal – Annahme der Krankheit. Den Patienten soll Gelegenheit gegeben werden, Gefühle wie Angst, Zorn und Trauer auszudrücken. Dem Kranken gegenüber sollte Interesse, Offenheit und eine ehrliche Bereitschaft zum Zuhören signalisiert werden, damit er sich mitteilen kann. Wichtig ist auch, dass die Pflegeperson sich ihrer eigenen Gefühle, die der/die Krebskranke in ihr auslöst, bewusst wird. Ebenso sollte sie über ein Wissen um ihre eigenen emotionalen Signale, die sie z. B. aufgrund von Antipathie oder aufgrund von eigenen Ängsten vor der Erkrankung sendet, verfügen. Dies ist eine Voraussetzung dafür, eine vertrauensvolle Beziehung aufzubauen und schwierige Gespräche nicht abreißen zu lassen.

4 Allgemeine Arzneimittellehre

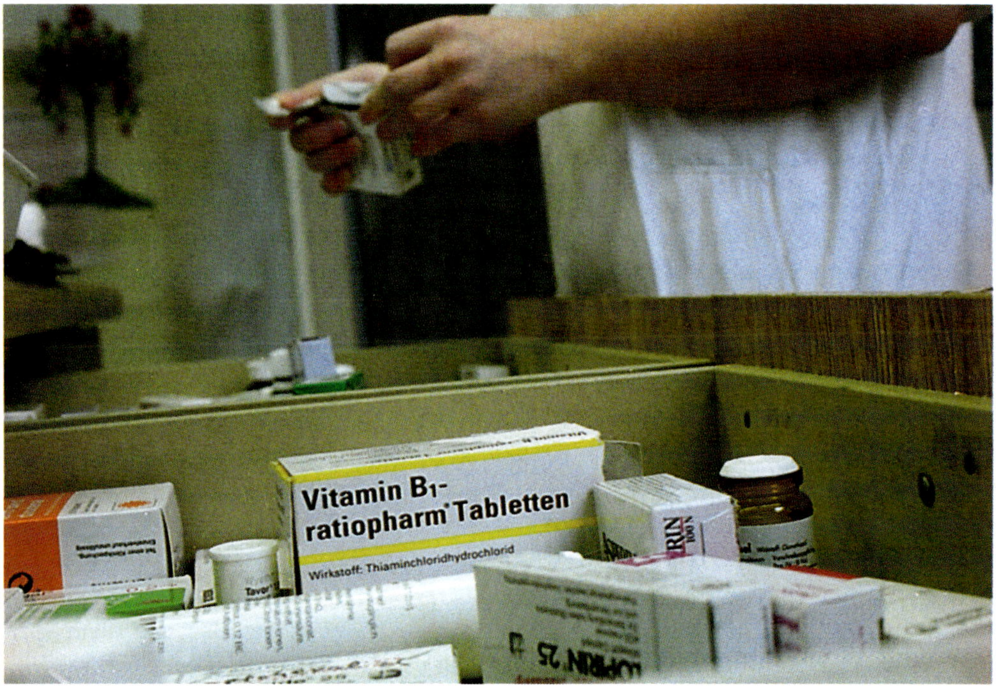

Pharmakologie (Arzneimittellehre)

Susanne Andreae

Definition: Arzneimittel sind Stoffe, die zur Erkennung, Verhütung, Linderung und Behandlung von Krankheiten und deren Beschwerden dienen.

Schon immer versuchten die Menschen, Erkrankungen mit Arzneimitteln zu bekämpfen. Die beobachtete Wirkung bestimmter Pflanzen oder Mineralien wurde schon im Altertum in Kräuterbüchern festgehalten. Heute ist die Pharmakologie ein eigener Zweig der Medizin und Arzneimittel werden nicht mehr nur aus pflanzlichen, sondern auch aus tierischen und menschlichen Stoffen oder synthetisch hergestellt (Tab. 4.**1**). Im Gegensatz zur Allopathie (Schulmedizin) werden in der Homöopathie (Therapie mit hochverdünnten Arzneistoffen) nur Substanzen aus dem Pflanzen-, Mineral- oder Tierreich verwendet.

Tabelle 4.**1** Inhaltsstoffe von Arzneimitteln

Inhaltsstoffe	Beispiele
pflanzliche Bestandteile	• Baldrian (pflanzliches Beruhigungsmittel) • Kamillen-, Pfefferminztee • Rosskastanienextrakt (pflanzliches Mittel bei Krampfadern – Wirkung umstritten) • Digitalis (enthält Extrakt des Fingerhuts) • Gingko-Extrakt (Extrakt aus Gingkobaumblättern, Mittel bei Hirnleistungsstörungen)
tierische Bestandteile	• Insulin (z. B. Schweineinsulin – wird heute nur noch selten verwendet) • Heparin (gewonnen aus Lunge und Darm von Schlachttieren, hemmt die Blutgerinnung)
menschliche Bestandteile	• Humanalbumin (gewonnen aus Plasma von Blutspendern) • Faktor VIII oder IX (Gerinnungsfaktoren bei Bluterkrankheit)

Die Ausgaben der gesetzlichen Krankenkassen für Arzneimittel betrugen 1999 29,5 Mrd. DM, das sind ca. 14% der Gesamtausgaben! 50% des gesamten Arzneimittelverbrauchs entfallen auf die über 65-Jährigen.

Begriffserläuterungen

Im Zusammenhang mit Arzneimitteln stößt man auf eine Vielzahl von Begriffen. Die wichtigsten werden hier kurz erläutert:

Fertigarzneimittel. Arzneimittel, die im Voraus hergestellt und in einer vom Hersteller gestalteten Verpackung ausgegeben werden. Gewisse Medikamente sind nur auf Rezept erhältlich (rezeptpflichtig, z. B. Antibiotika), andere kann man auch ohne Rezept in der Apotheke kaufen (nicht rezeptpflichtig, z. B. Nasentropfen).

Packungsbeilagen. „Beipackzettel" sind jedem Fertigarzneimittel beigelegt. Sie ähneln einer „Gebrauchsanweisung". Hier sind alle medizinischen Fakten über das Medikament festgehalten.

Pflege

Nebenwirkungen: Viele Patienten sind verunsichert, wenn sie den Beipackzettel studieren, weil oft viele, teils gefährliche unerwünschte Wirkungen aufgezählt sind. Vom Gesetzgeber ist vorgeschrieben, dass sogar seltenste Nebenwirkungen aufgelistet werden müssen. Der Patient soll auf die häufigsten Nebenwirkungen aufmerksam gemacht werden, wichtig ist aber auch der Hinweis, dass diese keinesfalls immer auftreten!

Arzneirezepturen. Z.B. Salben, die in der Apotheke individuell für den Patienten gemischt und abgepackt werden.

Phytotherapeutika. Arzneimittel, die ganz oder überwiegend aus Pflanzen oder Pflanzenteilen bestehen (z. B. Kamillenextrakt).

Placebos. Arzneimittel ohne jeden Inhaltsstoff, also „Scheinmedikamente". Besonders bei Beschwerden, denen mehr eine seelische als eine körperliche Ursache zugrunde liegt, kann ein solches Medikament zusammen mit der menschlichen Wärme, Kompetenz und Zuversicht, die Arzt und Pflegepersonal ausstrahlen, Linderung bewirken.

Betäubungsmittel. Arzneimittel, bei denen bei unsachgemäßem Gebrauch eine große Gefahr des Missbrauchs und der Sucht besteht, nennt man Betäubungsmittel. Sie unterliegen einer besonderen Verordnung und Handhabung (s. u.).

Generika. Nachahmeprodukte des Orginalpräparates. Der Patentschutz auf ein Arzneimittel dauert 20 Jahre. Nach Ende des Patentschutzes kann jede pharmazeutische Firma dieses Medikament unter einem anderen Handelsnamen herstellen und verkaufen. Es werden zunehmend Generika verschrieben, weil sie aufgrund der fehlenden Entwicklungskosten meist erheblich billiger sind als das Original. Man erkennt diese Nachahmeprodukte oft schon am Namen, denn sie werden meist nach dem Wirkstoff benannt (Tab. 4.**2**). Einige Firmen haben sich auf die Herstellung von Generika spezialisiert (z. B. die Firma „ratiopharm").

Festbeträge. Festgelegte Summen, die die Krankenkassen für ein Medikament erstatten. Liegt der Preis eines Medikamentes über diesem Festsatz, so muss der Patient die Mehrkosten zusätzlich zur obligatorischen Zuzahlung pro Packung tragen. Finanziell schwache oder chronisch kranke Patienten können sich von ihrer Krankenkasse von der Zuzahlung befreien lassen.

Bis ein neues Medikament auf den Markt kommt, vergehen 8 – 10 Jahre. Die Entwicklungskosten liegen bei ca. 500 Mio. DM, denn die Wirkung eines Medikaments muss in Tierversuchen, an gesunden Versuchspersonen und zuletzt an ausgesuchten Patienten erprobt werden. In diesen Versuchen werden die optimale Dosis und die häufigsten Nebenwirkungen ermittelt. Nach Abwägung von Nutzen und Risiko erfolgt dann die Zulassung des Arzneimittels durch das Bundesinstitut für Arzneimittel und Medizinprodukte in Bonn bzw. bei Blutprodukten durch das Paul-Ehrlich-Institut in Frankfurt.

Tabelle 4.**2** Beispiele bekannter Originalpräparate und Generika

Originalpräparat	Generikum
Voltaren	Diclofenac-ratiopharm, Diclo-Wolff
Aspirin	ASS-ratiopharm, ASS Stada
Benuron	Paracetamol-ratiopharm, Paracetamol 500 von ct
Novodigal	Acetyldigoxin-ratiopharm
Lasix	Furosemid-ratiopharm, furo 20 von ct
Euglucon	Glibenclamid-ratiopharm, gliben 3,5 von ct

Arzneimittelnamen

Namen. Arzneimittel haben normalerweise 3 Namen: Der *chemische Name* ist die Bezeichnung der enthaltenen chemischen Substanz. Er ist meist kompliziert (z. B. Dexamethason-21-dihydrogenphosphat) und nur für Chemiker und Apotheker von Bedeutung. Der *Freiname* entspricht meist der Kurzbezeichnung der chemischen Substanz, des eigentlichen Wirkstoffs. In unserem Beispiel heißt sie Dexamethason. Unter dem *Handelsnamen* kommt ein Medikament letztlich auf den Markt, in unserem Fall z. B. als Fortecortin, ein Kortisonpräparat. Die Handelsnamen sind patentrechtlich geschützt und mit dem Zeichen ® (steht für „eingetragenes Warenzeichen") versehen.

Namenszusätze. Zum Namen hinzu kommen oft Namenszusätze, die auf Besonderheiten eines Medikaments hinweisen: *Zahlen,* die auf den Medikamentennamen folgen, geben die Wirkstoffmenge an. So ist Aspirin (enthält 500 mg Azetylsalizylsäure) auch als Aspirin 300 (300 mg) oder Aspirin 100 (100 mg) erhältlich. *Minor/mite* und *forte* weisen auf einen niedrigen, bzw. höheren Wirkstoffgehalt hin (z. B. Digimerck und Digimerck minor, Bronchoretard mite und forte). *Depot-* oder *Retardpräparate* sind Medikamente mit einer Langzeitwirkung, weil der Wirkstoff nur langsam resorbiert wird (z. B. Effortil depot, Saroten retard). So gibt es beispielsweise Morphinpräparate in Pflasterform, deren Wirkung über 72 Stunden anhält (z. B. Durogesic Pflaster). Präparate mit dem Zusatz *Mono* enthalten nur einen Wirkstoff (z. B. Codipront mono), während der Namenszusatz *comp* (z. B. Amoxicillin comp) oder *plus* (z. B. Blopress plus) auf ein Kombinationspräparat hinweist. Der Zusatz *N1, N2, N3* gibt die Normgrößen für die Packungsgröße an. N1 steht für die kleinste (z. B. 10 Tabletten), N2 für die mittlere (z. B. 50 Tabletten) und N3 für die größte Packungsgröße (meist 100 Tabletten).

Pharmakokinetik (Verhalten der Arzneimittel im Körper)

Bioverfügbarkeit. Je nach Verabreichungsart (Applikation) eines Medikamentes gelangt es sofort in die Blutbahn (z. B. bei parenteraler Gabe) oder muss über den Magen-Darm-Trakt resorbiert werden. Wie viel resorbiert wird, hängt von der Teilchengröße des Wirkstoffs (je kleiner die Teilchen, desto besser die Resorption), von zugesetzten Hilfsstoffen, von der Dosierung und der jeweiligen Organdurchblutung ab. Über den Blutweg wird der Wirkstoff, meist gebunden an körpereigene Eiweißmoleküle, im Organismus verteilt. Doch nicht jedes Medikament gelangt überall hin, so kann z. B. die Blut-Hirn-Schranke (Trennung zwischen Blutgefäßen und Hirngewebe) nur von fettlöslichen Stoffen passiert werden. Es gibt auch Medikamente, die im Magen-Darm-Trakt bleiben und überhaupt nicht resorbiert werden (z. B. Leinsamen, ein Abführmittel). Nach Resorption im Darm gelangt das Medikament über die Pfortader in die Leber. Dort beginnt bereits der Abbau der Wirksubstanz. Nur die Substanzmenge, die nach der Leberpassage noch im Blut vorhanden ist steht therapeutisch im Körper zur Verfügung (Abb. 4.**1**). Man nennt dies Bioverfügbarkeit eines Medikaments. Daher sind bei oraler Gabe eines Medikaments oft höhere Dosen nötig als bei der parenteralen Applikation, bei welcher die wirksame Substanz ohne vorherige Leberpassage in den Blutkreislauf gelangt.

Bioverfügbarkeit

Applikation (Verabreichung)
↓
Resorption (Aufnahme)
↓

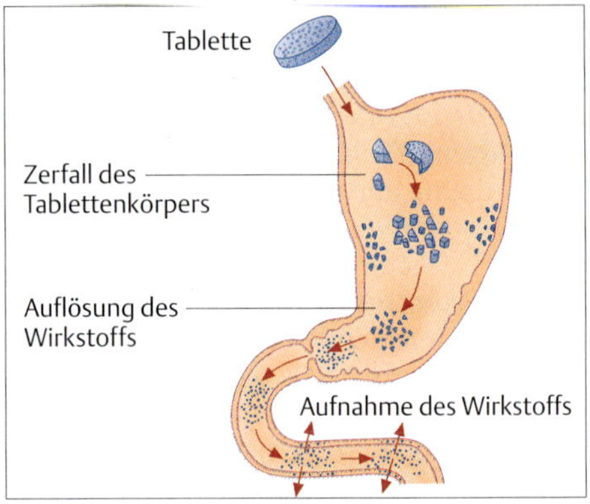

↓
Verteilung (über Blutweg, meist an Eiweiß gebunden)
↓
Biotransformation (Leber)
↓
Wirkung meist über Organrezeptoren
↓
Elimination (Ausscheidung, meist über Niere, Leber)

Abb. 4.**1** Bei oraler Applikation ist zu beachten, dass ein Teil der Wirkstoffmenge bereits auf dem Weg durch den Magen-Darm-Trakt verloren geht.

Therapeutische Breite. Der Wirkstoffspiegel im Blut, mit dem ein Medikament seine volle Wirkung entfalten kann, heißt therapeutische Breite. Niedrigere Spiegel zeigen keine oder nur eine geringe Wirkung, höhere Wirkstoffmengen dagegen führen zu eventuell erheblichen Nebenwirkungen. Ein Medikament mit sehr geringer therapeutischer Breite ist z. B. Digitalis, ein Herzmedikament, das schon bei geringer Überdosierung zu Nebenwirkungen wie Übelkeit oder Herzrhythmusstörungen (S. 201 ff) führt.

Halbwertszeit. Unter der Halbwertszeit versteht man die Zeit, die es dauert, bis die Hälfte eines Medikaments wieder ausgeschieden oder abgebaut ist. Sie kann einige Minuten (z. B. Narkosemittel), aber auch einige Tage (z. B. Digimerck: 6–8 Tage) betragen. Die Halbwertszeit ist ein Maß für die Wirkdauer eines Medikaments. Sie kann bei alten Menschen durch die verlängerten Stoffwechselzeiten in Niere und Leber verlängert sein.

Wirkstoffspiegel. Je nach Applikationsart schwankt der Wirkstoffspiegel eines Medikaments im Blut (Abb. 4.**2**). Während er bei einer intravenösen Medikamentengabe sofort sehr hoch ist und dann langsam abfällt, weil die gespritzten Substanzen schnell ins Gewebe aufgenommen werden, steigt bei der oralen oder intramuskulären Verabreichung der Substanzspiegel langsamer an. Zur ausreichenden Wirksamkeit eines Medikaments ist im Blut ein möglichst gleichmäßig hoher Wirkstoffspiegel nötig. Gibt man daher Medikamente in zu großen Abständen, sinkt der Wirkstoffspiegel immer wieder unter den therapeutischen Bereich und hat dann keine Wirkung mehr. Deshalb müssen viele Medikamente in re-

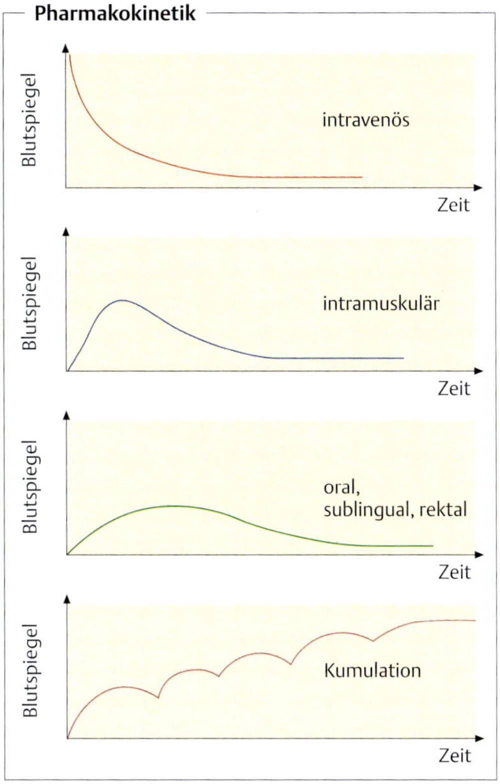

Abb. 4.**2** Wirkstoffspiegel in Abhängigkeit von der Applikationsart (aus Kretz, F.-J., S.Reichenberger: Medikamentöse Therapie, 5. Aufl. Thieme, Stuttgart 1999).

gelmäßigen Abständen gegeben werden, um eine gleichmäßige Wirkung zu erreichen (z.B. 4-stündlich Morphin bei starken Schmerzen). Gibt man die Arzneimittel allerdings in zu kurzen Abständen, reichert sich der Wirkstoff im Körper an, er *kumuliert* und kann toxisch (giftig) werden. Bei alten Menschen ist die Gefahr einer Anreicherung erhöht, weil Medikamente über Niere oder Leber langsamer ausgeschieden werden als bei Jüngeren.

Ausscheidungsweg. Abgebaute Arzneimittel werden auf verschiedenen Wegen ausgeschieden. Die wichtigsten sind:

- *Renal*: über die Niere werden besonders kleine, wasserlösliche Wirkstoffe ausgeschieden;
- wird ein Medikament in der *Leber* verstoffwechselt, erfolgt die Ausscheidung mit der Gallenflüssigkeit in den Darm;
- auch eine Abatmung über die *Lunge* (z.B. Narkosegase) ist möglich.

Bei der Wahl eines Medikaments muss der Ausscheidungsweg mit berücksichtigt werden, denn beispielsweise müssen bei chronischer Niereninsuffizienz Medikamente mit renaler Ausscheidung niedriger dosiert werden.

Neben-/Wechselwirkungen

Nebenwirkungen. Unter Nebenwirkungen versteht man alle *unerwünschten Wirkungen* im Zusammenhang mit einer Medikamenteneinnahme. Generell kann jedes Medikament zu Nebenwirkungen führen, insgesamt sind diese aber meist vorübergehend und nicht schwerwiegend. Die häufigsten Medikamentennebenwirkungen sind:

- *gastrointestinale Beschwerden:* Übelkeit, Erbrechen, Magenbeschwerden;
- *allergische Reaktionen:* Hautausschlag, evtl. mit Juckreiz, schlimmstenfalls kommt es zum anaphylaktischen (allergischen) Schock. Allergische Reaktionen sind dosisunabhängig, sie können schon bei kleinsten Mengen eines Arzneimittels auftreten. Besonders häufig beobachtet man sie nach Antibiotikagabe;
- *Blutbildveränderungen:* Abnahme der Blutzellen mit entsprechenden Komplikationen;
- *zentralnervöse Störungen:* Schwindel, akute Verwirrtheit, Tremor.

Bei Verdacht auf Unverträglichkeit sofort den Arzt informieren! Medikamentenallergien müssen gut sichtbar vermerkt werden!

Wechselwirkungen. Werden mehrere Arzneimittel gleichzeitig verabreicht, so besteht die Möglichkeit, dass sie sich in ihrer Wirkung gegenseitig beeinflussen. Es kann zur Verstärkung oder Abschwächung der Wirkung kommen, sodass die Dosierung evtl. geändert werden muss. Auch können verstärkt Nebenwirkungen auftreten.

Anwendungsgebiete

Medikamente werden keinesfalls nur zur Linderung von Beschwerden eingenommen, die Einsatzmöglichkeiten sind recht vielfältig (Tab. 4.**3**).

Wirkungsweise von Medikamenten

Einer Medikamentenwirkung liegen chemische oder physikalische Vorgänge zugrunde. In nicht wenigen Fällen ist der genaue Wirkmechanismus

Tab. 4.**3** Anwendungsgebiete von Medikamenten

Anwendung	Beschreibung	Beispiel
prophylaktisch (vorbeugend)	Verhinderung von Erkrankungen oder Komplikationen	• Hochdrucktherapie zur Verhinderung von Herz- und Gefäßschäden • Antikoagulanzien (z. B. Aspirin oder Marcumar) zur Verhinderung einer KHK oder einer Thrombose • Schutzimpfungen
kurativ (heilend)	Beseitigung einer Erkrankung	• Antibiotika bei bakteriellen Infektionen
palliativ (lindernd)	Unterdrückung oder Linderung von Begleiterscheinungen einer Erkrankung, wirken nicht heilend	• Analgetika (Schmerzmittel) zur Schmerzlinderung • Antipyretika (Fieber senkende Mittel) • Hypnotika (Beruhigungs- oder Schlafmittel) bei Schlafstörungen • Antidepressiva bei Depressionen
substituierend (ersetzend)	Zufuhr von fehlenden natürlichen Substanzen	• Insulin bei Diabetes mellitus • Pankreasenzyme bei chronischer Pankreatitis
diagnostisch (erkennend)	Hilfsmittel zur Erkennung von Krankheiten	• Kontrastmittel zur röntgenologischen Organdarstellung • Testsubstanzen bei Allergietestung

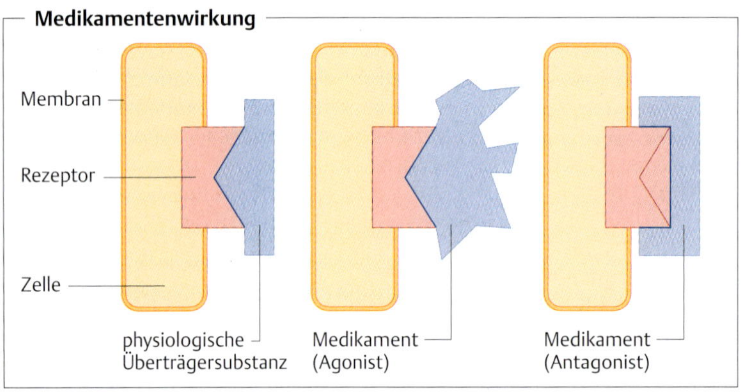

Abb. 4.**3** Rezeptorvermittelte Medikamentenwirkung (aus Kretz, F.-J., S. Reichenberger: Medikamentöse Therapie, 5. Aufl. Thieme, Stuttgart 1999)

eines Medikamentes unbekannt. Folgende Wirkungsmechanismen sind bekannt:

- *Einwirkung auf Zellfunktionen* (z. B. Schmerzmittel, Impfstoffe);
- *Zerstörung von Krankheitserregern oder entarteten Zellen* (z. B. Antibiotika, Zytostatika);
- *Ersatz oder Ergänzung* fehlender Substanzen (z. B. Insulin, Vitamine).

Meist werden diese Wirkungen über Rezeptoren vermittelt, Bindungsstellen an der Zellmembran. Es passt jeweils nur ein chemischer Stoff zu diesem Rezeptor, ähnlich wie ein Schlüssel nur zu einem bestimmten Schloss passt (Abb. 4.**3**). Medikamente setzen sich auf diese Rezeptoren und können so die Wirkung des passenden körpereigenen Stoffes verstärken (Agonismus) oder blockieren (Antagonismus). Ein Beispiel sind die β-Blocker (z. B. Beloc, Concor). Diese Medikamente blockieren die Rezeptoren der Blutgefäße und wirken blutdrucksenkend, weil die körpereigenen Substanzen Adrenalin oder Noradrenalin nicht mehr am Rezeptor ansetzen und somit keine Wirkung entfalten können.

Applikation (Medikamentengabe)

Susanne Andreae

Arzneimittelformen

Medikamente bestehen immer aus dem Wirkstoff, welcher meist mit so genannten Hilfsstoffen versehen ist, die selber keine Eigenwirkung haben. Sie dienen als Wirkstoffträger, verbessern den Geschmack, verschönern das Aussehen (Tabletten gibt es in fast jeder Farbrichtung) oder tragen zur Haltbarkeit des Arzneimittels bei. Man unterscheidet verschiedene Arzneimittelformen:

- *feste:* Tablette, Kapseln, Pulver, Puder, Zäpfchen, Pflaster;
- *halbfeste:* Salbe, Creme, Paste, Gel;
- *flüssige:* Tropfen, Saft, Suspension, Injektions-, Infusionslösungen;
- *gasförmige:* Gase, Aerosole, Spray.

Beschreibung, Anwendungsbeispiele und Besonderheiten beim Umgang mit den einzelnen Arzneimittelformen sind in Tab. 4.**4** beschrieben.

Tabelle 4.**4** Arzneimittelformen

Arzneimittelform	Beschreibung	Anwendungsbeispiel	Zu beachten
feste Arzneimittel			
Pulver, Puder	zermahlene Arzneistoffe; je kleiner die Teilchengröße, desto schneller die Resorption	Trockensubstanz zum Auflösen mit Flüssigkeit (z. B. bestimmte Antibiotika), Ingelan Puder zum Auftragen auf feuchte Körperfalten als Pilzprophylaxe	• trocken aufbewahren • Dosierung oft ungenau, besonders Pulver werden daher nur noch selten angewandt
Tabletten	in Form gepresste Arzneistoffe, man unterscheidet: • nicht überzogene Tabletten • Dragees: mit Zuckerschicht, Lacken oder Wachsen überzogene Tabletten • Filmtabletten: Überzug sehr dünn • Kautabletten • Brausetabletten • Lutschtabletten • Magensaft-resistente Tabletten (Überzug löst sich erst im Dünndarm auf)		• Dragees nicht teilbar, lassen sich aber oft besser schlucken (glatte Oberfläche, besserer Geschmack) • Dragees dürfen nicht zermörsert werden • Brausetabletten trocken lagern
Kapseln	enthalten flüssigen oder festen Arzneistoff in verdaulicher Hülle	Nitrolingual-Kapsel zum Zerbeißen bei Angina pectoris	• nicht teilbar • nicht öffnen • trocken lagern, werden sonst klebrig • Zerbeißkapseln werden nicht geschluckt, sondern nur zerbissen, Inhaltsstoffe werden über Mundschleimhaut resorbiert (z. B. Adalat-Kapsel, Nitrolingual-Kapsel)

Fortsetzung ▶

Tabelle 4.**4** (Fortsetzung)

Arzneimittelform	Beschreibung	Anwendungsbeispiel	Zu beachten
feste Arzneimittel			
Zäpfchen (Suppositorien)	in eine meist aus Fett bestehende Grundmasse eingebettete Arzneimittel; die Grundmasse schmilzt bei Körpertemperatur und setzt den Wirkstoff frei	Dulcolax supp. bei Obstipation, Vaginalzäpfchen (Ovestin Ovula) bei Scheideninfektion oder Östrogenmangel	Zäpfchen vor Anwendung mit warmem Wasser etwas erwärmen – lässt sich so leichter einführen
Pflaster	Wirkstoff ist in pflasterartige Masse eingebettet	Nikotinpflaster zur Raucherentwöhnung, ABC-Pflaster bei rheumatischen Beschwerden	Wirkdauer meist einige Stunden bis Tage – nicht zu früh wechseln
halbfeste Arzneimittel			
Salben	bestehen aus einer Fettgrundlage, in die der Wirkstoff eingearbeitet ist	Bepanthen Salbe , eine häufig verwendete Wund- und Heilsalbe	fette Salben (z. B. Linola Fett) auf trockene Haut, fettarme bei fettiger Haut
Cremes	ähnliche Zusammensetzung wie Salben, enthalten mehr Wasser	Clotrimazol Creme bei Pilzinfektionen	s. Salbe
Pasten	wie Salben oder Cremes, aber abdeckende, aufsaugende und abtrocknende Eigenschaften	Zinkpaste bei Ekzemen (Hauterkrankungen)	
Gel	ähnliche Zusammensetzung	Voltaren Emulgel bei rheumatischen Beschwerden	wirkt kühlend
flüssige Arzneimittel			
Lösung in Tropfen- oder Saftform	eine oder mehrere Substanzen vollständig in Wasser oder Lösungsmittel (z. B. Alkohol) gelöst	Novalgin-Tropfen, ein starkes Schmerzmittel	• viele Lösungen enthalten Alkohol – Vorsicht bei Alkoholikern! • Dosierung: Säfte: 1 Esslöffel = 15 ml 1 Teelöffel = 5 ml Lösung: ca. 20 Tropfen = 1 ml • Tropfen nach Gebrauch fest verschließen – Verdunstungsgefahr • besonders bei Augentropfen auf Sterilität achten
Suspension	unlösliche Feststoffteile in einer Lösung		vor Gebrauch schütteln zur Vermischung der Bestandteile
Injektionslösung	Arzneimittel gelöst in steriler, meist klarer Lösung; man unterscheidet: • Säge- oder Brechampullen aus Glas • Steckampullen mit Gummistopfen, ermöglicht eine bedarfsgerechte Mengenentnahme	Insulinampullen zum Aufziehen	• manche Ampullen (z. B. Verzögerungsinsulin) müssen vor Gebrauch durch Hin- und Herkippen vermischt werden • Ampullen müssen oft kühl und dunkel gelagert werden

Fortsetzung ▶

Tabelle 4.**4** (Fortsetzung)

Arzneimittelform	Beschreibung	Anwendungsbeispiel	Zu beachten
flüssige Arzneimittel			
Infusionslösung	größere Mengen steriler Lösung in Glas-, Plastikflaschen oder Plastikbeutel	Infusionstherapie bei Exsikkose (Austrockung)	• teilweise lichtempfindlich – nicht dem Sonnenlicht aussetzen • Zufügung anderer Arzneimittel nur nach schriftlicher ärztlicher Anordnung • Tropfgeschwindigkeit regelmäßig kontrollieren
gasförmige Arzneimittel			
Sauerstoff		Sauerstoff ist das Notfallmedikament!	Drehverschluss der Sauerstoffflasche nicht mit fettigen Händen anfassen (lässt sich sonst im Notfall nur schlecht öffnen)
Aerosol	feste oder flüssige Wirkstoffteilchen in einem Treibgas verteilt	Dosieraerosole (z. B. Pulmicort DA) bei chronisch obstruktiven Lungenerkrankungen, Nasenspray (z. B. Olynth) bei Schnupfen	Dosieraerosole sind nicht einfach zu handhaben – Handhabung regelmäßig überprüfen (S. 168)

Applikation

Je nach Verabreichungsart wirken Medikamente *systemisch*, d. h. im ganzen Körper, oder *lokal*, also nur in bestimmten Körperbereichen. Bei der systemischen Applikation unterscheidet man zwischen der *parenteralen Applikation*, bei welcher das Medikament unter Umgehung des Magen-Darm-Traktes in den Körper gelangt, und der *oralen* Medikamentengabe.
Die Bezeichnung der *lokalen Applikation* richtet sich nach dem Applikationsort.

> *Pflege* **Medikamentenapplikation:** Der Arzt legt fest, wo, wie und wann ein Medikament angewandt wird.

Die Art der Applikation richtet sich nach:
- den *Eigenschaften des Arzneistoffes*, so wirkt beispielsweise Insulin in Tablettenform nicht, weil es im Magen zerstört wird;
- *Wirkdauer und -eintritt* eines Medikamentes, die schnellste Wirkung erreicht man durch die parenterale Applikation, denn hierbei gelangt der Wirkstoff schnell ins Blut;
- *Wirkort*, besonders wenn man nur eine lokale Wirkung erzielen will, wie z. B. bei Augentropfen;
- *Gesundheitszustand des Patienten*, darf dieser beispielsweise aufgrund seiner Erkrankung keine orale Medikation erhalten, muss alles parenteral verabreicht werden.

Lokale Applikation

Meist wird das Medikament auf Haut oder Schleimhäute aufgebracht. Man erreicht dadurch einen hohen Wirkstoffspiegel am Wirkort, ohne dass der Wirkstoff in den gesamten Körper gelangt und zu Nebenwirkungen führt. So hat ein Kortison-Spray zur inhalativen Anwendung deutlich weniger Nebenwirkungen als Kortisontabletten. Man unterscheidet folgende lokale Applikationsformen:
- *kutan:* Auftragung auf die Haut, z. B. Creme oder Salbe; bei der Applikation immer Handschuhe tragen, sonst nehmen Sie selbst den Wirkstoff über Ihre Haut auf;
- *oral:* auf die Mundschleimhaut, z. B. Moronal bei Mundsoor;
- *nasal:* in die Nase, z. B. Nasentropfen;

- *konjunktival:* auf die Augenbindehaut, z. B. Augentropfen;
- *pulmonal:* in die Lunge, z. B. Sauerstoff;
- *vaginal:* in die Scheide, z. B. Vaginalzäpfchen;
- *rektal:* in den After, z. B. Abfuhrzäpfchen; dabei das Zäpfchen mit Handschuh oder Fingerling bis hinter den Schließmuskel einführen.

Orale Applikation

Drei Viertel aller Arzneistoffe werden oral verabreicht. Es ist die „natürlichste" Art, Wirkstoffe in den Körper zu bringen, denn sie werden ähnlich wie unsere Nahrung resorbiert. Die wichtigsten oralen Verabreichungsformen sind:
- *oral:* Schlucken der Arznei;
- *lingual:* auf der Zunge;
- *sublingual:* unter der Zunge;
- *buccal:* in der Backentasche.

Bis zum Abschluss der Resorptionsvorgänge vergeht einige Zeit, deshalb setzt die Wirkung eines geschluckten Arzneimittels erst nach ca. einer halben Stunde ein. Bei den anderen Verabreichungsformen wird der Wirkstoff über die Mundschleimhaut aufgenommen und wirkt deutlich schneller. Verschiedene Faktoren können die Resorption eines Arzneistoffes beeinflussen:
- *Löslichkeit eines Medikaments:* Tabletten, die im Magen rasch zerfallen, oder Medikamente in gelöster Form (Tropfen, Brausetabletten) werden schneller aufgenommen;
- *Magenfüllung:* nimmt man Arzneimittel auf nüchternen Magen, wirken sie schneller. Allerdings kann es zu Reizungen der Magenschleimhaut kommen. Bei „empfindlichem Magen" ist die Einnahme während oder nach dem Essen vorzuziehen;
- *Magen- und Darmtätigkeit:* bei Durchfall ist die Darmpassage beschleunigt und es wird weniger resorbiert;
- *andere Arzneimittel:* die Resorption eines Arzneistoffes kann durch andere Medikamente beeinträchtigt werden.

> ! Generell gilt: Zeitpunkt der Medikamentengabe mit dem Arzt absprechen oder nach Anleitung der Packungsbeilage durchführen.

> Pflege **Orale Medikamentengabe:** immer in aufrechter Körperhaltung verabreichen, bettlägerige Bewohner hochsetzen, den Kopf etwas zurücklegen, genug nachtrinken lassen (Gefahr: Medikament bleibt an der Ösophaguswand kleben und verursacht Reizungen); eventuell Kontrolle, ob das Medikament nicht im Mund geblieben ist.

Injektionen

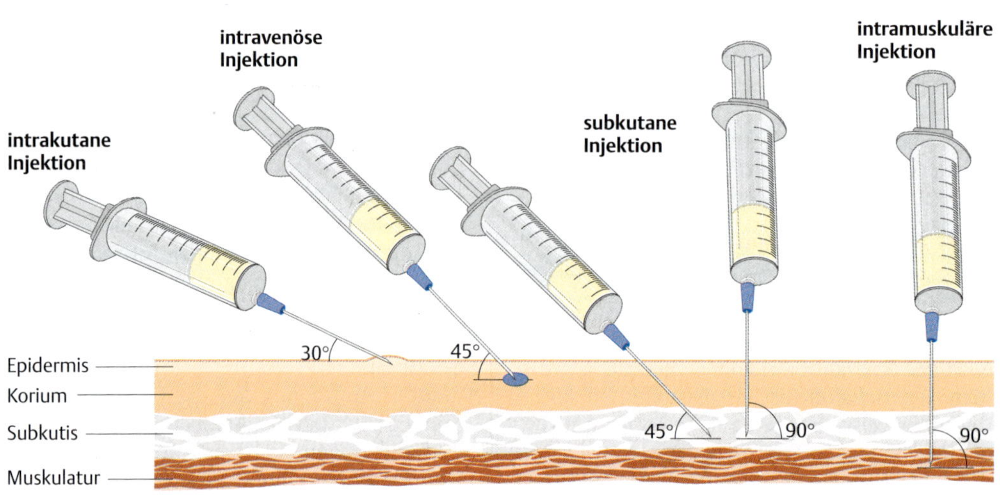

Abb. 4.4 Injektionswinkel und -tiefen bei der intrakutanen, intravenösen, subkutanen und intramuskulären Injektion (nach Kellnhauser u. a. 2000).

Parenterale Applikation

Der Wirkstoff wird unter Umgehung des Magen-Darm-Traktes verabreicht. Der Vorteil besteht in einem rascheren Wirkungseintritt. Die wichtigsten parenteralen Applikationsarten sind (Abb. 4.**4**):

- *intrakutan:* Injektion in die oberen Hautschichten, z. B. Quaddeln zur lokalen Schmerztherapie, Allergietestung;
- *subkutan (s. c.):* Injektion unter die Haut, z. B. Insulinspritze;
- *intramuskulär (i. m.):* Injektion in den Muskel, z. B. Schmerzmittelgabe, Impfung;
- *intravenös (i. v.):* Injektion in die Vene, z. B. verschiedene Antibiotika, Infusionen.

Die wichtigsten Injektionsstellen für subkutane und intramuskuläre Injektionen sind in Abb. 4.**5** dargestellt.

Bei Marcumarpatienten keine i. m.-Spritzen (Gefahr von Muskelblutungen)! Keine Spritzen in gelähmten Arm oder gelähmtes Bein! Vor jeder Injektion sorgfältige Hautdesinfektion!

Injektionsbereich

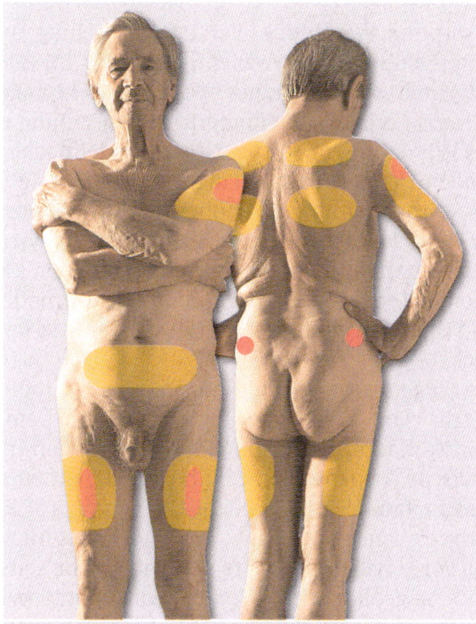

Bereiche für subkutane Injektion (s. c.)

Bereiche für intramuskuläre Injektion (i. m.)

Abb. 4.**5** Injektionsstellen für subkutane und intramuskuläre Injektionen (aus Kellnhauser u. a.: THIEMEs Pflege, 9. Aufl. Thieme, Stuttgart 2000).

Arzneimitteltherapie im Alter

Susanne Andreae

Im Alter sind bei der Arzneimitteltherapie verschiedene Dinge zu beachten: Alte Menschen leiden meist an verschiedenen Erkrankungen (*Multimorbidität*) und nehmen deswegen meist *mehrere Medikamente* ein (durchschnittlich 3 – 4 Medikamente täglich). Dementsprechend kann es zu Wechselwirkungen zwischen den einzelnen Wirkstoffen kommen. *Körperliche Veränderungen* verändern die Pharmakokinetik (Verhalten eines Medikamentes im Körper). Oft ist die *Compliance*, das heißt die Mitarbeit des Patienten bezüglich der medikamentösen Therapie, bei älteren Patienten ein Problem.

Multimorbidität

Da es meist mehrere Erkrankungen zu therapieren gilt, ist die Einnahme von bis zu 10 Medikamenten täglich bei alten Patienten keine Seltenheit. Dadurch steigt die Gefahr der Nebenwirkungen und der gegenseitigen Medikamentenbeeinflussung. Außerdem hat die Einnahme zu vieler Medikamente oft einen ungünstigen Einfluss auf Appetit, Verdauung und Allgemeinzustand des Patienten. Im Alter ist daher eine *Schwerpunkttherapie* der wichtigsten Erkrankungen entscheidend.

Pflege

Anamnese: Eine genaue Erfassung aller Arzneimittel (auch der rezeptfreien!) eines Patienten ist wichtig. Diese sollte immer wieder aktualisiert und mit dem Arzt besprochen werden.

Körperliche Veränderungen

Resorption, Verteilung, Verstoffwechselung und Ausscheidung eines Arzneimittels sind im Alter aufgrund altersbedingter Organveränderungen teilweise erheblich verändert: Die Verteilung eines Wirkstoffes im Körper ist infolge der nachlassenden Herzleistung verlangsamt. Der Fettanteil des Körpers nimmt gegenüber der Muskelmasse zu. Wirkstoffe werden deshalb im Fettgewebe gespeichert und verzögert freigesetzt. Der Medikamentenabbau in der Leber ist vermindert und die Ausscheidungsfunktion der Nieren lässt nach.

Die Folge dieser Veränderungen ist eine erhöhte Gefahr von Nebenwirkungen aufgrund einer Wirkstoffanreicherung im Körper (Kumulierung). Typische Nebenwirkungen bei alten Patienten sind in Tab. 4.**5** beschrieben. Die veränderte Resorption kann auch eine verminderte Wirkung zur Folge haben. Im Alter ebenfalls nicht selten sind so genannte paradoxe Medikamentenwirkungen, d. h. ein Medikament hat eine teils völlig entgegengesetzte Wirkung. Schlafmittel beispielsweise können erregend, Koffein dagegen einschläfernd wirken.

Tabelle 4.**5** Häufige „Altersmedikamente" und ihre Nebenwirkungen

Medikament	Typische Nebenwirkungen
Herzglykoside (Digimerck, Lanitop)	• gastrointestinale Beschwerden: Übelkeit, Erbrechen • ZNS-Störungen: Verwirrtheit, Sehstörungen • Herzrhythmusstörungen
Diuretika (Lasix, Dytide H)	• Exsikkose (Austrocknung) • Kaliummangel • Hypotonie (Blutdruckabfall)
Betablocker (Concor, Beloc)	• Verstärkung der Herzinsuffizienz (Herzschwäche) • Bradykardie (langsamer Puls) • Hypotonie
Benzodiazepine (Valium)	• erhöhte Schläfrigkeit mit Unsicherheit und Sturzgefahr • Schwindel • paradoxe Reaktion (Erregung)
Antidepressiva (Saroten)	• Verwirrtheit • gastrointestinale Beschwerden

! Im Alter sind diese Veränderungen bei der Medikamentendosierung (meist geringe Dosis ausreichend, einschleichende Dosierung), die Nebenwirkungsrate und Medikamentenwechselwirkungen zu beachten.

Pflege **Patientenbeobachtung:** Eine genaue Patientenbeobachtung hinsichtlich der Medikamentenverträglichkeit ist im Alter besonders wichtig!

Compliance

Patienten aller Altersgruppen neigen dazu, verordnete Medikamente versehentlich oder absichtlich nicht einzunehmen, doch besonders bei älteren Patienten ist die Compliance oft ein großes Problem:

- Oft müssen mehrere Präparate eingenommen werden. Sich diese zu merken, fällt mit *nachlassender Gedächtnisleistung* schwer;
- manchmal bestehen *Schwierigkeiten bei der Einnahme*, wenn das Schlucken der teils großen Tabletten erschwert ist oder das Aufbrechen der Packungen ein Problem darstellt;
- auch *körperliches Unwohlsein* oder generelle Schwäche gefährden die regelmäßige Medikamenteneinnahme.

Pflege **Förderung der Compliance:** Um die Compliance zu fördern, ist die Beratung des Patienten über Art, Notwendigkeit und Einnahme der Medikamente wichtig. Es sollte gemeinsam ein Medikamentenplan erstellt und besprochen werden. Gegebenenfalls kann in Rücksprache mit dem Arzt die Arzneimittelform geändert werden (z. B. Tropfen statt Tabletten). Ist der Patient nicht in der Lage, seine Medikamenteneinnahme eigenständig zu kontrollieren, sollten sie vorgerichtet und die Einnahme überwacht werden.

Geriatrika

Geriatrika sind Mittel, die das Altern verzögern und seine Beschwerden erleichtern sollen. Es sind eine Vielzahl verschiedener Präparate erhältlich, die Bandbreite reicht von Knoblauch über Vitamine oder Spurenelementen bis hin zu Frischzellenextrakten. In vielen Praxen werden zunehmend unter dem Oberbegriff *„Anti-Aging"* (engl.: gegen das Altern) verschiedene, teils sehr teure Therapien zur Verlangsamung der Alterungsprozesse angeboten. Die Wirksamkeit all dieser Stoffe und Therapien ist nicht erwiesen, sie haben höchstens einen psychologischen Nutzen.

Nichtmedikamentöse Maßnahmen wie Ernährung (ballaststoffreich, ausgewogen) und regelmäßiges körperliches und geistiges Training („Gehirn-Jogging“) dagegen haben nachgewiesenermaßen eine verzögernde Wirkung auf die so genannten „Alterungsprozesse“.

Schmerztherapie

Susanne Andreae

Schmerzen entstehen durch die Bildung Schmerz auslösender Stoffe (Prostaglandine) an peripheren (in den jeweiligen Organen gelegenen) Rezeptoren, die dort einen Reiz auslösen, der über die Nervenbahnen an das Gehirn weitergeleitet und dort verarbeitet wird. Deshalb basiert die moderne Schmerztherapie auf zwei Pfeilern: *peripher wirkende Analgetika* (Schmerzmittel) verhindern die Prostaglandinbildung und werden bei leichten Schmerzen eingesetzt. Bei starken Schmerzen, besonders bei Tumorschmerzen, dagegen greift man zu *zentral wirkenden Mitteln*, die die Schmerzzentren im Gehirn beeinflussen.
Besonders bei starken Tumorschmerzen ist häufig eine *Begleitmedikation* nötig. Kortison beispielsweise ist ein häufig verabreichtes Begleitmedikament. In niedrigen Dosen wirkt es appetitanregend und aufbauend, wodurch das Allgemeinbefinden verbessert wird. In höherer Dosierung hat Kortison eine gute schmerzlindernde Wirkung. Depression und Angstzustände, ein häufiges Problem bei Patienten mit chronischen Schmerzen, bessern sich unter Antidepressiva.

> Grundregeln der Schmerztherapie: So viel wie nötig, so wenig wie möglich! Während bei akuten Schmerzen (zeitlich begrenzte Schmerzen) die Medikamente nach Bedarf verabreicht werden, ist bei chronischen Schmerzen (längerfristige Schmerzen) eine regelmäßige Gabe nach festem Zeitschema notwendig, um Schmerzfreiheit zu erreichen.

Peripher wirkende Analgetika

Diese Analgetika (Tab. 4.**6**) sind alle sowohl schmerzlindernd als auch entzündungshemmend und fiebersenkend wirksam. Ausreichend hoch dosiert sind sie bei mäßigen bis mittelstarken Schmerzen ausreichend. Bei starken Schmerzen werden sie häufig mit zentral wirkenden Analgetika kombiniert, um deren Wirksamkeit zu erhöhen.
Die *Nebenwirkungen* dieser Substanzen betreffen vor allem den Magen-Darm-Trakt. Besonders unter Aspirin kommt es häufig zur Gastritis (Magenschleimhautentzündung) oder zum Magenulkus (Magengeschwür). Im Alter nicht selten sind auch Blutbildveränderungen.

> Eines der ältesten Schmerzmittel ist Aspirin. Es kam schon 1899 erstmals auf den Markt.

Zentral wirkende Analgetika

Eines der wirksamsten Schmerzmittel ist *Morphin*. Die übrigen zentral wirkenden Analgetika sind abgewandelte Formen des Morphins, man nennt sie auch *Opioide*. Eingesetzt werden sie nur bei stärksten Schmerzen, zumeist im Rahmen einer Krebserkrankung. Einige dieser Substanzen unterliegen dem *Betäubungsmittelgesetz*.
Viele Patienten haben Angst, sie könnten abhängig werden, und lehnen deshalb eine Therapie mit Opioiden ab. Werden die Medikamente aber nach einem festen Zeitschema eingenommen, entwickeln sich keine Entzugssymptome, da der Wirkstoffspiegel im Blut konstant bleibt. Ein Entzug tritt nur auf, wenn die Therapie abrupt abgesetzt wird. Soll eine Langzeittherapie mit Opioiden beendet werden, muss deshalb die Dosis langsam reduziert werden.
Beispiele schwach wirksamer Opioide sind Tramal, Codein und Valoron, stark wirksame Opioide sind z. B. Morphin (z. B. MST-Tabletten) und Durogesic-Pflaster (70-mal stärker wirksam als Morphin, Wirkdauer 48 – 72 Stunden).

Tabelle 4.**6** Peripher wirkende Analgetika

Wirkstoff	Präparat-beispiel	Anwendung	Nebenwirkungen	Zu beachten
Azetylsalizylsäure	Aspirin	Gelenk-, Knochen-, Muskel- und Zahnschmerzen Kopfschmerzen Verbesserung der Blutgerinnung (z. B. als Dauertherapie nach Herzinfarkt)	Beschwerden im Magen-Darm-Trakt	nicht anwenden bei bekanntem Magenleiden oder bei Asthma bronchiale (kann Asthmaanfall auslösen); es gibt besser magenverträgliche Darreichungsformen, z. B. Aspirin protect
Parazetamol	Benuron	Fieber Tumorschmerzen Kopf- oder Zahnschmerzen	besser verträglich als Aspirin bei längerfristiger hochdosierter Einnahme (> 8 g/Tag) Gefahr von Leber- und Nierenschäden	Vorsicht bei Leber- und Nierenschäden; Mittel der ersten Wahl bei Fieber oder grippalen Beschwerden!
Metamizol	Novalgin	mittelstarke Schmerzen nach Verletzungen und Operationen Tumorschmerzen Koliken hohes Fieber, wenn andere Maßnahmen nicht wirken	kaum Nebenwirkungen im Magen-Darm-Trakt; selten Blutbildveränderungen, Hypotonie oder allergischer Schock	bei längerer Anwendung sind regelmäßige Blutbildkontrollen notwendig

Tabelle 4.**7** Nebenwirkungen zentral wirkender Analgetika

Nebenwirkung	Ursache	Verlauf	Therapie
Obstipation	erhöhter Muskeltonus im Magen-Darm-Trakt	kann im Therapieverlauf zunehmen	Obstipationsprophylaxe dringend nötig (Diät, Mobilisierung, Flüssigkeit, abführende Medikamente)
Harnverhalt	Krampf des Harnblasenschließmuskels		evtl. krampflösende Medikamente
Übelkeit, Erbrechen	Reizung des Brechzentrums im Gehirn	meist nur zu Therapiebeginn	kurzfristig lindernde Medikamente
Sedierung, Müdigkeit		Besserung nach den ersten Therapiewochen, dann eher entspannende und stimmungsaufhellende Wirkung	
Atemdepression (Patient atmet nicht ausreichend, ohne dass er dabei Atemnot verspürt)	Hemmung des Atemzentrums	diese Komplikation ist nur ein Problem bei intravenöser Opioidgabe, unter oraler Therapie wird sie extrem selten beobachtet	genaue Überwachung, evtl. Dosisreduzierung

> Bei richtiger Medikamenteneinnahme (festes Zeitschema), entwickelt sich auch bei Langzeittherapie mit Morphin oder ähnlichen Substanzen keine Entzugssymptomatik!

Die meist sehr unangenehmen Nebenwirkungen einer Opioidtherapie bessern sich häufig im Therapieverlauf. Ein echtes Problem stellt allerdings die in fast 100% der Fälle auftretende Obstipation (Verstopfung) dar. Die wichtigsten Nebenwirkungen, ihr Verlauf und Therapiemöglichkeiten sind in Tab. 4.**7** dargestellt.

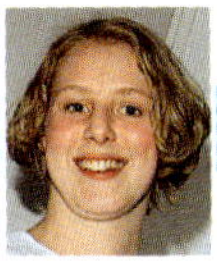

Pflegeschwerpunkt Umgang mit Arzneimitteln

Jutta Weniger

Allgemeine Regeln

Zu den Aufgaben des Pflegepersonals im Rahmen des Umgangs mit Arzneimitteln zählen insbesondere

- das sachgerechte Beschaffen,
- das Aufbewahren und Lagern,
- das Einholen und Weitergeben von Informationen über das Arzneimittel,
- das Verabreichen der Arzneimittel,
- die Beobachtung von Wirkung und Nebenwirkung,
- die Dokumentation und Berichterstattung.

Sachgerechtes Beschaffen

Der Arzt stellt, nachdem er den alten Menschen untersucht hat, ein Rezept aus. Kann dieser es nicht selbst abholen, besorgt die Pflegeperson das Arzneimittel in einer ortsansässigen Apotheke. Im Altenheim werden die Medikamente meist von der Apotheke geliefert. Heime unter ständiger ärztlicher Leitung können mit einer öffentlichen oder einer Krankenhausapotheke einen Versorgungsvertrag abschließen. Das bedeutet, dass unter der Verantwortung des Arztes ein Medikamentenvorrat angelegt werden kann, wie im Krankenhaus.

Aufbewahren und Lagern

Es sollten ein verschließbarer Arzneischrank mit separat verschließbarem Fach für Betäubungsmittel und ein verschließbarer Kühlschrank, für Arzneimittel, die kühl gelagert werden müssen, vorhanden sein.
Zu beachten ist: Alles sollte stets *abgeschlossen* sein, den Schlüssel immer abziehen. Medikamente müssen immer in ihrer *Originalverpackung* mit Gebrauchsinformation (Beipackzettel) aufbewahrt werden. Medikamente nie unbeschriftet oder lose aufbewahren! In Heimen ohne hauptberufliche ärztlicher Leitung sind alle *Arzneimittel bewohnerbezogen* zu lagern, d.h. Arzneimittel verschiedener Bewohner sind getrennt voneinander aufzubewahren (Abb. 4.**6**). *Neueingänge* an Arzneimitteln grundsätzlich hinter vorhandene Bestände desselben Arzneimittels stellen. Nicht mehr benötigte, für den Bewohner früher verordnete Medikamente sind zu vernichten (nach Wertstoffen getrennt im Hausmüll).

Medikamente richten

Systeme. Es stehen unterschiedliche Systeme zur Verfügung, in die Arzneimittel gerichtet werden können, beispielsweise einzelne Becherchen, die auf ein Tablett gerichtet werden, Medikamente für eine Einnahme enthalten und sofort verabreicht werden (sinnvoll für verwirrte und

Arzneimittelaufbewahrung

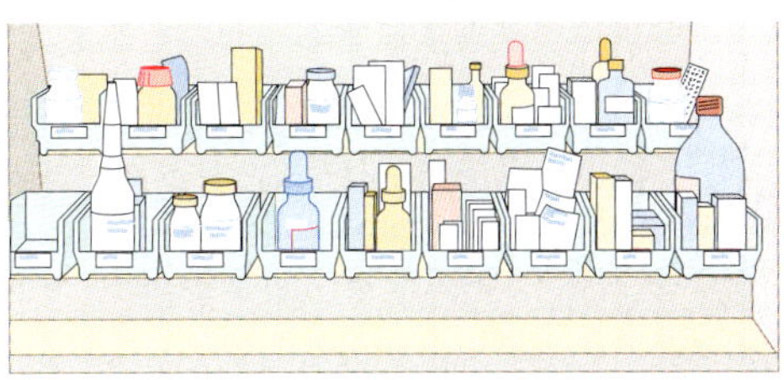

Abb. 4.**6** Aufbewahrung der Arzneimittel in Körbchen, nach alphabetischer Reihenfolge der Bewohnernamen geordnet (aus Köther, I., E. Gnamm: Altenpflege, 4. Aufl. Thieme, Stuttgart 2000).

Behälter für Wochenbedarf

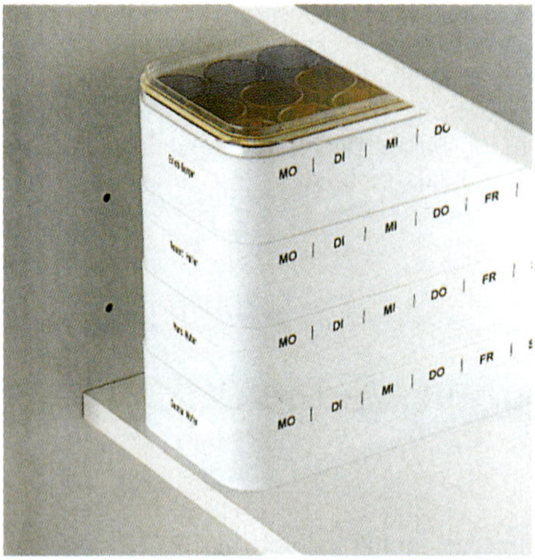

Abb. 4.**7** Günstig für stationäre Einrichtungen ist auch eine farbliche Kennzeichnung der Becherchen für morgens, mittags, abends und nachts (aus Köther, I., E. Gnamm: Altenpflege, 4. Aufl. Thieme, Stuttgart 2000).

schwerst pflegebedürftige Menschen), oder Behälter, in denen die Medikamente für einen Tag oder auch eine Woche gerichtet werden können. Für Altenheime sind Systeme günstig, die stapelbar sind, abgedeckt und leicht gereinigt werden können (Abb. 4.**7**).

Ärztliche Anordnung. Die Medikamente werden nach der Anordnung des Arztes gerichtet. Sie muss Folgendes enthalten:

- Name des Patienten,
- Name des Medikaments,
- Dosierung und Arzneistoffgehalt (falls verschiedene Stärken im Handel sind, z. B. Isoket Tbl. 5, 10, 20 oder 40),
- Darreichungsform,
- Zeitpunkt der Verabreichung,
- Unterschrift des Arztes.

Pflege

Achtung: Verordnung immer direkt aus dem Dokumentationssystem (Medikamentenblatt) entnehmen (bei Übertragung auf andere Listen schleichen sich gerne Fehler ein). Medikamente gemäß der schriftlichen ärztlichen Anordnung richten. Mündliche oder gar telefonische Anordnungen reichen im Falle eines Rechtsstreites nicht aus.

Allgemeines. Für das Richten von Medikamenten gelten folgende allgemeine Regeln: *hygienisch arbeiten*, wenn möglich Tabletten, Kapseln usw. direkt aus Blister (Aluverpackung) oder der Dose in das Behältnis geben. *Feste Medikamente* können für den ganzen Tag gerichtet werden bzw. bei verschlossenem Behältnis für mehrere Tage. Tabletten mit Bruchrillen mit einem *Tablettenteiler* teilen. *Tropfen:* Beim Tropfen Zählen nicht ablenken lassen, erst kurz vor der Einnahme richten (ca. eine halbe Stunde), nicht verschiedene Tropfen in einen Becher richten, wenn vorgeschrieben, das Schütteln nicht vergessen. Werden Sie beim Richten gestört, Medikamente und Behältnisse in den Schrank stellen und einschließen, bis Sie weiterarbeiten können. Beim Richten immer *visuelle Kontrolle* der Medikamente auf unzulässige Trübung, Ausflockungen, Verfärbungen durchführen. Sie dürfen dann nicht mehr verwendet werden. *Verfallsdatum* kontrollieren und die *Verwechslung von Arzneimitteln vermeiden.*

> Vergewissern Sie sich 3-mal, ob Sie das richtige Arzneimittel gerichtet haben: beim Herausnehmen des Arzneimittels aus dem Schrank, bei der Entnahme aus der Packung und beim Zurückstellen.

Information über das Arzneimittel Beschaffen und Geben

Die Pflegeperson muss über Wirkung und Nebenwirkung eines Arzneimittels Bescheid wissen und den betroffenen alten Menschen bei Bedarf über Sinn und Zweck der Arzneimitteleinnahme informieren können. Informationen erhält man aus der Beschriftung der Faltschachtel (Abb. 4.**8**), der Gebrauchsinformation (der *Beipackzettel* enthält die detailliertesten Angaben) und der Roten Liste (Verzeichnis von Fertigarzneimitteln des Bundesverbandes der pharmazeutischen Industrie, wird jährlich herausgegeben, Angaben sind knapper als in der Gebrauchsinformation, bietet dafür eher eine Übersicht, was es alles gibt).

Verabreichung von Medikamenten

5-R-Regel: Verabreichen Sie immer nur das richtige Medikament dem richtigen Patienten in der richtigen Dosierung zur richtigen Zeit auf die richtige Art und Weise. Fragen Sie in Zweifelsfällen nach.

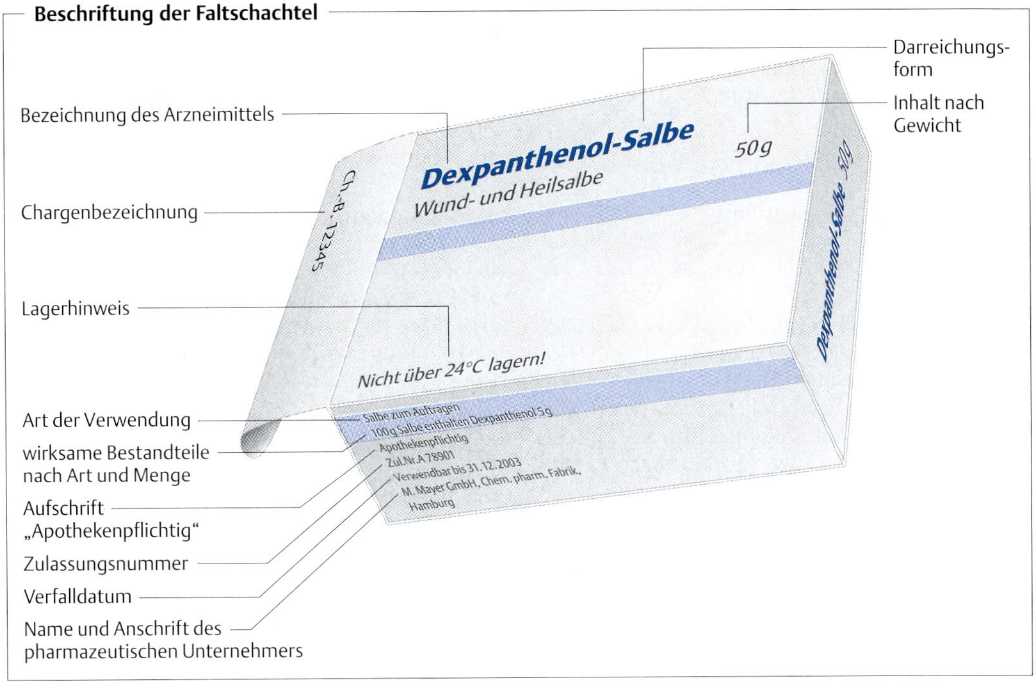

Abb. 4.**8** Alle Angaben auf der Faltschachtel eines Medikamentes sind genau vorgeschrieben (nach Hümmel 1994).

Richtiges Medikament. Achtung bei ähnlich klingenden Arzneimittelnamen oder ungewohnten lateinischen Bezeichnungen. Namenszusätze (S. 51 f) nicht übersehen.

Richtiger Patient. Der Name des Patienten muss mit dem Namen auf dem Medikamentenblatt übereinstimmen. Im Heim auf den vollen Namen und die Zimmernummer achten.

Richtige Dosierung. Die Wirkung einer Substanz ist immer von der Menge abhängig. Ein Stoff kann in kleiner Menge Heilmittel, in großer Menge Gift sein.

Richtige Zeit. Medikamente müssen zum vom Arzt angeordneten Zeitpunkt verabreicht werden. Auch in der Gebrauchsinformation (Beipackzettel) finden sich verbindliche Hinweise. Am schnellsten wirken Medikamente, wenn der Verdauungstrakt leer ist. Bestehen keine anderen Anordnungen, gilt der besseren Verträglichkeit wegen die Regel: *Einnahme zu oder nach der Mahlzeit.*

Sonderregeln. Bestimmte Medikamente müssen über 24 Stunden verteilt in *zeitlich gleichem Abstand* verabreicht werden, z. B. alle 12 Stunden oder alle 8 Stunden (also auch nachts), um einen gleichmäßigen Medikamentenspiegel im Blut zu erhalten (z. B. einige Antikoagulanzien, Antiarrhythmika und Antibiotika). *Nüchtern* verabreicht werden müssen z. B. salinische Abführmittel wie Karlsbader Salz und appetitanregende Medikamente. 20–30 Minuten *vor der Mahlzeit* werden einige Insulinarten verabreicht. Arzneimittel, die die Magenschleimhaut reizen, und Medikamente, deren Wirkung vom Magensaft beeinträchtigt wird, sollen *nach der Mahlzeit* appliziert werden, z. B. Antirheumatika. *Vor dem Schlafen* (abends ca. 30–60 Minuten vor dem Einschlafen) werden Schlaf-, Beruhigungs- und langsam wirkende Abführmittel (z. B. Dulcolax Drg.) verabreicht.

Richtige Art und Weise. Arzneimittel müssen in der vom Arzt angeordneten Verabreichungsart (z. B. oral, rektal, subkutan) und in der angeordneten Arzneimittelform (z. B. Tabletten, Suppositorien) dargereicht werden.

Beobachtung und Berichterstattung

Beobachtet wird: Wird das Medikament vom Bewohner verordnungsgemäß *eingenommen*? Tritt die erwünschte *Wirkung* ein (z. B. Ausschwemmen von Ödemen)? Treten *Nebenwirkungen* auf? *Bericht erstattet* wird an das Pflegeteam und an den Arzt. Wichtige Beobachtungen müssen schriftlich dokumentiert werden

Umgang mit Betäubungsmitteln

Definition. Betäubungsmittel sind Stoffe und Zubereitungen aus Stoffen, die dem Betäubungsmittelgesetz unterstellt sind.

Das Betäubungsmittelgesetz regelt den Umgang mit Substanzen, die bei unsachgemäßem Gebrauch Abhängigkeit und Sucht erzeugen können. Nach dem Betäubungsmittelgesetz dürfen sie nur für medizinische und wissenschaftliche Zwecke verwendet werden. Einige gebräuchliche Betäubungsmittel sind:

- Temgesic,
- Morphin (MST),
- Dolantin,
- Dipidolor,
- Fortral.

Sachgerechtes Beschaffen

Der Arzt fordert das *BtM-Sonderrezept* (Abb. 4.**9**) beim Bundesgesundheitsamt an. Diese Sonderrezepte sind fortlaufend nummeriert und 3-teilig zum Durchschreiben. Das erste Blatt ist für die Apotheke, das zweite Blatt reicht die Apotheke zur Abrechnung bei der Krankenkasse ein, das dritte Blatt bleibt beim Arzt. Die Formulare müssen 3 Jahre aufbewahrt werden.

Aufbewahrung

Betäubungsmittel werden in einem separaten, stets abgeschlossenen Fach innerhalb des Arzneischrankes aufbewahrt. Den Schlüssel hat nur eine Person: die Stationsleitung oder ihre Stellvertretung.

Dokumentation

Der Bestand an Betäubungsmitteln, d. h. der Zugang und der Abgang, muss dokumentiert werden. Dafür gibt es Vordrucke: Betäubungsmittelkarteikarten (Abb. 4.**10**; für jedes Arzneimittel eine anlegen) und Betäubungsmittelbücher (dort werden alle eingetragen). Bestelladresse: Bundesanzeiger Verlagsgesellschaft mbH, Postfach 100534, 50445 Köln.

Betäubungsmittelrezept

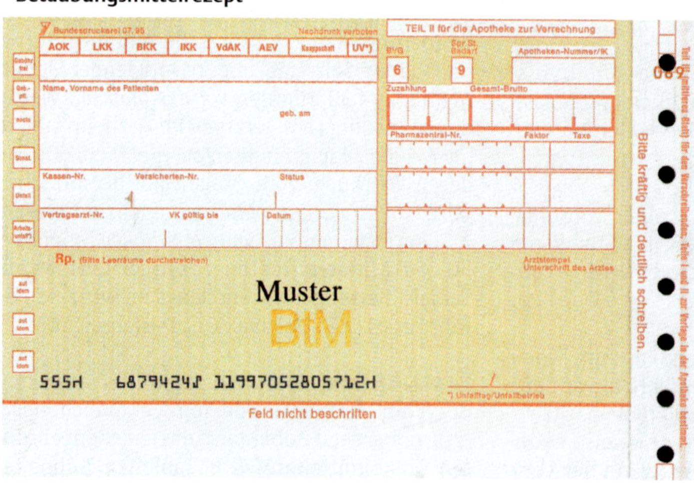

Abb. 4.**9** Das BtM-Sonderrezept fordert der Arzt beim Gesundheitsamt an (aus Köther, I., E. Gnamm: Altenpflege, 4. Aufl. Thieme, Stuttgart 2000).

BtM-Karteikarte

Bezeichnung [1]) des Betäubungsmittels	Nachweispflichtige Teilnehmer (Name oder Firma und Anschrift der Apotheke bzw. tierärztlichen Hausapotheke, Name und Anschrift – des Arztes, Zahnarztes bzw. Tierarztes, – des Krankenhauses bzw. der Tierklinik, und Bezeichnung der Teileinheit)	Lfd. Nr. der Karte (für das bezeichnete Betäubungsmittel)
Temgesic, Subling. – Tabl. zu 0,216 mg	*Dr. med. Ana Backe* *Hauptstrasse 3, 12345 Musterstadt*	*10*

Datum des Zugangs bzw. Abgangs	Bei Zugang: Name oder Firma und anschrift des Lieferers oder sonstige Herkunft Bei Abgang: Name oder Firma und Anschrift des Empfängers oder sonstiger Verbleib	Zugang (in g, mg, ml oder Stück)	Abgang (in g, mg, ml oder Stück)	Bestand (in g, mg, ml oder Stück)	Name und Anschrift des Arztes, Zahnarztes bzw. Tierarztes [2])	Nummer des Betäubungsmittelrezeptes oder -anforderungsscheines [3])	Datum der Prüfung und Namenszeichen des i.S. der BtMVV verantwortlichen Arztes, Zahnarztes, Tierarztes bzw. Apothekers
	Übertrag			23			
281097	*Bahnhofsapotheke* *Goethestrasse 8, 12345 Musterstadt*	200		223	*Dr. med. S.Pritze* *Alte Gasse 33, 12345 Musterstadt*	987654321	
290198	*B.Kopfweh* *Marktplatz 3, 12345 Musterstadt*		1	222			
300198	*Z.Bauchweh* *Marktplatz 3, 12345 Musterstadt*		2	220			
	Übertrag						

[1]) Bei Fertigarzneimitteln Arzneimittelbezeichnung, Darreichungsform, Bezeichnung und Gewichtsmenge – bei homöopathischen Arzneimitteln statt dessen Verdünnungsgrad – des enthaltenen Betäubungsmittels je Packungseinheit bzw. je abgeteilte Form.

[2]) Nicht erforderlich, wenn mit der Angabe unter „Nachweispflichtiger Teilnehmer" identisch.

[3]) In Apotheken im Falle der Abgabe auf Verschreibung, in Krankenhäusern und Tierkliniken im Falle des Erwerbs auf Verschreibung.

Abb. 4.**10** Für jedes Betäubungsmittel muss eine Betäubungsmittelkarteikarte angelegt werden, auf der jeder Zugang und Abgang dokumentiert wird (aus Köther, I., E. Gnamm: Altenpflege, 4. Aufl. Thieme, Stuttgart 2000).

II

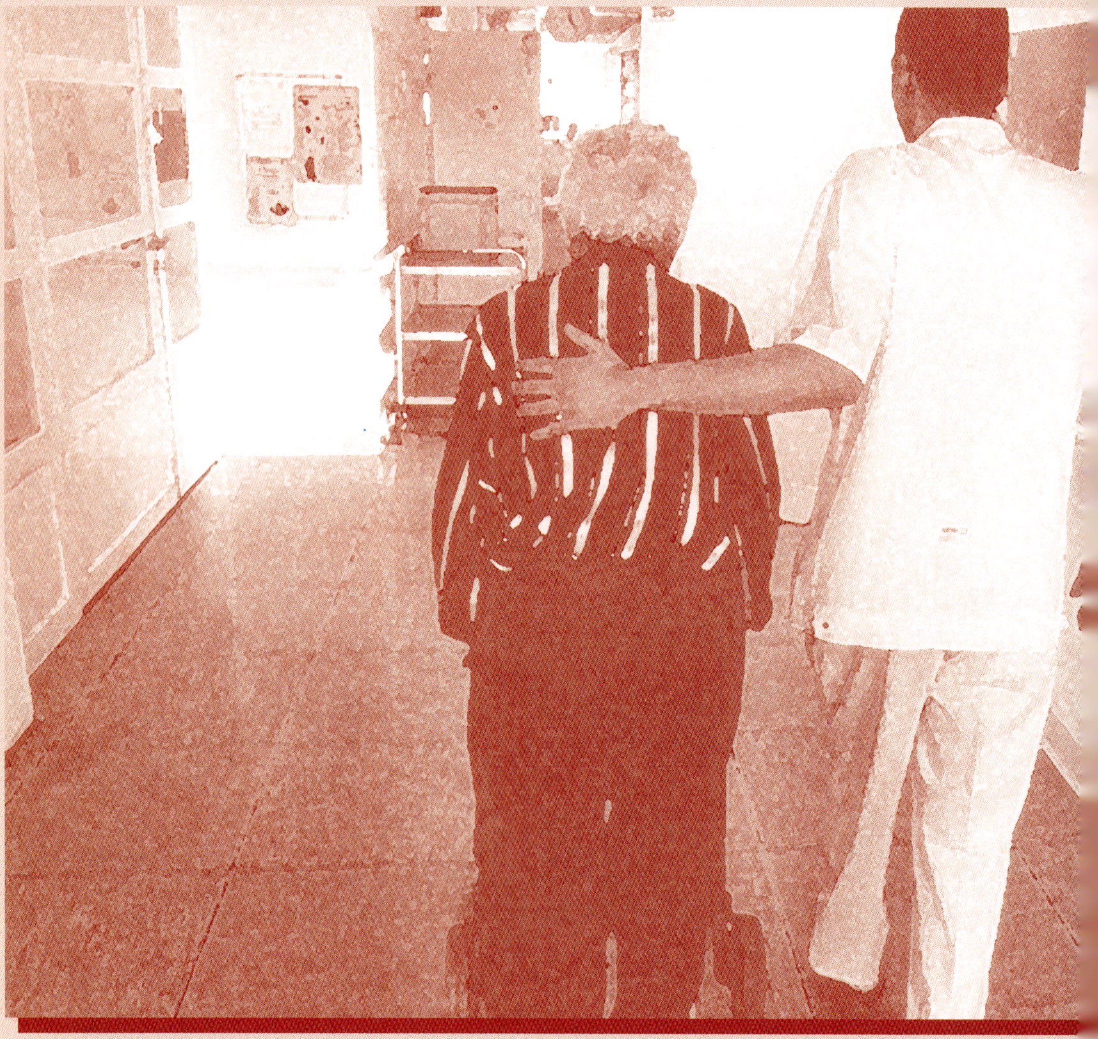

II
Pflege des alten Menschen

5 Allgemeines zur Pflege des alten Menschen

Jutta Weniger

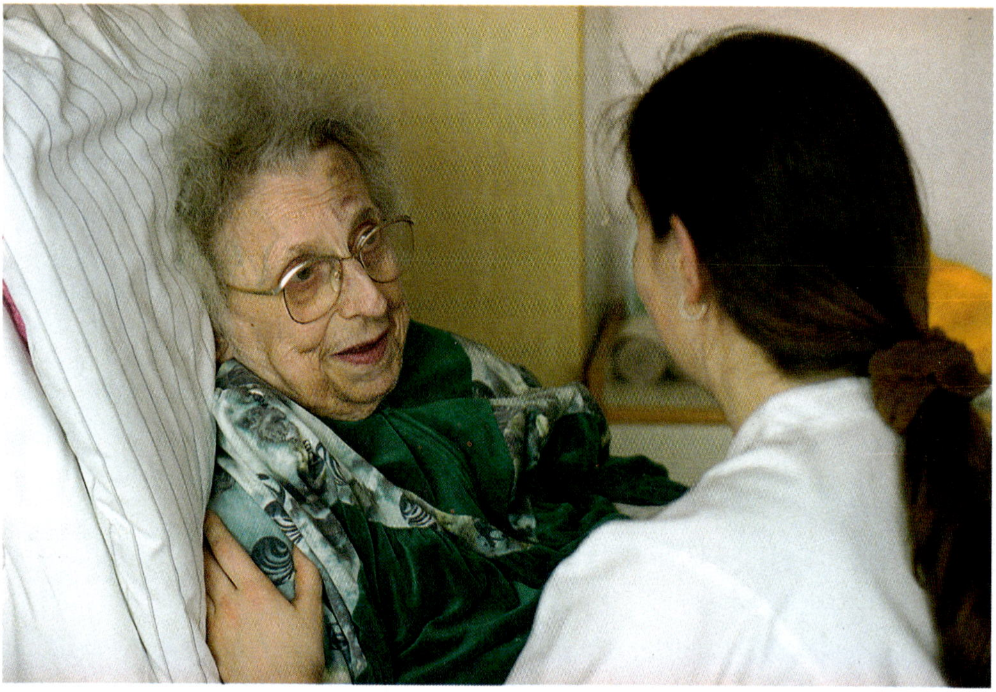

Theoretische Grundlagen

Alter und Altern

Alter. Das Alter und der alte Mensch werden in unserer Gesellschaft unterschiedlich dargestellt, empfunden und gewertet. In den Medien, insbesondere in der Werbung, sind oft eher unrealistische oder verzerrte Bilder alter Menschen zu sehen. Da ist der gütige, seinem Enkel Bonbons schenkende Großvater, eine (dank eines bestimmten Stärkungsmittels) vor Vitalität sprühende, beschwingt Rad fahrende ältere Dame oder das stundenlang im Fenster liegende, andere Menschen beschimpfende Rentnerehepaar. Selbst die Einschätzung, ob ein Mensch „alt" ist, wird stark vom Alter des Betrachters geprägt und ist subjektiv. So hält beispielsweise ein 14-Jähriger seinen eben 40 Jahre alt gewordenen Onkel für ziemlich alt, während ein 80-jähriger Heimbewohner seinen 60-jährigen Arzt nicht als „alt" bezeichnen würde. Alter ist also ein relativer Begriff.

Definitionen des Alters. Es können das *„chronologische Alter"* (= Lebensalter in Jahren) und das *„biologische Alter"* (= Zustand der Zellen und Gewebe) unterschieden werden. Nicht selten liegen chronologisches und biologisches Alter erheblich auseinander. Zur weiteren Differenzierung können die Begriffe *„soziales Alter"* (= Grad der Selbstständigkeit bzw. Abhängigkeit von anderen) und das *„psychische Alter"* (= psychische Aktivitäten, Interessen) dienen. Auch die Selbsteinschätzung eines Menschen, ob er sich für alt oder jung hält, spielt eine Rolle. Obwohl „Alter" ein relativer Begriff ist, der von mehr Faktoren als allein vom Alter in Lebensjahren abhängt, gibt es Definitionen, die sich lediglich am chronologischen Alter orientieren. Die WHO beispielsweise bezeichnet alle Menschen ab dem 61. Lebensjahr als *„ältere Menschen"*. In einem weiteren Schritt bildet sie aus den „älteren Menschen" zwei Gruppen:

- das *„junge Alter"*: Menschen zwischen 60 und 74 Jahren;
- das *„höhere Alter"*: Menschen ab dem 75. Lebensjahr.

Altern. Altern beinhaltet physische und psychische Veränderungen des menschlichen Organismus sowie soziale Umstellungen. Altern ist ein prozesshafter Vorgang, die Wahrnehmung des eigenen Älterwerdens dagegen findet eher stufenweise statt. Meist erfolgt eine Auseinandersetzung, wenn neue Lebenssituationen eintreten, die eine Anpassung erfordern. Dies kann der Eintritt in den Ruhestand, eine Krankheit, der Verlust des Partners oder ein Umgebungswechsel sein. Die persönliche Einstellung zum Alter sowie das persönliche Erleben des eigenen Alterns entscheiden darüber, wie das Älterwerden bewertet wird. Es kann als ein natürlicher Lebensabschnitt mit positiven Seiten oder als zu ertragendes Schicksal betrachtet werden. Eine positive Einstellung zum Altern kann entstehen durch:

- Wertschätzung der Individualität;
- Annahme der gewordenen Persönlichkeit;
- Anerkennung von Lebenserfahrung und Kompetenzen des alten Menschen.

Andererseits können auch negative Vorurteile gegenüber alten Menschen und deren Defizite betont werden. Altenpflegerinnen und -pfleger werden mit unterschiedlichsten Einstellungen zum Alter und zum Älterwerden konfrontiert. Diese Einstellungen kritisch auf ihre Ursachen hin zu hinterfragen und nicht zuletzt eine Auseinandersetzung mit dem eigenen Älterwerden sind für sie deshalb unerlässlich (Abb. 5.**1 a – d**).

Abgrenzung Selbstpflege, Laienpflege, professionelle Pflege

Alter ist keinesfalls mit Krankheit und Pflegebedürftigkeit gleichzusetzen. Dennoch werden Sie als Altenpflegerin bzw. Altenpfleger vorwiegend auf alte Menschen treffen, die durch Erkrankungen oder Behinderungen in ihrer Aktivität eingeschränkt und in einigen Bereichen pflegebedürftig sind. Es stellt sich nun die Frage, inwiefern sich Ihre berufliche Tätigkeit von „Pflege", die jeder sich selbst (Selbstpflege) oder auch seinen Familienangehörigen oder Freunden (Laienpflege) angedeihen lässt, unterscheidet und wann das Hinzuziehen einer Altenpflegerin oder eines Altenpflegers (professionelle Pflege) notwendig wird. Diese Begriffe werden im Folgenden erklärt.

Selbstpflege

Der überwiegende Teil der „jungen Alten" lebt weitgehend gesund und selbstständig in eigenen Haushalten. Sie sind in der Lage, in ausreichendem Maße für sich selbst zu sorgen. D.h., alle Aktivitäten (s. „Lebensaktivitäten" oder „Aktivitäten

Alte Menschen

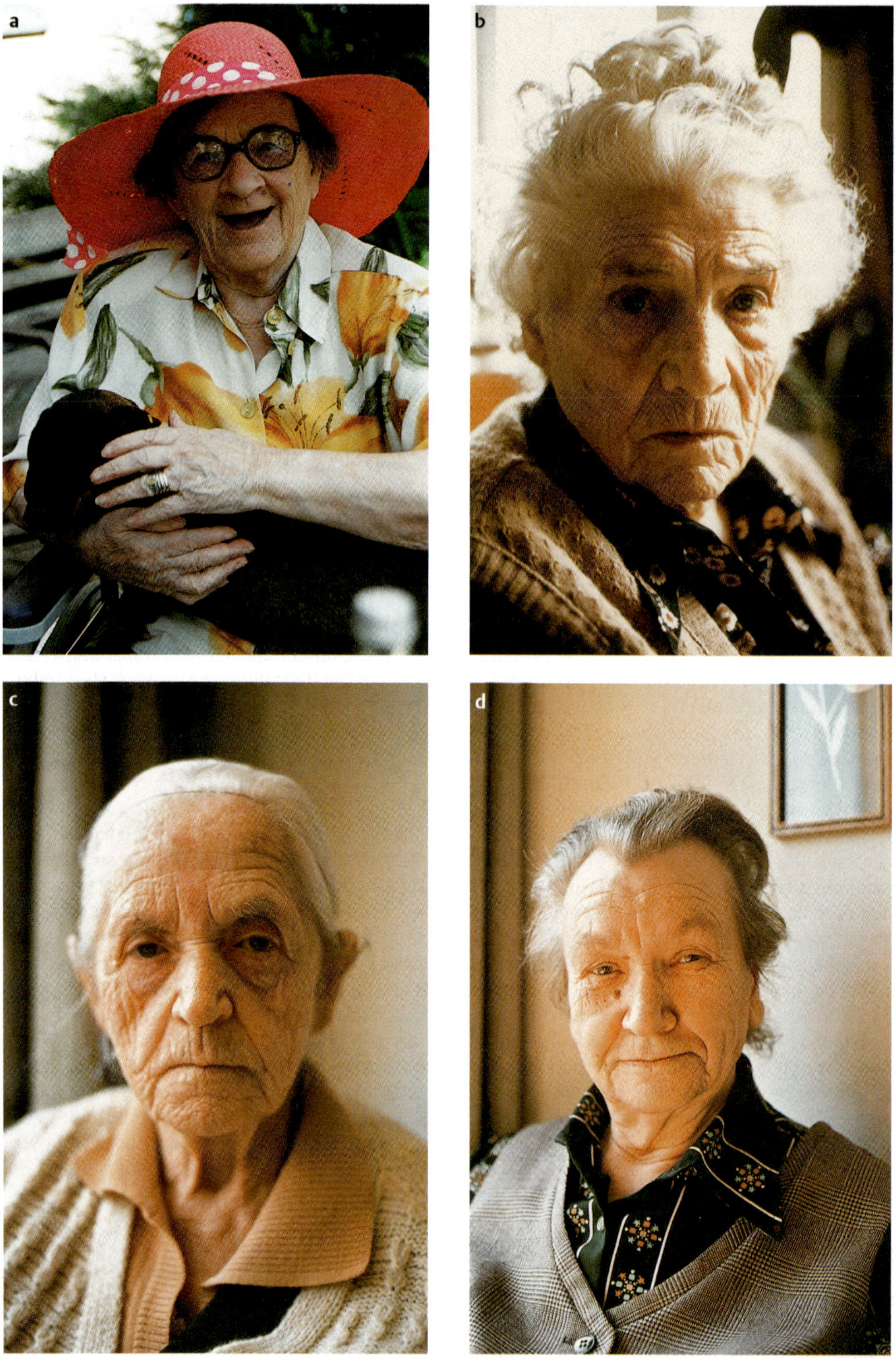

Abb. 5.**1 a – d** Alter hat ganz unterschiedliche Gesichter (aus Köther, I., E. Gnamm: Altenpflege in Ausbildung und Praxis, 4. Aufl. Thieme, Stuttgart 2000).

des täglichen Lebens“, S. 55 ff), die notwendig sind, um ein gesundes und sinnvolles Leben zu führen, können vom alten Menschen selbst ausgeführt werden. Das Durchführen dieser Aktivitäten wird als Selbstpflege bezeichnet.

Definition: Selbstpflege ist somit jede Art von Pflege, bei der Pflegebedürftiger und Pflegender ein und dieselbe Person sind.

Laienpflege

In vielen Fällen können alte Menschen einige Lebensaktivitäten selbstständig verrichten, sind in einigen wenigen Bereichen jedoch auf Hilfe angewiesen. Verfügt der alte Mensch über ausreichend Sozialkontakte, leben etwa Familienangehörige, Freunde oder Bekannte in der Nähe oder gibt es hilfsbereite Nachbarn, können diese bestimmte Aktivitäten für ihn übernehmen. Dies wird als Laienpflege bezeichnet.

Definition: Laienpflege ist Pflege, welche von einer Person innerhalb eines kleinen sozialen Netzwerks, zu der sie gehört, gegeben oder empfangen wird. Ihr liegt in der Regel die Bereitschaft zur Gegenseitigkeit zugrunde.

D.h., der alte Mensch würde seine Tochter oder seinen Nachbarn ebenso unterstützen, wie diese ihm Pflege zuteil werden lassen, wenn er dazu in der Lage wäre. Eventuell hat er schon zuvor seinem Nachbarn geholfen und seine Tochter gepflegt beziehungsweise aufgezogen. Dies bedeutet, dass bei der Laienpflege die Rollen des Pflegenden und des Gepflegten austauschbar sind. Ein weiteres Merkmal der Laienpflege ist die persönliche und emotionale Betroffenheit zwischen dem Pflegenden und dem Gepflegten. Oft fühlt sich der Pflegende zu seiner Leistung moralisch verpflichtet. Schon vor der Übernahme von Aktivitäten besteht eine Beziehung zwischen Pflegendem und Gepflegtem, etwa eine nachbarschaftliche oder eine Eltern-Kind-Beziehung.

Professionelle Pflege

In der Gruppe des „höheren Alters“ nehmen Krankheit und Pflegebedarf generell zu. So benötigt eine immer größer werdende Zahl von Menschen in höherem Alter aus unterschiedlichen Gründen professionelle Pflege. Diese wird notwendig, wenn Einschränkungen, Störungen und Behinderungen zu groß werden, Laienpflege nicht mehr ausreicht oder wenn spezielle Hilfsmittel und Materialien (Pflegebett, Toilettensitzerhöhung) benötigt werden. Ebenso wird professionelle Pflege notwendig, wenn spezielles Fachwissen (z. B. Kenntnis der Erkrankungen) erforderlich ist. Eventuell müssen spezielle Pflegehandlungen durchgeführt werden (z. B. das Verabreichen von Injektionen oder eine genaue Krankenbeobachtung). Professionell Pflegende können bestimmte Aktivitäten für den alten Menschen übernehmen, in bestimmten Fällen können sie ihn jedoch auch darin unterstützen, die Aktivitäten wieder selbst oder mithilfe von Laienpflege auszuführen. Professionelle Pflege wird von Altenpflegern beziehungsweise examinierten Pflegefachkräften geleistet. Im Gegensatz zur Selbst- und Laienpflege ist sie eine Dienstleistung, die gegen Entgelt erbracht wird; sie basiert auf einer staatlich geregelten theoretischen und praktischen Ausbildung, an die bestimmte Qualitätsstandards geknüpft sind.

Wie sieht professionelle Pflege aus?

Es ist ein bestimmtes Fachwissen oder auch theoretisches Wissen, das in der Ausbildung erlernt wird, notwendig, um professionell pflegen zu können. Wer in der Altenpflege arbeitet, weiß sicherlich, wie problematisch und oft unmöglich es ist, das theoretische Wissen, das in der Schule erlernt wurde, direkt auf den zu Pflegenden anzuwenden. Dies ist nicht nur aufgrund von schlechter finanzieller oder personeller Ausstattung der Altenheime und ambulanten Dienste unmöglich, es liegt auch an der Art Ihrer Tätigkeit als Altenpflegerin bzw. Altenpfleger. Im Gegensatz zu Berufen, in denen mit Menschen gearbeitet wird, kann z. B. ein Ingenieur sein im Studium erworbenes Wissen direkt anwenden, um beispielsweise eine Brücke zu konstruieren. Er muss dies sogar tun, um sicher zu gehen, dass die Brücke nicht einstürzt. In der Altenpflege ist dies nicht möglich. Immer muss die individuelle psycho-soziale Lage des alten Menschen in pflegerische Entscheidungen mit einbezogen werden. So würde eine Altenpflegerin wohl nicht allen Bewohnern eines Altenheimes, die an Diabetes erkrankt sind, strikt verbieten, Alkohol zu trinken und Süßigkeiten zu essen. Vielmehr würde sie ihr medizinisches Wissen einsetzen, dass Süßigkeiten den Blutzuckerspiegel erhöhen und dass Alkoholkonsum zu Blutzuckerschwankungen führen kann. Sie würde abschätzen, welche Folgen dies für den einzelnen Bewohner haben könnte. Für Herrn Maier zum Beispiel stellt ein Bier in geselliger Runde einen besonderen Höhepunkt in seinem Heimleben dar, auf den er sich schon Tage zuvor freuen kann. In seinem Fall würde die Altenpflegerin etwa die Bedeutung eines Biers für Herrn Maiers Lebensqualität mit den möglichen Komplikationen in Bezug auf seinen Diabetes abwägen um ihm dann zu- oder abzuraten.

Diese beiden Komponenten Fachwissen und das einfühlende In-Beziehung-Treten und Problemverstehen aus Sicht des zu Pflegenden werden von mehreren Autoren als kennzeichnende Prinzipien professionellen Handelns beschrieben. Der Soziologe Ulrich Oevermann bezeichnet dies *"...als eine widersprüchliche Einheit von einerseits universalisierter Regelanwendung auf wissenschaftlicher Basis ... und andererseits ... der Komponente hermeneutischen Fallverstehens"* (Oevermann 1991).

„Universalisierte Regelanwendung auf wissenschaftlicher Basis" bedeutet hier so viel wie die strikte, direkte Anwendung des Fachwissens, „hermeneutisches Fallverstehen" heißt, sich in den alten Menschen einzufühlen und die Bedeutung seiner Krankheit oder Einschränkung für ihn abzuschätzen. Nach Oevermann ist für professionelles Handeln weiterhin kennzeichnend, dass die Praxis unter einem Handlungsdruck steht. D.h., es muss oft schnell gehandelt werden und es bleibt keine Zeit für theoretisches Erfassen und Abwägen; medizinische Notfälle wären ein Beispiel hierfür. Trotzdem ist nach Oevermann eine theoretische Begründung der Handlungen zwingend erforderlich, was auch im Nachhinein geschehen kann. Oevermann spricht hier von „Begründungs-" und „Entscheidungszwang" (Oevermann 1996).

Pflegeprozess. Professionelle Pflege (Abb. 5.**2**) wird mithilfe des Prozesshandlungsmodells (= Pflegeprozess) geplant und enthält folgende Schritte:
- Informationssammlung/Pflegeanamnese,
- Pflegediagnose,
- Pflegeplanung,
- Durchführung der Pflegemaßnahmen,
- Auswertung der Wirkung/Evaluation.

Professionelles Pflegehandeln unterliegt stets einem *„Entscheidungszwang"*, d.h., die Pflegeperson muss entscheiden, was zu tun ist und es unterliegt einem *„Begründungszwang"*, was bedeutet, dass pflegerisches Handeln mithilfe von Fachwissen zu begründen ist. Um dies zu können, benötigt die Pflegeperson unterschiedliche Kompetenzen: Die Fähigkeit, ihre Handlungen begründen zu können, wird hier als *„Begründungskompetenz"* bezeichnet und das Vermögen, Entscheidungen zu treffen, um handlungsfähig zu sein, wird *„Entscheidungs- und Handlungskompetenz"* genannt. Diese pflegerische Handlungskompetenz wird nochmals in 3 weitere Kompetenzen unterteilt, um sie genauer zu beschreiben:
- *praktisch-technische Kompetenz:* Darunter wird die korrekte Anwendung von Pflegetechniken verstanden, z.B. das Umlagern eines Kranken, Transfers oder Verabreichen von Injektionen;
- *klinisch-pragmatische Kompetenz:* Dabei handelt es sich um die Fähigkeit, mit den alten Menschen und ihren Angehörigen kommunizieren, eine tragende Beziehung aufbauen und sich in Denken und Fühlen des alten Menschen einfinden zu können;
- *ethisch-moralische Kompetenz:* Dazu gehört beispielsweise die Wahrung der Würde des alten Menschen oder das Einhalten von ethischen Vorgaben der Berufsgruppe der Pflegenden.

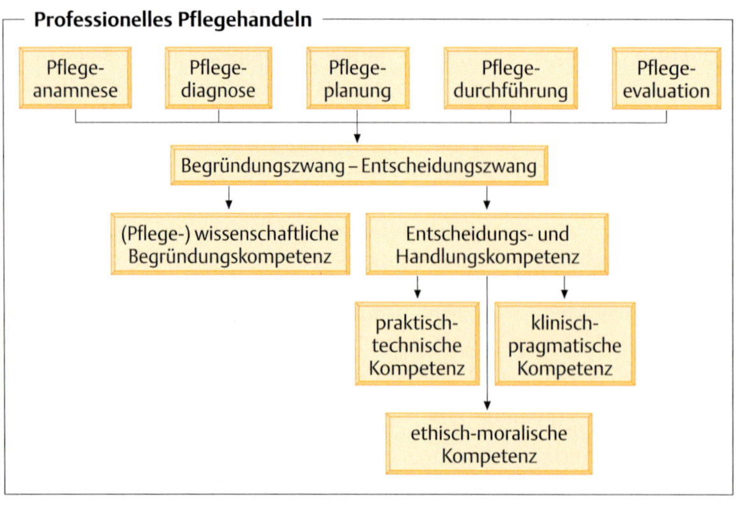

Abb. 5.**2** Komponenten professionellen Pflegehandelns (in Anlehnung an Weidner, F.: Professionelle Pflegepraxis und Gesundheitsförderung. Mabuse, Frankfurt a.M. 1995).

Was ist Altenpflege?

Im vorangegangenen Text wurde das Handeln von Altenpflegerinnen und Altenpflegern theoretisch beschrieben. Es wurde dargestellt, welche Kompetenzen notwendig sind, d. h. was eine Altenpflegerin können muss, um auf eine professionelle Art und Weise zu pflegen. Was ist nun aber Altenpflege? Wie könnte man das Tun inhaltlich beschreiben?

Altenpflege geschieht zwischen Menschen. Dabei ist die Beziehung zwischen Pflegekraft und altem Menschen zentral. Die Pflegekraft kann sich dabei am Lebenslauf, der Biografie des alten Menschen orientieren. Altenpflege ist der Selbstbestimmung des alten Menschen verpflichtet, seine Selbstständigkeit muss unterstützt werden. So wird Pflege immer erst dann tätig, wenn der alte Mensch nicht mehr selber dazu in der Lage ist. Sie begleitet, auch in Grenzsituationen des Lebens und im Sterben. Sie arbeitet Lebensraum gestaltend, d. h., sie nimmt Einfluss auf die Wohnsituation und tritt mit den Angehörigen in Kontakt.

Die Altenpflegerin bzw. der Altenpfleger begegnet dem alten Menschen in seinem angestammten Lebensraum, nicht etwa im Krankenhaus oder in der Arztpraxis. Das kann seine Privatwohnung sein, wenn sie oder er in einem ambulanten Pflegedienst tätig ist, oder sein Zimmer im Altenheim, wenn sie oder er in der stationären Altenhilfe arbeitet. Altenpflegerisches Handeln wird als Versuch gesehen, etwas oder jemanden zu verändern (Intervention). Es darf nur dann durchgeführt werden, wenn der alte Mensch damit einverstanden ist und wenn es notwendig ist. Ein Handlungsbedarf besteht, wenn die Unversehrtheit (Integrität) des alten Menschen bedroht ist oder bedroht werden könnte. Dies ist der Fall, wenn die Bewältigungsstrategien des alten Menschen zur Lösung anstehender Probleme nicht ausreichen. D.h., der alte Mensch kann die ihm direkt oder indirekt widerfahrenden sozialen, ökonomischen, körperlichen oder psychischen Veränderungen nicht mehr mit seinem Lebens- und Selbstkonzept in Übereinstimmung bringen. Entscheidend ist nicht das objektive Ausmaß der Bedrohung der Unversehrtheit, sondern wie sie vom Einzelnen erlebt und bewertet wird und über welche Bewältigungsstrategien er verfügt. Es können Aspekte der Optimierung, der Prävention, der Therapie, der Rehabilitation und/oder der Erhaltung des momentanen Zustandes im Vordergrund stehen (vgl. Modell der Altenpflege des Deutschen Berufsverbandes für Altenpflege).

Welche Theorie benötigt die Pflege?

Nun zu den inhaltlichen Besonderheiten der Altenpflege. Im vorigen Abschnitt wurde als ein Merkmal von Professionalität die theoretische Begründung der Handlungen gefordert. Hier stellt sich die Frage, wie die Theorie, mit deren Hilfe sich Pflegehandlungen begründen lassen, aussehen soll. Eine Reihe von Handlungen sind sicherlich mithilfe von medizinischem Wissen begründbar – ein Beispiel wäre die Krankheitslehre, wie sie in diesem Buch dargestellt wird. Da die Kenntnis von Erkrankungen und deren medizinischer Diagnostik und Therapie nur einen Teil pflegerischen Wissens darstellt, reicht dies zur Begründung allein nicht aus. Es ist daher sinnvoll, mit einem Pflegemodell zu arbeiten.

Es existieren sehr unterschiedliche *Pflegemodelle* aus dem angloamerikanischen Raum und auch deutsche Pflegemodelle, z. B. das „Modell der fördernden Prozesspflege" von Monika Krohwinkel, das in der Altenpflege Anwendung findet. Weit verbreitet sind in Deutschland zur Strukturierung des Pflegebedarfs und als Hilfe zur Erstellung von Pflegeplanungen die von Liliane Juchli beschriebenen „Aktivitäten des täglichen Lebens" (ATL). Sie orientieren sich an dem Pflegemodell von Nancy Roper. Da die ATL schon bekannt sind, bietet sich eine Orientierung an Ropers Pflegemodell an, das im Folgenden vorgestellt wird.

Pflegemodell von Nancy Roper

Roper entwickelte 1976 zusammen mit 2 weiteren Autorinnen in Schottland ein Pflegemodell, das 1980 nochmals überarbeitet und unter dem Titel „Elements of Nursing" veröffentlicht wurde. Ropers Modell wird als Bedürfnismodell bezeichnet, sie betont jedoch selbst, dass nicht Bedürfnisse („needs"), sondern menschliche Aktivitäten von ihr beschrieben werden. Im Gegensatz zu den geläufigeren „Aktivitäten des täglichen Lebens" nach Liliane Juchli spricht Roper von „Lebensaktivitäten".

Pflegemodelle machen Aussagen über folgende 4 für die Pflege zentralen Punkte:

- *Mensch:* Es kann ein abstraktes Bild vom Menschen entworfen werden oder auch der Mensch, der Pflege empfängt, verallgemeinernd beschrieben werden;
- *Umgebung:* Dieser Begriff bezieht sich auf die Umgebung des Patienten und auf die Umgebung, in der Pflege stattfindet;

- *Gesundheit und Krankheit:* Die individuelle, soziale und kulturelle Bedeutung von Gesundheit und Krankheit wird hier beschrieben;
- *Pflege:* Sie wird theoretisch begründet und erhält so eine bestimmte Ausrichtung.

Ropers Aussagen zu den 4 zentralen Punkten sind:

- *Mensch:* Er ist ein Individuum, das seine unterschiedlichen Aktivitäten während seines gesamten Lebens, von der Empfängnis bis zum Tod, ausführt. Sein wichtigstes Ziel ist es, innerhalb der Grenzen seiner persönlichen Umstände oder Möglichkeiten die Selbstverwirklichung und die maximale Unabhängigkeit bei jeder der Lebensaktivitäten zu erreichen;
- *Umgebung:* Sie ist einer der 5 Faktoren, welche die Aktivitäten des Lebens ständig beeinflussen;
- *Gesundheit und Krankheit:* Wird nicht ausdrücklich beschrieben. Sinngemäß kann abgeleitet werden, dass Selbstverwirklichung und Unabhängigkeit als Gesundheit begriffen werden. Die Art, wie ein Mensch seine Aktivitäten ausführt, nennen die Autorinnen einen individuellen Versuch, während des Lebensprozesses gesund und unabhängig zu sein;
- *Pflege:* Sie wird als Unterstützung des Patienten bei der Lösung, Aufklärung, Handhabung und Vorbeugung von Problemen seiner Lebensaktivitäten gesehen. Während der Pflege darf die oder der Pflegende nur so wenig wie möglich in den persönlichen Lebensstil des Patienten eingreifen, es sei denn, dies ist zur Lösung seiner Gesundheitsprobleme notwendig.

Die von Roper beschriebenen Lebensaktivitäten (Abb. 5.**3**) sind als zusammenhängend zu begreifen: es können auch mehrere Aktivitäten gemeinsam gelebt werden. Bei der Analyse einer einzelnen Lebensaktivität, z. B. des „Atmens“, wird die Beziehung der Aktivitäten untereinander deutlich, denn das „Atmen“ ist grundlegend für alle anderen Aktivitäten.
Jeder Mensch setzt individuell Prioritäten unter den Aktivitäten, die sein Leben ausmachen, wobei Roper und ihre Mitautorinnen unter „Leben“ den Zeitraum von der Befruchtung (Konzeption) bis zum Tod verstehen. Daher nennt Roper ihr Modell „das Modell des Lebens“. Während seiner Lebensdauer bewegt sich der Mensch in seinen Lebensaktivitäten irgendwo zwischen vollkommener Abhängigkeit und vollkommener Unabhängigkeit. Ein Neugeborenes wäre z. B. in vielen Lebensaktivitäten abhängig, ein gesunder Jugendlicher dagegen in nahezu allen Lebensaktivitäten unabhängig.
Dieses Modell des Lebens kann für die Pflege angewandt werden, indem eine sorgfältige Übersicht über alle Aktivitäten des Lebens erstellt und dabei überprüft wird, in welchem Maße der Mensch abhängig oder unabhängig ist. So ist es möglich, sich ein Bild über die gewünschte beziehungsweise notwendige Pflege zu verschaffen (Abb. 5.**4**). Über eine Reihe zusätzlicher Fragen kann der individuelle Pflegebedarf erfasst werden. So wird eine Pflegeanamnese erhoben, auf die eine individuelle Planung von Pflegehandlungen, deren Durchführung und schließlich eine Überprüfung ihrer Wirksamkeit (Evaluation) folgen. Roper nennt dies „Individualisierung von

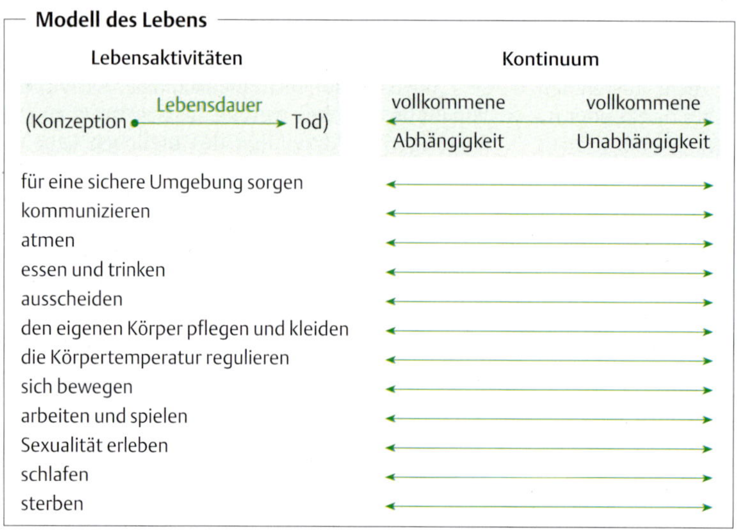

Abb. 5.**3** Modell des Lebens von Nancy Roper (aus Arets, J., F. Obex: Professionelle Pflege. H. Huber, Göttingen 1999).

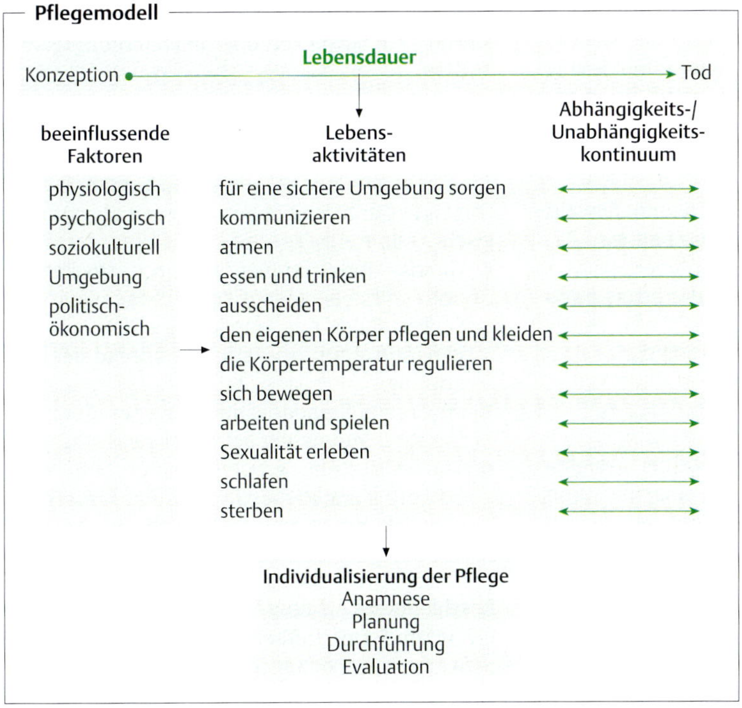

Abb. 5.**4** Modell für die Pflege von Nancy Roper (aus Arets, J., F. Obex: Professionelle Pflege. H. Huber, Göttingen 1999).

Pflege“. Folgende Fragen können zu diesem Zweck gestellt werden:

- Wie verrichtet die Person ihre Lebensaktivitäten?
- Wie häufig werden sie verrichtet?
- Wo werden sie durchgeführt?
- Wann geschieht dies?
- Was weiß jemand über die betreffenden Aktivitäten des Lebens?
- Welche Überzeugungen oder Meinungen liegen seinen Aktivitäten zugrunde?

Praktische Grundlagen

Wahrnehmen und Beobachten in der Altenpflege

Eine wichtige Grundlage der professionellen Pflege in der Praxis ist die sorgfältige Beobachtung des alten Menschen, ebenso wichtig ist aber auch das Wahrnehmen von Bedürfnissen oder von veränderten Bedürfnislagen.

Definition: *Wahrnehmung* ist das auf die ganze Person bezogene, offene, spontane Aufnehmen und gedankliche Verarbeiten von Sinneseindrücken, z. B. wenn man bemerkt, dass einen alten Menschen etwas bedrückt. *Beobachtung* ist das gezielte, planmäßige Erfassen von einzelnen Parametern aufgrund von vorhandenen Kenntnissen, z. B. Normalwerte von Puls und Blutdruck oder Veränderungen von Körperfunktionen bei bestimmten Erkrankungen.

In der professionellen Pflege ist sowohl die ganzheitliche Wahrnehmung als auch eine zielgerichtete, systematische Beobachtung wichtig. Beides dient der fortlaufenden Sammlung von Informationen über den zu Pflegenden, eventuell auch über seine häusliche Umgebung. Beobachtung und Wahrnehmung in der Altenpflege beziehen sich auf:

- das körperliche Befinden,
- die Stimmungslage,
- das individuelle Erleben von Alter und/oder Krankheit,

- Bedürfnisse und Wünsche des alten Menschen,
- die Lebensaktivitäten bzw. Aktivitäten des täglichen Lebens (ATL): Wie werden sie ausgeführt? Inwiefern ist der alte Mensch in seinen Aktivitäten selbstständig? Wo braucht er Unterstützung?
- das Erkennen von Fähigkeiten und Bewältigungsstrategien des alten Menschen,
- das Erkennen von gesunden Anteilen,
- das Feststellen von kranken/gestörten Anteilen,
- die Wirkung der Pflegemaßnahmen.

Krankenbeobachtung

Kranke alte Menschen bedürfen einer gezielten Krankenbeobachtung. Sie ist auf einzelne Symptome oder messbare Werte gerichtet. Jedoch ist es auch bei der Krankenbeobachtung wichtig, den alten Menschen als Ganzes wahrzunehmen. Nur so können Zusammenhänge erkannt oder auch unerwartete Veränderungen wahrgenommen werden. Bei der Krankenbeobachtung steht Folgendes im Vordergrund:

- die Beobachtung von Körperfunktionen,
- die Beobachtung von Krankheitssymptomen,
- die Beobachtung des Krankheitsverlaufs,
- das frühzeitige Erkennen von Komplikationen,
- die Wirkung der therapeutischen Maßnahmen.

Beobachtet wird im Einzelnen:

- Atmung,
- Puls,
- Blutdruck,
- Körpertemperatur,
- Haut,
- Ausscheidungen,
- Bewusstseinslage.

Atmung

Beobachtet wird im Wesentlichen die Atemfrequenz (Anzahl der Atemzüge pro Zeiteinheit) und der Atemrhythmus. Auch Atemnebengeräusche können Rückschlüsse auf Erkrankungen ermöglichen.

Normale Atmung (Eupnoe, Abb. 5.5 a). Sie weist einen regelmäßigen Wechsel von Einatmung durch die Nase, Ausatmung durch Mund oder Nase und Atempause auf. Es werden 16 – 20 solcher Atemzüge pro Minute gemacht, ohne Anstrengung, Beschwerden und ohne auffällige Geräusche.

Erschwerte Atmung (Dyspnoe). Sie kann sich als Luftnot, Kurzatmigkeit oder Beklemmungsgefühl äußern.

Atemnebengeräusche. Ein Keuchen bei körperlicher Überanstrengung oder das Schnarchen sind Atemnebengeräusche, die nicht krankhaft sind. Folgende Geräusche gelten dagegen als pathologisch:

- Giemen und Brummen: hört sich „trocken" an und entsteht durch das Schwingen von Schleimfäden und Luftsäulen in den Atemwegen. Auftreten: bei Asthma während der Ausatmung;
- Stridor: pfeifendes, langgezogenes Geräusch. Ursache: Verengung der Atemwege;
- Trachealrasseln: grobe, aus der Entfernung hörbare Rasselgeräusche über der Brust. Ursache: Sekretmassen in der Luftröhre bei starker Bronchitis und Lungenödem.

Beschleunigte Atmung (Tachypnoe). Sie tritt bei erhöhtem Sauerstoffbedarf oder bei zu geringem Sauerstoffangebot auf. Sie ist normal bei körperlicher Anstrengung, psychischer Erregung oder bei hoher Außentemperatur, dagegen aber krankhaft bei Fieber, Erkrankungen der Atemwege, der Lungen oder des Herzens, bei Anämien und im Schock.

Verlangsamte Atmung (Bradypnoe). Sie tritt bei herabgesetztem Stoffwechsel auf. Sie ist normal bei Ermüdung, Schlaf, Entspannung und krankhaft bei erhöhtem Hirndruck, bei Schädigung des Atemzentrums oder bei Hypothyreose (Schilddrüsenunterfunktion).

Schonatmung. Darunter versteht man eine oberflächliche Atmung, die zu einer verringerten Belüftung der Lunge führt. Sie tritt auf bei Schmerzen in Bauch- und Brustraum (deshalb Schonatmung) und allgemeiner körperlicher Schwäche.

Krankhafte Atemformen. „Atemform" bezieht sich auf Atemrhythmus und -tiefe. Beobachtet werden können:

- *Kussmaul-Atmung* (auch Azidose-Atmung): regelmäßige, große und sehr tiefe Atemzüge (Abb. 5.**5 b**). Tritt auf bei hochgradiger Azidose z. B. im diabetischen oder im urämischen Koma;
- *Cheyne-Stokes-Atmung:* periodisches An- und Abschwellen der Atmung mit Atempausen (Abb. 5.**5 c**). Tritt auf bei Schädigung des Atemzentrums, während des Sterbens, gelegentlich

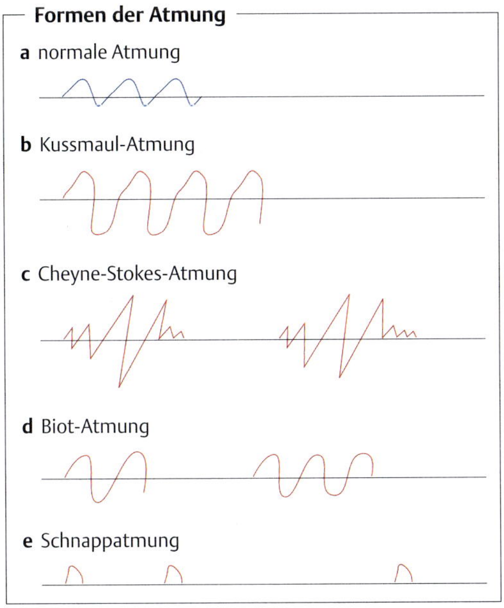

Abb. 5.**5 a–e** Verschiedene Atemformen.

auch bei gesunden alten Menschen während des Schlafs;

- *Biot-Atmung:* kräftige Atemzüge von gleichbleibender Tiefe, die plötzlich von einer Atempause unterbrochen werden (Abb. 5.**5 d**). Das Atemzentrum reagiert erst wieder, wenn ein Sauerstoffmangel im Blut besteht. Tritt auf bei schwerer Störung des Atemzentrums durch unterschiedliche Erkrankungen oder Verletzungen des Gehirns;
- *Schnappatmung:* kurze, schnappende, unregelmäßig einsetzende Einatmungszüge (Abb. 5.**5 e**). Tritt auf bei schwerster Schädigung des Atemzentrums durch Sauerstoffmangel im Gehirn. Sie ist Zeichen des nahen Todes.

Hypoventilation. Darunter versteht man eine zu flache Atmung, die zu einem Sauerstoffmangel im Blut führt. Ursachen sind eine Behinderung der Atmung ausgehend vom Atemzentrum, der Atemmuskulatur oder den Atemwegen/Lungen oder Missbildungen des Brustkorbes. Oft führt auch eine *Schonatmung* zur verringerten Belüftung der Lunge.

Hyperventilation. Damit wird eine im Verhältnis zum erforderlichen Gasaustausch übermäßig gesteigerte Atmung bezeichnet. Sie hat meist psychische Ursachen und ist dann häufig mit der so genannten „Pfötchenstellung" der Hände kombiniert.

Pflege

Bei Hyperventilation: Den alten Menschen beruhigen und eventuell in eine Plastiktüte ein- und ausatmen lassen, bis die Atmung sich wieder normalisiert.

Puls

Definition: Unter *Puls* versteht man den Anstoß der vom Herzen ausgeworfenen Blutwelle an den Gefäßwänden. Die *Pulsfrequenz* ist die Zahl der Pulsschläge pro Minute. Sie ist von Alter, Geschlecht und Trainingszustand abhängig und liegt bei erwachsenen Männern bei ca. 62–70/Min., bei erwachsenen Frauen bei ca. 75/Min. und bei alten Menschen bei ca. 80–85/Min.

Verlangsamte Pulsfrequenz (Bradykardie). Unter 60 Pulsschläge pro Minute. Diese Pulsfrequenz ist normal bei trainierten Sportlern oder im Schlaf, krankhaft dagegen bei erhöhtem Hirndruck, Reizbildungs- und Erregungsleitungsstörungen des Herzens und Hypothyreose (Schilddrüsenunterfunktion). Sie kann als Nebenwirkung bei bestimmten Schlaf- und Beruhigungsmitteln und Digitalisglykosiden auftreten. Bei einer Frequenz von unter 40 besteht Lebensgefahr wegen einer massiven Unterversorgung des Gehirns mit Sauerstoff.

Beschleunigte Pulsfrequenz (Tachykardie). Steigerung der Herzfrequenz auf über 100 Kontraktionen pro Minute. Sie wird häufig als Herzklopfen oder als bedrohliches Herzjagen empfunden. Bei alten Menschen mit Herzinsuffizienz sollte der Puls nicht über längere Zeit beschleunigt sein. Tachykardie ist normal bei erhöhtem Sauerstoffbedarf, z.B. bei körperlicher Anstrengung, nach dem Genuss größerer Koffein- oder Nikotinmengen, aber krankhaft bei erhöhtem Stoffwechsel bei Fieber und Hyperthyreose (Schilddrüsenüberfunktion), im Schock, bei Herzinsuffizienz oder infolge bestimmter Medikamente, z.B. Nitro-Spray und Asthma-Spray.

Anfallsweise auftretende Pulsbeschleunigung (Paroxysmale Tachykardie). Darunter versteht man eine Minuten bis eventuell Tage anhaltende Pulsbeschleunigung auf über 130 Schläge in der Minute. Sie wird zumeist begleitet von Atemnot, Beklemmungsgefühl, Schwindel- und Ohnmachtsanfällen. Auslöser sind Herzmuskelerkrankungen oder Herzinsuffizienz, vegetative

Fehlregulation, z. B. durch starke körperliche Belastung, Nikotin- oder Koffeinmissbrauch.

Pulsrhythmus. Beim Gesunden folgen die Pulsschläge in regelmäßigen Abständen aufeinander. Pathologische Rhythmusstörungen siehe S. 201 ff.

Pulsqualität. Beim Pulsfühlen kann die *Füllung des Blutgefäßes* und die *Härte der Pulswelle* untersucht werden, was als Qualität bezeichnet wird. Dazu bedarf es aber einiger Übung und Erfahrung. Die Füllung der Arterien ist abhängig von ihrer Elastizität und der zirkulierenden Blutmenge. Die Härte (auch Spannung genannt) spürt man als Widerstand gegen den Druck, den man beim Puls Fühlen ausübt. Sie wird beeinflusst von der Stärke der Herzkammerkontraktionen. Bei normalem Puls ist die Pulswelle gut spürbar, das Blutgefäß ist gut gefüllt und bietet keinen großen Widerstand. Veränderungen:

- *harter Puls:* Der Puls lässt sich schwer unterdrücken. Ursache: Bluthochdruck, erhöhter Hirndruck;
- *Druckpuls:* Der Puls ist hart und verlangsamt, das Gefäß ist vollständig gefüllt.

Blutdruck

Definition: Mit Blutdruck wird der Druck in den Arterien bezeichnet. Es wird zuerst ein *systolischer Wert* ermittelt, das ist der erste hörbare Ton beim Blutdruckmessen. Er gibt den Druck an, der während der Austreibungsphase der linken Herzkammer herrscht. Anschließend wird der *diastolische Wert* bestimmt, der letzte hörbare Ton. Er zeigt die Höhe des Druckes am Ende der Anspannungszeit der linken Kammer an. Die *Normalwerte* sind altersabhängig: Bis zum 40. Lebensjahr <140/90 mmHg, bis zum 60. Lebensjahr <150/90 mmHg und ab dem 60. Lebensjahr <160/90 mmHg.

Hypertonie (erhöhter Blutdruck). Liegen die Werte bei mehrmaligen Messungen deutlich über den Normalwerten, liegt eine Hypertonie vor. Meist bereitet sie keine weiteren Symptome und wird eher zufällig entdeckt (zu den Ursachen siehe S. 220 ff).

Hypotonie (erniedrigter Blutdruck). Wenn die systolischen Blutdruckwerte wiederholt unter 100 mmHg liegen, besteht eine Hypotonie. Ursachen siehe S. 219 f.

Körpertemperatur

Eine von der Norm abweichende Körpertemperatur liefert erste Hinweise auf Entzündungen, Infektionen und andere Erkrankungen. Die Höhe und der Verlauf der Temperaturveränderung können auf bestimmte Krankheiten hinweisen. Die Temperatur kann rektal (im Enddarm), axillar (in der Achsel) oder oral (im Mund) gemessen werden. Die Erhöhung der Körpertemperatur wird in verschiedene Stufen eingeteilt:

- subfebrile Temperaturen: 37,1 – 38,0 °C,
- mäßiges Fieber: 38,1 – 38,5 °C,
- hohes Fieber: 38,6 – 40,5 °C,
- sehr hohes Fieber: über 40,5 °C.

Diese Werte beziehen sich auf axillare Messungen. Die rektalen Werte würden ca. 0,5 °C darüber liegen.
Bei älteren Menschen können schon längerfristige Temperaturerhöhungen über 39,0 °C wegen der Kreislaufbelastung und des Flüssigkeitsverlustes lebensgefährlich sein.

Haut

Farbe. Die Farbe der Haut kann Aufschluss über den Gesundheitszustand geben.

- *Rötung:* vor allem in Gesicht und Hals, ist bedingt durch eine vermehrte Durchblutung. Normal ist dies bei Anstrengung, Aufregung, Alkoholkonsum und Hitze, krankhaft bei Fieber, Entzündungen, Verbrennungen und hohem Blutdruck;
- *Blässe:* Besonders auffallend ist sie im Gesicht und an den Lippen. Sie entsteht häufig durch eine Minderdurchblutung. Normal ist dies bei Kälte, Schreck und Aufregung oder bei entsprechender Veranlagung, krankhaft bei niederem Blutdruck, Schock, Blutarmut (Anämie) und bei lokalen Durchblutungsstörungen, z. B. einem arteriellen Verschluss;
- *braune Haut:* normal nach „Sonnenbädern“; verstärkte Pigmentierung in Form von linsen- bis talergroßen braunen Flecken ist häufig bei alten Menschen (Altersflecken);
- *Gelbverfärbung (Ikterus):* Sie entsteht durch Ablagerung von Bilirubin (gelbbrauner Gallenfarbstoff) in Haut, Schleimhaut und Bindegewebe. Dies geschieht bei einer Hämolyse (abnormer Zerfall roter Blutkörperchen), bei Leberschädigung (z. B. Leberzirrhose) und bei Einengungen oder Verschluss des Leber-Gallengang-Systems;

- *schmutziggelb-graue Haut:* typisch bei chronischen Nierenerkrankungen;
- *Blausucht (Zyanose):* Sie ist ein Zeichen ungenügender Sauerstoffsättigung des Blutes und wird zuerst an Lippen, Fingern und Zehen sichtbar. Als Ursachen kommen infrage: Lungenerkrankungen (z. B. Lungenemphysem, Tumor) und Herzerkrankungen (z. B. Herzinsuffizienz).

Turgor. Auch der Spannungszustand der Haut (Turgor) muss beobachtet werden. Bei einem normalen Turgor gibt die Haut bei Druck nach und geht bei Entlastung wieder in die Ausgangsform zurück. Auch lässt sie sich mit zwei Fingern als Falte abheben und glättet sich beim Loslassen sofort wieder.

- *Herabgesetzter Hautturgor:* die Haut ist schlaff und faltig. Physiologisch im höheren Alter, pathologisch bei starkem Flüssigkeitsmangel, z. B. nach anhaltenden Durchfällen;
- *gesteigerter Hautturgor:* kann durch Wasseransammlungen im Gewebe (Ödeme) verursacht sein. Dies sind schmerzlose, nicht gerötete Schwellungen, die an einer bleibenden Vertiefung im Gewebe nach Eindrücken mit dem Finger zu erkennen sind. Auch Tumoren, Hämatome (Blutergüsse) und Entzündungen unter der Haut können zu einer stärkeren Spannung führen.

Die Oberfläche der Haut ist stets daraufhin zu beobachten, ob sie intakt ist oder Veränderungen aufweist.

Ausscheidungen

Urin. Urin ist normalerweise klar und bernsteingelb. Folgende pathologische Farbveränderungen sind zu beobachten:

- *milchige Trübung:* z. B. bei Störungen des Kalziumstoffwechsels;
- *schlierig-flockige Trübung:* durch Eiterbeimengungen bei Entzündungen im Urogenitalbereich;
- *rötlich-fleischfarben und trüb:* durch rote Blutkörperchen im Urin, z. B. bei Blutungsneigung oder bei Nieren- und Harnleitersteinen;
- *bierbrauner bis grünlich-schwarzer Urin mit gelbem Schüttelschaum:* durch Beimengungen von Bilirubin bei Erkrankungen der Leber oder der Gallenwege.

Frisch gelassener Urin riecht normalerweise unauffällig. Krankhafte Uringerüche sind:

- *übel riechend:* durch Bakterieneinwirkung bei Entzündungen der ableitenden Harnwege;
- *faulig riechend:* durch Zellzerfall bei bösartigen Tumorerkrankungen der ableitenden Harnwege;
- *obstartig:* durch Azeton im Urin bei Stoffwechselentgleisungen, z. B. beim ketoazidotischen Koma.

Es werden in 24 Stunden, normalerweise abhängig von Flüssigkeitszufuhr und Flüssigkeitsverlusten (z. B. Schwitzen), 1000 – 2000 ml Urin ausgeschieden. Eine vermehrte Urinausscheidung (2000 – 3000 ml/24 Std.) nennt man *Polyurie*. Werden pro Tag weniger als 500 ml ausgeschieden, spricht man von einer *Oligurie*. Eine Ausscheidung unter 100 ml in 24 Std. wird als *Anurie* bezeichnet.

Stuhl. Die Konsistenz des Stuhls ist unter anderem abhängig von der Ernährung. Wird 3-mal täglich oder häufiger dünnflüssiger Stuhl abgesetzt, bezeichnet man dies als Diarrhoe (Durchfall). Hat eine Person weniger als 3-mal in der Woche Stuhlgang, der hart und trocken ist, wird dies als Obstipation (Verstopfung) bezeichnet. Krankhafte Veränderungen sind:

- *bleistiftförmiger Stuhl:* bei Einengung des Dickdarmlumens z. B. durch einen Tumor;
- *salbenförmiger, voluminöser Stuhl (Fettstuhl):* bei Störungen des Fettstoffwechsels und bei Bauchspeicheldrüsenerkrankungen.

Krankhafte Farbveränderungen:

- *grünlich:* schwere Durchfallerkrankungen;
- *grau, lehmfarben:* bei Fehlen des Gallenfarbstoffes;
- *rotbraun marmoriert:* Blutungen im unteren Darmabschnitt;
- *hellrote Auflagen:* Blutungen im Enddarm, vor allem Hämorrhoiden;
- *schwarz* (Teerstuhl): Blutungen in Magen oder Dünndarm.

Krankhafte Beimengungen:

- *Schleimauflagerungen:* bei Reizung und Entzündung der Dickdarmschleimhaut;
- *Schleim- und Blutbeimengungen:* entzündliche Darmerkrankungen und Tumoren;
- *unverdaute Speisereste:* bei starkem Durchfall.

Bewusstsein

Es sind verschiedene Bewusstseinszustände zu beobachten:

- *klares Bewusstsein:* Ein Mensch ist wach, ansprechbar und orientiert, er reagiert angemessen auf Umweltreize und kann Fragen beantworten;
- *Benommenheit:* Orientierung, Denken und Handeln sind verlangsamt. Ursache kann die Einnahme von Beruhigungs- oder Schlafmitteln sein;
- *Somnolenz (Schläfrigkeit):* Eine krankhafte Schläfrigkeit, aus welcher der Betroffene durch Berühren oder Anrufen jederzeit erweckbar ist. Er ist antriebsarm, teilnahmslos und unfähig, sich zu konzentrieren. Ursache können Medikamente, hohes Fieber oder Bakteriengifte sein;
- *Sopor (tiefschlafähnlicher Zustand):* Der Kranke ist nur schwer und nur kurz aus dem Tiefschlaf erweckbar. Sopor kommt vor nach schweren Gehirnverletzungen, Schlafmittelvergiftungen und bei Stoffwechselentgleisungen;
- *Koma (tiefer, fester Schlaf, aus dem der Kranke nicht erweckbar ist):* Das Koma ist die schwerste Form einer Bewusstseinsstörung. Es ist kein statischer Zustand, sondern man unterscheidet verschiedene Stadien, die fließend ineinander übergehen:
  Stadium I: Der Kranke zeigt Abwehrreaktionen auf Schmerzreize, und die Hirnreflexe, z. B. das Engerwerden der Pupillen bei Lichteinfall, sind intakt;
  Stadium II: keine Abwehrreaktionen auf Schmerzreize, die Hirnreflexe sind intakt;
  Stadium III: die Hirnreflexe sind erloschen, Kreislauffunktion und Atmung sind erhalten;
  Stadium IV: der Kranke muss beatmet werden, die Kreislauffunktion ist erhalten;
  Stadium V: der Kranke ist dem Tod nahe, Atmung und Kreislauffunktion können nicht mehr selbstständig aufrechterhalten werden.

III

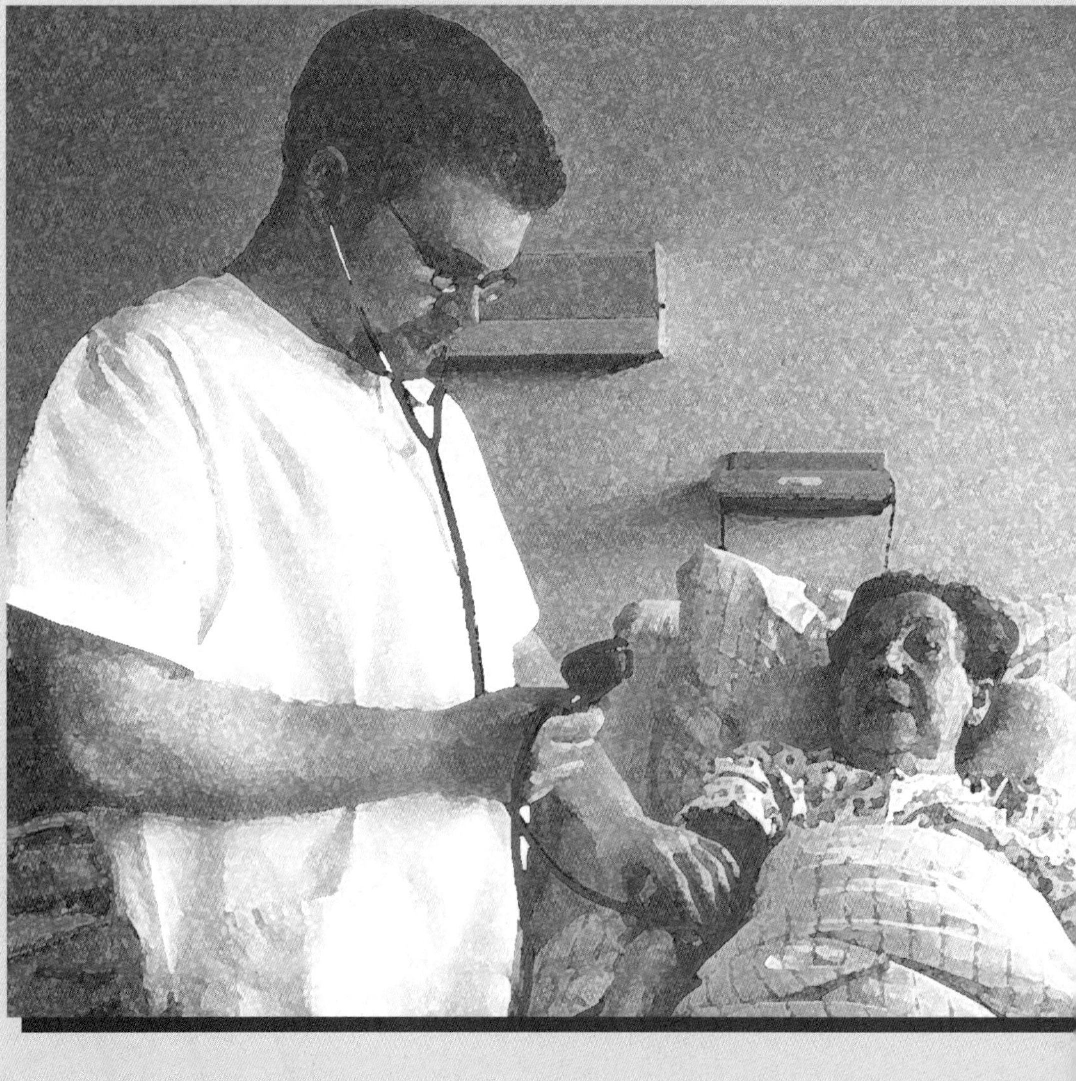

III
Spezielle Krankheitslehre

6 Erkrankungen der Haut

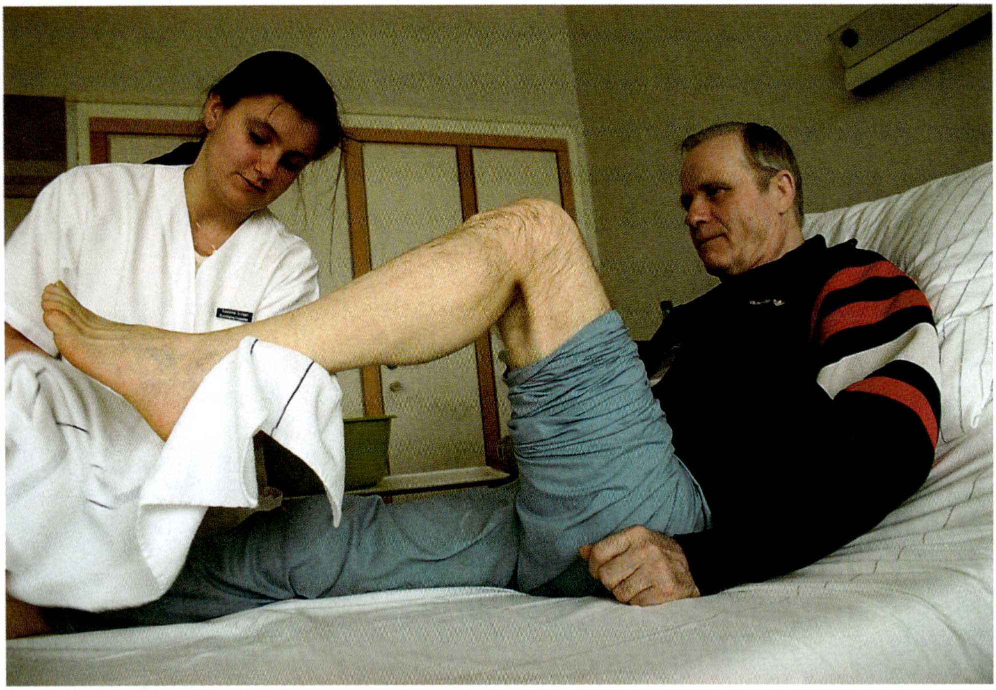

Typisches Prüfungswissen
Wundheilung (S. 93); Dekubitus (S. 98); Erysipel (S. 103); Hautkrebs (S. 107)

Anatomie und Physiologie

Dominik von Hayek

Wenn man die gesamte Haut als Organ auffasst, dann stellt sie das zweitgrößte Organ des menschlichen Körpers nach der Skelettmuskulatur dar – mit einem Gewicht von 3 – 8 kg und einer Fläche von 1,5 – 2 m^2. Die Haut an Handflächen und Fußsohlen wird Leistenhaut genannt, am übrigen Körper dagegen als Felderhaut (mit Talgdrüsen und Haaren) bezeichnet.

Aufgaben der Haut

Die Haut erfüllt folgende Funktionen:
- Schutz des Körpers (z. B. Schwitzen)
- Regulation der Körpertemperatur und des Energiehaushalts (Fettgewebe),
- Sinnesorgan (Temperatur, Berührung und Schmerzwahrnehmung),
- Kommunikationsorgan (Erblassen, Erröten, Gesichtsausdruck).

Damit sie dazu in der Lage ist, weist sie einige besondere Eigenschaften auf. So ist sie nicht als statischer Panzer gebaut, sondern besitzt ein reges Zellwachstum zur Regeneration sowie zur Wundheilung und ist für viele Stoffe durchlässig.

Aufbau der Haut

Die Haut zeigt überall denselben Schichtaufbau (von außen nach innen):
- Epidermis (Oberhaut),
- Korium oder Dermis (Lederhaut),
- Subkutis (Unterhaut).

Oberhaut

Die Oberhaut besteht aus einem mehrschichtigen, unverhornten Plattenepithel, das hauptsächlich von den Horn produzierenden Zellen (*Keratinozyten*) gebildet wird. Diese bilden den wasserabweisenden Hornstoff Keratin, der der Haut Festigkeit verleiht. Ihre Dicke variiert je nach Beanspruchung zwischen 0,1 mm (Felderhaut) und 1,5 mm (Leistenhaut der Fußsohle; Abb. 6.**1 a, b**).

Schichtaufbau der Oberhaut (von außen nach innen, Abb. 6.**2**):
- *Hornschicht:* mit vielen Reihen vollständig verhornter, abgestorbener Zellen, letzte Barriere zwischen Körper und Außenwelt;
- *Körnerschicht:* einige Reihen flacher, Horn bildender Zellen, außerdem Bildung von Ölsubstanzen für eine geschmeidige Haut;
- *Stachelzellschicht:* pigmenthaltige Zellen mit stacheligen Zapfen, die das Grundgerüst der Epidermis darstellen;
- *Basalzellschicht:* einige Reihen Epithelzellen mit häufiger Zellteilung; die neugebildeten Zellen werden Richtung Hautoberfläche geschoben; hier findet man die Nervenendigungen für den Tastsinn.

Lederhaut

Die Lederhaut liegt unterhalb der Oberhaut; sie ist von sehr unterschiedlicher Dicke (0,2 – 2,5 mm) und trägt durch ihren bindegewebigen Anteil zur Festigkeit der Haut bei. An der unregelmäßigen, zapfenförmigen Übergangsfläche zur Oberhaut (*Papillarschicht*) befinden sich die feinen Blutgefäße zur Versorgung der Haut sowie einige Berührungsrezeptoren (*Meissner-Tastkörper*) für den Tastsinn. Die darunter liegende Geflechtschicht besteht aus festerem Bindegewebe, Fettgewebe, Haarwurzeln, Nerven, Talgdrüsen- und Schweißdrüsengängen.

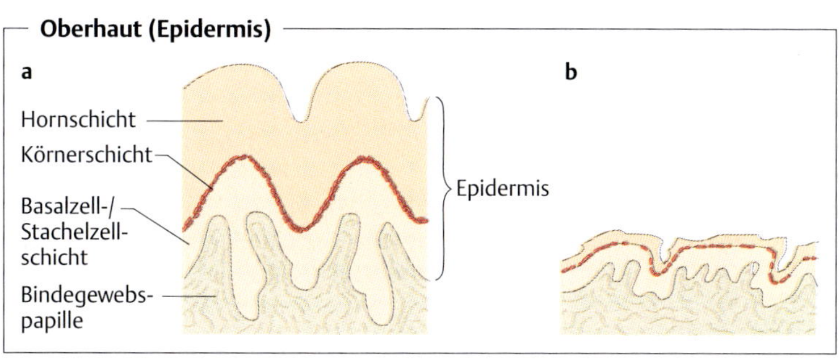

Abb. 6.**1 a, b** Oberhaut der **a** Leistenhaut und der **b** Felderhaut (aus Faller, A., M. Schünke: Der Körper des Menschen, 13. Aufl. Thieme, Stuttgart 1999).

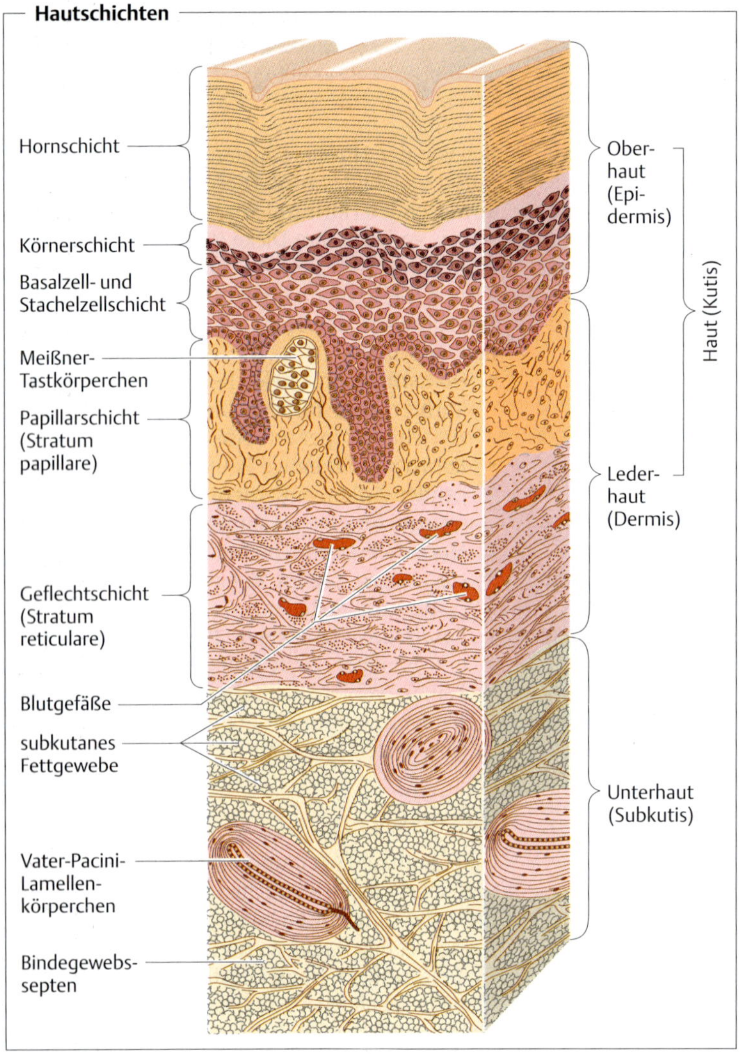

Abb. 6.**2** Schichtaufbau der menschlichen Haut am Beispiel der Leistenhaut (nach Faller u. Schünke 1999).

Unterhaut

Die Unterhaut stellt die Verschiebeschicht der Haut zu den darunter liegenden Strukturen (Muskeln, Knochen) dar und besteht deshalb aus lockerem Bindegewebe sowie dem *subkutanen Fettgewebe*, das als mechanischer Schutz, Polsterung, Kälteschutz und Energiespeicher dient. Der Durchmesser ist je nach Körperstelle sehr unterschiedlich. In ihr befinden sich die Schweißdrüsen, Anteile der Haarbälge sowie Druck- und Vibrationsrezeptoren des peripheren Nervensystems (*Vater-Pacini-Körper*).

Die Hautfarbe wird bestimmt durch:

- *Melanin*, einen Farbstoff (Pigment), der in den tieferen Schichten der Epidermis von den Melanozyten gebildet wird. Es schützt zusätzlich vor Schädigungen durch das Sonnen-(UV-) Licht;
- *Karotin*, einen Farbstoff der Leder- und Unterhaut;
- *Blutkapillaren* in der Lederhaut.

Die jeweilige Mischung dieser Bestandteile ist für die Hautfarbe der verschiedenen menschlichen Rassen verantwortlich.

Hautanhangsgebilde

Dazu gehören Haare, Hautdrüsen und Nägel.

Haare

Die Haare findet man überall auf der Felderhaut, allerdings in unterschiedlicher Dichte. Sie werden unterteilt in *Haarschaft* und *Haarwurzel*, welche bis in die Subkutis reichen kann (Abb. 6.**3**).
Aufgaben:

- Abhalten von Fremdkörpern (Augenbrauen und Wimpern),
- Filterung der Atemluft in der Nase,
- Schutz des Schädels vor Sonneneinstrahlung (Kopfhaare),
- Ergänzung der Berührungsempfindlichkeit (auf der gesamten Haut).

Im Bereich der Haarwurzeln enden Nervenfasern, die auch minimale Haarbewegungen registrieren (z. B. Luftzug). An der Haarwurzel sind feine Muskelfasern befestigt, die das Haar bewegen können („Gänsehaut“).
Der Verlust von Haaren ist auch für den gesunden und erwachsenen Menschen ein normaler Vorgang; die obere Grenze liegt bei ca. 100 Haaren pro Tag, die Wachstumsgeschwindigkeit der Haare variiert zwischen 0,1 und 0,4 mm pro Tag. Bei chronischen Erkrankungen, Hormonumstellungen, einigen Medikamenten, Bestrahlung und psychischem Stress kann es zu vermehrtem Haarausfall und vermindertem Haarwuchs kommen, im Extremfall zur Glatzenbildung (Alopezie).

Hautdrüsen

Talgdrüsen. Das von den Talgdrüsen gebildete Sekret enthält unterschiedliche Fetteiweiße sowie Salze und wird entlang des Haarschaftes zur Hautoberfläche transportiert. Der Talg schützt die Haare vor Austrocknung und hält die Haut geschmeidig. Bei älteren Patienten ist die Talgproduktion vermindert, weswegen sie oft an trockener Haut leiden. Wie die Duftdrüsen kommen Talgdrüsen nur auf der behaarten Haut vor.

Schweißdrüsen. Sie befinden sich auf einem großen Teil der Körperoberfläche, am dichtesten im Bereich der Handflächen und Fußsohlen. Über die Ausführungsgänge werden Wasser, Salze sowie Stoffwechselendprodukte (Harnstoff, Harnsäure, Ammoniak) zur Hautoberfläche transportiert. Mithilfe der Verdunstungskälte der ausgeschie-

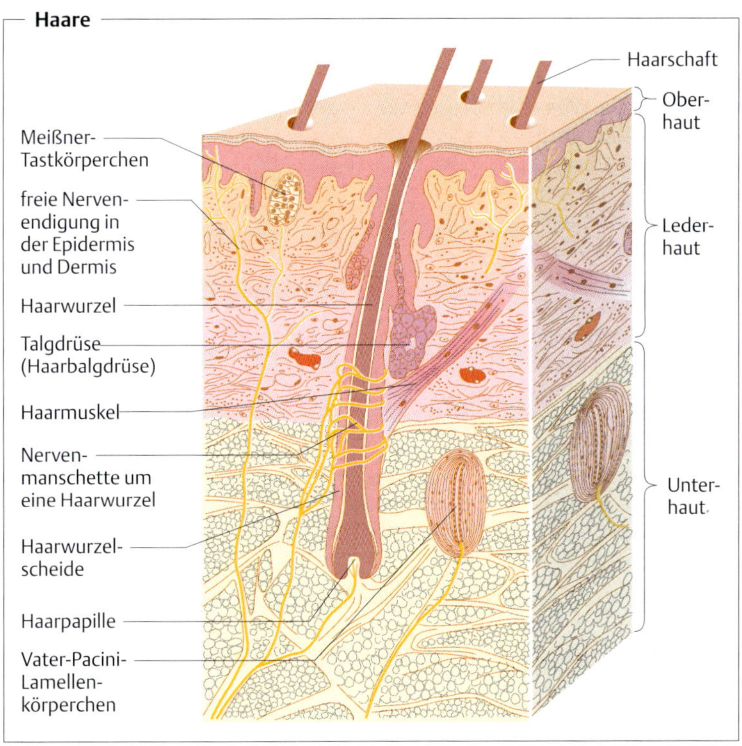

Abb. 6.**3** Haar und Nervenendigungen in der Kopfhaut (nach Faller u. Schünke 1999).

denen Flüssigkeit erfolgt die Regulierung der Körpertemperatur. Durch den sauren pH-Wert (pH = 4,5) wird ein Säureschutzmantel gebildet, der das Wachstum von Mikroorganismen eindämmt.

Der Zustand der Haut lässt Rückschlüsse auf den Wasserhaushalt im gesamten Körper (Hautturgor = Festigkeit) zu: Trockene, faltige und spröde Haut bleibt an typischen Stellen (Wange, Handrücken) nach dem Zusammenschieben für einige Sekunden stehen, weil der Körper dem subkutanen Fettgewebe Flüssigkeit entzogen hat. Dies ist ein wichtiges Alarmzeichen für Flüssigkeitsmangel bei älteren Patienten!

Verletzungen der Haut

Susanne Andreae

Je nach der Entstehungsursache kann man Wunden in 4 Gruppen einteilen:

- Die meisten Wunden sind *mechanisch* bedingt;
- *thermische* Wunden entstehen durch Kälte- oder Wärmeeinwirkung;
- *chemische* Verletzungen durch Säure- oder Laugeneinwirkung sind selten, aber teilweise sehr gefährlich;
- in der Altenpflege besonders häufig sind durch *Druck* verursachte Wunden (Dekubitus).

Mechanisch verursachte Wunden

Erstversorgung

Während bei blutenden Wunden die Blutstillung im Vordergrund steht, gilt es bei *kleineren Wunden* die verletzte Stelle rasch zu säubern und steril abzudecken. Wenn keine Desinfektionslösung zur Hand ist, reicht es aus, die Wunde mit Wasser kräftig auszuspülen. Ist kein steriles Abdeckmaterial vorhanden, erfüllt ein sauberes Tuch denselben Zweck. Bei vielen Verletzungen reicht ein Pflasterverband zur Wundabdeckung aus, doch besonders große, tiefe und stark verschmutzte Wunden sollten von einem Arzt behandelt werden.

Bei *stark blutenden Wunden* muss zur Blutstillung ein Druckverband angelegt werden. Alternativ oder zusätzlich kann mit einer oberhalb der Wunde angelegten Blutdruckmanschette die Blutzufuhr eingeschränkt werden (Abb. 6.**4 a,b**). Beim Transport in die Klinik ist darauf zu achten, dass die verletzte Stelle hochgelagert wird.

Provisorische Blutstillung

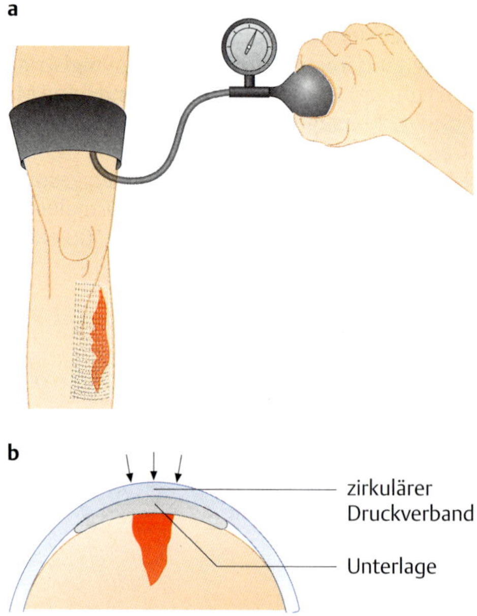

Abb. 6.**4 a** u. **b** **a** Mithilfe der Blutdruckmanschette muss der Kompressionsdruck etwas oberhalb des systolischen Blutdrucks eingestellt werden (auf ca. 180 mmHg); **b** Steht keine Blutdruckmanschette zur Verfügung, darf im Notfall ein nicht zu fester zirkulärer Druckverband mit einem Handtuch, Hemd o. Ä. angelegt werden. Zur Druckausübung auf die Wunde muss eine Unterlage (z. B. ein Stapel Papiertaschentücher) unter den Druckverband gelegt werden (aus Paetz, B., B. Benzinger-König: Chirurgie für Pflegeberufe, 19. Aufl. Thieme, Stuttgart 2000).

Maßnahmen zur Erstversorgung:
- Wunde säubern,
- Wunde steril abdecken,
- bei stark blutenden Wunden Druckverband.

In Tab. 6.**1** sind die wichtigsten mechanischen Wunden, ihre Behandlung und mögliche Komplikationen zusammengestellt.

Wundheilung

Je nach Heilungsverlauf unterscheidet man zwischen primärer und sekundärer Wundheilung.

Primäre Wundheilung. Voraussetzung für eine primäre Wundheilung ist das direkte Aneinanderliegen der Wundränder. Dies wird erreicht durch Naht, Klammern, Klammerpflaster oder auch spontan. Der Hautdefekt heilt unter Bildung einer winzigen Narbe rasch ab (Abb. 6.**5a–c**). Um die Gefahr einer Wundinfektion möglichst gering zu halten, können nur wenig verschmutzte Wunden, die nicht älter als 6 Stunden sind und möglichst glatte, nicht klaffende Wundränder aufweisen, genäht werden. Fremdkörper müssen zuvor aus der Wunde entfernt werden, eventuell ist es

Primäre Wundheilung

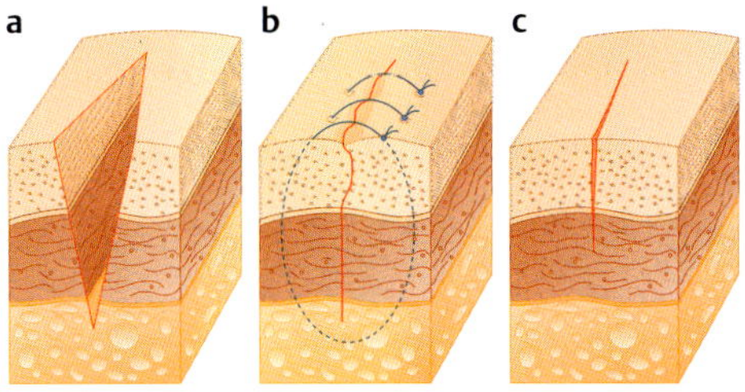

Abb. 6.**5a–c** **a** Saubere frische Wunde, **b** primärer Wundverschluss, **c** Primärheilung mit schmaler Narbe (aus Paetz, B., B. Benzinger-König: Chirurgie für Pflegeberufe, 19. Aufl. Thieme, Stuttgart 2000).

nötig, die Wundränder auszuschneiden. Die optimalsten Bedingungen für eine primäre Wundheilung finden sich bei *aseptischen* Wunden. Darunter versteht man keimfreie Wunden, z. B. Operationswunden.

Sekundäre Wundheilung. Stark verschmutzte, alte (älter als 6 Stunden) oder Bisswunden werden nicht genäht, sondern sollten von innen heraus heilen (sekundäre Wundheilung), denn hier

Tabelle 6.**1** Die wichtigsten mechanischen Wunden

Wunde	Definition	Komplikation	Behandlung
Schürfwunde	Abschürfung der obersten Hautschichten	keine	evtl. Pflasterverband
Schnittwunde	Wunde mit glatten Wundrändern durch Hautschnitt	je nach Tiefe der Wunde Gefahr der Verletzung tiefer gelegener Strukturen (Gefäße, Sehnen, Nerven)	sorgfältige Wundkontrolle (tiefe, mitverletzte Strukturen), Nahtversorgung
Quetsch-/ Platzwunde	durch starke Prellung des Gewebes ist die Haut aufgeplatzt (die Platzwunde ist eine der häufigsten Wunden!)	häufig zerfetzte Wundränder, oft stark blutend (z. B. Kopfplatzwunde)	außer bei starker Verschmutzung Nahtversorgung, zuvor müssen evtl. die Wundränder ausgeschnitten werden
Ablederung	größere Hautanteile werden von den tiefer gelegenen Strukturen abgetrennt	es besteht eine große Wundfläche, die stark bluten kann	Nahtversorgung
Bisswunde	Wunde durch Tier- oder Menschenbiss	immer bakteriell verunreinigt – hohe Infektionsgefahr!	Wunde wird gereinigt und offen gelassen, um Wundinfektion zu vermeiden (Sekundärheilung). Ausnahme: große, klaffende Wunde und Wunde im Gesicht, vor allem bei Kindern und jungen Frauen (kosmetische Gründe)

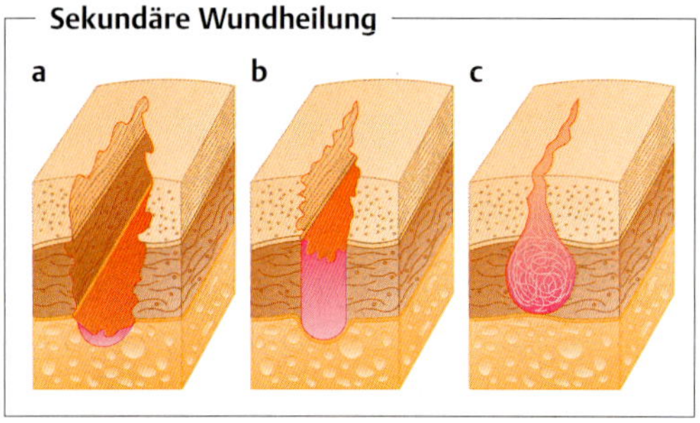

Abb. 6.**6 a – c** **a** Verschmutzte und infektionsgefährdete Wunde, **b** Sekundärheilung durch Granulationsgewebe, **c** Sekundärheilung mit breiter Narbe (aus Paetz, B., B. Benzinger-König: Chirurgie für Pflegeberufe, 19. Aufl. Thieme, Stuttgart 2000).

besteht eine große Gefahr der Wundinfektion. Man spricht von *septischen* (infizierten) Wunden (Abb. 6.**6 a – c**).

Wundheilungsphasen. Die Wundheilung verläuft in verschiedenen Phasen. Diese sind für die primäre und sekundäre Wundheilung gleichverlaufend, dauern bei der sekundären Wundheilung allerdings länger.

- *Exsudationsphase* (1. – 4. Tag): Im Wundbereich sind kleine Blut- und Lymphgefäße eröffnet, weswegen austretendes Blut und Gewebswasser die Wunde ausfüllen. Fibrin (Gerinnungsstoff) bewirkt eine Verklebung der Wundränder;
- *Proliferationsphase* (5. – 10. Tag): Kleine Blutgefäße wachsen aus den Wundrändern in das Wundbett hinein. Die Bindegewebszellen produzieren Vorstufen des Kollagens, die dazu führen, dass die Wunde kleiner und fester wird;
- *Regenerationsphase* (Wochen – Monate): Die Kollagenfasern vernetzen sich weiter und werden stabiler. Nach ca. 10 – 14 Tagen ist die Narbe reißfest genug. Eventuell verwendete Fäden können jetzt entfernt werden.

Pflege

Pflegerische Versorgung von Gelegenheits- und Operationswunden: Im Gegensatz zu schlecht heilenden Wunden werden kleinere Gelegenheitswunden wie z. B. eine Schürfwunde von der Pflegeperson lediglich desinfiziert und, wenn nötig, steril abgedeckt. Oft bildet sich ein Schorf, der die Wunde schützt; in diesem Fall ist kein Verband notwendig. Unter dem Schorf verläuft die Wundheilung wie oben beschrieben. Operationswunden müssen steril abgedeckt werden, etwa mittels eines sterilen Pflasters oder mithilfe von sterilen Kompressen und z. B. Fixomull.

Wundheilungsstörungen. Wie in Tab. 6.**2** dargestellt, haben viele Faktoren Einfluss auf die Wundheilung. Besonders bei älteren Menschen kann es zu verzögerter Wundheilung kommen.

Wundinfektion (Tetanus)

Ist es zu einer Wundinfektion gekommen, erkennt man dies am Auftreten der klassischen Entzündungszeichen (S. 39) im Wundbereich. Meist handelt es sich um einen bakteriellen Infekt (s. u.). Besonders bei verschmutzten und zerfetzten Wunden besteht immer die Gefahr einer Besiedlung mit *Tetanus-Erregern* (Clostridium tetani). Dabei handelt es sich um sehr widerstandsfähige Bakterien, die überall vorkommen. Wenn sie in eine Wunde eindringen, können sie Gifte (Toxine) in den Körper abgeben und zu einer generalisierten Erkrankung mit krampfartigen Lähmungen der Muskulatur und in vielen Fällen zu einem qualvollen Tod führen. Tetanusfälle sind dank wirksamer Impfstoffe bei uns sehr selten geworden. Es gibt eine aktive (Tetanol) und eine passive Impfung (Tetagam). Werden beide Impfstoffe gleichzeitig gespritzt, spricht man von einer *Simultanimpfung*. Die Impfung sollte alle 10 Jahre aufgefrischt werden.

Auch wenn die letzte Impfung länger als 10 Jahre zurückliegt, genügt bei einer frischen Wunde eine einmalige Simultanimpfung, um einen erneuten Impfschutz für weitere 10 Jahre zu erhalten!

Thermisch verursachte Wunden

Aufgrund von Vergesslichkeit, Seh- oder Gefühlsstörungen und eingeschränkter Beweglichkeit sind Wunden, verursacht durch Kälte oder Hitze, also *Erfrierungen* oder *Verbrennungen*, bei alten Menschen relativ häufig. Bei Verletzungen infolge heißer Flüssigkeiten spricht man von *Verbrühung*.

Verbrennungen

Tiefenausdehnung

Je nach Tiefenausdehnung werden Verbrennungen in *drei Schweregrade* eingeteilt. Dabei erfolgt die Einteilung nach dem makroskopischen (mit

Tabelle 6.**2** Beeinflussung der Wundheilung (nach Paetz u. Benzinger-König)

	Heilungsfördernde Faktoren	**Heilungshemmende Faktoren**
Lokale Faktoren		
Keimbesiedlung	keimfreie Wunde	infizierte Wunde
Verschmutzung	schmutzfreie Wunde	• Fremdkörper • Nekrosen (abgestorbenes Gewebe) • Wundtaschen (Hohlräume)
Durchblutung	gute Durchblutung	schlechte Durchblutung, z. B. durch Spannung der Wundränder, Hämatom (Bluterguss), oder AVK, Diabetes mellitus
Ruhigstellung	Ruhigstellung der Wunde (z. B. durch Gips oder Verband)	Bewegung im Wundgebiet, frühe Belastung
Allgemeine Faktoren		
Alter	jugendliches Alter	höheres Alter
Allgemeinzustand	guter Allgemein- und Ernährungszustand	schwere Allgemeinerkrankung (z. B. Krebs, AIDS) und Stoffwechselstörungen (z. B. Diabetes mellitus, Blutarmut)
Vitamine	Vitamin C	Vitaminmangel (z. B. bei Unterernährung)
Medikamente	(kein Medikament mit heilungsfördernder Wirkung bekannt)	Kortison, Zytostatika (Chemotherapie)

bloßem Auge erkennbaren) Bild (Abb. 6.**7 a – c**). Je tiefer die Verbrennung in das Gewebe eingedrungen ist, desto schwerwiegender sind die Folgen für den Patienten. Bei Beschädigung der Sehnen, Muskeln oder gar der Knochen spricht man von einer Verbrennung vierten Grades.

In Tab. 6.**3** sind die Charakteristika sowie die Therapie der verschiedenen Verbrennungsgrade zusammengefasst.

Tabelle 6.**3** Charakteristika und Therapie der Verbrennungswunden

Aussehen	**1. Grad** **Rötung**	**2. Grad** **Blasen**	**3. Grad** **Nekrose**
Pathophysiologie	vermehrte Durchblutung der oberen Hautschicht	Austritt eiweißreicher Flüssigkeit zwischen die Hautschichten	komplette Zerstörung der Haut
Hautanhangsgebilde (Haare, Schweißdrüsen etc.)	erhalten	teilweise erhalten	zerstört
Schmerzen	sehr schmerzhaft	schmerzhaft	keine Schmerzen (Analgesie), da schmerzleitende Nervenfasern zerstört
Therapie	1. kalt abspülen 2. steriler Verband	1. kalt abspülen 2. Blasen eröffnen 3. steriler Verband	1. kalt abspülen 2. je nach Ausdehnung: steriler Verband, evtl. operative Nekrosenabtragung
Narbenbildung	keine	gering	ausgedehnt (oft mit Schrumpfungstendenz)

Verbrennungsgrade

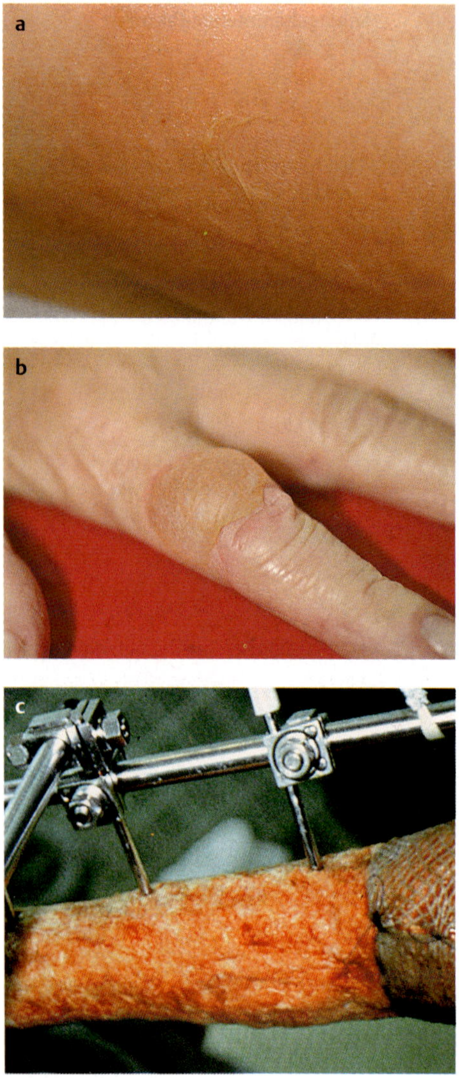

Abb. 6.7 **a – c** Verbrennungen **a** I., **b** II. und **c** III. Grades.

Flächenausdehnung

Neben der Tiefe ist die Größe der Verbrennungswunde von entscheidender Bedeutung. Da über die verletzte Haut viel Flüssigkeit verloren wird und eine hohe Infektionsgefahr besteht, sind besonders alte Menschen bei einer ausgedehnten Verbrennung stark gefährdet. Es kann durch den großen Flüssigkeitsverlust über die Wunde zum Schock kommen. Deshalb sollten ältere Menschen mit einer größeren Verbrennung immer einem Arzt vorgestellt werden – oft ist zur Verhinderung von Komplikationen eine stationäre Behandlung notwendig!

Um die Fläche der verbrannten Hautoberfläche abschätzen zu können, verwendet man die so genannte *Neunerregel*. Hierbei wird die Körperoberfläche in Regionen von je 9% eingeteilt (Kopf, rechter und linker Arm je 1 × 9 %, Rumpf vorne, Rumpf hinten, rechtes und linkes Bein je 2 × 9%, Genitale 1%).

Erstversorgung

Alle Verbrennungen und Verbrühungen werden möglichst rasch mit *kaltem Wasser* gespült. Ist kein Wasser in der Nähe, kann man auch jede andere kalte Flüssigkeit (z. B. kaltes Bier) verwenden. Die Spülung sollte möglichst bis zur Schmerzfreiheit (ca. 15 Minuten) durchgeführt werden.

Anschließend sollte die Wunde mit einem *sterilen Verband* versorgt werden, gegebenenfalls reicht auch die Abdeckung mit einem sauberen Tuch.

Bei Verbrennungen zweiten Grades müssen die *Brandblasen eröffnet*, aber nicht abgetragen werden, da sie einen Schutz für die darunter liegende Haut darstellen. Die Haut speichert die Hitze, deshalb kommt es oft zum so genannten „Nachbrand" mit verspäteter Blasenbildung.

Tiefergradige Verbrennungen müssen stationär behandelt werden; häufig ist eine Nekrosenabtragung nötig.

Erstmaßnahmen bei Verbrennung oder Verbrühung:

- Löschen der Kleider mit Wasser, durch Wälzen oder durch Decken etc.;
- „sofort unter den Wasserhahn": noch in Kleidern sofort Kaltwasserspülung!
- Wunde steril oder sauber abdecken;
- bei Verbrühung durchtränkte Kleidung sofort vorsichtig entfernen;
- Schmuck immer abnehmen, da verbrannte oder verbrühte Haut unter dem Schmuck rasch anschwillt (zusätzlicher Wärmereiz durch heißes Metall);
- im Zweifel immer zum Arzt!

Behandlung von Brandwunden: Niemals Puder, Öle oder ungeeignete Salben auf Brandwunden!

Komplikationen

Dritt- und viertgradige Verbrennungen führen zu ausgeprägten *Narben*. Da Narbengewebe oft schrumpft und wenig elastisch ist, kann es beson-

ders bei ausgedehnten Wunden in Gelenknähe zu Bewegungseinschränkungen bis hin zu Gelenkkontrakturen kommen. Ausgedehnte Narbenbezirke machen häufige Operationen mit Hauttransplantation nötig, um das kosmetische Ergebnis zu verbessern.
Bei einer großflächigen Brandwunde kann es zur *Verbrennungskrankheit* kommen. Der große Flüssigkeitsverlust über die Wundfläche und giftige Stoffe (Toxine), die freigesetzt werden, führen zum Volumenmangelschock und häufig zu Wundinfektionen. Die Verbrennungskrankheit ist lebensbedrohlich und muss intensivmedizinisch betreut werden!

Erfrierungen

Bei Kälte kommt es zur Vasokonstriktion (Verengung der Gefäße), weil der Körper versucht, sich durch Verminderung der Wärmeabgabe an die Umgebung zu schützen. Erfrierungen sind somit Folgen lokaler Durchblutungsstörungen. Besonders gefährdet sind vorstehende Körperteile, also Finger, Zehen, Nase, Ohren, oder Körperteile, die durch Bekleidung zu stark eingeengt werden, zum Beispiel die Füße.

Erstversorgung

Erstmaßnahmen bei Erfrierung:

- Eng anliegende Kleidung und Schuhe öffnen;
- *langsame Erwärmung* des betroffenen Körperteils, z.B. im Wasserbad: Beginn mit lauwarmem Wasser, langsam wärmeres Wasser zuführen;
- *Wunden steril abdecken;*
- Arzt verständigen.

Prognose

Geringgradige Erfrierungen heilen folgenlos aus. Gelegentlich kommt es aber zu *Gefühlsstörungen* im betroffenen Gebiet oder zur Bildung von *Frostbeulen* (teigige Schwellungen unter der Haut, die bei Erwärmung jucken und brennen).

Unterkühlung

Definition: Von Unterkühlung spricht man, wenn der gesamte Körper von der Kälteeinwirkung betroffen ist und die Körperkerntemperatur abgesunken ist.

Eine zusätzliche Gefährdung entsteht durch:

- nasse Kleidung (in der Luft wird die Auskühlung durch feuchte Kleidung und Wind beschleunigt);
- Alkoholeinfluss (evtl. verminderte Bewegungsfähigkeit, Wärmeverlust durch Weitstellung der Gefäße);
- schlechter körperlicher Allgemeinzustand;
- eingeschränkte Beweglichkeit.

Wasser hat eine deutlich höhere Kälteleitfähigkeit als Luft. Der Körper kühlt im Wasser also deutlich schneller aus.

Symptome

Zu Beginn versucht der Körper, durch *Muskelzittern* und die dadurch erhöhte Wärmeproduktion die Körpertemperatur aufrechtzuerhalten. Sinkt die Körperkerntemperatur aber weiter ab, kommt es zur zunehmenden Bewusstseinstrübung. Ab einer Körperkerntemperatur unter 27 °C sind alle sichtbaren Lebenszeichen erloschen, der Patient ist „scheintot". Bei weiterem Absinken der Temperatur stirbt der Patient an schweren Herzrhythmusstörungen.

Erstversorgung

Generell gilt: Die Körpertemperatur muss langsam angehoben werden!

Bei vorhandenem Bewusstsein:

- Wenn nötig, nasse Kleidung entfernen, den Patienten in völlige Ruhelagerung bringen und *in Decken hüllen*;
- *keine Schocklagerung;*
- Arme und Beine *nicht massieren*;
- *warme Getränke* verabreichen;
- *keinen Alkohol* (führt durch Weitstellung der Gefäße zum Wärmeverlust!);
- evtl. Arzt verständigen.

Bei Bewusstlosigkeit:

- *Überprüfung der Vitalfunktionen* (Puls, Atmung, Pupillenreaktion);
- evtl. Beginn mit *Reanimationsmaßnahmen*;
- *sofort Arzt verständigen!*

Chemisch verursachte Wunden

Definition: Verätzungen sind Gewebezerstörungen, die durch Einwirkung von Laugen und Säuren hervorgerufen werden.

Der Grad der Schädigung ist abhängig von der Konzentration, Menge und Einwirkzeit der ätzenden Stoffe (Tab. 6.**4**).

Tabelle 6.4 Verätzungen

Lokalisation	Magen-Darm-Trakt	Augen
Mögliche Ursache	z. B. Trinken von Toilettenreiniger	z. B. Kalkspritzer (Markierungen an Sportplätzen)
Symptome	heftige Schmerzen im Mund und Bauch, evtl. Beläge, Verquellung oder Blutung der Schleimhäute	starke Schmerzen, krampfartiges Zukneifen der Augenlider
Erstmaßnahmen	• reichlich Flüssigkeit trinken lassen (Verdünnungseffekt) • nicht zum Erbrechen bringen (dadurch nochmalige Verätzung der Speiseröhre) • Arzt verständigen • ätzende Flüssigkeit ins Krankenhaus mitgeben	• ausgiebig (ca. 20 Min.) spülen mit Wasser oder anderer Flüssigkeit • Arzt verständigen!
Komplikationen	Magenperforation (Magendurchbruch) mit Gefahr der Peritonitis (Bauchfellentzündung)	Erblinden durch Hornhautschädigung

Verätzungen an Augen: Spülen, Spülen, Spülen, Verätzungen im Magen-Darm-Trakt: Trinken, Trinken, Trinken; niemals Erbrechen provozieren!!!

Durch Druck verursachte Wunden (Dekubitus)

Definition: Unter einem Dekubitus (Druckgeschwür) versteht man das „Wundliegen" von Patienten oder Druckgeschwüre der Haut durch schlecht sitzende Prothesen oder zu enge Gipsverbände. Ursache ist ein länger einwirkender Druck auf eine Körperstelle. Dies führt zu einer verminderten Durchblutung und zum Absterben des Gewebes.

Ursachen

Vier Dinge spielen bei der Entstehung eines Dekubitus eine entscheidende Rolle:

- der auf die Hautpartie einwirkende Druck,
- die Zeitdauer der Druckeinwirkung,
- die Durchblutung des betroffenen Körperteils,
- die persönliche Gefährdung (Risikofaktoren) des Patienten.

Pathophysiologie. Durch die Druckeinwirkung auf die Haut werden die Blutgefäße, die die aufliegenden Hautbereiche versorgen, zusammengedrückt. Die Folge ist eine Unterversorgung des Gewebes mit Blut und Nährstoffen, was Sauerstoffmangel im Gewebe verursacht. Dies führt zum Absterben der Haut (Nekrose) und zum offenen Hautdefekt. Natürlich ist die Gefahr eines Dekubitus bei längerer Druckeinwirkung erhöht.

Risikofaktoren. Eine erhöhte Gefährdung des Patienten besteht bei folgenden Krankheiten und Umständen:

- bei *Bettlägerigkeit* wegen mangelnder Eigenbewegung und dadurch fehlender Druckentlastung;
- bei *Lähmungen* (z. B. Querschnittlähmung). Es kommt im gelähmten Körperbereich zu verlangsamtem Blutfluss; dies begünstigt die Entstehung eines Dekubitus;
- bei *vermindertem Bewusstsein* (z. B. Koma, Apoplex);
- geschwächte, *kachektische* (ausgezehrte) und *alte Menschen* sind durch die trockene, dünne und empfindliche Haut gefährdet;
- auch bei *Adipositas* (Fettsucht) besteht eine erhöhte Gefahr, da das auf der Haut lastende Gewicht größer ist;
- bei *Inkontinenz* ist die Haut durch den Urin oder Stuhl angegriffen oder zerstört und deshalb empfindlicher;
- bei Personen mit *Durchblutungsstörungen* und *Herzerkrankungen* besteht durch die verminderte Hautdurchblutung eine erhöhte Dekubitusgefahr;
- bei *Diabetikern* kommt es infolge der Gefäßschädigung zu verminderter Hautdurchblutung, zusätzlich ist der Zellstoffwechsel gestört und es besteht eine generelle Wundheilungsstörung;

- bei *Fieber* trocknet die Haut infolge des Flüssigkeitsverlustes (vermehrtes Schwitzen) aus; das kann, verbunden mit Bettlägerigkeit, zu einer erhöhten Dekubitusgefahr führen;
- abgesehen von inneren Erkrankungen können natürlich Prothesen, Bettgestelle oder Verbände durch längeren Druck auf die immer gleiche Körperstelle zu Druckgeschwüren führen.

Mithilfe der so genannten „Norton-Skala" kann man die persönliche Gefährdung eines Patienten einschätzen (Tab. 6.**5**).

Symptome

Gefährdet sind Körperstellen mit geringer Muskelpolsterung. Prinzipiell können sich Dekubitusgeschwüre aber an jeder Körperstelle bilden. Die typischen Druckstellen sind abhängig von der Körperlage.

Pflege

Typische Druckstellen bei Rückenlage:
- Hinterkopf,
- Schulterbereich,
- Ellenbogen,
- Steißbein,
- Hüfte,
- Knöchel, Ferse.

Typische Druckstellen bei Seitenlage:
- Ohrmuscheln,
- Schulter,
- Hüfte,
- Knie.

Krankheitsverlauf/Therapie

Charakteristisch ist der stadienartige Verlauf eines Dekubitus. Wird nicht eingegriffen, geht ein Stadium in das andere über (Tab. 6.**6**).
Therapieziel ist, den Dekubitus zum Abheilen zu bringen und, wenn möglich, die Ursachen der verzögerten Wundheilung zu beseitigen. Im Speziellen richten sich die angewandten Therapiemaßnahmen nach dem Schweregrad des Dekubitus. Generell umfasst die Therapie folgende Maßnahmen:
- Möglichst vollständige *Druckentlastung* des Gewebes zur Besserung der Gewebsdurchblutung;
- *Wundreinigung* durch Bekämpfung lokaler Infekte und Entfernung nekrotischen (abgestorbenen) Gewebes;
- *Anregung der Wundheilung*;
- Beseitigung oder zumindest *Besserung der Risikofaktoren*.

Die Abheilung eines Dekubitus kann Wochen bis Monate dauern!

Tabelle 6.**5** Norton-Skala zur Einschätzung der Dekubitusgefahr (nach Juchli)

Name:	Motivation/ Kooperation	Alter	Hautzustand	Zusatzerkrankung	körperlicher Zustand	geistiger Zustand	Aktivität	Beweglichkeit	Inkontinenz	Gesamtzahl:
	voll 4	< 10 4	normal 4	keine 4	gut 4	klar 4	geht ohne Hilfe 4	voll 4	keine 4	
	wenig 3	< 30 3	schuppig, trocken 3	Fieber, Diabetes, Anämie 3	leidlich 3	apathisch, teilnahmslos 3	geht mit Hilfe 3	kaum eingeschränkt 3	manchmal 3	
	teilweise 2	< 60 2	feucht 2	MS, Ca, Kachexie, Adipositas 2	schlecht 2	verwirrt 2	rollstuhlbedürftig 2	sehr eingeschränkt 2	meistens Urin 2	
	keine 1	> 60 1	Allergie, Risse 1	Koma, Lähmung 1	sehr schlecht 1	stuporös (stumpfsinnig) 1	bettlägerig 1	voll eingeschränkt 1	Urin und Stuhl 1	

← ursprüngliche Norton-Skala Dekubitusgefahr bei 14 Punkten und weniger → (körperlicher Zustand bis Inkontinenz)

← erweiterte Norton-Skala, Dekubitusgefahr bei 25 Punkten und weniger → (alle Spalten)

Tabelle 6.**6** Stadien und Therapie des Dekubitus

Stadium	**Symptome**	**Therapie**
Stadium I	Leichte Rötung der Haut, die bei Druck verschwindet; die Haut ist intakt, das darunter liegende Gewebe gut durchblutet. Keine Schmerzen.	absolute Druckentlastung bis zum Verschwinden der Rötung
Stadium II 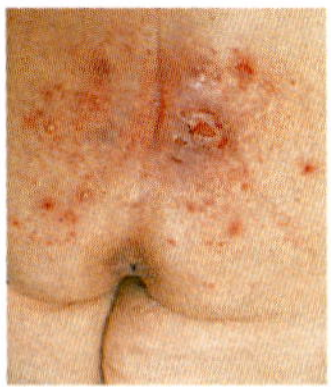	Im Bereich der Hautrötung bilden sich infolge einer vermehrten Wassereinlagerung Blasen; es kommt zur oberflächlichen Ulkusbildung, das Unterhautfettgewebe ist nicht betroffen; sehr schmerzhaft. Achtung: Im Bereich starker Verhornung (z. B. Ferse) kann es zur Blasenbildung unter der Hornschicht gekommen sein (schlecht sichtbar).	absolute Druckentlastung; Blasen nur bei Infektion steril abtragen, sonst steriler Verband; bei offenem Defekt Wundverband, evtl. mit Gazeauflagen (verhindern die Wundaustrocknung)
Stadium III 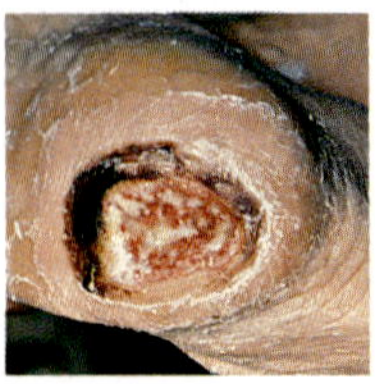	Die Haut und das darunter liegende Gewebe sterben ab; es kommt zum offenen Defekt aller Hautschichten, evtl. liegen Bänder, Sehnen und Muskeln frei; der Defekt ist entweder käseschmierartig (durch Eiweißzerfall) oder nekrotisch belegt; sehr schmerzhaft.	absolute Druckentlastung; Säuberung der Wunde durch Spülen, z. B. mit Ringer-Lösung; Säuberung der Wunde durch z. B. Fibrolan oder Leukase-Kegel; nekrotische Bezirke abtragen; evtl. Antibiose
Stadium IV 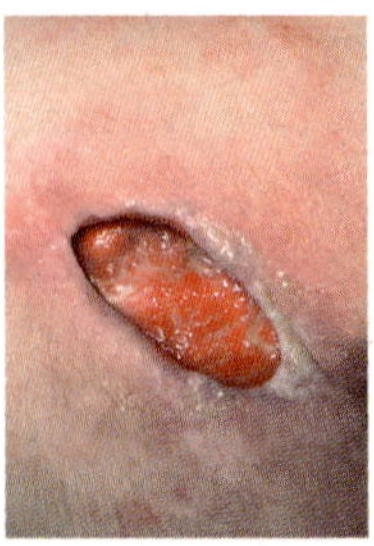	Gewebedefekt bis auf den Knochen reichend! Evtl. Zeichen einer Osteomyelitis (Knochenmarksentzündung); sehr schmerzhaft.	absolute Druckentlastung; Therapie wie bei Stadium III, bei großen Defekten und sauberer Wunde evtl. Hauttransplantation

Pflege

Therapiedauer: Die Abheilung eines Dekubitus kann Wochen bis Monate dauern!

Druckentlastung. Die Druckentlastung ist die wichtigste Therapiemaßnahme in allen Stadien eines Dekubitus. Durch *regelmäßiges Umlagern* des Patienten verhindert man die längerfristige Belastung bestimmter Körperstellen (Abb. 6.**8** und S. 111 f). Auch der Einsatz von *druckentlastenden Hilfsmitteln* (Wasserbett, Schaumstoffmatratze, Würfelmatratzenauflage, Luftkissenbetten etc.) ist hilfreich.

Oberstes Prinzip der Dekubitustherapie: Druckentlastung!

Wundreinigung. Nur eine saubere Wunde kann gut heilen. Eine recht gute Wundreinigung erreicht man durch regelmäßiges Spülen, z. B. mit Ringer-Lösung. Durch enzymatisch wirkende Stoffe (Varidase oder Fibrolan) werden schmierige Beläge aus abgestorbenen Zellen entfernt.

Natürliche Heilmethoden: Zucker wirkt wundreinigend.

Lagerung zur Dekubitusprophylaxe

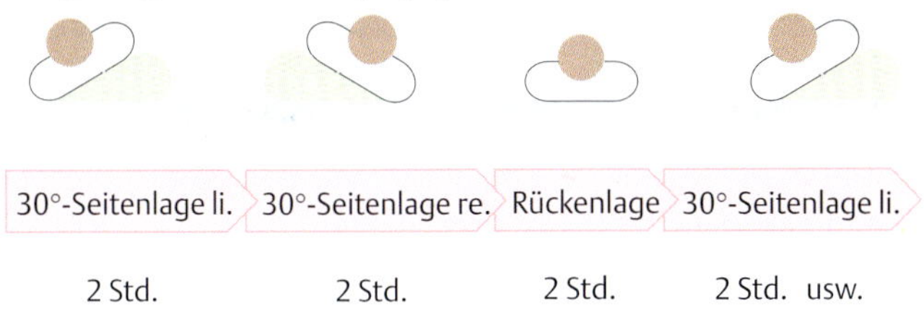

Abb. 6.**8** Lagerung bei Dekubitusgefahr (aus Köther, I., E. Gnamm: Altenpflege in Ausbildung und Praxis, 4. Aufl. Thieme, Stuttgart 2000).

Bekämpfung lokaler Infekte: Ist es zu einer bakteriellen Infektion des Dekubitus gekommen, finden sich lokal die klassischen Entzündungszeichen Rötung, Schwellung, Schmerz, Überwärmung. Wichtig ist eine gute Desinfektion des Wundgebietes. Bei in tiefere Hautschichten oder gar bis auf den Knochen reichenden Infekten muss antibiotisch behandelt werden.

Entfernung nekrotischen Gewebes: Nekrosen begünstigen die bakterielle Besiedlung einer Wunde und verhindern die Bildung von Granulationsgewebe. Nekrotisches Gewebe muss deshalb in mehreren Schritten entfernt werden, bei ausgedehnten Druckgeschwüren sollte dies im Krankenhaus erfolgen.

! Mindestens 30 Min. vor Nekrosenabtragung Schmerzmittelgabe!

Anregung der Wundheilung. Für die Heilung, d.h. die Bildung von Granulationsgewebe (Abb. 6.**9 a, b**), wird ein bestimmtes Wundmilieu benötigt. In Ringer-Lösung getränkte feuchte Kompressen oder Hydrokolloidverbände schaffen ein optimales Wundmilieu. Die Verbände müssen in größeren Abständen gewechselt werden, sodass die mechanische Beanspruchung und die Reizung der Wunde durch häufiges Manipulieren möglichst gering ist.

Pflege

Wundspülung: Bei tieferen Dekubiti im Stadium III und IV unterstützen Spülungen wirkungsvoll die Wundreinigung. Bilden sich unter intakter Haut tiefe Wundtaschen, sind Wundspülungen oft die einzige Möglichkeit, diese zu reinigen. Auch können über Wundspülungen Antiseptika auf die Wunde aufgebracht werden, z. B. Betaisodona-Lösung.

Ist eine Spülung mit Wasserstoffperoxid (H_2O_2) angeordnet, muss stets mit Ringer-Lösung nachgespült werden. H_2O_2 hat eine antiseptische, jedoch auch eine zelltoxische Wirkung, die sich auf die Wundheilung negativ auswirkt.

Wundspülungen sind unter streng aseptischen Bedingungen durchzuführen.

Beseitigung der Risikofaktoren. Besonders wichtig ist die *rasche Mobilisation* des Patienten, z. B. nach einem Infekt, um die Dauer der Bettlägerigkeit zu verkürzen. Durch eine Änderung der *Ernährung* (eiweiß-und vitaminreiche Kost bessert die Wundheilung) und besonders eine Erhöhung der Trinkmenge können der Zustand der Haut und der Allgemeinzustand gebessert werden. Bei Adipositas dagegen ist eine Verringerung des Körpergewichtes nötig.

Therapieverlauf bei Dekubitus

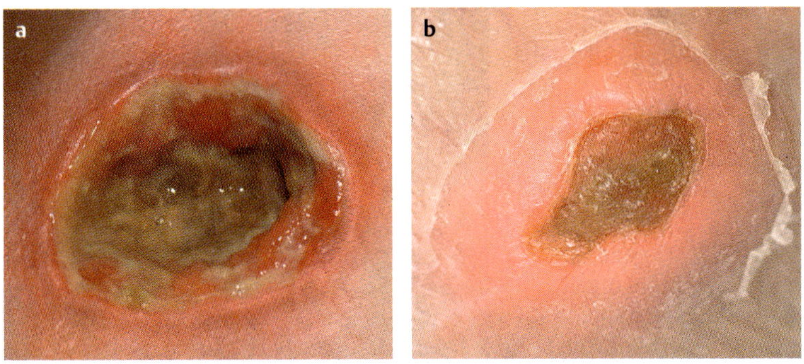

Abb. 6.**9 a** u. **b** Dekubitus **a** vor und **b** nach Therapie mit Hydrokolloidverbänden.

Entzündliche Hauterkrankungen

Susanne Andreae

Die gut durchblutete, unverletzte Haut stellt ein wirkungsvolles mechanisches Hindernis für Mikroorganismen dar. Im Alter aber wird die Haut trocken, faltig und leicht verletzbar. Hinzu kommt eine durch arteriosklerotische Gefäßveränderungen bedingte Minderdurchblutung. Deshalb kommt es leicht zu Hautverletzungen, durch die Mikroorganismen eindringen können. Hautinfektionen sind daher im Alter recht häufig.
Verschiedene Erreger können Infektionen im Bereich der Haut auslösen:

- Die meisten Infektionen sind bakteriell bedingt;
- durch Viren bedingt ist im Alter besonders der Herpes zoster (Gürtelrose S. 404). Allerdings kann es auch bei AIDS zu typischen Hauterkrankungen kommen (S. 237);
- Pilzinfektionen im Bereich der Haut können sehr hartnäckig sein;
- bei schlechten hygienischen Verhältnissen können Parasiten (Kleinlebewesen) in die Haut eindringen.

Durch Bakterien verursachte Hauterkrankungen

Zumeist handelt es sich um Entzündungen, ausgelöst durch Staphylokokken oder Streptokokken. Als Symptome finden sich lokal die klassischen Entzündungszeichen (Tab. 6.**7**).

Natürliche Heilmethoden: Bei lokalen, oberflächlichen Entzündungen kann ein Quarkwickel entzündungshemmend wirken: Quark entweder auf ein dünnes Tuch oder direkt auf die Entzündung auftragen; wenn der Quark trocken ist, abwaschen und wiederholen.

Durch Pilze verursachte Hauterkrankungen

Pilzerkrankungen finden sich besonders an Haut (Dermatomykose), Schleimhäuten und den Nägeln (Onychomykose). Verursacht werden sie meist von Fadenpilzen oder Hefen. Ein Pilzbefall der Schleimhäute wird „Soor" (S. 274) genannt. Feuchte Hautstellen, chronische Erkrankungen (z. B. Diabetes mellitus) oder eine allgemeine Schwächung des Immunsystems fördern die Entstehung von Hautpilz. Alte Menschen sind daher häufiger davon betroffen.

Dermatomykose (Hautpilz)

Symptome

Es treten *kreisförmige, gerötete Hautveränderungen* auf. Lästig ist besonders der starke *Juckreiz* (Abb. 6.**10**). Wenn es im Bereich des Hautpilzes zu kleinen Hauteinrissen kommt, besteht die Gefahr einer bakteriellen Superinfektion (Erysipel, Lymphangitis).
Pilze breiten sich gerne an feuchten, aufgeweichten Hautstellen aus. Gefährdet sind deshalb Stellen, an denen *„Haut an Haut"* liegt, besonders unter den Brüsten, in der Leistengegend und bei Adipositas am Bauch. Geachtet werden muss aber auch auf den Intimbereich bei Inkontinenz.

Dermatomykose

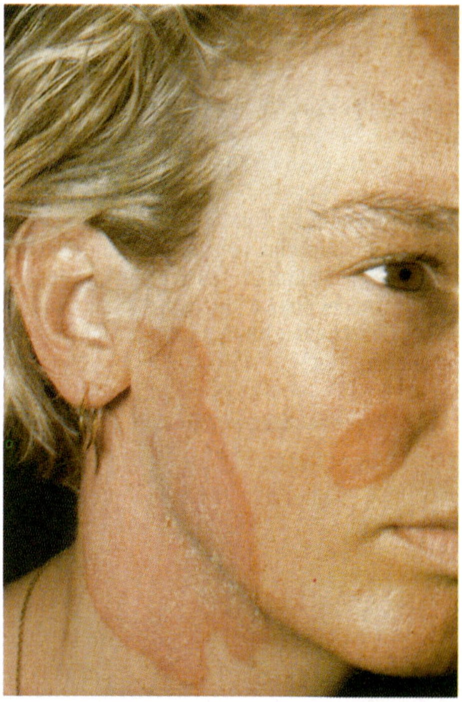

Abb. 6.**10** Hautpilz (aus Freudenberger, T.: Dermatologie. Thieme, Stuttgart 1993).

Tabelle 6.7 Die wichtigsten bakteriellen Hautentzündungen

Entzündung	Definition	Symptome	Therapie	Zu beachten
Furunkel, Karbunkel 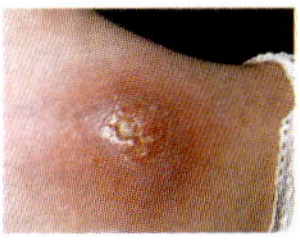	Haarbalgentzündung unterschiedlichen Ausmaßes. Beim Furunkel ist nur ein Haarbalg entzündet, von Karbunkel spricht man bei der Entzündung mehrerer Haarbälge. Wiederkehrende Furunkel an verschiedenen Körperstellen sieht man bei der Furunkulose	gerötete, druckschmerzhafte Schwellung, evtl. mit zentralem Eiterpfropf	Quark- oder Rivanolwickel, wenn keine Besserung, chirurgische Therapie	Vorsicht bei Furunkeln im Gesicht! Es kann durch Keimverschleppung über das Blut zur Meningitis (Hirnhautentzündung) oder Enzephalitis (Gehirnentzündung) kommen!
Panaritium 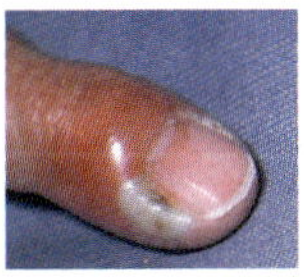	eitrige Entzündung der Finger oder Zehen, meist im Nagelbett lokalisiert	lokale Schwellung, Rötung und pochender Schmerz	lokal entzündungshemmende Maßnahmen, evtl. chirurgische Therapie	
Erysipel (Wundrose) 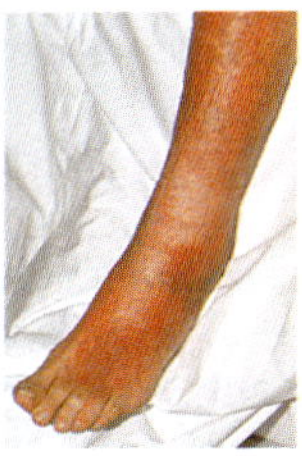	flächenhafte, oberflächliche Hautentzündung	schlagartiges Auftreten von Fieber, Schüttelfrost und Mattigkeit. Meist im Bereich des Unterschenkels bildet sich innerhalb von Stunden eine gegen die Umgebung deutlich abgegrenzte hochrote (daher der Name „Rose") und schmerzhafte Schwellung	Kombination aus lokalen Umschlägen und Antibiotika. Bettruhe erforderlich!	wichtig ist die Behandlung der Eintrittspforte (z. B. Fußpilz, lokale Wunde, Ulcus cruris)
Lymphangitis, Lymphadenitis 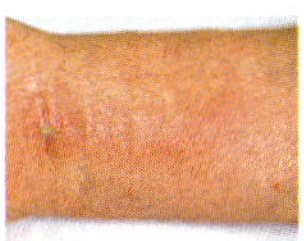	bakterielle Entzündung, die sich in den Lymphbahnen ausbreiten kann; sind zusätzlich die lokalen Lymphknoten geschwollen, spricht man von Lymphadenitis	rote, schmerzhafte Streifen unter der Haut, oft hohes Fieber	Lokalbehandlung, Antibiose, evtl. Gips zur Ruhigstellung; Sanierung der Eintrittspforte	Da die Lymphbahnen in den Blutkreislauf münden, kann es zur Ausbreitung der Entzündung in den ganzen Körper und zur Sepsis (Blutvergiftung) kommen.

Therapie

Zur Verfügung stehen verschiedene Salben (z. B. Canesten), Puder (z. B. Ingelan) oder Cremes.

Pflege

Prophylaxe von durch Pilze verursachten Hauterkrankungen.

- *Abwehr stärken* durch ausreichend Schlaf, frische Luft, Wohlbefinden und ausgewogene, vitaminreiche Ernährung;
- pilzbegünstigende *Grunderkrankung* wie beispielsweise Diabetes mellitus behandeln;
- *sorgfältige Hautreinigung* mit milden, seifenfreien synthetischen Waschmitteln (Syndets);
- gefährdete Stellen sorgfältig *trocken tupfen;*
- das Aneinanderliegen von Haut auf Haut vermeiden, z. B. durch Tragen eines Büstenhalters oder durch Einlegen von Kompressen in die Leiste, die Gesäßfalte oder in die Zehenzwischenräume.

Aspekte der Pflege:

- *Keimverschleppung vermeiden:* sorgfältige Desinfektion der Hände und der gebrauchten Materialien; infizierte Hautbezirke mit Schutzhandschuhen und Einmalwaschlappen reinigen; diese Bereiche zuletzt waschen;
- *Reinfektion vermeiden:* Handtücher, Leibwäsche täglich wechseln, bei 60 °C waschen, evtl. Strümpfe und Schuhe mit antimykotischem Puder behandeln.

Nagelpilz

Symptome

Der befallene Nagel ist getrübt, verformt und verdickt (Abb. 6.**11**).

Therapie

Es werden Lacke oder Salben aufgetragen. Während der Behandlung muss der aufgeweichte Nagel oft abgeschabt werden. Die Behandlung von Nagelpilzen ist langwierig; häufig kommt es zu Rückfällen.

Durch Parasiten verursachte Hauterkrankungen

Unter schlechten hygienischen Verhältnissen und engen Wohnbedingungen (viele Personen auf engem Raum) kann es zur raschen Ausbreitung von parasitär bedingten Hauterkrankungen kommen.

Nagelpilz

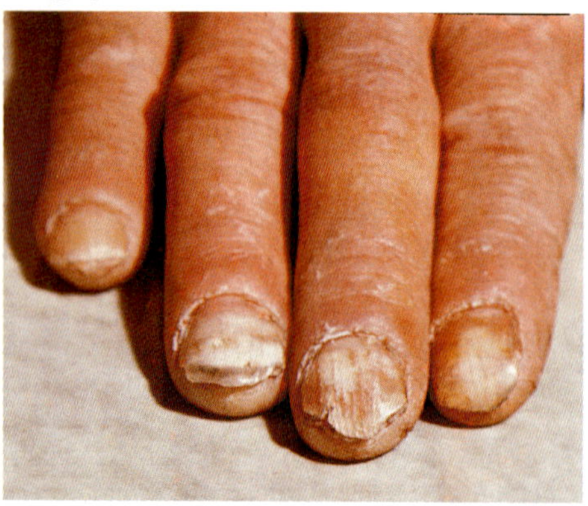

Abb. 6.**11**

Skabies (Krätze)

Definition: Stark juckende Hautinfektion, ausgelöst durch Krätzmilben

Pathophysiologie

Nur weibliche Milben leben in der Haut. Sie graben Gänge in der obersten Hautschicht, in die sie ihre Eier ablegen. Danach stirbt die Milbe, und aus den Eiern entwickeln sich neue Männchen und Weibchen. Die Übertragung der Milben erfolgt durch *engen körperlichen Kontakt*, besonders beim Geschlechtsverkehr. Eher selten ist die Übertragung durch benutzte Bettwäsche oder Kleidung.

Symptome

Typisch ist der *quälende Juckreiz*, verstärkt durch Bettwärme. An typischen Stellen, z. B. zwischen den Fingern, am Handgelenk oder im Genitalbereich, sieht man unter der Haut die *Milbengänge* (kleine, bräunliche Linien). Manchmal ist die Milbe als kleiner Punkt am Ende des Ganges erkennbar (Abb. 6.**12**). Nach Tagen bis Wochen kann es zu generalisiertem Juckreiz und Hautveränderungen (Ekzem) kommen.

Therapie

An drei aufeinanderfolgenden Abenden muss der gesamte Körper mit antiparasitären Substanzen (meist Jacutin) eingerieben und am folgenden Morgen abgewaschen werden. Die Therapie wirkt stark austrocknend, deshalb sollte im Anschluss die Haut mit rückfettenden Salben und Bädern behandelt werden.

Krätze

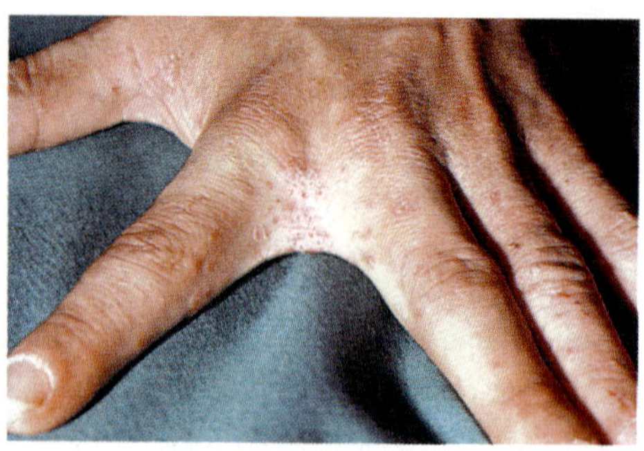

Abb. 6.**12** Skabies (Skabies-Papeln in den Zwischenfingerfalten; aus Köther, I., E. Gnamm: Altenpflege in Ausbildung und Praxis, 4. Aufl. Thieme, Stuttgart 2000).

Pflege **Hygienemaßnahmen bei Hautinfektionen durch Krätzmilben:**

- Sämtliche *Wäsche bei mindestens 60 °C waschen* und regelmäßig wechseln;
- Milben können außerhalb der Haut nur 2–3 Tage überleben, deshalb reicht das *Auslüften der Kleider* über mindestens 4 Tage;
- Pflegende sollten einen *Schutzkittel und Handschuhe* tragen; im Anschluss ist eine gründliche *Handreinigung mit Seife und Bürste* nötig – die Händedesinfektion ist nicht ausreichend!

Pedikulose (Läuse)

Definition: Stark juckende Erkrankung, verursacht durch Kopf-, Filz- oder Kleiderläuse

Pathophysiologie

Läuse sind flügellose Insekten, die sich vom Blut des Trägers ernähren. Die befruchteten Weibchen kleben Nissen, in denen sich die Eier befinden, je nach Lausart ins Kopfhaar (Kopflaus), Schamhaar (Filzlaus) oder in Kleidernähte (Kleiderlaus). Läuse werden unter schlechten hygienischen Bedingungen bei *engem körperlichem Kontakt*, aber auch durch *Kleidung* und *gemeinsam benutzte Gegenstände* (z. B. Kamm) übertragen.

Symptome

Es kommt im Bereich der Körperbehaarung oder am ganzen Körper zu *Juckreiz*. Beim Befall mit Kopf- oder Filzlaus kann man in den Haaren die klebrigen, weißen *Nissen* oder krabbelnde Läuse sehen. *Lausbisse* sind als kleine rote, juckende Stellen sichtbar, die man beim Kleiderlausbefall am ganzen Körper findet.

Therapie

Ähnlich wie bei Krätze werden die Haare mit speziellen Substanzen (z. B. Jacutin) eingerieben und nach 3 Tagen ausgewaschen. Bei Kleiderlausbefall muss die Kleidung bei mindestens 60 °C gewaschen werden. Wichtig ist auch hier die Untersuchung und Mitbehandlung der Kontaktpersonen.

Hautneubildungen

Susanne Andreae

Altersspezifische Hautneubildungen

Im Laufe des Lebens kommt es zu vielfältigen Hautveränderungen. Besonders eindrucksvoll sind die auftretenden Pigmentstörungen: Es tauchen plötzlich an verschiedenen Körperstellen „Flecken" und Warzen auf. Diese sind zumeist harmlos, doch selten kann sich auch ein Hautkrebs dahinter verbergen (Tab. 6.**8**).

Gutartige Hautveränderungen

Tab. 6.**9** listet die verschiedenen Formen gutartiger Hautveränderungen auf.

Tabelle 6.**8** Altersspezifische Hautneubildungen

Bezeichnung	Beschreibung	Ursache	Lokalisation	Therapie
Lentigo senilis (Altersfleck)	scharf begrenzte, braunschwarze Leberflecken unterschiedlicher Form	Pigmentansammlungen (Hautfarbstoff)	Gesicht und Hände (sind besonders der Sonne ausgesetzt)	keine
Alterswarze (seborrhoische Warze)	unterschiedlich stark pigmentierte Hautwucherungen. Oberfläche oft zerklüftet (himbeerartig), fühlt sich fettig an	unklar, Auftreten besonders ab 40.–60. Lebensjahr	Oberkörper, Gesicht, Handrücken und Unterarme	wenn kosmetisch störend, Entfernung mit „scharfem Löffel"

Tabelle 6.**9** Gutartige Hautveränderungen

Bezeichnung	Beschreibung	Ursache	Lokalisation	Therapie
Leberfleck (Muttermal)	oft von Geburt an bestehende, unterschiedlich geformte, bräunlich-schwarze Pigmentflecken. Oberfläche meist glatt, kann aber auch behaart oder warzenähnlich sein	Anhäufung von Pigmentzellen unter der Haut	gesamte Körperoberfläche	Entfernung bei Änderung der Farbe, Größe, Begrenzung, leichter Verletzlichkeit oder Entzündung wegen Gefahr der Entartung
Seniles Hämangiom (Blutschwamm) 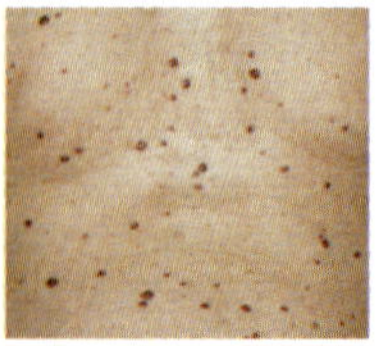	im Gegensatz zum angeborenen Hämangiom erst im Laufe des Lebens auftretende, kleine, meist hellrote Tumoren	gutartige Gefäßerweiterung	Thoraxwand (Brustkorb)	keine, da kein Entartungsrisiko
Fibrom 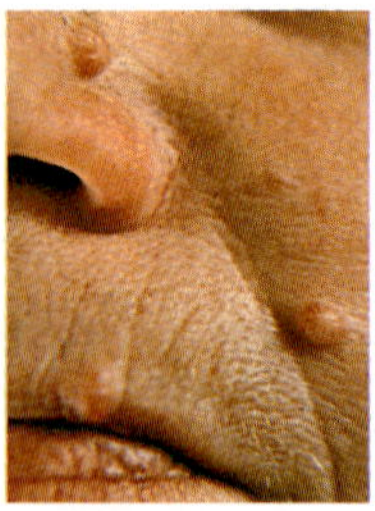	weiche, im Hautniveau gelegene oder gestielte, hautfarbene Hautanhängsel	gutartiger Tumor des Bindegewebes	besonders an Augenlidern, Achselhöhle und Hals	Entfernung, wenn kosmetisch störend, keine Entartung
Lipom (Fettgeschwulst) 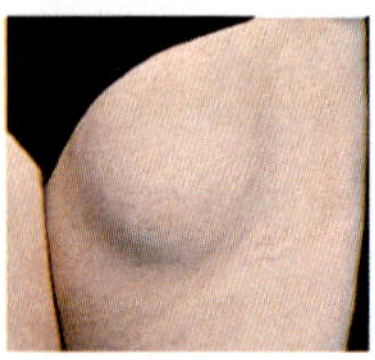	weiche, hautfarbene Tumoren in der Haut, gut verschieblich, schmerzfrei	gutartiger Tumor des Unterhautfettgewebes	besonders an Rücken, Armen, Beinen	Entfernung bei Wachstum oder aus kosmetischen Gründen, Entartung äußerst selten
Atherom (Grützbeutel) 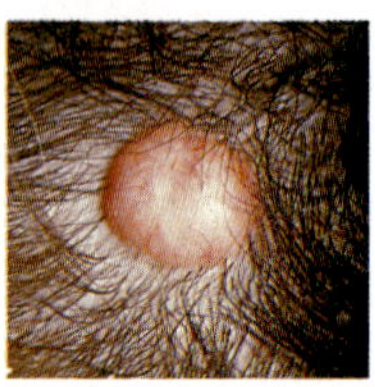	kugelige, nuss- bis faustgroße Zyste, prallelastisch und vorgewölbt	abgekapselte Talgdrüse; produzierter Talg kann nicht abfließen	meist an der Kopfhaut	Eröffnung des Atheroms (es entleert sich eine übel riechende Talgmasse); Entfernung der gesamten Atheromwand, um Rezidive zu verhindern

Bösartige Hautveränderungen (Hautkrebs)

Die Häufigkeit von Hautkrebs hat in den letzten Jahren enorm zugenommen. Verantwortlich macht man u.a. die übermäßige Sonnenbestrahlung. Menschen mit lichtempfindlicher Haut und häufiger Sonnenexposition sind besonders gefährdet.

Pathophysiologie: Sonnenlicht enthält unterschiedliche Spektren von UV-Licht. Es wird für die Haut zunehmend gefährlich, weil die besonders energiereiche und deshalb gefährliche UV-C-Strahlung durch die Abnahme der Ozonschicht weniger herausgefiltert wird. UV-Strahlen können Schäden am Erbgut der Zellen verursachen, die normalerweise durch Enzymsysteme „ausgebessert" werden. Sind die Systeme durch übermäßige Sonnenbestrahlung überlastet, kommt es mit den Jahren zur Entwicklung von Hautkrebs.

Wird Hautkrebs rechtzeitig entdeckt, sind die Heilungschancen recht gut. Deshalb ist eine regelmäßige Hautbeobachtung (besonders die der sonnenausgesetzten Körperstellen) unerlässlich!

> Da man die übermäßige Sonnenbestrahlung als Hauptrisikofaktor erkannt hat, ist der Sonnenschutz die beste Prophylaxe.

Dabei gelten folgende Regeln:

- *Kein ungeschützter Aufenthalt* in der prallen Sonne;
- *Kleidung und Schatten* sind die einfachsten Prophylaxen;
- besonders hellhäutige Menschen sollten sich durch *Cremes mit hohem Lichtschutzfaktor* schützen – dies verlängert aber nur den möglichen Aufenthalt in der Sonne; mehrmaliges Auftragen erhöht den Lichtschutzfaktor nicht!
- *Sonnenbrand vermeiden* – die Haut vergisst nicht!
- Besonders gefährdet sind Personen mit einer großen Anzahl von Leberflecken (mehr als 40–50) – diese sollten mindestens einmal jährlich ihre Haut untersuchen lassen;
- Hautveränderungen, die wochenlang nicht abheilen, sollten ärztlich beurteilt werden.

Basaliom (Basalzellkarzinom)

Definition: Semimaligner Tumor, der lokal zerstörend wächst, aber keine Metastasen (Absiedlungen) bildet. Häufigster Hauttumor!

Symptome

Meist im Gesicht (Augeninnenfalte) lokalisierter Hauttumor mit ringförmig angeordneten Hornperlen; oft findet sich in der Mitte ein Krater (Abb. 6.**13**), der langsam das Gewebe „zerfrisst" und zu schlimmen Entstellungen führen kann.

Therapie

Vollständige Entfernung; bei ausgedehnten Gewebszerstörungen sind zur Defektdeckung Hautplastiken oder Ähnliches nötig.

Spinaliom (Plattenepithelkarzinom)

Definition: bösartiger, oft verhornter Tumor, der von den Zellen der Hautoberfläche ausgeht

Symptome

Zunächst finden sich stark verhornte Krusten, die zu einem Tumor heranwachsen (Abb. 6.**14**). Die Tumoren wachsen lokal zerstörend und können über Blut- und Lymphwege in innere Organe metastasieren. Sie bilden sich an stark sonnenexponierten Stellen (Glatze, Ohrspitzen, Nacken, Gesicht und Handrücken), auf Narbengewebe oder chronisch entzündeten Hautstellen.

Spinaliome entwickeln sich besonders im höheren Lebensalter, Männer sind häufiger betroffen.

Basalzellkarzinom

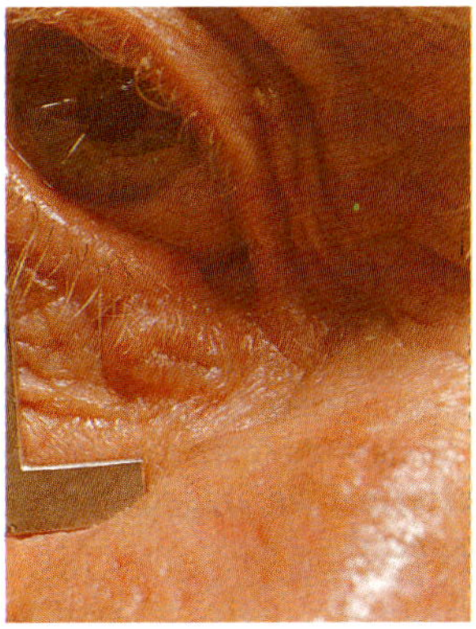

Abb. 6.**13** Basaliom.

Plattenepithelkarzinom

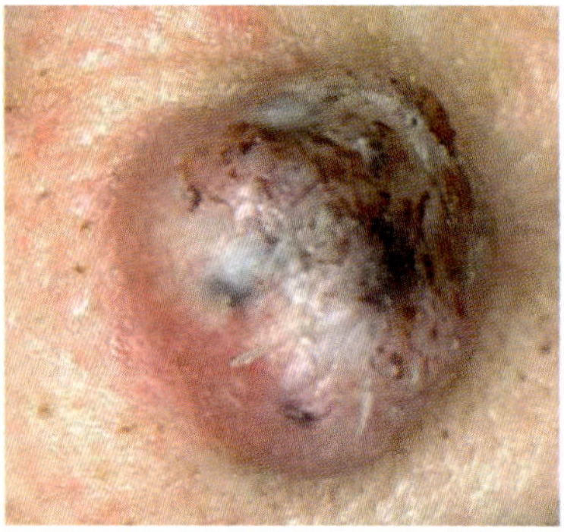

Abb. 6.**14** Spinaliom.

Therapie

Wenn möglich, muss der Tumor chirurgisch entfernt werden. Ist es bereits zur Metastasierung gekommen, wird zusätzlich eine Chemo- oder Strahlentherapie nötig.

Prognose

Gut, die 5-Jahre-Überlebensrate liegt bei 80%.

Malignes Melanom (schwarzer Hautkrebs)

Definition: Sehr bösartiger Tumor, der von den Pigmentzellen der Haut abstammt

Die Häufigkeit des Malignen Melanoms hat in den letzten Jahren stark zugenommen. Geografisch ist ein Nord-Süd-Gefälle erkennbar: Je mehr man sich dem Äquator nähert, desto häufiger finden sich Erkrankungsfälle in der hellhäutigen Bevölkerung. Besonders hoch sind die Erkrankungszahlen in Australien.

Symptome

Die meisten Melanome entwickeln sich aus einem seit Jahren bestehenden Leberfleck. Es kann aber auch zur Melanomentwicklung auf unveränderter Haut kommen! Meist finden sich Melanome an Rücken, Brust, Armen oder Beinen, sie können aber an jeder beliebigen Körperstelle entstehen (Abb. 6.**15**). Besondere Aufmerksamkeit gilt deshalb jedem Muttermal an ungewöhnlicher Stelle (z. B. Genitalbereich).

Melanomformen

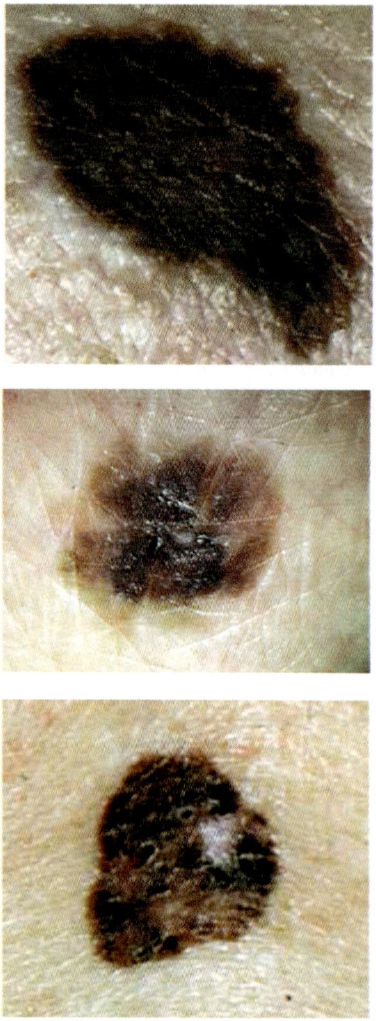

Abb. 6.**15** Malignes Melanom.

Die Beurteilung von Leberflecken nach der ABCD-Regel dient zur Früherkennung eines Malignen Melanoms:
- A wie Asymmetrie (Leberfleck mit unregelmäßiger Form);
- B wie Begrenzung (an den Rändern scheint das Pigmentmal auszulaufen);
- C wie Colour (unterschiedliche Pigmentierung mit helleren und dunkleren Anteilen);
- D wie Durchmesser (ein Leberfleck größer als 5 mm sollte sicherheitshalber einem Arzt gezeigt werden).

Weitere Merkmale sind:
- juckende oder leicht blutende Leberflecke;
- plötzliche Größenzunahme oder Erhabenheit.

Therapie

Der Hautkrebs wird mit großem Sicherheitsabstand chirurgisch entfernt. Leider kommt es früh zur Metastasierung in Leber, Lunge, Gehirn oder Knochen. In diesen fortgeschrittenen Fällen versucht man, durch eine Chemotherapie das Krebswachstum zu hemmen.

Prognose

Sie ist von der Eindringtiefe des Melanoms in die Hautschichten abhängig. Ist der Tumor < 1 mm in die Haut eingedrungen, liegt die 5-Jahres-Überlebensrate bei ca. 90%. Liegt die Eindringtiefe bei > 3 mm, so sinkt die 5-Jahres-Überlebensrate auf weniger als 70%! Hat der Tumor bereits in innere Organe metastasiert, ist keine Heilung mehr möglich, die Erkrankung endet immer tödlich.

Primäre Hauterkrankungen

Susanne Andreae

Psoriasis (Schuppenflechte)

Definition: Häufige, erblich bedingte Hauterkrankung unklarer Ursache. Typisch sind chronisch entzündete Hautareale mit Schuppung

Häufigkeit

2–3% der Bevölkerung leiden an Psoriasis, in Deutschland ca. 1,6 Mio. Menschen. Die Schuppenflechte ist somit eine der häufigsten Hauterkrankungen. Sie kann in jedem Alter erstmals auftreten, meist im 10.–31. Lebensjahr.

Symptome

Ausgelöst durch verschiedene Umstände (s. u.), tauchen plötzlich verschieden geformte und unterschiedlich große *gerötete Hautgebiete* auf, die durch die *Schuppung* silbrig glänzen (Abb. 6.**16**). Typischerweise finden sich die Veränderungen an den Streckseiten von Armen und Beinen (z. B. Ellenbogen, Knie), am Kreuzbein und am behaarten Kopf. In schweren Fällen kann aber auch fast die gesamte Haut befallen sein. Die Veränderungen treten *symmetrisch* (an beiden Armen oder Beinen) auf. Der Patient hat keine Beschwerden, denn die Schuppenflechte juckt oder schmerzt meist nicht.
Auch an anderen Körperstellen kann es zu typischen Veränderungen kommen. Am häufigsten sind die *Nagelveränderungen*: Beispielsweise finden sich auf der Nageloberfläche punktförmige Einziehungen (Tüpfelnägel).
5–10% der Psoriatiker leiden an einer *Arthritis* (Gelenkentzündung), die ähnlich wie eine rheumatoide Arthritis (S. 137 ff) verläuft.

Schuppenflechte

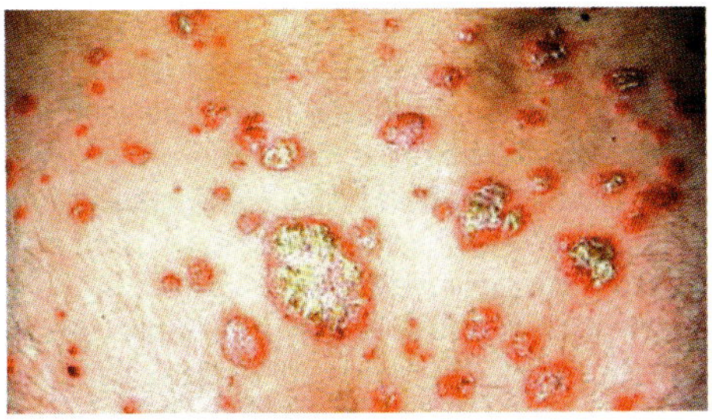

Abb. 6.**16** Typische Hautveränderungen bei Psoriasis.

Krankheitsverlauf

Die Psoriasis ist eine meist schubförmig verlaufende Erkrankung. Infekte, Hautverletzungen, Sonnenbrand, Verbrühungen, psychische Belastungen, übermäßiger Alkoholgenuss, Kälte (Verschlimmerung im Herbst und Winter) und Medikamente (z. B. manche Blutdruckmittel) führen zu einer *Verschlechterung* der Schuppenflechte, während Meerwasser, vollwertige Ernährung ohne Alkohol, Sonne (Sommer, Reisen in warme Länder) und therapeutische Maßnahmen eine *Besserung* bewirken.

Therapie

Damit die eigentlichen Medikamente eindringen können, müssen zuvor die Schuppen entfernt werden. Dies gelingt am besten mit Salizylsäure, enthalten in Lösungen, Salben, Shampoos oder Badezusätzen.

Möglichkeiten zur Hemmung der überschießenden Zellteilung und der Entzündung:

- Das „klassische" Mittel ist *Dithranol*, ein Medikament, das die Zellteilung hemmt. Es wird meist in Kombination mit Salizylsäure (z. B. Psoralon) oder Harnstoff (Psoradenex) angewandt;
- *Vitamin D₃* (Daivonex, Curatoderm) normalisiert das Wachstum und die Reifung der Zellen und erzielt dabei eine ähnliche Wirkung wie Kortison. Um eine Änderung des Kalziumstoffwechsels zu verhindern, sollte es allerdings nicht großflächig oder längerfristig verwendet werden;
- hochdosiertes *Kortison* sollte nur bei kleinen Psoriasisherden aufgetragen werden. Es wirkt schnell, doch nach Absetzen kommt es rasch zum Rezidiv;
- aufgrund der Beobachtung, dass Sonnenbestrahlung lindernd wirkt, behandelt man die Haut häufig mit *UV-Bestrahlung*. Gesteigert werden kann der Effekt durch die gleichzeitige Anwendung von z. B. Dithranol;
- nur in schweren Fällen wird die Schuppenflechte systemisch mit *Zytostatika* (z. B. Methotrexat) behandelt.

Natürliche Heilmethoden: Durch einen längeren Aufenthalt in sonnigen Gebieten und Baden im Meerwasser, der so genannten Klimatherapie, sind teilweise lang anhaltende Besserungen erreichbar.

Prognose

Die Psoriasis ist eine gutartige, nicht ansteckende Erkrankung. Durch den chronisch-rezidivierenden Verlauf ist sie für die Betroffenen und ihre Umgebung allerdings oft lästig. Nicht selten kommt es zu großen psychischen Problemen mit sozialer Isolation, Verlust des Arbeitplatzes oder Alkoholabhängigkeit. Durch Änderung der Lebensumstände (Ernährung, Reisen in warme Gebiete etc.) und dank guter Therapiemöglichkeiten sind lange Intervalle völliger Symptomfreiheit zu erreichen. Psoriasis ist aber nicht heilbar.

Ekzem (Juckflechte)

Definition: Sammelbegriff für entzündliche, meist stark juckende Hautveränderungen.

Das Ekzem gehört zu den häufigsten Hauterkrankungen, und verschiedenste Einflüsse können Ursache sein. Ein klassisches Beispiel ist das *allergische Kontaktekzem* (Abb. 6.**17**), ausgelöst durch Hautkontakt mit verschiedenen Substanzen (Kosmetika, Putzmittel, häufig Nickel etc.).

Ekzem

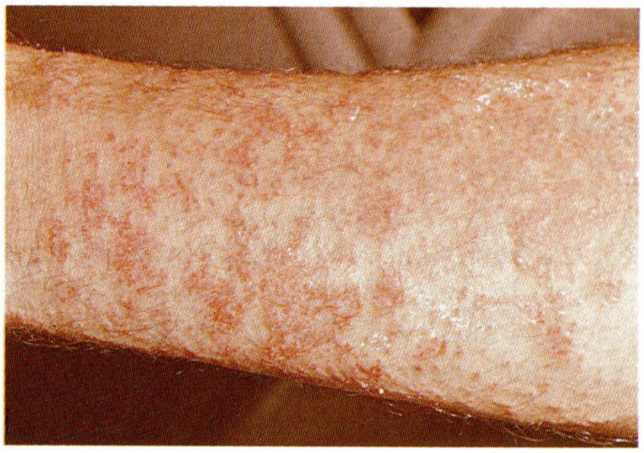

Abb. 6.**17** Allergisches Kontaktekzem eines Zementbodenlegers.

Ein häufiges Problem bei alten Menschen ist das *Austrocknungsekzem*. Im Alter trocknet die Haut bedingt durch die verminderte Talgproduktion aus. Bei übermäßiger Anwendung von Seifen und anderen Reinigungsmitteln wird die Haut zusätzlich gereizt. Auf Dauer kann dies zu ekzematösen Hautveränderungen und Juckreiz führen.

Pflege

Schutz vor Austrocknung der Haut: Waschen, Duschen und Baden sollten auf das notwendige *Mindestmaß* reduziert werden. Die *Wassertemperatur* darf nicht zu hoch sein, da heißes Wasser mehr Fett aus der Haut löst. Statt Seife oder Duschgel sollten ausschließlich *Syndets* mit der Haut angepasstem pH-Wert verwendet werden, da diese den Säureschutzmantel der Haut nicht schädigen. Auch diese Syndets sollten so selten und sparsam wie möglich eingesetzt werden, eventuell nur für den Intimbereich und die Achseln. Nach jeder Reinigung sollte die Haut mit *Wasser-in-Öl-Emulsionen* (Cremes mit einem hohen Fettanteil, wie z. B. die meisten der so genannten Nachtcremes) rückgefettet werden. Bei sehr trockener Haut können *Ölbäder*, maximal alle 2–3 Tage, hilfreich sein. Sie sollten jedoch keine weiteren Zusätze enthalten. Es dürfen *keine alkoholhaltigen Präparate* (z. B. Franzbranntwein) verwendet werden, da diese die Haut stark austrocknen. Bei *Aufenthalt in Sonne* und Wind ist ein Hautschutz aufzubringen (z. B. Linola-Fett-Salbe). *Massagen mit Massageöl* fördern die Hautdurchblutung. Wichtig ist auch eine *ausreichende Flüssigkeitszufuhr* und eine ausgewogene Ernährung.

Patientenberatung bei allergischem Kontaktekzem: In einem ausführlichen Gespräch mit dem Betroffenen können vielleicht Zusammenhänge zwischen dem Auftreten des Ekzems und dem Kontakt mit bestimmten Stoffen hergestellt werden.
Zu fragen ist etwa nach den verwendeten Kosmetika, Parfüm, Schmuck, Brille, Uhr, Textilien, Gummistrümpfen, Waschmittel und Bettzeug. Ist die allergene Substanz bestimmt, kann der Betroffene darin beraten werden, wie er am besten den Kontakt damit vermeiden kann.
Auch eine Beratung über geeignete Hautpflegemittel ist sinnvoll. So sollten zur Reinigung der Haut nur seifenfreie synthetische Waschmittel verwendet werden. Bei trockener Haut eignen sich Ölbäder; Cremes mit pflanzlichen Ölen oder Fettsalben legen einen schützenden Film über die Epidermis. Auf Parfümzusätze und Konservierungsmittel in den Pflegeartikeln sollte generell verzichtet werden.
Da bei allergischen Reaktionen die Abwehrlage und das psychische Wohlbefinden eine Rolle spielen, sollte in der Beratung auch darauf eingegangen werden.

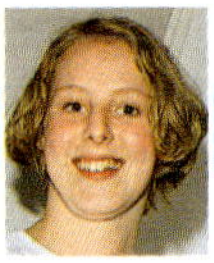

Pflegeschwerpunkt Dekubitus

Jutta Weniger

Lagerungen zur Druckentlastung

Hohllagerung

In Rückenlage können mithilfe von rechteckigen Lagerungskissen oder zur Not mit gut gefüllten, zu Schiffchen geformten Federkissen Schulterblätter, Kreuzbeinregion und Fersen frei gelagert werden. Dadurch wird eine vollkommene Druckentlastung der gefährdeten Regionen erreicht. Oft ist die Freilagerung einzelner Körperteile, beispielsweise der Fersen, sinnvoll.

Umlagern

Um die Druckverweildauer zu verkürzen, ist der bettlägerige Patient ca. 2-stündlich umzulagern. Die gewählten Lagen sollten sich nicht negativ auf eventuelle weitere Probleme des alten Menschen auswirken (z.B. Atemnot oder Kontrakturgefahr) und für ihn gut tolerierbar sein.

Schräglage mittels schiefer Ebene. Damit sich der Druck gleichmäßig auf die Weichteile der aufliegenden Körperhälfte verteilt und die andere Seite weitgehend entlastet ist, wird eine zusammengerollte Decke, ca. 20 cm hoch, unter die Matratze geschoben, sodass diese sich um 15–20° neigt (Abb. 6.**18a**).

30°-Seitenlage. Um Entlastung zu erreichen, werden 2 rechteckige Lagerungskissen an Rücken, Gesäß und Bein des alten Menschen gelegt. Es ist darauf zu achten, dass die Fersen frei sind, die Beine nicht aufeinander liegen und der Patient nicht auf dem Schultergelenk liegt (Abb. 6.**18b**).

135°-Lagerung. Zur Druckbefreiung im Rücken-, Kreuzbein- und Fersenbereich liegt der alte Mensch auf dem Bauch; ein rechteckiges Lagerungskissen wird an einer Körperhälfte unter Bauch und Oberschenkel gelegt. Das unterlegte Bein wird angewinkelt und auf das Kissen gelegt (Abb. 6.**18c**).

Dekubitus

Fallbeispiel

Frau Möller ist 81 Jahre alt, 1,60 m groß und wiegt 78 kg. Sie lebt seit 7 Jahren im Seniorenstift am Schlossberg.
Vor 3 Wochen hatte sie einen grippalen Infekt, zu dem eine schwere Pneumonie hinzukam. Davor konnte sie noch ohne Hilfe aufstehen und umhergehen. Während ihrer Pneumonie hatte sie hohes Fieber, schwitzte auch stark, aß und trank sehr wenig und war so geschwächt, dass sie, selbst mit Hilfe, nicht mehr aufstehen konnte. Während sie vor ihrer Pneumonie leicht urininkontinent war,

Lagerungen bei Dekubitus

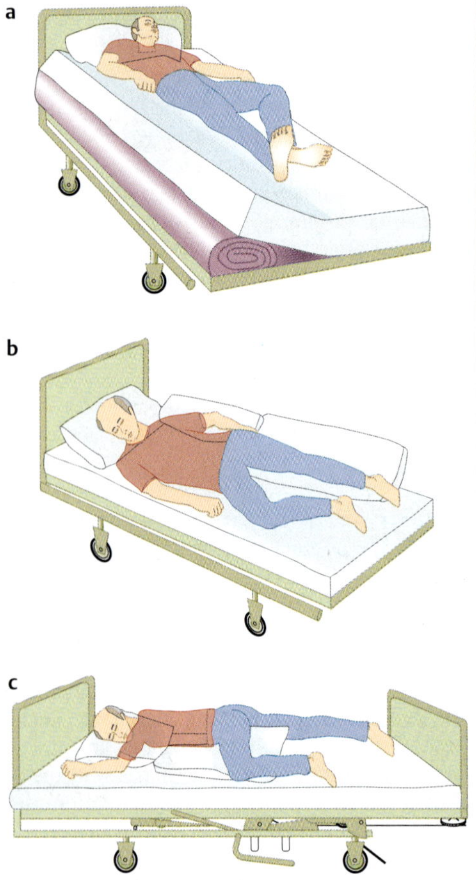

Abb. 6.**18 a – c** Lagerung zur Druckentlastung bei Dekubitus. **a** Schräglagerung in schiefer Ebene, **b** 30°-Seitenlage, **c** 135 °-Seitenlage.

es jedoch meist noch auf die Toilette schaffte, war sie während der Lungenentzündung 2 Wochen lang vollkommen urininkontinent.

Obwohl das Pflegeteam eine sorgfältige Dekubitusprophylaxe durchführte, entstand in dieser Zeit ein tiefer Gewebsdefekt in der Kreuzbeinregion. Die Wunde ist nun ca. 5-DM-Stück groß, das Unterhautfettgewebe ist sichtbar und ein Teil des Wundgrundes mit einer schmierigen, schwarzen Schicht belegt. Der Wundrand ist links geschwollen und stark gerötet. Frau Möllers Hausarzt ordnete tägliche Wundspülungen mit Ringer-Lösung an und 2-mal täglich einen Verband mit in Ringer-Lösung getränkten Kompressen, darüber trockene Kompressen und Fixomull. Schon seit 5 Tagen wird Frau Möllers Dekubitus so behandelt, die Wunde bleibt jedoch unverändert, obwohl Frau Möller sich gut von der Pneumonie erholt hat, aufstehen kann und auch wieder guten Appetit hat.

Im Spätdienst geht die zuständige Pflegeperson, Frau Paula Maier, das Kardex durch, um die Dokumentation zu überprüfen. Bei Frau Möller hält sie inne und ärgert sich, dass deren Dekubitus nicht abheilt. Sie denkt zurück und fängt an, sich zusammen mit ihrer Kollegin, Frau Gärtner, Gedanken zu machen:

Paula: „Warum musste Frau Möller überhaupt einen Dekubitus bekommen? In unserem Hause hatten wir doch schon lange niemanden mehr mit einem Dekubitus!“

Frau Gärtner: „Als sie bettlägerig war, haben wir alles, was uns möglich war, zur *Dekubitusprophylaxe* unternommen. Wir haben 2-stündlich nach Lagerungsplan umgelagert (30°-Seitenlage links, Rückenlage, 30°-Seitenlage rechts usw.). Später haben wir Schaumstoff unter ihr Gesäß gelegt, um sie weich zu lagern.“

Paula: „Vielleicht hat das nicht ausgereicht. Vielleicht hätten wir sie in einem noch kürzeren Intervall umlagern oder unsere superweiche Schaumstoffmatratze einsetzen sollen.“

Frau Gärtner: „Ja, vielleicht. Sie hat eben auch so stark geschwitzt, und zusätzlich war sie noch inkontinent.“

Paula: „Ihre Haut, vor allem im Intimbereich, haben wir genau beobachtet, bei jedem Wechsel der Inkontinenzhosen vorsichtig gewaschen, gut getrocknet und mit Mirfulan-Salbe eingerieben. Mehr kann man nicht tun, denke ich.“

Frau Gärtner: „Sie nahm auch zu wenig Flüssigkeit auf, das haben wir in unserer Flüssigkeitsbilanz gesehen. Aber Infusionen oder eine Magensonde lehnte sie ab.“

Paula: „Bei Frau Möller kamen viele *Risikofaktoren* zusammen: Alter, Adipositas, Bettlägerigkeit, Fieber, Schwitzen, Urininkontinenz, Flüssigkeitsmangel und eine unzureichende Versorgung mit Vitaminen und Eiweißen. Ich denke, wir hätten ihren Dekubitus nicht verhindern können. Aber besonders ärgerlich ist, dass die Wunde jetzt, wo Frau Möllers Allgemeinzustand sich doch wieder stabilisiert hat, nicht heilt!“

Frau Gärtner: „In welchem *Stadium* ist Frau Möllers Dekubitus jetzt?“

Paula: „In Stadium III: Haut und Unterhautfettgewebe (Subkutis) sind defekt.“

Frau Gärtner: „Und was meinst du, in welcher *Wundheilungsphase* befindet sich der Dekubitus?"

Paula: „Wahrscheinlich in der Exsudationsphase."

Frau Gärtner: „Ich dachte, die Exsudationsphase geht nur vom 1.–4. Tag."

Paula: „Das gilt für junge, gesunde Menschen, die sich eine Gelegenheitswunde zugezogen haben. Wunden können sich auch mehrere Wochen in der Exsudationsphase befinden; man spricht dann von chronischen Wunden. Solange die Wundreinigung nicht abgeschlossen ist, und dies ist bei Frau Möller der Fall, kann sich kein neues Gewebe bilden und die Wunde kann nicht heilen."

Frau Gärtner: „Woran sieht man das?"

Paula: „An den schwarzen, schmierigen Belägen. Das ist eine dünne, oberflächliche Schicht von abgestorbenem Gewebe (Nekrose)."

Frau Gärtner: „Liegt es vielleicht an der *Dekubitustherapie*, dass keine Heilungsfortschritte zu sehen sind?"

Paula: „*Druckentlastung* ist gewährleistet. Frau Möller steht auf, sitzt und liegt nachts nicht auf dem Rücken, sodass die Kreuzbeinregion vollkommen druckentlastet ist. Zur *Wundreinigung* wurden ja die Spülungen mit Ringer-Lösung angeordnet. Wobei die nekrotischen Beläge auf diese Art nicht beseitigt werden können!"

Frau Gärtner: „Und deshalb kann die Wunde nicht heilen?"

Paula: „Ja. Wir sollten den Arzt informieren und fragen, ob er ein enzymatisches Präparat verschreiben würde, das die *nekrotischen Beläge* auflöst. Auch dass der Wundrand an der linken Seite ödematös und gerötet ist, gefällt mir nicht. Dies könnte auf eine zusätzliche *Wundinfektion* hinweisen, die ebenfalls eine Heilung unmöglich machen würde. Ich glaube, ich rufe gleich den Arzt an, er soll sich den Dekubitus noch mal anschauen."

Frau Gärtner: „Falls wirklich eine Infektion vorliegt, muss ja ein Wundabstrich zur Erregerbestimmung gemacht werden, um gezielt Antibiotika einsetzen zu können. Schon allein deswegen ist es sinnvoll, wenn der Arzt vorbeikommt, oder?"

Paula: „Ja, das stimmt. Das *Anregen der Wundheilung* durch Schaffung eines feuchten Wundmilieus kann weiterhin mit in Ringer-Lösung getränkten Tupfern geschehen. Vielleicht verschreibt der Arzt auch einen Hydrokolloidverband. Damit habe ich bei schlecht heilenden Wunden sehr gute Erfahrungen gemacht. Sie eignen sich für alle Wundheilungsphasen und müssen nicht täglich gewechselt werden. Für uns wäre dies eine Zeitersparnis gegenüber der jetzigen Anordnung. Pflegerisch könnten wir uns noch Frau Möllers Risikofaktoren für eine Dekubitusentstehung ansehen."

Frau Gärtner: „Sie ist jetzt mobil, hat kein Fieber mehr, schwitzt nicht mehr übermäßig, geht wieder selbstständig zur Toilette und isst und trinkt wieder normal."

Paula: „Lediglich die Risikofaktoren Alter und Adipositas bleiben bestehen. Wir könnten sie fragen, ob sie etwas an Gewicht abnehmen möchte. Dabei müssten wir jedoch auf eine eiweiß- und vitaminreiche Nahrung achten. Ich denke jedoch, ihr Dekubitus wird gut verheilen, wenn die Wundreinigung erst abgeschlossen ist."

7 Erkrankungen des Bewegungsapparates

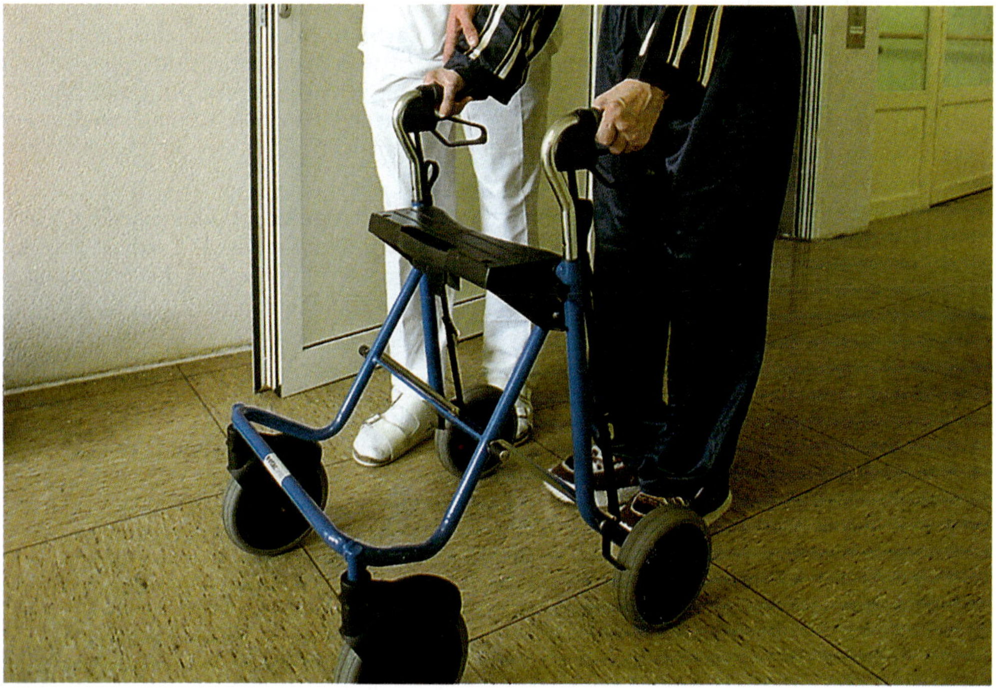

Typisches Prüfungswissen
Osteoporose (S. 119); Frakturen im Alter (S. 125); Arthrose (S. 132); rheumatoide Arthritis (S. 137); Morbus Bechterew (S. 140); Bandscheibenprolaps (S. 145)

Anatomie und Physiologie

Dominik von Hayek

Definition: Das *Skelettsystem* besteht aus den einzelnen Knochen und dem Knorpelgewebe; es bildet ein stabiles Gerüst für den Körper und wird mit der Muskulatur zusammen als Bewegungsapparat bezeichnet. Eine weitere Aufgabe des Skelettsystems ist der Schutz der inneren Organe; außerdem dient es als Mineralspeicher (Kalzium und Phosphat) und ist der Ort der Blutbildung.

Knochen und Gelenke

Knochen

Die einzelnen Knochen müssen entsprechend ihrer Funktion eine spezielle Form besitzen, welche von der Größe abgesehen bei allen Menschen weitgehend gleichförmig ist. Man unterscheidet folgende *Knochentypen*:

- Röhrenknochen (z. B. Oberarmknochen) mit einem langen, röhrenförmigen Schaft und zwei verdickten abgerundeten Enden;
- kurze Knochen, meist würfelförmig (z. B. Handwurzelknochen);
- platte Knochen mit einer flachen Außenform (z. B. Schädelknochen, Schulterblätter);
- Sesambeine (in Muskelsehnen eingebettete Knochen; z. B. Kniescheibe = *Patella*).

Knochenaufbau. Anhand der Röhrenknochen soll der typische Knochenaufbau veranschaulicht werden (Abb. 7.**1 a–d**): Um Gewicht zu sparen, bestehen die Bereiche im Knocheninneren, die wenig zur Steifigkeit des Knochens beitragen, nur aus einem aufgelockerten schwammförmigen Knochengewebe mit zarten Bälkchen (*Spongiosa*) oder sogar ganz aus einem Hohlraum. Die Bälkchen findet man an den Enden der Röhrenkno-

Knochengewebe

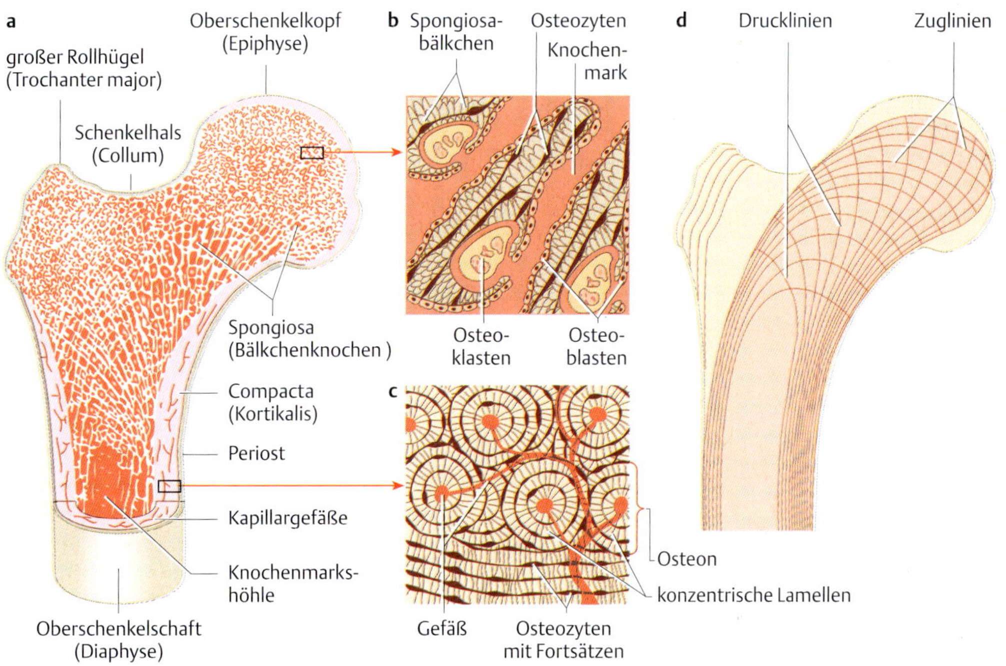

Abb. 7.**1 a–d** Aufbau von Knochengewebe beim Oberschenkelknochen. **a** Makroskopischer Längsschnitt, **b** mikroskopischer Schnitt durch die Spongiosa und **c** die Kompakta, **d** schematische Darstellung der Zug- und Drucklinien der Spongiosa (nach Faller u. Schünke 1999).

chen (Epiphysen) und in platten und würfelförmigen Knochen; sie sind entlang der Druck- und Zuglinien wie bei einem Gerüst ausgerichtet. Die Festigkeit des Knochens stammt von der Außenschicht (*Kortikalis*), die aus dichtem, hartem Knochengewebe aufgebaut ist. Beim Röhrenknochen wird sie wegen ihrer Dicke *Kompakta* genannt.
Da Knochen kein totes Gewebe ist, muss er wie jedes andere Gewebe mit Blut und Nährstoffen versorgt werden. Deshalb finden sich kleinere Gefäße in der Knochenhaut (*Periost*), größere Arterien im Inneren der Knochenmarkräume. Aus diesem Grund kann es bei *Frakturen* (Knochenbrüchen) zu starken Blutverlusten kommen.

Knochenbildung. Viele Funktionen des Knochens (z.B. Mineralspeicher), aber auch Krankheitszustände (*Osteoporose*) lassen sich nur mit der Kenntnis des Knochengewebes erklären: Die Zellen, die die Knochengrundsubstanz bilden, werden *Osteoblasten* genannt. Sie scheiden Kalziumphosphate in den Zwischenzellraum aus, die sich entlang der bindegewebigen Knochengrundsubstanz anlagern und die Osteoblasten einmauern. Diese werden dann *Osteozyten* genannt. Daneben findet man *Osteoklasten*, Zellen mit einer entgegengesetzten Aufgabe: Sie können die auskristallisierten Mineralsalze aus der Knochengrundsubstanz wieder lösen. Diese beiden Zelltypen sollten sich in einem Gleichgewicht befinden. Je nach Bedarf kann der Körper so Mineralien bereitstellen, auf mechanische Belastungen mit Knochenumbau reagieren oder nach Knochenbrüchen (*Frakturen*) das Gewebe wiederherstellen. Die Steuerung erfolgt über die Hormone *Kalzitonin, Parathormon* und *Vitamin D*.

Knochenentwicklung. Nur ein kleiner Teil des Skeletts ist bei der Geburt schon als verkalkte Knochensubstanz vorhanden (Schädel- und Gesichtsknochen, Schlüsselbein). Im Gegensatz zu dieser direkten Form der Knochenbildung (*desmale Ossifikation*) entwickeln sich die übrigen Knochen über den Umweg der Knorpelbildung (*chondrale Ossifikation*): Bis ins Kindesalter liegen die meisten der späteren Knochen als Knorpelgewebe vor, welches schichtweise aufgelöst und in Knochengewebe umgewandelt wird. Nach Abschluss des Knochenwachstums in der Pubertät findet man diese Form von Knochenwachstum allerdings auch beim Zusammenwachsen von Knochenbrüchen (*sekundäre Frakturheilung*): An den Bruchenden entsteht ein knorpeliges Gewebe (*Kallus*), das bei Ruhigstellung (*Immobilisation*) z.B. durch eine Gipsschiene innerhalb von einigen Wochen in Knochengewebe umgewandelt wird. Dieser Prozess ist allerdings im Alter verzögert, man muss mit längeren Heilungszeiträumen rechnen. Ein direktes Zusammenwachsen der Knochenfragmente ist nur unter starkem Druck (z.B. mit Knochenschrauben oder Platten) möglich (*primäre Frakturheilung*).

Gelenke

Körperbewegungen sind nur mithilfe von Verbindungsstellen zwischen den Knochen, den Gelenken, möglich (Abb. 7.**2a–e**). Bewegungen von zwei Knochenenden gegeneinander wären sehr schmerzhaft. Deshalb sind die Gelenkflächen von einer Knorpelschicht überzogen und der Gelenkspalt mit einer Flüssigkeit (*Synovia*) ausgefüllt. Die Knorpelstrukturen sind kaum durchblutet –

Gelenkformen

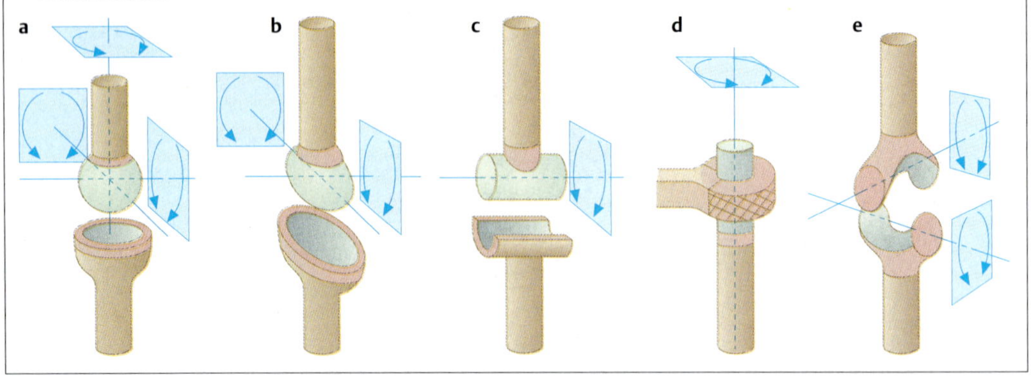

Abb. 7.**2a–e** **a** Kugelgelenk (z.B. Hüftgelenk), **b** Eigelenk, **c** Scharniergelenk (z.B. an allen Finger- und Zehengelenken), **d** Zapfengelenk, **e** Sattelgelenk. Die Pfeile zeigen die möglichen Bewegungsrichtungen der gezeigten Gelenkformen um die jeweilige Achse (nach Faller u. Schünke 1999).

ihre Ernährung erfolgt durch die *Synovia*, weshalb sich dieses „träge“ Gewebe bei Verletzungen oder Verschleißerscheinungen nur langsam regenerieren kann. Damit das Gelenk nicht auseinandergezogen wird, ist es mit einer bindegewebigen Gelenkkapsel überzogen, die z. T. aus derben Sehnensträngen besteht. Neben den Gelenkbändern und dem Kapselapparat gibt die Gelenkform die Beweglichkeit eines Gelenks vor.

Knöchernes Skelett

Das Skelett (Abb. 7.**3**) besteht beim erwachsenen Menschen aus über 200 einzelnen Knochen und wird aufgeteilt in Schädel (s. Kap. 17, S. 383), Wirbelsäule, knöchernen Brustkorb (Thorax), Schultergürtel, obere Extremität (Arme), Beckengürtel und untere Extremität (Beine).

Wirbelsäule

Die Wirbelsäule bildet die Hauptachse des menschlichen Körpers; sie ist ein Stützstab aus 33 – 34 scheibenförmigen Einzelknochen, den

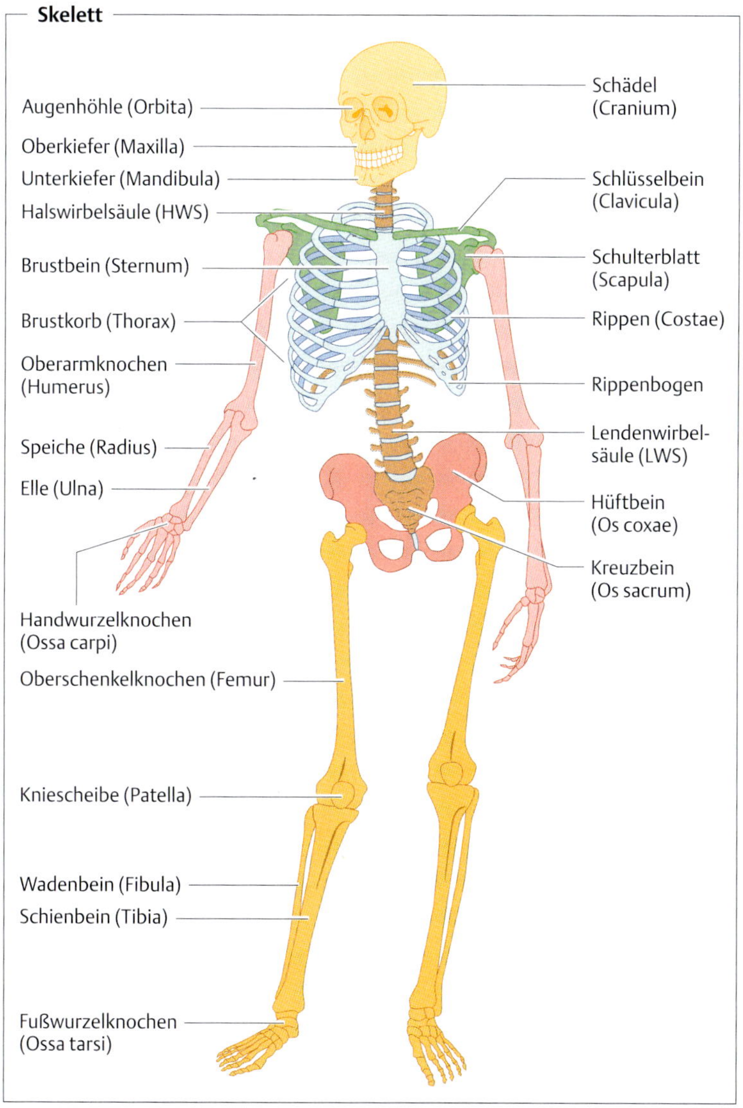

Abb. 7.**3** Der menschliche Körper und das knöcherne Skelett.

Wirbeln. Außer beim Kreuz- und Steißbein sind diese durch Gelenke, Sehnen und Bänder miteinander verbunden und deshalb gegeneinander beweglich. Zwischen den Wirbelkörpern liegen die *Bandscheiben*, die zur Beweglichkeit der Wirbelsäule beitragen und wie ein Stoßdämpfer Stauchungen abfedern können. Im Zentrum der Wirbel befindet sich jeweils ein Loch, der *Wirbelkanal*, durch den das Rückenmark vom Gehirn nach unten zieht. Zwischen den einzelnen Wirbeln befinden sich kleine Öffnungen, die Zwischenwirbellöcher, durch die die Nerven aus dem Rückenmark in den Körper ziehen (Abb. 7.**4 a–c**).

Aufteilung der Wirbelsäule:

- Halswirbelsäule (HWS) mit 7 Halswirbeln (C1–C7) mit nach hinten geöffneter Krümmung (*Halslordose*);
- Brustwirbelsäule (BWS) mit 12 Brustwirbeln (Th1–Th12), mit nach vorne geöffneter Krümmung (*Brustkyphose*), auf jeder Seite mit je einer Rippe gelenkig verbunden;
- Lendenwirbelsäule (LWS) mit 5 Lendenwirbeln (L1–L5);
- Kreuzbein: Die ursprünglich 5 Kreuzbeinwirbel sind zu einem Knochen verschmolzen;
- Steißbein: Aus ursprünglich 4 einzelnen Steißwirbeln zu einem Knochen verschmolzen.

Wirbelsäule

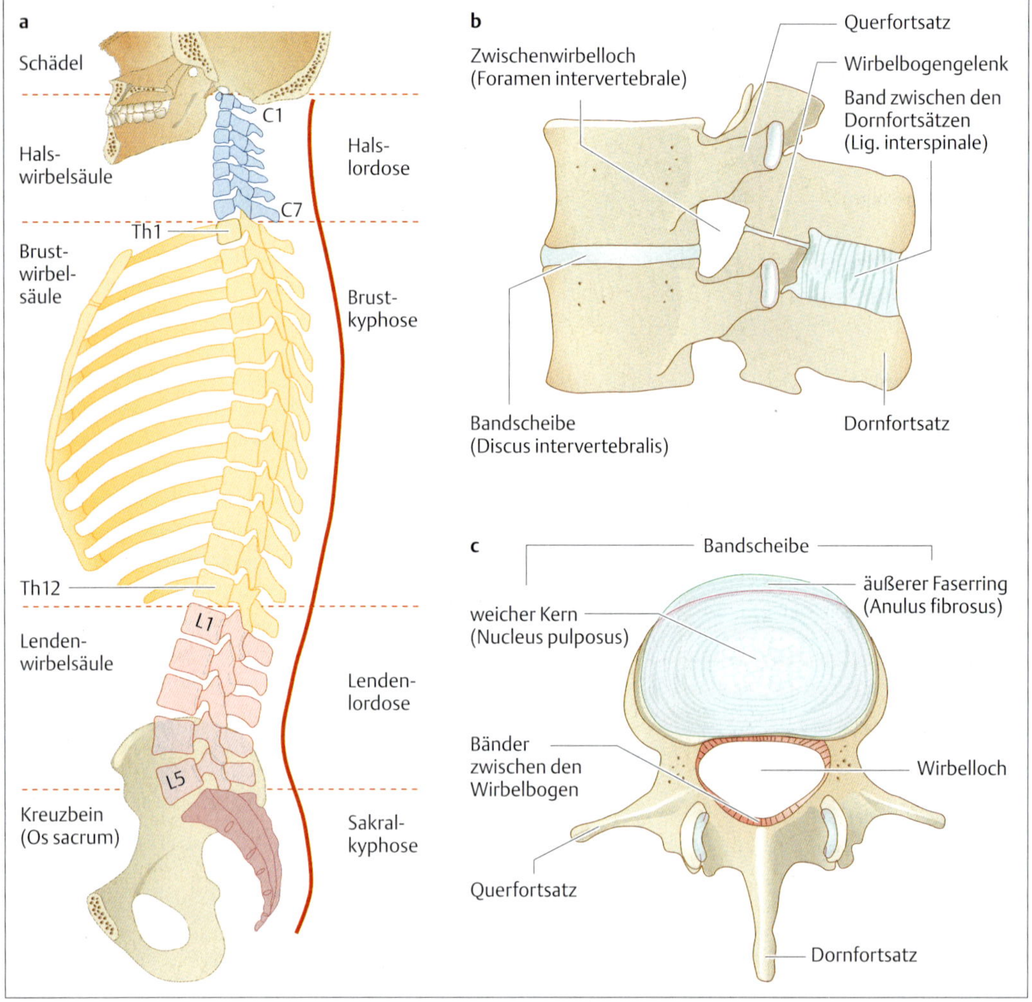

Abb. 7.**4 a–c** **a** Die Wirbelsäule im Längsschnitt, **b** ein Lendenwirbel von der Seite und **c** von oben gesehen.

Krümmung der Wirbelsäule: Die gesunde Wirbelsäule weist 4 hintereinander liegende Krümmungen auf, wie zwei aneinander gekettete „S". So können Belastungen entlang der Längsachse des Körpers besser abgefedert werden.

> Hals und Lende haben eine Lordose!

Schultergürtel und obere Extremität

Der Oberarmknochen (*Humerus*) ist über das Schultergelenk (ein Kugelgelenk) mit dem Schulterblatt und damit mit dem Körperstamm verbunden. Als klassischer Röhrenknochen hat er einen schmalen Schaft und verbreitert sich zum Ellenbogen (*Olekranon*) hin wieder, um je ein Scharniergelenk mit Elle (*Ulna*) und Speiche (*Radius*) zu bilden. Damit die Hand ein- und auswärts gedreht werden kann (*Pronation* und *Supination*), bilden Elle und Speiche noch ein Zapfengelenk, mit dem sie sich gegeneinander verdrehen können. Das *proximale* (rumpfnahe) Handgelenk verbindet Elle und Speiche mit den 8 Handwurzelknochen, die untereinander durch zahlreiche Sehnen und Bänder verbunden sind. An diese schließen sich die Mittelhand- und Fingerknochen an.

Beckengürtel und untere Extremität

Das knöcherne Becken (Hüftbein = *Os coxae*) bildet den Abschluss der Bauchhöhle nach unten; am Hüftgelenk (Kugelgelenk) setzt der Oberschenkelknochen (*Femur*) an, der längste und schwerste Knochen des menschlichen Körpers. Sein oberes Ende hat eine charakteristische, einem Galgen ähnliche Form: Aus der Längsachse dieses Röhrenknochens ragt der Oberschenkelhals schräg heraus, an dessen Ende sich der Hüftgelenkkopf befindet. Bei einer *Schenkelhalsfraktur* ist dies der typische Frakturort. Nach dem langen, schlanken Oberschenkelschaft verbreitert sich der Femur, um mit dem Schienbein (*Tibia*) das Kniegelenk zu bilden. Da die beiden Gelenkflächen aufgrund ihrer „nicht zusammenpassenden Form" keinen direkten Kontakt miteinander haben, befinden sich am Gelenkrand je zwei halbmondförmige, knorpelige Keile (*Innen- und Außenmeniskus*), die dem Gelenk Stabilität verleihen. Unterhalb des Kniegelenks setzt das Wadenbein (*Fibula*) am äußeren Schienbeinkopf (*Condylus lateralis*) an. Schien- und Wadenbein sind über eine robuste Sehnenmembran miteinander verbunden und bilden weiter unten das obere Sprunggelenk zum Fuß hin. Hier schließen sich die 7 Fußwurzel-, danach die 5 Mittelfuß- und die 5 Zehenknochen an.

Erkrankungen der Knochen

Susanne Andreae

Erkrankungen mit veränderter Knochendichte

Bei manchen Knochenerkrankungen kommt es zu einer Veränderung der Knochendichte. Durch den Verlust an harter Knochensubstanz wird der Knochen instabiler, und es kann gehäuft zu Frakturen (Knochenbrüchen) kommen. Bei *Osteoporose* und einer *Osteomalazie* findet sich eine verminderte Knochendichte in allen Skelettanteilen. Bei *Knochenmetastasen* sind die Veränderungen dagegen auf einzelne Knochen beschränkt.

Osteoporose (Knochenschwund)

→ **Definition:** Generalisierte (alle Knochen betreffende) Skeletterkrankung mit Verlust an Knochensubstanz und erhöhter Frakturgefahr

Epidemiologie

Aufgrund des ständig wachsenden Anteils der älteren Bevölkerung ist Osteoporose heute DIE Knochenkrankheit der westlichen Welt. Betroffen sind ca. 5 Mio. Menschen in der BRD; 25% der Frauen über 60 (d. h. jede vierte!) leiden an Osteoporose. Statistisch gesehen besteht für jede zweite Frau und jeden fünften Mann das Risiko, in ihrem Leben einmal eine osteoporotisch bedingte Fraktur (Knochenbruch) zu erleiden!

Osteoporose stellt ein großes volkswirtschaftliches Problem dar. Pro Jahr kommt es in der BRD zu ca. 230 000 osteoporotisch bedingten Knochenbrüchen. Die damit verbundenen Kosten für Therapie, Rehabilitation, Schmerzmittel etc. belaufen sich auf ungefähr 2,3 Milliarden DM pro Jahr!

Ursachen

Auch wenn es nicht den Anschein hat, ist Knochen ein „lebendes" Gewebe, in dem ständig Auf- und Abbauprozesse ablaufen. Zwei Zellarten sind hierfür verantwortlich: die Osteoklasten bauen den Knochen ab, während die Osteoblasten für den Wiederaufbau der Knochensubstanz sorgen. Normalerweise besteht hier ein Gleichgewicht, sodass abgebauter Knochen sofort wieder aufgebaut wird und somit die Knochensubstanz konstant bleibt.

Ab dem 40. Lebensjahr kommt es zum natürlichen, altersabhängigen Knochenabbau (ca. 1 – 1,5 %/Jahr). Vermehrter Knochenabbau bei vermindertem Knochenaufbau führt besonders zum Verlust an Spongiosa (Knochenbälkchen; Abb. 7.**5 a,b**). Dadurch wird der Knochen porös, und es besteht erhöhte Frakturgefahr. Unter Osteoporose werden die als Folge der verminderten Skelettmasse auftretenden Beschwerden zusammengefasst.

Außer dem Alter sind verschiedene andere Ursachen dieser Knochenkrankheit bekannt. In ca. 95 % der Fälle handelt es sich um eine *primäre Osteoporose*, deren Ursache noch nicht vollständig geklärt ist. Es gibt zwei Typen:

Postmenopausale Osteoporose: Bei Mangel an Östrogen (weibliches Geschlechtshormon) kommt es zu einer verminderten Kalziumaufnahme aus dem Darm und zu einer vermehrten Freisetzung dieses Minerals aus dem Knochen, sodass langfristig die Knochenmasse abnimmt und sich eine Osteoporose entwickelt. Betroffen sind daher vor allem Frauen ab den Wechseljahren (Postmenopause), also ca. ab dem 45. Lebensjahr. Bei dieser häufigsten Form der Osteoporose ist besonders die Wirbelsäule betroffen, während es nur selten zu Veränderungen im Bereich der Extremitäten (Arme und Beine) kommt.

Senile Osteoporose. Diese Form tritt erst ab dem 70. Lebensjahr auf und ist bedingt durch den normalen, schleichenden Knochenabbau im Alter. Typischerweise treten besonders im Bereich des Oberschenkelhalses Veränderungen auf, weshalb der Oberschenkelhalsbruch (S. 128 f) eine häufige Komplikation im Alter ist.

Von *sekundärer Osteoporose* spricht man, wenn die zugrunde liegende Ursache bekannt ist. Mögliche Ursachen sind:

- langfristige hochdosierte Kortisontherapie,
- Hyperthyreose (Schilddrüsenüberfunktion),
- Heparintherapie,
- längere Bettlägerigkeit oder Gipsbehandlung (führt zur „Inaktivitätsosteoporose"),
- Diabetes mellitus.

Risikofaktoren

Bei bestimmten Konstellationen ist das Osteoporoserisiko erhöht:

- *Geschlecht:* Osteoporose ist besonders eine Erkrankung der älteren Frau, doch auch Männer sind betroffen;
- *Vererbung:* Bei Fällen von Osteoporose in der Familie besteht ein erhöhtes Risiko;
- *ethnische Zugehörigkeit:* Osteoporose tritt bei weißen Frauen häufiger auf;
- *Körperbau:* Bei schlanken und grazilen Menschen kommt es häufiger zur Osteoporose als bei Menschen mit adipösem und stämmigem Körperbau;
- *kalziumarme Kost;*
- *Bewegungsmangel*, z. B. rein sitzende Tätigkeit;

Osteoporotischer Wirbel

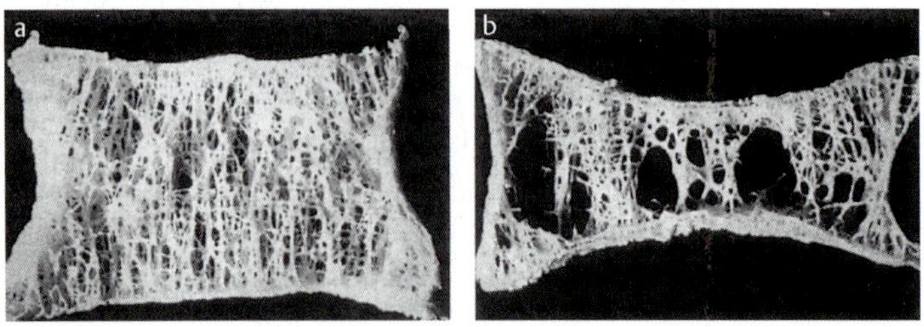

Abb. 7.**5 a, b** **a** Normaler und **b** osteoporotisch veränderter Wirbelkörper (aus Biesalski, H.K.: Taschenatlas der Ernährung. Thieme, Stuttgart 1999).

- *Genussmittel*: Rauchen und chronischer Alkoholgenuss haben einen negativen Einfluss auf den Knochenaufbau.

Symptome

Osteoporose ist eine schleichend verlaufende Krankheit, die lange Zeit keinerlei Beschwerden verursacht. Erst nach Jahren können akute und vor allem *chronische Rückenschmerzen* auftreten. Denn betroffen ist hauptsächlich die Wirbelsäule. Durch den Knochenschwund wird der Knochen instabil und kann leicht in sich zusammenbrechen; die Folge ist eine Verformung der Wirbelsäule, die zu Fehlhaltung, Muskelverspannungen und deshalb zu chronischen Schmerzen führt. Anfangs treten die Beschwerden nur bei besonderer Belastung auf, später gehen sie in Dauerschmerzen über. Führen die Schmerzen zu einer zunehmenden Bewegungseinschränkung, so kommt es durch den Bewegungsmangel zum verstärkten Knochenabbau (Abb. 7.**6**).

Die Veränderungen im Bereich der Wirbelsäule bewirken typische Änderungen der Körperstatur: Zunehmende Kyphosierung (Krümmung) der Brustwirbelsäule führt zum „*Buckel*", früher „Witwenbuckel" genannt (Abb. 7.**7 a**). Die Verformung der Wirbelsäule kann so ausgeprägt sein, dass die unteren Rippen am Beckenkamm scheuern! Durch die Verformung der Wirbelkörper *nimmt die Körpergröße kontinuierlich ab* (um bis zu 20 cm). Es kommt zu einer *Verschiebung der Hautfalten*: Die Patientinnen berichten vom Verlust der Taille („kein Rock passt mehr"), weil der Bauch extrem vorgewölbt ist. Im Rückenbereich erkennt man das „Tannenbaumphänomen": Die überflüssig gewordene Haut zieht sich in Falten entlang der Wirbelsäule nach unten (Abb. 7.**7 b**). Durch die Abnahme der Körpergröße erscheinen die Arme als zu lang.

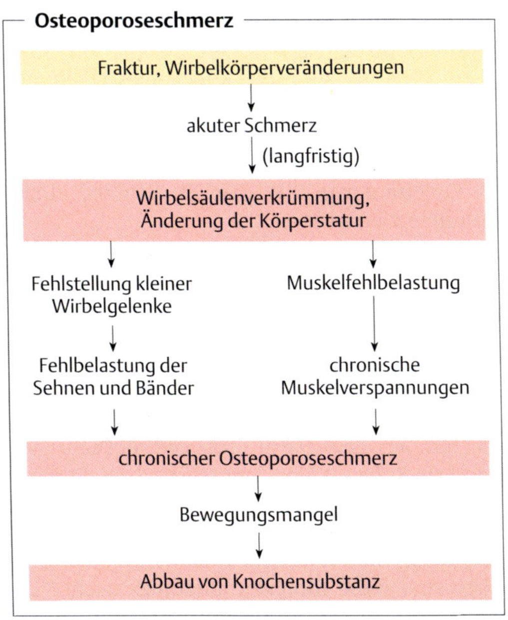

Abb. 7.**6** Pathophysiologie des Osteoporoseschmerzes

Komplikationen

Man nennt die Osteoporose auch „Frakturkrankheit", weil oft schon bei kleinen Unfällen oder auch spontan (ohne Anlass) Knochenbrüche auftreten können. Die neben den Wirbelkörpern typischen Frakturen sind im Kapitel „Frakturen im Alter" (S. 125 ff) beschrieben. Deshalb müssen Stürze unbedingt verhindert werden.

Pflege **Sturzprophylaxe:**

- Mobilität erhalten oder fördern;
- Zusatzerkrankungen und Beeinträchtigung der Sinnesorgane behandeln; Rücksprache mit dem Arzt halten wegen zentral dämpfender Medikamente;
- Stolperfallen wie Telefonkabel, hochstehende Teppichkanten, zu enge Möblierung oder kleine Stufen beseitigen;
- für gute Beleuchtung, auch für ein Nachtlicht, rutschfeste Böden und gutes Schuhwerk sorgen;
- Handläufe und Haltegriffe in Flur und Nasszellen anbringen;
- Orientierung erleichtern;
- sicheres Fortbewegen eventuell durch eine Krankengymnastin schulen oder Hilfsmittel wie Gehstöcke einsetzen, Transfers, z. B. vom Bett in den Stuhl, gemeinsam üben.

Diagnostik

Bei schon bestehender Osteoporose lassen sich *röntgenologisch* typische Veränderungen nachweisen (Abb. 7.**8**): die Brustwirbelsäule ist verstärkt gekrümmt und einzelne Wirbel sind eingebrochen und in ihrer Form verändert (Fisch- und Keilwirbel).

Erst beim Verlust von 30% der Knochenmasse sind im Röntgenbild osteoporotische Veränderungen sichtbar, deshalb ist die beste Methode bei Verdacht auf Osteoporose oder zur Überprüfun

Symptome Osteoporose

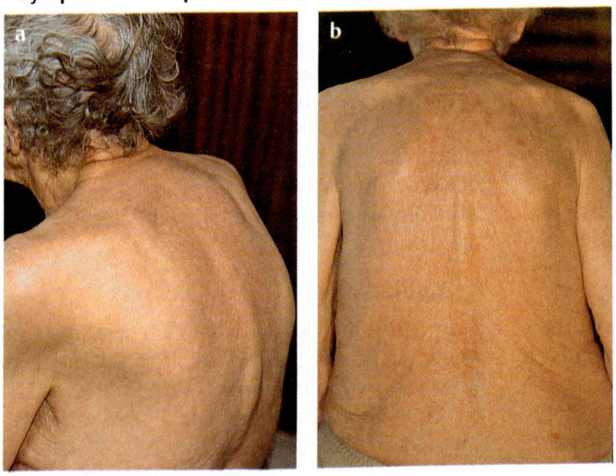

Abb. 7.**7 a, b** Veränderungen der Körperstatur infolge von Osteoporose. **a** Typische Haltungsänderung („Witwenbuckel“), **b** Verschiebung der Hautfalten („Tannenbaumphänomen“).

„Witwenbuckel“

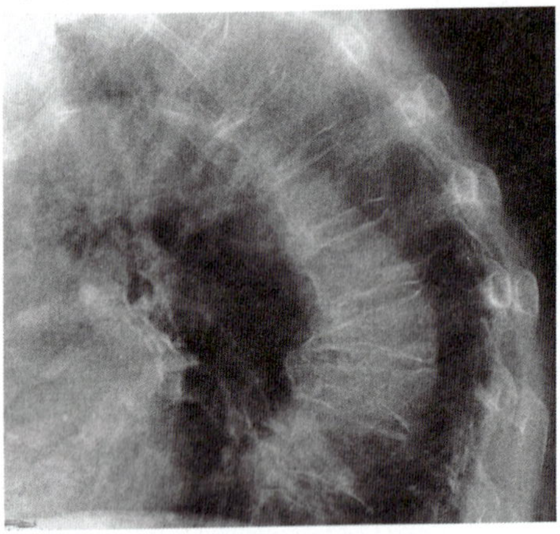

Abb. 7.**8** Seitliche Röntgenaufnahme der Brustwirbelsäule bei hochgradiger Altersosteoporose. Gut sichtbar sind die Wirbelkörpereinbrüche und die Kyphosierung der Wirbelsäule.

der Therapie die *Osteodensitometrie*, die Knochendichtemessung.

Prinzip der Osteodensitometrie: Aus einer radioaktiven Quelle werden Photonenstrahlen auf einen Knochen abgegeben. Beim Durchtritt durch den Knochen werden die Strahlen abgeschwächt, was Rückschlüsse auf die Knochendichte zulässt.

An gut zugänglichen Knochen (z. B. Finger) ist eine Bestimmung der Knochendichte mit Hilfe spezieller *Ultraschallgeräte* möglich.

Therapie

Zur Behandlung einer Osteoporose stehen verschiedene Medikamente zur Verfügung. Sie lassen sich in folgende 3 Kategorien einteilen:

Medikamente zur Stärkung des Knochens.

Kalzium: Unsere Knochen bestehen hauptsächlich aus Kalzium. Eine ausreichende Kalziumzufuhr (1000 – 1500 mg/Tag) fördert sowohl die Knochenmasse als auch die Knochenfestigkeit; die Häufigkeit der gefürchteten Knochenbrüche kann gesenkt werden. Gelingt eine ausreichende Zufuhr über die Nahrung (s. u.) nicht, kann Kalzium in Tablettenform (z. B. Calcium Sandoz) eingenommen werden.

Aufgelöste Kalziumbrausetablette langsam über den Tag verteilt trinken, sonst ist die Resorption (Aufnahme) vermindert!

Vitamin D: Vitamin D fördert die Aufnahme von Kalzium aus dem Darm und spielt deshalb eine wichtige Rolle im Knochenstoffwechsel. Es kann einerseits durch die Nahrung (Fisch, Lebertran) aufgenommen werden, andererseits kann es der Körper mit Hilfe von Sonnenlicht selbst bilden, im Alter lässt diese Fähigkeit allerdings nach. Deshalb empfiehlt man besonders im Winter und bei immobilen Patienten, Vitamin D in Tablettenform (z. B. Vigantoletten) einzunehmen. Beliebt sind

Kombinationspräparate aus Kalzium und Vitamin D (z. B. Calcilac).
Östrogene: Die beste Therapie zur Verhinderung der postmenopausalen Osteoporose ist eine Östrogentherapie mit Beginn der Wechseljahre. Die Präparate ähneln der „Pille" und führen zu Monatsblutungen, was manchen Patientinnen unangenehm ist.

Medikamente, die in den Knochenstoffwechsel eingreifen.
Kalzitonin: Kalzitonin ist ein in der Schilddrüse produziertes Hormon, welches den Knochenverlust aufhalten kann, jedoch nicht zur Knochenneubildung führt. Es wird besonders bei frischen osteoporotisch bedingten Knochenbrüchen eingesetzt, da es auch schmerzstillend wirkt. Erhältlich ist es in Spritzenform (z. B. Karil) oder als Nasenspray.
Fluoride: Fluoride steigern die Knochenneubildung. Sie wirken allerdings nur in Kombination mit Kalzium. Zu beachten ist auch, dass es bei einer zu hohen Fluorideinlagerung in den Knochen zu Gelenksschmerzen kommen kann. Auch sollte eine Fluoridtherapie auf 3–4 Jahre beschränkt bleiben.
Bisphosphonate: Diese Substanzen (z. B. Didronel, Fosamax) sind in der Behandlung der Osteoporose sehr wirksam, da sie den Knochenabbau hemmen, die Knochenneubildung anregen und somit die Knochendichte erhöhen. Die Medikamente müssen allerdings über einige Jahre eingenommen werden, bis eine bessere Knochendichte messbar ist.

> ! Bisphosphonate sind stark schleimhautreizend, deshalb sollten sie 30 Min. vor dem Essen mit viel Flüssigkeit und möglichst im Stehen eingenommen werden!

Unterstützende Medikamente und Maßnahmen. Bei ausgeprägter Osteoporose steht die Schmerzlinderung mit *Analgetika* (s. „degenerative Gelenkserkrankungen", S. 133 f) im Vordergrund. Um einer zunehmenden Bewegungseinschränkung und Muskelverspannungen vorzubeugen, ist regelmäßige *Krankengymnastik* wichtig. Zur Muskelentspannung dienen lokale Wärmebehandlung, Massagen oder Elektrotherapie.

Prophylaxe

Wichtig sind eine kalziumreiche Ernährung und regelmäßige Bewegung, möglichst an der frischen Luft.

Ernährung. Zur Verhinderung einer Osteoporose im Alter ist die „von klein auf" richtige Ernährung wichtig. Denn je größer das in der Jugend erworbene „Knochen-Startkapital" ist, desto weniger bedrohlich ist der normale Knochenabbau im Alter. Da der Knochen größtenteils aus Kalzium besteht, muss die richtige Ernährung eine ausreichende Menge Kalzium enthalten.

> ! Wichtig sind 1000–1500 mg Kalzium/Tag!

Kalzium kommt besonders in Milchprodukten vor. Deshalb soll besonders Milch und Käse ein täglicher Nahrungsbestandteil sein. Am besten sind „saure Milchprodukte" (Sauer-, Buttermilch, Joghurt o.Ä.). Auch grünes Gemüse (Lauch, Brokkoli, Fenchel etc.) enthält Kalzium, allerdings in weit geringeren Mengen. Bevorzugen sollte man außerdem kalziumreiches und natriumarmes Mineralwasser, da Natrium die Kalziumausscheidung im Darm erhöht. Um eine ausreichende Zufuhr von Vitamin D sicherzustellen, empfiehlt es sich, einmal pro Woche Seefisch zu essen.

> ! Faustregel: 1/2 Liter Milch (2 1/2 Gläser) und 50 g Hartkäse (ca. 2 Scheiben) decken den täglichen Kalziumbedarf!

Bewegung. Bewegung, d. h. Druck und Zug am Knochen, sind für den Aufbau und Erhalt des Skeletts unbedingt notwendig.

> Die Aufenthaltsdauer von Astronauten im All ist durch die Osteoporoseentwicklung bei fehlender Schwerkraft begrenzt!

Zu empfehlen ist ein gezieltes Training der Bauch- und Rückenmuskulatur. Schwimmen ist eine ideale Kombination aus Wirbelsäulenentlastung und Muskeltraining, da im Wasser die Wirbelsäule durch den Auftrieb entlastet wird. Ganz generell wichtig aber ist die tägliche Bewegung an der frischen Luft!

> Pflege
> **Tipps und Tricks für den Alltag:** Die Maßnahmen zielen besonders auf eine Entlastung der Wirbelsäule:
> - Fahrradfahren: Der Lenker sollte so hoch gestellt sein, dass man aufrecht sitzen muss;
> - Schuhe mit weicher Sohle;

- bei Übergewicht abnehmen;
- langes Stehen und Sitzen vermeiden, möglichst viel laufen;
- das Heben von schweren Lasten vermeiden, besser ist ein Transport auf fahrbaren Geräten.

Isometrische Spannungsübungen: Wenn die Beweglichkeit des alten Menschen schon erheblich eingeschränkt oder wenn er bettlägerig ist, können zur Kräftigung der Muskulatur isometrische Spannungsübungen durchgeführt werden (S. 147).

Osteomalazie (Knochenerweichung)

Definition: Osteomalazie ist die „Rachitis des Erwachsenen"; es kommt aufgrund von Vitamin-D-Mangel zur Verringerung der Knochendichte. Der Knochen wird weich und verbiegbar.

Ursachen

Wie oben (s. Osteoporose) beschrieben, ist Vitamin D zur Resorption von Kalzium wichtig. Zum Vitamin-D-Mangel kann es durch fehlerhafte Ernährung (z. B. rein vegetarische Ernährung) und bei immobilen Patienten aufgrund der fehlenden Sonneneinstrahlung kommen. Seltenere Ursachen sind eine mangelhafte Resorption des Vitamins im Magen-Darm-Trakt oder eine fehlerhafte Umwandlung des Vitamins in seine aktive Form aufgrund schwerer Nieren- oder Leberfunktionsstörungen. Folge des Vitaminmangels ist ein verringerter Einbau von Kalzium in den Knochen und damit eine Verringerung der Knochendichte. Bei Kindern nennt man dieses Krankheitsbild Rachitis, bei Erwachsenen Osteomalazie.

Symptome

Osteomalazie ist eine schleichende Krankheit, die Beschwerden entwickeln sich über Monate oder Jahre. Typisch sind *generalisierte Knochenschmerzen*, verbunden mit Muskelschwäche. Langfristig kommt es durch die Knochenerweichung zu Knochenfehlstellungen (z. B. O-Bein-Bildung, zunehmende Krümmung der Wirbelsäule) und Verschiebungen im Becken.

Therapie

Je nach zugrunde liegender Ursache muss Vitamin D in Tabletten- oder Spritzenform zugeführt werden. Dies führt meist innerhalb weniger Wochen zur Beschwerdefreiheit.

Knochenmetastasen

Definition: Absiedlungen (Metastasen) bösartiger Tumoren in den Knochen

Ursachen

Wie im Kapitel „Allgemeine Krankheitslehre" (S. 43 ff) beschrieben, können bösartige Tumoren direkt in ihre Umgebung einwachsen, oder es kommt zur Streuung maligner Zellen über Lymphbahnen oder Blutwege in den Körper. Diese setzen sich in anderen Organen fest und bilden Tochtergeschwülste des Tumors, die so genannten Metastasen.
Tumoren, die vom Knochen ausgehen, sind insgesamt selten und fast nur bei Jugendlichen anzutreffen. Viele fortgeschrittene Krebserkrankungen aber führen zu Knochenmetastasen, sodass dies eine im Alter nicht seltene Komplikation ist. Prinzipiell können alle malignen Tumoren in die Knochen metastasieren; besonders häufig findet man sie bei Lungen-, Nieren-, Brust-, Gebärmutter-, Prostata-, Schilddrüsen-, Magen- oder Hautkrebs (Abb. 7.**9**).

Symptome

Die häufigste Lokalisation von Knochenmetastasen ist die Wirbelsäule. Doch man kann sie auch an allen anderen Knochen finden, besonders in Knochen mit blutbildenden Anteilen (rotem Knochenmark): Oberschenkel, Becken, Rippen, Oberarm oder Schädel.
Knochenmetastasen bereiten meist nur ganz *uncharakteristische Schmerzen*, zumeist Rückenschmerzen, die häufig lange Zeit als „Ischiasbeschwerden" oder Ähnliches behandelt werden.
Gelegentlich wird eine Knochenmetastase erkannt, weil es zu einer *pathologischen Fraktur* gekommen ist. Da der Knochen an der Stelle der Metastase meist wie „ausgestanzt" ist, kann er hier leicht brechen. Manchmal genügt eine ungeschickte Bewegung oder ein kleiner, harmloser Sturz. Bricht der Knochen ohne jeden Anlass, spricht man von einer *Spontanfraktur*.

Pflege

Vorsicht: Jede Lagerung oder unterstützende Berührung kann bei einem Patienten mit Knochenmetastasen starke Schmerzen verursachen und zu Spontanfrakturen führen.

Diagnostik

Größere Metastasen sind im *Röntgenbild* gut zu erkennen (Abb. 7.**10**). Eine gute Methode zum

Knochenmetastasen

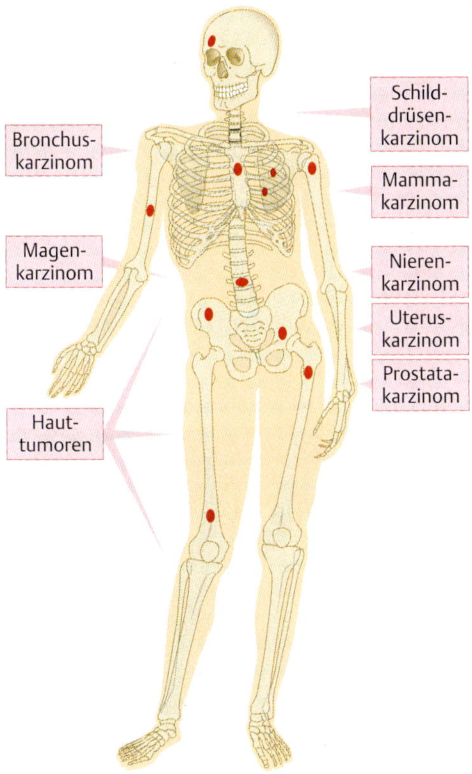

Abb. 7.**9** Ursachen und Lokalisation von Knochenmetastasen.

Röntgenbild Knochenmetastase

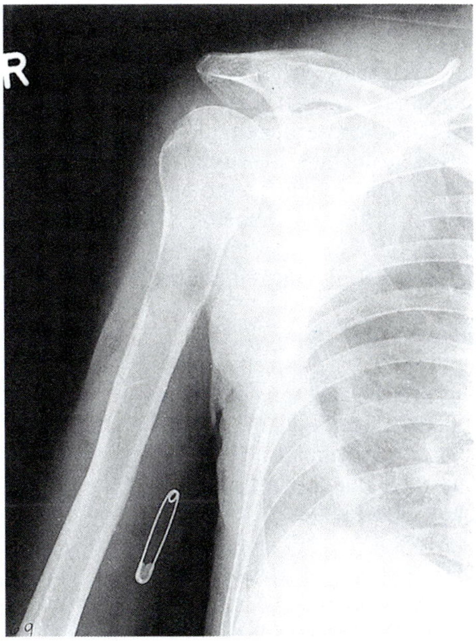

Abb. 7.**10** Metastase eines Nierenkarzinoms am Oberarmknochen.

Ausschluss von Knochenmetastasen, z. B. im Rahmen der Krebsnachsorge, ist die *Knochenszintigrafie*. Es werden über die Blutbahn radioaktive Substanzen in den Körper eingebracht, die sich in Bereichen erhöhten Stoffwechsels anreichern.

Therapie

Ziel ist neben einer ausreichenden *Schmerztherapie*, das Wachstum der Metastase zu verhindern und eine größtmögliche Stabilisierung des Knochens zu erreichen; eine Heilung ist in diesen Krebsstadien nicht mehr möglich.
Häufig angewandt wird die *Strahlentherapie*: Man erhofft sich eine Rückbildung der Metastase und eine Erhöhung der Knochendichte zur Stabilisierung. Ähnliches versucht man durch eine Therapie mit Bisphosphonaten und Kalzitonin (s. o.) zu erreichen. Einzelne Knochenmetastasen lassen sich manchmal operativ entfernen.

> Pflege
> **Schmerztherapie:** Tumorpatienten in fortgeschrittenem Stadium sollten keine unnötigen Schmerzen ertragen müssen. Keinesfalls darf deshalb an Schmerzmitteln gespart werden.

Frakturen (Knochenbrüche) im Alter

Bei älteren Menschen besteht aus verschiedenen Gründen eine erhöhte Sturzneigung. Die Folge ist nicht immer eine Fraktur, doch die im Alter verminderten reflektorischen Schutzmechanismen und die erhöhte Brüchigkeit des Knochens aufgrund der Osteoporose (s. o.) erhöhen das Frakturrisiko. Generell kann natürlich jeder Knochen brechen, deshalb sind hier nur die im Alter häufigsten Frakturen dargestellt. Meist handelt es sich um *geschlossene Frakturen*, bei denen zwar der Knochen gebrochen, der umgebende Weichteilmantel aus Haut und Muskeln aber unverletzt ist. Zeigt sich über der Fraktur eine Wunde (im schlimmsten Fall ist der gebrochene Knochen von außen sichtbar), spricht man von einer *offenen Fraktur*.
Mögliche Ursachen der erhöhten Sturzgefahr im Alter:

Medizinische Ursachen. Herzrhythmusstörungen können zur kurzfristigen Unterversorgung des Gehirns führen. Neurologische Erkrankungen, wie chronischer Schwindel oder Zustand nach Schlaganfall, haben häufig Gleichgewichtsstörungen, Gangunsicherheiten und Muskelschwäche zur Folge. Zudem ist die Funktion der Sinnesorgane (Auge, Ohr) häufig beeinträchtigt. Bei Hirnleistungsstörungen wie Demenz (z. B. Alzheimer-Demenz) oder einer Psychose bestehen Orientierungs- und Merkfähigkeitsstörungen.

Umgebungsfaktoren. Gefährlich sind eine enge Möblierung, Teppichfalten, Telefonkabel, schlechte Beleuchtung etc., außerdem glatter Fußboden, Schnee oder Glatteis. Eine fremde Umgebung (Krankenhaus, Heim) oder unzureichende oder fehlende Gehhilfen können ebenfalls die Sturzgefahr erhöhen.

Medikamente. Blutdrucksenkende und allgemein dämpfende und beruhigende Medikamente (z. B. Schlafmittel) stellen ein Sturzrisiko dar.

Pflege

Gipsverband: Viele Frakturen werden mit einem Gipsverband versorgt. Zur Vermeidung einer starken Schwellung im Frakturbereich ist Folgendes zu beachten:

- Betroffene Region immer *hochlagern* (z. B. Kissen unterlegen – auch nachts!);
- es ist sinnvoll, die *Region zu kühlen* (z. B. Eiswürfel in Beutel immer wieder auf die schmerzhafte Stelle legen);
- beklagt der Patient neu aufgetretene Schmerzen trotz Gips, muss der Arzt verständigt werden! Es gilt: *„Ein klagender Patient mit Gips hat immer Recht."*

Kontrakturenprophylaxe: Um einer Gelenkversteifung (S. 131 f) vorzubeugen, sind isometrische Spannungsübungen (S. 147) an der betroffenen Extremität sinnvoll. Es sollten aber keine Schmerzen dabei entstehen.

Subkapitale Humerusfraktur (Oberarmkopfbruch)

Ursachen/Symptome

Ursache ist meist ein Sturz auf den ausgestreckten Arm oder Ellenbogen. Die Patienten beklagen starke Schulter- oder Oberarmschmerzen, lokal tastet man häufig eine deutliche Schwellung, verursacht durch den Bluterguss, der sich nach jeder Fraktur lokal bildet. Dieses Hämatom verteilt sich im Laufe der Zeit, häufig ist einige Tage nach der Fraktur der gesamte Arm blau-rötlich verfärbt.

Therapie

In den meisten Fällen ist eine Ruhigstellung des Bruches durch einen Gilchrist- oder Desaultverband ausreichend (Abb. 7.**11 a, b**). Um eine Schultersteife zu verhindern, wird meist schon nach wenigen Tagen mit krankengymnastischen Übungen begonnen. Komplikationen sind bei dieser Fraktur selten, es kann aber zur Verletzung wichtiger Nerven und Gefäße kommen. Dann ist eine operative Versorgung der Fraktur erforderlich.

Therapie Oberarmkopfbruch

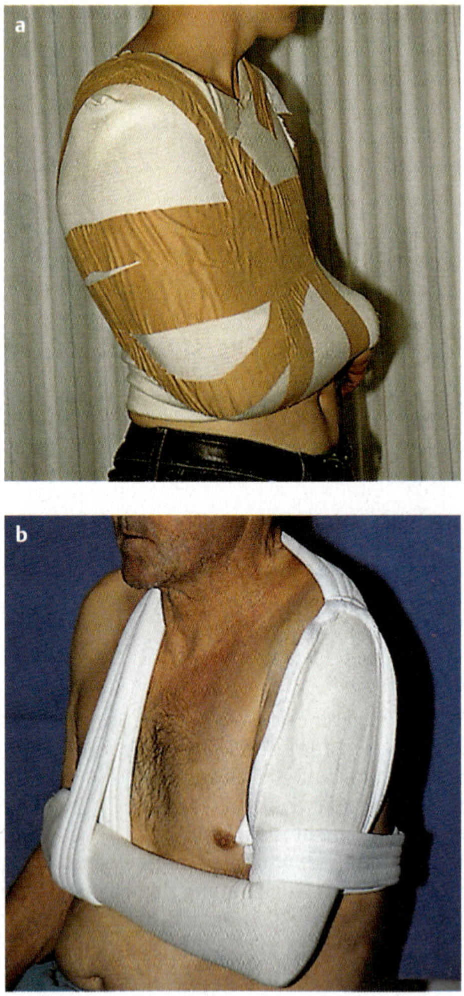

Abb. 7.**11** **a** Desault-, **b** Gilchristverband (aus Paetz, B., B. Benzinger-König: Chirurgie für Pflegeberufe, 19. Aufl. Thieme, Stuttgart 2000).

Distale Radiusfraktur (Handgelenksbruch)

Die Radiusfraktur ist der häufigste Knochenbruch!

Ursachen/Symptome

Ursache ist ein Sturz auf den Handballen der ausgestreckten Hand. Das Handgelenk ist schmerzhaft geschwollen und zeigt eine Fehlstellung, die Hand steht höher als der Unterarm (Bajonettstellung).

Therapie

Meist gelingt es, die Knochen durch Zug und Druck unter Röntgenkontrolle wieder einzurichten. Eventuell ist aber eine operative Versorgung mithilfe von so genannten Kirschnerdrähten nötig (Spickdrahtosteosynthese), die den Knochen stabilisieren (Abb. 7.**12 a, b**). Immer wird für 5–6 Wochen ein Gips angelegt.

Komplikationen

Nach einem Handgelenksbruch können mehrere Komplikationen auftreten. Wichtig ist auch nach der Frakturversorgung eine engmaschige *Röntgenkontrolle*, da es manchmal zu einer erneuten Verschiebung der Knochen kommen kann. Nicht selten *verheilt die Fraktur in Fehlstellung*, und das Handgelenk ist für immer formverändert. Wenn mehrfache „Einrenkmanöver" nötig waren, um die Fraktur zu stabilisieren, besteht die Gefahr eines *Morbus Sudeck*. Es handelt sich um ein nicht vollständig geklärtes Krankheitsbild mit einer lokalen Entzündung, die starke Schmerzen verursacht und langfristig zur Atrophie (Rückbildung) von Muskeln und Knochen führt. Im Handgelenksbereich verläuft der Nervus medianus, ein wichtiger Nerv zur Versorgung einzelner Finger. Wird dieser durch die Fraktur in Mitleidenschaft gezogen, kann sich langfristig ein *Karpaltunnelsyndrom* entwickeln.

Therapie Handgelenksbruch

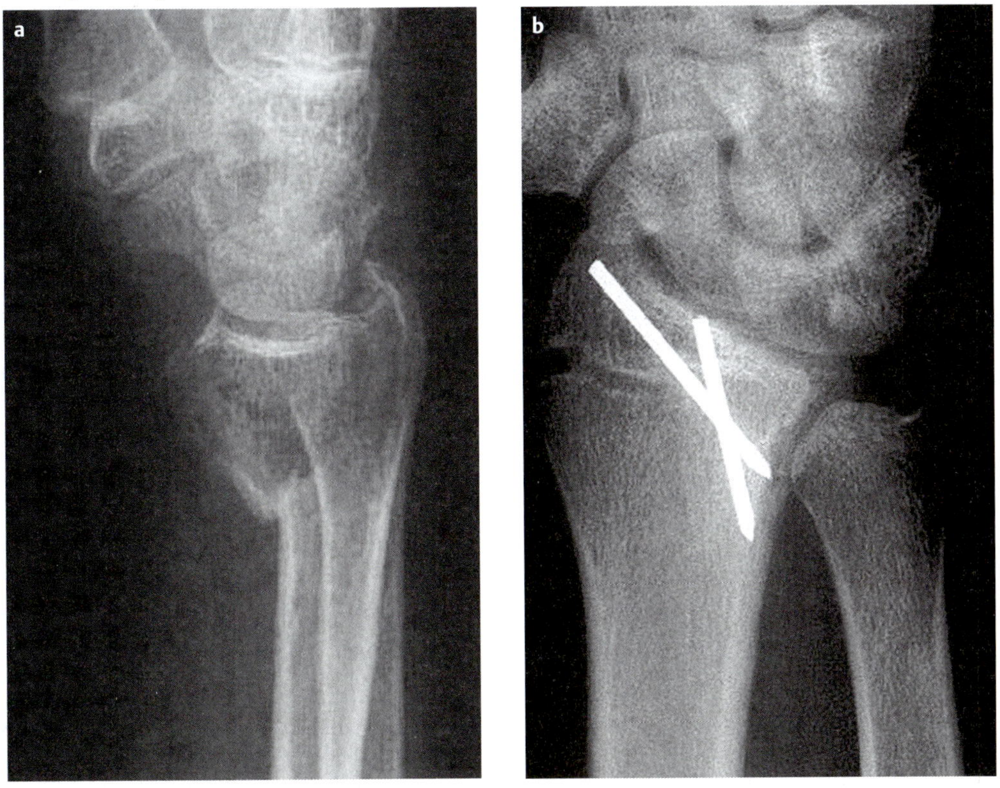

Abb. 7.**12 a, b** Distale Radiusfraktur **a** vor und **b** nach Spickdrahtosteosynthese.

Schenkelhalsfraktur (Oberschenkelhalsbruch)

Ursachen

Diese Fraktur ist meist durch einen Sturz auf die Hüfte verursacht. Frauen sind generell häufiger betroffen, weil es sich um eine typische Verletzung bei osteoporotisch veränderten Knochen handelt. Beklagt werden starke Schmerzen im Hüftgelenk, das dann nicht belastet werden kann. Zur typischen Beinstellung s. Abb. 7.**13**. Man unterscheidet, je nachdem, wo der Knochen gebrochen ist, verschiedene Formen der Schenkelhalsfraktur (Abb. 7.**14**). Petrochantäre Frakturen werden auch zu den Femurfrakturen (Oberschenkelbrüchen) gezählt.

Therapie

Um die Belastbarkeit des Hüftgelenkes rasch wiederherzustellen und die Folgen einer Immobilisation (Pneumonie, Dekubitus, Thrombose etc.) zu verhindern, muss eine Schenkelhalsfraktur in den meisten Fällen operiert werden. Manchmal gelingt es, die Fraktur durch eine Schraube zu fixieren, oft ist es aber nötig, das gesamte Hüftgelenk durch eine Totalendoprothese, ein „künstliches Hüftgelenk", zu ersetzen. Handelt es sich aber um eine „eingestauchte Fraktur", bei der die Bruchanteile so fest ineinander verhakt sind, dass sie auch bei Belastung nicht verrutschen, ist außer einer ausreichenden Schmerzmedikation keine Therapie nötig. Bis zur Operation werden diese Frakturen durch eine *Extension* ruhig gestellt (Abb. 7.**15**). Dadurch werden eine Verschiebung der Fraktur durch die ansetzenden Muskeln verhindert und die Schmerzen des Patienten deutlich gemildert.

Schenkelhalsfraktur

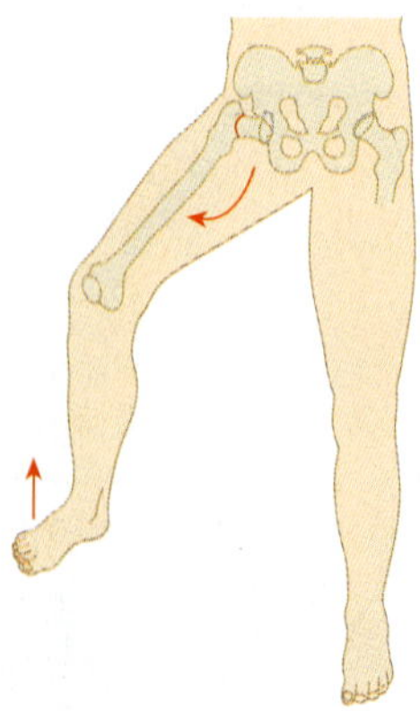

Abb. 7.**13** Typische Beinstellung bei Schenkelhalsfraktur; das Bein ist verkürzt und außenrotiert (nach außen gedreht) (aus Paetz, B., B. Benzinger-König: Chirurgie für Pflegeberufe, 19. Aufl. Thieme, Stuttgart 2000).

Frakturen des Oberschenkels

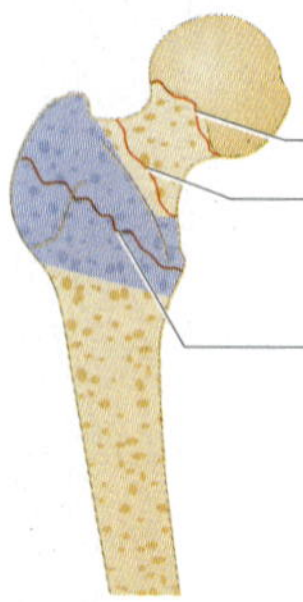

Abb. 7.**14** Häufige Lokalisationen von Schenkelhalsfrakturen (nach Paetz u. Benzinger-König 2000).

Extensionsbehandlung

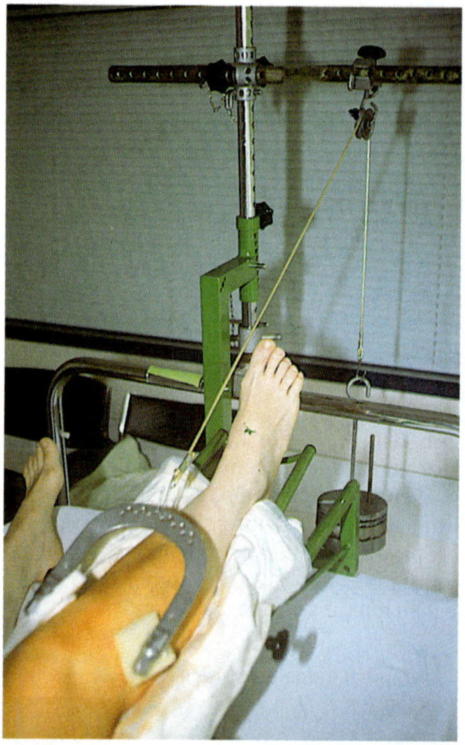

Abb. 7.**15** Tibiakopfextension (aus Paetz, B., B. Benzinger-König: Chirurgie für Pflegeberufe, 19. Aufl. Thieme, Stuttgart 2000).

Prinzip Tibiakopfextension: Durch den Schienbeinkopf wird ein Draht gebohrt. An einen daran befestigten Rollenzug wird ein jeweils dem Körpergewicht des Patienten angepasstes Gewicht gehängt.

Um die volle Beweglichkeit des Hüftgelenks wiederherzustellen, ist im Anschluss an die Operation eine intensive krankengymnastische Betreuung nötig. Deshalb werden viele Patienten nach dem Krankenhausaufenthalt zur so genannten „Anschlussheilbehandlung" in spezialisierte Einrichtungen geschickt.

Pflege **Verhaltensregeln für Menschen nach dem Einsatz einer Totalendoprothese:** Besonders in den ersten Wochen nach der Operation besteht die Gefahr, dass der künstliche Hüftkopf aus der Hüftpfanne tritt (Luxation). Die Muskulatur ist zu diesem Zeitpunkt nicht kräftig genug, um ausreichend Halt zu geben. Im ersten halben Jahr sollte Folgendes beachtet werden:

- Nicht in tiefen Sesseln oder Stühlen sitzen;
- keilförmige Sitzkissen, Stehstützhilfen und eine Toilettensitzerhöhung benutzen;
- die Beine beim Sitzen nicht übereinander schlagen;
- nicht zu lange sitzen;
- im Stehen Beine nicht extrem ein- oder auswärts drehen;
- feste, Halt gebende Schuhe tragen;
- in der ersten Zeit Gehhilfen benutzen;
- sturzprophylaktische Maßnahmen ergreifen (S. 121);
- in der Anschlussheilbehandlung erlernte Bewegungsübungen zur Kräftigung der Muskulatur weiterführen;
- schweres Heben und Tragen ist verboten.

Sprunggelenksfrakturen

Ursachen/Symptome

Die Betroffenen berichten, sie seien mit dem Fuß „umgeknickt". Im Bereich des Sprunggelenkes ist der Fuß deutlich geschwollen, schmerzhaft und kann nicht belastet werden.

Sind sowohl Innen- als auch Außenknöchel gebrochen, spricht man von einer bimalleolären Fraktur. Ist zusätzlich an der Hinterkante des Schienbeins ein Stück ausgebrochen, handelt es sich um eine trimalleoläre Fraktur.

Therapie

Da Innen- und Außenknöchel das obere Sprunggelenk bilden, ist eine exakte Wiederherstellung der Gelenkfläche nötig. Andernfalls kann es zur frühzeitigen Entwicklung einer Arthrose (Gelenkverschleiß) kommen. Deshalb müssen Sprunggelenksfrakturen häufig operiert werden.

Pflege **Kontrakturen müssen nicht sein!** Das individuelle Kontrakturenrisiko eines alten Menschen muss entsprechend seiner Grunderkrankungen und seiner vorhandenen Bewegungsfähigkeit erfasst werden. Daraufhin sind ihm geeignete prophylaktische Maßnahmen zu erklären bzw., wenn nötig, für ihn durchzuführen (S. 146 f).

Knochentumoren

Während Skelettmetastasen im Alter relativ häufig vorkommen, sind Tumoren, die vom Knochen ausgehen, eher eine Erkrankung der Jugendlichen oder jüngeren Erwachsenen. Das Plasmozytom kann zu den Knochentumoren gerechnet werden, weil es dabei zu erheblichen Skelettveränderungen kommt. Ausgangsgewebe dieser Krebserkrankung sind aber bestimmte Immunzellen (Blutabwehrzellen).

Plasmozytom (Multiples Myelom)

Definition: Maligne Entartung der Plasmazellen des Knochenmarks

Ursachen

Die Plasmazellen bilden sich aus den B-Lymphozyten (s. Erkrankungen des Blutes, S. 226 ff) und sind verantwortlich für die Antikörperproduktion (Immunglobuline) im Rahmen der Immunabwehr. Aus ungeklärter Ursache kommt es beim Plasmozytom zu einer Wucherung dieser Zellen im Knochenmark.

Symptome

Das Plasmozytom tritt vorwiegend im höheren Lebensalter (6.–7. Lebensjahrzehnt) auf. Männer sind doppelt so häufig betroffen. Die Erkrankung beginnt schleichend mit *Knochenschmerzen* und *genereller Leistungsminderung.* Im weiteren Verlauf kommen verschiedene Beschwerden hinzu:

- *Gefahr von Spontanfrakturen:* Die veränderten Plasmazellen aktivieren Osteoklasten (knochenabbauende Zellen). Die Folge sind lokale Knochenzerstörungen. Besonders im Bereich der Wirbelkörper und von Becken und Schädel finden sich im Röntgenbild „schrotschussähnliche" Veränderungen (Abb. 7.**16**);
- *Anämie (Blutarmut), Infektneigung:* Die im Knochenmark wuchernden Plasmazellen ver-

„Schrotschussschädel"

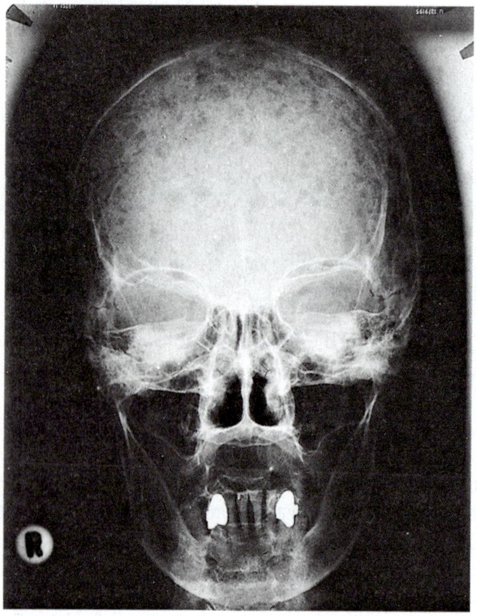

Abb. 7.**16** Lokale Knochenzerstörungen am Schädel („Schrotschussschädel") als Folge eines Plasmozytoms.

Eiweißelektrophorese

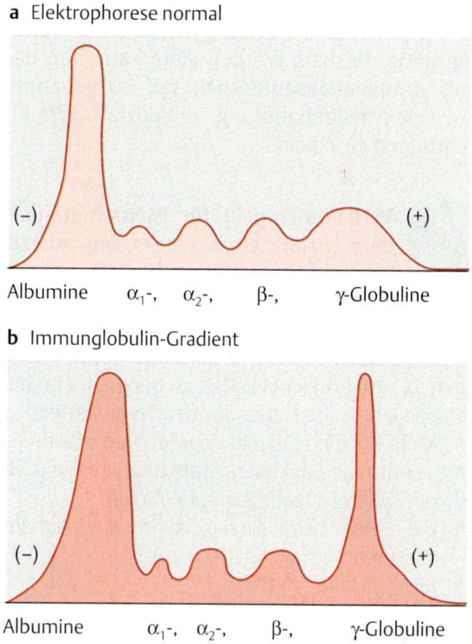

Abb. 7.**17 a, b** Nachweis einer vermehrten Bildung von Immunglobulinen durch Eiweißelektrophorese (aus Gerlach, U., H. Wagner, W. Wirth: Innere Medizin für Pflegeberufe, 5. Aufl. Thieme, Stuttgart 2000).

drängen die übrigen Blutzellen. Außerdem werden im Übermaß nicht funktionsfähige Immunglobuline gebildet, weswegen eine geregelte Immunabwehr in fortgeschrittenen Stadien nicht mehr möglich ist.

Diagnostik

Neben den *röntgenologischen Veränderungen* lässt sich ein Plasmozytom durch die veränderte Eiweißbildung nachweisen. Bei der Untersuchung einer *Knochenmarksbiopsie* (Entnahme von Knochenmark) fallen die veränderten Plasmazellen auf. Die vermehrte Bildung von Immunglobulinen ist in der *Eiweißelektrophorese* (Abb. **17 a, b**) und in einer erhöhten Eiweißausscheidung im Urin ersichtlich. Außerdem fällt bei den Patienten eine deutlich *erhöhte Blutsenkung* (BSG) mit Werten > 100 mm auf.

Therapie

Da eine Heilung nicht möglich ist, beginnt man mit einer Therapie erst bei schwerwiegenden Komplikationen. Durch eine *Kombination aus Strahlen- und Chemotherapie* versucht man, die Plasmazellen zurückzudrängen. Zusätzlich wird versucht, den Knochen medikamentös (z. B. durch Bisphosphonate, S. 123) zu stabilisieren. Bei drohenden Knochenbrüchen kann aber auch eine Operation nötig werden.

Prognose

Die Erkrankung verläuft sehr unterschiedlich. Manchmal besteht ein Plasmozytom schon Jahre, bevor es therapiert werden muss. Mit Beginn der Therapie beträgt die mittlere Überlebensdauer allerdings nur noch 4 – 5 Jahre.

Erkrankungen der Gelenke

Susanne Andreae

Fehlstellungen

Hallux valgus

Definition: Fehlstellung im Großzehengrundgelenk. Die Großzehe ist nach innen, in Richtung der übrigen Zehen, gerichtet.

Ursachen

Im normalen Fußgewölbe findet sich ein Quer- und ein Längsgewölbe. Im Laufe der Jahre kann es durch Fehlbelastung (falsches Schuhwerk, Übergewicht etc.) zum Einbruch dieser Gewölbe und dadurch zu Veränderungen der Fußform kommen.

Symptome

Als Folge eines Spreizfußes (Absinken des Fußquergewölbes) kommt es zu einer Fehlstellung im Großzehengrundgelenk. Folgen sind *schmerzhafte Druckschäden* (Exostose) am vorstehenden Gelenkknochen (Abb. 7.**18**). Durch die Fehlstellung der Großzehe bilden sich im Bereich der übrigen Zehen häufig so genannte *Krallen- und Hammerzehen.* Frauen sind von dieser Erkrankung häufiger betroffen.

Therapie

Neben orthopädischen Schuhen, Einlagen oder Nachtlagerungsschienen hilft langfristig nur die operative Korrektur.

Hallux valgus

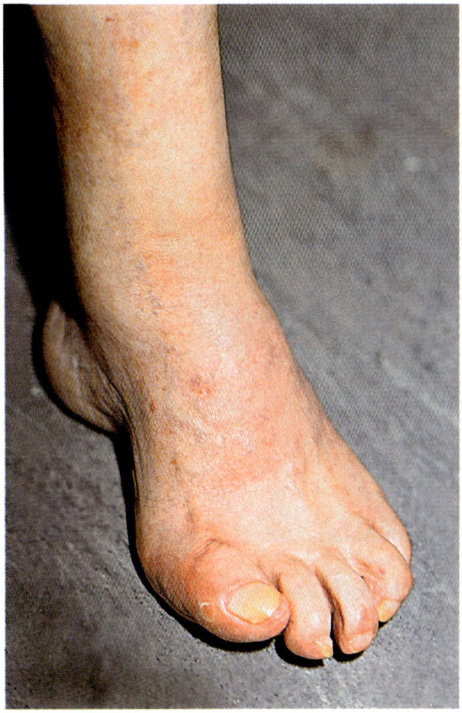

Abb. 7.**18** Hallux valgus mit Exostose und Krallenzehen.

Kontraktur (Gelenkversteifung)

Definition: Starke Bewegungseinschränkung eines Gelenks als Folge von Muskel- bzw. Sehnenverkürzungen und Schrumpfung der Gelenkkapsel.

Ursachen

Kontrakturen können als Folge ganz unterschiedlicher Gelenkbeeinträchtigungen auftreten. Sie kommen im Alter häufig vor. Bei langfristiger *Immobilität* und *Inaktivität* kommt es zur Muskelverkürzung. *Nervenlähmungen* (z. B. nach Schlaganfall) führen durch eine Bewegungsunfähigkeit langfristig zu einer Kontraktur. Durch *falsche Lagerung* kann ein Gelenk zwanghaft fixiert werden und sich dadurch versteifen. Kontrakturen können auch durch *Unfälle*, zum Beispiel hochgradige Verbrennungen oder Muskelschäden, bedingt sein.

Symptome

Bei den häufigeren Beugekontrakturen sind die Gelenke in Beugestellung (Abb. 7.**19**), bei Streckkontrakturen dagegen in Streckstellung fixiert. Die Kontraktur ist nicht schmerzhaft, doch meist sind die Patienten in ihrer Bewegungsfähigkeit deutlich eingeschränkt.

! Grundprinzip zur Verhinderung einer Kontraktur: Bewegung, Bewegung, Bewegung!

Spitzfuß

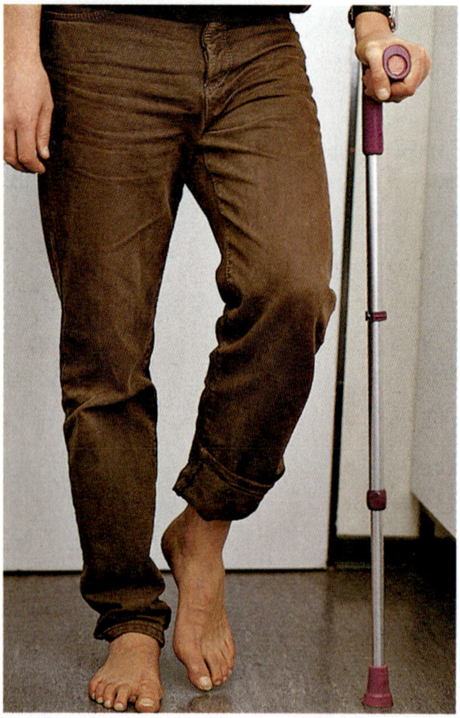

Abb. 7.**19** Beugekontraktur am Beispiel des Spitzfußes.

Rheumatische Erkrankungen

Als rheumatische Erkrankungen werden allgemein Erkrankungen des Bewegungsapparates zusammengefasst. Es handelt sich also besonders um Erkrankungen an Gelenken, Sehnen und Muskeln, doch auch innere Organe können befallen sein. Je nach zugrunde liegender Ursache unterscheidet man:

- *Entzündlich-rheumatische Erkrankungen* (rheumatische Arthritis, Morbus Bechterew);
- *degenerativ-rheumatische Erkrankungen* (Arthrose);
- *Weichteilrheumatismus*: Weichteilschädigung außerhalb der Gelenke mit Schmerzen an Sehnen, Bändern oder Muskeln (Polymyalgia rheumatica, Fibromyalgie).

Das Wort Rheuma kommt aus dem Griechischen und bedeutet „fließen" oder „strömen". Ursprünglich wurde es benutzt, um den fließenden und ziehenden Schmerz bei rheumatischen Erkrankungen zu beschreiben.

Arthrose (Gelenkverschleiß)

Definition: Chronisch degenerative Gelenkserkrankung (durch Abnutzung entstanden), die mit Schmerzen und zunehmender Funktionseinschränkung des betroffenen Gelenkes einhergehen kann.

Arthrosen sind sehr häufig, sie machen ca. $^1/_3$ der Gesamterkrankungen in Deutschland aus. 42% der Rehabilitationsmaßnahmen sind durch Arthrosen verursacht!

Ursachen

Die Arthrose ist eine Erkrankung des Gelenkknorpels. Zugrunde liegt immer ein Ungleichgewicht zwischen Belastung und Belastungsfähigkeit eines Gelenkes. Die Folge ist eine Verschlechterung der Ernährung der Knorpelschicht. Dies führt langfristig zur Knorpelschädigung mit Einrissen, Höhenminderung des Gewebes und schließlich bis auf den Knochen reichenden Knorpeldefekten. Später sind auch Veränderungen am Knochen erkennbar: Es bilden sich z. B. an den Gelenkrändern typische „Randwülste", die durch lokalen Knochenanbau zustande kommen (Abb. 7.**20**). Durch Reizung der Gelenkschleimhaut entstehen rezidivierende Gelenksergüsse (Flüssigkeitsansammlung im Gelenkspalt).

Einteilung

Man unterscheidet zwischen primärer und sekundärer Arthrose. Der *primären Arthrose* liegt eine Minderwertigkeit des Knorpelgewebes zugrunde, deren Ursache nicht bekannt ist. Viel häufiger ist die *sekundäre Arthrose;* sie hat verschiedene Ursachen:

Arthrose

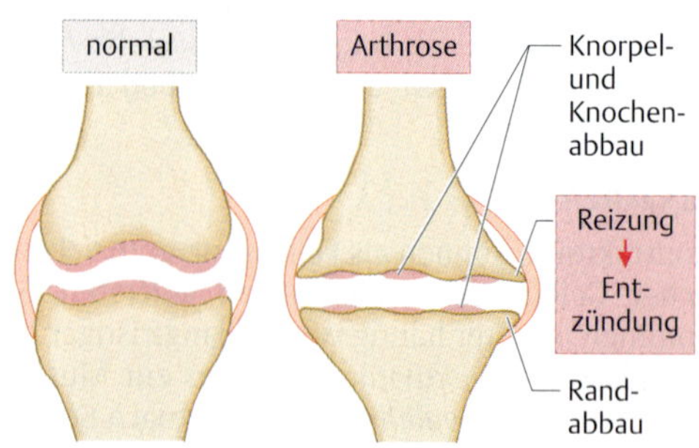

Abb. 7.**20** Pathophysiologie der Arthrose (aus Gerlach, U., H. Wagner, W. Wirth: Innere Medizin für Pflegeberufe, 5. Aufl. Thieme, Stuttgart 2000).

- *Alter*: Jeder Mensch entwickelt Arthrosen, er muss nur alt genug werden! Bereits ab 30 sind die ersten Abnutzungen an vielen Gelenken erkennbar, mit 65 gibt es praktisch keinen Menschen mehr ohne Gelenksveränderungen;
- *Überbelastung*, z.B. bei Adipositas (Übergewicht) oder erhöhter Gelenkbelastung (z.B. Leistungssport, Pressluftbohrer);
- *Fehlbelastung*, z.B. bei angeborenen Achsenfehlstellungen (z.B. O-Beine), oder im Rahmen neurologischer Muskelerkrankungen;
- *Stoffwechselerkrankungen*, z.B. kann es bei Gicht zu Ablagerungen von Harnsäurekristallen im Gelenk kommen;
- *Verletzungen*, z.B. nach in Fehlstellung verheilten Frakturen.

Am häufigsten betroffen sind stark belastete Gelenke, also besonders Hüft- und Kniegelenke. Doch auch an der Wirbelsäule und den Fingergelenken kommt es oft zu arthrotischen Veränderungen (s.u.).

Symptome

Eine Arthrose bereitet lange Zeit keine Symptome; erst wenn der Gelenkknorpel so stark zerstört ist, dass Knochen an Knochen reibt, kommt es zum *Leitsymptom Schmerz*. Anfangs treten Schmerzen nur bei größeren Belastungen auf; häufig berichten die Patienten auch über eine gewisse „Wetterfühligkeit". Später kommt es schon bei geringen Belastungen und sogar in Ruhe zu Beschwerden. Typisch ist der „Anlaufschmerz": Die ersten Schritte nach einer Ruhephase sind schmerzhaft, nach kurzer Einlaufzeit bessern sich die Schmerzen. In fortgeschritteneren Stadien kommt es zur zunehmenden *Einschränkung der Gelenksbeweglichkeit* bis hin zur Gelenkssteife. Durch Veränderungen sämtlicher am Gelenk beteiligter Strukturen (Bänder, Sehnen etc.) resultiert langfristig eine sichtbare *Gelenksverformung*. Durch die Knorpelabriebprodukte innerhalb des Gelenkes kann eine Reizung der Synovia (Gelenkschleimhaut) auftreten. Dies hat eine Ergussbildung zur Folge; äußerlich sind Zeichen einer Entzündung (Rötung, Schwellung, Schmerz, Überwärmung) erkennbar. Man spricht dann von einer *aktivierten Arthrose*.

Diagnostik

Richtungweisend ist die *Röntgenuntersuchung*, die charakteristischen Veränderungen sind in Abb. 7.**21** erläutert. Das genaue Ausmaß eines Knorpelschadens lässt sich mithilfe einer *Arthroskopie* (Gelenkspiegelung) erkennen.

Hüftgelenksarthrose

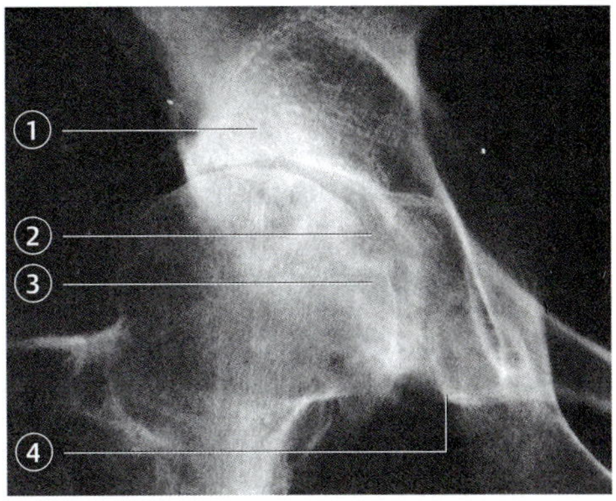

Abb. 7.**21** Röntgenbefund bei Hüftgelenksarthrose. Gut zu erkennen sind die Knochenverdichtung unterhalb der Knorpelschicht durch vermehrte Belastung des Knochens (1; Sklerosierung) die Gelenkspaltverschmälerung durch Höhenminderung des Knorpelgewebes (2; Chondrose), die Geröllzysten durch Schädigung des Knochens im Bereich der Knorpelschäden (3) und die knöcherne Randwulstbildung am Gelenkrand (4; Spondylose) (aus Gerlach, U., H. Wagner, W. Wirth: Innere Medizin für Pflegeberufe, 5. Aufl. Thieme, Stuttgart 2000).

Therapie

Die Arthrose ist nicht heilbar. Deshalb konzentrieren sich die Therapiemaßnahmen auf die Schmerzlinderung und die Erhaltung der Gelenkfunktion:

Entlastung der Gelenke. Dies erreicht man z.B. durch eine Gewichtsreduktion oder geeignete Gehhilfen. Gelegentlich wird auch ein Korsett empfohlen.

> *Pflege* **Gehhilfen:** Um eine maximale Entlastung des geschädigten Gelenkes zu erreichen, sollte die Gehhilfe immer auf der Gegenseite geführt werden (Beispiel: Arthrose rechts → Stock links)!

Regelmäßige Bewegung. Immobilität beeinflusst langfristig den Knorpelstoffwechsel negativ und führt zu einer Verschlimmerung der Arthrose. Empfehlenswert sind z.B. Schwimmen oder zumindest Bewegungsbäder, Radfahren auf ebener Strecke oder regelmäßige krankengymnastische Übungen.

Medikamentöse Behandlungsmöglichkeiten. *Analgetika* (z.B. Paracetamol) werden zur Schmerzlinderung bei chronischer Arthrose ohne Entzündungszeichen eingesetzt (s.a. Schmerztherapie). *Nichtsteroidale Antirheumatika (NSAR)* sind die Basismedikamente bei aktivierter Arthrose und rheumatischen Erkrankungen. Sie wirken stark entzündungshemmend, sind aber nicht von Kortison (= Steroid) abgeleitet, daher die Bezeichnung. Besonders häufig verwendet werden Diclofenac (Voltaren), Ibuprofen (Dolgit) oder Indometacin (Amuno). Die Medikamente sind in Tabletten- und Spritzenform, als Zäpfchen oder Salben erhältlich. Die Wirksamkeit einer Salbentherapie (z.B. Voltaren Emulgel) ist allerdings sehr umstritten. NSAR sind sehr wirkungsvolle Medikamente, die bei gelegentlicher Einnahme keine Beschwerden bereiten. Bei längerfristiger Einnahme jedoch treten recht häufig Nebenwirkungen auf. Sie betreffen meist den Magen-Darm-Trakt. Die Patienten beklagen dann Übelkeit, Erbrechen, Völlegefühl oder ähnliche Symptome. Doch es kann auch zur Bildung von Magenulzera (Magengeschwüren) mit der Gefahr der Blutung kommen. Seit kurzem sind allerdings Präparate auf dem Markt (z.B. Vioxx), die bei gleicher entzündungshemmender Wirkung weniger Nebenwirkungen haben sollen. Bei therapieresistenter aktivierter Arthrose kann man durch *Kortisonspritzen* in das Gelenk Besserung erzielen. *Knorpelaufbauende Präparate* sind zwar auf dem Markt, doch ihre Wirksamkeit ist noch nicht ausreichend belegt.

NSAR gehören weltweit zu den am meisten verschriebenen Medikamenten. Die Nebenwirkungsrate ist sehr hoch, betroffen sind bei den über 65-Jährigen bis zu 40%! Deshalb sollte bei einer Dauertherapie mit NSAR und bei älteren, oft vorgeschädigten Patienten zusätzlich ein Magenschutzpräparat (S. 277) verabreicht werden.

Salbentherapie ist bei Arthrose nur begrenzt wirksam, weil der Wirkstoff schlechter aufgenommen wird.

Operative Maßnahmen. Haben die beschriebenen Maßnahmen zu keiner entscheidenden Besserung geführt, müssen operative Maßnahmen durchgeführt werden. Zur Verfügung stehen:

- *Arthroskopie (Gelenksspiegelung):* Es kann versucht werden, durch Knorpelglättung und Gelenkspülung eine kurzfristige Besserung der Beschwerden zu erreichen;
- *Behandlung von Gelenkknorpeldefekten:* Mithilfe verschiedener operativer Verfahren (z.B. Anbohren des Knorpels oder Implantation von gezüchteten Knorpelzellen) wird versucht, die Neubildung von Knorpelgewebe zu erreichen oder Knorpeldefekte zu decken. Ob diese Maßnahmen langfristig zu einer Besserung der Gelenksfunktion führen, muss aber noch abgewartet werden;
- *Umstellungsosteotomie:* Beseitigung einer vorhandenen Gelenksfehlstellung;
- *Gelenkprothese:* Es wird ein „künstliches Gelenk" (Endoprothese) implantiert;
- eine *Gelenkversteifung (Arthrodese)* wird nur noch in seltenen Fällen durchgeführt.

Natürliche Heilmethoden: Bei chronischer Arthrose hilft oft lokale *Wärmebehandlung* in Form von Rotlicht, Fango oder warmen Wickeln. Bei aktivierter Arthrose dagegen tut *Kälte*, z.B. Eisbeutel gut.

Prophylaxe

Um arthrotischen Gelenksveränderungen vorzubeugen, sind verschiedene Maßnahmen sinnvoll:

- Früherkennung und Besserung von Gelenkfehlstellungen;
- Normalgewicht anstreben;
- einseitige Gelenkbelastung vermeiden (z.B. Wechsel von stehender und sitzender Tätigkeit);
- regelmäßige körperliche Bewegung; am besten sind Sportarten, bei denen die Gelenke gleichmäßig belastet werden, z.B. Radfahren oder Schwimmen.

Pflege

Erhöhte Kontrakturengefahr: Insbesondere bei alten Menschen mit stark arthrotisch veränderten Gelenken und bei immobilen Menschen ist eine sorgfältige Kontrakturenprophylaxe (S. 146f) durchzuführen, um die Gelenke beweglich zu halten.

Formen

Coxarthrose (Hüftgelenksarthrose).

Symptome: Typisch sind schleichende Schmerzen, die in Leiste, Gesäß, Rücken und Oberschenkel ausstrahlen. Manchmal werden auch nur Knieschmerzen angegeben. Die Schmerzen gehen mit einer zunehmenden Bewegungseinschränkung des betroffenen Hüftgelenkes einher; häufig entwickeln die Betroffenen zur Schmerzentlastung einen hinkenden Gang.

Pflege

Sinnvolle Hilfsmittel: Meist kann das Hüftgelenk nicht ausreichend gebeugt werden, und das Setzen und das Aufstehen aus tiefen Sesseln oder auch von der Toilette bereitet Schwierigkeiten. Sinnvoll ist es, eine *Toilettensitzerhöhung* anzubringen und Stühle in ausreichender Höhe auszuwählen bzw. die Sitzfläche mittels Kissen zu erhöhen. Zusätzlich kann eine spezielle *Aufstehhilfe* auf die Sitzfläche gelegt werden. Sie unterstützt den alten Menschen beim Hinsetzen und beim Aufstehen durch eine auf sein Körpergewicht einstellbare Gasdruckfeder.
Durch die Schädigung des Gelenkes und durch die
Kontrakturengefahr: Durch die Schädigung des Gelenks und durch die Bewegungseinschränkung kann eine Beugekontraktur entstehen. Zur Prophylaxe sind Bewegungsübungen durchzuführen (S. 146f). Wichtig ist, auf eine ausreichend *harte Matratze* zu achten, sodass der alte Mensch nicht darin versinkt und das Hüftgelenk ständig gebeugt ist. In Rückenlage kann das betroffene Bein flach gelagert werden; auch in Bauchlage ist das Hüftgelenk gestreckt. Dies wird jedoch von alten Menschen nur selten toleriert. Unter die Schienbeine müsste ein Kissen gelegt werden, um den Druck auf Vorfuß und Zehen zu verkleinern.

Hüftgelenksendoprothese

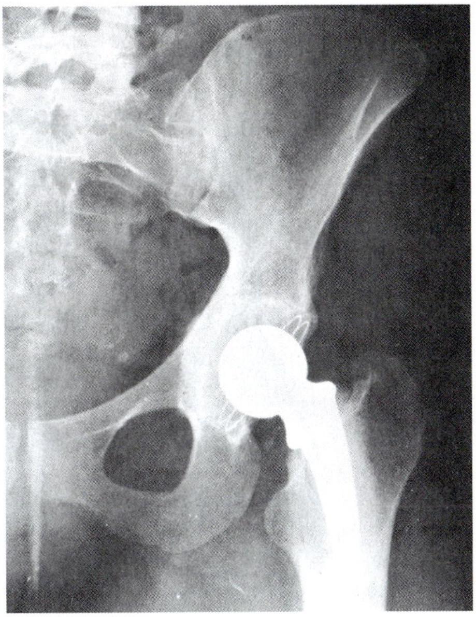

Abb. 7.**22** TEP bei Koxarthrose (aus Gerlach, U., H. Wagner, W. Wirth: Innere Medizin für Pflegeberufe, 5. Aufl. Thieme, Stuttgart 2000).

Therapie: Erst wenn alle konservativen Maßnahmen (s.o.) erschöpft sind, kommt die operative Therapie in Betracht. Meist werden sowohl Hüftkopf als auch Hüftpfanne durch Implantate ersetzt, man spricht von einer „Totalendoprothese" oder TEP (Abb. 7.**22**).

Man unterscheidet zwischen einer *„zementierten"* und einer *„unzementierten" TEP*. Bei der zementierten wird die TEP mittels Zement im Knochen fixiert; das Gelenk ist dadurch sofort nach der Operation belastbar. Deshalb wird dieses Verfahren meist bei älteren Patienten angewandt, um eine längere Immobilisation zu vermeiden.
Bei jüngeren Patienten dagegen wird die TEP ohne Zement in den Knochen eingebracht. Diese „unzementierte TEP" hat den Vorteil, dass sie länger haltbar ist (eine zementierte TEP muss nach 10–20 Jahren ausgetauscht werden), doch die Patienten dürfen bis ca. 6 Wochen nach der Operation das Gelenk nicht belasten.

Gonarthrose (Kniegelenksarthrose). Die Gonarthrose ist die häufigste aller Arthrosen; Frauen sind 4-mal häufiger als Männer betroffen. Unter den oben erwähnten Ursachen der Arthrosenentwicklung sind beim Knie neben häufigen Verletzungen (Skifahren, Fußball) Achsenfehlstellungen (O-, X-Beine) ursächlich von großer Bedeutung.
Symptome: Die Patienten beklagen Schmerzen, besonders während der ersten Schritte („Anlaufschmerz"), und eine zunehmende Bewegungseinschränkung. Bei fortgeschrittener Gonarthrose ist die Deformität des Gelenkes gut zu erkennen (Abb. 7.**23**).
Therapie: Lässt sich durch konservative Maßnahmen keine entscheidende Besserung der Beschwerden erreichen, sollte operiert werden. Wird eine eventuell vorliegende Achsenfehlstellung rechtzeitig erkannt, kann eine operative Korrektur (Umstellungsosteotomie) sinnvoll sein. Andernfalls wird eine Endoprothese (künstliches Gelenk) implantiert (Abb. 7.**24**).

Pflege

Gefahr einer Beugekontraktur: Neben dem Durchführen von Bewegungsübungen ist darauf zu achten, dass die Knie im Liegen gestreckt sind, was durch das Auflegen eines Sandsackes unterstützt werden kann. Achtung: nur für ca. 1 Stunde, damit kein Dekubitus

Kniegelenksarthrose

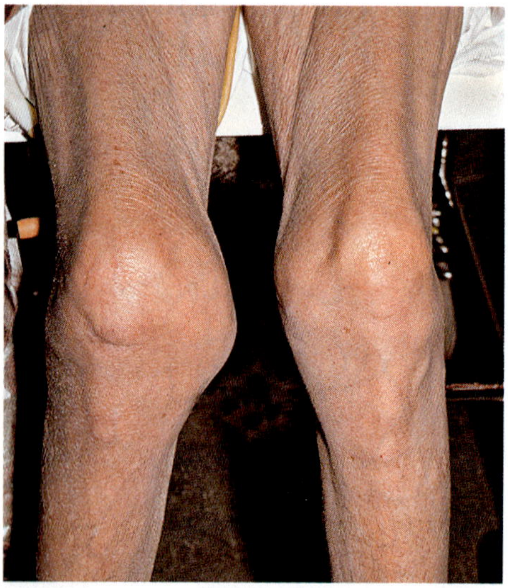

Abb. 7.**23** Beidseitige Gonarthrose.

Kniegelenksprothese

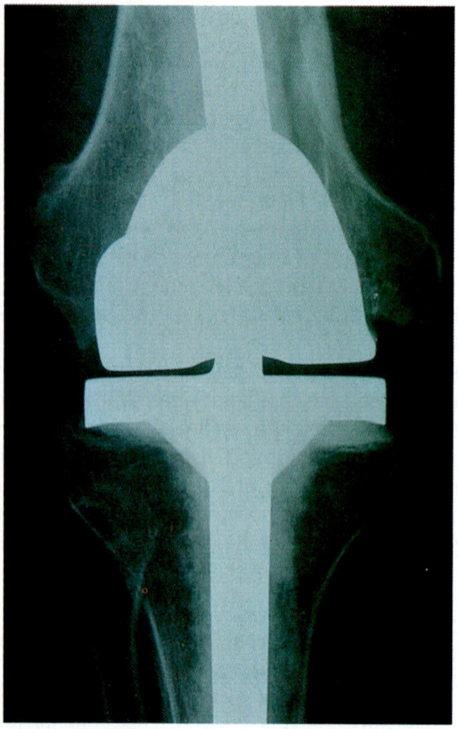

Abb. 7.**24** Röntgenaufnahme einer Kniegelenksprothese.

entsteht. Oft werden Knierollen von den Patienten als entlastend empfunden, sie sollten jedoch nicht verwendet werden, weil sie die Entstehung einer Beugekontraktur fördern.

Fingerpolyarthrose (Arthrose der Fingergelenke). Die Arthrose an den Fingergelenken tritt meist ab dem 50. Lebensjahr auf, Frauen sind 10-mal häufiger betroffen als Männer. Sie zählt zu den primären Arthrosen, da die eigentliche Ursache nicht bekannt ist; häufig liegt eine erbliche Belastung vor.

Symptome: Betroffen sind meist die Fingerendgelenke. Hier kommt es zu zunehmenden bewegungsabhängigen Schmerzen, die in Ruheschmerzen übergehen können. Mit fortschreitender Arthrose bilden sich Verdickungen im Bereich der Fingerendgelenke, die so genannten *Heberden-Knötchen.* Langfristig können sich Beugekontrakturen der betroffenen Gelenke mit einer erheblichen Einschränkung der Fingerbeweglichkeit bilden (Abb. 7.**25**).

Auch die übrigen Fingergelenke können betroffen sein, z. B. das Daumengrundgelenk; man spricht von einer Rizarthrose. Außer am Großzehengrundgelenk kommt es an anderen kleinen Gelenken nur sehr selten zum Gelenkverschleiß.

Therapie: Konservative Maßnahmen stehen im Vordergrund; nur sehr selten wird operiert.

Fingerpolyarthrose

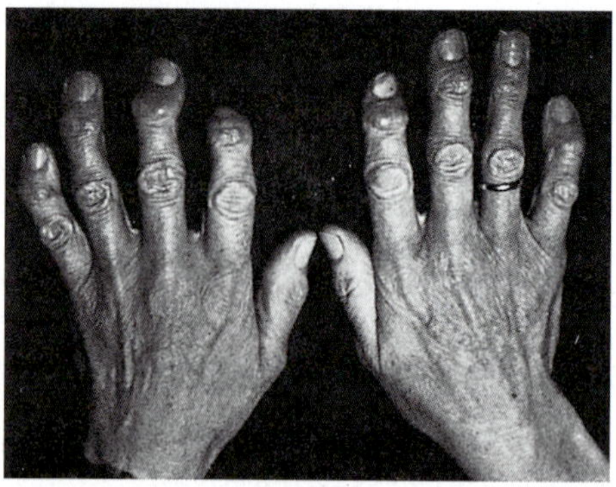

Abb. 7.**25** Arthrose der kleinen Gelenke mit Heberden-Knötchen (aus Gerlach, U., H. Wagner, W. Wirth: Innere Medizin für Pflegeberufe, 5. Aufl. Thieme, Stuttgart 2000).

Degenerative Wirbelsäulenveränderungen. Bei jedem entwickeln sich mit zunehmendem Alter degenerative Veränderungen an der Wirbelsäule. Sie müssen nicht immer zu Beschwerden führen, doch Rückenschmerzen sind die am häufigsten beklagten Symptome überhaupt.

Pathophysiologie: Ausgangspunkt der degenerativen Veränderungen sind die Bandscheiben. Im Laufe des Lebens verändert sich hier zweierlei: Die Bandscheibe verliert an Wasser, wird schmäler, und dadurch verringert sich der Zwischenwirbelraum, was mit einer Gelenkspaltverschmälerung bei anderen Gelenken vergleichbar ist. Außerdem kommt es zu Einrissen im äußeren Faserring der Bandscheibe, was einen Bandscheibenvorfall zur Folge haben kann (s.u.). Diese Veränderungen verursachen eine gewisse Instabilität (erhöhte Beweglichkeit) der Zwischenwirbelgelenke. Als Abstützungsreaktion kommt es langfristig zu Knochenanbauten ähnlich wie eingangs beschrieben: Es bilden sich knöcherne Randwülste um die Wirbelkörper bis hin zur Spangenbildung zwischen zwei Wirbeln (Abb. 7.**26**).

Symptome: Leitsymptom ist der *Rückenschmerz*. Dieser kann auf die betroffenen Wirbelsäulenregionen beschränkt sein, aber auch entlang eventuell gereizter Nerven ausstrahlen. Durch zusätzliche Muskelverspannungen sind Schonhaltung und ausstrahlende Schmerzen, besonders Kopfschmerzen bei Veränderungen der Halswirbelsäule, häufig. Typisch sind plötzlich auftretende schmerzhafte Bewegungseinschränkungen („Hexenschuss"). Je fortgeschrittener die knöchernen Veränderungen im Bereich der Wirbelsäule sind, desto eingeschränkter ist die Rückenbeweglichkeit. Mit zunehmender Einsteifung der Wirbelsäule lassen die Beschwerden häufig nach.

Therapie: Bei *akuten Beschwerden* stehen Bettruhe und die medikamentöse Therapie mit Analgetika, entzündungshemmenden Mitteln und Muskelentspannung im Vordergrund. Bei *chronischen Beschwerden* sollte mittels krankengymnastischer Übungen und regelmäßiger Gymnastik die die Wirbelsäule stabilisierende Bauch- und Rückenmuskulatur trainiert werden. Hilfreich sind auch lokale Wärme (Fango) und Bäderbehandlungen.

Degenerative Wirbelsäulenveränderung

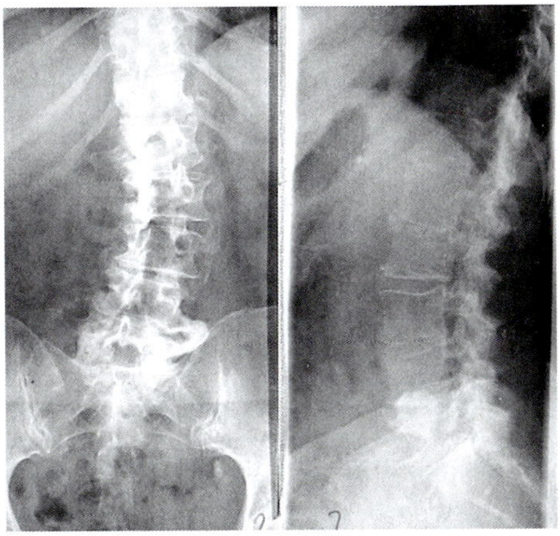

Abb. 7.**26** Röntgenaufnahme einer degenerativen Wirbelsäulenveränderung.

Rheumatoide Arthritis (Gelenkrheumatismus)

Definition: Chronisch-entzündliche Erkrankung unklarer Ursache, die überwiegend die Gelenke, selten auch innere Organe befällt

Die rheumatoide Arthritis (chronische Polyarthritis) ist die häufigste der entzündlichen Gelenkserkrankungen; befallen sind ca. 1–2% der Bevölkerung. Frauen sind 3- bis 4-mal häufiger betroffen. Die Erkrankung kann in jedem Lebensalter (sogar bei Säuglingen) auftreten, beginnt aber meist zwischen dem 35. und 45. Lebensjahr.

Ursachen

Die genaue Ursache ist unbekannt, doch man vermutet, dass es sich um eine Autoimmunerkrankung handelt. Bei Erkrankungen dieser Art bildet der Körper Antikörper (Abwehrstoffe), die sich gegen körpereigenes Gewebe richten. Die Folge ist eine *Entzündung der Gelenkinnenhaut (Synovia)*. Es kommt durch die Reizung zur vermehrten Bildung von Gelenksflüssigkeit, daher die im Frühstadium typische Gelenksschwellung und schmerzhafte Gelenkkapselspannung. Die Synovia beginnt zu wuchern und wächst in das Gelenk hinein, die gewucherten Zellen bilden knorpel- und knochenzerstörende Stoffe. Langfristig resultiert eine Instabilität des Gelenks bis hin zur völligen Fehlstellung durch Zerstörung aller Gelenkstrukturen.

Symptome

Zu Beginn beklagen die Patienten oft unspezifische Allgemeinsymptome wie generelle Abgeschlagenheit, Kraftlosigkeit, evtl. bemerken sie leichte (subfebrile) Temperaturerhöhungen, vermehrte Schweißneigung oder Ähnliches.

Chronische Polyarthritis

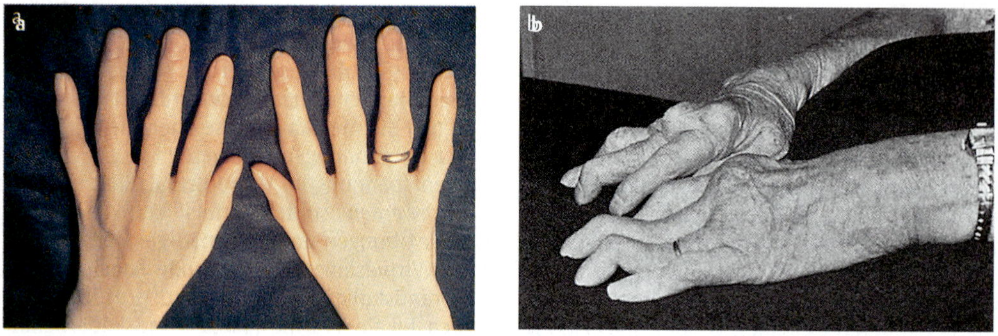

Abb. 7.**27 a, b** **a** Frühstadium und **b** fortgeschrittene Polyarthritis (aus Gerlach, U., H. Wagner, W. Wirth: Innere Medizin für Pflegeberufe, 5. Aufl. Thieme, Stuttgart 2000).

Die Gelenkveränderungen beginnen fast immer an der Hand: Als typisches Frühsymptom tritt eine *„Morgensteifigkeit" der Finger* auf, die nach Minuten bis Stunden nachlässt. Man beobachtet meist symmetrisch auftretende Gelenkschwellungen besonders der Finger- und Handgelenke beider Hände (Abb. 7.**27 a**). Das hat den *„schmerzhaften Händedruck"* zur Folge: Gibt man den Patienten die Hand, empfinden sie das als sehr unangenehm. Zu Beginn sind nur wenige Gelenke befallen, doch mit fortschreitender Erkrankung entwickelt sich eine Polyarthritis, d. h. es kommt schubweise zum symmetrischen Befall vieler großer und kleiner Gelenke.

Mit der Zeit fallen besonders an den Händen charakteristische Veränderungen auf (Abb. 7.**27 b**):

- *Ulnardeviation:* Abrutschen der Finger nach außen;
- *Schwanenhalsdeformität:* Abknicken des Fingerendgliedes nach unten;
- *Knopflochdeformität:* Nachobentreten des Fingerknöchels.

> Pflege
>
> **Hilfsmittel für den Alltag:** Die Deformierung der Fingergelenke kann je nach Ausprägung im Alltag eine große Beeinträchtigung darstellen. Oft kann normales Essbesteck oder ein Kugelschreiber nicht mehr in der Hand gehalten werden. Hilfreich sind hier Spezialbesteck oder Schreibhilfen mit verdickten Griffen. „Wasserhahn-Öffner" können an Dreharmaturen von Wasserhähnen geschraubt werden, um das Öffnen zu erleichtern. Sie verringern durch ihre Hebelwirkung den notwendigen Kraftaufwand. Reißverschlusshilfen und Knopfschließer helfen beim An- und Ausziehen.

Wenn auch selten, so können von der rheumatischen Arthritis neben den Gelenken auch innere Organe befallen sein.

- *Haut:* Besonders an der Streckseite der Gelenke finden sich die so genannten „Rheumaknoten";
- *Lunge:* Es kann zur Lungenfibrose (Einschränkung der Lungenelastizität durch Bindegewebsvermehrung) kommen;
- *Herz:* Durch Entzündung des Herzbeutels entwickelt sich eine Perikarditis;
- *Augen:* Eine Augenbeteiligung erkennt man an einer Entzündung der verschiedenen Schichten der Augenwand (Skleritis, Episkleritis);
- *Speichel- und Tränendrüsen:* Nicht selten beklagen die Patienten die Trockenheit von Mund und Augen („Sicca-Syndrom") als Folge einer chronischen Entzündung der Drüsen.

Diagnostik

Die Diagnose wird mithilfe der Anamnese, der Gelenkuntersuchung, Röntgenuntersuchungen und Laborbefunden gestellt. Die rheumatoide Arthritis ist eine chronisch-entzündliche Erkrankung, weshalb im Blut die typischen Entzündungszeichen (CRP, BSG) deutlich erhöht sind. Bei 80% der Patienten findet man erhöhte Rheumafaktoren (Antikörper, die sich gegen körpereigenes Gewebe richten).

Therapie

Die rheumatoide Arthritis ist *nicht heilbar*. Um eine Eindämmung der Entzündungsreaktion zu erreichen und die Beweglichkeit der Gelenke zu erhalten, ist ein Zusammenspiel verschiedener Maßnahmen notwendig:

Physikalische Therapie. Ähnlich wie bei der Arthrose kann man im akuten Schub einer Arthritis den Betroffenen durch lokale Kälteanwendung Erleichterung verschaffen. Bei chronischen Gelenksbeschwerden dagegen ist lokale Wärme (Rotlicht, Fango) angenehmer.

Pflege

Handhabung von Kryo-Gelpackungen: Zur lokalen Kältetherapie (Kryotherapie) werden im akuten Schub für die betroffenen Gelenke häufig Kryo-Gelpackungen verordnet. Sie werden vor der Verabreichung mindestens 4 Stunden tiefgekühlt und erreichen dann eine Temperatur von ca. – 18 °C. Das Gelkissen sollte für ca. 15 Min. auf dem betroffenen Gelenk verbleiben. Damit es nicht zu Erfrierungen kommt, wird die Packung dabei in einen kleinen Stoffbezug oder in ein Geschirrtuch gelegt.

Bewegungstherapie. Um die Gelenke beweglich zu halten, ist die regelmäßige krankengymnastische Betreuung enorm wichtig! In fortgeschritteneren Stadien hat die Ergotherapie eine große Bedeutung: Die Patienten müssen den Umgang mit Hilfsmitteln (Abb. 7.**28**) erlernen und brauchen Hilfe bei ganz alltäglichen Verrichtungen.

Medikamentöse Therapie. Zu Beginn der Erkrankung werden *nichtsteroidale Antirheumatika* eingesetzt (S. 134). Langfristig ist zur Entzündungshemmung oft die Einnahme so genannter *„Basistherapeutika"* notwendig; *Kortison* sollte nur im akuten Schub zusätzlich verwendet werden.

Basistherapeutika (langfristig wirksame Antirheumatika): Zum Einsatz kommen verschiedene Präparate (Tab. 7.**1**), deren genauer Wirkmechanismus oft nicht bekannt ist. Die Wirkung besteht im Rückgang der Entzündung und der Schmerzen sowie einer Besserung der Gelenkbeweglichkeit. Besonderheiten der Basistherapie:

- Alle Basistherapeutika wirken erst nach 1 – 6 Monaten;
- typische Nebenwirkungen aller Basistherapeutika:
  - Magen-Darm-Trakt: Übelkeit, Appetitlosigkeit, Durchfälle,
  - Haut: Photosensibilisierung (erhöhte Sonnenempfindlichkeit), Juckreiz, Hautrötung,
  - Blutbildveränderungen: Abnahme einzelner oder aller Blutzellen (Agranulozytose, aplastische Anämie, S. 232),
  - Urin: Proteinurie (Eiweiß im Urin) bei Nierenschädigung;
- Nebenwirkungen sind häufig, deshalb ist eine genaue Überwachung (regelmäßige Blutbild- und Urinkontrollen) notwendig!

Hilfsmittel

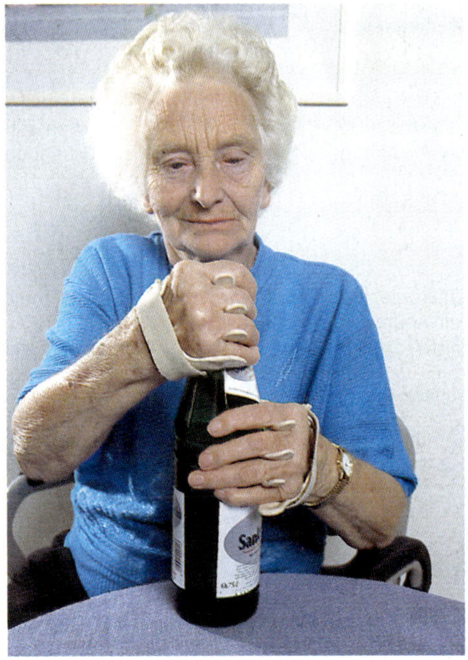

Abb. 7.**28** Hilfsmittel wie die hier gezeigte Schienenversorgung helfen Patienten mit rheumatischen Erkrankungen bei der Bewältigung des Alltags (aus Kellnhauser, E. u. a.: THIEMEs Pflege, 9. Aufl. Thieme, Stuttgart 2000).

Kortison (Glukokortikoide): Kortison ist eines der Hormone der Nebennierenrinde. Es dient als so genanntes „Stresshormon" und wird in Situationen freigesetzt, in denen der Körper alle Energiereserven mobilisieren muss. In der Medizin macht man sich die hohe entzündungshemmende Wirkung dieser Substanz zu Nutze. So werden Kortisonpräparate (z. B. Decortin H, Urbason, Fortecortin) bei allen chronisch-entzündlichen Erkrankungen mit gutem Erfolg eingesetzt. Um die recht hohe Nebenwirkungsrate (Abb. 7.**29**) zu vermeiden, sind allerdings ein paar Grundsätze zu befolgen.

! Kortison wird im Körper besonders morgens produziert. Um diesen „Biorhythmus" nicht zu stören, sollte, wenn möglich, die *gesamte Tagesdosis morgens* gegeben werden. Nach lang-

Tabelle 7.1 Die gebräuchlichsten Basistherapeutika

Medikament	Präparat-beispiel	typische Nebenwirkung	zu beachten
Goldsalze (ältestes Anti-rheumatikum)	Tauredon, Ridaura	Symptome Magen-Darm-Trakt (50%!), Photosensibilisierung, Mundschleim-hautveränderungen	keine Sonnenbäder, sorgfältige Zahnpflege
D-Penicillamin	Metalcaptase	s.o.	Vorsicht bei Patienten mit Penizillinallergie, da evtl. ähnliche Reaktion auf D-Penicillamin
Chloroqin (ein Antimalaria-mittel)	Resochin	Retinopathie (Netzhauterkrankung; erstes Symptom Ausfall des Rot-sehens), Gefahr der Nierenschädigung	regelmäßige augenärztliche Überwachung und Urinkontrolle
Sulfasalazin	Azulfidine	s.o.	
Immunsuppressiva, Zytostatika	Methotrexat, Imurek	Beeinflussung der Blutbildung, Haarausfall, Schädigung der Keimdrüsen (Eierstöcke, Hoden)	engmaschige Blutbild-kontrollen

fristiger höher dosierter Kortisontherapie drosselt die Nebennierenrinde ihre Produktion. Damit sie Zeit hat, wieder einzusetzen, muss eine Kortisontherapie *langsam in kleinen Schritten* abgesetzt werden. Bei einer kurzfristigen Anwendung bleiben Glukokortikoide auch in höheren Dosen praktisch nebenwirkungsfrei! Auch bei einer über einen langen Zeitraum notwendigen Kortisongabe bleiben die Nebenwirkungen bei zu einer Tagesdosis von 5–7,5 mg (sog. „*Cushing-Schwelle*") meist gering.

Operative Maßnahmen. Bei Therapieresistenz der Beschwerden und ausgeprägten Gelenkfehlstellungen können operative Eingriffe notwendig werden. Neben der *Synovektomie*, einer Entfernung der entzündeten Gelenkinnenhaut, stehen Eingriffe zur Verbesserung von Fehlstellungen (*Osteotomie*) der Gelenke zur Verfügung. Bei vollständiger Gelenkzerstörung kann ein *künstliches Gelenk implantiert* werden. Manchmal ist eine operative *Gelenkversteifung* (Arthrodese) notwendig, um die Schmerzen zu lindern.

Krankheitsverlauf

Eine rheumatoide Arthritis kann ganz unterschiedlich verlaufen. In ca. 15% der Fälle kommt es zu Spontanheilungen, u.U. schon in frühen Krankheitsstadien. 10–15% der Patienten dagegen erleben eine rasch fortschreitende Gelenkzerstörung. In den allermeisten Fällen aber verläuft die Erkrankung *schubweise*. In unregelmäßigen Abständen kommt es zu einem „Aufflammen" der Symptome mit über die Jahre langsam fortschreitenden Gelenksveränderungen. Die Folge ist eine zunehmende Bewegungseinschränkung. Keineswegs aber führt die Krankheit immer zu einer schweren Behinderung oder gar einem Rollstuhldasein! Die Lebenserwartung kann jedoch durch Komplikationen aufgrund der zunehmenden Bewegungseinschränkung vermindert sein.

Spondylitis ankylans (Morbus Bechterew)

Definition: Schmerzhafte, chronisch-entzündliche, rheumatische Erkrankung, die vor allem an der Wirbelsäule sichtbar wird

Das Krankheitsbild wurde erstmals 1893 von dem russischen Neurologen Wladimir von Bechterew beschrieben.

Während die rheumatoide Arthritis gehäuft Frauen befällt, ist der Morbus Bechterew meist bei jungen Männern anzutreffen, denn das Haupterkrankungsalter liegt zwischen dem 15. und 30. Lebensjahr. Betroffen sind in Deutschland ca. 150000 Menschen.

Ursachen

Die Ursache der Spondylitis ankylans ist unbekannt, man vermutet aber genetische Faktoren, da ein gewisses Erbrisiko vorliegt und man bei

Nebenwirkungen Kortison

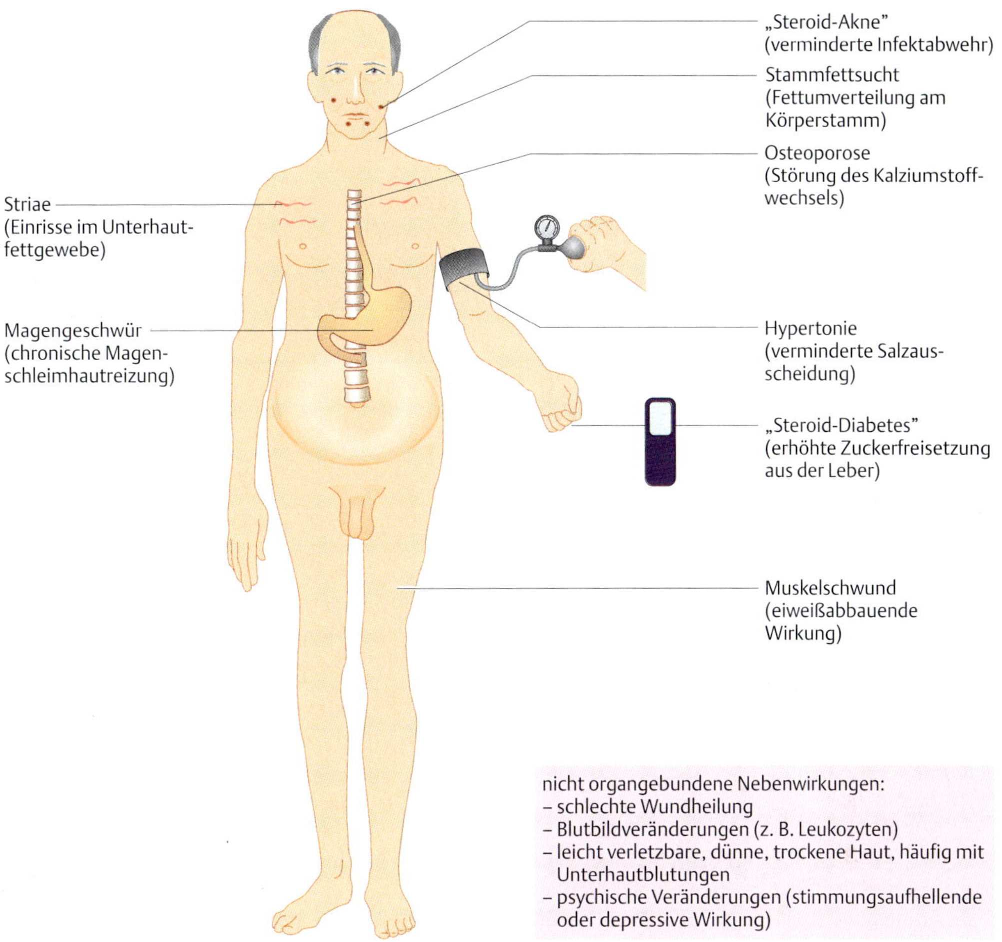

Abb. 7.**29** Nebenwirkungen der Kortisontherapie.

vielen Erkrankten das Antigen HLA B27 auf der Zellmembran nachweisen kann. Die chronischen Entzündungen der kleinen Wirbelgelenke, der Gelenke zwischen Wirbeln und Rippen, führen zu einer knöchernen Versteifung der Gelenke. Die Folge ist eine zunehmende Versteifung der gesamten Wirbelsäule in Beugehaltung (Kyphose).

Symptome

Im Anfangsstadium werden *nächtliche Schmerzen in der Lendenwirbelsäule* beschrieben, die eventuell in die Beine ausstrahlen. Die Schmerzen können so stark sein, dass die Betroffenen mitten in der Nacht aufstehen und herumlaufen, denn durch Bewegung werden die Beschwerden gelindert. Erschütterungen der Wirbelsäule (Husten oder Niesen) sind schmerzhaft. Die Beweglichkeit der Wirbelsäule wird mit der Zeit immer eingeschränkter. Sie wird zu einem knöchern durchwachsenen Stab (sog. *Bambusstabwirbelsäule*), der keine feineren Bewegung wie Streckung, Beugung, Neigung oder Drehung mehr zulässt. Manchmal bleibt nur eine geringe Beweglichkeit der Kopfgelenke bestehen. In weit fortgeschrittenen Stadien besteht eine *ausgeprägte Kyphose* (Rundrücken); der Patient ist immer in „Begrüßungshaltung", s. Abb. 7.**30**. Durch die Abnahme der Thoraxbeweglichkeit ist die Atmung eingeschränkt. Bei einem Drittel der Patienten greift die Krankheit auch auf Hüft-, Schulter- oder Kniegelenk über, was am aufgrund der Einsteifung der Hüftgelenke trippelnden Gang sichtbar wird. Oft

„Begrüßungshaltung“

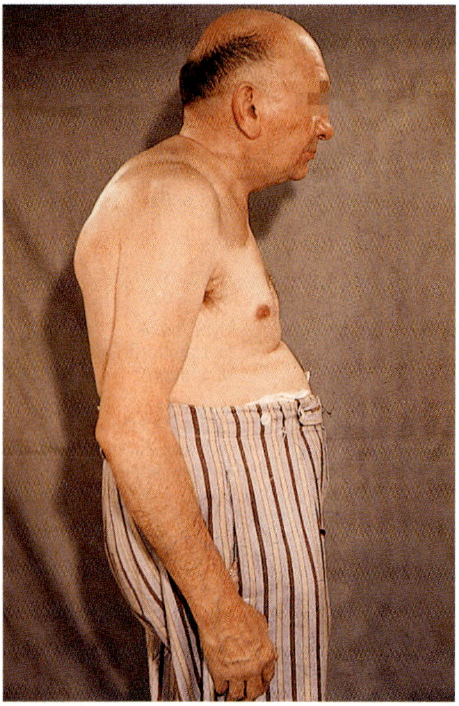

Abb. 7.**30** Patienten mit Morbus Bechterew zeigen eine typische Körperhaltung.

Röntgenbild Morbus Bechterew

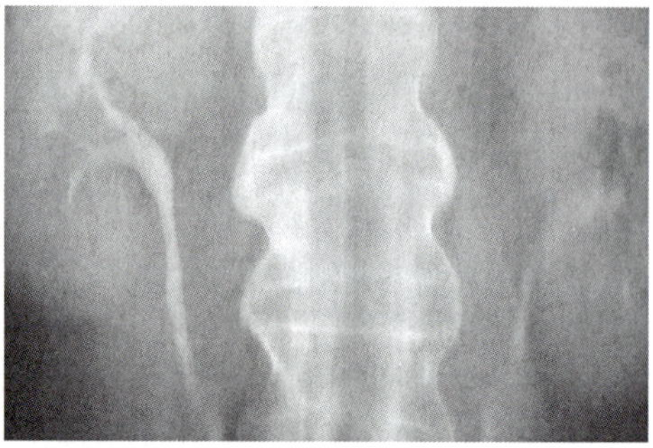

Abb. 7.**31** Typische Röntgenaufnahme eines Patienten mit Morbus Bechterew (aus Gerlach, U., H. Wagner, W. Wirth: Innere Medizin für Pflegeberufe, 5. Aufl. Thieme, Stuttgart 2000).

beklagen die Patienten Schmerzen im Bereich der Ferse, verursacht durch eine Reizung der Achillessehne. Ähnlich wie bei der rheumatoiden Arthritis können auch andere Organe entzündet sein. So kann es zu wiederkehrenden Entzündungen der Regenbogenhaut am Auge kommen (Iridozyklitis). Innere Organe sind dagegen nur selten befallen.

Diagnostik

Da die Symptome des Morbus Bechterew vor allem im Anfangsstadium der Erkrankung recht unspezifisch sind, dauert es oft lange, bis die Diagnose gestellt wird. Richtungweisend sind die Anamnese, die klinische Untersuchung und vor allem die Röntgenbefunde (Abb. 7.**31**).

Therapie

Die Erkrankung ist *nicht heilbar*. Um einer Versteifung der Wirbelsäule vorzubeugen, sind *tägliche krankengymnastische Übungen* von enormer Bedeutung! Unterstützend wirkt die Entzündungshemmung durch nichtsteroidale Antiphlogistika (s. o.). Glukokortikoide sollten nur im akuten Schub eingesetzt werden. Gelegentlich kommen auch die so genannten „Basistherapeutika“ (s. o.) zum Einsatz. Besteht eine Einsteifung der Wirbelsäule in deutlicher Fehlstellung, kann eine Aufrichtungsosteotomie (operative Aufrichtung der Wirbelsäule) helfen.

Krankheitsverlauf

Die Krankheit verläuft in Schüben, kann sich aber sehr variabel gestalten. In manchen Fällen kommt es zu einer raschen Versteifung der Wirbelsäule, während in anderen Fällen die Erkrankung nach wenigen Schüben zum Stillstand kommt.

Polymyalgia rheumatica

Definition: Schmerzen im Schulter- und Beckengürtel (Weichteilrheumatismus), in 20% mit einer Vaskulitis (Gefäßentzündung) einhergehend

Die Polymyalgia rheumatica ist eine klassische entzündlich-rheumatische Erkrankung des höheren Lebensalters, denn sie tritt meist ab dem 50. Lebensjahr auf. Frauen erkranken 2- bis 3-mal häufiger als Männer. Die Ursache ist nicht bekannt.

Symptome

Innerhalb weniger Tage entwickeln sich *starke Schmerzen im Schulter- oder Beckenbereich*. Diese sind besonders in den frühen Morgenstunden ausgeprägt und führen zu einer schmerzhaft eingeschränkten Beweglichkeit. Die Symptome bessern sich dann im Tagesverlauf. Häufig bestehen *Fieber, Abgeschlagenheit* und nicht selten eine *de-*

pressive Verstimmung, manchmal finden sich gleichzeitig Gelenkentzündungen mit deutlicher Schwellung.
Beklagen die Patienten des Weiteren Schläfenkopfschmerzen oder gar Sehstörungen, so muss an eine *Arteriitis temporalis*, eine Entzündung der Schläfenarterie (Riesenzellarteritis), gedacht werden, bei der die Arterie verdickt, geschwollen und druckschmerzhaft ist. In ca. 50% der Fälle tritt diese Arteritis gemeinsam mit einer Polymyalgia rheumatica auf („Schwesterkrankheit").

Diagnostik

Neben der Anamnese ist eine mit 80 – 100 mm/Stunde deutlich *erhöhte BSG* (Blutsenkungsgeschwindigkeit) sowie eine leichte Anämie typisch. Zur Sicherung einer Arteriitis temporalis kann eine *Biopsie* (Gewebsprobe) zur histologischen (feingeweblichen) Untersuchung entnommen werden.

Therapie

Schon beim Verdacht auf eine Polymyalgie und/oder eine Arteriitis temporalis muss eine Therapie mit Kortison eingeleitet werden. Verblüffenderweise führt dies rasch zu einer erheblichen Besserung der Beschwerden. Die Kortisontherapie muss mit niedriger Dosierung über 1 – 2 Jahre fortgeführt werden, um Rezidive zu vermeiden.

> Schon bei Verdacht auf Arteriitis temporalis den Arzt verständigen, denn beim Befall der Netzhautgefäße droht die Gefahr der Erblindung.

Fibromyalgie

Definition: Erkrankung unklarer Genese mit ständigen Schmerzen am ganzen Körper im Bereich der Muskulatur, des Bindegewebes und der Knochen (Weichteilrheumatismus)

Ursachen

Die Ursache der Fibromyalgie ist unbekannt, doch man vermutet einen *psychosomatischen Hintergrund*.

Symptome

Betroffen sind meist Frauen zwischen 30 und 60 Jahren, die Erkrankung kann aber in jedem Lebensalter auftreten. Die Patienten beklagen seit Monaten bestehende *Schmerzen am ganzen Körper* („mir tut alles weh"). Meist begannen die Beschwerden lokal und haben sich langsam über den ganzen Körper ausgebreitet. Oft werden die Symptome durch Wettereinflüsse, psychischen Stress oder Bewegung verstärkt. Nicht selten werden zusätzlich vegetative Beschwerden wie leichte Ermüdbarkeit, Schlafstörungen, Magen-Darm-Beschwerden, Kopfschmerzen, Schwitzen, Mundtrockenheit o. Ä. beschrieben.

Diagnostik

Bei der körperlichen Untersuchung finden sich typische druckempfindliche Stellen an bestimmten Körperstellen. Die Laborbefunde sind allesamt unauffällig, insbesondere finden sich keine Entzündungszeichen, und auch Rheumafaktoren lassen sich nicht nachweisen.

Therapie

Aufgrund der unterschiedlichen Symptomatik und den häufigen psychischen Einflüssen ist die Fibromyalgie schwierig zu behandeln. Zur *Schmerzlinderung* können muskelentspannende Medikamente (Muskelrelaxanzien) oder nichtsteroidale Antirheumatika eingesetzt werden. Zusätzlich werden manchmal Antidepressiva (z. B. Amitriptylin, Saroten) verabreicht. Hilfreich sind *physikalische Maßnahmen* wie Krankengymnastik, Bewegungsbäder, Massagen, Kälte-/Wärmeanwendungen oder gezielte Injektionen von Lokalanästhetika (lokal wirkende Betäubungsmittel) in die schmerzhaften Druckpunkte. Die Wirksamkeit von begleitender Psychotherapie ist umstritten.

Krankheitsverlauf

Die Fibromyalgie ist eine chronisch verlaufende Erkrankung. Die meisten Patienten leiden über Jahre unter Schmerzen wechselnder Stärke und Dauer; nur selten lässt sich eine Heilung erreichen.

Erkrankungen der Wirbelsäule

Susanne Andreae

Lumbago (Hexenschuss)

Definition: Plötzliche schmerzhafte Bewegungseinschränkung der Wirbelsäule

Symptome

Meist ausgelöst durch ungewohnte körperliche Belastungen (Heben, Bücken, Drehen), aber auch durch einseitige Muskelbelastung oder im Rahmen von Muskelverspannungen bei Stress (evtl. psychisch bedingt) kommt es plötzlich zu *stechenden Schmerzen in der Lendenwirbelsäule*. Durch die reaktive Muskelverspannung ist die Beweglichkeit der Wirbelsäule schmerzhaft eingeschränkt („Ich komme nicht mehr hoch"). Im Gegensatz zur Lumboischialgie (s. u.) schmerzt beim klassischen Hexenschuss nur die Wirbelsäule und die direkte Umgebung (Abb. 7.**32**).

Lumbago

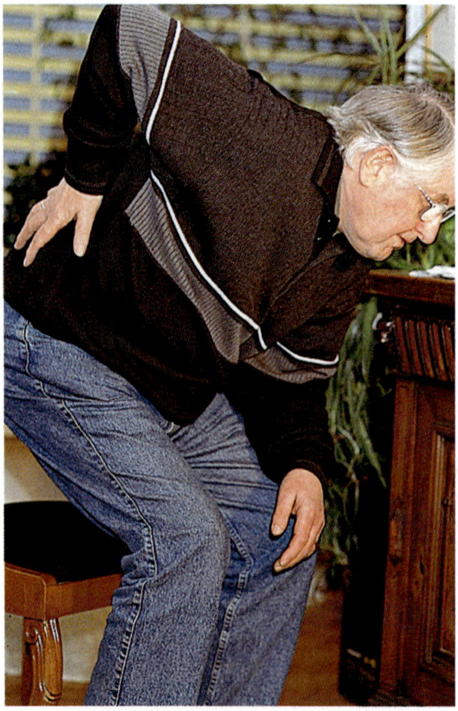

Abb. 7.**32** Patient mit Hexenschuss.

Kommt es im Rahmen von Rückenschmerzen zu Sensibilitätsstörungen oder gar Lähmungserscheinungen im Bein, können dies Hinweise auf einen Bandscheibenvorfall sein – sofort den Arzt verständigen!

Therapie

Akut helfen *Ruhigstellung, Analgetika und Muskelrelaxanzien* (muskelentspannende Medikamente). Längere Ruhigstellung sollte aber vermieden werden, weil dadurch Muskelverspannungen gefördert werden. Besonders bei chronischen Rückenbeschwerden sind Krankengymnastik, lokale Wärme oder Massagen wichtig.

Natürliche Heilmethoden: Schmerzlindernd und muskelentspannend wirkt eine *Kartoffelauflage*: Mit Schale gekochte Kartoffeln zu einem Brei zerdrücken, in Leinentuch wickeln und auf die schmerzhafte Region auflegen. Die Auflage sollte so lange belassen werden, wie sie als warm empfunden wird (meist 10 – 15 Minuten).

Prophylaxe

- Übergewicht vermeiden;
- stets aufrechte Haltung einnehmen;
- beim Heben soll nicht der Rücken, sondern die Oberschenkel die Hauptarbeit leisten (beim Heben schwerer Gegenstände in die Knie gehen und aus den Knien heraus heben – nicht durch Beugen des Rückens!);
- bei sitzender Tätigkeit auf ergonomisch richtige Stühle achten;
- häufiger Wechsel von Sitzen und Stehen – Bewegung ist wichtig;
- gute Matratze;
- regelmäßige Rückengymnastik oder Schwimmen, rückenbelastende Sportarten meiden;
- beim Heben von Lasten soll die Wirbelsäule nicht in sich verdreht werden, besser ist es, die Füße umzusetzen;
- Lasten immer körpernah heben und tragen.

Tipps zum Rücken schonenden Arbeiten: Sie leisten als Pflegende schwere körperliche Arbeit. Achten Sie auf ihre eigene Gesundheit! Ihrer Wirbelsäule zuliebe sollten Sie selbst die oben beschriebene Prophylaxe beherzigen und sich eine Rücken schonende Arbeitsweise aneignen.

- Stellen Sie Pflegebetten immer auf eine für Sie günstige Arbeitshöhe, sodass Ihre Wirbelsäule gerade bleibt, wenn Sie Pflegehandlungen ausführen;
- müssen Sie an niedrigen Arbeitsflächen hantieren, gehen Sie in die Knie und achten Sie darauf, dass Ihre Wirbelsäule gerade bleibt;
- arbeiten Sie beim Umbetten oder Mobilisieren bettlägriger Senioren, wenn möglich, zu zweit oder zu dritt, legen Sie zuvor den Handlungsablauf und Kommandos fest, sodass Sie den alten Menschen gemeinsam anheben bzw. drehen können;
- informieren Sie den Senioren gut, eventuell kann er etwas mithelfen; vermitteln Sie ihm Sicherheit – ohne Angst geht es besser;
- setzen Sie, wo immer möglich, Hilfsmittel ein. Mit Patientenliftern können Immobile im Bett oder aus dem Bett heraus bewegt werden, Drehscheiben erleichtern den Transfer immobiler Menschen von der Bettkante auf den Stuhl. Dazu stellt der alte Mensch seine Füße auf die Drehscheibe und wird von der Pflegeperson gehalten und mit der Scheibe gedreht, um sich auf den Stuhl setzen zu können.

Bandscheibenprolaps (Bandscheibenvorfall)

Definition: Kompression (Einengung) eines Spinalnervs durch eine prolabierte (vorgefallene) Bandscheibe

Ursachen

Bandscheiben liegen zwischen den Wirbelkörpern und dienen zur Abpufferung von Stößen und Erschütterungen. Sie bestehen aus einem gallertartigen Kern und einem festen Faserring. Wie alle Organe unterliegen auch die Bandscheiben degenerativen Veränderungen, die bereits mit dem 30. Lebensjahr beginnen. Der Gallertkern verliert an Wasser, es kommt zum Elastizitätsverlust der Bandscheibe. Meist ausgelöst durch Überbelastungen der Wirbelsäule kann der Faserring reißen, der Gallertkern der Bandscheibe verschiebt sich in Richtung Wirbelkanal. Liegt nur eine Vorwölbung der Bandscheibe vor, spricht man von einer *Protrusion*, beim echten Bandscheibenvorfall dagegen von einem *Prolaps* (Abb. 7.**33 a – c**). Die Folge ist eine Kompression des lokalen Spinalnervs (Rückenmarknerven) mit entsprechenden Ausfallerscheinungen.

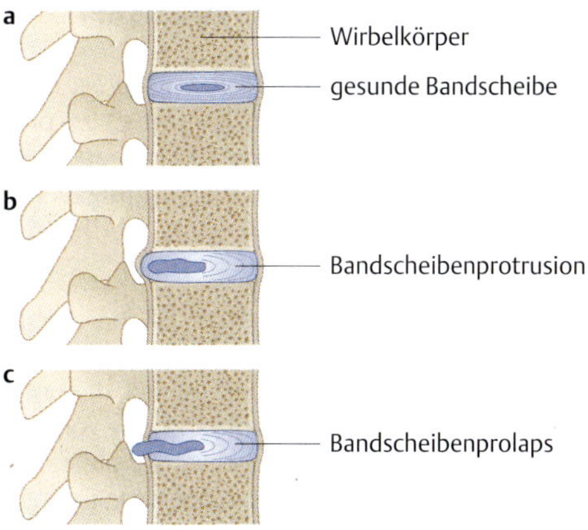

Abb. 7.**33 a – c** Verschiebungen der Bandscheibe.

Häufigkeit/Lokalisation

Bandscheibenvorfälle treten meist zwischen dem 20. und 65. Lebensjahr auf, aufgrund der hohen beruflichen Aktivität zumeist im vierten Lebensjahrzehnt. Männer sind häufiger betroffen als Frauen. Meist ist ein Bandscheibenvorfall in der Lendenwirbelsäule lokalisiert (lumbaler Vorfall), am zweithäufigsten sind Vorfälle in der Halswirbelsäule (zervikaler Vorfall).

Symptome

Typische Auslösemechanismen der Beschwerden sind ruckartige Kopf- oder Körperbewegungen, Heben von Lasten o. Ä.

Lumbaler Bandscheibenvorfall. Symptome sind plötzliche starke Kreuzschmerzen mit Ausstrahlung in Gesäß oder Beine (*Lumboischialgie*) und Schonhaltung aufgrund der starken Schmerzen. Bei Kompression des Nervus ischiadicus (Ischiasnerv) kommt es zu *Ausfallerscheinungen im Versorgungsbereich des Nervs.* Beklagt werden Sensibilitätsstörungen (z. B. Taubheitsgefühl) entlang des Beines, ausstrahlend bis in den kleinen Zehen. Sind die motorischen Fasern des Nervs geschädigt, resultiert eine muskuläre Schwäche, z. B. kann der Patient nicht mehr auf den Zehen stehen. Patellarsehnen- („Kniereflex“) und Achillessehnenreflex sind nicht mehr auslösbar.

Zervikaler Bandscheibenvorfall. Ausgelöst durch ruckartige Kopfbewegungen kommt es zu plötzlich in den Arm einschießenden Schmerzen und Ausfallserscheinungen im Versorgungsbereich des komprimierten Nervs.

Selten, aber gefürchtet ist der *mediale Bandscheibenvorfall*: Hier kommt es zur Kompression der Cauda equina, des untersten Anteil des Rückenmarks. Die Folge sind Lähmungen beider Beine, Sensibilitätsstörungen im Bereich der Oberschenkelinnenseiten (sog. Reithosenanästhesie) und Blasen- und Mastdarmstörungen. Der mediale Vorfall ist ein *chirurgischer Notfall*! Um bleibende Schäden zu verhindern, muss innerhalb weniger Stunden operiert werden!

Diagnostik

Richtungweisend ist die neurologische Untersuchung, darstellen lässt sich ein Bandscheibenvorfall im CT oder einer Kernspintomografie.

Therapie

Die Akutbehandlung besteht wie bei der Lumbago aus *Ruhigstellung* und *medikamentöser Besserung der Schmerzen* und Muskelverspannungen. Wohltuend wirkt lokale Wärme. Da Rezidive häufig sind, sollte baldmöglichst ein regelmäßiges Training der Rücken- und Bauchmuskulatur begonnen werden, um die Wirbelsäule zu stabilisieren. Bei therapieresistenten Schmerzen muss die Bandscheibe *operativ* entfernt werden.

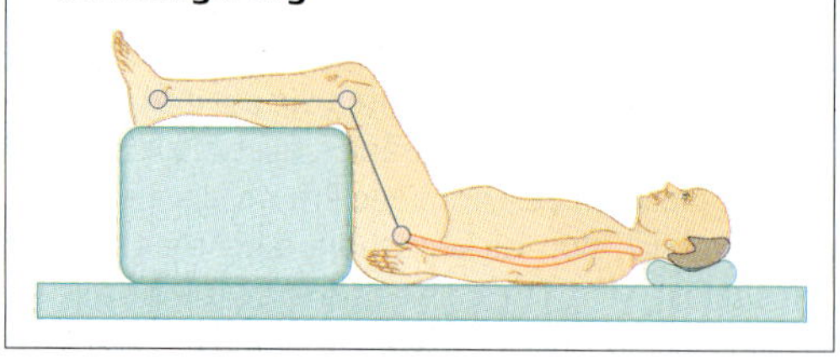

Abb. 7.**34** Lagerung zur Entlastung der Lendenwirbelsäule bei lumbalem Bandscheibenvorfall (aus Paetz, B., B. Benzinger-König: Chirurgie für Pflegeberufe, 19. Aufl. Thieme, Stuttgart 2000).

Stufenlagerung: Die beste Entlastung der Lendenwirbelsäule erreicht man mithilfe der Stufenlagerung: Der Patient liegt auf einer möglichst harten Matratze und die Unterschenkel werden mit Kissen unterlagert, bis sie in 90°-Stellung gelagert sind (Abb. 7.**34**).

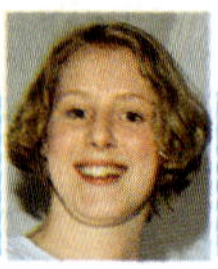

Pflegeschwerpunkt Kontrakturenprophylaxe und Pflege bei rheumatischen Erkrankungen

Jutta Weniger

Kontrakturenprophylaxe

Bewegungseinschränkungen aufgrund verschiedener Erkrankungen des Bewegungsapparates oder gar die vollkommene Ruhigstellung einzelner Gelenke, wie beispielsweise bei einer Gipsversorgung von Knochenbrüchen (Frakturen), erhöhen das Kontrakturrisiko erheblich. Kontrakturen können jedoch oft vermieden werden. Es geht darum, die Gefahr der Kontrakturenbildung, etwa durch Erkrankungen des Bewegungsapparates, Lähmungen oder Immobilität, rechtzeitig zu erkennen und konsequent geeignete vorbeugende Maßnahmen durchzuführen. Dies sind insbesondere:

Bewegungsübungen

Passive Bewegungsübungen.
Indikation: Vollkommen immobile Menschen.
Durchführung: Mindestens 2-mal täglich jedes Gelenk mehrmals langsam und vorsichtig durchbewegen. Begonnen wird bei den kleinen Gelenken, wobei die Extremität am körpernäheren, nächst größeren Gelenk hierfür fixiert wird.

Aktive und aktiv-assistive Bewegungsübungen.
Indikation: Menschen, die die Bewegungen selbst durchführen können (aktiv) und solche, die bei den Übungen mithelfen können (aktiv-assistiv).

Kontrakturenprophylaktische Lagerungen

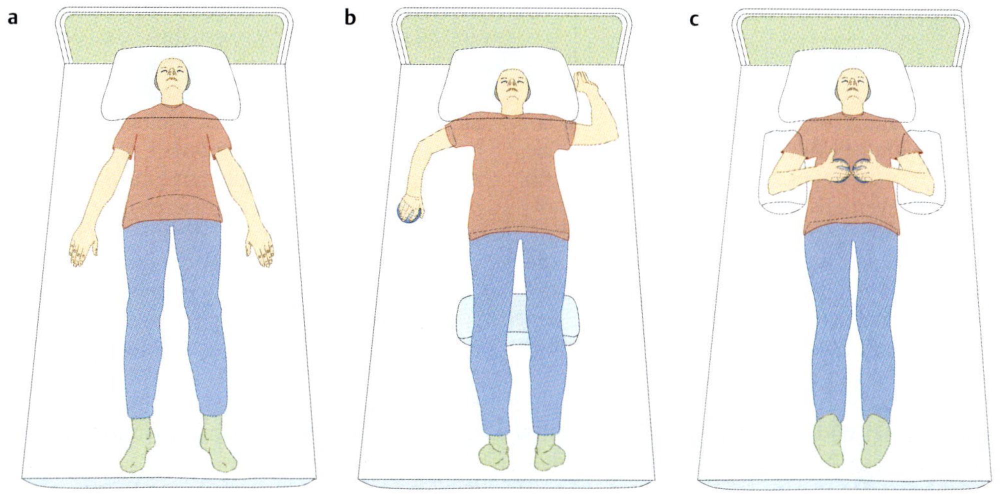

Abb. 7.**35 a – c** **a** Streckstellung aller Gelenke, **b** Beugestellung aller Gelenke, **c** Funktionsstellung.

Durchführung: Gelenke, die kontrakturgefährdet sind, werden entsprechend ihrer physiologischen Bewegungsfähigkeit wie zuvor angegeben selbstständig bewegt oder die Bewegungen werden von der Pflegeperson geführt.

Isometrische Spannungsübungen.
Indikation: Bei Ruhigstellung von Gelenken durch Gips oder Schienung oder bei Bewegungseinschränkungen anderer Art.
Durchführung: Muskelgruppen werden mit zunehmender Steigerung für 2 – 3 Sekunden angespannt und dann wieder für wenige Sekunden locker gelassen. Während der Anspannung soll normal weitergeatmet werden. Die Anspannungen werden ca. 15-mal wiederholt. Die einzelnen Übungen können mehrmals täglich durchgeführt werden.

> **Achtung:** Die Schmerzgrenze darf bei den Bewegungsübungen nicht überschritten werden!

Lagerungen

Der Lagerung kommt bei immobilen alten Menschen neben passiven Bewegungsübungen eine große Bedeutung zu. Es sollte ein regelmäßiger, ca. 2-stündlicher Wechsel zwischen Beuge- und Streckstellung der Gelenke erfolgen. So können sich weder die Streck- noch die Beugemuskeln verkürzen. Ist ein 2-stündlicher Lagewechsel nicht möglich, sollten die gefährdeten Gelenke in Funktionsstellung gehalten werden.

Lagerung in Streckstellung. Sie kann an allen Gelenken oder an bestimmten gefährdeten Gelenken durchgeführt werden (Abb. 7.**35 a**).

> **Achtung:** Meist ist auch eine Dekubitusprophylaxe nötig. Die Lagerung in Streckstellung kann dann mit einer Lagerung in schiefer Ebene kombiniert werden (S. 111 f).

Lagerung in Beugestellung. Diese Lagerung kann in flacher Rückenlage, mit leicht erhöhtem Oberkörper oder in schiefer Ebene durchgeführt werden (Abb. 7.**35 b**). Die Haltung der Hand kann durch das Einlegen eines weichen Balls oder eine Rolle in die Handfläche fixiert werden.

> **Achtung:** Kontraindiziert bei Menschen mit spastischer Lähmung, da dies die Spastik verstärken würde.

Lagerung in Funktionsstellung. Damit ist die Stellung gemeint, die bei einer eventuellen Versteifung des Gelenkes die kleinste Einschränkung darstellen würde (Abb. 7.**35 c**).

Pflege bei rheumatischen Erkrankungen

Ziel der Pflege von Menschen mit rheumatologischen Krankheitsbildern ist es, deren größtmögliche Selbstständigkeit und Unabhängigkeit zu erhalten beziehungsweise wiederherzustellen. Die Aktivität des Rheumapatienten soll angeregt und unterstützt werden. Eine rheumatische Erkrankung zeigt bei jedem Patient eine andere Ausprägung und einen anderen Verlauf, weshalb die Pflege immer den individuellen Gegebenheiten angepasst werden muss. Im Folgenden werden häufige Pflegeprobleme und pflegerische Möglichkeiten zu deren Linderung vorgestellt.

ATL Wach sein und schlafen. Oft treten nachts oder frühmorgens Schmerzen auf, die den Patienten nicht schlafen lassen.
Maßnahmen:
- Patienten korrekt lagern (s. u.);
- Arzt informieren, um geeignete Schmerzmedikation zu finden.

ATL Sich bewegen. Aufgrund der Schmerzen nimmt der Patient eine Schonhaltung ein. Dadurch besteht die Gefahr der Kontrakturenbildung.
Maßnahmen:
- Bewegungsübungen:
  - Wenn notwendig im Vorfeld, eventuell auch vor alltäglichen Bewegungen, z. B. vor dem Aufstehen, Schmerzmittel verabreichen,
  - Bewegungsübungen zur Kontrakturenprophylaxe zeigen oder, wenn nötig, zusammen mit dem Patienten durchführen,
  - dabei die Schmerzgrenze nicht überschreiten und die Gelenke nicht überlasten,
  - eventuell von der Krankengymnastin angeordnete Bewegungsübungen durchführen.
- Gelenkschutz bei alltäglichen Bewegungen und Verrichtungen:
  - In Absprache mit dem behandelnden Arzt zur Anschaffung von Orthesen raten (orthopädische Hilfsmittel, z. B. Schienen, die an eine Extremität angeschnallt werden und nur bestimmte, nicht schädigende Bewegungen erlauben),
  - Schulung in weniger schädlichen Bewegungen durch die Krankengymnastin.
- Lagerungen:
  - Individuell je nach Krankheitsbild, Bewegungsfähigkeit und Schmerzen,
  - wenn möglich, ist eine Lagerung in Funktionsstellung zu bevorzugen (S. 147).

ATL Sich waschen und kleiden. Sind die Fingergelenke betroffen, kann beispielsweise das Öffnen und Schließen des Wasserhahns, das Benutzen der Zahnbürste oder das Verschließen von Knöpfen und Reißverschlüssen problematisch sein. Sind Ellenbogen und Schultergelenk beeinträchtigt, kann der Patient eventuell seinen Rücken nicht selbst waschen, die Arme nicht genügend hoch anheben, um sich zu frisieren oder sich nicht selbstständig an- und auskleiden. Sind Wirbelsäule oder Hüftgelenk bewegungseingeschränkt, können etwa die Beine nicht mehr gewaschen werden und Strümpfe oder Hosen nicht mehr ohne Hilfe an- und ausgezogen werden.
Maßnahmen:
- Zur Anschaffung geeigneter Hilfsmittel wie Knopfverschließer, Wasserhahnöffner oder Anziehhilfen raten;
- Körperpflege in einem akuten Schub (z. B. bei der chronischen Polyarthritis) übernehmen;
- ansonsten, nur wo unbedingt notwendig, Hilfestellung geben. Die Förderung und Erhaltung der Selbstständigkeit steht im Vordergrund.

ATL Essen und Trinken. Bei Arthrose der Fingergelenke und des Handgelenkes kann das Zerschneiden von Fleisch oder das Bestreichen von Broten Schwierigkeiten bereiten.
Maßnahmen: Zur Anschaffung von Hilfsmitteln, insbesondere Spezialbesteck mit verdickten Griffen raten.

ATL Körpertemperatur regulieren. Bei einigen entzündlich-rheumatischen Erkrankungen kündigt sich ein Krankheitsschub mit subfebrilen Temperaturen an. Eine Ausbreitung der Entzündung kann mit fieberhaften Temperaturen einhergehen.
Maßnahmen: Körpertemperatur täglich kontrollieren.

ATL Atmen. Bestehen starke Schmerzen im Schulter- und Brustbereich, kann es zu einer Schonatmung kommen. Dann besteht für den Rheumapatienten die Gefahr, zusätzlich an einer Pneumonie zu erkranken.
Maßnahmen: Maßnahmen zur Pneumonieprophylaxe sind zu planen und sorgfältig durchzuführen (S. 161).

ATL Sich sicher fühlen und verhalten. Häufig verursacht die medikamentöse Therapie unangenehme, ernst zu nehmende Nebenwirkungen.

Maßnahmen:
- Wirkung und Nebenwirkung der Medikation beobachten, dokumentieren und gegebenenfalls dem Arzt mitteilen;
- Um die Nebenwirkungen so gering wie möglich zu halten, den alten Menschen informieren, dass er die Medikamente zum verordneten Zeitpunkt einnehmen soll. Kortisonpräparate sollen in den frühen Morgenstunden, nichtsteroidale Antirheumatika nach den Mahlzeiten und mit viel Flüssigkeit eingenommen werden. Gegebenenfalls ist die Medikamenteneinnahme zu kontrollieren.

ATL Raum und Zeit gestalten – arbeiten und spielen. Alltagsverrichtungen wie das Aufräumen des Zimmers oder das Zusammenlegen der Wäsche und die Ausübung früherer Hobbys, z. B. Stricken oder Spazierengehen, sind für Rheumapatienten häufig mit starken Schmerzen verbunden. Werden keine befriedigenden Beschäftigungen gefunden, nehmen die Schmerzen einen noch größeren Raum im Leben des betroffenen Menschen ein.

Maßnahmen:
- Krankengymnastin oder Ergotherapeutin einschalten, die dem Kranken zeigt, wie er bestimmte Tätigkeiten unter dem Einsatz von Orthesen und Hilfsmitteln ausführen kann;
- mit dem Patienten zusammen nach anderen Freizeitbeschäftigungen suchen, die ihm Spaß machen und Ablenkung von den Schmerzen verschaffen.

ATL Kommunizieren. Durch Schmerzen und Bewegungseinschränkung kann es zum sozialen Rückzug kommen.

Maßnahmen:
- Den alten Menschen auffordern, an Gruppenaktivitäten im Heim teilzunehmen, soweit dies möglich ist;
- den Austausch mit anderen Rheumapatienten anregen.

ATL Kind, Mann, Frau sein. Manche Patienten halten sich wegen ihrer Gelenkdeformitäten nicht mehr für attraktiv.

Maßnahmen:
- Zur Anschaffung von Kleidung raten, die nicht nur praktisch (einfach anzuziehen, wenig Knöpfe, Reißverschlüsse), sondern auch schön ist;
- eventuell können Deformierungen durch weite und lange Kleidung kaschiert werden.

ATL Sinn finden im Werden – Sein – Vergehen. Die Schmerzen beeinträchtigen den Patienten erheblich. Viele Rheumakranke fühlen sich nutzlos und leiden unter Depressionen. Oft bestehen Ängste bezüglich des Fortschreitens der Erkrankung oder der Nebenwirkungen der Medikation. Teilweise treten Schuldgefühle auf, wenn Patienten meinen, die Erkrankung durch eine ungünstige Lebensweise selbst herbeigeführt zu haben.

Maßnahmen:
- Patienten auf Ängste und Schuldgefühle ansprechen und Gesprächsbereitschaft signalisieren;
- sich ausreichend Zeit nehmen, um Stimmungsschwankungen wahrzunehmen und eventuell durch das eigene Verhalten positiv zu beeinflussen;
- wenn notwendig, einen Psychologen hinzuziehen.

8 Erkrankungen der Atmungsorgane

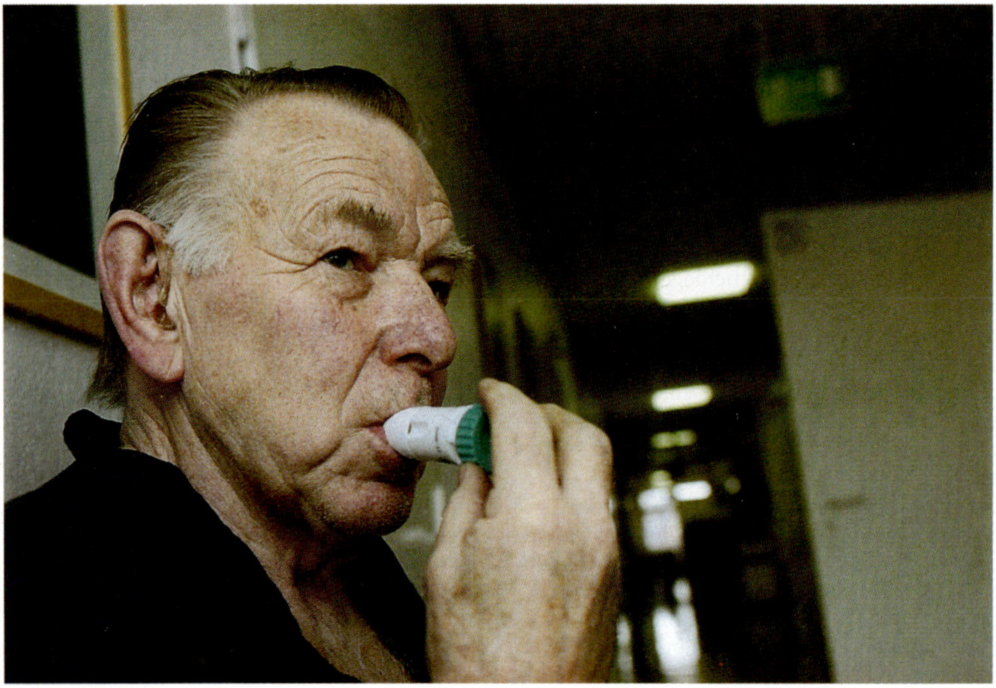

Typisches Prüfungswissen
Pneumonie (S. 160); Asthma bronchiale (S. 166); Chronische Bronchitis (S. 168); Bronchialkarzinom (S. 173)

Anatomie und Physiologie

Dominik von Hayek

Innere und äußere Atmung

Definition: Unter Atmung versteht man den Austausch der Atemgase Sauerstoff (O_2) und Kohlendioxid (CO_2) zwischen Körper und äußerer Umgebung.

Jede Zelle im Körper des Menschen benötigt für ihren Stoffwechsel und damit für ihr Überleben Sauerstoff (O_2). Diesen holt sie sich aus dem Blutkreislauf und verbrennt ihn zur Energiegewinnung. Hierbei entsteht das für die Zelle schädliche Kohlendioxid (CO_2), welches deshalb wieder zurück an den Blutkreislauf abgegeben werden muss. Diesen Gasaustausch nennt man *innere Atmung*; er findet in den meisten Zellen des Körpers statt. Durch die *äußere Atmung* muss der Blutkreislauf mit Sauerstoff angereichert und das andauernd anfallende Kohlendioxid aus dem Blutkreislauf ausgeschieden werden.

Atmungssystem

Das Atmungssystem wird unterteilt in die oberen Luftwege (Nase, Nasennebenhöhlen und Rachenraum), die unteren Luftwege (Kehlkopf, Luftröhre, Bronchien) und das Lungengewebe selbst (Abb. 8.**1**).

Nase

Die Nase ist ein spitzgiebliger Raum ähnlich dem Dachboden in einem Fachwerkhaus. In seiner Mitte direkt unter dem Firstbalken trennt die Nasenscheidewand (*Nasenseptum*) die rechte von der linken Nasenhöhle.
Aufgaben:
- Erwärmung, Reinigung und Anfeuchtung der Atemluft,
- Riechorgan,
- Resonanzraum für die Stimme.

Nasennebenhöhlen

Die Nasennebenhöhlen (Abb. 8.**2**) stellen Hohlräume des knöchernen Schädels dar, die das Knochengewicht vermindern sollen und einen zusätzlichen Resonanzraum für die Stimmbildung schaffen. Die Hohlräume sind paarig angeordnet, d.h., es gibt auf jeder Schädelseite jeweils eine

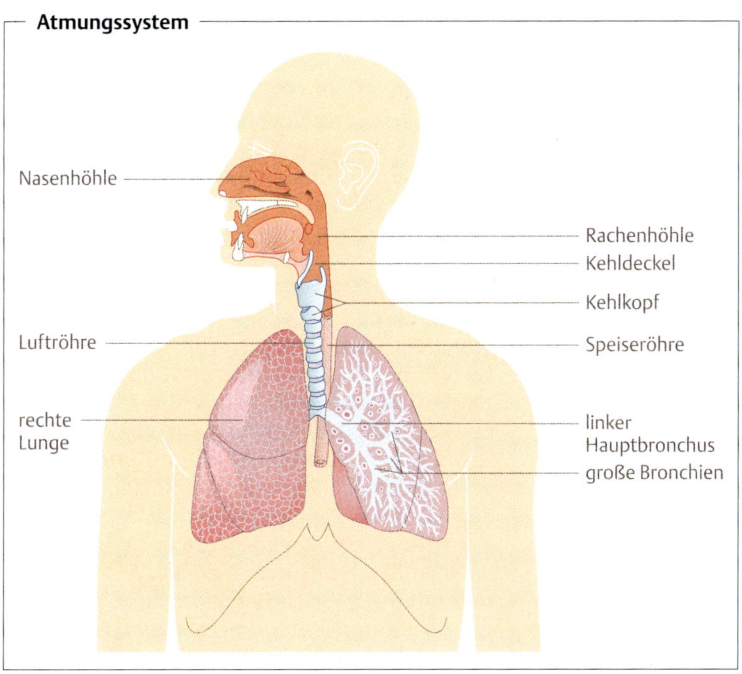

Abb. 8.**1** Obere und untere Atemwege und Lunge (nach Schwegler 1998).

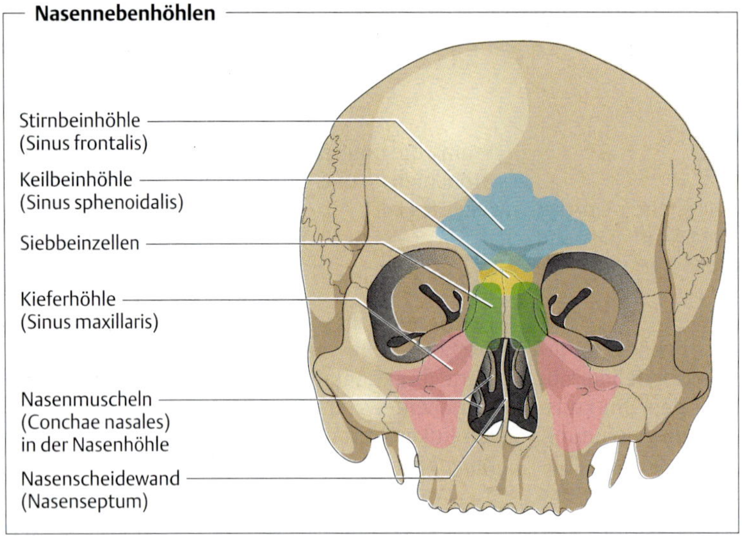

Abb. 8.**2** Lage der Nasennebenhöhlen bei frontaler Schädelansicht (= von vorne).

identische Nebenhöhle. Die Nasennebenhöhlen sind im Einzelnen:

- Stirnhöhle (Sinus frontalis),
- Kieferhöhle (Sinus maxillaris),
- Siebbeinzellen (Cellulae ethmoidales),
- Keilbeinhöhle (Sinus sphenoidalis).

Zur Belüftung dieser Hohlräume führen jeweils Ausführungsgänge in den Nasenraum. Deshalb können bei Infekten des Nasen-Rachen-Raumes Erreger in die Nasennebenhöhlen fortgeleitet werden, wo es dann durch Schleimhautschwellungen und Sekretstau zu einer Nasennebenhöhlenentzündung (*Sinusitis*) kommen kann.

Rachen

Im Rachen (Pharynx) vereinigen sich Nasen- und Mundhöhle, hier kreuzen sich Luft- und Speiseweg. Die Trennung und Weiterleitung von Nahrung in die Speiseröhre (*Ösophagus*) und Atemluft in die Luftröhre (*Trachea*) ist eine Aufgabe des *Kehlkopfes* (Larynx).

Tonsillen (Mandeln)

An der Nasenrachenhinterwand liegen die *Rachenmandeln* (Tonsillae pharyngeae), weiter unten am Mund-Rachen-Dach die *Gaumenmandeln* (Tonsillae palatinae). Sie bestehen aus *lymphatischem Gewebe* und dienen der Immunabwehr, weshalb es bei Besiedelung der Gaumenmandeln mit Keimen, insbesondere *Streptokokken*, zu einer erheblichen Entzündungsreaktion kommen kann (lat. angina = Enge; Mandelentzündung = Angina tonsillaris).

Kehlkopf

Im unteren Rachenraum (Hypopharynx) liegt der Kehlkopf (Larynx; Abb. 8.**3 a**), also das Ventil zur Trennung von Speisebrei und Luft. Der Kehlkopf besteht aus einem Knorpelgerüst mit darüber liegender Schleimhaut. Der größte der Kehlkopfknorpel ist der wie ein Schiffsbug geformte *Schildknorpel*, den man auch von außen am Hals als „Adamsapfel" sehen kann. Darüber liegt der *Kehldeckel* (Epiglottis), der zum Verschließen der Luftröhre dient. Beim Atmen steht der Kehldeckel nach oben offen, sodass die Atemluft unbehindert durch die Luftröhre fließen kann. Beim Schlucken senkt sich der Kehldeckel und verschließt sie wie ein Ventil. Im Innern des Kehlkopfes verlaufen von vorne nach hinten die beiden *Stimmbänder* und bilden zwischen sich die Stimmritze (Glottis). Sie werden durch feine Muskeln unterschiedlich eng gestellt, die durchströmende Atemluft erzeugt Schallwellen und damit die Stimme (Abb. 8.**3 b, c**).

Schlucken. Beim Schlucken von flüssigen und festen Nahrungsbestandteilen wird durch das reflexartige Zusammenspiel von zahlreichen Rachenmuskeln und dem Kehlkopf das Eindringen von Nahrung in die Lunge verhindert. Durch die Zungengrundmuskulatur wird der Kehldeckel gegen den Gaumen gepresst, und der Nahrungsbrei kann am verschlossenen Kehlkopf vorbei in die dahinter liegende Speiseröhre fließen.

Hustenreflex. Der Hustenreflex dient der Reinigung der unteren Atemwege von Sekret aus dem Bronchialsystem, aber auch von verschluckten

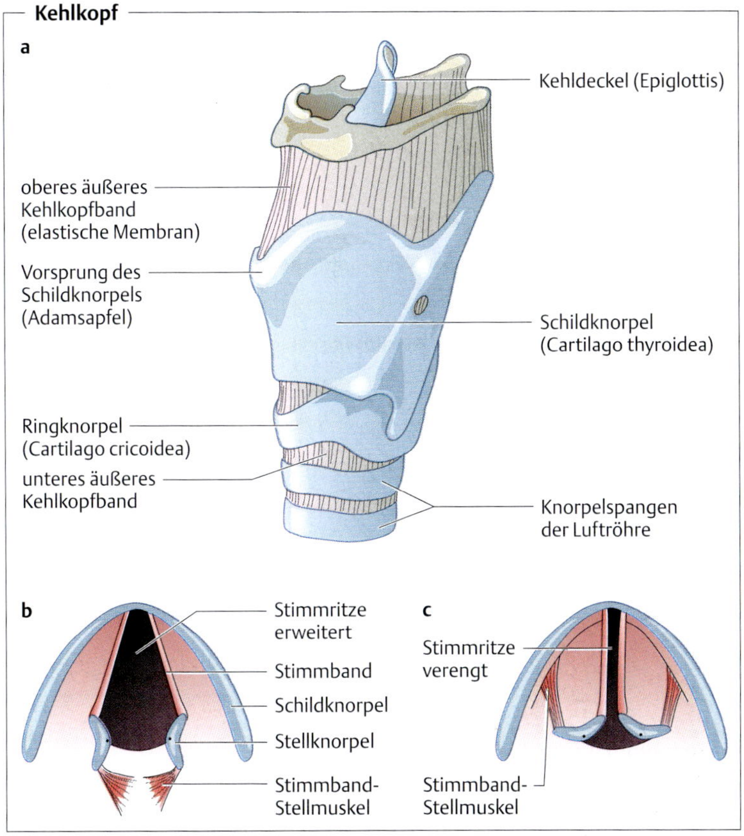

Abb. 8.**3 a – c** **a** Kehlkopfskelett in Seitenansicht; **b** Ansicht von oben mit geöffneter Stimmritze und **c** mit verengter Stimmritze (nach Faller u. Schünke 1999).

Fremdkörpern oder Nahrung. Gelangen sie in die unteren Atemwege, wird ein sensibler Reiz auf die Bronchialschleimhaut ausgelöst, der einen reflexartigen Hustenstoß zur Folge hat.

Aspiration. Das Eindringen von festen oder flüssigen Fremdkörpern in das Bronchialsystem und damit in die Lunge (= Aspiration) kann zum Ersticken oder zu schlecht behandelbaren Lungenentzündungen (Pneumonien) führen.

Luftröhre

Unterhalb des Kehlkopfs beginnt die Luftröhre (Trachea). Sie ist 10 – 15 cm lang und besteht aus 15 – 20 hufeisenförmigen Knorpelspangen, die nach hinten (dorsal) durch eine bindegewebige Membran verschlossen sind. Die Knorpel halten die Luftröhre während des in der Einatmungsphase herrschenden Unterdrucks offen.

Bronchialbaum

An ihrem Ende (*Bifurkation* = Aufteilung) teilt sich die Luftröhre in 2 Hauptbronchien, die sich wie das Geäst eines Baumes immer weiter verzweigen. Durch mehr als 20 solche Verzweigungen wird das weit verzweigte System des Bronchialbaumes gebildet (Abb. 8.**4**). Es ist nach innen mit einem Flimmerepithel ausgekleidet, welches Fremdkörper und Bronchialschleim mundwärts (nach oral) transportiert. Die kleinen *Bronchien* verlieren ab einem Durchmesser von 1 – 2 mm ihr Knorpelgerüst, enthalten dafür mehr glatte Muskulatur in der Wand und werden dann *Bronchiolen* genannt.

Lungen

Der rechte Lungenflügel enthält 3 *Lungenlappen* (Ober-, Mittel- und Unterlappen), der linke Lungenflügel wegen des Platzbedarfs für das Herz nur 2 (Ober- und Unterlappen), die man gut voneinander abgrenzen kann. An der Lungenwurzel (*Lungenhilus*) treten die beiden Hauptbronchien und die Lungengefäße in die Lungen ein.

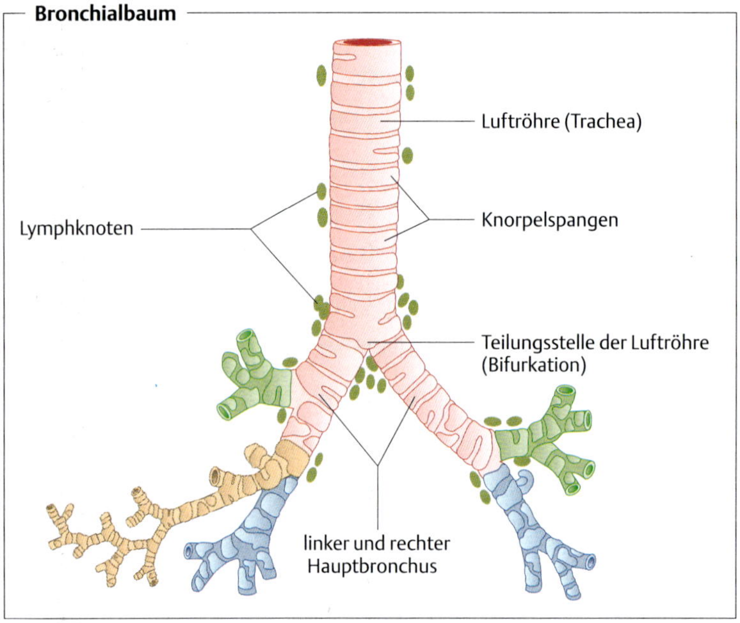

Abb. 8.**4** Ausgehend von der Luftröhre vielfache Aufzweigung des Bronchialsystems (nach Faller u. Schünke 1999).

Lungenbläschen (Alveolen)

Nachdem sich die Bronchiolen noch einmal verzweigt haben, endet der Atemweg blind in den Lungenbläschen (*Alveolen*; Abb. 8.**5**), die sich traubenförmig an die Bronchiolen anschließen. Hier findet der *Blut-Gas-Austausch* statt: Die *Alveolen* haben eine dünne Wand und sind von einem dichten Netzwerk aus Blutkapillaren umgeben. Die Grenzschicht zwischen der mit Luft gefüllten Alveole und den Blutkapillaren ist nur 1 µm (1/1000 mm) dünn, sodass Sauerstoff aus der Alveolarluft rasch ins Blut und Kohlendioxid aus dem Kapillarblut in die Atemluft übertreten kann. Insgesamt besteht das Lungengewebe aus über 300 Mio. solcher Alveolen, welche zusammen eine Gesamtfläche von 80 m^2 ergeben.

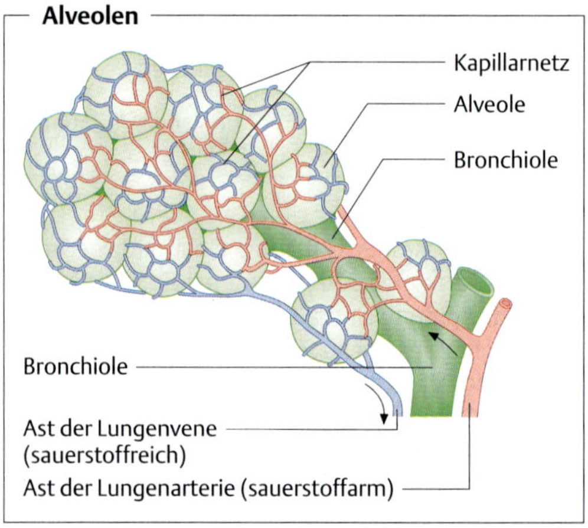

Abb. 8.**5** Die Lungenbläschen schließen sich traubenförmig an die Bronchiolen an und werden von einem dichten Gefäßnetz umgeben (aus Schwegler, J.S.: Der Mensch – Anatomie und Physiologie, 2. Aufl. Thieme, Stuttgart 1998).

Pleura

Die beiden Lungenflügel sind mit Aussparung des Lungenhilus von einer feinen Haut, dem *Lungenfell* (Pleura visceralis), überzogen. Auch die Innenseite des Brustkorbes wird von solch einer feinen Haut, dem *Rippenfell* (Pleura parietalis), ausgekleidet. Lungen- und Rippenfell liegen eng aneinander und sind nur durch einen feinen, flüssigkeitsgefüllten Spalt voneinander getrennt, in dem Unterdruck herrscht. Wie bei 2 aufeinander liegenden Glasscheiben mit einem dazwischen befindlichen Flüssigkeitsfilm können sich die zwei Pleurablätter zwar gegeneinander verschieben, durch den unter Unterdruck stehenden Flüssigkeitsfilm werden sie jedoch zusammengehalten. Dadurch kann das Lungengewebe durch die Volumenvergrößerung und Verkleinerung des Brustkorbs auseinander gezogen und zusammengepresst werden, ohne dass dieses empfindliche Gewebe zerrissen wird (Abb. 8.**6a**).

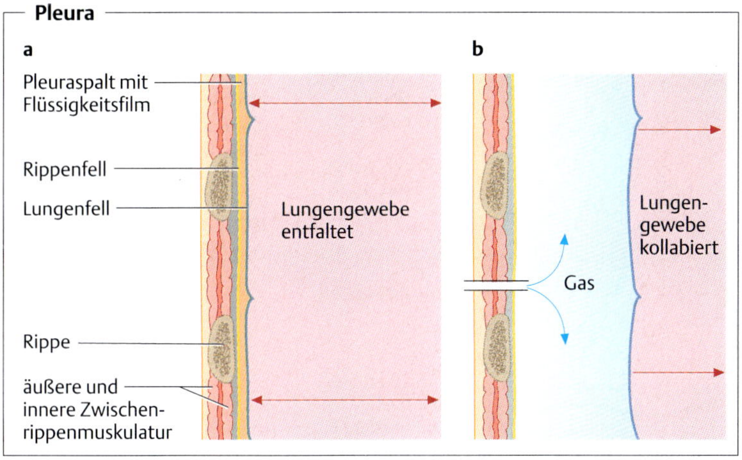

Abb. 8.**6** **a** u. **b** **a** Detailabbildung des Pleuraspaltes im Normalzustand und **b** beim Pneumothorax (nach Faller u. Schünke 1995).

Pneumothorax: Gelangt durch eine äußere oder innere Verletzung Luft in den Pleuraspalt, so geht der Unterdruck verloren, die beiden Pleurablätter kleben nicht mehr aneinander und der betreffende Lungenflügel fällt in sich zusammen (*kollabiert*; Abb. 8.**6 b**).

Zwerchfell

Nach unten, zum Bauchraum hin begrenzt das *Zwerchfell* (Diaphragma) – eine große kuppelartige Muskelplatte – den Brustraum. In ihrem Zentrum besteht sie aus Bindegewebe mit den Durchtrittsöffnungen für Aorta und Speiseröhre.

Atmung

Atemmechanik

Einatmungsphase (Inspiration). Zieht sich der Zwerchfellmuskel zusammen, dann verkürzt er sich, die Krümmung im Zwerchfell verflacht sich, und es wird damit abgesenkt. Außerdem ziehen sich die äußeren Zwischenrippenmuskeln (*Mm. intercostales externi*) zusammen und heben die schräg nach unten stehenden Rippen und damit den Brustkorb an. Wie bei einem Blasebalg nimmt das Brustkorbvolumen zu, es entsteht ein relativer Unterdruck im Vergleich zur Außenluft, letztendlich wird Luft in die Lunge gesaugt (Abb. 8.**7 a, b**).

Ausatmungsphase (Exspiration). In der Ausatmungsphase wird dieser physikalische Vorgang umgekehrt: Die Zwerchfellmuskulatur erschlafft, die Zwerchfellkuppel wölbt sich nach oben, unterstützt durch die Eigenelastizität zieht sich die Lunge zusammen und verringert ihr Volumen. Dadurch entsteht relativ zur Außenluft ein Überdruck, die Luft wird über die Luftröhre nach außen geblasen.

Atemhilfsmuskulatur. Bei vertiefter Atmung, also sowohl bei Atemnot infolge von Krankheitszuständen als auch bei vermehrter körperlicher Arbeit, werden für Ein- und Ausatmung zusätzliche Muskelgruppen eingesetzt. Dies sind bei der Einatmung hauptsächlich der große und kleine Brustmuskel (*M. pectoralis major und minor*), bei der *Exspiration* vor allem die Bauchmuskulatur (z.B. beim Husten).

Steuerung der Atmung

Der Atemvorgang wird durch ein eigenes Zentrum im zentralen Nervensystem (ZNS) gesteuert, in dem die Atemmuskeln koordiniert und rhythmisch erregt werden. Dieses Atemzentrum liegt im Halsrückenmark (Medulla oblongata) und kann sowohl die Atemfrequenz als auch die Atemtiefe verändern, je nach Bedarf des Körpers, Sauerstoff aufzunehmen bzw. Kohlendioxid abzugeben. Um diesen Bedarf zu ermitteln, wird die Konzentration des Sauerstoffs und des Kohlendioxids im Blut mit *Chemorezeptoren* (vergleichbar mit Messfühlern) an der Aorta und der Halsschlagader gemessen. Bei hohem Kohlendioxidgehalt, aber auch bei einer niedrigen Sauerstoffkonzentration, wird das Atemzentrum aktiviert, Atemfrequenz und -tiefe zu erhöhen. Ist dadurch der Kohlendioxidgehalt auf den Zielwert gefallen bzw. die Sauerstoffkonzentration angestiegen, so reduziert das Atemzentrum seine Aktivität wieder.

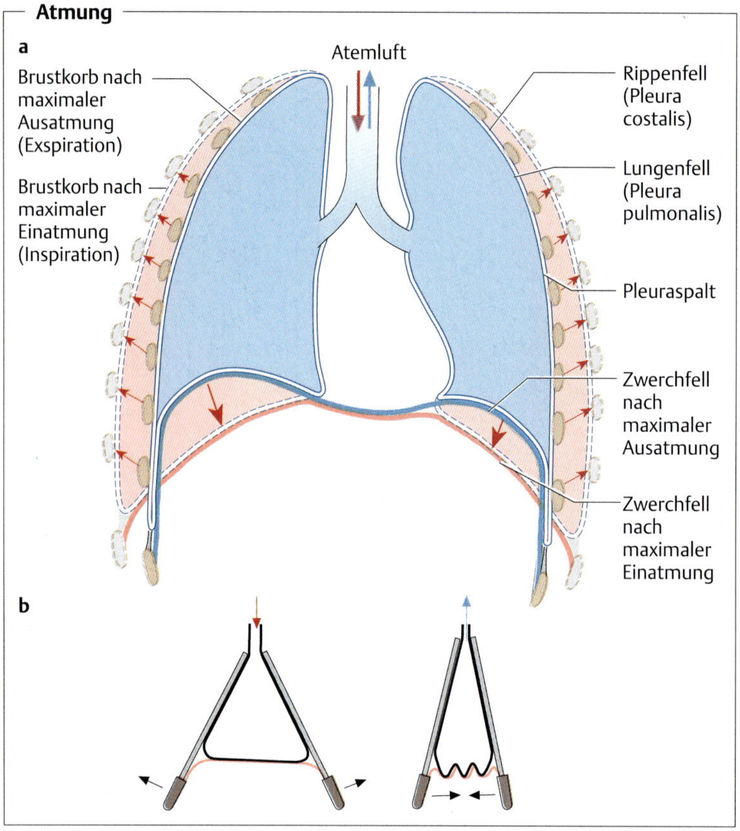

Abb. 8.**7 a** u. **b** Atemmechanik. **a** Frontalschnitt der Lunge während Einatmungs- (rot) und Ausatmungsphase (blau); **b** schematische Darstellung der Volumenvergrößerung anhand eines Blasebalgs (nach Faller u. Schünke 1999).

Messung des Lungenvolumens

Messung der Atemfrequenz: Die Atmung ist ein lebenswichtiger Vorgang, ihre Beobachtung kann uns wichtige Informationen über den Zustand eines Menschen geben: Die einfachste Maßnahme ist die Messung der Atemfrequenz, d. h. die Anzahl der Atemzüge pro Minute. Normalerweise liegt die Atemfrequenz beim Gesunden in Ruhe bei 8–16/min. Bei körperlicher Anstrengung steigt sie auf bis zu 40/min an, aber eben auch bei Erkrankungen der Lunge (z. B. *Pneumonie*) oder des Herzens (z. B. *Lungenödem*).

Spirogramm. Würde man die ein- und ausgeatmete Luft in einem Luftballon auffangen und die Atemvolumina pro Zeit messen, so erhielte man ein *Spirogramm* (Abb. 8.**8**). Das dafür verwendete Gerät, der *Spirometer*, misst folgende Größen: Bei jedem Atemzug in Ruhe werden ca. 0,5 l Luft (Atemzugvolumen = AZV) in die Atemwege gesaugt. Über dieses Volumen hinaus können noch ca. 2–3 l zusätzlich (inspiratorisches Reservevolumen = IRV) eingeatmet werden, wenn der Körper einen größeren Sauerstoffbedarf hat (An-

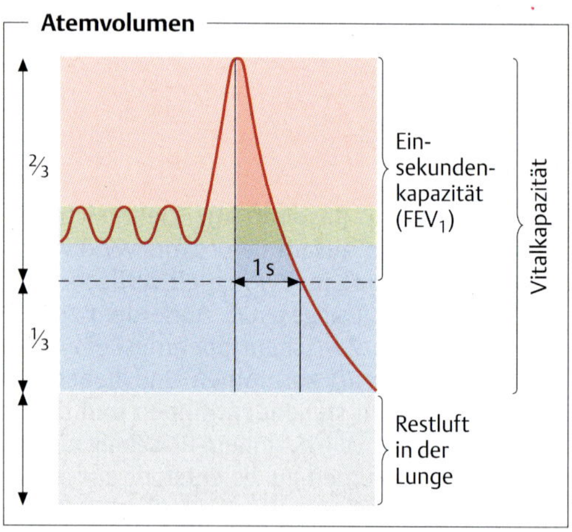

Abb. 8.**8** Spirogramm mit Messung der Einsekundenkapazität: Nach möglichst tiefer Einatmung sollten in 1 Sekunde 2/3 der Vitalkapazität ausgeatmet werden können (nach Faller u. Schünke 1999).

strengung, Atemnot). Andererseits kann, von der Atemruhelage (ARL) ausgehend, noch ca. 1 l zusätzlich ausgeatmet werden, was man als *exspiratorisches Reservevolumen* (*ERV*) bezeichnet (z. B. beim Seufzen). Damit die Alveolen nicht zusammenfallen (kollabieren), verbleiben auch nach stärkster Ausatmung noch ca. 1–2 l Luft (Residualvolumen) in der Lunge. Als *Vitalkapazität* (*VK*) bezeichnet man das Luftvolumen, welches nach tiefer Inspiration maximal ausgeatmet werden kann, also die Summe aus IRV, AZV und ERV. Bei erhöhtem Atemwegswiderstand – insbesondere beim Asthma bronchiale – ist die Geschwindigkeit des Atmungsvorgangs herabgesetzt. Hierfür lässt man die Patienten so schnell wie möglich ausatmen und misst das nach 1 Sekunde ausgeatmete Volumen (*Einsekundenkapazität* = FEV_1).

Infektiöse Atemwegserkrankungen

Susanne Andreae

Infektionen der oberen Luftwege

Entzündungen im Bereich der oberen Luftwege (Tab. 8.**1**) sind ausgesprochen häufig und zumeist *viral* bedingt. Es sind unzählige Viren bekannt, die diese hervorrufen können. So kennt man beispielsweise über 100 Virusarten, die Schnupfen verursachen können. Da sich diese Viren zum Teil stark unterscheiden, kann trotz erworbener Immunität gegen eines der Viren eine andere Virusart erneut zur Infektion führen. Daher kann man innerhalb kurzer Zeit mehrfach an Schnupfen erkranken.

Krankheitsverlauf

Häufig berichten die Patienten, dass sie zuerst einen Schnupfen hatten, unmittelbar danach Schluckbeschwerden auftraten und sie zuletzt an Husten litten. Man nennt dies einen *Etagenwechsel*, d. h., die Infektion ist im Körper jeweils eine Stufe nach unten gestiegen.

Prognose

Da die Ansteckung über die so genannte Tröpfcheninfektion erfolgt, besteht eine hohe Ansteckungsgefahr! Entsprechend therapiert verlaufen solche Infektionen aber meist harmlos und heilen folgenlos ab. Besonders bei stark geschwächten Patienten aber kann es zu gefährlichen Verläufen mit *bakterieller Superinfektion* (Infektion, die sich auf die Viruserkrankung „aufpfropft") kommen!

Prophylaxe

Um Infektionen dieser Art zu verhindern, sind generelle *abhärtende Maßnahmen* (regelmäßig saunieren, Bewegung an der frischen Luft, Vitamin C etc.) hilfreich.

Natürliche Heilmethoden

- *Inhalationen* mit Kamille, ätherischen Ölen oder Emser Salz wirken schleimhautabschwellend;
- Bei Halsschmerzen sind *Quarkwickel* schmerzlindernd: frischen Quark dick auf ein Leintuch auftragen, mit der bestrichenen Seite auflegen; entfernen, wenn der Quark trocken ist;
- Fieber lässt sich durch *Wadenwickel* senken: Tuch mit kaltem Wasser befeuchten und stramm um die Wade wickeln, darüber ein trockenes Tuch legen; die Wickel sollten alle 5–10 min erneuert werden;
- *Rotlicht:* Die Bestrahlung mit einer Infrarotlampe wirkt schmerzlindernd, durchblutungsfördernd und schleimlösend. Rotlicht kann deshalb bei vielen entzündlichen Erkrankungen der oberen Luftwege eingesetzt werden. Anwendungsdauer: bei Ohrenschmerzen: 3× täglich 5–10 min, bei Sinusitis oder Bronchitis: 3× täglich 10–15 Minuten.

Influenza (Grippe)

Definition: Durch Tröpfcheninfektion übertragene Viruserkrankung, die besonders bei alten und geschwächten Patienten komplikationsreich verlaufen kann

Symptome

Nach kurzer Inkubationszeit (1–3 Tage) kommt es zu den typischen „Grippesymptomen":

- Kopf- und Gliederschmerzen,
- Fieber, starkes Krankheitsgefühl,
- Husten, Schnupfen, Heiserkeit.

Tabelle 8.**1** Infektionen der oberen Luftwege

Erkrankung	**Symptome**	**Komplikationen**	**Therapie**
Rhinitis (Schnupfen)	• wässriges Nasensekret • eingeschränktes Riechvermögen	Bei Verschleppung der Keime in die Nasennebenhöhlen kann sich eine Sinusitis entwickeln. Kommt es über die Ohrtrompete zur Ausbreitung der Erreger ins Ohr, kann eine Otitis media (Mittelohrentzündung) die Folge sein	abschwellende Nasentropfen und Inhalationen (z. B. mit Kamille oder Emser Salz)
Sinusitis (Nasennebenhöhlenentzündung)	• Gesichts- und Kopfschmerzen, die sich beim Bücken, Heben, Husten etc. (erhöhter Druck in den Nebenhöhlen) verstärken • Klopfschmerz über der betroffenen Nebenhöhle (meist Kieferhöhle) • schleimiges oder eitriges Nasensekret • evtl. Fieber und allgemeines Krankheitsgefühl	Die Entzündung kann auf die benachbarten Weichteile (Oberlid, Unterlid, Wange) übergreifen, was zur Schwellung und Rötung dieser Strukturen führt. Besonders gefürchtet ist ein Übergreifen der Entzündung auf die Augenhöhle. Durch die enge Nachbarschaft kann es zu Komplikationen im Gehirn kommen (Meningitis = Hirnhautentzündung, Hirnabszess).	abschwellende Nasentropfen, lokale Wärme (z. B. Rotlicht), Inhalationen, evtl. Antibiotika; wenn keine Besserung, Punktion und Spülung der Nasennebenhöhlen
Pharyngitis (Rachenentzündung) 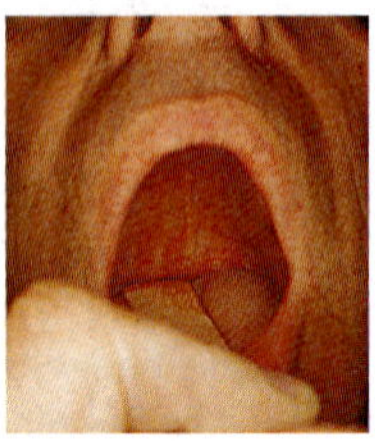	• Schluckbeschwerden • „Kratzen" und „Brennen" im Hals		heiße Milch mit Honig und lokale Wärme sind wohltuend; Schleim lösende Mittel; bei v. a. bakterieller Ursache Antibiotika
Tonsillitis (Mandelentzündung) 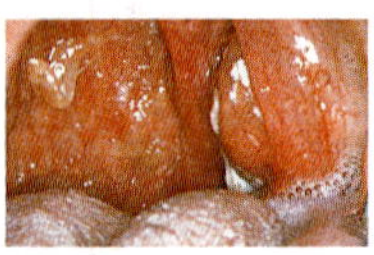	• Brennen und Schmerzen im Hals • Schluckbeschwerden mit Ausstrahlung ins Ohr • evtl. „kloßige" Sprache • Fieber und allgemeines Krankheitsgefühl • Mandeln (Tonsillen) hochrot und geschwollen, häufig mit Eiterauflagerungen	Es kann sich ein lokaler Abszess bilden. Bei Verschleppung der Keime über die Blutbahn besteht die Gefahr einer Sepsis! Evtl. Spätkomplikationen aufgrund immunologischer Prozesse sind das rheumatische Fieber und die Glomerulonephritis (S. 318 f)	Die meisten Tonsillitiden sind bakteriell bedingt, deshalb müssen Antibiotika verabreicht werden, zusätzlich können ähnliche Maßnahmen wie bei einer Pharyngitis die Beschwerden lindern.
Laryngitis (Kehlkopfentzündung) 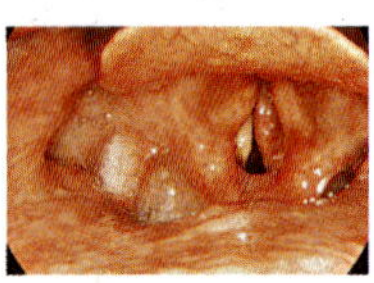	• Symptome wie bei der Pharyngitis, zusätzlich beklagt der Patient: • Heiserkeit • Räusperzwang und Hustenreiz		Wichtig sind die „Stimmschonung" (Ruhe, kein Flüstern, kein Räuspern) und der Nikotinverzicht! Die übrige Therapie ähnelt der einer Pharyngitis; Antibiotika sind nur selten nötig.

Dauern die Symptome lange an, kommt es zu einem erneuten Fieberanstieg und/oder eitrigem Auswurf, so muss von einer bakteriellen Superinfektion ausgegangen werden.

Komplikationen

Im Allgemeinen verläuft eine Grippe harmlos. Kinder und alte Menschen aber sind durch Komplikationen wie Otitis media, eitrige Bronchitis, Pneumonie oder Begleiterkrankungen anderer Organe gefährdet!

Bei alten Menschen kann eine „banale" Grippe tödlich verlaufen!!!

Therapie

Die Behandlung besteht aus *symptomatischen Maßnahmen*: Bettruhe, fiebersenkende und schmerzlindernde Medikamente. Antibiotika werden nur bei Verdacht auf bakterielle Superinfektionen verabreicht.

Pflege

Pflege alter Menschen mit Grippe: Besonders wichtig bei an Grippe erkrankten alten Menschen ist es, den fieberbedingten Flüssigkeitsverlust auszugleichen, d.h., pro Grad Celsius Temperaturerhöhung muss ein Liter Flüssigkeit am Tag zusätzlich gegeben werden. Aufgrund des Fiebers und der Bettruhe sind eine sorgfältige Dekubitus-, Thrombose- und Obstipationsprophylaxe notwendig. Um das Hinzukommen einer Pneumonie zu vermeiden, müssen in diesem Bereich ebenfalls prophylaktische Maßnahmen ergriffen werden (S. 175f). Vor allem zu Beginn der Erkrankung ist eine engmaschige Vitalzeichenkontrolle (d.h. Beobachtung der Atmung, RR-, Puls- und Temperaturkontrolle) notwendig, und auch das Abhusten und das Sputum müssen beobachtet werden. So ist z.B. ein grünliches Sputum Zeichen einer bakteriellen Superinfektion. Soweit erforderlich, ist Hilfestellung bei den ATL zu geben: Das Waschen und Kleiden muss unterstützt oder übernommen, Bett- und Leibwäsche bei Bedarf gewechselt werden; eventuell ist auch Hilfe beim Essen und Trinken notwendig. Der meist appetitlose Kranke erhält Wunschkost, die leicht verdaulich und vitaminreich sein soll. Besonders wichtig ist es, auf eine ausreichende Flüssigkeitszufuhr zu achten.

Prophylaxe

Bei gefährdeten Patienten (> 60 Jahre, Patienten mit chronischen Erkrankungen, bes. Herz- und Lungenerkrankungen) wird im Herbst eine *Schutzimpfung* durchgeführt. Die Impfung wirkt nur gegen den jeweils aktuellen Virustyp. Da die Influenza-Viren oft ihre Struktur verändern, muss die Impfung jährlich erneut durchgeführt werden.

Durch die Tröpfcheninfektion kann sich der Grippevirus rasch verbreiten und zu Epidemien, bei Verbreitung über die ganze Welt sogar zu Pandemien führen. Die bislang größte Grippepandemie ereignete sich 1918/1919 und ging von Spanien aus. Sie forderte mehr als 20 Mio. Todesopfer!

Akute Bronchitis

Definition: Meist viral bedingte Entzündung der Bronchialschleimhaut, die durch Tröpfcheninfektion übertragen wird

Symptome

Häufig entwickelt sich die akute Bronchitis im Rahmen eines Infektes der oberen Luftwege („Etagenwechsel"). Typisch ist ein anfangs schmerzhafter, trockener *Husten*, der in einen starken Husten mit meist weißlichem Auswurf übergeht. Außerdem treten *Fieber* und *allgemeine Erkältungszeichen* (Kopf- und Gliederschmerzen, Schnupfen, Halsschmerzen etc.) auf. Besonders bei alten und immungeschwächten Patienten kann es zur bakteriellen Superinfektion kommen. Hier ist der Auswurf gelb-grünlich (eitrig).

Therapie

Auch hier erfolgt eine symptomatische Behandlung: Besonders wichtig sind *schleimlösende Maßnahmen:*

- Inhalationen,
- Einreibungen mit ätherischen Ölen,
- erhöhte Flüssigkeitszufuhr (heißer Tee).

Medikamentöse Therapie:

- fiebersenkende, schmerzlindernde und schleimlösende Präparate (z.B. Mucosolvan, ACC);
- hustenhemmende Medikamente, sog. Antitussiva (z.B. Paracodein), sollten nur bei quälendem Husten (besonders nachts) eingenommen werden, da sie das Abhusten des Sputums hemmen;
- zur Verhinderung einer Pneumonie werden bei Verdacht auf eine bakterielle Superinfektion Antibiotika verordnet.

Antitussiva nur bei nächtlichem quälendem Husten! Schleimlösende Mittel morgens verabreichen, sie können bei abendlicher Gabe zu nächtlichem Husten führen.

Natürliche Heilmethoden:

- Schleimlösend wirken besonders *Senfwickel:* Senfmehl wird mit heißem Wasser angerührt und auf ein Tuch aufgebracht. Dieses wird für 10 – 20 min (Vorsicht vor Verbrennungen!) auf die Brust gelegt. Anschließend sollte die Brust lauwarm abgewaschen werden.
- Ähnlich wirken *Kartoffelauflagen:* Mit Schale gekochte Kartoffeln zerdrücken, in Leintuch wickeln und auf die Brust auflegen. Entfernen, wenn die Kartoffeln zu erkalten beginnen (nach 10 – 15 min).
- Bei Fieber *Wadenwickel* (S. 41).

Pneumonie (Lungenentzündung)

Definition: Meist bakteriell, selten viral oder durch Pilze verursachte *Entzündung des Lungengewebes*

Ursachen

Die unteren Luftwege enthalten normalerweise keine Bakterien. Hingegen sind die oberen Luftwege stark mit Erregern wie Staphylokokken, Streptokokken und Haemophilus influenzae besiedelt, die alle drei eine Pneumonie auslösen können, wenn sie in die Lunge geraten. Die Ursache einer Lungenentzündung ist also fast immer eine *Aspiration* („Verschlucken") von Sekret aus dem Nasen-Rachen-Raum. Die Gefahr einer Pneumonie ist daher besonders groß,

1) wenn besonders *viele Erreger in den oberen Luftwegen* vorhanden sind, also bei einer Infektion (z. B. Tonsillitis), bei schlechter Mund- und Prothesenhygiene sowie bei Eiterherden im Mundraum (nicht ausreichend saniertes Gebiss);
2) wenn der *Hustenreflex nicht ausreichend funktioniert,* um nach Aspiration die unteren Luftwege zu reinigen. Der Hustenreflex ist eingeschränkt bei Bewusstlosigkeit, heftigem Alkoholkonsum, schweren Muskelerkrankungen, aber auch bei Bettlägerigkeit und im Alter;
3) wenn das *Flimmerepithel der Trachea und Bronchien gelähmt* ist. Nikotin z. B. lähmt das Flimmerepithel über mehrere Stunden, sodass es bei Rauchern tagsüber eigentlich nie wirklich funktioniert;
4) wenn das *Immunsystem geschwächt* ist, also z. B. im Alter, bei AIDS und Krebserkrankungen.

Außer durch Aspiration können Krankheitserreger auch direkt auf dem Luftweg, über das Blut oder aus der Nachbarschaft der Lunge einwandern. Insgesamt sind diese Fälle jedoch Raritäten.

Pathologische Anatomie

Die bei weitem häufigste Form der Lungenentzündung ist die *Bronchopneumonie.* Die Erkrankung beginnt an vielen Stellen gleichzeitig. Es entstehen überall im Lungengewebe millimeter- bis zentimetergroße Entzündungsherde. Ursache der Bronchopneumonie sind diverse Bakterien (Streptokokken, Staphylokokken, Klebsiellen, Haemophilus influenzae).

Die *Grippepneumonie* ist eine Sonderform der Bronchopneumonie. Am Beginn der Grippepneumonie steht die Infektion mit Viren; später kommt aber fast immer auch eine bakterielle Infektion dazu.

Ganz anders sieht die *Lobärpneumonie* aus, die prinzipiell auf einen oder mehrere Lungenlappen begrenzt ist. Die Ursache dieser Erkrankung sind fast immer Pneumokokken (Streptococcus pneumoniae).

Symptome

Innerhalb weniger Stunden entwickelt sich ein schweres Krankheitsbild:

- hohes Fieber und Schüttelfrost,
- Husten mit gelblich-eitrigem oder rostbraunem (durch Blutbeimischungen) Auswurf,
- Dyspnoe (Atemnot),
- evtl. Schmerzen beim Atmen (durch Begleitpleuritis, s. u.),
- Tachypnoe (beschleunigte Atmung), da der Patient versucht, den Sauerstoffmangel durch vermehrte Atmung auszugleichen,
- bei beschleunigter Atmung kann man gelegentlich eine Mitbewegung der Nasenflügel („Nasenflügeln") beobachten,
- bei massivem Sauerstoffmangel ist der Patient zyanotisch: Es kommt zu einer bläulich-roten Verfärbung von Haut und Schleimhäuten. Besonders gut zu erkennen ist dies an den Lippen und den Akren, den äußersten Körperteilen (Finger-, Zehen- oder Nasenspitze).

> Bei alten Menschen können weit weniger dramatische Symptome Zeichen einer Pneumonie sein:
> - Meist zeigt sich nur eine leichte Temperaturerhöhung. Hohes Fieber mit Schüttelfrost ist im Alter selten;
> - oft klagen die Patienten nur über leichten Husten mit Auswurf;
> - aufgrund der Unterversorgung des Blutes mit Sauerstoff und im Rahmen einer Exsikkose (Flüssigkeitsmangel) kann es zu plötzlichen Verwirrtheitszuständen kommen;
> - Atemnot, Tachykardie (schneller Puls) und Zyanose sind weitere Zeichen des Sauerstoffmangels und der schweren Erkrankung.

Diagnostik

Bei Verdacht auf Pneumonie sollte neben der körperlichen Untersuchung durch den Arzt immer eine Röntgenaufnahme der Lunge veranlasst werden (Abb. 8.**9**).

Therapie

Meist ist eine stationäre Behandlung im Krankenhaus erforderlich! Ganz im Vordergrund steht die *antibiotische Therapie*: Man sollte zu Beginn der medikamentösen Therapie Sputum des Patienten zur Erregerbestimmung einschicken. Eine antibiotische Behandlung muss aber sofort erfolgen. Wenn das Ergebnis der bakteriologischen Untersuchung vorliegt, muss evtl. ein anderes Antibiotikum gewählt werden.
Zusätzlich sind folgende *Allgemeinmaßnahmen* wichtig:

Pneumonie

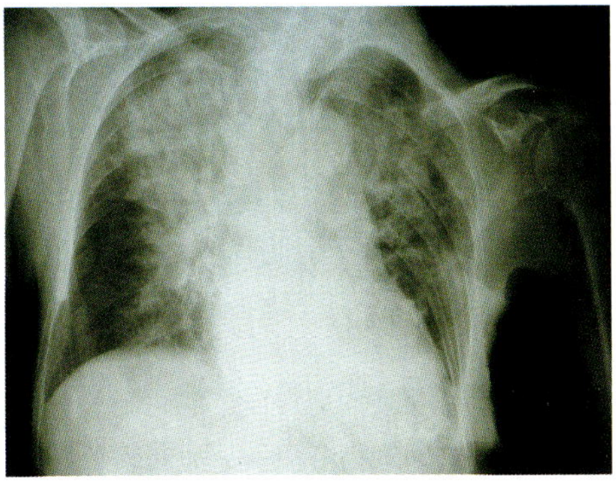

Abb. 8.**9** Röntgenbild einer Lobärpneumonie im rechten Oberlappen (aus Gerlach, U., H. Wagner, W. Wirth: Innere Medizin für Pflegeberufe, 5. Aufl. Thieme, Stuttgart 2000).

- Bettruhe und körperliche Schonung;
- ausreichende Flüssigkeitszufuhr, besonders bei hohem Fieber, denn pro 1 °C Temperaturerhöhung verliert der Körper 1 Liter Flüssigkeit!
- evtl. leichte Krankengymnastik mit Atemübungen und Abreibungen, z. B. mit Franzbranntwein (verbessert die Belüftung der gesunden Lungenabschnitte);
- wichtig ist die Thromboseprophylaxe bei Bettlägerigkeit (Beine wickeln, 3× tgl. 5000 IE Heparin s. c.);
- bei ausgeprägter Atemnot sollte über eine Nasensonde *Sauerstoff* verabreicht werden (z. B. 2 l O_2/min);
- um das Herz zu entlasten (es muss bei Tachykardie aufgrund des Fiebers mehr arbeiten), empfiehlt sich beim alten Menschen eine frühzeitige Fiebersenkung durch Medikamente oder Wadenwickel.

> Begleiterkrankungen (z. B. Diabetes mellitus, Asthma bronchiale, Herzinsuffizienz) können sich rasch verschlechtern. Deswegen frühzeitig den Arzt informieren!

> Pflege
>
> **Pflegeziele bei Pneumonie:** Vorrangiges Ziel pflegerischer Interventionen bei einem an einer Pneumonie erkrankten alten Menschen ist die Förderung der Sekretlösung und das Erreichen einer möglichst guten Lungenbelüftung (s. Atemerleichternde Maßnahmen, S. 175 f). Dabei können individuelle Bewältigungsstrategien bei früheren Atemwegserkrankungen erfragt und berücksichtigt werden. Eventuell hat der Kranke besonders gute Erfahrungen mit bestimmten Teezubereitungen oder Einreibungen gemacht.
> Insbesondere im Hinblick auf die häufigste Ursache von Pneumonien, die Aspiration von Keimen aus Nase und Mund/Rachen, stellt eine gesunde und intakte Mundschleimhaut ein weiteres wichtiges Pflegeziel dar. Eventuell kann hierfür das Durchführen einer speziellen Mundpflege notwendig sein. Des Weiteren sind eine ausreichende Flüssigkeitszufuhr, die Fiebersenkung und die Kontrolle von Vitalzeichen und Temperatur von Bedeutung.

Komplikationen

Im Allgemeinen ist die Prognose einer Pneumonie gut, Komplikationen treten vorwiegend bei Patienten mit Herz-Lungen-Erkrankungen oder Immunschwäche auf, z. B.:

- Respiratorische Insuffizienz (drohendes Lungenversagen). Zeichen sind zunehmende Atemnot und Sauerstoffmangel im Blut. Es kann eine künstliche Beatmung nötig werden!
- Lungenabszess (Eiteransammlungen im Lungengewebe);
- Pleuraerguss oder Pleuraempyem (Eiter im Pleuraraum), z.B. im Rahmen einer Begleitpleuritis (s.u.);
- Sepsis durch Übertreten der Erreger in die Blutbahn;
- Thrombose (Verstopfung von Venen). Besonders bei lang dauernder Bettlägerigkeit und Exsikkose;
- Herzversagen im Rahmen einer vorbestehenden Herzschwäche.

Die Pneumonie ist die am häufigsten zum Tode führende Infektionskrankheit! Insgesamt stellt sie die fünfthäufigste Todesursache dar!

Pleuritis (Rippenfellentzündung)

Definition: Bei Pleuritis liegt eine Entzündung der Pleura vor.

Ursachen

Zu einer Pleuritis kommt es meist im Rahmen einer Pneumonie (Begleitpleuritis). Sie kann aber auch bei einer Tuberkulose, einer Lungenembolie oder einem Lungentumor auftreten.

Formen

Man unterscheidet die fibrinöse (trockene) und die exsudative (feuchte) Pleuritis. Häufig geht die trockene Pleuritis in eine feuchte über. Bei der *fibrinösen Pleuritis* ist wenig Flüssigkeit im Pleuraspalt. Im ungünstigen Fall führt die fibrinöse Pleuritis zu einer Verwachsung der Pleurablätter, die dann die Atmung einschränkt. Die *exsudative Pleuritis* steht oft im Zusammenhang mit Tumorerkrankungen, insbesondere dem Bronchialkarzinom.

Symptome

Bei der fibrinösen Pleuritis verursacht das Aneinanderreiben der entzündeten Pleurablätter *stechende, atemabhängige Thoraxschmerzen*. Geht die fibrinöse in eine exsudative Pleuritis über, entwickelt sich ein Pleuraerguss. Die Schmerzen lassen nach, der Patient klagt über *Atemnot* und ein *Druckgefühl in der Brust;* dieses entsteht, weil der Erguss Lungengewebe verdrängt.

Pleuraerguss

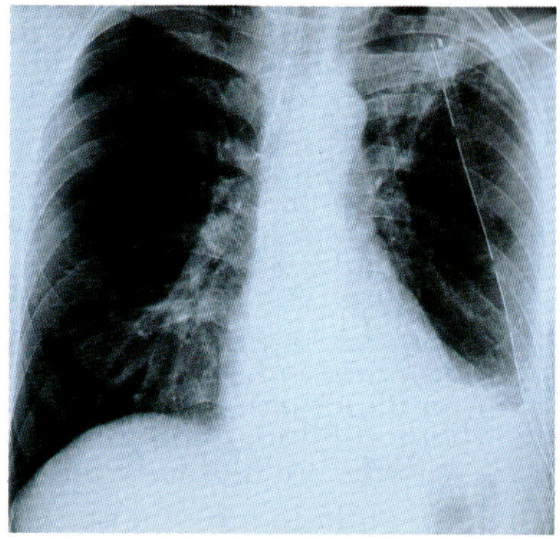

Abb. 8.**10** Rechtsseitiger Pleuraerguss.

Diagnostik

Eine Pleuritis lässt sich röntgenologisch (lokale Verschattung, s. Abb. 8.**10**) und sonografisch (im Ultraschall) diagnostizieren. Bei unklarer Ursache wird die Ergussflüssigkeit auf bösartige Zellen oder infektiöse Erreger untersucht.

Therapie

Im Vordergrund steht die Therapie der Grundkrankheit. Zur Erleichterung der Beschwerden verabreicht man Schmerzmittel (z.B. Voltaren). Liegt ein ausgedehnter Erguss vor, muss dieser abpunktiert werden, damit sich die Lunge entfalten kann.

Pflege

Schonatmung: Aufgrund der schmerzbedingten Schonatmung ist besonders auf eine gute Belüftung der Lunge zu achten. Ist die Pleuritis nicht auf der Grundlage einer Pneumonie entstanden, besteht durch die Schonatmung eine hohe Pneumoniegefahr. Deshalb ist hier die Pneumonieprophylaxe besonders wichtig.

Tuberkulose („Schwindsucht")

Definition: Meist in der Lunge lokalisierte Infektionskrankheit durch Tuberkelbakterien, kann aber auch jedes andere Organ befallen

Epidemiologie

Tuberkulose (TB) ist eine Erkrankung, die nur bei immungeschwächten Menschen ausbricht. Tuberkulosegefährdeter Personenkreis:

- Menschen, die in schlechten hygienischen Bedingungen und engen Wohnverhältnissen zusammenleben,
- Suchtkranke (bes. Alkoholiker), Obdachlose,
- alte Menschen, aber auch Säuglinge und Kleinkinder,
- Menschen, deren Immunsystem durch Medikamente (z. B. hoch dosierte Kortisontherapie, Chemotherapie bei Krebspatienten) oder schwere Krankheiten (z. B. Diabetes mellitus, Krebs) geschwächt ist,
- Menschen, die an der Immunschwächekrankheit AIDS leiden.

In Europa ist die Zahl der Erkrankten in den Nachkriegsjahren deutlich zurückgegangen. Im Zuge von AIDS und der zunehmenden Zahl immunsupprimierter Patienten ist die Tuberkulose aber wieder auf dem Vormarsch. In den Entwicklungsländern stellt die Tuberkulose eine der häufigsten Todesursachen dar (schlechte Hygiene, unzureichende medizinische Versorgung)! Die Tuberkulose wird weltweit als die am häufigsten zum Tode führende Infektionskrankheit angesehen.

Pflege

Prävention: Wichtig ist die Aufklärung der Bevölkerung, insbesondere des gefährdeten Personenkreises über Krankheitszeichen und Ansteckungswege der Tuberkulose. Die Tuberkulose-Schutzimpfung (BCG-Impfung) schützt nicht sicher vor Ansteckung – sie wird momentan nur für Kinder mit erhöhtem Ansteckungsrisiko empfohlen. In der Altenpflege sollte bei verdächtigen Symptomen zu einem Arztbesuch geraten werden, sodass Diagnosenstellung und Therapie frühzeitig erfolgen können. Einige Heime verlangen bereits beim Einzug ins Altenheim eine Röntgenaufnahme der Lunge.

Pathologische Anatomie

Die Tuberkulose gehört zu den *granulomatösen Entzündungen* (lat. granulum = Körnchen). Die Infektion breitet sich selten diffus im Gewebe aus, sondern greift von einem Herd (Granulom) auf den nächsten über. In der Mitte der Granulome entsteht typischerweise eine Verkäsungszone aus abgestorbenen Leukozyten. Benachbarte Granulome haben in der Lunge die Tendenz, miteinander zu verschmelzen. Mit der Zeit entstehen Kavernen (Hohlräume), besonders in den hinteren und oberen Abschnitten der Lunge. Diese gewinnen Anschluss an größere Bronchien und damit an die Außenwelt. Mit dem Luftstrom können jetzt Tuberkelbakterien sowohl in andere Teile der Lunge gelangen als auch auf andere Personen übertragen werden.

Die Tuberkulose wird auch das „Chamäleon der Medizin" genannt, weil sie ganz unterschiedliche Symptome hervorrufen kann.

Krankheitsverlauf

Die sehr widerstandsfähigen Tuberkelbakterien werden durch *Tröpfcheninfektion* (Husten, Niesen, Sprechen) übertragen. Ansteckend sind fast ausschließlich Patienten mit einer *offenen Lungentuberkulose*, bei denen die Bakterien im Sputum nachweisbar sind. Im Falle einer geschlossenen Lungentuberkulose oder einer Organtuberkulose besteht nur geringe Ansteckungsgefahr!
Die Tuberkulose verläuft in drei Stadien (Abb. 8.**11**):

Erstinfektion. Nur bei 2–3% der angesteckten Personen kommt es direkt nach der Infektion zum Ausbruch einer Tuberkulose. Meistens bildet sich stattdessen ein kleiner (erbs- bis haselnussgroßer) Infektionsherd in der Lunge und in den zugehörigen Lymphknoten. Man nennt dies den *Primärkomplex*. Durch Streuung der Bakterien über die Blutbahn kommt es auch zur Absiedlung von Bakterien in anderen Organen. Bei intaktem Immunsystem heilt die Krankheit in diesem Stadium unter Bildung eines *Tuberkuloms* (verkapselter Lungenherd mit zentraler Nekrose) folgenlos aus. So abgeschirmt können die Tuberkelbakterien aber auch jahrelang unbemerkt überleben und später zur Tuberkulose führen!

Subprimäres Stadium. Heilt die Tuberkulose nach Erstkontakt nicht spontan aus, kommt es zur generalisierten Streuung der Tuberkelbakterien über die Blutbahn. Es bilden sich in fast allen Organen kleine (stecknadelkopfgroße) Infektionsherde. Man nennt dies *Miliartuberkulose* (miliar; lat.: hirsekorngroß).

Postprimäres Stadium. Jahre nach der Erstinfektion kann es im Rahmen einer allgemeinen Schwächung des Immunsystems zum „Aufbre-

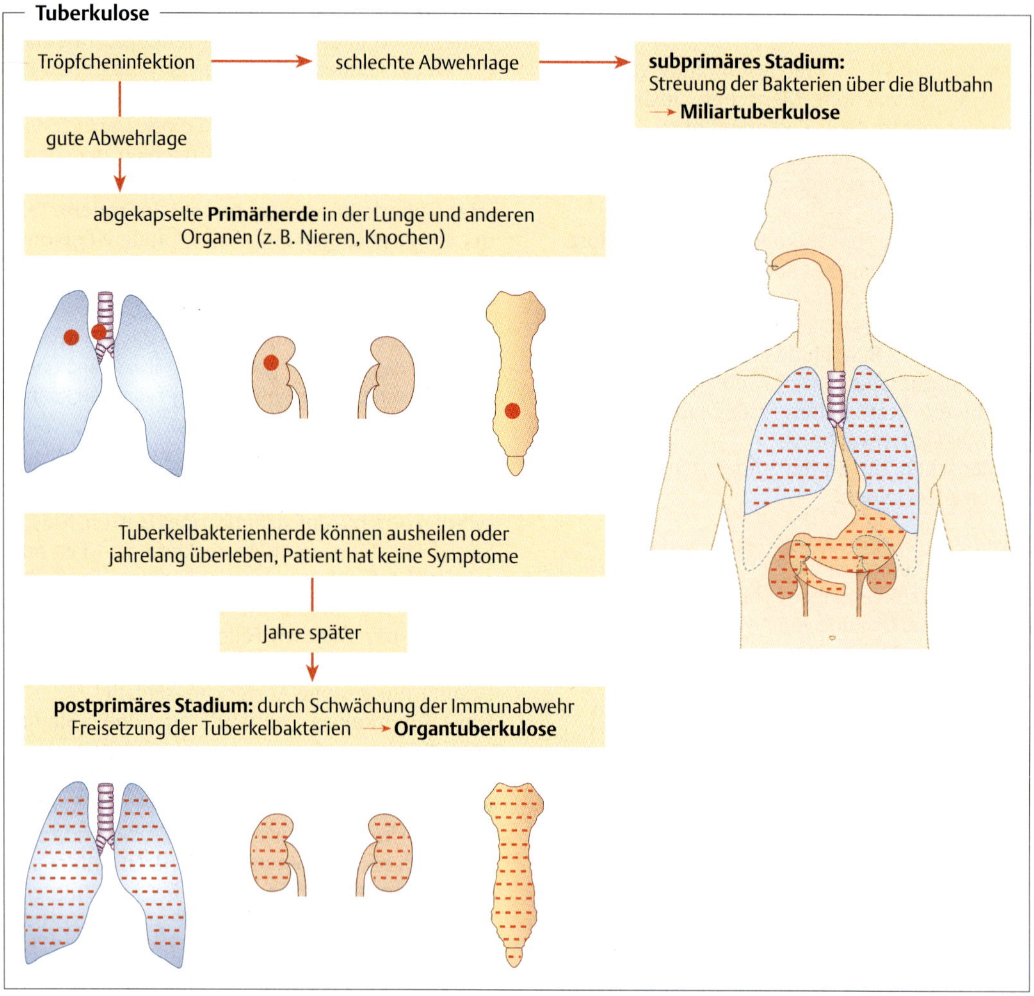

Abb. 8.**11** Krankheitsverlauf bei Tuberkulose.

chen" der Tuberkulome mit Freisetzung der Tuberkelbakterien kommen. Dies führt in dem betroffenen Organ (meist die Lunge) zur Tuberkulose (z. B. offene Tuberkulose bei Lungenbefall).

> Viele alte Menschen haben sich als Jugendliche infiziert, doch erst im Alter kommt es zum Ausbruch einer Tuberkulose!

Symptome

Während die Erstinfektion meist nur mit grippeähnlichen Symptomen einhergeht und daher oft unbemerkt verläuft, stellt die Miliartuberkulose ein schweres Krankheitsbild mit raschem körperlichem Verfall dar. An eine Lungentuberkulose sollte man bei folgenden Krankheitszeichen denken:

- chronischer Husten, evtl. mit blutigem Auswurf,
- nur leichtes Fieber,
- Nachtschweiß, Leistungsknick, Gewichtsverlust, Appetitlosigkeit.

Befällt die Tuberkulose andere Organe, so stehen organbezogene Symptome (z. B. Bauchschmerzen bei Darmtuberkulose) im Vordergrund.

Diagnostik

- Röntgenuntersuchung des Thorax: Bei ausgedehnter Tuberkulose lassen sich z. B. Kavernen (entzündliche Einschmelzungen im Lungenge-

Röntgenbefund Tuberkulose

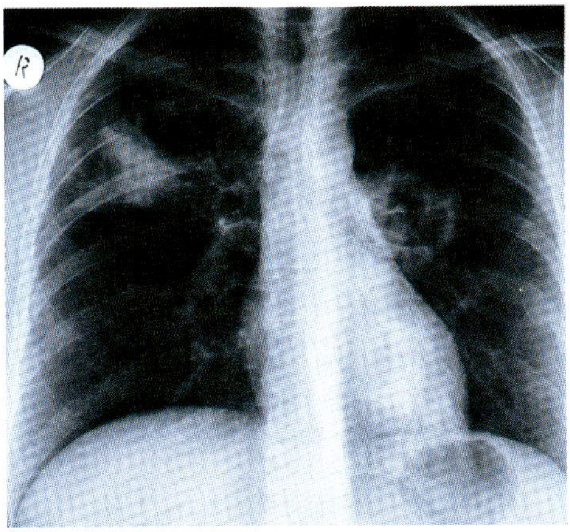

Abb. 8.**12** Tuberkuloseherd re Oberlappen.

webe) oder Pleuraergüsse nachweisen (Abb. 8.**12**);

- ein direkter Nachweis der Tuberkelbakterien gelingt allenfalls in Sputum und Magensaft (verschlucktes Sputum);
- besonders zur Reihenuntersuchung (z. B. nach Kontakt mit Tuberkulosepatienten) ist der Tuberkulintest wichtig: Der Kontakt mit Tuberkelbakterien führt innerhalb von 5 – 6 Wochen zur zellgebundenen Immunität. Bringt man mit einem Stempelkissen oder durch eine Injektion Tuberkulinprotein in die Haut, lässt sich nach 72 Stunden eine lokale allergische Reaktion ablesen.

> ! Ein positiver Tuberkulintest kann durch Infektion oder Impfung hervorgerufen sein. Er beweist nur die Auseinandersetzung des Organismus mit dem Erreger, nicht aber eine Tuberkulose! Ein negativer Test schließt die Tuberkulose nicht aus, bei geschwächtem Immunsystem (z. B. Alter, AIDS) kann eine Reaktion beispielsweise ausbleiben.

Therapie

Dank einer über Monate konsequent durchzuführenden Kombinationstherapie mit verschiedenen Antibiotika ist die Tuberkulose heute in den meisten Fällen heilbar.

> Pflege **Sicherheitsmaßnahmen bei offener TB:** Während alte Menschen mit einer geschlossenen TB in ihrer gewohnten Umgebung bleiben können, müssen bei einer offenen, infektiösen TB besondere Maßnahmen ergriffen werden; z. B. werden die Betroffenen meist zur stationären Therapie ins Krankenhaus eingewiesen. Sie werden isoliert, d. h., sie bekommen ein Einzelzimmer, und Pflegepersonal und Besucher tragen bei Kontakt mit ihnen Schutzkleidung, Handschuhe und Mundschutz. Die Kranken dürfen keinen Besuch von Kindern bekommen. Stellt sich erst im Nachhinein heraus, dass ein von Pflegenden betreuter Mensch an einer offenen TB litt, ist dies unmittelbar nach der Diagnosestellung dem Personalarzt mitzuteilen. Er veranlasst die notwendigen Untersuchungen bzw. Kontrolluntersuchungen bei der Pflegeperson.

Prophylaxe

Bei Patienten mit einer offenen Lungentuberkulose sollte man bestimmte Sicherheitsvorkehrungen treffen. Die früher häufig durchgeführte Impfung (BCG-Impfung) wird heute nur noch in Einzelfällen empfohlen.

Chronisch-obstruktive Lungenerkrankungen

Susanne Andreae

Formen

Pathophysiologisch gibt es nur zwei Typen von Lungenerkrankungen, die restriktiven und die obstruktiven Erkrankungen. *Restriktive Lungenerkrankungen* vermindern nach und nach die Vitalkapazität des Patienten. Da man aber in Ruhe nur ein Zehntel der Vitalkapazität benötigt, schränken diese Erkrankungen einen Patienten erst in einem sehr späten Stadium wirklich ein. *Obstruktive Lungenerkrankungen* erhöhen den Atemwegswiderstand. Das heißt, im Prinzip steht genügend Lungenkapazität zur Verfügung, nur muss der Patient ständig gegen einen erhöhten Widerstand ein- oder ausatmen. Das spirometrische Maß für den Atemwegswiderstand ist die Sekundenkapazität.

Beispiele restriktiver Lungenerkrankungen sind:
- Pleuraverschwartung (behindert die Ausdehnung des Brustkorbs),
- Lungenfibrose (das Lungengewebe wird weniger elastisch),
- Kyphoskoliose – „Buckel" (Verkrümmungen der Wirbelsäule).

Obstruktive Erkrankungen sind z. B.:
- Asthma bronchiale,
- Chronische Bronchitis.

Asthma bronchiale

Definition: Anfallsartig auftretende Atemnot, ausgelöst durch eine Obstruktion (Verengung) der Atemwege

Ursachen

Beim Asthma bronchiale sind drei Mechanismen ursächlich (Abb. 8.**13**):

1) *Spasmus* (Verkrampfung) der Muskulatur kleiner Bronchien: Das in diesem Bereich unvollständige Knorpelgerüst kann die kleinen Bronchien bei Ausatmung nur unzureichend offen halten, wenn sie durch einen Muskelspasmus verengt sind. Die Luft gelangt zwar in die Lunge, jedoch nur langsam wieder heraus.
2) *Verdickung des Bronchialsekrets:* Zäher Schleim engt die Öffnung der Bronchien weiter ein. Das führt in schweren Fällen auch zu einer Behinderung der Einatmung.
3) *Hyperreagibilität (Überempfindlichkeit) der Bronchialschleimhaut:* Verschiedene Reize (Al-

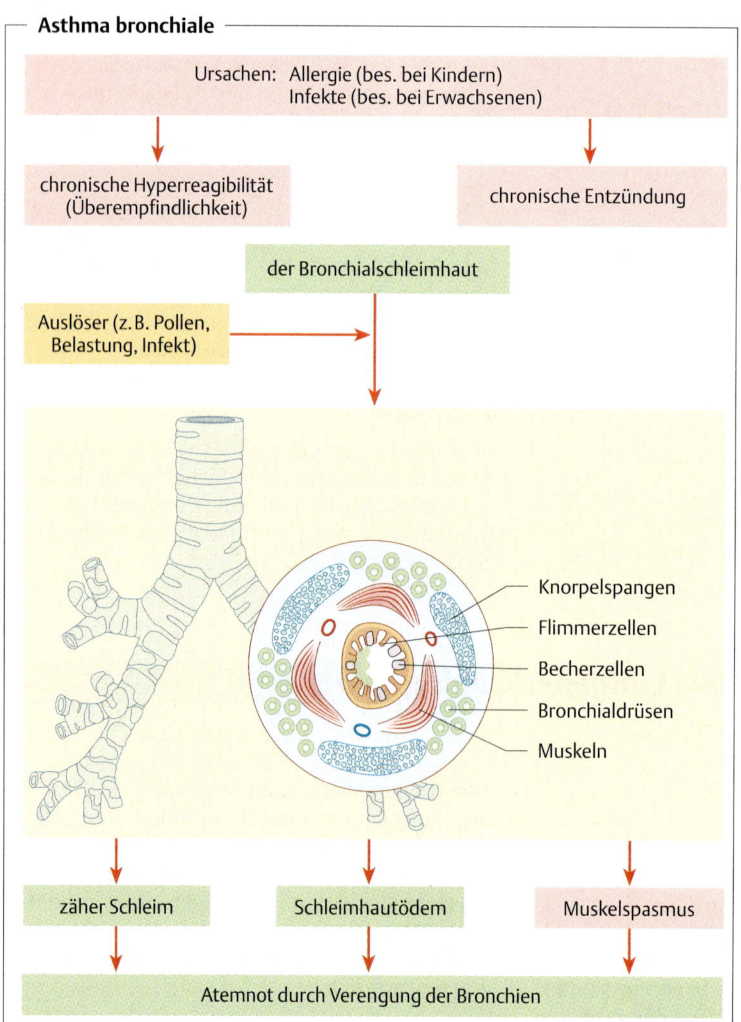

Abb. 8.**13** Pathogenese bei Asthma bronchiale.

lergene, Infektionen, körperliche Belastung etc.) führen zu einer Entzündungsreaktion in der Bronchialschleimhaut. Die Folge sind Schleimhautschwellungen und somit eine Einengung der Atemwege.

Formen

Je nach auslösender Ursache unterscheidet man folgende Asthmaformen: Bei Kindern und jungen Erwachsenen liegt häufig ein *allergisch bedingtes Asthma* vor, ausgelöst durch eingeatmete Allergene (Pollen, Hausstaub etc.). Ältere Patienten leiden dagegen eher unter *endogenem (nichtallergischem) Asthma*. Es beginnt meist mit einem Atemwegsinfekt. Die genaue Ursache der Asthmaanfälle ist individuell unterschiedlich (z. B. Infekte, Anstrengungen, kalte Luft, psychische Belastungen o.Ä.).

Von Asthma cardiale spricht man, wenn es bei Patienten mit Linksherzinsuffizienz im Rahmen einer Lungenstauung zu asthmaähnlichen Symptomen kommt.

Symptome

Typisch sind *plötzlich auftretende Asthmaanfälle*, die häufig unter Medikamenten oder spontan verschwinden. Meist treten die Anfälle in den frühen Morgenstunden auf und dauern Minuten bis Stunden. Typisch sind folgende Beschwerden:

- *Atemnot:* Diese kann sich bis zur Todesangst steigern. Der Patient wirkt unruhig, ist tachykard und zyanotisch. Um die Atemnot zu lindern, atmet er im Sitzen, wodurch die Atemhilfsmuskulatur eingesetzt wird;
- häufig tritt *Husten mit zähem Schleim* auf;
- in den verengten Atemwegen bildet die eingeschlossene Luft Wirbel. Diese sind als *Giemen* und *Brummen* über der Lunge zu hören (der Arzt spricht von „trockenen Rasselgeräuschen").

Außer bei schwerem, chronischem Asthma ist der Patient zwischen den Anfällen völlig beschwerdefrei.

Komplikationen

Gefürchtet ist besonders der *Status asthmaticus*. Hierunter versteht man einen schweren Asthmaanfall, der mit den üblichen Medikamenten nicht zu beeinflussen ist. Der Status asthmaticus ist ein Notfall! Es muss sofort ein Arzt gerufen werden.

Pflege

Sofortmaßnahmen beim Asthmaanfall: Information des Arztes durch eine zweite Pflegeperson: Die Pflegeperson, die zuerst zum Asthmatiker kommt, bleibt bei ihm.
Unterstützung beim Einnehmen einer atemerleichternden Lagerung: Ein mobiler Asthmatiker kennt die für ihn günstigste Stellung und hat sie evtl. schon eingenommen bzw. muss dabei unterstützt werden. Ein Bettlägeriger ist sofort in Oberkörperhochlage zu bringen.
Unterstützung bei der Verabreichung des Bronchospasmolytikums: Das vom Arzt als Dosieraerosol verordnete Bronchospasmolytikum hat der Kranke in der Regel bei sich bzw. im Nachtschränkchen. Meist besteht eine ärztliche Anordnung darüber, wie viele Hübe im Bedarfsfall gegeben werden sollen. Oft ist es hilfreich, den unruhigen, angstvollen alten Menschen mit ruhigen Worten anzuleiten.
Verabreichen von O_2: *Achtung:* Die Atmung muss genau beobachtet werden. Es könnte durch die höhere O_2-Konzentration zu einer Atemdepression kommen!
Öffnen beengender Kleidungsstücke.
Anleitung zu ruhiger Atmung mit Lippenbremse: Dies ist nur möglich, wenn der alte Mensch diese Technik bereits beherrscht und die Atemnot nicht zu stark ist.
Öffnen des Fensters: Die meist feuchte Frischluft vermindert die Schleimhautschwellung und erleichtert die subjektiv empfundene Atemnot. Vorsicht im Winter: kalte Luft fördert den Bronchospasmus.
Atemluft anfeuchten: mittels 0,9 %iger NaCl-Lösung und Ultraschallvernebler.
Vermittlung von Sicherheit: Sicher auftreten, Ruhe ausstrahlen; körperliche Berührung wirkt oft beruhigend.

Diagnostik

Bei Verdacht auf Asthma kann mittels der *Lungenfunktionsprüfung* ein erhöhter Atemwegswiderstand aufgrund der verengten Bronchien festgestellt werden. Typischerweise bessert sich dieser nach Gabe eines Asthmasprays oder -pulvers.

Therapie

Die Therapie des Asthmas basiert auf drei Grundpfeilern:

1) *Karenz*, d. h. Meiden aller Einflüsse, die einen Anfall auslösen können (z. B. bestimmte Allergene). Auch sollten natürlich Atemwegsgifte (besonders das Rauchen) gemieden werden.

2) *Medikamente zur Erweiterung der Bronchien.* Die wichtigsten sind die inhalierbaren β2-Agonisten (z.B. Berotec); sie wirken schnell und verschaffen dem Asthmatiker rasch Erleichterung.
3) *Medikamente zur Eindämmung der chronischen Entzündung* im Bereich der Bronchien, welche man als die eigentliche Ursache des Asthmas ansieht. Man verabreicht Kortison.

Je nach Schwere des Asthmas werden die Medikamente verschieden kombiniert (Tab. 8.**2**). Asthmamedikamente werden oft in Form von Dosieraerosolen oder feinen Pulvern verabreicht. Das Medikament kann so eingeatmet werden, gelangt direkt in die Lunge und führt kaum zu Nebenwirkungen. Verstärkt wird die Wirkung der Medikamente, wenn sie durch eine Inhalationshilfe eingeatmet werden.
Wichtig ist aber, den Patienten auf die richtige Anwendung des „Asthmasprays" hinzuweisen und diese immer wieder zu überprüfen und zu trainieren!

Pflege

Richtiger Gebrauch eines Dosieraerosol-Sprays: Schutzkappe entfernen und Aerosolbehälter kräftig schütteln; tief und ruhig ausatmen. Mundstück fest mit den Lippen umschließen, Aerosolbehälter gerade nach oben halten, mit Beginn der Einatmung kräftig auf den Medikamentenbehälter drücken. Aerosol kräftig inhalieren und ca. 5 sek. den Atem anhalten
Einsatz von Applikationshilfen (z.B. Spacer): *Vorteile:* Damit gelangt mehr Wirkstoff in die Lunge und wird dort besser verteilt. Ein Kältereiz bei direktem Einatmen vom Mundstück des Dosieraerosols, der einen weiteren Bronchospasmus auslösen kann, wird weitgehend verhindert. Koordinationsprobleme zwischen Einatmung und Druck auf den Aerosolbehälter können so vermieden werden.
Nach Schütteln und Abnahme der Schutzkappe Spacer auf das Dosieraerosol stecken, Spacer mit Schutzkappe verschließen, Medikamentenbehälter senkrecht nach oben halten und durch Druck Aerosol in den Spacer geben. Verschlusskappe entfernen, Mundstück in den Mund nehmen und inhalieren, 5 sek. den Atem anhalten.

!

1) Vorsicht bei Aspiringabe an Asthmatiker (kann in seltenen Fällen Asthmaanfall auslösen);
2) Kortison wirkt nicht atemwegserweiternd;
3) Nach Kortisonsprayanwendung Mund ausspülen (zur Verhinderung eines Mundsoors)!
4) Theophyllinpräparate möglichst nicht spätabends verabreichen (kann zu Schlafstörungen führen).

Chronische Bronchitis

Definition: Von einer chronischen Bronchitis spricht man, wenn während mindestens 3 Monaten in zwei aufeinander folgenden Jahren die Symptome einer Bronchitis (Husten und Auswurf) auftreten.

Formen

Man unterscheidet zwei Formen der chronischen Bronchitis: Bei der *einfachen chronischen Bronchitis* (dem klassischen „Raucherhusten") verspürt der Patient außer morgendlichem Auswurf und Husten keine Symptome. Die *chronisch obstruktive Bronchitis* dagegen führt zusätzlich zu Atemnot durch eine Verengung der Bronchien.

!

Etwa 20% aller Erwachsener haben eine chronische Bronchitis, sie ist eine der häufigsten Lungenerkrankungen!

Ursachen

90% aller Patienten mit einer chronischen Bronchitis sind Raucher oder Exraucher, denn Zigarettenrauch gilt als die häufigste Ursache. Weitaus seltener führen häufige Atemwegsinfekte oder Berufsgifte zur Ausbildung einer chronischen Bronchitis.
Bei der chronischen Bronchitis findet man vermehrt Schleim produzierende Zellen in den Bronchien, die große Mengen zähen Schleims absondern. Dies führt zu einer Störung der Reinigungsmechanismen in der Lunge, da die mundwärts schlagenden Zilien Schwierigkeiten haben, den zähen Schleim abzutransportieren. Außerdem findet man wie beim Asthma bronchiale eine *verstärkte Muskelschicht* in den Bronchien.

Tabelle 8.2 Die wichtigsten Asthmamedikamente

Präparat	Wirkstoff (Bsp.)	Handelsname (Bsp)	Wirkung	Zu beachten	Nebenwirkungen
β-Sympathomimetika	kurz wirkende Sprays (4–6 Stunden): Fenoterol, Salbutamol lang wirkende Sprays (12–24 Stunden): Formoterol, Salmeterol	Berotec Sultanol Oxis Serevent	Am besten geeignete Medikamente zur Behandlung der Atemnot! Bewirken eine Entspannung der Bronchialmuskulatur.		evtl. Tachykardie (Anstieg der Herzfrequenz), selten leichter Tremor (Zittern der Hände)
Theophyllin	Theophyllin	Bronchoretard Aeromax	Bronchienerweiterung, Schutz gegen bronchienverengende Reize	besonders bei nächtlicher Atemnot	Unruhe, Tachykardie, Schlafstörungen (→ Einnahme spätabends vermeiden)
Glukokortikoide (Kortison)	inhalative Präparate: Budenosid, Fluticason orale Präparate: Prednison, Prednisolon	Pulmicort Flutide Decortin Decortin H	Mittel der ersten Wahl zur Dauertherapie des Asthmas!	Nach Kortisonspray Mund ausspülen (verhindert Mundsoor) Einnahme oraler Kortikoide bevorzugt morgens (s. circadiane Rhythmik, S. 139 f)	Nur bei langfristiger Einnahme oraler Kortikoide! (s. Kapitel Rheuma)

Symptome

- Leitsymptome sind *Husten* und besonders *morgendlicher Auswurf;*
- bei Fortschreiten der Erkrankung kommt es zu *Belastungsdyspnoe* (belastungsabhängige Atemnot) bis hin zur *Ruhedyspnoe* (Atemnot in Ruhe);
- aufgrund des in der Lunge gestauten Sekrets treten immer wieder *Infekte der Luftwege* auf;
- bei schwerer chronischer Bronchitis finden sich *Zeichen der chronischen Hypoxie* (Sauerstoffmangel): Zyanose, Trommelschlägelfinger und Uhrglasnägel (Abb. 8.**14**);
- bei der Auskultation (Abhorchen) sind bei Verengung der Bronchien „trockene Rasselgeräusche" zu hören. Sind die Bronchien mit Schleim gefüllt, hört man dagegen feuchte Rasselgeräusche (ähnlich dem Geräusch, wenn man Luft durch einen Strohhalm in ein Wasserglas bläst).

Trommelschlägelfinger und Uhrglasnägel

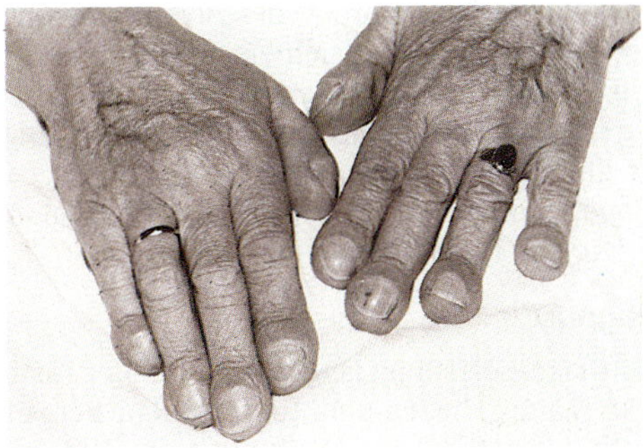

Abb. 8.**14** Patient mit Bronchiektasen (aus Gerlach, U., H. Wagner, W. Wirth: Innere Medizin für Pflegeberufe, 5. Aufl. Thieme, Stuttgart 2000).

Komplikationen

Durch die chronische Entzündung kann es im Bereich der Bronchien zu einer Zerstörung der Bronchialwand und damit zu irreversiblen Aussackungen der Bronchien kommen, den so genannten *Bronchiektasen* (Ektasie = Aussackung; Abb. 8.**15**). In diesen Aussackungen sammelt sich Bronchialsekret und führt besonders morgens zum Abhus-

Bronchiektasen

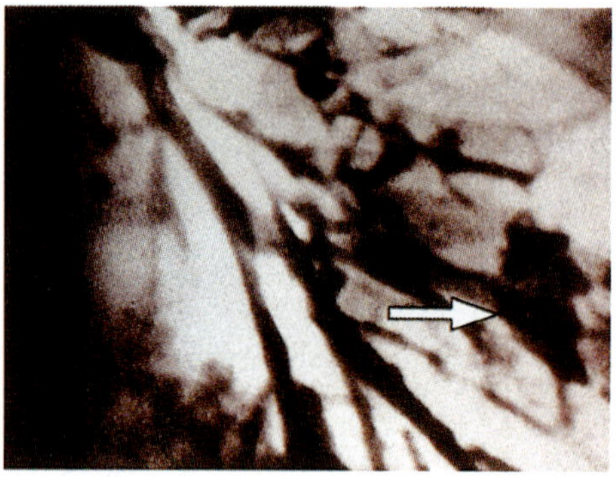

Abb. 8.**15** Deutlich sichtbar sind die Erweiterungen der Bronchien (Bronchiektasen; aus Gerlach, U., H. Wagner, W. Wirth: Innere Medizin für Pflegeberufe, 5. Aufl. Thieme, Stuttgart 2000).

ten von großen Mengen übel riechenden Sekrets („morgendliche Maulfülle"), häufig mit Blutbeimengungen. Der Sekretstau ist ebenfalls Ursache der rezidivierenden Infekte. Therapeutisch ist eine möglichst vollständige Entleerung der Bronchiektasen wichtig. Unterstützend wirken die morgendliche Drainagelagerung (Knie-Ellenbogen-Lage) sowie Klopfmassagen und Atemgymnastik. Infekte müssen frühzeitig behandelt werden. In Einzelfällen (Therapieresistenz, lokalisierte Bronchiektasen) ist eine operative Entfernung nötig.
Ist es zu einer Zerstörung der Alveolarmembranen gekommen, bildet sich ein *Lungenemphysem* (s. u.). Ein Lungenemphysem wiederum führt zur respiratorischen Insuffizienz (Sauerstoffmangel im Blut) und zur Erhöhung des Blutdrucks im Lungenkreislauf, was langfristig ein *Cor pulmonale* (s. u.) zur Folge hat.

Diagnostik

Die Diagnosestellung gelingt mithilfe der Anamnese (häufig Husten und Auswurf, Raucher) und einer Lungenfunktionsprüfung zum Nachweis der Bronchienverengung.

Therapie

Die chronische Bronchitis ist nicht heilbar; man kann therapeutisch nur versuchen, die Symptome zu lindern (symptomatische Therapie) und ein Fortschreiten der Erkrankung zu verhindern. Wichtigste Therapiemaßnahme ist die Beendigung der Lungenschädigung durch Gifte (Rauchen). Die weitere Therapie hat 3 Ansatzpunkte:

- Beseitigung der Bronchienverengung und Entzündung der Bronchialwand: Hierzu werden die Medikamente der Asthmatherapie eingesetzt (s. o.);
- mit Mykolytika (z. B. Mucosolvan, ACC), Stoffen, die den zähen Schleim verflüssigen, versucht man, den Patienten das Abhusten zu erleichtern. Hilfreich sind auch Inhalationen;
- bakterielle Infekte müssen frühzeitig antibiotisch behandelt werden.

! Die Wirkung der schleimlösenden Medikamente wird durch eine ausreichende Flüssigkeitszufuhr unterstützt. Die beste Therapie und Prophylaxe einer chronischen Bronchitis ist der Verzicht auf Zigaretten!

Prognose

Die einfache (nichtobstruktive) Bronchitis bessert sich nach Beendigung des Zigarettenkonsums. Bei der chronisch obstruktiven Bronchitis ist die Prognose vom Grad der Obstruktion abhängig.

Lungenemphysem (Lungenüberblähung)

Definition: Irreversible Lungenüberdehnung durch Zerstörung der Alveolarmembranen

Ursachen

Wie bei der chronischen Bronchitis ist der mit Abstand wichtigste Auslöser des Lungenemphysems das *Rauchen*. Offenbar nimmt durch Rauchen der Gehalt der Lunge an so genannten Antiproteasen – also Enzymen, welche die Selbstverdauung des Lungengewebes verhindern – ab. Im Alter (> 60 Jahre) findet man auch bei Nichtrauchern immer ein leichtes Lungenemphysem, das jedoch normalerweise keine Symptome verursacht. Es kommt dann zu einer langsam fortschreitenden Zerstörung des Lungengewebes. Die Trennwände zwischen Alveolen reißen ein, und die schwammartige Struktur der Lunge vergröbert sich. Dadurch wird die für den Gasaustausch zur Verfügung stehende Fläche kleiner. Gleichzeitig gehen immer mehr Blutkapillaren zugrunde. Das Herz muss also das gesamte Blutvolumen durch immer weniger Blutgefäße pressen und wird dadurch zunehmend belastet.

Symptome

- Leitsymptom des Lungenemphysems ist die zunehmende *Belastungsdyspnoe;*
- es bildet sich ein so genannter *Fassthorax* aus: Durch die Lungenüberblähung ist es zu einer Waagrechtstellung der Rippen gekommen. Atem- und Thoraxbewegungen sind kaum noch erkennbar;
- aufgrund des überblähten Lungengewebes sind bei der Auskultation nur sehr leise Atem- und Herzgeräusche zu hören;
- *Zyanose* und *ständige Atemnot* deuten auf einen Sauerstoffmangel aufgrund der verminderten Gasaustauschfläche hin;
- die verengten Lungengefäße führen zum erhöhten Blutdruck in der Lunge. Dies belastet die rechte Herzhälfte und führt zu Zeichen der Rechtsherzinsuffizienz (*Cor pulmonale*; Abb. 8.**16**).

Häufig finden sich zusätzliche Symptome ähnlich denen der chronischen Bronchitis.

Komplikationen

Platzt eine der Emphysemblasen, so gelangt Luft in den Pleuraraum (*Pneumothorax*; Abb. 8.**17**). Durch den fehlenden Unterdruck „schnurrt" die entsprechende Lungenhälfte zusammen (ähnlich einem Luftballon, aus dem die Luft entweicht). Das Absaugen der Luft gelingt über eine Pleuradrainage. Meist verschließt sich der Riss im Lungengewebe anschließend von selbst; andernfalls ist eine operative Übernähung nötig.

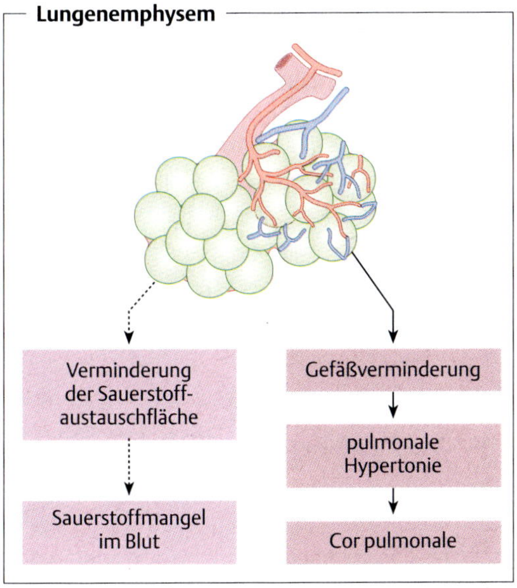

Abb. 8.**16** Mögliche Folgen eines Lungenemphysems.

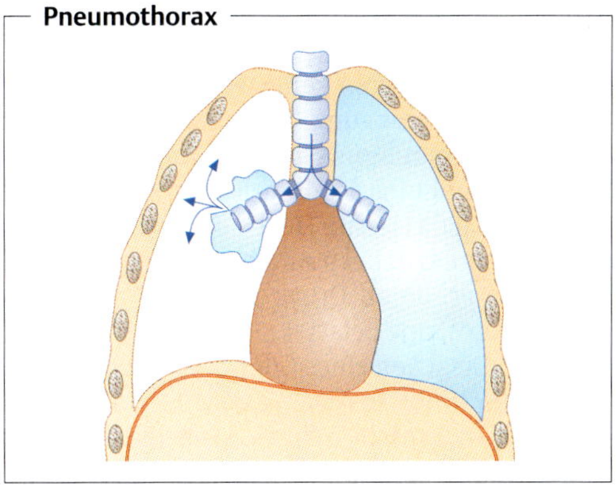

Abb. 8.**17** Durch Ruptur einer Emphysemblase ist Luft in den Pleuraraum gelangt. Aufgrund ihrer Eigenelastizität zieht sich die Lunge zusammen (aus Paetz, B., B. Benzinger-König: Chirurgie für Pflegeberufe, 19. Aufl. Thieme, Stuttgart 2000).

Aufgrund der Stauung des Lungensekrets in den Emphysemblasen kommt es zu häufigen *Infekten in den Luftwegen.*

Durch die stetig abnehmende Lungenleistung entwickelt sich eine ***respiratorische Insuffizienz***, die anhand eines verminderten Sauerstoffgehalts im Blut nachzuweisen ist (respiratorische Partialinsuffizienz). Kommt es zusätzlich zum Anstieg des Kohlendioxidspiegels im Blut, spricht man von einer respiratorischen Globalinsuffizienz; sie hat eine schlechte Prognose.

Therapie

Das Lungenemphysem ist eine *irreversible* Schädigung des Lungengewebes, deshalb ist nur eine symptomatische Therapie möglich. Ein Fortschreiten der Lungenveränderungen kann nur durch ein ***absolutes Rauchverbot*** erreicht werden. Die übrige Therapie richtet sich nach den Symptomen des Patienten (z. B. frühzeitig Antibiotika bei rezidivierenden Infekten). Häufig ist zur Besserung der respiratorischen Insuffizienz eine *Sauerstoff-Langzeittherapie* (mithilfe eines trag- oder fahrbaren Sauerstoffgerätes) nötig.

Cor pulmonale (Lungenherz)

Definition: Veränderungen des rechten Herzens, verursacht durch eine pulmonale Hypertonie (erhöhter Blutdruck in der Lunge)

Ursachen

Die oben angeführten Lungenerkrankungen führen zu einer Verengung (Vasokonstriktion) oder zu einer Verminderung der Lungengefäße. Dies hat eine Erhöhung des Blutdrucks in der Lunge zur Folge. Da das rechte Herz sein Blut in die Lunge pumpt, muss es bei pulmonaler Hypertonie gegen einen erhöhten Druck „arbeiten" und wird dadurch vermehrt belastet.
Mögliche Ursachen eines Cor pulmonale sind:

- Chronisch-obstruktive Lungenerkrankungen (häufigste Ursache), chron. Bronchitis, Asthma bronchiale (seltener);
- ihre Folgeerscheinungen: Bronchiektasen, Lungenemphysem;
- seltenere Ursachen: wiederkehrende Lungenembolien, Lungenfibrosen (bindegewebig-narbige Veränderungen des Lungengewebes).

Symptome

Die Veränderungen bilden sich langsam, nach Jahren zeigen sich Symptome einer Rechtsherzinsuffizienz (S. 195 f).

Therapie

Im Vordergrund steht die Behandlung der Grundkrankheit.

Tumoren der Atemwege

Susanne Andreae

Die häufigste bösartige Geschwulst im Bereich der Atemwege ist das Lungenkarzinom. Häufig ist die Lunge auch Sitz von Metastasen (Absiedlungen) anderer Tumoren (z. B. Brustkrebs).

> ! Hauptrisikofaktor ist und bleibt das Rauchen (95 % der Patienten mit Bronchialkarzinom sind Raucher!).

Larynxkarzinom (Kehlkopfkrebs)

Definition: Bösartiger Tumor im Bereich des Kehlkopfes

Epidemiologie

Der Kehlkopfkrebs ist ein Plattenepithelkarzinom und der häufigste Tumor im Halsbereich. Betroffen sind zumeist ältere Menschen ab dem 60. Lebensjahr; Männer erkranken 15-mal häufiger als Frauen. Die meisten Patienten sind starke Raucher, oft in Kombination mit übermäßigem Alkoholgenuss.

Symptome

Das Larynxkarzinom beginnt meist an den Stimmlippen. Daher ist das Leitsymptom dieses Tumors die chronische, therapieresistente *Heiserkeit*. Karzinome, die von anderen Abschnitten des Kehlkopfes ausgehen, führen meist nur zu uncharakteristischen Schluckbeschwerden und werden deshalb nur selten im Frühstadium erkannt.

> ! Jede mehrere Wochen anhaltende Heiserkeit (besonders beim älteren Mann) muss abgeklärt werden!

Therapie

Im Frühstadium ist oft eine *Strahlentherapie* ausreichend. Häufig wird aber eine Operation mit Entfernung von mehr oder weniger großen Anteilen des Kehlkopfes durchgeführt. Bei vollständiger Entfernung des Kehlkopfes muss die Luftröhre (Trachea) nach außen abgeleitet werden (Abb. 8.**18**). Dazu wird das obere Luftröhrenende

Entfernung des Kehlkopfes

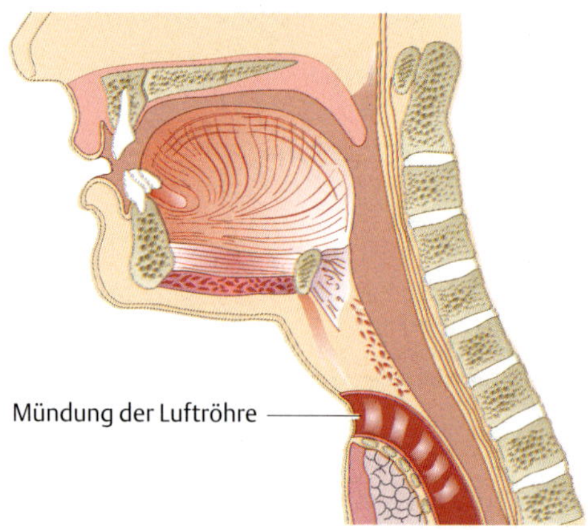

Abb. 8.**18** Zustand nach Entfernung des Kehlkopfes. Die Luftröhre mündet jetzt in die vordere Halshaut.

in eine künstlich geschaffene Hautöffnung am unteren Hals eingenäht (*Tracheostoma*).

Pflege

Trachealkanülen: Um das Tracheostoma offen zu halten, muss, zumindest in der ersten Zeit nach der Operation, eine Trachealkanüle getragen werden, die individuell vom behandelnden Arzt ausgesucht und angepasst wird. *Kanülen aus Silber* werden meist in der ersten Zeit nach der Operation verordnet. Sie sind gut sterilisierbar und lassen wegen ihrer Dünnwandigkeit viel Luft durch das Tracheostoma strömen. *Kanülen aus Kunststoff* eignen sich wegen ihrer guten Anpassung an die Luftröhre eher zum Dauergebrauch. Es gibt auch Trachealkanülen, die aus einer Innen- (auch Seele genannt) und einer Außenkanüle bestehen. Sie empfehlen sich bei Patienten mit starker Sekretbildung. Die Innenkanüle kann herausgenommen und gereinigt werden, während die Außenkanüle das Stoma noch stabilisiert. Trachealkanülen sind bei Bedarf, jedoch mindestens täglich vorsichtig zu reinigen und in eine spezielle Desinfektionslösung zu legen. Anschließend muss die Kanüle gründlich mit Wasser gespült und getrocknet werden. Zur Pflege und als Gleitmittel kann sparsam ein spezielles Stomaöl aufgebracht werden.
Achtung: Es darf kein Wasser, Öl oder Desinfektionsmittel in die Luftröhre gelangen.
Schutz der Atemwege: Da Menschen mit einem Tracheostoma nicht über die oberen Atemwege, sondern direkt in die Trachea ein- und ausatmen, muss die Atemluft, besonders in den Wintermonaten, angefeuchtet werden. Besonders wohltuend sind feucht-warme Inhalationen. Auch spezielle Filter, die auf die Trachealkanüle gesetzt werden, wärmen und befeuchten die Einatemluft. Vor Fremdkörpern wie Brotkrümeln oder Flüssigkeiten ist das Tracheostoma durch ein spezielles Schutztüchlein oder das Tragen von Rollkragen zu schützen, beim Duschen ist ein spezieller „Duscheschutz" hilfreich.
Sprachrehabilitation: Die natürliche Stimme ist nach einer Kehlkopfentfernung verloren. Es gibt 3 Möglichkeiten, sie zu ersetzen:

- *Das Erlernen der Speiseröhrenersatzstimme*: Mithilfe eines Logopäden wird eine Technik erlernt, Luft aus dem Mund in die Speiseröhre zu drücken und anschließend wieder nach oben zu befördern. Ein Speiseröhrenmuskel wird so in Schwingung versetzt, wodurch ein Ton entsteht.
- *Einsetzen einer Stimmprothese (Shunt-Ventil):* Während der Operation wird ein Einwegventil zwischen Luft- und Speiseröhre eingesetzt. Nun kann Ausatemluft in die Speiseröhre geleitet und wie bei der Speiseröhrenersatzstimme ein Ton erzeugt werden.
- *Stimmgebung mittels elektronischer Sprechhilfe:* Das Gerät wird an den Hals angesetzt und erzeugt Schallschwingungen. Durch die gewohnten Sprechbewegungen lässt sich der elektronische Ton zu verständlicher Sprache formen.

Prognose

Das Larynxkarzinom wächst zunächst innerhalb des Kehlkopfes, dann in die unmittelbare Nachbarschaft am Hals und schickt erst relativ spät Metastasen zu den Lymphknoten. Eine Ausbreitung auf dem Blutweg ist sehr selten. Alle diese Charakteristika sprechen für eine gute Behandlungsmöglichkeit. Die Heilungschance liegt bei über 90%.

Bronchialkarzinom (Lungenkrebs)

Definition: Maligner (bösartiger) Tumor, meist vom Epithelgewebe der Bronchien ausgehend

Epidemiologie

Das Bronchialkarzinom ist das weltweit häufigste Karzinom des Mannes. Betroffen sind meist ältere Männer, denn der Erkrankungsgipfel liegt zwischen dem 55. und 65. Lebensjahr. Auch bei den Frauen steigt die Häufigkeit (insgesamt ca. 50.000 Neuerkrankungen/Jahr in Deutschland) stetig an. Hauptrisikofaktor ist das *Rauchen*! Ursächlich kommen auch berufsbedingt Atemgifte wie Asbest, Kohleverbrennungsprodukte und das Passivrauchen infrage.

Raucher haben ein bis zu 15-mal höheres Risiko, an Lungenkrebs zu erkranken, als Nichtraucher!

Symptome

Da starke Raucher oft an einer chronischen Bronchitis (sie gilt als „Präkanzerose") leiden, bleiben die klinischen Zeichen eines Lungenkarzinoms häufig lange Zeit unerkannt:

- *chronischer* (mehr als 4 Wochen andauernder), *therapieresistenter Husten* gilt als Leitsymptom des Bronchialkarzinoms;

- gelegentlich tritt *Bluthusten* (Hämoptoe) auf;
- *Atemnot* (Dyspnoe) kann durch Einengung größerer Bronchien verursacht sein;
- Fieberschübe und atemabhängige Thoraxschmerzen können auf eine *Retentionspneumonie* (Pneumonie durch tumorös verstopften Bronchus) hindeuten;
- rasche Verschlechterung des Allgemeinzustandes, unklare Gewichtsabnahme und Appetitlosigkeit sind generelle Symptome eines Krebsleidens.

Da das Bronchialkarzinom rasch in andere Organe metastasiert, können ganz andere Beschwerden (z.B. epileptische Anfälle bei Hirnmetastasen, Knochenbrüche infolge einer Knochenmetastase etc.) zur Diagnose führen.

Nicht selten produziert ein Bronchialkarzinom Hormone (z.B. ACTH) oder andere Stoffe, die zu diversen Symptomen (z.B. Cushing-Syndrom) führen können. Man nennt dies ein *paraneoplastisches Syndrom*.

Diagnostik

Bei Verdacht auf ein Lungenkarzinom ist immer eine *Röntgenuntersuchung* des Thorax zu veranlassen (Abb. 8.**19**). Genauere Auskunft über Veränderungen im Lungengewebe gibt ein *Lungen-CT* (Computertomogramm). Die beste diagnostische Methode ist die *Bronchoskopie* (Spiegelung des Bronchialsystems), bei der Biopsien (Gewebsproben) des Tumors entnommen werden können.

Bronchialkarzinom

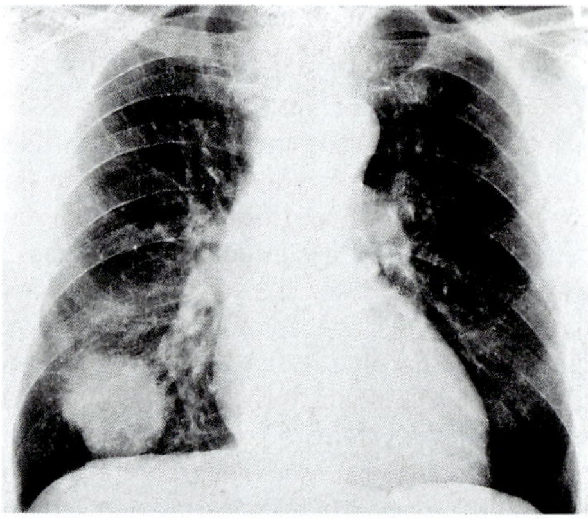

Abb. 8.**19** Bronchialkarzinom in der linken Lunge (aus Gerlach, U., H. Wagner, W. Wirth: Innere Medizin für Pflegeberufe, 5. Aufl. Thieme, Stuttgart 2000).

Therapie

Wenn möglich, wird der Tumor operativ entfernt, mit anschließender Chemo- oder Strahlentherapie.

Prognose

Die Prognose des Bronchialkarzinoms ist insgesamt schlecht: Konnte der Tumor vollständig entfernt werden, liegt die 5-Jahres-Überlebensrate bei ca. 25%, ansonsten leben die Patienten oft nur noch Wochen bis Monate!

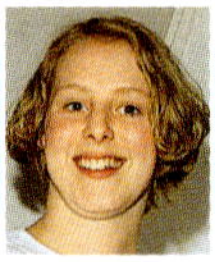

Pflegeschwerpunkt Atmungserleichternde Maßnahmen (Asthma bronchiale)

Jutta Weniger

Atmungserleichternde Maßnahmen

Bei Erkrankungen der Atmungsorgane können eine Reihe von pflegerischen Leistungen zur Erleichterung des Atmens angeboten werden, die ebenso der Pneumonieprophylaxe dienen, denn es besteht immer die Gefahr, dass eine Lungenentzündung (Pneumonie) zu einer bestehenden Atemwegserkrankung hinzukommt.

Zu tiefem Atmen anhalten

Mehrmals täglich sollte 4–5-mal tief durch die Nase ein- und durch den Mund ausgeatmet werden. Ein Anreiz hierfür können Mobile oder Wattebäusche darstellen, die über dem Bett aufgehängt sind und mit der Atemluft bewegt werden sollen. Auch ein Kältereiz (z. B. kaltes Wasser, Pfefferminztee oder alkoholhaltige Lösungen wie Franzbranntwein) führt zu kurzfristig vertiefter Atmung.
Davor ist für genügend Frischluft im Zimmer zu sorgen. Beim Einsatz alkoholhaltiger Lösungen ist auf eine ausreichende Rückfettung der Haut zu achten.

Atemübungen zeigen

- „Lippenbremse“: Die Ausatemluft wird durch die fast verschlossenen Lippen gepresst, die Wangen werden leicht aufgebläht;
- „Therapeutische Nasenenge“: Die Luft wird beim Einatmen wie beim Riechen hochgezogen, oder die Nasenflügel werden am Ansatz mit zwei Fingern leicht zusammengedrückt.

Kontaktatmung

Die Pflegeperson legt ihre Hände auf den Brustkorb des Patienten und fordert ihn auf, gegen die Hände zu atmen.

Atemstimulierende Einreibung

Ein hervorragendes Mittel, um eine tiefe, ruhige und gleichmäßige Atmung zu erzielen, stellt das Einreiben des Rückens des alten Menschen z. B. mit einem Massageöl dar (Abb. 8.**20**).

Atemstimulierende Einreibung

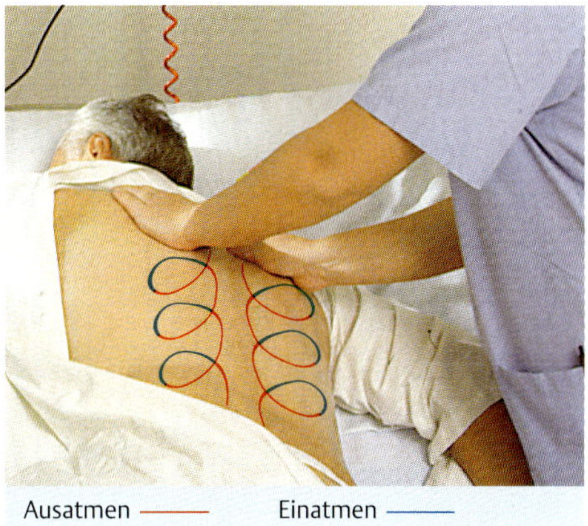

Abb. 8.**20** Die farbigen Linien zeigen die Bewegungsrichtung der Hände beim Ausatmen (rot) und beim Einatmen (blau; aus Kellnhauer u. a.: THIEMEs Pflege. Thieme, Stuttgart 2000).

Die Pflegeperson führt im Rhythmus ihrer eigenen Atmung kreisförmige Bewegungen aus, wobei sie bei der Ausatmung Druck ausübt (in der Abbildung rot dargestellt) und der Kreis während der Einatmung ohne Druck geschlossen wird.

Lagerungen

Bei immobilen Patienten kann eine bessere Belüftung einzelner Lungenbezirke über Dehnung und Entlastung durch unterschiedliche Lagerungen erreicht werden.
Ein Beispiel wäre die *Halbmondlage* (Abb. 8.**21 a**). Besteht akute Atemnot, sind immobile Patienten in *Oberkörperhochlage* zu bringen. Mobile alte Menschen werden angeleitet, eine Position einzunehmen, in der der Brustkorb vom Gewicht des Schultergürtels entlastet wird, so dass die Atemhilfsmuskulatur optimal eingesetzt werden kann (Abb. 8.**21 b–e**).

Vibrationsmassagen

Sie können zur Sekretlösung eingesetzt werden. Dabei führt die Pflegeperson Vibrationen mit der

Erleichterung des Atmens

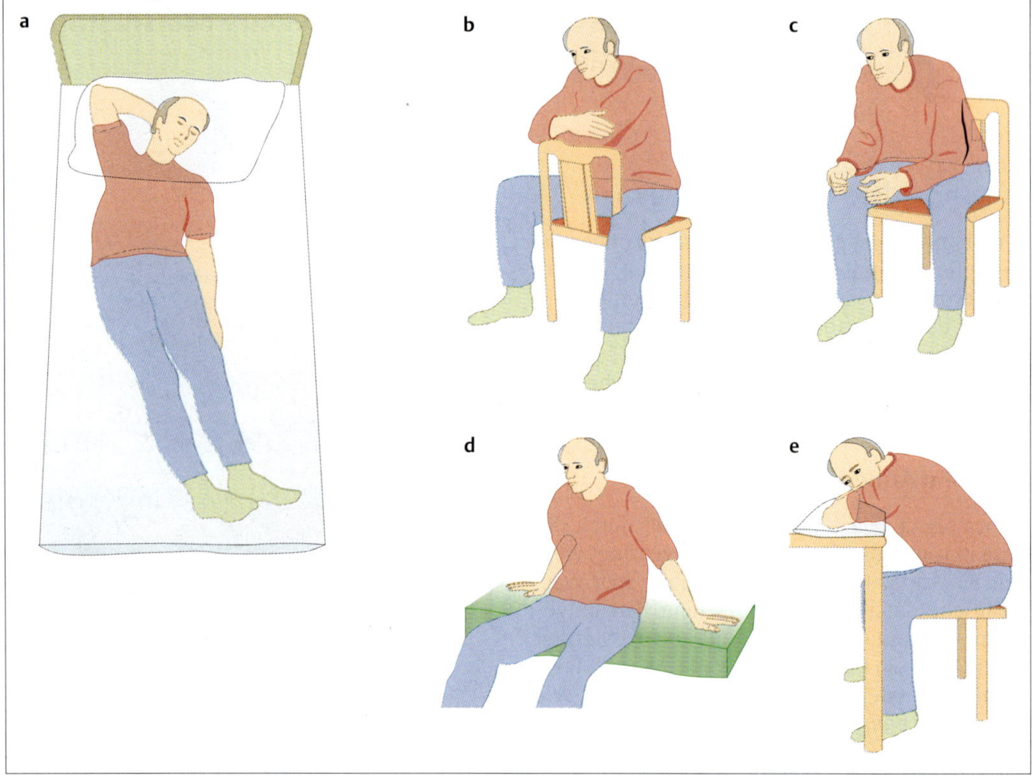

Abb. 8.**21 a – e** **a** Halbmondlage im Bett, **b** Reitsitz und **c** Kutschersitz auf dem Stuhl, **d** sitzende Lagerung auf der Bettkante, **e** Sitzen mit auf dem Tisch abgestützten Armen.

hohlen Hand aus, ohne den Körperkontakt zu verlieren. Hand und Handgelenk der Pflegeperson bleiben dabei steif, bewegt wird aus dem Ellenbogen heraus. Es wird immer von peripher nach zentral, also zur Körpermitte hin abgeklopft, die Nierenbecken und die Wirbelsäule werden ausgespart.

Begleitende Maßnahmen

Eine ausreichende *Flüssigkeitszufuhr* (2 l/Tag) ist zur Sekretverflüssigung und auch als pneumonieprophylaktische Maßnahme sehr wichtig.
Ebenso unverzichtbar ist die ***Mobilisation*** des alten Menschen, soweit die Grunderkrankung es zulässt. Durch den erhöhten O_2-Bedarf bei der Bewegung und durch den Lagewechsel wird vertieft geatmet. Alte Menschen sollten daher, wann immer ihr Allgemeinzustand es erlaubt, im Bett mobilisiert oder besser noch aus dem Bett herausgesetzt werden und/oder ein paar Schritte gehen.

Asthma bronchiale

Fallbeispiel

Herr Schwarz ist 71 Jahre alt und lebt seit ein paar Tagen im Heimbereich des Seniorenstifts am Schlossberg. Früher betrieb er ein gut gehendes Ausflugslokal im Schwarzwald und war in mehreren Vereinen im Ort aktiv. Besonders gerne sang er im Männergesangsverein.
Schon seit seinem 35. Lebensjahr leidet Herr Schwarz an Asthma bronchiale. Vor einem halben Jahr verstarb seine Frau, was für ihn ein schwerer Einschnitt war. Daraufhin verschlechterte sich sein Asthma zunehmend, sodass er heute 2 – 3-mal pro Woche in den frühen Morgenstunden Asthmaanfälle erleidet. Er ist ein starker Raucher, bemüht sich im Heim jedoch, nicht mehr als 5 Zigaretten am Tag zu rauchen. Da Herr Schwarz außerdem ein ausgedehntes Unterschenkelgeschwür hat, fiel es ihm zu Hause schwer, seinen Haushalt allein zu organisieren. Am schlimmsten

waren jedoch die Angst vor den Asthmaanfällen und das Alleinsein. Deshalb entschloss sich Herr Schwarz auch, ins Altenheim zu ziehen.
Nachdem die Altenpflegerin Frau Paula Maier Herrn Schwarz schon etwas kennen gelernt hat, setzt sie sich nun mit ihm zu einem Gespräch zusammen.

Medikamente. Herr Schwarz hat eigene Medikamente: Decortin-Tabletten, ein Glukokortikoid, und Bronchoretard-Kapseln, ein Broncholytikum, die er selbstständig einnimmt. Auch besitzt er ein Dosieraerosol (Berotec 100) und kennt dessen korrekte Anwendung. Herr Schwarz und Paula verbleiben so, dass Herr Schwarz seine Medikamente im Zimmer behält, sie weiterhin selbstständig einnimmt und sich meldet, wenn er eine neue Packung benötigt.

Lebensführung. Als Nächstes spricht Paula Herrn Schwarzs Lebensführung in Bezug auf sein Asthma an.
Herr Schwarz weiß, dass er *nicht rauchen* sollte, kann jedoch nicht ganz darauf verzichten. Er verspricht, weiterhin nur 5 Zigaretten am Tag zu rauchen.
Paula sagt, sie habe gehört, dass Herr Schwarz gerne *singe*, und erklärt ihm, dass dies ein gutes Training für die Atmung wäre. Herr Schwarz antwortet, seit dem Tod seiner Frau sei er nicht mehr im Gesangsverein gewesen.
Auf Asthmaanfälle auslösende *Allergene* befragt, antwortet Herr Schwarz, er sei allergisch gegen Tierhaare und Birkenpollen. Herr Schwarz hat den Kontakt zu Tieren bisher immer gemieden und verließ im Frühjahr während des Birkenpollenfluges sein Haus nicht.
Er weiß auch, dass er *große körperliche Anstrengung vermeiden* und darauf achten soll, dass sein *Körpergewicht im Normalbereich* bleibt.
Herr Schwarz weiß, dass sich sein Asthma massiv verschlechtert, wenn er sich zusätzlich eine *Atemwegsinfektion* zuzieht und hat Angst, im Heim eine Grippe zu bekommen. Paula bietet ihm an, von der Küche zusätzlich Obst für ihn zu bestellen und einen Arzttermin zur Grippeimpfung auszumachen.

Verhalten beim Asthmaanfall. Paula sagt, Herr Schwarz sei ja ein richtiger Experte in seiner Krankheit, was ihn sehr freut. Er erzählt von seinem Verhalten während eines Asthmaanfalls. Am besten komme er mit der Lippenbremse zurecht, wobei er vor dem geöffneten Fenster mit auf dem Tisch abgestützten Armen sitze. Paula schlägt ihm vor, den Tisch doch gleich ans Fenster zu stellen, damit er diese Position auch hier im Altenheim selbst einnehmen könne.
Sie sagt ihm nochmal, dass er sofort klingeln solle, wenn sich ein Anfall ankündige, und dass dann immer sofort eine Pflegeperson kommen werde. Auch ein Arzt könne innerhalb kürzester Zeit hier sein, wenn dies notwendig sein sollte. Dies gibt Herrn Schwarz ein Gefühl der Sicherheit.

Psychische Ausgeglichenheit. Paula erinnert sich, dass die Ehefrau ihres neuen Heimbewohners erst kürzlich verstorben ist, und bedenkt auch, dass die Anpassung an das Heimleben generell eine große psychische Belastung darstellt. Sie beginnt: „Sie wissen ja sicherlich auch, dass für Asthmatiker eine psychische Ausgeglichenheit von besonderer Bedeutung ist." Sie rät Herrn Schwarz, auch vom Heim aus weiterhin in den Gesangverein zu gehen, und informiert ihn auch über Beschäftigungsmöglichkeiten und Gruppenangebote im Heim.
Sie versucht, ihm Sicherheit und Geborgenheit zu vermitteln, und bietet sich als Gesprächspartnerin, eventuell auch über seine Trauer, an.

9 Erkrankungen des Herz-Kreislauf-Systems

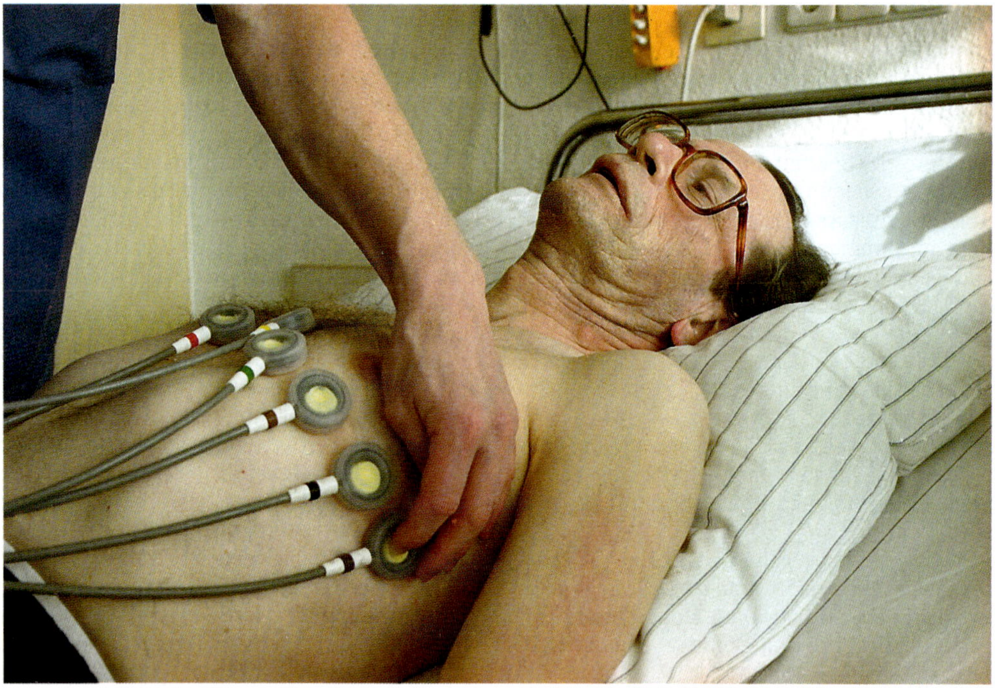

Typisches Prüfungswissen
KHK (S. 187); Herzinfarkt (S. 190); Herzinsuffizienz (S. 194); Arteriosklerose (S. 206); AVK (S. 207); Varizen (S. 213); Thrombose (S. 215); Lungenembolie (S. 217); Hypertonie (S. 219); Schock (S. 222)

Anatomie und Physiologie

Dominik von Hayek

Blutkreislauf

Das Herz-Kreislauf-System ist das wichtigste „Energieversorgungsunternehmen" des Körpers. Mithilfe des Blutes wird Sauerstoff aus der Lunge ins Gewebe transportiert und Kohlendioxid aus dem Gewebe zur Abatmung in die Lunge gebracht. Außerdem erfolgt über den Blutkreislauf sowohl die Versorgung der meisten Gewebe des Körpers mit Nährstoffen als auch der Abtransport von Stoffwechselendprodukten, die schädlich für das Gewebe sind. Aus diesem Aufgabenprofil lässt sich der Aufbau unseres „Energieversorgungsunternehmens Herz-Kreislauf" herleiten:

Wir benötigen einen Gefäßkreislauf (Abb. 9.**1**) zur Versorgung des Körpers (*Körperkreislauf*), einen Kreislauf für die Anreicherung des Blutes mit Sauerstoff (*Lungenkreislauf*), sowie ein dazwischen liegendes Pumpsystem (*Herz*) zum Antreiben dieser beiden Kreisläufe. Damit das sauerstoffreiche Blut aus dem Lungenkreislauf nicht mit dem sauerstoffarmen Blut aus dem Körperkreislauf vermischt wird, muss unsere Pumpe aus zwei getrennten Kammern bestehen (*rechte und linke Herzkammer*).

Gefäßkreislauf

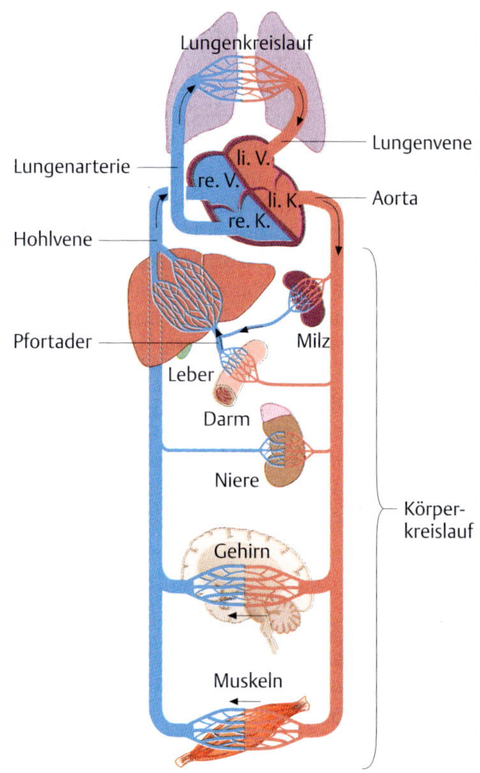

Abb. 9.**1** Körper- und Lungenkreislauf sind über das Herz miteinander verbunden wie eine „8" (nach Schwegler 1998).

Gefäßsystem

Arterien

Definition: *Arterien* sind alle diejenigen Gefäße, die das Blut vom *Herzen weg* ins Gewebe transportieren. Als *Venen* bezeichnet man diejenigen Gefäße, die das Blut aus dem Gewebe *zurück zum Herzen* transportieren.

Deshalb kann z. B. in den Lungenarterien sauerstoffarmes Blut (vom Herzen weg) fließen, in den Lungenvenen dagegen sauerstoffreiches Blut (zum Herzen hin). Diese Schwierigkeit bietet häufig Anlass zu Verwechslungen der Gefäßbezeichnungen.

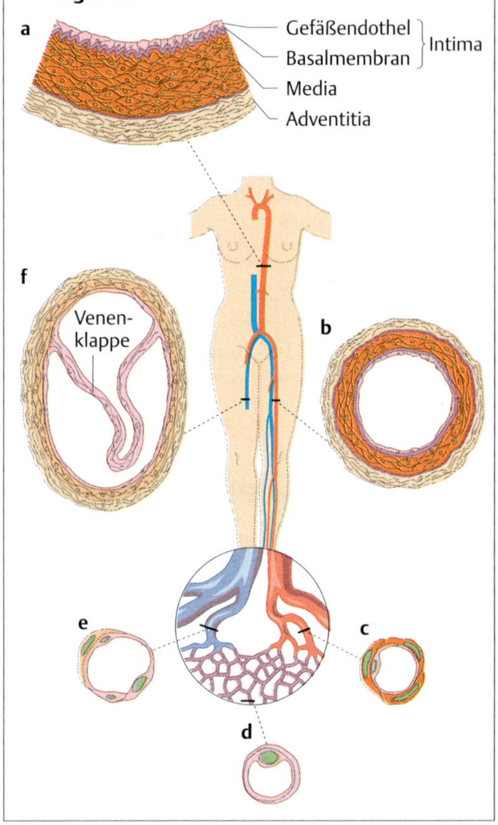

Abb. 9.**2a–f** Aufbau der Gefäßwände. **a** Wandaufbau der Aorta mit vielen elastischen Fasern in der Media, **b** Querschnitt durch eine große herzferne Arterie mit vielen glatten Muskeln in der Media, **c** Arteriole, **d** Querschnitt durch eine Kapillare (die Wand besteht nur aus Endothel und Basalmembran, **e** Venole, **f** Querschnitt durch eine große Vene mit Venenklappe (nach Faller u. Schünke 1999).

Die Arterien müssen den vom Herzen erzeugten hohen Blutdruck in ihrem Verlauf weiter aufrechterhalten und haben deshalb eine im Vergleich zu den Venen große Wanddicke.
Der typische 3-teilige Schichtaufbau der Arterien (Abb. 9.**2a**):

- Die innerste Schicht wird *Intima* genannt. Sie besteht aus einem einschichtigen Plattenepithel (Gefäßendothel) auf einer feinen Bindegewebsmembran (Basalmembran);
- die *Media* besteht aus einer kräftigen Schicht elastischer Fasern und glatter Muskelzellen, durch deren Kontraktion die Gefäßweite reguliert und der Blutdruck aufrechterhalten wird;
- die äußerste Gefäßschicht (*Adventitia*) setzt sich aus Bindegewebe und elastischen Fasern zusammen und dient dem Schutz und der Fixierung der Arterie.

In der *Peripherie* (im äußeren Körperbereich) verjüngen sich die Arterien immer mehr und besitzen nur noch eine feine Gefäßwand (Abb. 9.**2b, c**). Sie werden dann Arteriolen genannt, die den Übergang zu den Kapillaren darstellen.

Kapillaren

Kapillaren sind extrem feine Gefäße mit einer dünnen und durchlässigen Wand, die nur noch aus einem Endothel besteht (Abb. 9.**2d**). Durch die durchlässigen Poren können außer den roten Blutkörperchen und „großen Eiweißen" alle im Blut gelösten Stoffe in das Gewebe strömen.
Über diesen Weg wird ein Großteil aller Zellen des Körpers mit den lebenswichtigen Brennstoffen, Sauerstoff und Zucker (*Glukose*), mit Eiweißen (*Proteinen*), Fetten (*Lipiden*) sowie Wasser und gelösten Salzen (*Elektrolyten*) versorgt. Umgekehrt werden auf diesem Wege für das Gewebe schädliche Stoffe wie Kohlendioxid, Stoffwechselendprodukte, aber natürlich auch Wasser und Elektrolyte ins venöse Blut abtransportiert.
Kommt es bei diesem Transport zu Störungen, z. B. durch Veränderung der Poren oder des Teilchendrucks im Gewebe, so entsteht ein Ungleichgewicht der Flüssigkeitsverteilung im Gewebe, ein *Ödem*. Dabei handelt es sich um eine Wasseransammlung zwischen den Zellen eines Gewebes.
Aus den Kapillaren fließt das Blut in kleinste venöse Gefäße, die *Venolen* (Abb. 9.**2e**), die sich zu den *Venen* vereinigen.

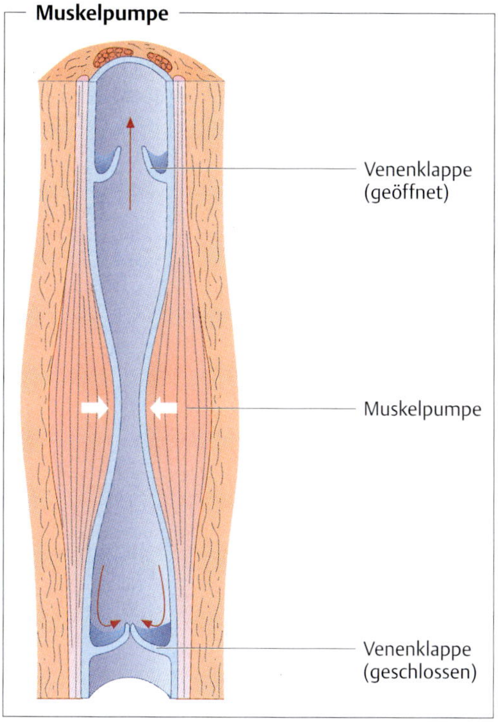

Abb. 9.**3** Bluttransport in einer Vene mithilfe der Muskelpumpe und der Venenklappen (aus Schwegler, J.S.: Der Mensch – Anatomie und Physiologie, 2. Aufl. Thieme, Stuttgart 1998).

Venen

Venen sind diejenigen Gefäße, die das Blut zum Herzen transportieren. Sie haben wie die Arterien einen 3-teiligen Wandaufbau, allerdings befinden sich hier in der Media kaum glatte Muskelfasern. Um im venösen Gefäßsystem den zum Bluttransport nötigen Druck zu erzeugen, lassen sich die Venen von den sie umgebenden Skelettmuskeln helfen: Verdicken sich die Muskelbäuche, so werden die dazwischen liegenden Venen zusammengepresst. Damit das Blut nicht wieder in Richtung Peripherie zurückfließt, besitzen die meisten Venen „Rückschlagventile", so genannte *Venenklappen*. Das sind taschenförmige Ausstülpungen der Gefäßinnenwand, die sich bei rückwärts gerichtetem Blutfluss verschließen (Abb. 9.**2f**, 9.**3**). Zusätzlich zu diesem „Muskelpumpe" genannten Mechanismus unterstützen noch der Gewebsdruck und der Sog des Herzens den Bluttransport im venösen Gefäßsystem.

Körperkreislauf

Im Körperkreislauf (großer Kreislauf; Abb. 9.**4a, b**) wird sauerstoffreiches Blut in alle Gewebe des Körpers und sauerstoffarmes wieder zurück zum Herzen transportiert. Er beginnt in der linken Herzkammer, von der das Blut in die *Aorta* ausgeworfen wird. Diese größte aller Schlagadern verläuft vom Herzen bogenförmig nach unten und gibt Arterien in alle wichtige Organe ab. Die weiteren Stationen führen über die Arteriolen, die Kapillaren und die Venolen zu den Venen, die sich in der *unteren und oberen Hohlvene* sammeln, von wo aus das Blut in den Vorhof der rechten Herzhälfte fließt.

Lungenkreislauf

Der Lungenkreislauf beginnt in der rechten Herzkammer, das Blut wird über die Lungenarterien in das Lungengewebe transportiert, wo es in einem feinen Gefäßnetz um die Lungenbläschen (*Alveolen*) fließt. Dies ist der Ort der Sauerstoffaufnahme ins Blut und der Kohlendioxidabgabe in die Atemluft (S. 154). Aus den Lungenkapillaren fließt das sauerstoffreiche Blut über die Lungenvenen (*Pulmonalvenen*) zurück zum linken Vorhof.
Da der Gefäßwiderstand in diesem Gefäßsystem deutlich niedriger ist als im Körperkreislauf, herrscht im arteriellen Teil des Lungenkreislaufs ein mittlerer Druck von ca. 30 mmHg (im Vergleich zu einem mittleren arteriellen Blutdruck von ca. 100 mmHg im Körperkreislauf).

Herz

Aufbau und Lage

Das Herz ist der Motor unseres „Energieversorgungsunternehmens", es pumpt das Blut durch das Gefäßsystem. Das Herz ist ein *muskuläres Hohlorgan*, d. h. es besteht aus 4 Hohlräumen, die vom Herzmuskel umgeben sind. Wenn sich diese Muskulatur zusammenzieht (Kontraktion), verkleinern sich die Hohlräume, und das Blut wird aus dem Herzen in die arteriellen Gefäße geworfen. Damit das Blut nicht wieder zurück ins Herz fließt, befinden sich an allen Öffnungen zum Gefäßsystem Herzklappen, die wie ein Fahrradreifenventil nur eine Flussrichtung zulassen.
Das Herz ist in die rechte und linke Kammer (*Ventrikel*) aufgeteilt. Da das Blut für den Körperkreislauf einen höheren Druck (s. o.) und mehr Volumen als im Lungenkreislauf hat, ist der linke *Ventrikel* größer und hat eine dickere Muskelwand als

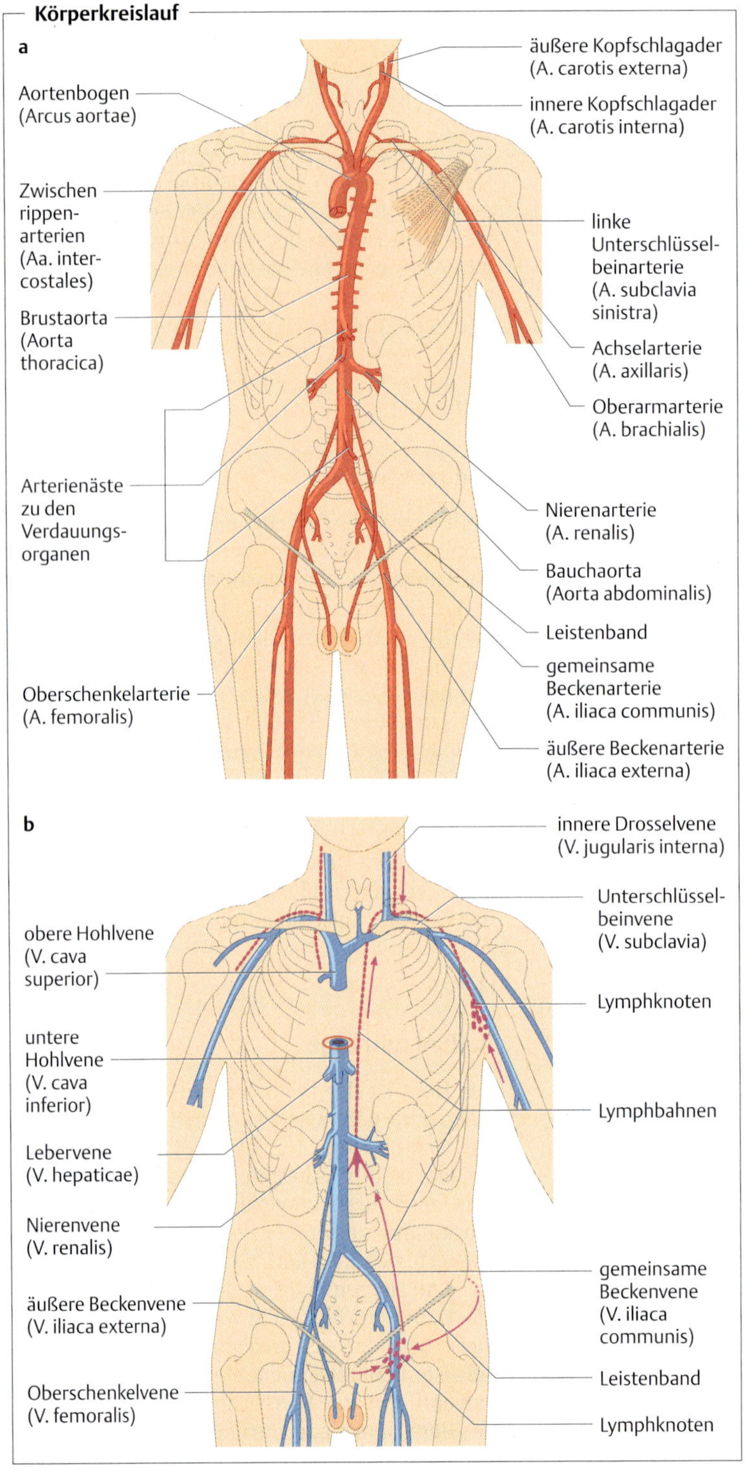

Abb. 9.**4 a, b** **a** Arterielle Gefäße, **b** venöse Gefäße (aus Faller, A., M. Schünke: Der Körper des Menschen, 13. Aufl. Thieme, Stuttgart 1999).

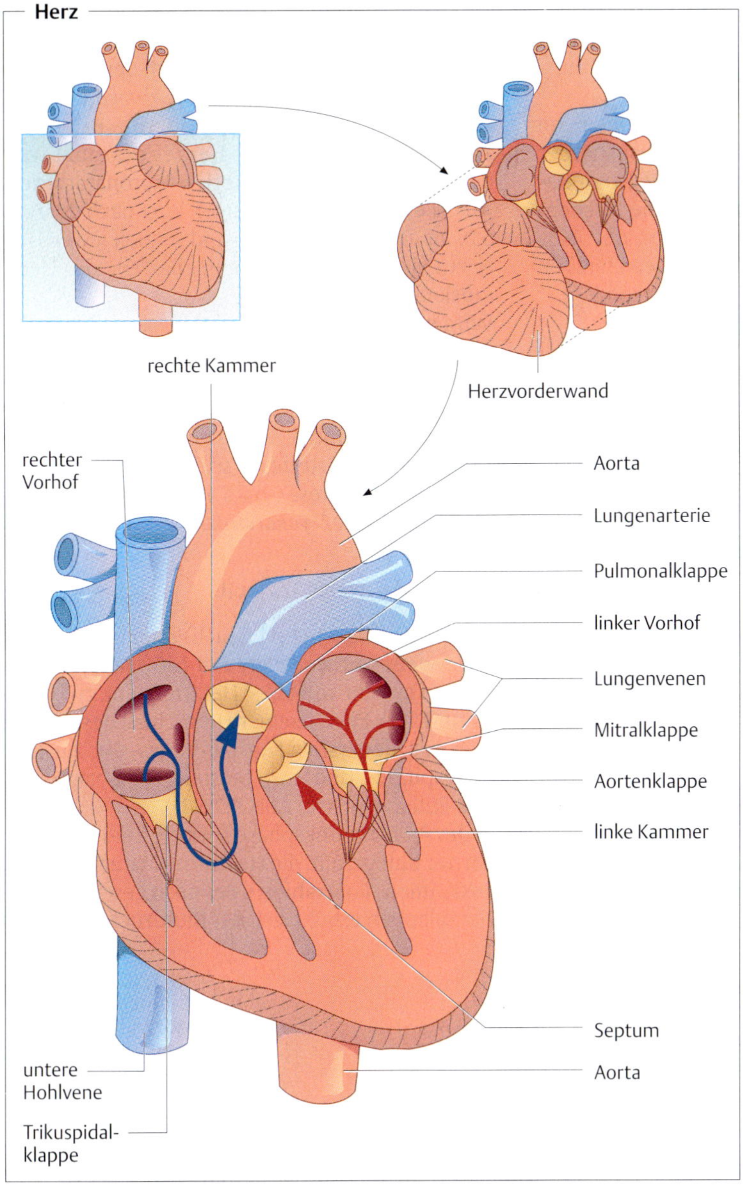

Abb. 9.**5** Längsschnitt durch das Herz. Der blaue Pfeil zeigt den Fluss von sauerstoffarmem Blut in der rechten Herzhälfte, der rote Pfeil den Fluss von sauerstoffreichem Blut in der linken Herzhälfte (aus Schwegler, J.S.: Der Mensch – Anatomie und Physiologie, 2. Aufl. Thieme, Stuttgart 1998).

der rechte. Vor den *Ventrikeln* befindet sich je ein Vorhof (*Atrium*), ein kleinerer Hohlraum, in dem sich Blut wie in einem „Wartezimmer" ansammelt, bevor es dann schnell und in großer Menge in die Kammer fließen kann (Abb. 9.**5**).
Das Herz wird zur Seite von den Lungenflügeln, nach vorne vom Brustkorb (Thoraxwand), nach unten vom Zwerchfell und nach hinten von der Speiseröhre (Ösophagus) begrenzt, der so gebildete Raum wird auch *Mediastinum* genannt.

Klappensystem

Es gibt am Herzen zwei unterschiedliche Typen von Herzklappen:

Segelklappen. Die Segelklappen befinden sich zwischen Vorhof und Ventrikel, sie öffnen sich in der Füllungsphase und verschließen sich in der Auswurfphase. Sie bestehen aus dünnem Bindegewebe und haben entsprechend ihrem Namen eine segelähnliche Form. Die Segelklappe im linken Ventrikel hat zwei Segel und heißt Mitralklappe (lat.: *mitra* = Bischofsmütze), die Segelklappe der rechten Herzhälfte wird Trikuspidalklappe (lat.: *trikuspis* = drei Segel) genannt.

Taschenklappen. Die beiden Taschenklappen (Aorten- und Pulmonalklappe) am Ausgang der Herzkammern zum arteriellen Gefäßsystem haben ähnlich wie die Venenklappen eine taschenartige Form. Sie öffnen sich während der Auswurfphase der Herzkammern und verschließen sich, sobald die Herzkammern entleert sind.

Herzmuskel

Das gesunde menschliche Herz ist ungefähr so groß wie die geschlossene Faust seines Trägers und hat eine ovale Form. Das Gewicht beträgt etwa 300 g. In seiner Längsachse zeigt das Herz nach links unten, die schmälere Herzspitze liegt am Unterrand des linken Brustkorbs.

Auch beim Herzen findet man einen 3-schichtigen Wandaufbau vor: Von innen werden die Herzhöhlen von einer zarten Innenhaut ausgekleidet, dem *Endokard*, das auch die Herzklappen bildet. Darauf liegt die Muskelschicht (*Myokard*) mit sehr unterschiedlichen Durchmessern (von 1 mm im Vorhof über ca. 3 mm in der rechten und bis zu 12 mm in der linken Kammer). Von außen wird das Herz von einer zarten Außenhaut überzogen, dem *Epikard*. Umschlossen wird das Herz vom Herzbeutel (*Perikard*), dazwischen befindet sich eine geringe Menge Herzbeutelflüssigkeit zur Reibungsverminderung.

Herzkranzgefäße

Wie jedes andere Organ muss auch der Herzmuskel mit Blut versorgt werden. Die zwei dafür nötigen Arterien ziehen auf der Außenseite des Herzens kranzförmig um das Herz herum und werden deshalb Herzkranzarterien (Koronararterien; Abb. 9.**6**) genannt. Sie zweigen kurz nach der *Aortenklappe* aus der Aorta ab und senden jeweils Äste zur Herzspitze, mit denen alle Teile des Herzmuskels versorgt werden.

Wird einer dieser Äste durch Ablagerungen in der Gefäßwand verengt („Arterienverkalkung" = *Arteriosklerose*), so gelangt nicht genügend sauerstoffreiches Blut in das von ihm versorgte Herzmuskelgewebe. Kommt es zu einem vollständigen Verschluss der Arterie, so stirbt das Herzmuskelgewebe ab (*Nekrose*), man spricht dann von einem Herz- oder *Myokardinfarkt*.

Phasen der Herztätigkeit

Das Herz schlägt beim Erwachsenen in Ruhe normalerweise zwischen 60- und 100-mal pro Minute, man spricht von einer Herzfrequenz zwischen 60 und 100. Ein einzelner Herzschlag besteht aus 2 Phasen, der *Systole* (Anspannungs- und Austreibungsphase) und der *Diastole* (Entspannungs- und Füllungsphase; Abb. 9.**7 a, b**).

In der Anspannungsphase sind die beiden Ventrikel mit Blut gefüllt, die Herzmuskulatur zieht sich zusammen (kontrahiert). Bei noch geschlossenen Herzklappen erhöht sich der Blutdruck im Ventri-

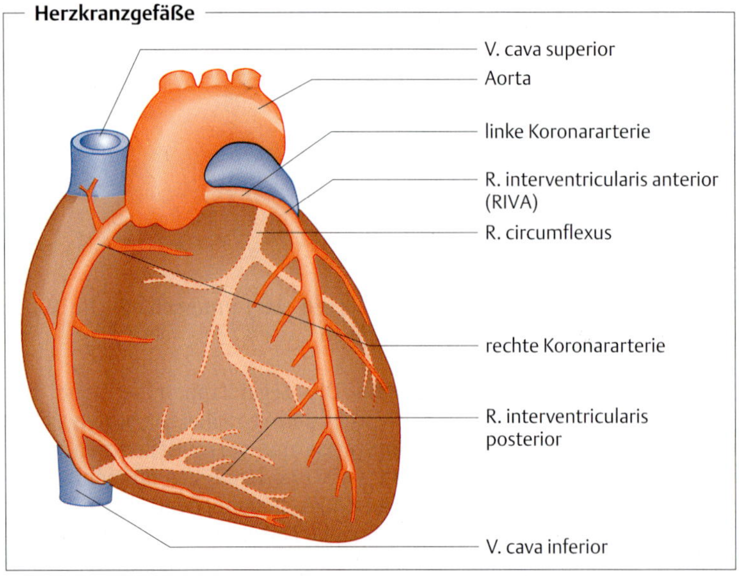

Abb. 9.**6** Lage und Verlauf der Herzkranzgefäße können besonders an der Herzhinterwand variieren (sog. unterschiedliche Versorgungstypen; aus Gerlach, U., H. Wagner, W. Wirth: Innere Medizin für Pflegeberufe, 5. Aufl. Thieme, Stuttgart 2000).

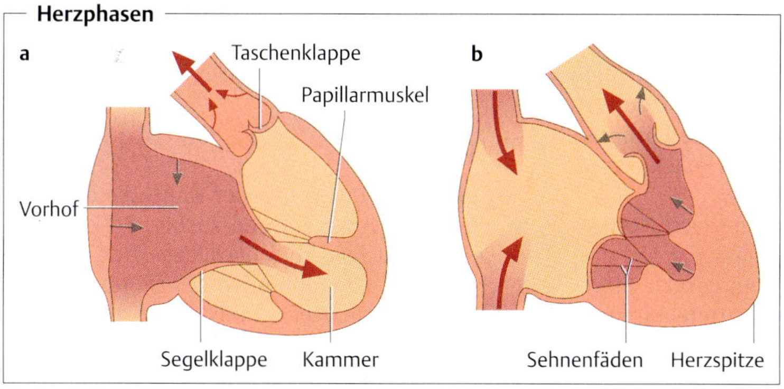

Abb. 9.**7a, b** Phasen des Herzzyklus. **a** Diastole (Füllungsphase), **b** Systole (Austreibungsphase; aus Faller, A., M. Schünke: Der Körper des Menschen, 13. Aufl. Thieme, Stuttgart 1999).

kel, bis er größer ist als in der Aorta bzw. den Lungenarterien, sodass sich nun die Taschenklappen öffnen. Damit beginnt die Austreibungsphase, d.h., die Hälfte des in den Herzkammern befindlichen Blutes (also ca. 70 ml) werden in die großen Arterien ausgeworfen.

Jetzt schließen sich die Taschenklappen aufgrund des niedrigeren Drucks in den Ventrikeln, die Diastole beginnt. Während noch alle Herzklappen verschlossen sind, entspannt sich der Herzmuskel. Sobald sich die Segelklappen aufgrund des höheren Drucks in den Vorhöfen öffnen, beginnt die Füllungsphase. Das zuvor in den Vorhöfen angesammelte Blut fließt in die beiden Ventrikel, bis die Segelklappen vom angesammelten Blut verschlossen werden. Nun beginnen sich die Kammermuskeln wieder zu kontrahieren, ein neuer Herzzyklus wird eingeleitet.

Einige Teile der Herztätigkeit können mit dem Stethoskop auf dem Brustkorb nachvollzogen werden. Bei der *Auskultation* („Abhorchen") können 2 Herztöne wahrgenommen werden: Als ersten Herzton kann man das „Aneinanderschlagen" der kontrahierten Kammermuskeln hören, als zweiten Herzton den Schluss der beiden Taschenklappen (Aorten- und Pulmonalklappe). Alle zusätzlichen mit dem Stethoskop wahrnehmbaren Strömungsgeräusche können durch Gefäß- bzw. Klappenverengungen (Stenosen) oder undichte Klappen (Klappeninsuffizienz) verursacht sein, sie werden *Herzgeräusche* genannt.

Schrittmacher und Reizleitungssystem des Herzens

Wie jeder andere Muskel, so benötigt auch der Herzmuskel einen elektrischen Reiz durch einen Nerven, um sich zu kontrahieren. Normalerweise übernimmt diese Impulsgebung beim Herzen (also den Befehl zum Herzschlag) der *Sinusknoten*. Dieses herzeigene Nervenzentrum in der Wand des rechten Vorhofs bildet einen kurzen elektrischen Reiz, der über eigene Nervenfasern zuerst in die beiden Vorhöfe geleitet wird und nach einer kurzen Verzögerung im sog. AV- (*Atrioventrikular-*)Knoten über eigene Nervenbahnen der Herzkammern (*Tawara-Schenkel*) die Kammermuskulatur erregt (Abb. 9.**8**). Da sowohl bei Nervenreizen als auch bei Muskelerregung elektrische Ströme fließen, lassen sich diese u.a. am Brustkorb

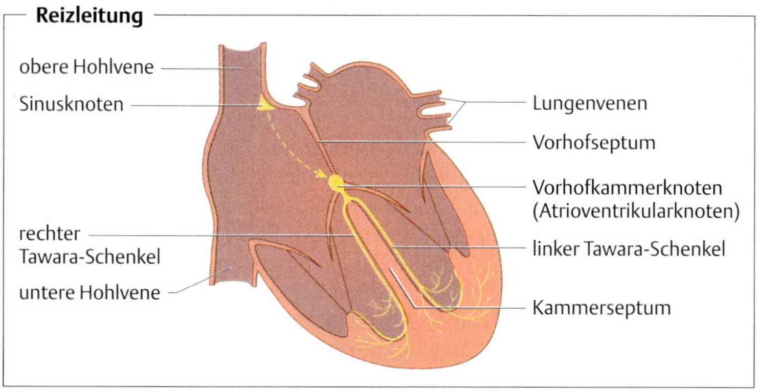

Abb. 9.**8** Herzeigenes Reizleitungssystem (aus Faller, A., M. Schünke: Der Körper des Menschen, 13. Aufl. Thieme, Stuttgart 1999).

mit Elektroden messen – man erhält so ein *Elektrokardiogramm* (EKG).
Vor allem beim alten Menschen kann es an allen Teilen dieses Reizleitungssystems zu Störungen kommen, z.B. wenn eine ungerichtete Vorhoferregung (*Vorhofflimmern*) die Schrittmacherfunktion des Sinusknotens übernimmt.
Der Sinusknoten wird vom vegetativen Nervensystem beeinflusst (S. 383), sodass die Herzfrequenz bei körperlicher Anstrengung oder Aufregung durch das ins Blut ausgeschüttete *Adrenalin* erhöht, in Ruhephasen durch den Parasympathikus gesenkt wird.

Kreislaufregulation

Pulswelle

Durch das mit einem Herzschlag ausgeworfene Blutvolumen werden Aorta und Lungenarterie elastisch auseinander gedehnt, ziehen sich wie ein Gummi langsam wieder zusammen und transportieren das Blut gleichmäßig in die Peripherie des Gefäßsystems weiter. Diese *„Windkesselfunktion"* genannte elastische Eigenschaft der Aorta nimmt im Alter ab, sodass es in der Systole zu einem schnelleren Blutdruckanstieg und -abfall kommt (Abb. 9.**9 a, b**).
Das Blut wird als *„Pulswelle"* in den Arterien weitertransportiert, d.h. die Arterienmuskulatur kontrahiert sich und schiebt so das Blutvolumen in die Peripherie. Diese rhythmischen Kontraktionen der Arterien sind an einigen typischen Körperstellen (am Handgelenk und Hals sowie in der Leiste) als Puls tastbar, man kann so mit einfachen Mitteln auf die Herzfrequenz schließen.

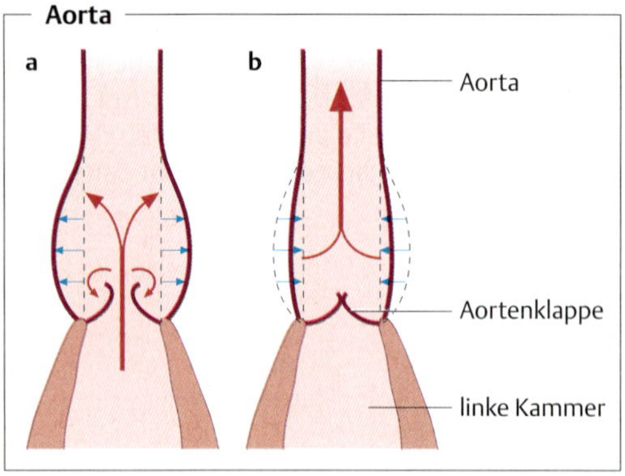

Abb. 9.**9 a, b** Windkesselfunktion der Aorta. **a** Wanddehnung während der Systole, **b** gleichmäßige Abgabe des Blutvolumens in der Diastole (aus Faller, A., M. Schünke: Der Körper des Menschen, 13. Aufl. Thieme, Stuttgart 1999).

Blutdruck

Der Blutdruck entspricht der Kraft, die die Pulswelle auf die Arterienwand ausübt. Bei der *arteriellen Blutdruckmessung nach Riva-Rocci* wird zunächst mit dem Aufpumpen der Blutdruckmanschette die Armarterie vollständig abgedrückt. Beim Ablassen der Manschette kann man dann Strömungsgeräusche (*Korotkoff-Geräusche*) des Blutes in der Ellenbeuge wahrnehmen, sobald der arterielle Gefäßdruck erreicht ist (systolischer Blutdruck, „erster Wert"). Beim Verschwinden der Strömungsgeräusche wird der „zweite Blutdruckwert", der diastolische Blutdruck, gemessen, der den Druckverhältnissen in der Aorta während der Diastole entspricht (Abb. 9.**10**).

Kreislaufregulation

Um die Blutversorgung des Körpers bedarfsgerecht zu regulieren, kann zum einen die *Herzfrequenz* und damit die Pumpleistung verändert werden. Zum anderen können durch das *vegetative Nervensystem* aber auch die Gefäße enger oder weiter gestellt werden; dafür befinden sich an den großen Arterien Messfühler (*Barorezeptoren*), die den arteriellen Blutdruck registrieren können. So können z.B. bei vermehrter körperlicher Anstrengung durch die Ausschüttung von *Adrenalin* die Herzfrequenz und der arterielle Blutdruck erhöht werden, sodass letztendlich mehr Blut durch den Körper gepumpt wird.

Schock

Fällt der Blutdruck z.B. bei Herzversagen, starken Blutverlusten oder allergischen Reaktionen systolisch unter 80–90 mmHg, so versucht der Körper mit einer *Alarmreaktion* die Durchblutung der beiden wichtigsten Organe Gehirn und Herz *(Zentralisation)* aufrechtzuerhalten: Durch die massive Ausschüttung von *Adrenalin* werden alle anderen Gewebe infolge von Gefäßengerstellung nur noch gering durchblutet (blasse, kaltschweißige Haut) und die Herzfrequenz deutlich erhöht (flacher, schneller Puls). Führen diese Maßnahmen nicht zur Kreislaufstabilisierung, versiegt letztlich die ausreichende Durchblutung aller Organe, die Folge sind irreversible Organschäden und letztlich der Tod durch *Kreislaufstillstand*.

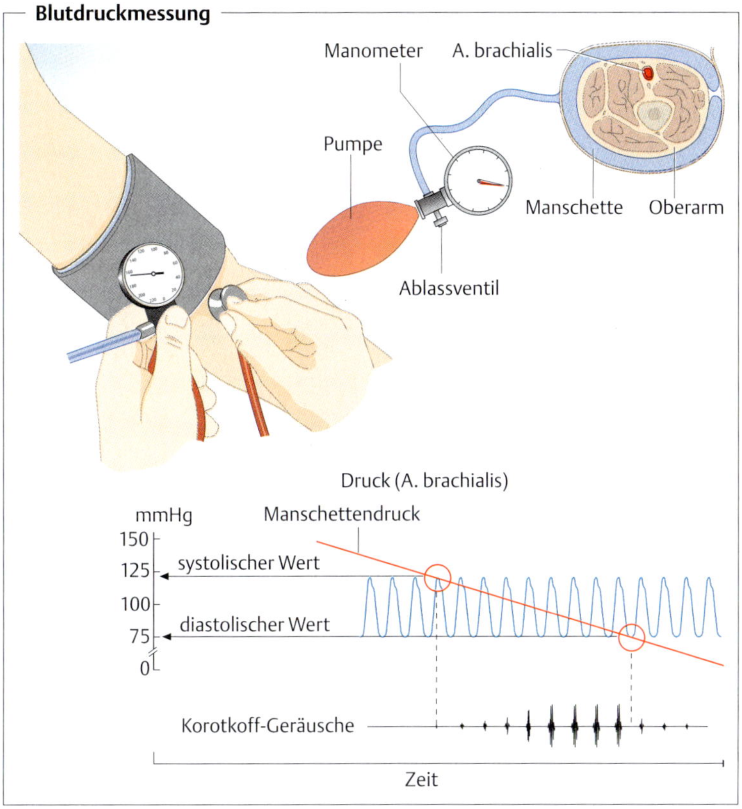

Abb. 9.**10** Messung des Blutdrucks nach Riva-Rocci: Zusammenhang zwischen dem Luftdruck in der Manschette und dem Blutdruck in der Armarterie (aus Faller, A., M. Schünke: Der Körper des Menschen, 13. Aufl. Thieme, Stuttgart 1999).

Erkrankungen der Herzkranzgefäße

Susanne Andreae

Koronare Herzkrankheit (KHK)

Definition: Von einer KHK oder Koronarsklerose spricht man bei einer Verengung der Herzkranzgefäße. Die Folge ist eine Unterversorgung des Herzmuskels mit Sauerstoff.

Epidemiologie

Betroffen sind 20% aller Männer zwischen 40 und 60 Jahren. Bei Männern beginnt der Anstieg des KHK-Risikos mit 30 Jahren, bei Frauen mit den Wechseljahren; insgesamt liegt das Geschlechterverhältnis bei 3 : 1.

Die KHK ist in den Industrienationen die häufigste Todesursache!

Ursachen

Die der KHK zugrunde liegende Ursache ist die Arterienverkalkung oder Arteriosklerose. Diese entsteht vermutlich durch ein fehlerhaftes Zusammenspiel verschiedener Komponenten der Gefäßwand und des Blutes. Es kommt zu kleinen Einrissen in der Gefäßinnenwand, in denen sich Fette (besonders LDL-Cholesterin) und Kalk ablagern. Diese Plaquebildung hat langfristig eine Gefäßeinengung zur Folge.

Die Verengung der Herzkranzgefäße führt zu einem Missverhältnis zwischen Sauerstoffbedarf und Sauerstoffangebot im Herzmuskel. Meist sind die Gefäße noch so durchlässig, dass die Blutversorgung des Herzens in Ruhe gewährleistet ist. Erhöht sich aber der Sauerstoffbedarf des Herzens (z. B. bei körperlicher Belastung), reicht die Blutversorgung nicht mehr aus und es kommt zu Beschwerden.

Erst bei einer Gefäßverengung um 70% kommt es zu belastungsabhängigen Beschwerden. Stenosen über 90% führen schon in Ruhe zu Symptomen.

Symptome

Eine Koronare Herzkrankheit kann sich in Form von *Herzinsuffizienz* (S. 194), Herzrhythmusstörungen (S. 201) oder gar als *Herzinfarkt* (S. 190) manifestieren. Das klassische Symptom aber ist die *Angina pectoris.* Die meisten Patienten mit einer Koronarsklerose haben in Ruhe keinerlei Beschwerden, bei körperlicher Tätigkeit, Aufregung oder im Rahmen von Infekten, also Situationen, in denen das Herz vermehrt arbeiten muss, bemerken sie aber plötzlich Schmerzen im Brustkorb, die so genannte Angina pectoris (wörtlich: „Enge in der Brust"). Beschrieben werden *krampfartige, starke Schmerzen in der Herzgegend, die in den linken Arm, Rücken oder Hals ausstrahlen können* (Abb. 9.**11**). Oft empfinden die Patienten dabei Angst oder Atemnot. Klassischerweise dauern die Schmerzen nur einige Minuten an; sie können durch körperliche Anstrengung, Aufregung, psychischen Stress, schwere Mahlzeiten, Fieber oder auch Kälte ausgelöst sein.

Manche Patienten, besonders Diabetiker und Alkoholiker, verspüren aufgrund von Nervenschäden (Polyneuropathie, S. 405 f) trotz ausgeprägter Koronarsklerose keine Schmerzen. Man nennt dies eine *„stumme KHK"*. Diese Patienten müssen intensiv überwacht werden, damit ein Infarkt nicht übersehen wird.

in 25% der Fälle führt die KHK zum „plötzlichen Herztod", ohne dass der Patient zuvor Beschwerden verspürte!

Man unterscheidet 2 Formen der Angina pectoris:

- **Stabile Angina pectoris:** In bestimmten Situationen, die der Patient meist kennt, verspürt er Schmerzen, die sich durch entsprechende Maßnahmen (körperliche Ruhe, Nitrospray) aber rasch bessern lassen;
- **instabile Angina:** Es kommt zu einer Häufung der Beschwerden, sie treten schon bei geringer Belastung auf, evtl. sogar in Ruhe, und sprechen schlechter auf die Therapiemaßnahmen an.

Angina pectoris

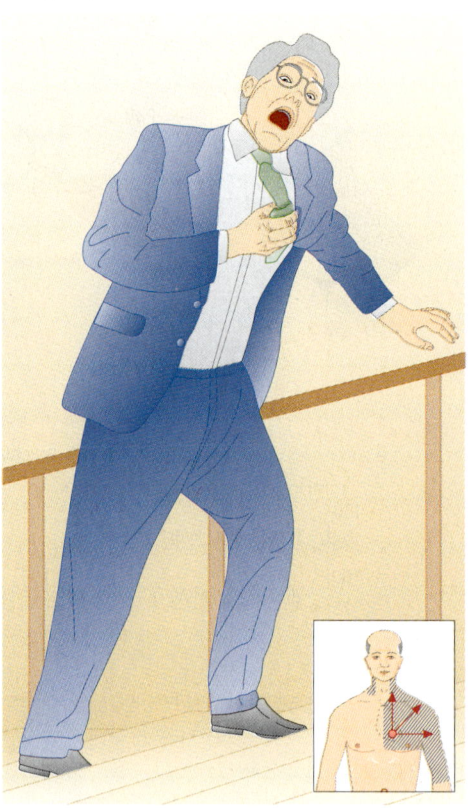

Abb. 9.**11** Typische Symptome einer Angina pectoris: krampfartige, starke Schmerzen in der Herzgegend, die in den linken Arm, Rücken oder Hals ausstrahlen können, verbunden mit Angst oder Atemnot.

Bei einer instabilen Angina besteht ein hohes Infarktrisiko. Deshalb immer den Arzt benachrichtigen!

Diagnostik

Da in Ruhe die Durchblutung des Herzmuskels ausreichend ist, finden sich im *Ruhe-EKG* oft keine Veränderungen. Die Diagnosestellung erfolgt deshalb mit Hilfe eines *Belastungs-EKG.* Dazu werden während körperlicher Belastung (z. B. Fahrrad fahren) die Herzströme abgeleitet. Bei einer Minderversorgung des Herzmuskels ändert sich die EKG-Kurve.

Die genaueste Information über mögliche Veränderungen der Herzkranzgefäße erhält man durch eine *Koronarangiografie* („Herzkatheter"). Dabei wird unter Röntgenkontrolle Kontrastmittel in

Koronarsklerose

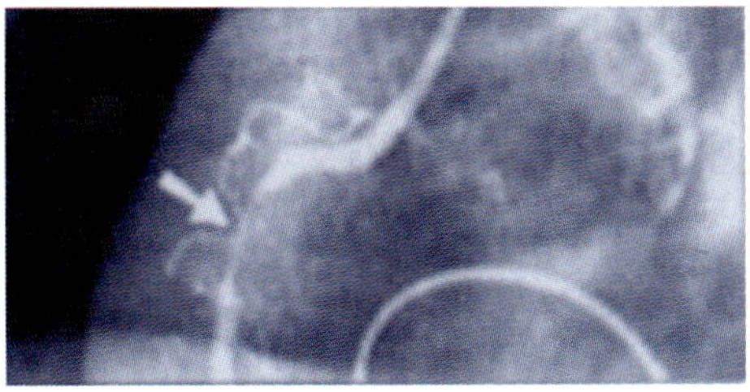

Abb. 9.**12** Koronarangiografie einer deutlichen Koronarsklerose.

die Herzkranzgefäße gespritzt, wodurch Engstellen deutlich sichtbar werden (Abb. 9.**12**).

Stressechokardiografie: Bei diesem moderneren Verfahren werden dem Patienten in Ruhe herzantreibende Mittel gespritzt, er muss sich also selbst nicht körperlich anstrengen, oder aber die Untersuchung wird bei körperlicher Belastung durchgeführt. Während das Herz vermehrt arbeitet, wird der Herzmuskel mittels Echokardiografie (Ultraschalluntersuchung des Herzens) untersucht. Im Falle einer Minderversorgung bestimmter Herzabschnitte zeigen sich in diesen Bezirken Bewegungsstörungen des Muskels.

Risikofaktoren

Bei bestimmten Konstellationen ist das Risiko einer Koronarsklerose erhöht. Man unterscheidet zwischen Risikofaktoren 1. Ordnung, die ein hohes Risiko darstellen, und begünstigenden Situationen, die zur Verschlechterung der Risikofaktoren führen (Tab. 9.**1**).

Bei Vorhandensein mehrerer Risikofaktoren multiplizieren sich die Einzelrisiken: 2 Faktoren 1. Ordnung erhöhen das Infarktrisiko um das 4fache, beim Vorliegen von 3 Risikofaktoren ist es sogar 10fach erhöht! In seltenen Fällen kommt es al-

Tabelle 9.**1** Risikofaktoren einer KHK

	Pathophysiologie	Therapie
Risikofaktoren 1. Ordnung		
Zigaretten rauchen	Nikotin führt zu Gefäßverengung, es kommt zu einer ungünstigen Veränderung des Fettstoffwechsels und einer Aktivierung der Gerinnungsfaktoren (erhöhte Thrombosegefahr)	Beendigung des Nikotinmissbrauchs
Fettstoffwechselstörung	erhöhtes Arterioskleroserisiko durch Ablagerung von LDL-Cholesterin in der Gefäßwand	fettarme Ernähung, evtl. medikamentöse Lipidsenkung
Hypertonie (hoher Blutdruck)	erhöhter Druck in den Gefäßen → das Herz muss vermehrt arbeiten und verbraucht mehr Sauerstoff	generelle Maßnahmen zur Blutdrucksenkung (S. 221), evtl. medikamentöse Therapie
Diabetes mellitus (Zuckerkrankheit)	frühzeitige Bildung arteriosklerotischer Veränderungen	gute Blutzuckereinstellung
Begünstigende Situationen		
Adipositas (Fettleibigkeit)	durch das Übergewicht werden andere Risikofaktoren wie Hypertonie oder erhöhte Blutfette gefördert	Gewichtsreduktion
Bewegungsmangel	wie bei der Adipositas werden durch mangelnde Bewegung andere Risikofaktoren verstärkt	regelmäßige körperliche Bewegung
Stress	Verengung der Gefäße durch erhöhten Adrenalinspiegel	Vermeidung von beruflichem und sozialem Stress, Stressabbau durch Entspannungsübungen oder Sport
Alter	Elastizitätsverlust der Arterien	auch durch regelmäßige körperliche Betätigung und Ausschalten anderer Risikofaktoren nur begrenzt beeinflussbar

lerdings auch ohne Riskofaktoren zur Entwicklung einer KHK.

Therapie

Die Therapie der KHK basiert auf folgenden 3 Säulen:

Besserung der Risikofaktoren. Die wichtigsten Maßnahmen zur Vorbeugung oder Besserung einer KHK ist die Besserung oder Beseitigung der Risikofaktoren! In den meisten Fällen ist eine generelle Umstellung der Lebensführung nötig. So kann man mit einer gesundheitsbewussten Ernährung (fettarm, ballaststoffreich), dem Verzicht auf Zigaretten und regelmäßiger körperlicher Bewegung (Koronarsportgruppe, tägliche Spaziergänge) viel erreichen. Oft werden zusätzlich Medikamente zur Besserung des Blutdrucks, der Fettwerte oder der Blutzuckereinstellung verabreicht.

Natürliche Heilmethoden. Ganz genau ist der Wirkungsmechanismus nicht bekannt, doch hat man festgestellt, dass bei täglich 1 – 2 Gläsern Rotwein das Risiko einer KHK und somit eines Herzinfarktes deutlich reduziert ist!

Medikamentöse Therapie. Die medikamentöse Therapie verfolgt zwei Ziele: die Verminderung des Sauerstoffverbrauchs im Herzen durch Senkung der Herzarbeit und die Verbesserung der Durchblutung der Koronargefäße. Dazu werden 4 Medikamentengruppen eingesetzt (Tab. 9.**2**):

- *Nitrate:* Sie senken die Herzarbeit durch Entspannung der Gefäßmuskulatur; die Folge ist ein verminderter Rückfluss zum Herzen durch die Erweiterung der Venen und ein Absinken des arteriellen Drucks durch die Erweiterung der Arterien. Das Herz muss somit insgesamt weniger arbeiten;
- *Betablocker:* Sie vermindern den Einfluss des Sympathikus (S. 383) auf das Herz. Dadurch werden die Herzfrequenz, die Herzkraft und der Blutdruck gesenkt. Folge ist auch hier eine Senkung der Herzarbeit;
- *Kalzium-Antagonisten:* Auch sie führen zur Gefäßerweiterung und somit zur Herzentlastung;
- *Aspirin:* Die Verklumpung der Thrombozyten (Blutplättchen) wird verringert. Bei der KHK wird dieses Medikament eingesetzt, um die Bildung und Anlagerung von Thromben (Blutgerinnseln) im Bereich der verengten Herzkranzgefäße zu verhindern.

Invasive Verfahren. Es ist möglich, mit einem Katheter in die Herzkranzgefäße vorzudringen, um die Engstellen zu beseitigen. Bei der *Ballondilatation* wird die Gefäßverengung mit einem Ballon erweitert (Abb. 9.**13**). Diese Methode hat eine zunächst hohe Erfolgsrate, leider verengen sich in bis zu 40% der Fälle die aufgedehnten Engstellen innerhalb von 6 Monaten wieder. Durch Implantation eines Stents, einer Art Drahtgerüst (Abb. 9.**14**), lässt sich diese Zeitspanne deutlich verlängern.
Bei der *Bypass-Operation* werden Gefäßstücke (meist aus einer Beinvene) an die Herzkranzgefäße angenäht, um die Engstellen zu überbrücken (Abb. 9.**15**). Der Operationserfolg ist meist sehr gut, doch innerhalb von 10 Jahren kommt es in 10 – 50% zu einem Verschluss der Bypässe.

In neueren Verfahren werden die gefäßverengenden Plaques durch spezielle Laserverfahren oder Rotatoren weggefräst.

Pflege

Sofortmaßnahmen bei einem Angina-pectoris-Anfall: Den alten Menschen ins Bett und in Oberkörperhochlage bringen, beengende Kleidung entfernen. Meist ist die Koronare Herzkrankheit bekannt und der behandelnde Arzt hat ein Nitropräparat angeordnet, das im Falle einer Brustenge eingenommen werden soll. Der alte Mensch ist dabei gegebenenfalls zu unterstützen (vgl. Tab. 9.**2**). Die Pflegeperson bleibt beim Patienten, bis Erleichterung eingetreten ist, und versucht, Ruhe und Sicherheit zu vermitteln. Sie achtet auch auf eventuell auftretende Nebenwirkungen (vgl. Tab. 9.**2**). Tritt keine Besserung ein, ist der Arzt zu informieren.

Myokardinfarkt (Herzinfarkt)

Definition: Eine Herzkranzarterie ist durch einen Thrombus (Blutgerinnsel) vollständig verschlossen. Ein Teil des Myokards (Herzmuskel) wird deshalb nicht mehr mit Sauerstoff versorgt und stirbt ab.

Epidemiologie

Einen Herzinfarkt erleiden in Deutschland pro Jahr ca. 250 000 Menschen. Er ist weltweit die häufigste Todesursache! Männer sind etwa doppelt so häufig betroffen. Die Wahrscheinlichkeit, einen Herzinfarkt zu erleiden, steigt mit zunehmendem Alter.

Tabelle 9.2 Medikamente bei KHK

Präparat	Präparatbeispiele	Indikation	Typische Nebenwirkungen	Zu beachten
Nitrate	Tabletten: Ismo 20, Isoket, Mono-Mack Pflaster: Nitroderm TTS Notfallmedikament: Nitrospray oder Nitrokapsel	KHK, *Medikament der Wahl bei* Angina-pectoris-Anfall, Herzinsuffizienz	Durch die generelle Gefäßerweiterung verursachen die Nitrate oft Kopfschmerzen, die nach wenigen Tagen häufig verschwinden. Die Folge ist auch ein Blutdruckabfall mit Schwindel und reflektorischer Tachykardie.	Damit keine Toleranzentwicklung auftritt, wird die letzte Dosis eines Nitratmedikaments mittags gegeben und die Nitratpflaster zur Nacht entfernt („*Nitratpause*"). Nitrospray oder -kapseln schon zu Beginn der Schmerzen, nicht erst am Schmerzmaximum verabreichen! Die Kapseln müssen zerbissen werden; die Wirkung sollte nach 1 – 3 Minuten eintreten; nur *im Sitzen oder Liegen verabreichen*, da es zu starkem Blutdruckabfall kommen kann (im Stehen daher Kollapsgefahr)!
Betablocker	Metoprolol, Beloc, Tenormin, Visken	KHK, Hypertonie, Herzrhythmusstörungen, niedrig dosiert bei Herzinsuffizienz	Evtl. Verschlechterung einer vorbestehenden Herzinsuffizienz. Die Herzfrequenz wird gesenkt, es kann zu Schwindel, Müdigkeit oder Blutdruckabfall kommen.	Vorsicht bei: • *Diabetikern:* Symptome einer Hypoglykämie (erniedrigter Blutzucker) können vermindert sein; • *peripherer AVK:* verstärkte Durchblutungsstörungen; • *chronisch obstruktiven Lungenerkrankungen:* Gefahr Asthmaanfall durch Verengung der Bronchien; • nicht abrupt absetzen, da Gefahr der Tachykardie, deshalb *langsam ausschleichend* absetzen.
Kalzium-Antagonisten	Adalat, Adalat-Kapseln, Dilzem, Isoptin	KHK, Hypertonie, Herzrhythmusstörungen	Am häufigsten sind Nebenwirkungen infolge der Gefäßerweiterung: Schwindel, Müdigkeit, Blutdruckabfall, Gesichtsröte, Kopfschmerz	*Vorsicht bei Kombination mit Betablockern:* Es kann zu gefährlichen Herzrhythmusstörungen kommen! Isoptin: evtl. hartnäckige Obstipation (Verstopfung); Adalat-Kapseln bei hypertensiver Krise, Anwendung wie Nitro-Spray
Thrombozyten-aggregationshemmer	Aspirin, ASS	KHK, Arteriosklerose, Fieber, leichte Schmerzen	Bei empfindlichen Patienten evtl. Magenbeschwerden bis hin zum Magengeschwür	10 Tage vor geplanten operativen Eingriffen absetzen (leicht erhöhte Blutungsgefahr); bei empfindlichem Magen Tablette nicht nüchtern einnehmen

Ballondilatation

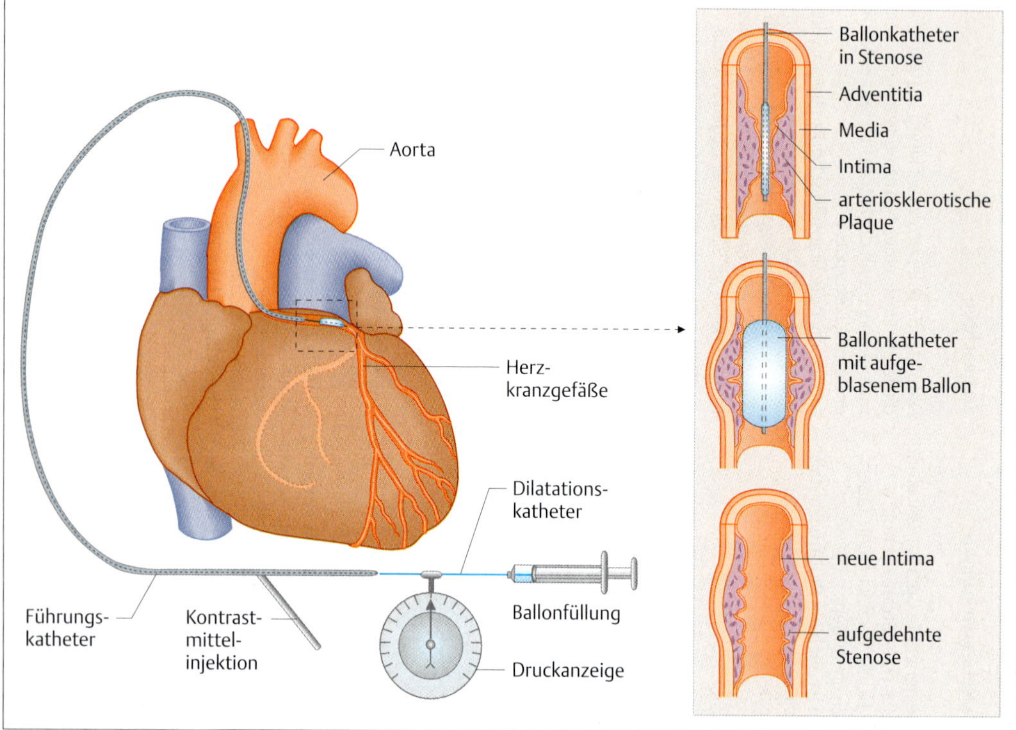

Abb. 9.**13** Aufweitung arteriosklerotisch verengter Koronararterien durch die Ballondilatation (aus Gerlach, U., H. Wagner, W. Wirth: Innere Medizin für Pflegeberufe, 5. Aufl. Thieme, Stuttgart 2000).

Stent

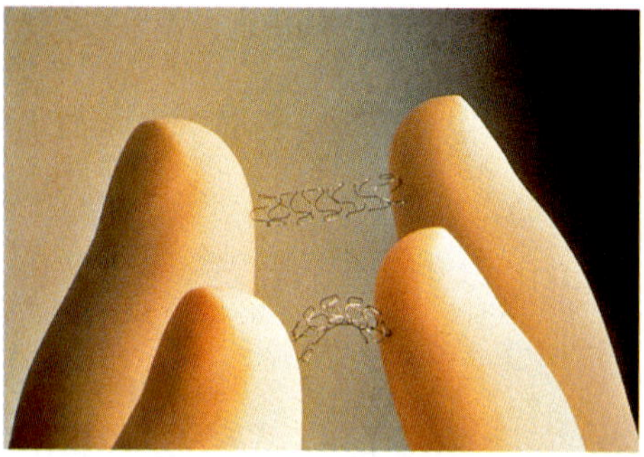

Abb. 9.**14** Das nach der Implantation in dem Herzkranzgefäß verbleibende Metallgeflecht hält das Gefäßlumen offen (aus Gerlach, U., H. Wagner, W. Wirth: Innere Medizin für Pflegeberufe, 5. Aufl. Thieme, Stuttgart 2000).

Ursachen

In 95% der Fälle entwickelt sich ein Herzinfarkt auf dem Boden einer koronaren Herzerkrankung (s. o.). Die aufgrund der Arteriosklerose gebildeten Plaques reißen auf, und es kommt zur Anlagerung von Blutgerinnseln. Die Folge ist ein plötzlicher vollständiger Gefäßverschluss (Abb. 9.**16**), der entsprechende Herzmuskelanteil wird nekrotisch und heilt unter Narbenbildung aus. Je nach Infarktausdehnung hat dies eine unterschiedlich deutliche Minderung der Herzleistung zur Folge.

Symptome

Auslösende Ursachen eines Herzinfarktes können plötzliche körperliche oder psychische Belastungen sein. Häufig kommt es ohne erkennbare Ursache in den frühen Morgenstunden zum Infarkt.

- Typisch sind *starke, lang andauernde Brustschmerzen*, häufig mit Ausstrahlungen ähnlich der Angina pectoris (s. o.). Im Gegensatz zur Angina pectoris tritt nach Nitroglyzeringabe aber keine Besserung ein;

Aortokoronarer Bypass

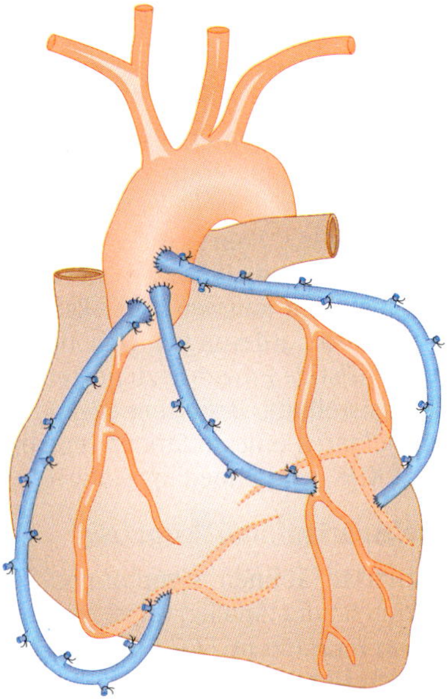

Abb. 9.**15** 3fach-Bypass aus einer körpereigenen Vene, der die Stenosen in den Herzkranzgefäßen überbrückt (aus Paetz, B., B. Benzinger-König: Chirurgie für Pflegeberufe, 19. Aufl. Thieme, Stuttgart 2000).

Frischer Infarkt

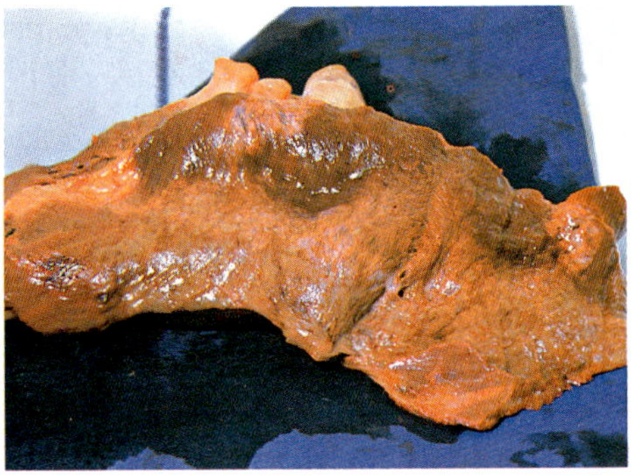

Abb. 9.**16** Herz mit frischem Infarkt, hervorgerufen durch Anlagerung von Blutgerinnseln, die einen plötzlichen Gefäßverschluss zur Folge haben.

- die *Todesangst* ist den Patienten ins Gesicht geschrieben;
- häufig sind vegetative Begleitsymptome wie *Übelkeit, Erbrechen, Kaltschweißigkeit*;
- plötzlich auftretende *Luftnot*;
- besonders bei älteren Patienten kann sich ein Infarkt auch durch plötzliche *Verwirrtheitszustände* (infolge einer herabgesetzten Hirndurchblutung) präsentieren.

Achtung: In bis zu 25 % der Fälle verläuft ein Infarkt *stumm*, d. h. es treten keine Schmerzen auf (bes. bei Diabetikern und Alkoholikern) oder es zeigen sich untypische Beschwerden (z. B. Oberbauchschmerzen bei Hinterwandinfarkt)!

Pflege

Sofortmaßnahmen bei Verdacht auf einen Herzinfarkt:

1. Die als Erste hinzukommende Pflegeperson löst Alarm aus und bleibt beim Patienten;
2. die zweite Pflegeperson ruft sofort den Notarzt;
3. beruhigend auf den alten Menschen einwirken, Ruhe ausstrahlen;
4. beengende Kleidung öffnen oder entfernen;
5. bei Herz-Kreislauf-Stillstand: Beginn der Reanimation (S. 204);
6. andernfalls den Kranken in Oberkörperhochlagerung bringen;
7. Puls, Blutdruck und Atmung beobachten;
8. ist ein Nitropräparat für Angina-pectoris-Anfälle angeordnet, dieses verabreichen.
   Achtung: Bei Schock und bei systolischen Blutdruckwerten unter 100 mmHg darf es nicht gegeben werden!
9. Sauerstoff verabreichen (2 – 4 l/min).

Komplikationen

Häufig kommt es zu *Herzrhythmusstörungen* von unterschiedlicher Ausprägung, am gefürchtetsten ist das Kammerflimmern (s. u.), was einem Herzstillstand gleichkommt.

Je nach Größe eines Infarktes, d. h. abhängig von der Ausdehnung des abgestorbenen Muskelanteils, kommt es infolge eines Herzinfarktes zur *Herzinsuffizienz* (s. u.).

Seltener bildet sich im Infarktgebiet eine Aussackung der Herzwand, ein so genanntes *Aneurysma*. Dies führt nicht nur zu einer verminderten Herzleistung, im Aneurysma können sich durch den herabgesetzten Blutfluss auch Thromben bilden, die in andere Organe ausgeschwemmt werden können und dort zu Gefäßverschlüssen führen (S. 211).

Bei großen Infarkten kann der Herzmuskel so nekrotisch sein, dass er reißt (*Myokardruptur*). Dies führt immer zum Tode.

Die häufigste Todesursache nach Infarkt ist das plötzliche Pumpversagen des Herzens mit einem *kardiogenen Schock* (s. u.) als Folge.

> Der Herzinfarkt ist ein *Notfall*! Schon bei Verdacht muss der Notarzt verständigt werden.

Diagnostik

Ein Herzinfarkt führt zu *typischen EKG-Veränderungen*. Außerdem lassen sich im Blut *erhöhte Werte der herzspezifischen Enzyme* (CK, GOT, LDH) feststellen. Echokardiografisch ist eine Infarkt als lokale Herzwandveränderung sichtbar.

Therapie

> 30% der Herzinfarktpatienten versterben innerhalb der ersten Stunde – deshalb sofortige Therapieeinleitung!

Schon im Rettungswagen wird *Heparin* und *Aspirin* gespritzt, um eine weitere Thrombenbildung in den Koronarien zu verhindern. Des Weiteren verabreicht man starke Schmerzmittel, meist *Morphin*, bei Angstzuständen beruhigende Medikamente wie *Valium*, sowie *Betablocker* oder *Nitroglyzerin* zur besseren Herzdurchblutung.
Im Krankenhaus versucht man, das verschlossene Herzkranzgefäß möglichst rasch wieder durchgängig zu machen, um den Schaden am Herzmuskel möglichst gering zu halten. Bei einer solchen Thrombolyse (*Lysetherapie*) werden Substanzen gespritzt, die Thromben auflösen können. Diese Therapieform ist aber nur erfolgreich, wenn sie innerhalb von 6–9 Stunden nach Infarkt erfolgt. Die Medikamente können auch über einen in das betroffene Gefäß eingeführten Katheter direkt an den Thrombus gebracht werden; gleichzeitig kann eine Dilatation des verengten Gefäßes erfolgen. Je nach Verlauf und auftretenden Komplikationen sind natürlich entsprechende Medikamente nötig.
Nach der Akutphase wird meist eine Katheteruntersuchung der Koronarien durchgeführt, um weitere Gefäßverengungen festzustellen und entsprechende Maßnahmen (s. o.) einzuleiten.
Nach überstandenem Infarkt muss der Patient langsam, meist im Rahmen einer *Rehabilitation*, an die Alltagsanforderungen gewöhnt werden. Um die langfristige Prognose zu bessern, ist auch hier die Feststellung, *Besserung oder Beseitigung der Risikofaktoren* eines Infarktes (entsprechend denen der KHK, s. o.) unbedingt nötig!

Krankheitsverlauf und Prognose

Kleine Infarkte können symptomlos verlaufen und werden häufig zufällig, meist erst lange Zeit später, vom Hausarzt im EKG festgestellt. Bei ausgedehnteren Herzinfarkten ist die Prognose vom Infarktausmaß, der verbleibenden Herzmuskelschwäche und natürlich der Entwicklung der Risikofaktoren abhängig. Nicht selten kommt es innerhalb weniger Monate oder Jahre zu einem zweiten Infarkt mit einer insgesamt schlechten Prognose.

> Pflege
> **Ältere Herzinfarktpatienten:** Wegen der insgesamt schlechten Prognose werden ältere, multimorbide Patienten nach Rücksprache mit der Familie nicht selten zu Hause betreut, auf eine Krankenhauseinweisung wird also verzichtet.

Erkrankungen des Herzmuskels

Susanne Andreae

Herzinsuffizienz (Herzmuskelschwäche)

Definition: Unfähigkeit des Herzens, das vom Organismus benötigte Blutvolumen zu fördern

Epidemiologie

Die Herzinsuffizienz ist die *häufigste Herzerkrankung*. Betroffen ist weltweit 1% der Bevölkerung; im Alter nimmt die Häufigkeit zu.

Ursachen

Die Herzinsuffizienz ist meistens Folge einer Erkrankung, die den Herzmuskel über viele Jahre z. B. durch vermehrte Belastung oder einen chronischen Sauerstoffmangel geschwächt hat. Ein langjähriger *Hypertonus* (erhöhter Blutdruck) und die *Koronare Herzerkrankung* (s. o.) sind in fast 90% der Fälle die der Herzinsuffizienz zugrunde liegende Erkrankung. Doch auch *chronische Lungenerkrankungen* wie eine chronische

Bronchitis können mit den Jahren zu einer Schwächung des rechten Herzens führen, dem so genannten Cor pulmonale (S. 171 f). Seltenere Ursachen sind *Herzklappenfehler* (S. 200), *Herzrhythmusstörungen* (S. 201) oder Erkrankungen des Herzmuskels, die so genannten *Kardiomyopathien*.

Die langfristige Belastung des Myokards (Herzmuskel) führt zur *Herzmuskelhypertrophie*, der Muskel wird dicker. Irgendwann reicht dieser Kompensationsmechanismus nicht mehr aus, und es staut sich nach der Systole Blut im Herzinnenraum. Dadurch erweitern sich die Herzräume. Die Herzmuskelfasern schaffen es nicht mehr, ausreichend Blut in den Körperkreislauf zu pumpen, und das Blut staut sich vor dem schwachen Herzanteil.

Bei einer Herzinsuffizienz als Folge eines Herzinfarktes oder einer Kardiomyopathie entwickelt sich die Herzschwäche aufgrund einer lokalen oder generellen Herzmuskelschwäche.

Formen

Je nachdem, welche Herzhälfte geschwächt ist, spricht man von Links- oder Rechtsherzinsuffizienz, sind beide Herzhälften betroffen, handelt es sich um eine Globalinsuffizienz.

Bei der akuten Herzinsuffizienz kommt es plötzlich zur raschen Entwicklung einer Herzschwäche. Im Gegensatz dazu entwickelt sich die im Alter häufigere chronische Herzinsuffizienz über Monate und Jahre.

Symptome

Generelle Symptome einer Herzinsuffizienz sind:

- *Tachykardie* (beschleunigter Puls): Der geschwächte Herzmuskel versucht, durch eine Erhöhung der Herzfrequenz die verminderte Auswurfsleistung zu kompensieren (auszugleichen);
- *Nykturie* (nächtliches Wasserlassen): In Ruhe ist die Nierendurchblutung gesteigert, und Ödeme (Wasseransammlungen im Gewebe) werden ausgeschwemmt.

Linksherzinsuffizienz. Je nachdem, welche Form von Herzinsuffizienz vorliegt, kommen andere Beschwerden hinzu: Die linke Herzhälfte nimmt das Blut aus der Lunge, dem kleinen Kreislauf, auf. Bei einer Linksherzinsuffizienz staut sich das Blut vor der linken Herzhälfte, es finden sich daher Zeichen des Blutstaus in der Lunge. Die Patienten berichten deshalb insbesondere über Atembeschwerden:

- *Belastungsdyspnoe* (Atemnot bei Anstrengung): Patienten mit Linksherzinsuffizienz bemerken meist als erstes Symptom Dyspnoe (Atemnot) bei Anstrengung, z. B. Treppensteigen. Bei zunehmender Herzinsuffizienz kann es auch zu Atemnot in Ruhe kommen;
- *Orthopnoe:* Fragt man den Patienten nach seinen Schlafgewohnheiten, so berichtet er, dass er versucht, hochgelagert zu schlafen (z. B. durch Verwendung mehrerer Kissen), da bei flacher Lagerung Atemnot auftritt;
- *Tachypnoe:* Wenn sich in der Lunge das Blut staut, ist der Sauerstofftransport von den Lungenbläschen ins Blut erschwert. Um dies zu kompensieren, wird automatisch die Atemfrequenz erhöht, und der Patient muss besonders bei körperlicher Anstrengung schneller atmen;
- *Lungenödem:* Ist die Lungenstauung sehr ausgeprägt, kann es zum Lungenödem kommen. Beim Atmen ist ein deutliches Rasseln zu hören, weil sich Wasser in den Lungenbläschen angesammelt hat; das Sputum ist blutig-schaumig.

Rechtsherzinsuffizienz. Das rechte Herz sammelt das Blut aus dem Körperkreislauf, somit kommt es bei einer Rechtsherzinsuffizienz zur Stauung im Körperkreislauf.

- *Ödeme:* Durch den Blutstau in den Gefäßen wird Gewebswasser in das umliegende Gewebe gedrückt, es bilden sich Ödeme. Besonders sichtbar sind diese an den Füßen. In schweren Fällen bilden sich Ödeme am Körperstamm, die Anasarka;
- *Obere Einflussstauung:* Äußerlich sichtbar wird die Blutstauung in den oberen Halsvenen. Normalerweise sind diese nicht sichtbar, doch bei einer Rechtsherzinsuffizienz sind die Gefäße besonders im Liegen deutlich erweitert;
- *Ödembildung in inneren Organen*: Patienten mit einer schweren Rechtsherzinsuffizienz haben z. B. häufig eine vergrößerte Leber. Bei chronischer Leberstauung kann es zur Organveränderung bis hin zur Leberzirrhose (so genannte kardiale Zirrhose) mit entsprechenden Veränderungen kommen. Treten Appetitlosigkeit und Übelkeit auf, kann die Ursache eine Stauungsgastritis durch Stauung der Magenvenen sein.

Pflege

Ödeme: Beinödeme infolge einer Herzinsuffizienz erkennt man, im Gegensatz zu Lymphödemen, am bleibenden Fingereindruck (Abb. 9.**17**).

Ödem

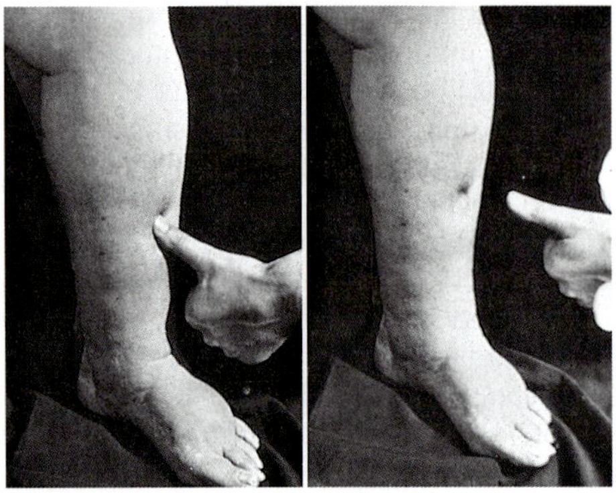

Abb. 9.**17** Aufgrund des Blutstaus in den Gefäßen bilden sich bei der Rechtsherzinsuffizienz Ödeme. Mit der Druckprobe kann festgestellt werden, ob es sich bei einem Beinödem um die Folge einer Rechtsherzinsuffizienz handelt (Fingereindruck bleibt) oder um ein Lymphödem (Fingereindruck verschwindet wieder).

Der Schweregrad einer Herzinsuffizienz wird anhand von Kriterien der New York Heart Assoziation, der *NYHA-Klassifikation*, eingeteilt.

- NYHA I: Herzinsuffizienzzeichen, technisch nachweisbar, aber keine Beschwerden;
- NYHA II: Symptome nur bei stärkerer Belastung;
- NYHA III: Symptome schon bei geringer Belastung;
- NYHA IV: Beschwerden schon in Ruhe.

Diagnostik

Im *EKG* lassen sich bei Herzmuskelhypertrophie, KHK oder zugrunde liegenden Herzrhythmusstörungen Veränderungen finden. *Röntgenologisch* sind die Lungenstauung bei Linksherzinsuffizienz und eine Herzvergrößerung darstellbar. Die Stauung der Körpervenen bei Rechtsherzinsuffizienz ist *sonografisch* gut nachweisbar. Das insgesamt beste Verfahren, um den Schwergrad einer Herzinsuffizienz zu bestimmen, ist die *Echokardiografie*. Hier sind Verdickung des Myokards und Erweiterung der Herzkammern problemlos feststellbar.

Komplikationen

Bei einem Herzinfarkt oder einem plötzlichen Blutdruckanstieg (hypertensive Krise, s. u.), also einer plötzlich erhöhten Belastung oder Schädigung des Myokards, kann es zur *akuten Herzinsuffizienz* kommen. Bei völligem Versagen der Herzleistung entwickelt sich ein *kardiogener Schock*. Von *dekompensierter Herzinsuffizienz* spricht man, wenn die therapeutischen und physiologischen Kompensationsmöglichkeiten zur Aufrechterhaltung einer ausreichenden Herzleistung plötzlich nicht mehr ausreichen. Die Folge ist eine Zunahme der Beschwerden. Zugrunde liegen können Erkrankungen, die das Herz zusätzlich belasten, wie fieberhafte Infekte, Anämie (Blutarmut) oder eine Überwässerung des Körpers durch verminderte Nierenleistung.

> Patienten mit Herzinsuffizienz sind besonders bei Infekten genau zu überwachen (Gefahr der Dekompensation)!

Pflege

Erstmaßnahmen bei akuter Herzinsuffizienz:

- Alarm auslösen bzw. weiteren Helfer rufen; dieser benachrichtigt den Arzt;
- Oberkörper hoch und Beine tief lagern; in einem speziellen Herzbett kann zusätzlich das Becken tief gelagert werden, wodurch das Herz durch eine weitere Abnahme des zirkulierenden Blutvolumens noch mehr entlastet wird;
- beengende Kleidung entfernen, Fenster öffnen;
- Den Kranken beruhigen; Aufregung und Anstrengung müssen unbedingt vermieden werden;
- Sauerstoff (2–4 l/Min.) mithilfe einer Gesichtsmaske verabreichen, die jedoch nur locker vor das Gesicht des Betroffenen gehalten wird; eine Nasensonde oder das Andrücken der Gesichtsmaske würde die Erstickungsangst bei akuter Atemnot steigern.

Therapie

Die chronische Herzinsuffizienz ist nicht heilbar. Wenn möglich, versucht man, das ursächliche Grundleiden (z. B. Herzklappenfehler, verengte Herzkranzgefäße) zu beseitigen. Des Weiteren werden Allgemeinmaßnahmen angeordnet und Medikamente verabreicht, die den Herzmuskel entlasten und stärken sollen, damit der Patient keine oder nur sehr geringe Beschwerden hat (kompensierte Herzinsuffizienz).

Allgemeine Maßnahmen. Eine der häufigsten Ursachen einer Herzinsuffizienz ist die KHK. Deshalb steht auch hier die *Bekämpfung der Risikofak-*

toren (vgl. Tab. 9.**1**) ganz im Vordergrund. Zur Herzentlastung ist eine *Normalisierung des Körpergewichts* wichtig, zur Verhinderung einer Überwässerung des Körpers („Salz bindet Wasser") und zur Blutdrucksenkung sollte auf eine *kochsalzarme Kost* geachtet werden; aus demselben Grund ist besonders bei schwerer Herzinsuffizienz eine *Trinkmengenbeschränkung* (z. B. auf 1 l/Tag) nötig. *Leichte Kost, kleine Mahlzeiten* sind zur Verminderung der Herzbelastung durch die Verdauungsarbeit wichtig, ebenso wie *leichtes körperliches Training* (z. B. Koronarsportgruppe), während schwere körperliche Anstrengung unbedingt vermieden werden sollte.

Pflege

Krankenbeobachtung bei chronischer Herzinsuffizienz:

- Puls- und Blutdruckkontrollen;
- regelmäßige Gewichtskontrolle zur Überprüfung der Ödembildung (Gewichtsschwankungen von über 500 g/Tag müssen dem Arzt mitgeteilt werden!);
- Beobachtung der Atmung: Besteht eine Dyspnoe? Bei Belastung oder in Ruhe? Ist die Atmung beschleunigt? Sind Atemnebengeräusche zu hören? Bei einem ausgeprägten Lungenödem ist ein deutliches Rasseln und Brodeln hörbar;
- Beobachtung des Sputums: bei einem Lungenödem ist es hellrot, dünnflüssig und schaumig;
- Beobachtung von Haut, Lippen, Fingernägeln. Zyanose (Blaufärbung) zeigt eine Minderversorgung des Körpers mit Sauerstoff an.

Medikamentöse Therapie. Folgende Medikamente werden allein oder in Kombination eingesetzt (Tab. 9.**3**):

- *Herzglykoside* erhöhen die Kontraktionskraft des Herzmuskels;
- *Diuretika* entlasten das Herz durch Erhöhung der Wasser- und Salzausscheidung;
- *Nitrate* führen durch eine Erweiterung der Blutgefäße zu einer Entlastung des Myokards und einer besseren Herzdurchblutung (vgl. Tab. 9.**2**);
- *ACE-Hemmer* senken den Blutdruck und entlasten auf diese Weise das Herz;
- *Betablocker* werden niedrig dosiert eingesetzt, um den Gegenregulationsmechanismen des Herzens (besonders der Tachykardie) entgegenzuwirken und so die Herzarbeit zu ökonomisieren.

Digitalispräparate sind ursprünglich vom Fingerhut abgeleitet und gehören zu den ältesten Herzmedikamenten. Um möglichst rasch einen ausreichenden Wirkstoffspiegel im Blut zu erhalten, wird je nach Schwere der Grundkrankheit zu Beginn einer Therapie erst für einige Tage eine erhöhte Dosis gegeben (Aufsättigung), um dann auf die normale Dosis überzugehen (Erhaltungsdosis). Wegen der geringen therapeutischen Breite kann es leicht zu Überdosierungen kommen, daher muss der Digitalisspiegel regelmäßig überprüft werden.

Operative Therapie. Bei einer Herzinsuffizienz NYHA IV ist eine medikamentöse Besserung oft nur sehr begrenzt erreichbar. Sind die Voraussetzungen (Alter unter 65 Jahren, keine sonstigen lebensbedrohlichen Erkrankungen etc.) gegeben, kann eine *Herztransplantation* erwogen werden.

Prognose

Prognostisch entscheidend ist die Entwicklung der zugrunde liegenden Erkrankungen (z. B. Hypertonie, KHK), insgesamt ist die Prognose der chronischen Herzinsuffizienz aber schlecht. Besonders in fortgeschrittenen Stadien (NYHA III und IV) liegt die Todesrate bei 40 – 50%!

Myokarditis (Herzmuskelentzündung)

Dieses insgesamt seltene Krankheitsbild tritt am häufigsten als Komplikation von Virusinfekten auf, seltener ist es durch Bakterien oder Parasiten verursacht. Unabhängig von Krankheitserregern kann eine Myokarditis im Rahmen von rheumatischen Erkrankungen auftreten.

Als pathophysiologische Ursache vermutet man, dass das Immunsystem versehentlich Bestandteile des Herzmuskels angreift, die der Virenstruktur ähneln (sog. Kreuzantigentität).

Symptome

Insgesamt bemerken die meisten Patienten keine oder nur sehr gering ausgeprägte Beschwerden. Neben leichter Erschöpfbarkeit, Kurzatmigkeit und Schwächegefühl sind vor allem *Herzbeschwerden* typisch. Sie können von leichten Herzrhythmusstörungen bis zu Symptomen einer Herzinsuffizienz reichen.

Tabelle 9.**3** Medikamente bei Herzinsuffizienz

Medikament	Präparatbeispiele	Indikation	Wirkung	Typ. Nebenwirkungen	Zu beachten
ACE-Hemmer	Lopirin, Tensobon, Xanef, Pres	Herzinsuffizienz (auch schon bei leichten Formen, da prognoseverbessernd, daher *Medikament der ersten Wahl!*), Hypertonie, diabetische Nephropathie (S. 249)	Verhinderung der Bildung eines gefäßverengenden Stoffes (Angiotensin II) → Gefäßerweiterung, Blutdrucksenkung, Herzentlastung	chronischer Reizhusten, Hautausschlag, Geschmacksstörung	Nach Ersteinnahme genaue Überwachung, *Gefahr des starken Blutdruckabfalls!* *Keine Kombination mit kaliumsparenden Diuretika*, da Gefahr der Hyperkaliämie
Diuretika	kaliumsparende Diuretika: Dytide H Schleifendiuretika: Lasix Thiazide: Aquaphor Aldosteronantagonisten: Spironolacton	Hypertonie, Herzinsuffizienz, Niereninsuffizienz (S. 319 ff)	hemmen am Tubulusapparat der Niere (S. 313) die Rückresorption besonders von Salzen und Kalium → Ausschwemmung von Ödemen durch erhöhte Harnmenge	bei Überdosierung evtl. Verwirrtheit, Schwindel aufgrund einer Dehydratation (Wassermangel); evtl. Veränderung von Blutzucker- und Harnsäurewerten durch verminderte Ausscheidung; Elektrolytverschiebungen, insbes. Hypokaliämie (Kaliummangel)	*Morgens verabreichen*, um Nachtruhe durch erhöhten Harndrang nicht zu stören; *regelmäßig Blutdruck und Gewicht kontrollieren* – keine Ödemausschwemmung über 500 g/Tag (Thrombosegefahr!); auf *Zeichen des Kaliummangels* achten: Muskelkrämpfe, Herzrhythmusstörungen, Obstipation etc.
Herzglykoside	Digoxinpräparate (Ausscheidung über Nieren): Novodigal, Lanitop Digitoxinpräparate (Ausscheidung über die Leber): Digimerck	Herzinsuffizienz, absolute Arrhythmie bei Vorhofflimmern (S. 203)	• Erhöhung der Kontraktionskraft des Herzens • Senkung der Herzfrequenz • Verzögerung der Reizleitung	Übelkeit, Erbrechen (erstes Symptom einer Überdosierung!) Herzrhythmusstörungen Störungen des Farbsehens (bes. des Gelbsehens), Verwirrtheitszustände	besonders bei Verdacht auf Überdosierung *Wirkstoffbestimmung im Blut*; regelmäßige *EKG-Kontrollen*; bei alten Menschen *Bevorzugung von Digitoxin* wegen häufig bestehender leichter Niereninsuffizienz

Diagnostik

Bei neu aufgetretenen *EKG-Veränderungen* im Rahmen einer Virusinfektion und erhöhten *Entzündungszeichen* im Labor muss an eine Myokarditis gedacht werden.

Therapie

Eine spezifische Therapie gibt es nicht, man beschränkt sich auf *symptomatische Maßnahmen*. Dazu gehört die körperliche Schonung oder gar Bettruhe und die Behandlung eventueller Komplikationen (z. B. höhergradige Herzrhythmusstörungen). Bei einer bakteriellen Myokarditis werden Antibiotika verabreicht. Eine Herzmuskelentzündung im Rahmen rheumatischer Erkrankungen bessert sich meist nach Gabe von Kortison.

Prognose

In den meisten Fällen verläuft die Myokarditis komplikationslos und heilt folgenlos aus. Manchmal bleibt eine Herzrhythmusstörung zurück, nur ganz selten entwickelt sich eine schwere Herzinsuffizienz.

Erkrankungen der Herzklappen

Susanne Andreae

Endokarditis (Herzinnenhautentzündung)

Ursachen

Zu einer Entzündung des Endokards kann es im Rahmen von *bakteriellen Infekten* oder dem *rheumatischen Fieber* kommen; selten werden Pilze als Krankheitsauslöser nachgewiesen.
Bakterien, die im Rahmen einer Sepsis oder über in die Blutbahn eingebrachte Materialien (Venenkatheter, Herzschrittmacher etc.) in den Blutkreislauf eingeschwemmt werden, setzen sich an den Herzklappen fest (Abb. 9.**18**) und führen dort zu entzündlichen Veränderungen. Besonders betroffen sind vorgeschädigte Herzklappen (z. B. degenerative Herzklappenveränderungen oder künstliche Herzklappen).

Endokarditis

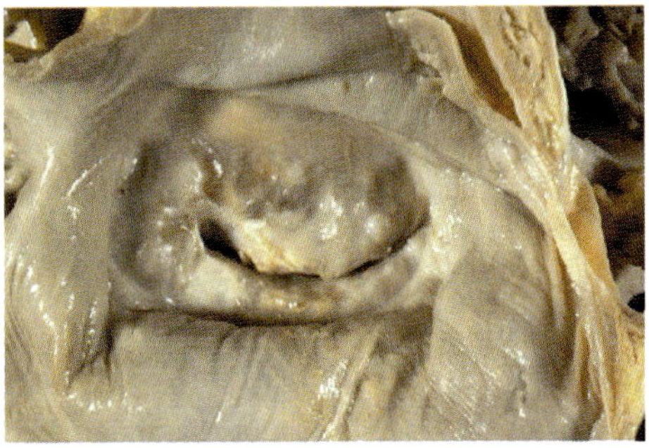

Abb. 9.**18**

Die weltweit häufigste Ursache einer Endokarditis ist das *rheumatische Fieber* als Folge eines Streptokokkeninfektes. Ca. 1 – 3 Wochen nach einer Infektion mit diesen Bakterien, z. B. einer Tonsillitis oder Scharlach, kommt es plötzlich zu hohem Fieber mit stark schmerzhaften Gelenksentzündungen. Später folgt eine Endokarditis mit Schädigung der Herzklappen. Aufgrund der heute üblichen Penizillinbehandlung eines Streptokokkeninfektes ist das rheumatische Fieber in den Industrienationen aber zu einer Seltenheit geworden.

Symptome

Kommt es im Rahmen eines *fieberhaften Infektes* plötzlich zu *neu auftretenden* Herzgeräuschen, muss an eine Endokarditis gedacht werden. Zur Diagnosesicherung dient die Echokardiografie.

Komplikationen

Da das Endokard die Herzklappen bildet, führt eine Endokarditis oft zu irreversiblen *Herzklappenfehlern*. Die Entzündung hinterlässt Narben, durch die die Ränder der Herzklappen uneben werden, die Klappen schrumpfen oder verkleben. Deshalb können sie nicht mehr exakt schließen (Klappeninsuffizienz) oder lassen sich nur schwer öffnen (Klappenstenose). Betroffen sind am häufigsten die Aorten- und Mitralklappe. Eine Endokarditis der Klappen des rechten Herzens ist eine Seltenheit und kommt fast nur bei intravenösem Drogenmissbrauch („Fixern") vor.
Lösen sich Bakterienherde von den Herzklappen, können sie in andere Organe geschwemmt wer-

Künstliche Herzklappen

a

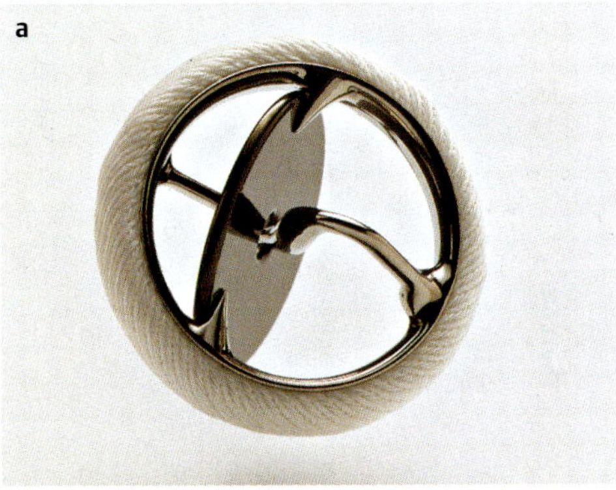

b

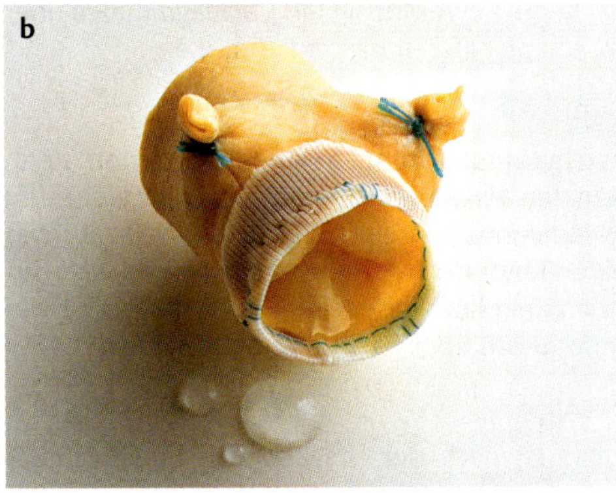

Abb. 9.**20 a, b** **a** Mechanische Kippscheibenprothese (hier z. B. von der Fa. Medtronic) **b** biologische Herzklappe vom Schwein (aus Gerlach, U., H. Wagner, W. Wirth; Innere Medizin für Pflegeberufe: 5. Aufl. Thieme, Stuttgart 2000).

suffizienz oder anderer Komplikationen (z. B. Herzrhythmusstörungen) im Vordergrund.

Bei zunehmender Symptomatik ist aber ein *operativer Klappenersatz* unumgänglich. Bei jüngeren Patienten wird meist eine ***künstliche Herzklappe*** aus Metall oder Kunststoff eingesetzt (Abb. 9.**20 a**). Nachteil ist die lebenslang notwendige Antikoagulation (blutverdünnende Medikamente). *Biologische Prothesen*, meist Herzklappen Verstorbener oder von Schweinen, werden nur bei älteren Patienten verwendet, da diese Klappen eine mit ca. 10 Jahren nur kurze Haltbarkeit haben (Abb. 9.**20 b**). Eine Antikoagulation ist hier nicht nötig.

Träger einer künstlichen Herzklappe sind nicht zu „überhören“, da die Bewegung der Klappe als „Ticken“ hörbar ist, biologische Klappen dagegen bewegen sich geräuschlos.

Herzrhythmusstörungen

Susanne Andreae

Definition: Von Herzrhythmusstörungen spricht man, wenn das Herz *zu langsam*, *zu schnell* oder *unregelmäßig* schlägt.

Pflege

Pulsstatus: Der normale Herzrhythmus ist regelmäßig und liegt zwischen 60 und 80 Schlägen pro Minute.

Ursachen

Rhythmusstörungen können ausgelöst sein durch:

- Herzerkrankungen (z. B. KHK, Myokarditis, Herzinfarkt),
- Erkrankungen der Hormondrüsen (bes. Unter- oder Überfunktion der Schilddrüse, S. 359 ff),
- Elektrolytstörungen (z. B. Kaliummangel),
- Genussmittel (z. B. Kaffee, Tee),
- Medikamente (z. B. Antiarrhythmika),
- psychische Belastungen.

Aber auch bei Gesunden kann es zu Herzschlagunregelmäßigkeiten kommen, die jedoch in der Regel harmlos sind.

Symptome

Rhythmusstörungen können unbemerkt bleiben oder den Betroffenen als „Herzstolpern“ irritieren. Höhergradige Herzrhythmusstörungen führen nicht selten zu *Schwindel, Verwirrtheit, Synkopen* (kurze Bewusstlosigkeit), *Schlaganfällen* oder gar zum *plötzlichen Herztod* (Tab. 9.**4**).

Diagnostik

Herzrhythmusstörungen fallen oft schon beim normalen *Pulstasten* auf. Wichtig ist weiterhin das *Ruhe-EKG*, in dem sich nur zeitweise auftretende Rhythmusveränderungen allerdings oft nicht darstellen lassen. In diesen Fällen ist ein *Langzeit-EKG* über 24 Stunden notwendig.

Therapie

Immer ist nach der Ursache neu aufgetretener Rhythmusstörungen zu suchen. Gegebenenfalls werden so genannte Antiarrhythmika, Medikamente zur Regulierung des Herzrhythmus, eingesetzt. Nicht selten muss ein Herzschrittmacher implantiert werden (Abb. 9.**21**), der durch elektrische Impulse den Herzrhythmus vorgibt.

Herzschrittmacher

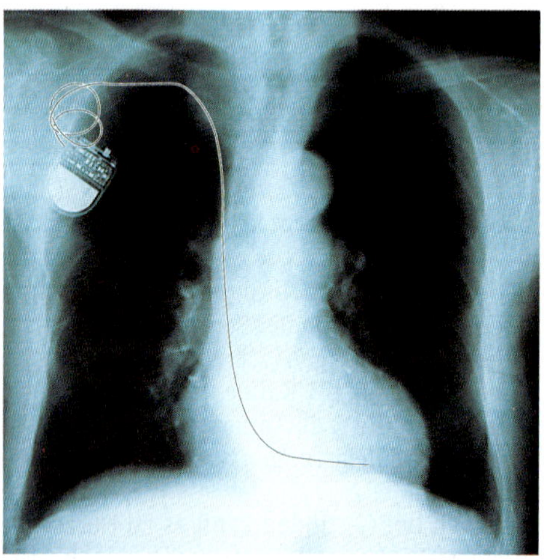

Abb. 9.**21** Röntgenbild eines Herzschrittmachers, der deutlich vor dem rechten Lungenflügel zu erkennen ist (aus Kellnhauser, E. u. a.: THIEMEs Pflege, 9. Aufl. Thieme, Stuttgart 2000).

Tabelle 9.**4** Die wichtigsten Herzrhythmusstörungen

Rhythmusstörung	Beschreibung	Häufigste Ursache	Symptome	Therapie
Tachykardie 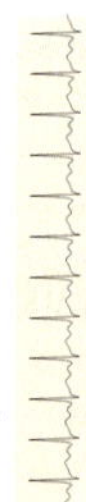	> 100 Schläge/Min.	körperliche, psychische Belastung, Schilddrüsenüberfunktion, Herzinsuffizienz, Fieber	Schwindel, Verwirrtheit durch Blutdruckabfall	Beseitigung der Ursache, evtl. Therapie mit Betablockern (vgl. Tab. 9.**2**)
Bradykardie 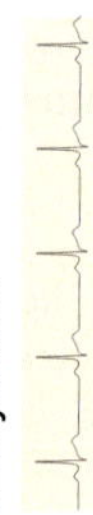	< 60 Schläge/Min.	Herzüberleitungsstörung, Schilddrüsenunterfunktion, Leistungssportler	Schwindel, Synkope, Verwirrtheit durch verminderte Hirndurchblutung infolge Blutdruckabfalls	evtl. Herzschrittmacher
Extrasystolen 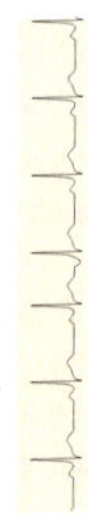	zusätzliche Schläge bei normalem Grundrhythmus	meist keine Ursache bekannt	meist keine	meist keine nötig

Fortsetzung ▶

Tabelle 9.4 (Fortsetzung)

Rhythmusstörung	Beschreibung	Häufigste Ursache	Symptome	Therapie
AV-Überleitungsstörungen	Erregungsüberleitung von Vorhof auf Kammer gestört			
– AV-Block I. Grades 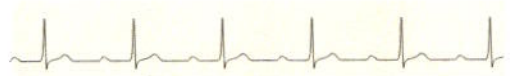	Überleitungszeit leicht verlängert	KHK, Z. n. Herzinfarkt, Myokarditis, Digitalisüberdosierung	keine Symptome	Ursachenbeseitigung, med. Therapie meist nicht nötig, aber leitungsverlangsamende Medikamente (z. B. Digitalis) absetzen
– AV-Block II. Grades 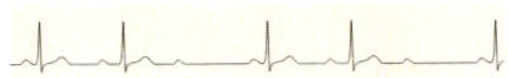	gelegentliche Leitungsunterbrechung		meist keine Symptome	
– AV-Block III. Grades 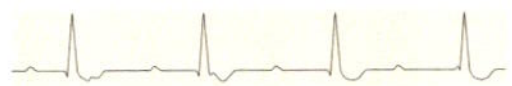	vollständige Unterbrechung der Überleitung, Herzkammern und Vorhöfe schlagen unabhängig voneinander, Puls oft < 40 Schläge/Min.		Synkopen, Schwindel, Verwirrtheit	Schrittmacherimplantation
Vorhofflimmern, „Absolute Arrhythmie“ 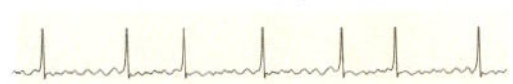	vollkommen unregelmäßiger, teils beschleunigter Herzrhythmus	KHK, Mitralstenose	Bildung von Thromben im linken Vorhof mit Gefahr arterieller Embolie (S. 216)	Elektrokardioversion: EKG-gesteuerte Defibrillation in Kurznarkose Antiarrhythmika, bes. Digitalispräparate (vgl. Tab. 9.**3**) Antikoagulanzien (z. B. Marcumar, S. 217) zur Thrombenverhinderung
Kammerflattern 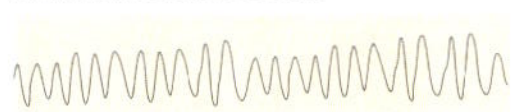	Herzfrequenz > 250 Schläge/Min., kein Puls tastbar	Herzklappenveränderungen, Herzinfarkt, Elektrolytstörungen, Elektrounfall	Tod durch Herz-Kreislauf-Versagen, da keine Pumpleistung des Herzens mehr möglich	**sofortige Defibrillation und Reanimation!**
Kammerflimmern 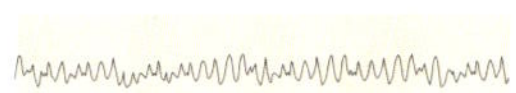	Herzfrequenz > 350 Schläge/Min., kein Puls tastbar!			
Asystolie 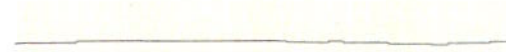	Herzstillstand, „Nulllinien-EKG“	Herzinfarkt, plötzlicher Herztod		**sofortige Reanimation!**

Kardiopulmonale Reanimation (Herz-Lungen-Wiederbelebung) bei Herz-Kreislauf-Stillstand

Definition: Von Herz-Kreislauf-Stillstand spricht man beim *plötzlichen Versagen von Herz, Kreislauf und Atmung*. Es kommt zur Unterversorgung der Organe mit Sauerstoff und daraus resultierendem Zelluntergang. Besonders im Gehirn können rasch, schon nach 3–6 Min., irreversible Schäden auftreten.

Ursachen

Besonders Störungen der Atmung und des Herz-Kreislauf-Systems können zum Herz-Kreislauf-Stillstand führen:

Störungen der Atmung.
- Verlegung der Atemwege durch Erbrochenes, Fremdkörper, zurückfallende Zunge oder Zahnprothesen,
- Atemdepression, z. B. bei Opiatvergiftung oder Überdosierung von Schlafmitteln,
- Lungen- oder Thoraxverletzung,
- Apoplex (Schlaganfall).

Störungen des Herz-Kreislauf-Systems.
- Herzinfarkt,
- Lungenembolie,
- Elektrolytstörungen,
- Schock,
- traumatische Schädigung des Herzens (z. B. Schussverletzung).

Symptome

Bei Verdacht auf Herz-Kreislauf-Stillstand genügen ein paar einfache Untersuchungen und Beobachtungen zur Überprüfung.
- *Bewusstlosigkeit:* keine Reaktion auf Lichtreize, Ansprechen oder Schmerzreize;
- *Pulslosigkeit:* kein tastbarer Karotispuls;
- *Atemstillstand:* keine Atmung hörbar, tastbar (keine Thoraxbewegungen) oder spürbar (keine Luftbewegung);
- *weite, lichtstarre Pupillen:* keine Pupillenreaktion auf direkten Lichtreiz.

Bei Verdacht auf Herz-Kreislauf-Stillstand nicht mit Blutdruck-, Pulsmessung oder EKG-Aufzeichnung aufhalten – sofort Hilfe anfordern und mit Reanimationsmaßnahmen beginnen! Karotispuls niemals auf beiden Seiten gleichzeitig ertasten! Kann zu gefährlichen Kreislaufreaktionen führen!

Kardiopulmonale Reanimation

Die kardiopulmonale Reanimation erfolgt immer nach dem „ABCDE-Muster“:
- **A = Atemwege freimachen:** Kopf nach hinten überstrecken, Überprüfung der Mundhöhle auf Erbrochenes, Fremdkörper oder Zahnprothesen (Abb. 9.**22 a**);
- **B = Beatmen:** Mund-zu-Mund-, Mund-zu-Nase-Beatmung oder mittels Beatmungsbeutel; am wirkungsvollsten ist die Beatmung über den Intubationsschlauch (Abb. 9.**22 b,c**);
- **C = Herzdruckmassage** (Abb. 9.**22 d**): Zuvor Patienten unbedingt auf harter Unterlage flach lagern!
- **D = Drugs, Medikamente:** Intravenöse Gabe entspr. Medikamente (Tab. 9.**5**) durch den Arzt;
- **E = Elektrotherapie:** Defibrillation durch den Arzt (Abb. 9.**22 e**).

Pflege

Reanimation: Das Vorgehen bei einer Reanimation muss regelmäßig geübt werden, denn nur ein genau koordiniertes Zusammenspiel der Beteiligten führt zum Erfolg!

Ein-/Zweihelfermethode: Je nachdem, ob eine oder zwei Personen für die Reanimation zur Verfügung stehen, werden Beatmung und Herzdruckmassage in regelmäßigem Wechsel durchgeführt. Bei nur einer Person (Einhelfermethode) sollten im Wechsel 2 Atemspenden und 15 Herz-

Tabelle 9.**5** Die wichtigsten Medikamente bei Reanimation

Wirkstoff/Präparatbeispiel	Wirkung	Indikation
Adrenalin (Suprarenin)	starke Stimulation der Herztätigkeit (wichtigstes Medikament bei Reanimation!)	Asystolie, Kammerflimmern
Lidocain (Xylocain)	Regulation des Herzrhythmus	Kammerflimmern
Atropin (Atropin)	Beschleunigung des Herzrhythmus	extreme Bradykardie

ABCDE-Schema

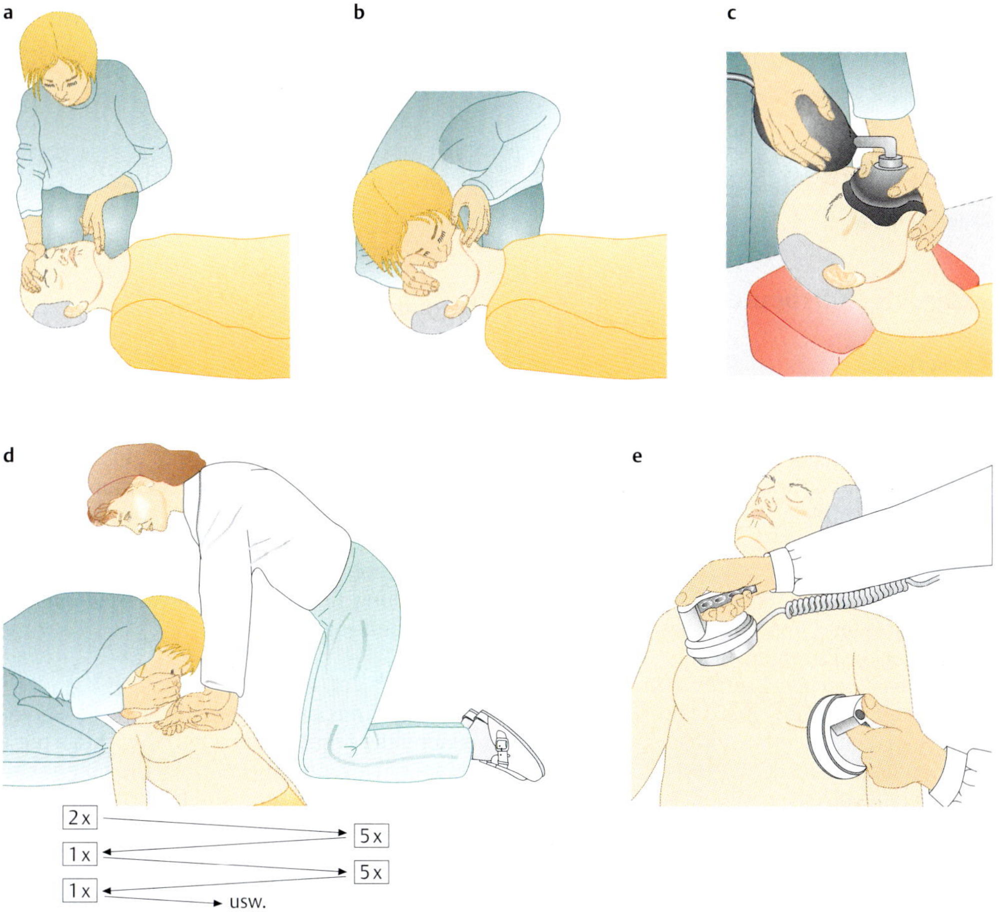

Abb. 9.**22 a–e** **a** Kopf überstrecken, Mundhöhle auf Fremdkörper, Erbrochenes oder Zahnprothesen überprüfen; **b** mit weit offenem Mund in die Nase des Patienten blasen; ist die Nase verlegt, in den Mund; **c** Beatmung alternativ mit dem Beatmungsbeutel; **d** Herzdruckmassage nach der Zweihelfermethode (das Sternum sollte um ca. 5 cm eingedrückt werden; **e** Defibrillation durch den Arzt.

druckmassagen erfolgen, bei zwei aktiven Helfern dagegen (Zweihelfermethode) führt die eine Person die Herzdruckmassage fort, während die andere nach jeder 5. Herzmassage einmal beatmet.

Zweihelfermethode: Sehr hilfreich ist es, bei der Zweihelfermethode laut mitzuzählen, das beruhigt und gibt Sicherheit im Zusammenspiel.

Hinweise auf erfolgreiche Reanimation: Bei *Verengung der Pupillen*, *tastbarem Puls* oder *Wiedereinsetzen der Atmung* kann von einer erfolgreichen Wiederbelebung gesprochen werden. Zur Überwachung und Ursachenklärung wird der Patient im Anschluss intensivmedizinisch überwacht.

Reanimation: Ja oder Nein? Viele alte Menschen haben sich bereits mit der Endlichkeit des Lebens auseinander gesetzt und wünschen sich, einmal friedlich sterben zu dürfen. Diese Menschen sollten nicht gegen ihren Willen reanimiert werden. Ob ein alter Mensch im Falle eines Herz-Kreislauf-Stillstandes mit allen der modernen Medizin zur Verfügung stehenden

Mitteln überhaupt nicht oder ohne den Einsatz von Medikamenten und Elektrotherapie reanimiert werden möchte, sollte er seinem behandelnden Arzt frühzeitig mitteilen. Dies kann auch in einem so genannten Patiententestament niedergeschrieben werden.

Erkrankungen des Herzbeutels

Susanne Andreae

Perikarditis (Herzbeutelentzündung)

Ursachen

Bakterielle oder virale Infektionen, aber auch Autoimmunerkrankungen oder Erkrankungen, die auf den Herzbeutel übergreifen, wie z. B. ein Herzinfarkt, können Ursache einer Perikarditis sein. In vielen Fällen aber bleibt die Ursache unklar.

Symptome

Außer unspezifischen Beschwerden wie Abgeschlagenheit oder Symptomen der Grundkrankheit beklagen die Patienten *Atemnot, lageabhängige Schmerzen hinter dem Brustbein* (im Liegen verstärkt) und *Engegefühl*. Auskultatorisch ist ein Reiben über dem Herzen hörbar („Perikardreiben"). Ähnlich wie bei der Pleuritis (S. 162) bildet sich im Herzbeutel ein entzündliches Infiltrat, der *Perikarderguss*. Nimmt dieser zu, kann die Herzleistung erheblich eingeschränkt sein. Schlimmstenfalls bildet sich eine *Perikardtamponade* (Abdrücken des Herzmuskels durch den Erguss), die zum kardiogenen Schock (S. 222) führen kann.

Diagnostik

Mittels *Echokardiografie* ist eine Perikarditis heute leicht feststellbar. Auch im EKG zeigen sich charakteristische Veränderungen.

Therapie

Neben der Therapie der Grunderkrankung (z. B. Antibiose) werden entzündungshemmende Medikamente verabreicht und dem Patienten zur körperlichen Schonung geraten. Bei starker Ergussbildung muss dieser abpunktiert werden (Perikardpunktion).

Prognose

Meist heilt die Entzündung folgenlos ab. Bei rezidivierender Ergussbildung hilft manchmal nur eine operative *Perikardfensterung*. Die seltene chronische Perikarditis kann durch Kalkeinlagerungen zum *„Panzerherz"* führen. Das Perikard umgibt das Herz dann wie ein starrer Panzer und muss operativ entfernt werden.

Erkrankungen der Arterien

Susanne Andreae

Arteriosklerose (Gefäßverkalkung)

Definition: Veränderungen in den Wänden der Blutgefäße, welche die betroffenen Gefäße zunehmend einengen und mit der Zeit völlig verschließen können

50 % aller Todesfälle in den Industrienationen sind auf Folgen der Arteriosklerose zurückzuführen!

Ursachen

Mit dem Alter kommt es zum Elastizitätsverlust der Gefäße, da die elastischen Fasern verschwinden und durch „starres" Bindegewebe ersetzt werden. Altern ist aber nur ein Faktor, der zur Arteriosklerose führt; die in Tab. 9.**1** dargestellten Risikofaktoren können die Gefäßverkalkung beschleunigen.

Symptome

Die Arterienverkalkung ist ein chronischer Prozess, der meist erst nach Jahren zu Beschwerden führt. Abhängig davon, welche Stellen des Blutkreislaufs durch die Arteriosklerose betroffen sind, kommt es zu *organspezifischen Veränderungen mit entsprechender Symptomatik*. Da es sich meist um ein generalisiertes Gefäßleiden handelt, leiden viele Patienten an mehreren Folgeerkrankungen.

Diagnostik

Die Durchlässigkeit der Blutgefäße kann durch spezielle *Ultraschalluntersuchungen* (Duplex-Sonografie) sowie durch röntgenologische Gefäßdarstellung mittels Kontrastmittel beurteilt werden *(Angiografie)*.

Therapie

Bestehende Blutgefäßveränderungen können nicht rückgängig gemacht werden. Die einzige Chance, den Krankheitsprozess abzubremsen, ist die konsequente *Besserung der Risikofaktoren* (vgl. Tab. 9.**1**). Zusätzliche Therapiemaßnahmen richten sich nach den betroffenen Organen.

Arterielle Verschlusskrankheit (AVK) der Extremitäten

Definition: Arteriosklerotisch bedingte Stenosen (Einengungen) und Verschlüsse der Gliedmaßenarterien. Zumeist betroffen sind die *Becken- und Beinarterien*, die AVK der Arme ist eine absolute Seltenheit.

AVK im Bein

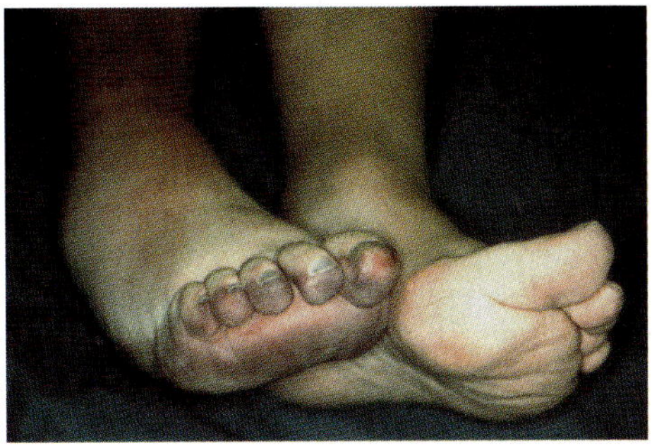

Abb. 9.**23** Bei einer AVK ist das betroffene Bein kühl und blass; es kann zu Ulzera und nekrotischen Veränderungen kommen.

Symptome

Hinweise auf eine AVK kann schon der äußere Aspekt geben: Das betroffene Bein fühlt sich *kühl* an und ist *blass* (Abb. 9.**23**). Bei ausgeprägter AVK sind *Ulzera* oder *nekrotische Veränderungen* keine Seltenheit. Setzt man den Patienten an die Bettkante, bleibt das erkrankte Bein länger blass als das gesunde.

Nach dem klinischen Erscheinungsbild wird die AVK in vier Stadien eingeteilt (Tab. 9.**6**).

Das typische Symptom der AVK ist die *Claudicatio intermittens*, die so genannte *„Schaufensterkrankheit“*: Die Patienten beschreiben ab einer bestimmten Gehstrecke Schmerzen in den Beinen (meist in den Waden), die sie zum Stehenbleiben zwingen. Nach einer kurzen Pause lassen die Beschwerden nach und der Patient läuft weiter. Damit dieser merkwürdige Gehrhythmus nicht zu

Tabelle 9.**6** Stadieneinteilung der AVK, Symptome und Therapie

Stadium	Symptome	Therapie
Stadium I	keine klinische Symptomatik, aber nachweisbare Gefäßveränderungen	Besserung der Risikofaktoren, Gehtraining, medikamentöse Therapie
Stadium IIa	Schmerzen nach einer Gehstrecke > 200 m	Besserung der Risikofaktoren, Gehtraining, evtl. operative Verfahren, Medikamente
Stadium IIb	Schmerzen nach einer Gehstrecke < 200 m	Besserung der Risikofaktoren, Gehtraining, evtl. operative Verfahren, Medikamente
Stadium III	Schmerzen schon in Ruhe	Besserung der Risikofaktoren, evtl. operative Verfahren, Medikamente
Stadium IV	Nekrose, Gangrän (Gewebstod)	operative Therapie, oft ist Amputation nötig

sehr auffällt, bleiben die Betroffenen gerne vor Schaufenstern stehen. Pathophysiologisch liegt diesem Symptom eine *Muskelischämie* (Sauerstoffmangel im Muskel infolge schlechter Durchblutung) zugrunde. Während in Ruhe die Muskeldurchblutung ausreicht, genügt sie bei Betätigung der Muskeln rasch nicht mehr und führt zu Muskelschmerzen. Die Schmerzangabe richtet sich nach der Lokalisation des Gefäßverschlusses. Generell sind die Beschwerden immer unterhalb der betroffenen Arterie lokalisiert (Abb. 9.**24**).

Leriche-Syndrom: Bei dieser seltenen Form der AVK ist die untere Aortengabelung verschlossen. Die Folge sind Schmerzen in Becken, Gesäß und Oberschenkel beidseits sowie eine begleitende Impotenz.

Lokalisation der AVK

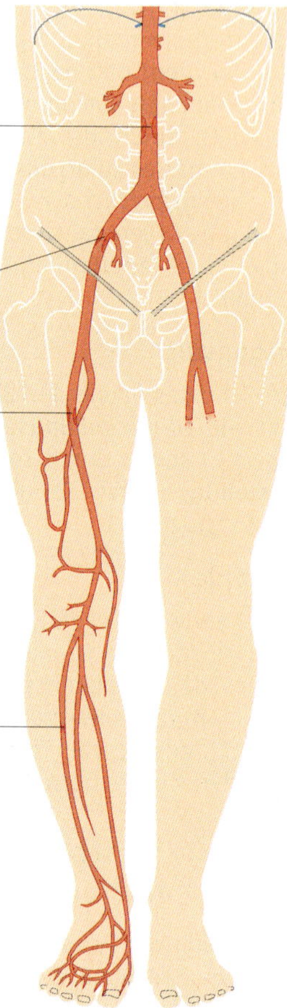

Abb. 9.**24** Lokalisation häufiger Arterienverkalkungen und typische Schmerzangaben.

Komplikationen

Der fortschreitende Arterienverschluss führt langfristig zur *Gangrän* (Abb. 9.**25**). Häufigste Lokalisation dieser abgestorbenen Gewebsbezirke sind die Zehen. Bei der trockenen Gangrän ist der Bereich schwarz und hat ein mumifiziertes Aussehen, bei der feuchten Gangrän dagegen hat ein Gewebszerfall durch Bakterienbesiedlung eingesetzt, typisch ist der üble Geruch. In beiden Fällen bleibt therapeutisch meist nur die Amputation.
Besonders im Bereich der Aorta kann es durch Aussackung aller oder einzelner Gefäßwände zur *Aneurysmabildung* (s. u.) kommen. Gefürchtet ist der *akute Arterienverschluss* durch eine Embolie oder Thrombose (s. u.).
Tab. 9.**7** fasst die möglichen Folgeerkrankungen bei Arteriosklerose zusammen.

Tabelle 9.**7** Folgeerkrankungen bei Arteriosklerose

Organ	Symptome	Komplikation
Herz	KHK durch arteriosklerotische Veränderungen der Koronararterien (S. 187)	Angina pectoris, Herzinfarkt, Herzinsuffizienz
Periphere Gefäße	Durchblutungsstörungen, bes. in den Beinen (S. 207)	Gefäßverschluss, Gangrän, Amputation
Aorta	meist keine Symptome	Aneurysmabildung mit Gefahr der Ruptur (S. 212)
Gehirn	Schwindel, Verwirrtheit, zunehmende Demenz durch Einengung der kleinen Hirngefäße	Apoplex (Schlaganfall) durch Hirnblutung oder Ischämie (S. 389 ff)
Niere	Hypertonie durch Arteriosklerose der Nierenarterie (S. 220)	Nierenversagen, Dialyse

Gangrän

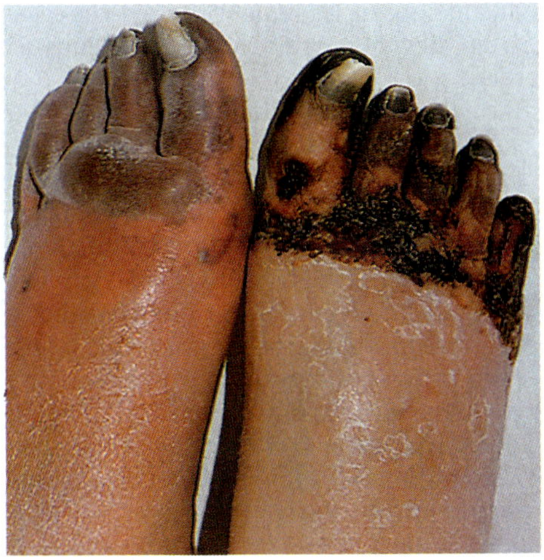

Abb. 9.**25** Am linken Fuß feuchte Gangrän mit Infektzeichen, am rechten Fuß trockene Gangrän (aus Paetz, B., B. Benzinger-König: Chirurgie für Pflegeberufe, 19. Aufl. Thieme, Stuttgart 2000).

Pflege

Versorgung der Gangrän: Eine *feuchte Gangrän* muss sofort mit systemischer Antibiotikagabe behandelt werden, denn es besteht die Gefahr eines aufsteigenden Infektes, der zu einer Sepsis oder zum Verlust der Extremität führen kann. Ziel ist es, von der feuchten Gangrän zu einer trockenen Gangrän zu gelangen. Zur Wundreinigung können Hydrokolloidverbände oder Wundsekret aufsaugende Mittel wie z. B. Aktisorb verwendet werden.
Die *trockene Gangrän* soll trocken bleiben und wird daher auch trocken verbunden. Salbenverbände, Fußbäder oder andere feuchte Anwendungen sind kontraindiziert!

Diagnostik

Hinweise auf die arterielle Verschlusskrankheit geben ganz einfache Untersuchungen. Die *Pulse* im betroffenen Bein sind nicht mehr oder nur noch schwach tastbar, und über manchen Gefäßen ist ein Stenosegeräusch auskultierbar (Abb. 9.**26**).

Pulspalpation und Gefäßauskultation bei peripherer AVK

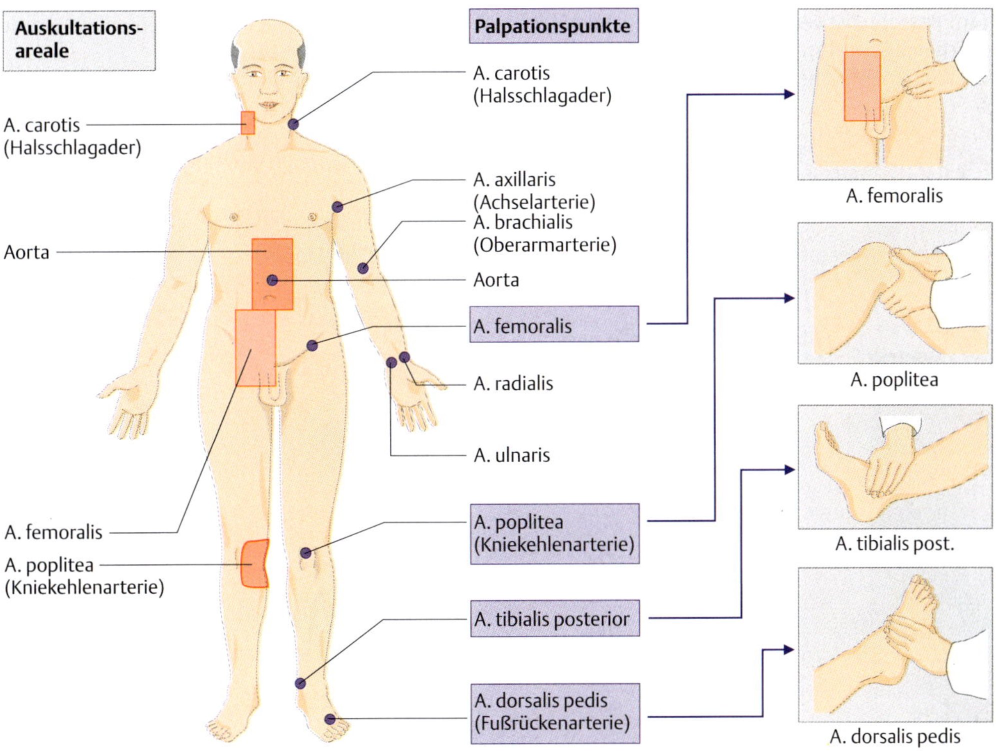

Abb. 9.**26** Die wichtigsten Tast- und Auskultationspunkte bei AVK (aus Gerlach, U., H. Wagner, W. Wirth: Innere Medizin für Pflegeberufe, 5. Aufl. Thieme, Stuttgart 2000).

Pflege: Bei Diabetikern kann trotz tastbarem Puls eine AVK vorliegen, da hier oft eine Durchblutungsstörung der kleinen Gefäße (Mikroangiopathie) vorliegt.

Genauere Hinweise auf Ausprägung und Lokalisation der Gefäßveränderungen erhält man durch *Ultraschalluntersuchungen* der Arterien und natürlich durch die *Angiografie* (Abb. 9.**27**).

Therapie

Zur Verfügung stehen allgemeine, medikamentöse und invasive Maßnahmen, der Einsatz richtet sich nach dem Schweregrad der AVK (vgl. Tab. 9.**6**).

Allgemeine Maßnahmen. An erster Stelle steht die *Beeinflussung der Risikofaktoren*, denn nur durch deren Besserung ist ein Fortschreiten der AVK zu verhindern. Die wichtigste Maßnahme im Stadium I und II ist das *Gehtraining*: Der Patient soll immer wieder so weit gehen, bis Schmerzen auftreten, dann bis zur Besserung der Beschwerden pausieren und weiterlaufen. Ziel dieser Therapie ist die Förderung von Umgehungskreisläufen im Bereich der verengten Gefäße. Erfolge lassen sich aber nur durch ein tägliches Training von 1 – 2 Stunden erreichen.

! Der Patient soll nicht über die Schmerzgrenze hinaus weiterlaufen, es besteht sonst die Gefahr des Absterbens einzelner Muskelfasern durch die Sauerstoffunterversorgung!

AVK

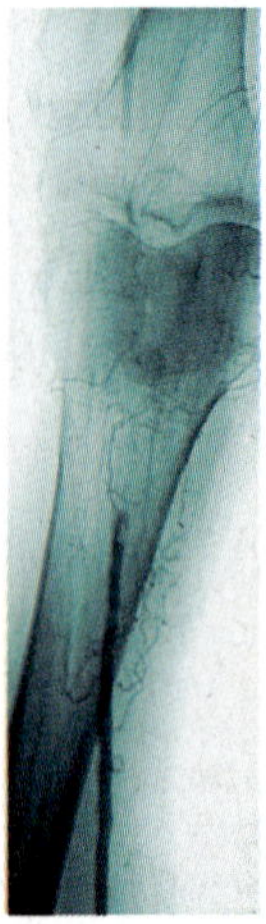

Abb. 9.**27** Angiografie einer AVK mit Verschluss der Arteria poplitea.

Medikamentöse Therapiemöglichkeiten. Ziel der medikamentösen Therapie ist es, die Fließeigenschaften des Blutes zu verbessern. Eingesetzt werden:

- *Thrombozytenaggregationshemmer:* Sie hemmen die Verklumpung der Thrombozyten (Blutplättchen) in den Arterien. Am bekanntesten ist das Aspirin (vgl. Tab. 9.**2**). Bei magenempfindlichen Patienten wird alternativ häufig Tiklyd eingesetzt;
- *Pentoxifyllin* (Trental): soll die Beweglichkeit der Erythrozyten verbessern und eine gefäßerweiternde Wirkung haben. Insgesamt ist die Wirksamkeit aber umstritten;
- Gewebshormone *Prostaglandin* (Prostavasin): wirken ähnlich, können aber nur parenteral verabreicht werden;
- *Infusionstherapie:* über eine Infusionstherapie, meist mit HAES, kann versucht werden, die Fließeigenschaften des Blutes zu verbessern.

Invasive Verfahren.

- *Ballondilatation:* Ein Katheter wird bis zur Gefäßverengung vorgeschoben. Hier wird der Ballon aufgeblasen und so die Verengung dilatiert (geweitet). Zur Sicherung des Erfolges kann anschließend ein Stent eingelegt werden (vgl. Abb. 9.**13**, 9.**14**);
- *Thrombenarteriektomie (TEA):* Hierbei wird das einengende Material mitsamt der innersten Gefäßwand ausgeschält (Abb. 9.**28 a**);
- *Bypassoperation:* Entweder durch körpereigenes Material (Vene) oder Kunstoffimplantate kann der arteriosklerotische Gefäßabschnitt überbrückt werden (Abb. 9.**28 b**);

TEA und Bypass

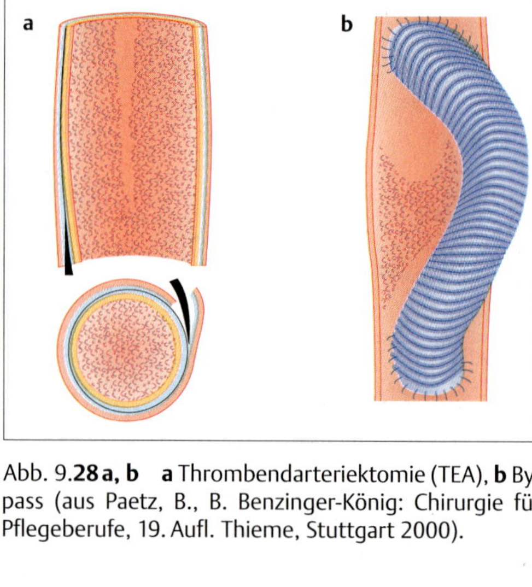

Abb. 9.**28 a, b** **a** Thrombendarteriektomie (TEA), **b** Bypass (aus Paetz, B., B. Benzinger-König: Chirurgie für Pflegeberufe, 19. Aufl. Thieme, Stuttgart 2000).

- *Sympathektomie:* Hier werden die Nervenbahnen des Sympathikus (S. 383) für die Beine operativ durchtrennt oder durch Alkoholeinspritzung verödet. Der Sympathikus bewirkt eine Gefäßverengung und man kann durch dieses Verfahren eine Weitstellung der Gefäße und Durchblutungsverbesserung erreichen.

Pflege

Begleitende Maßnahmen:

Die Durchblutung fördern:

- Beine tief lagern;
- Extremität warm halten (z.B. dicke Wollsocken, Hausschuhe mit Schaffell, Watte);
- bequeme, eher weite Schuhe und keine einschnürenden Strümpfe;
- Spaziergänge, Bewegungsübungen der Füße und Zehen (in Stadium I und II).

Der Entstehung von Wunden vorbeugen:

- Sorgfältige Hautpflege, insbesondere Zehenzwischenräume sauber und trocken halten;
- äußerste Vorsicht beim Nägelschneiden, eventuell Fußpfleger bzw. Fußpflegerin hinzuziehen;
- Hitze- und Kälteeinwirkungen z.B. durch Wärmflaschen vermeiden (das Temperaturempfinden kann herabgesetzt sein);
- auch kleine Verletzungen immer dem Arzt zeigen.

Akuter Arterienverschluss

Definition: Akuter Arterienverschluss durch einen Embolus oder Thrombus

Ursachen

Als Thrombose wird die Bildung eines Blutgerinnsels *(Thrombus)* in einem Gefäß bezeichnet. Löst sich der Thrombus und wird mit dem Blutfluss weggeschwemmt, nennt man ihn *Embolus*. Verlegt dieser Embolus die Blutzufuhr zu einem Organ, kommt es zur Embolie.

In ca. 90% der Fälle ist der akute Gefäßverschluss durch einen Embolus verursacht, der häufig aus dem Herzen kommt. Meist handelt es sich um einen Blutpfropf, der sich im linken Vorhof bei Vorhofflimmern (vgl. Tab. 9.**4**) gebildet hat und ein arteriosklerotisch verengtes Gefäß verstopft (*arterielle Embolie;* Abb. 9.**29**). Doch auch im Rahmen von Herzinfarkten, einer Endokarditis, Herzwandaneurysmen oder künstlichen Herzklappen kann es zu arteriellen Embolien kommen. Bei nicht kardial bedingten Embolien handelt es sich meist um arterioklerotisches Material, oft aus der Aorta stammend.

Thromboembolie

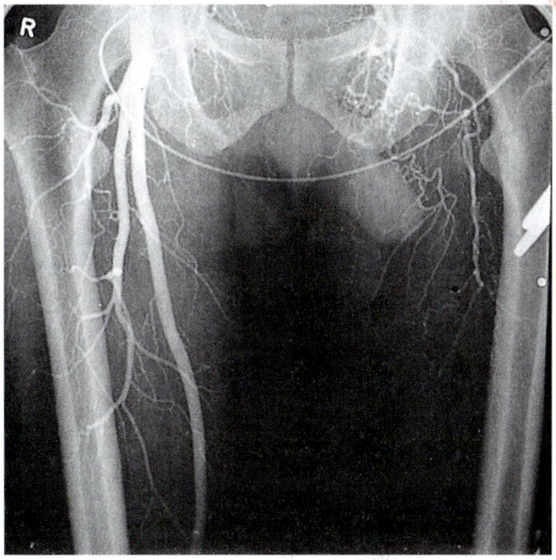

Abb. 9.**29** Röntgenaufnahme einer akuten Thromboembolie der A. poplitea links.

Symptome

Die wichtigsten Hinweise auf einen akuten Arterienverschluss sind:

- *plötzlicher, sehr starker Schmerz* („peitschenhiebartig");
- Gliedmaße ist *blass und kalt*;
- *kein Puls tastbar*.

Pflege

Sofortmaßnahmen bei akutem Arterienverschluss:

- Arzt verständigen;
- absolute Bettruhe;
- Gliedmaße in Watte packen und tief lagern (verbesserte Durchblutung durch Schwerkraft);
- keine lokale Wärme oder gar Kälte (kann Symptome verstärken);
- nicht massieren oder zu sehr bewegen (Gefahr der erneuten Embolie);
- keine i.m. Spritzen (bei Lysetherapie sonst ausgedehnte Muskelblutungen).

Meist sind die Gliedmaßenarterien betroffen, doch es kann auch zur arteriellen Embolie in den Organen, z.B. im Darm, kommen, dem *Mesenterialarterienverschluss*. Typisch sind starke Bauchschmerzen, die zuerst nachlassen, dann aber zum akuten Bauch (S. 307 f) mit Ileus (Darmverschluss), blutiger Diarrhöe (Durchfall) und Schock (S. 222) führen. Häufig stirbt der betroffene Darmabschnitt ab, was nicht selten zum Tod des Betroffenen führt.

Therapie

Der akute Arterienverschluss ist ein Notfall! Gelingt die Wiedereröffnung des Gefäßes nicht innerhalb von 6 Stunden, droht das Absterben der Gliedmaße oder des Organs.

Wenn möglich, sollte die Verschlussursache operativ entfernt werden (*Embolektomie/Thrombektomie*, Abb. 9.**30 a, b**). Andernfalls kann versucht werden, das Blutgerinnsel durch eine *Lysetherapie* (S. 194) aufzulösen.
Im Anschluss an die Therapie wird zur Rezidivprophylaxe (Verhinderung erneuter Verschlüsse) eine meist lebenslange Therapie mit *Antikoagulanzien*, Medikamenten, die eine Gerinnungshemmung bewirken (s. u.), empfohlen.

Prognose

Akute Verschlüsse der Armarterien sind seltener und haben eine günstigere Prognose. Abhängig vom Ausmaß des Verschlusses, vom Therapiebeginn und vom Allgemeinzustand des Patienten liegt die Sterberate bei insgesamt ca. 15 %.

Aneurysma

Definition: Angeborene oder erworbene Erweiterung einer Arterie

Ursachen

Die häufigste Ursache eines Aneurysma ist die *Arteriosklerose*. Zumeist ist es in der Aorta lokalisiert. Man kann drei Aneurysmaformen unterscheiden (Abb. 9.**31**):

- *Aneurysma verum* (echtes Aneurysma): Die gesamte Gefäßwand mit allen 3 Wandschichten ist ausgesackt;
- *Aneurysma spurium* (falsches Aneurysma): Die Wandschichten sind nicht ausgesackt, sondern es ist zu einem Defekt in der Gefäßwand gekommen, durch den das Blut außen neben das Gefäß austreten kann. Ursächlich kommen eine Arterienpunktion oder eine ausgerissene Gefäßnaht nach Bypassoperation infrage;
- *Aneurysma dissecans* (dissezierendes Aneurysma): Die innere Gefäßwand ist eingerissen, während die äußeren Schichten intakt sind. Dadurch kann sich das Blut innerhalb der Gefäßschichten ausbreiten. Manchmal strömt das Blut durch einen tiefer gelegenen zweiten Einriss der Gefäßinnenwand in das Gefäßlumen zurück.

Femoralisembolektomie

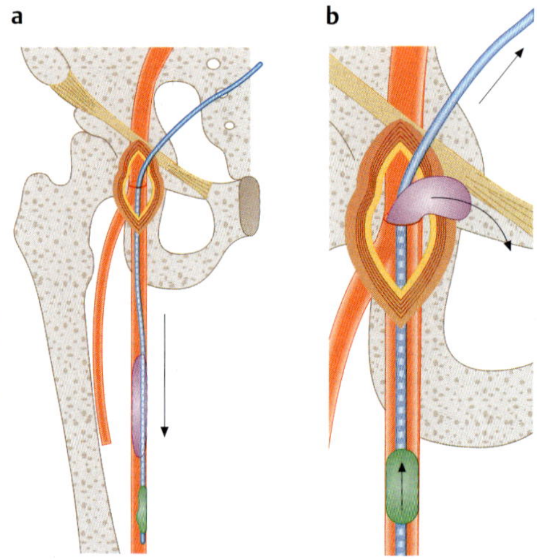

Abb. 9.**30 a, b** **a** Von einem Schnitt in der Leiste mit Eröffnung der Arterie wird der Fogarty-Katheter mit nicht aufgeblasenem Ballon an dem Gerinnsel vorbeigeschoben; **b** Nach Füllung des Gummiballons wird der Katheter zurückgezogen, der Embolus quillt aus der Arterienöffnung (aus Paetz, B., B. Benzinger-König: Chirurgie für Pflegeberufe, 19. Aufl. Thieme, Stuttgart 2000).

Aneurysmen

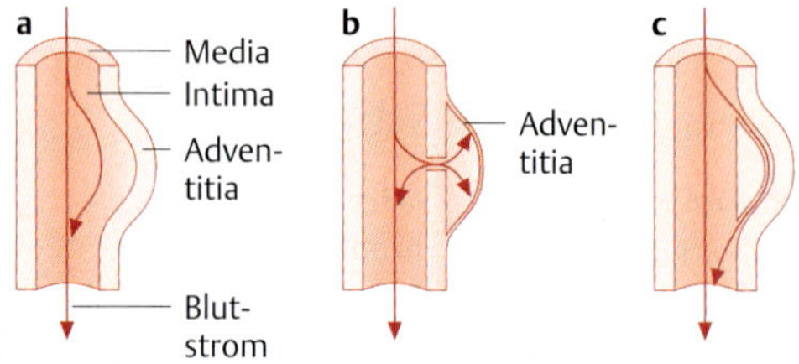

Abb. 9.**31** Verschiedene Formen von Aneurysmen.

Symptome

Das bei alten Menschen am häufigsten vorkommende Aneurysma ist ein echtes Aneurysma im Bereich der Bauchaorta, das *Bauchaortenaneurysma*. Lokalisiert ist die Gefäßveränderung meist unterhalb des Abgangs der Nierenarterien (infra-

renales Aneurysma). Betroffen sind zumeist Männer zwischen 50 und 70 Jahren.
Zumeist verspüren die Patienten dabei keine Beschwerden, das Aneurysma wird zufällig im Rahmen einer Sonografie (Ultraschalluntersuchung) entdeckt. Manchmal werden *Bauch-* oder *Rückenschmerzen* beklagt und bei der Untersuchung ist eine *pulsierende Vergrößerung* im Bauch tastbar.

Komplikationen

Reißt ein Aneurysma *(Ruptur)*, kommt es in fast 90% der Fälle zum Tod durch inneres Verbluten.

Bei Größenzunahme der Aortenaussackung können *Verdrängungserscheinungen* durch Einengung benachbarter Organe auftreten. Losgeschwemmte Kalkablagerungen aus dem Aneurysma können eine *arterielle Embolie* verursachen (s. o.).

Therapie

Bei Größenzunahme des Aneurysma oder Rupturgefahr hilft nur die *Bypassoperation* mit Überbrückung des Aneurysma durch ein Kunststoffimplantat oder eine Stenteinlage.

Erkrankungen der Venen

Susanne Andreae

Varizen (Krampfadern)

Definition: „Knotenförmig" oder sackartig erweiterte, oft geschlängelte oberflächliche Venen am Bein

Nur ca. 50% der Erwachsenen haben keine pathologischen (krankhaften) Venenveränderungen! Frauen sind 4-mal häufiger betroffen.

Ursachen/Formen

Je nach zugrunde liegender Ursache unterscheidet man zwei Formen:

Primäre Varikosis. Diese häufigste Ursache der Krampfaderbildung beruht auf einer *angeborenen Bindegewebsschwäche*. Diese führt über eine allgemeine Gefäßwanderweiterung oder eine Venenklappeninsuffizienz zur Venenerweiterung. Übergewicht, Schwangerschaft, stehende Berufe o. Ä. wirken begünstigend.

Sekundäre Varikosis. Hier kommt es zur *vermehrten Durchblutung der oberflächlichen Venen aufgrund eines Verschlusses des tiefen Venensystems*, z. B. als Spätfolge einer tiefen Beinvenenthrombose.

Varizen kommen in verschiedenen Ausprägungen vor:

- *Besenreiservarizen:* Erweiterung der kleinsten Venen in den obersten Hautschichten, die ein spinnennetzartiges, feines Netz, häufig am Oberschenkel lokalisiert (Abb. 9.**32 a**), bilden;
- *Retikuläre Varizen:* netzartig angeordnete Venenerweiterungen, meist in der Kniekehle oder an der Außenseite der Ober- und Unterschenkel;
- *Stammvarikosis:* Erweiterung der oberflächlichen großen Venen (V. saphena magna; Abb. 9.**32 b**). Während Besenreiser- und die retikulären Varizen nur ein kosmetisches Problem darstellen, führt die Stammvarikosis langfristig zur chronisch venösen Insuffizienz (s. u.).

Symptome

- *Schwere- und Spannungsgefühl* in den Beinen, besonders nach langem Stehen, bessert sich typischerweise in Ruhe und durch Hochlagerung;
- *nächtliche Wadenkrämpfe*;
- Symptome bei Wärme (Sommer) verstärkt.

Komplikationen

Schon durch kleine Verletzungen kann es zur *Varizenblutung* kommen, die oft sehr ausgeprägt ist und sogar zum Schock infolge großen Blutverlustes führen kann. Auch wenn die Blutung meist rasch zum Stillstand kommt, sollte sie immer ärztlich untersucht und gegebenenfalls umstochen werden, um Rezidivblutungen zu verhindern.
Folgen der chronischen Stauung in den erweiterten Venen werden unter dem Begriff *chronisch venöse Insuffizienz* zusammengefasst (s. u.).
Entzündet sich eine oberflächliche Vene, kommt es zur harmlosen, aber behandlungsbedürftigen *Thrombophlebitis* (s. u.). Die weitaus gefährlichste

Varizen

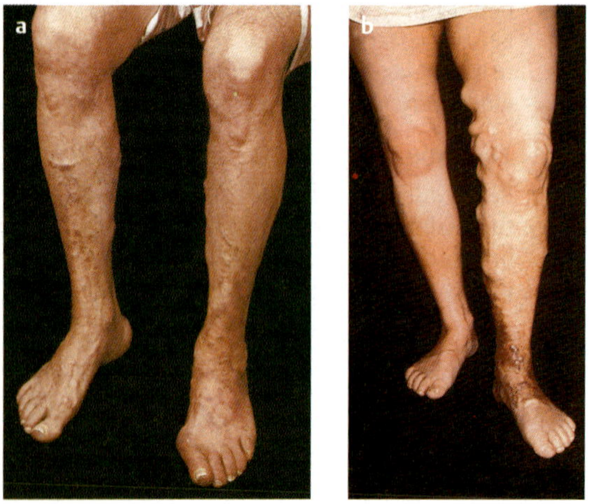

Abb. 9.**32 a, b** **a** Besenreiservarizen, **b** Stammvarikosis.

Komplikation bei Varizen ist die *tiefe Beinvenenthrombose* (s. u.).

Erstmaßnahmen bei Varizenblutung: Druckverband und Bein hochlagern.

Therapie

Folgende Allgemeinmaßnahmen sind wirkungsvoll:

- *Regelmäßige Bewegung* zur Aktivierung der Muskel-Venen-Pumpe (fördert venösen Rückfluss zum Herzen);
- *Vermeidung stehender Tätigkeiten* und langen Sitzens (z. B. Busreise);
- keine heißen Bäder oder Saunabesuche;
- Hochlagern der Beine beim Sitzen und im Bett;
- wenn nötig, Gewichtsreduktion.

Es gilt die 3 S-3 L-Regel: Sitzen, Stehen schlecht, lieber Laufen, Liegen.

Die *Kompressionsbehandlung* durch Kompressionsstrümpfe oder -verbände ist die wirksamste Methode, um Spätfolgen zu verhindern.

Achtung: Vorsicht mit Kompressionsbehandlung bei gleichzeitig bestehender AVK; dies kann zur Verschlechterung führen – mit dem Arzt abklären!

Es gibt keine wirksamen Medikamente oder Salben zur Besserung von Krampfadern. Die Wirkung von „Venenmitteln" ist nicht erwiesen!

Durch lokales Einspritzen von Verödungsmitteln können kleine Varizen *sklerosiert* werden. Bei einer Stammvarikosis dagegen muss die erweiterte Vene durch *„Venenstripping"* entfernt werden (Abb. 9.**33**). Zuvor muss allerdings die Durchgängigkeit des tiefen Venensystems überprüft werden.

Thrombophlebitis (Venenentzündung)

Definition: Thrombotischer Verschluss oberflächlicher Venen mit lokaler Entzündung

Ursachen/Formen

Die im Alter häufigste Form ist die *abakterielle Thrombophlebitis*. Sie ist eine typische Spätkomplikation der Varikosis (nach 10 – 15 Jahren), bei der sich in einer oberflächlichen Krampfader ein Blutgerinnsel bildet, welches zum Gefäßverschluss (Thrombose) führt. Zusätzlich bildet sich eine leichte, lokal begrenzte Entzündungsreaktion.

Von einer *bakteriellen Thrombophlebitis* spricht man bei einer Entzündung gesunder Venen, z. B. aufgrund eines venösem Zugangs im Rahmen einer Infusionsbehandlung.

„Venenstripping“

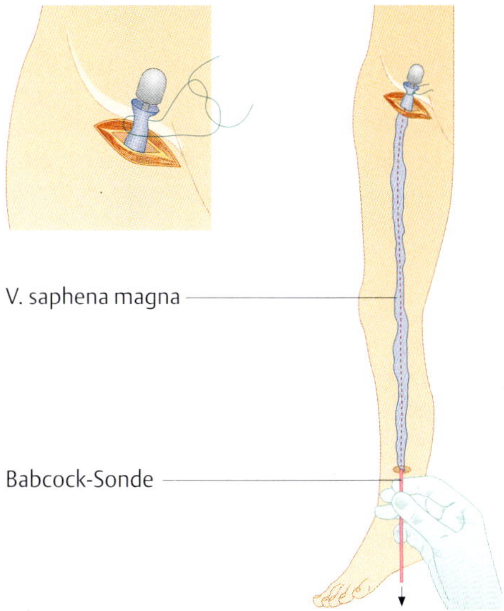

Abb. 9.**33** Die V. saphena magna wird auf eine Sonde aufgefädelt, an deren Kopf verknotet und dann herausgezogen (aus Paetz, B., B. Benzinger-König: Chirurgie für Pflegeberufe, 19. Aufl. Thieme, Stuttgart 2000).

Symptome

Die verschlossene Vene ist als *derber, schmerzhafter Strang* tastbar, die *Haut ist gerötet und überwärmt* (Abb. 9.**34**). Allgemeinsymptome wie Fieber o. Ä. bestehen im Regelfall nicht.

Therapie

Eine *lokale Wundbehandlung* mit Salben (Heparinsalbe), kühlenden Umschlägen (z. B. Quarkwickel, S. 102) und einem *Kompressionsverband* sind in der Regel ausreichend. Wenn nötig, kann das Gerinnsel durch *Stichinzision* (Eröffnung der Vene) ausgepresst werden. Bei bettlägerigen Patienten werden Antikoagulanzien (z. B. Heparin subkutan) gegeben, um eine Vergrößerung des Blutgerinnsels zu verhindern. Zur Besserung einer bakteriell bedingten Venenentzündung muss natürlich die Infektionsquelle (z. B. Venenkatheter) entfernt werden.

Pflege

Mobilisation: Keine Bettruhe, sondern Mobilisation anordnen! Andernfalls besteht die Gefahr einer tiefen Beinvenenthrombose (s. u.) durch Übergreifen der oberflächlichen Thrombose auf die tiefen Venen.

Thrombophlebitis

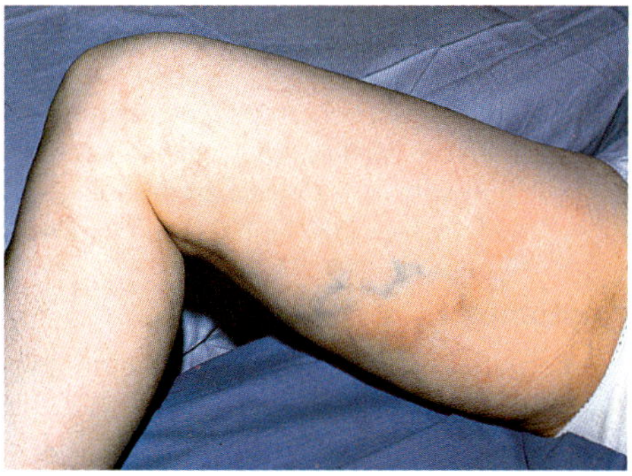

Abb. 9.**34** Symptome einer Thrombophlebitis: Die verschlossene Vene ist als derber, schmerzhafter Strang tastbar, die Haut ist gerötet und überwärmt.

Prognose

Meist heilt die Venenentzündung innerhalb von wenigen Tagen folgenlos ab. Die Gefahr einer Lungenembolie (s. u.) ist minimal, da der venöse Abfluss zum Herzen über das tiefe Venensystem erfolgt.

Phlebothrombose (tiefe Beinvenenthrombose)

Definition: Verschluss einer gesunden oder vorgeschädigten Vene durch ein Blutgerinnsel (Thrombus)

Ursachen

Prinzipiell können sich in allen Venen des Körpers Thrombosen entwickeln, die Bein- und Beckenvenen sind aber mit > 90 % am häufigsten betroffen. Das Risiko nimmt mit steigendem Alter zu. Im Rahmen von Unfällen oder Operationen (bes. im Becken- oder Oberschenkelbereich) besteht ohne entsprechende Schutzmaßnahmen (s. u.) das höchste Risiko, eine Thrombose zu erleiden.
Man macht drei Veränderungen für die Thrombosebildung verantwortlich:

- *Schädigung der Gefäßwand*, z. B. durch Verletzung, Operation, Venenkatheter;
- *Verlangsamung der Blutströmung*, z. B. bei langem Sitzen, Gipsverbänden, Bettlägerigkeit;
- *Veränderung der Blutzusammensetzung:* Bei Rauchern und Einnahme der Antibabypille besteht eine erhöhte Gerinnbarkeit; aber auch eine Eindickung des Blutes bei verringerter Trinkmenge oder hochdosierter Diuretikagabe kann eine Thrombose begünstigen.

Doch auch angeborene Gerinnungsveränderungen können verantwortlich sein.

Die beschriebenen Veränderungen nennt man die *Virchow-Trias*. Sie wurde schon 1856 von dem deutschen Pathologen Rudolf Virchow (1821 – 1902) aufgestellt.

Symptome

An eine tiefe Beinvenenthrombose sollte immer gedacht werden bei:

- plötzlichen *einseitigen Beinschmerzen* (das linke Bein ist häufiger betroffen);
- einseitiger *Beinschwellung* und *bläulicher Verfärbung* aufgrund der venösen Abflussstörung (Abb. 9.**35**); die Haut kann glänzend, gespannt und überwärmt sein;
- verfestigter, druckschmerzhafter Wade, Schmerzen beim Hochziehen der Fußspitze und bei Druck auf die Fußsohle bei der klinischen Untersuchung.

Generell sind die Beschwerden im Stehen ausgeprägter, in vielen Fällen aber finden sich keine Symptome und die Thrombose wird erst durch eine Lungenembolie entdeckt.

Diagnostik

Im Ultraschall *(Duplexsonografie)* oder einer Röntgenkontrastmitteldarstellung der Venen *(Phlebografie)* ist der Venenverschluss meist gut darstellbar.

Komplikation

Eine tiefe Beinvenenthrombose kann lebensgefährlich werden, wenn es zur *Lungenembolie* (s. u.) kommt. Die Thrombose hat oft die lokale Zerstörung der Venenklappen zur Folge; es kommt zur Abflussstörung im tiefen Venensystem mit *sekundärer Varikosis* (s. o.) und langfristig zum *postthrombotischen Syndrom* (s. u.).

Phlebothrombose

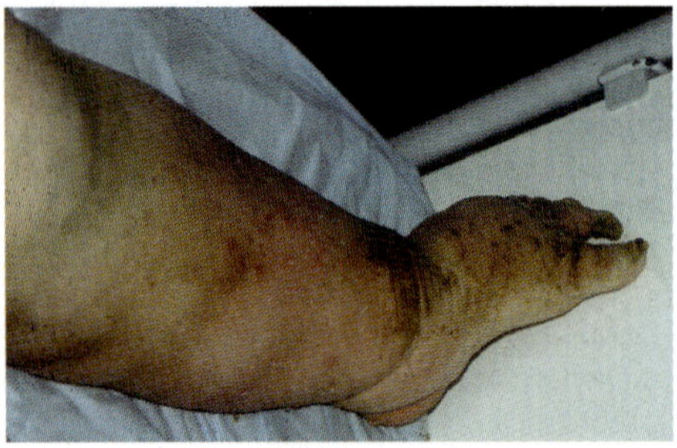

Abb. 9.**35** Symptome einer Phlebothrombose: einseitige Beinschwellung mit bläulicher Verfärbung.

Therapie

Die Maßnahmen richten sich nach der Thromboselokalisation: Bei einer *Unterschenkelthrombose* ist keine Bettruhe (Gefahr der Lungenembolie sehr gering), aber eine konsequente Kompressionsbehandlung und Heparintherapie (Tab. 9.**8**) notwendig. Bei einer *Oberschenkel-* oder *Beckenvenenthrombose* dagegen sind folgende Allgemeinmaßnahmen zu ergreifen:

- strikte Bettruhe,
- Hochlagerung des Beines,
- Kompressionsverband,
- gerinnungshemmende Medikamente (Antikoagulation).

Pflege

Obstipationsprophylaxe: Auch starkes Pressen bei der Stuhlentleerung sollte vermieden werden. Damit es durch den Bewegungsmangel während der strengen Bettruhe nicht zu einer Obstipation kommt, sind milde abführende Mittel empfehlenswert.

Bei Thromboseverdacht sofortige strikte Bettruhe und Arzt verständigen!

Bestehen keine Kontraindikationen (z. B. Thrombosealter < 1 Woche, Patient < 65 Jahre), kann je nach Beschwerdebild und Ausdehnung versucht werden, den Thrombus durch eine *Lysetherapie* (S. 194) medikamentös aufzulösen. Da nur bei wenigen Patienten eine Lysetherapie durchgeführt werden kann, ist die häufigste Therapieform die *Heparinbehandlung*: intravenös oder subkutan werden hohe Heparindosen gegeben, um ein Thrombosewachstum durch Anlagerung neuer Blutgerinnsel zu verhindern. Die *Thrombektomie* (operative Thrombusentfernung) mithilfe eines Ballonkatheters wird nur selten angewandt.
Zur Rezidivprophylaxe schließt sich an alle Therapiemaßnahmen eine meist 3 – 12 Monate dauernde *Marcumartherapie* an (Tab. 9.**8**).

Prophylaxe

Bei gefährdeten Personen sollte während des entsprechenden Zeitraums (z. B. Operation, Gipsbehandlung) immer eine subkutane Heparintherapie (z. B. 1 × 5000 IE s. c.) durchgeführt werden. Außerdem ist auf eine konsequente Kompressionsbehandlung bei Varikosis und generell auf die frühestmögliche Mobilisation zu achten.

Tabelle 9.8 Die wichtigsten Antikoagulanzien

Wirkstoff/Präparat	Wirkung	Indikation	Nebenwirkungen	Zu beachten
Heparin: Mono-Embolex, Calciparin, Fraxiparin	Hemmung der Blutgerinnung durch Aktivierung von Antithrombin III	Therapie und Prophylaxe von Thrombosen und Embolien	häufig subkutane Hämatome an der Injektionsstelle; ausgedehnte Blutungen sind selten, ebenso Thrombozytopenie (Abnahme der Thrombozyten) mit Blutungsgefahr	Einstichstelle täglich wechseln, auf größerflächige Blutungen achten; besonders zu Therapiebeginn regelmäßige Blutbildkontrollen
Cumarine: Marcumar	Vitamin-K-Antagonisten (Gegenspieler); hemmen die Bildung wichtiger Gerinnungsstoffe in der Leber; führt laborchemisch zur Abnahme des Quickwertes. Dosierung richtet sich nach gewünschtem Quick- oder INR-Wert	Langzeitprophylaxe bei Herzrhythmusstörungen (bes. absolute Arrhythmie, S. 203), Thrombosen, Embolien	Blutungen, selten Hautentzündungen, Haarausfall	Keine i. m. Injektion (Blutungsgefahr)! Regelmäßige Überprüfung des Quickwertes; häufig Wirkung durch andere Medikamente beeinflusst → mit Arzt besprechen; bei Blutungen oder starkem Quickabfall Vitamin K (Konakion) oral oder intravenös einige Tage vor operativen Eingriffen absetzen; Patientenhinweis: Immer Marcumarausweis bei sich tragen und Vitamin-K-haltige Kost (Kohl, grüne Salate etc.) nicht im Übermaß essen → erhöhen den Quickwert

> Die niedrig dosierte Heparintherapie ist die beste Thromboseprophylaxe und ist indiziert bei gefährdeten Patienten, die > 50% des Tages im Bett verbringen.

Prognose

Meist handelt es sich um ein einmaliges Geschehen, doch bei 20% der Patienten kommt es innerhalb von 5 Jahren zum Rezidiv.

Lungenembolie

Definition: Embolischer Lungengefäßverschluss.

Die Lungenembolie ist die gefährlichste Komplikation einer tiefen Bein- oder Beckenvenenthrombose (s. o.). Die Gefahr ist in der Frühphase einer Thrombose am höchsten und sinkt im weiteren Verlauf stetig ab, weil die Thrombose durch Einsprossung von Bindegewebe im Gefäß fest verankert wird.

Ursachen

Zur Lungenembolie kommt es, wenn Blutgerinnsel durch das rechte Herz geschwemmt werden, über die Lungenarterie in die Lunge gelangen und dort Lungengefäße verstopfen (Abb. 9.**36**). Teile

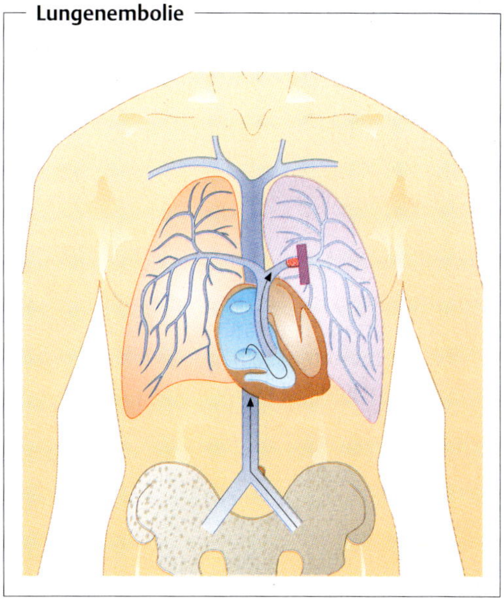

Abb. 9.**36** Das Blutgerinnsel gelangt aus den Beinvenen über das rechte Herz in die Lungenarterie (aus Paetz, B., B. Benzinger-König: Chirurgie für Pflegeberufe, 19. Aufl. Thieme, Stuttgart 2000).

der Lunge werden dann nicht mehr ausreichend durchblutet und dadurch funktionsunfähig.

Symptome

Meist lösen sich die Thromben nach einer akuten Erhöhung des Venendrucks (morgendliches Aufstehen, Hustenanfall, körperliche Anstrengung) und plötzlich kommt es zu:

- *Tachykardie,*
- plötzlicher *Atemnot,*
- atemabhängigen Brustschmerzen (durch Pleurareizung),
- *Husten,* evtl. sogar Hämoptoe (Bluthusten),
- evtl. Zyanose (blaue Lippen),
- *Angst, Unruhe,*
- evtl. Synkope,
- evtl. Schockzeichen.

Die Symptomatik ist stark abhängig von der Größe des verstopften Lungengefäßes. Sind sehr kleine Gefäße verschlossen, sind die Beschwerden gering und verschwinden innerhalb einiger Tage. Deshalb bleiben Lungenembolien häufig unerkannt.

Pflege

Erstmaßnahmen bei Verdacht auf Lungenembolie:

- Alarm auslösen bzw. weiteren Helfer rufen;
- dieser verständigt den Arzt;
- alten Menschen dort belassen, wo er sich gerade befindet (z. B. Fußboden, Bett);
- Oberkörper vorsichtig hoch lagern, der alte Mensch sollte dabei so wenig wie möglich bewegt werden;
- Fenster öffnen;
- O_2-Gabe;
- Vitalzeichen überprüfen.

Komplikationen

Man vermutet, dass die Lungenembolie die häufigste klinisch nicht erkannte Todesursache bei stationären Patienten ist. Beim Verschluss großer Lungengefäße kann es durch den plötzlich erhöhten Blutdruck im Lungenkreislauf zum akuten Rechtsherzversagen (akutes Cor pulmonale, S. 171 f) und zum *plötzlichen Herztod* kommen.

Therapie

Die Patienten müssen intensivmedizinisch überwacht werden. Neben der symptomatischen Therapie (Sauerstoffgabe, evtl. Intubation, Schmerzmittel, Sedierung, evtl. Schocktherapie) kann versucht werden, den Embolus durch eine intravenöse Heparin- oder eine Lysetherapie (s. o.) aufzulösen. Nur selten wird der Embolus operativ entfernt. Im Anschluss an die Behandlung wird prophylaktisch eine Marcumartherapie über mindestens 1 Jahr angeordnet.

Chronisch venöse Insuffizienz

Definition: Hautveränderungen bes. im Unterschenkelbereich infolge langjähriger Venenerkrankungen. Treten diese Veränderungen als Spätfolge einer tiefen Beinvenenthrombose auf, spricht man vom *postthrombotischen Syndrom.*

Man schätzt, dass bis zu 15% der Erwachsenen von einer chronisch venösen Insuffizienz betroffen sind. Bei ca. 1 Mio. Bundesbürgern hat dies zu einem Ulcus cruris (venöses Ulkus) geführt!

Symptome

Dem Krankheitsbild liegt eine Abflussstörung im Venensystem zugrunde. Durch die chronische Druckerhöhung in den Venen besonders im Stehen kommt es im Unterschenkelbereich langfristig zu typischen Veränderungen:

- lokale *Ödembildung;*
- *Stauungsdermatose:* Die Haut im Knöchelbereich ist derb und hyperpigmentiert (Abb. 9.**37 a**);
- aufgrund der erhöhten Anfälligkeit der Haut kann es schon infolge harmloser Verletzungen zum schlecht heilenden venösen Ulkus, dem *Ulcus cruris* oder „offenen Bein" kommen. Typischerweise ist es im Bereich der Innenknöchel lokalisiert (Abb. 9.**37 b**).

Therapie

Um die eigentliche Ursache der beschriebenen Veränderungen zu beseitigen, ist eine *konsequente Kompressionsbehandlung* die wichtigste Therapiemaßnahme. Sonstige Maßnahmen richten sich nach dem Schweregrad der Veränderungen.

! Salben zurückhaltend und nur bei entzündungsfreier Stauungsdermatose anwenden. Allenfalls reine Fettsalben verwenden, da sonst die Gefahr allergischer Kontaktekzeme (S. 110 f) sehr groß ist. Die Wirkung so genannter „Venenmittel" ist sehr umstritten!

Chronisch venöse Insuffizienz

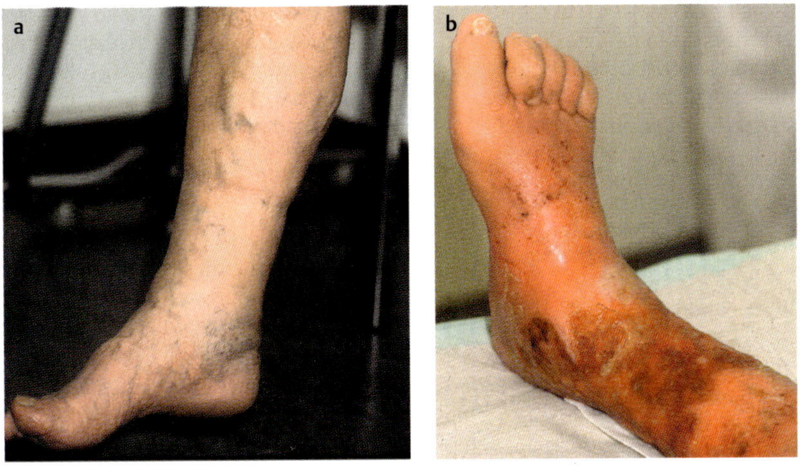

Abb. 9.**37 a, b** Symptome einer chronisch venösen Insuffizienz.
a Stauungsdermatose, **b** Ulcus cruris im Fußinnenknöchelbereich.

Pflege

Versorgung eines Ulcus cruris:
Wundreinigung: Eventuell vorhandene Nekrosen enzymatisch auflösen oder vom Arzt chirurgisch entfernen lassen. Eventuelle Infektionen mittels systemischer Antibiotikagabe oder Wundspülungen mit antiseptischen Lösungen nach Arztanordnung bekämpfen. Auch Wundspülungen mit NaCl 0,9% oder Ringer-Lösung sind sinnvoll.
Förderung der Wundheilung: Die Bildung neuen Gewebes wird, nachdem die Wunde sauber ist, durch das Herstellen eines feuchten Wundmilieus erleichtert. Hierfür eignen sich in Ringer-Lösung getränkte Kompressen, Salbenkompressen, die auch ein Verkleben des Verbandes mit dem neuen Gewebe verhindern, oder Hydrokolloidverbände.
Anlegen eines Kompressionsverbandes: Auf die Wundauflage, die eventuell mit einer Mullbinde fixiert wurde, wird ein Kompressionspolster z. B. aus Schaumstoff oder Schaumgummi gelegt. Es soll ca. 2–3 cm dick sein und an allen Seiten etwa 3–5 cm über das Wundgebiet hinausreichen. Auf diese Weise soll das Wundgebiet selbst vor zu großem Druck geschützt werden, der venöse Rückfluss in der Extremität jedoch durch den Kompressionsverband (S. 233) verbessert werden.

Blutdruckregulationsstörungen

Susanne Andreae

Hypotonie (erniedrigter Blutdruck)

Definition: Der normale Blutdruck liegt bei 120/80 mmHg, von einer Hypotonie spricht man bei systolischen Werten < 100 mmHg.

Ursachen

Von der *primären Hypotonie*, deren Ursache unklar ist, sind meist junge, schlanke Frauen betroffen. Bei alten Menschen handelt es sich eher um eine *sekundäre Hypotonie*. Der erniedrigte Blutdruck ist hier Ausdruck einer anderen Erkrankung.

Mögliche Ursachen der sekundären Hypotonie:

- Herzinsuffizienz,
- Exsikkose (Flüssigkeitsmangel),
- Bettlägerigkeit,
- Medikamentenüberdosierung, z. B. Diuretika oder Antihypertensiva (Mittel gegen hohen Blutdruck, s. u.).

Symptome

Bei *Schwindel, Müdigkeit, Konzentrationsschwäche*, aber auch *Synkopen* sollte eine Hypotonie ausgeschlossen werden.
Kommt es nach plötzlichem Aufstehen zu Schwindel, „Schwarzwerden“ vor den Augen oder

Synkopen nach längerem Stehen, so handelt es sich um eine *orthostatische Dysregulation* (Orthostase = aufrechte Körperhaltung), ein häufiges Begleitsymptom bei Hypotonie: In aufrechter Haltung versackt das Blut in die Beine. Kann das Herz den verminderten venösen Rückfluss nicht kompensieren (ausgleichen), kommt es zu einer Minderversorgung des Gehirns mit entsprechender Symptomatik.

Pflege **Erstmaßnahmen bei Kollaps:**

- Beine hoch, wenn möglich, Kopf tief lagern (erhöhter Blutfluss in den Kopf);
- Blutdruck- und Pulskontrolle;
- wenn keine rasche Besserung, den Arzt benachrichtigen;
- Achtung: bei Diabetikern immer BZ-Kontrolle, Kollapsursache kann auch eine Hypoglykämie (erniedrigter Blutzucker) sein!

Therapie

Generell gilt: Nur eine Hypotonie, die Beschwerden verursacht, ist behandlungsbedürftig! Lässt sich keine zugrunde liegende Ursache finden, stehen Allgemeinmaßnahmen therapeutisch im Vordergrund:

- kein plötzliches Aufstehen, erst einige Minuten am Bettrand sitzen bleiben;
- längeres Stehen, besonders in der Sonne, vermeiden;
- viel Bewegung an der frischen Luft;
- kochsalzreiche Ernährung (nicht bei Herzinsuffizienz!);
- Kaffee, Tee;
- evtl. Kompressionsbehandlung (s. o.).

Nur selten sind Medikamente (z.B. Dihydergot, Effortil) nötig.

Natürliche Heilmethoden. Blutdruckanregend wirken kurze (ca. 5 Min.) kalte Armbäder oder Wassertreten.

Hypertonie (erhöhter Blutdruck)

Definition:
Normaler Blutdruck: 120/80 mmHg,
Grenzwerthypertonie: 130/90 mmHg,
Hypertonie: > 140/90 mmHg.

Generell sind im Alter hohe systolische Blutdruckwerte eher zu tolerieren (meist Folge der starren Gefäßwände) als erhöhte diastolische Werte, da diese langfristig zu Gefäßschäden führen.

Ursachen

Die Hypertonie mit ihren Folgekrankheiten ist das bedeutsamste gesundheitliche Problem in den Industrieländern. Die Häufigkeit nimmt mit dem Alter zu, Schätzungen zufolge leiden etwa 40 – 50% der Menschen über 65 Jahre an Hypertonie.

In den meisten Fällen (> 90%) handelt es sich um eine *primäre (essenzielle) Hypertonie*, deren Ursache unklar ist. Besonders bei jungen Menschen aber muss eine *sekundäre Hypertonie* mit einer anderen zugrunde liegender Ursache ausgeschlossen werden. Meist handelt es sich um Erkrankungen der Niere oder hormonelle Störungen. Mögliche Ursachen einer sekundären Hypertonie:

- Nierenveränderungen (Glomerulonephritis, Pyelonephritis, Nierenarterienstenose; S. 317 ff);
- Hormonstörungen (Phäochromozytom, Morbus Cushing, Hyperthyreose; S. 259 ff);
- Medikamente (z. B. „Pille“, Kortison).

Symptome

Die Hypertonie ist eine heimtückische Krankheit, weil sie meistens keine Beschwerden verursacht und oft zufällig oder im Rahmen von Folgeerkrankungen diagnostiziert wird! Allenfalls sehr unspezifische Symptome wie *Kopfschmerzen* (häufig frühmorgens), *Ohrensausen*, *Tachykardie* oder *Sehstörungen* werden bemerkt.

Bei langjährigem Hypertonus kann es zu Organveränderungen kommen:

- *Herz:* Linksherzhypertrophie (Vergrößerung des linken Herzens, da es gegen erhöhten Druck arbeiten muss), KHK, Herzinsuffizienz, Herzinfarkt;
- *Arterien:* beschleunigte Entwicklung der Arteriosklerose mit allen Folgeerkrankungen;
- *Gehirn:* Hirnleistungsstörungen, Apoplex (Schlaganfall) infolge Ischämie (Minderdurchblutung) oder Blutung;
- *Auge:* Netzhautschäden bis hin zur Erblindung;
- *Niere:* arteriosklerotische Schrumpfniere mit Niereninsuffizienz bis zum Nierenversagen mit Dialysepflicht.

Komplikationen

Eine häufige Komplikation ist die *hypertensive Krise*, eine plötzliche Blutdrucksteigerung auf Werte > 230/120 mmHg: Häufig beklagen die Patienten Schwindel, Kopfschmerzen, Angina pectoris oder Ähnliches. Die hypertensive Krise ist ein Notfall! Es kann zum Lungenödem (dekompensierte Linksherzinsuffizienz), Hirnblutung oder gar Herzinfarkt kommen.

Nicht jede Blutdruckspitze muss behandelt werden, von hypertensiver Krise spricht man nur, wenn der Patient typische Beschwerden (s. o.) angibt!

Pflege

Maßnahmen bei hypertensiver Krise:

- Bettruhe,
- Gabe rasch wirkender Antihypertonika, bevorzugt Nitrospray,
- engmaschige Blutdruckkontrolle,
- wenn keine Blutdrucksenkung innerhalb von 20 – 30 Min., Arzt verständigen.

Diagnostik

Manchmal sind die Blutdruckwerte nur in Anwesenheit des Arztes oder des Pflegepersonals erhöht (sog. „Weißkittelsyndrom"), deshalb ist ein einmalig erhöhter Blutdruck noch nicht behandlungsbedürftig, sondern erst bei wiederholt erhöhten Werten oder nach einer *Langzeitblutdruckmessung* (Blutdruckmessung über 24 Stunden).
Andere Untersuchungen dienen dem Ausschluss von Folgekrankheiten: Bei langjährig erhöhten Blutdruckwerten finden sich im EKG und Röntgenbild Veränderungen, die auf eine Linksherzhypertrophie hindeuten. Ein Hypertoniker sollte sich jährlich augenärztlich untersuchen lassen, um Netzhautveränderungen frühzeitig entdecken zu können. Zur Kontrolle der Nierenfunktion genügt die Blut- und Harnuntersuchung.

Die Kennzeichnung der Blutdruckwerte mit RR ist eine Abkürzung für Riva-Rocci, einem italienischen Kinderarzt (1863 – 1937), der das erste Blutdruckmessgerät erfand.

Pflege

So werden korrekte Blutdruckwerte ermittelt:

- Immer unter denselben Bedingungen messen: am gleichen Arm, in der gleichen Position, z. B. im Sitzen, der Oberarm immer in Herzhöhe gelagert, der alte Mensch ist in Ruhe, nicht nach körperlicher Anstrengung oder Aufregung messen;
- Geräuschquellen wie z. B. Radio ausschalten;
- Blutdruckmanschette direkt auf der Haut anlegen;
- hat der Oberarm einen größeren Umfang als 33 cm, muss eine breitere Manschette benutzt werden;
- den Druck in der Manschette langsam senken (2 – 3 mmHg pro Sek.), um beim ersten hörbaren Ton und beim Aufhören der Geräusche die Werte exakt ablesen zu können;
- muss die Messung wiederholt werden, Manschette abnehmen, die Luft herausdrücken, eine halbe Minute warten und von neuem beginnen.

Therapie

Vor dem Beginn einer medikamentösen Therapie sollte versucht werden, den Blutdruck durch *allgemeine* und besonders *diätetische Maßnahmen* zu senken:

- regelmäßiger Schlafrhythmus;
- Stress vermeiden;
- regelmäßige Bewegung an der frischen Luft;
- keine Genussmittel wie Zigaretten, Kaffee, Tee, Alkohol;
- Gewichtsnormalisierung (Adipositas ist ein weiterer Risikofaktor für kardiovaskuläre Erkrankungen und prognostisch ungünstig);
- ganz wichtig ist die kochsalzarme Diät, denn Salz bindet Wasser im Körper und wirkt somit blutdruckerhöhend, also insbesondere keine Konserven- oder Fertiggerichte (sehr salzhaltig) und kein Zusalzen!

Erst wenn dies nicht zur Blutdrucksenkung führt, greift man zu *Antihypertonika* (blutdrucksenkende Medikamente). Die gängigsten Medikamente sind (vgl. Tab. 9.**2**, 9.**3**):

- ACE-Hemmer (z. B. Xanef, Tensobon),
- Diuretika (z. B. Dytide H, Aquaphor),
- Betablocker (z. B. Beloc Zok, Concor),
- Ca-Antagonisten (z. B. Adalat, Bayotensin).

Das Ziel ist eine langsame Blutdrucksenkung über mehrere Wochen. Besonders bei alten Menschen ist dies wichtig, um mögliche Komplikationen (Schwindel, Kollaps, Störungen der Hirnleistung) zu vermeiden. Oft ist die Kombination verschiedener Medikamente nötig.

Prognose

Hypertonie ist eine lebenslange Krankheit, die unbehandelt aufgrund der kardiovaskulären Veränderungen zu einer um Jahre verkürzten Lebenserwartung führt. Insbesondere wenn zusätzliche, das Gefäßsystem schädigende Erkrankungen wie Diabetes mellitus vorliegen, ist eine strenge Blutdruckeinstellung lebensverlängernd!

Pflege

Compliance: Da erhöhte Blutdruckwerte an sich keine Beschwerden verursachen, ist beim Hypertonus die Compliance (Zuverlässigkeit) der Patienten oft gering. Die Medikamente werden oft nur unregelmäßig oder gar nicht eingenommen. Wichtig sind daher Motivation und Aufklärung des Patienten!

Schock (Kreislaufzusammenbruch)

Definition: Lebensbedrohliches Krankheitsbild mit Kreislaufversagen, Minderversorgung der Organe und Tod durch Organversagen

Formen

Je nach zugrunde liegender Ursache unterscheidet man vier Schockformen (Tab. 9.**9**).

Symptome

Hauptsymptome eines Schocks sind:
- *Kaltschweißigkeit,*
- *Blässe,*
- Bewusstseinstrübung bis zur Bewusstlosigkeit,
- Tachypnoe (beschleunigte Atmung),
- *Tachykardie,*
- *erniedrigter systolischer Blutdruck,*
- Hinweise auf Zentralisation (Zentralisation der Durchblutung auf lebenswichtige Organe) sind: kalte, blasse Haut, Puls nur schwach tastbar, verminderte Ausscheidung (bei beginnendem Nierenversagen).

Hinzu kommen spezielle Symptome wie Fieber beim septischen Schock oder Zeichen des Herzversagens beim kardiogenen Schock.

Den Quotienten aus Puls und systolischem Blutdruck (Puls/RR) nennt man *Schockindex.* Beim Gesunden liegt der Wert bei ca. 0,5 (Puls 60/120 mmHg), bei einem Schock ist der Schockindex $>$ 1 (z. B. Puls 160/80 mmHg).

Pflege

Erstmaßnahmen bei Schock:

- Notarzt verständigen;
- Patient in Schocklagerung (Abb. 9.**38 a**);
- bei Bewusstlosigkeit stabile Seitenlagerung (Abb. 9.**38 b**);
- engmaschige Kontrolle von Blutdruck und Puls;
- gegebenenfalls spezielle Maßnahmen wie z. B. Druckverband bei Blutung.

Therapie

Der Schockpatient muss immer intensivmedizinisch versorgt werden. Die Therapiemaßnahmen richten sich nach der Schockursache.

Tabelle 9.**9** Schockformen

Schockform	Ursache	Wichtigste Therapie
Volumenmangelschock	Blut- oder Flüssigkeitsverlust (z. B. Blutung, starkes Erbrechen)	intravenöse Volumengabe
kardiogener Schock	Pumpversagen des Herzens, z. B. bei Herzinfarkt	herzstärkende Medikamente (z. B. Dopamin, Dobutamin)
anaphylaktischer Schock	Kreislaufversagen durch Weitstellung der Gefäße aufgrund einer massiven allergischen Reaktion	hochdosiert Kortison i. v.
septischer Schock	Kreislaufversagen bei Sepsis durch Bakterientoxine (Giftstoffe)	intravenöse Antibiose

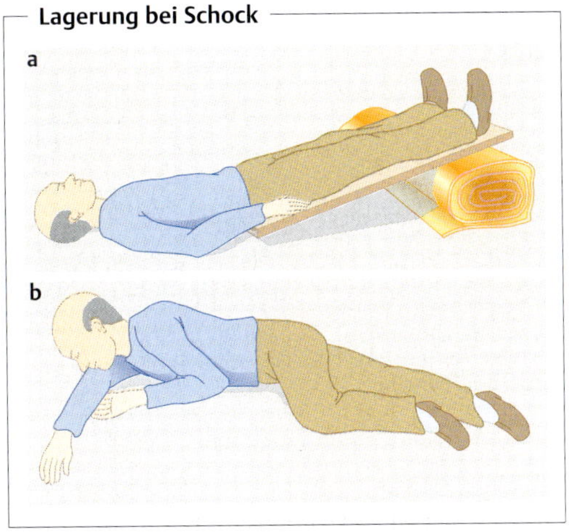

Abb. 9.**38 a, b** **a** Schocklagerung, **b** stabile Seitenlagerung (aus Gerlach, U., H. Wagner, W. Wirth: Innere Medizin für Pflegeberufe, 5. Aufl. Thieme, Stuttgart 2000).

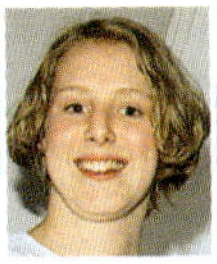

Pflegeschwerpunkt Thromboseprophylaxe/Herzinfarkt

Jutta Weniger

Pflegerische Maßnahmen zur Thromboseprophylaxe

Unter bestimmten Bedingungen (S. 215) ist das Risiko, eine Thrombose zu bekommen, erhöht. Folgende vorbeugende Maßnahmen, die den Blutrückfluss in den Venen fördern und so der Bildung eines Thrombus entgegenwirken, werden dann notwendig:

Mobilisation

Wenn möglich, soll der alte Mensch aufstehen und umhergehen oder zumindest vor dem Bett „auf der Stelle" treten.
Bettlägerige Menschen sollten mindestens 3-mal täglich für 5 Min. verschiedene Bewegungsübungen der Füße und Beine machen, beispielsweise Füße kreisen, Zehen einkrallen und spreizen, in der Luft „Fahrrad fahren" oder Beine aufstellen und Gesäß anheben. Sehr wirkungsvoll ist auch das Erzeugen eines Fußsohlendruckes, z. B. kann der alte Mensch seine Füße an einen Tennisball oder einfach gegen das Bettende drücken.

Entstauende Lagerung

Die Unterschenkel werden parallel zum Bett, jedoch leicht erhöht gegenüber der Brust des alten Menschen gelagert. Dazu gibt es spezielle Venenkissen oder Lagerungsschienen.
Die Beine dürfen bei dekompensierter Herzinsuffizienz, Lungenödem und arterieller Verschlusskrankheit nicht hoch gelagert werden. Bei diesen Erkrankungen dürfen auch keine ATS (Antithrombosestrümpfe) oder Kompressionsverbände angelegt werden.

Kompression der Venen

Spezielle Antithrombosestrümpfe (ATS). Sie eignen sich zur Thromboseprophylaxe bei völlig oder überwiegend immobilen Menschen; für das Gehen und Stehen reicht ihr Druck nicht aus. Sie müssen genau angepasst und vom Arzt verordnet werden.

Kompressionsverbände. Sie können zur Thromboseprophylaxe als Alternative zu ATS angelegt werden, wenn diese nicht an das Bein des alten Menschen passen, weil es etwa zu dick oder zu dünn ist. Außerdem werden sie zur Prophylaxe und Therapie von Venenleiden und Unterschenkelgeschwüren (Ulcus cruris) eingesetzt. Kompressionsverbände werden vom Arzt angeordnet. *Wickeltechnik* (Abb. 9.**39 a – k**): Die Beine müssen entstaut sein, was durch Hochlagern oder durch Ausstreichen der Venen erreicht werden kann.

Kompressionsverband

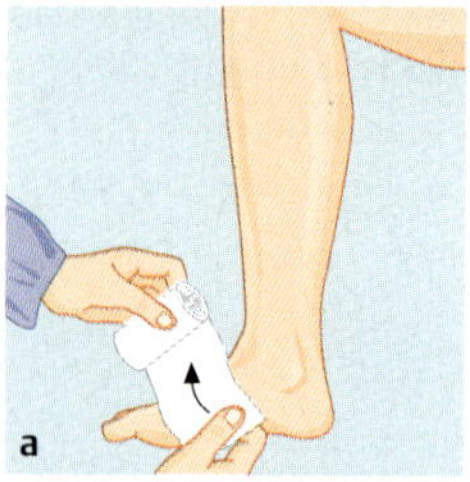

Erste Bindentour läuft am Zehengrundgelenk von innen nach außen. Zur Beurteilung der Hautdurchblutung Zehen sichtbar lassen.

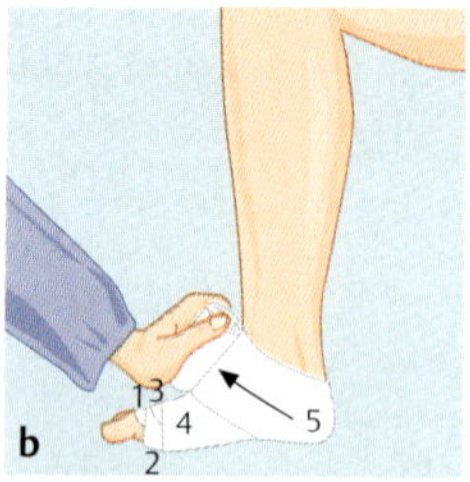

2–3 Kornährentouren vom Mittelfuß bis zur Ferse. Eine Tour um die Ferse und über den Innenknöchel zum Fußrücken zurückführen

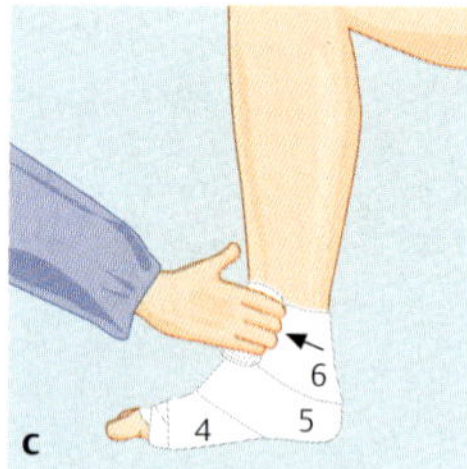

Die erste Fersentour wird oben mit einer Tour um den Knöchel fixiert und…

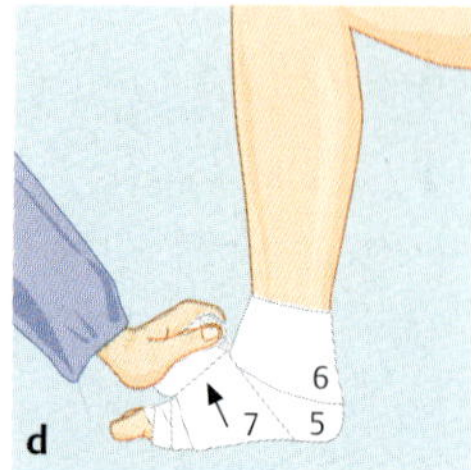

…unten mit einer Tour über die Fußwölbung

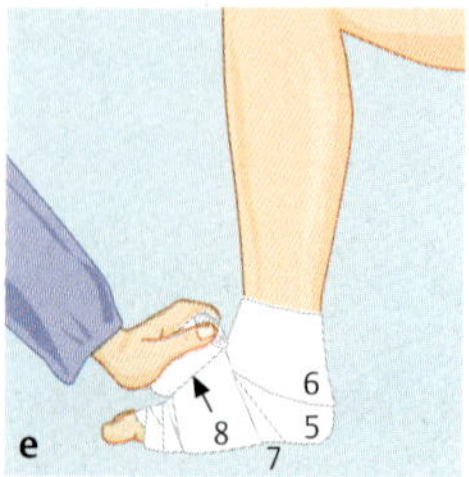

Weitere Tour um den Mittelfuß und weiter zum Knöchelbereich führen

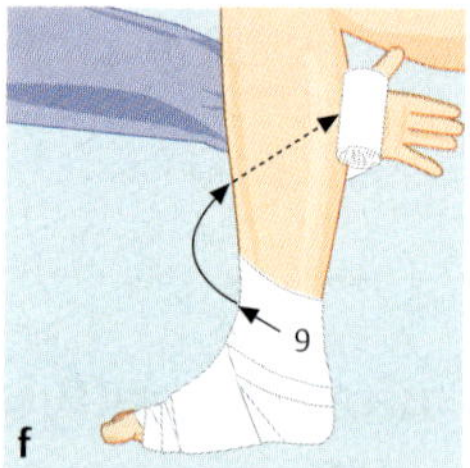

Binde läuft steil nach oben und folgt dabei der Form des Beines bis zur Kniekehle

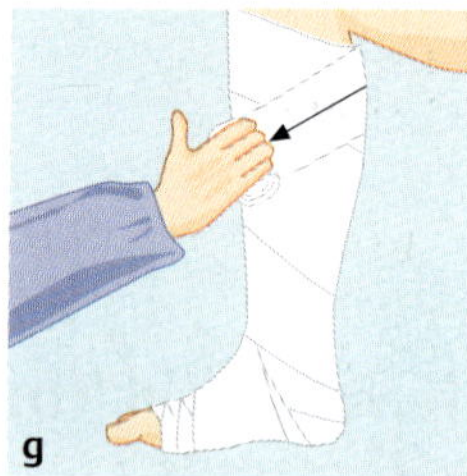

Von dort wieder nach unten führen und dabei die bei der Aufwärtsbewegung entstandenen Lücken schließen. Das Ende der ersten Binde mit einem Pflasterstreifen evtl. fixieren.

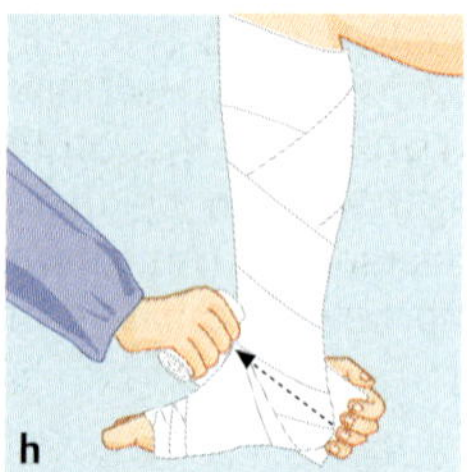

Zweite Binde gegenläufig zur ersten – von außen nach innen – ansetzen

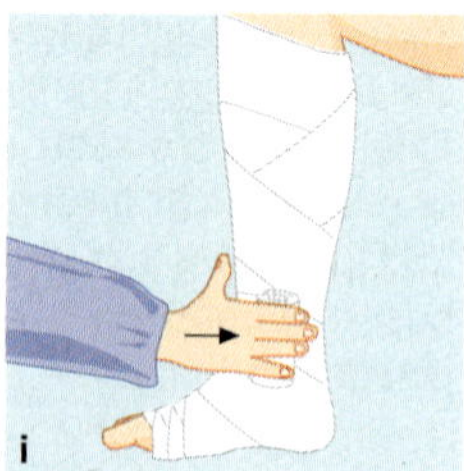

Mit zwei Touren Ferse fixieren

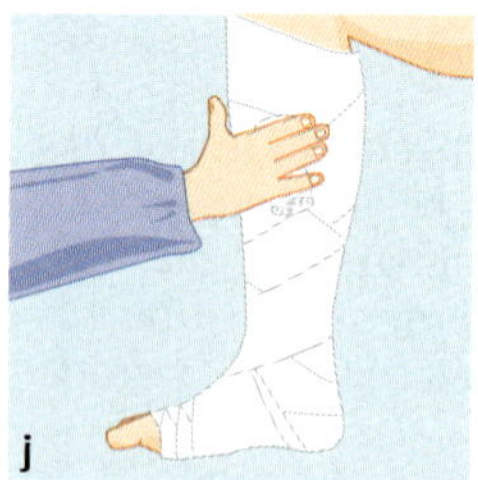

Binde wie in **f** und **i** nach oben und unten führen

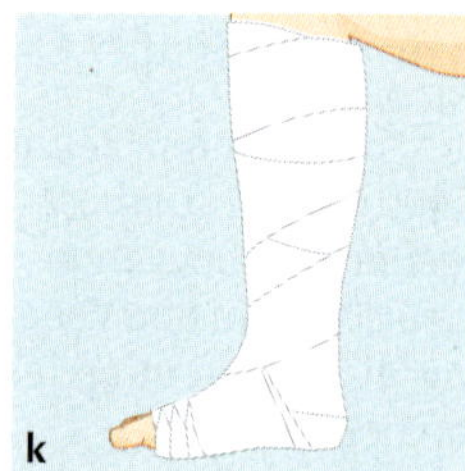

Fertigen Verband mit Pflasterstreifen befestigen

Abb. 9.**39 a–k** Anlegen eines Kompressionsverbandes nach der Pütter-Technik (aus Kellnhauser, E. u. a.: THIEMEs Pflege, 9. Aufl. Thieme, Stuttgart 2000).

Die Binde wird so in die Hand genommen, dass der aufgerollte Teil der Binde oben liegt und nach außen zeigt. Beim Anlegen wird die Binde unmittelbar auf der Haut abgerollt und beide Kanten werden gleichmäßig in Ablaufrichtung angezogen. Niemals vom Bein wegziehen, sonst werden die Bindenkanten ungleich gespannt und es kommt zu Einschnürungen. Der Druck, den der Verband ausübt, muss im Fesselbereich am stärksten sein und zum Knie bzw. Oberschenkel hin langsam abnehmen.

Es wird an den Zehengrundgelenken von innen nach außen begonnen, der Vorfuß wird in Spiraltouren gewickelt, wobei sich die Bindengänge mindestens zu einem Drittel überlappen sollten. Der nächste Bindengang geht um die Ferse und wird dann ober- und unterhalb des Fußgelenkes mit weiteren Touren befestigt, bis er von den aneinander stoßenden Gängen verdeckt wird. In Spiraltouren wird das Bein nun weiter herzwärts gewickelt. Es dürfen keine Lücken entstehen und der Verband darf weder zu locker noch zu fest sein.

Herzinfarkt

Fallbeispiel

Herr Moosmann lebt seit einem Jahr im Heimbereich des Seniorenstifts am Schlossberg. Er ist ein alleinstehender, 69 Jahre alter, kleiner, untersetzter Mann mit rundem Bauch, der deftige Hausmannskost liebt. Er raucht ab und zu eine Zigarre und hat schon seit Jahren erhöhte Blutdruckwerte, die medikamentös behandelt werden. Schon seit längerer Zeit treten bei ihm ab und zu Angina-pectoris-Anfälle auf.

Nun erlitt er vor einigen Wochen einen Herzinfarkt. Er rief um 5 Uhr morgens die Nachtschwester wegen starker Brustschmerzen, die in den linken Arm ausstrahlten. Sein Gesicht war angsterfüllt, er litt unter Luftnot und war kaltschweißig. Die Nachtwache dachte sofort an einen Herzinfarkt, löste den Alarm aus und ihre Kollegin vom 1. Stock rief den Notarzt. Sie ergriff weitere Erstmaßnahmen (S. 193) bis zum Eintreffen des Arztes, der Herrn Moosmann ins Krankenhaus brachte. An den Krankenhausaufenthalt schloss sich eine Rehabilitationsbehandlung an. Gestern kam Herr Moosmann wieder zurück ins Heim.

Frau Paula Maier, die zuständige Altenpflegerin, begrüßt ihn heute erfreut, erkundigt sich nach seinem Befinden und bespricht mit ihm das weitere Vorgehen im Heim.

Herr Moosmann erzählt, dass der Herzinfarkt ihm einen ganz schönen *Schrecken* eingejagt hätte und dass er nun wirklich etwas mehr auf seine Gesundheit achten wolle.

Seit seinem Krankenhausaufenthalt *raucht er nicht mehr*.

Im Krankenhaus und in der Rehaklinik hat er bereits *fettarme Kost* erhalten, die ihm jedoch nicht geschmeckt hat. Er weiß, dass seine Essgewohnheiten eine Arteriosklerose und damit auch einen Herzinfarkt begünstigen. Deshalb wird er ab jetzt nicht mehr zur Bauernvesper in die nahe gelegene Wirtschaft gehen und ausprobieren, ob die fettarme Diät im Heim besser schmeckt als in der Reha. Paula bestärkt ihn darin und sagt, dass er so bestimmt auch etwas an *Gewicht verliere*, was für sein Herz ebenfalls günstig wäre.

Paula Maier hat in den Unterlagen gelesen, dass Herr Moosmann von ärztlicher Seite aus wegen seines Herzinfarktes eine Mittagsruhe im Bett einhalten soll, ansonsten jedoch umhergehen und auch im Freien spazieren gehen darf. Sie bespricht mit ihm, die in der Rehabilitation begonnene *Mobilisation fortzuführen*, und ermuntert ihn, den großen Garten des Altenzentrums für Spaziergänge zu nutzen.

Sie informiert ihn darüber, dass er sich sofort bei ihr melden soll, falls er nach einem Spaziergang *Schmerzen in der Herzgegend* bekomme. Auch erklärt sie ihm, dass sie in der nächsten Zeit noch regelmäßig seinen *Puls* und seinen *Blutdruck kontrollieren* wird.

Anschließend geht sie mit ihm seine *neuen Medikamente* durch, die er seit seinem Herzinfarkt einnehmen muss.

Zum Schluss fragt sie ihn, ob er an Büchern und Broschüren über die Lebensweise nach einem Herzinfarkt interessiert sei. Dies verneint Herr Moosmann. Er sagt, er lese ja nicht gerne, lieber würde er, wie in der Rehaklinik, mit Leuten reden, die auch einen Herzinfarkt hinter sich hätten. Paula verweist ihn auf die *koronare Herzsportgruppe* im Ort, worauf Herr Moosmann entsetzt entgegnet, er habe doch in seinem ganzen Leben noch keinen Sport getrieben. Paula erklärt ihm, dass in diesen Gruppen unter der Leitung eines Arztes und einer Krankengymnastin gemeinsam schonende Bewegungs- und Entspannungsübungen gemacht würden und man sich einfach auch zusammensetzen und austauschen könne. Das fand Herr Moosmann gut.

10 Erkrankungen des Blut- und Lymphsystems

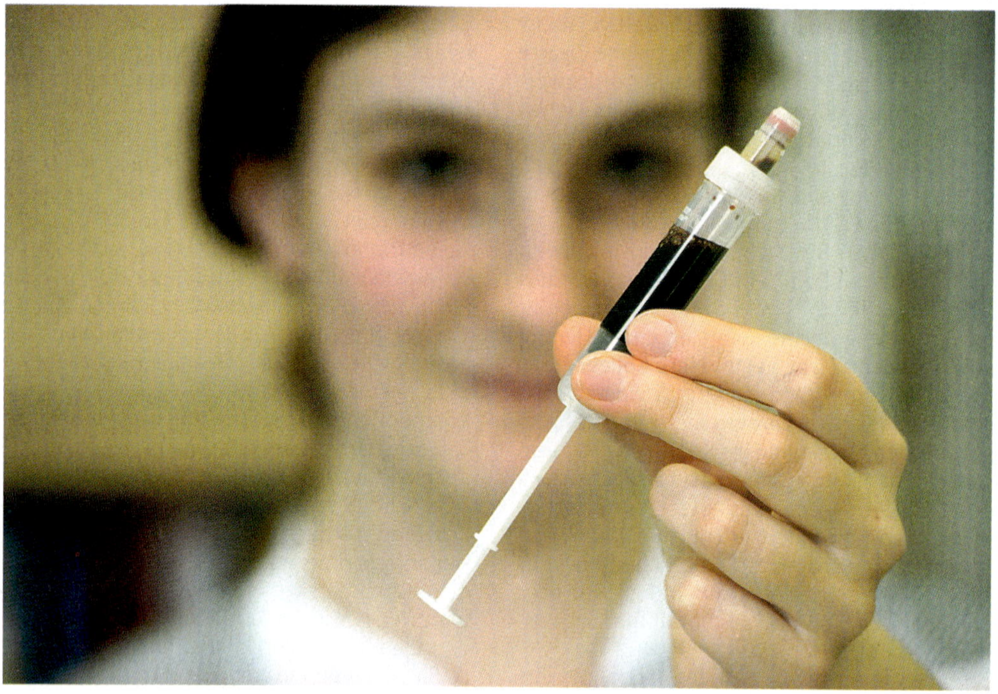

Typisches Prüfungswissen
Anämie (S. 230); Leukämie (S. 234); AIDS (S. 235)

Anatomie und Physiologie

Dominik von Hayek

Zusammensetzung des Blutes

Das in den Gefäßen fließende Blut besteht aus festen Bestandteilen, den roten Blutkörperchen (*Erythrozyten*), den weißen Blutkörperchen (*Leukozyten*) und den Blutplättchen (*Thrombozyten*), sowie aus flüssigen Bestandteilen, dem Blutplasma (Abb. 10.**1**).

> Man kann diese beiden Anteile durch Zentrifugieren voneinander trennen und erhält so den Blutwert Hämatokrit. Das ist der Anteil der Blutkörperchen am Gesamtvolumen des Blutes (normalerweise 40 – 45 %).

Das ganze im Körper befindliche Blut macht bei einem normalgewichtigen Erwachsenen ca. 8 % des Körpervolumens aus; daraus ergibt sich eine Blutmenge von ca. 5 – 7 l.

Erythrozyten

Aufgaben

Mithilfe der roten Blutkörperchen (Erythrozyten) wird der für alle Zellen lebensnotwendige *Sauerstoff* von der Lunge ins Gewebe transportiert. Außerdem findet man auf der Erythrozytenmembran das *Merkmal für die Blutgruppe* (A, B, AB oder 0).

Aufbau

Erythrozyten sind *kernlose Zellen* mit einem typischen Aussehen ähnlich einer in der Mitte eingedellten ringförmigen *Scheibe* (Abb. 10.**2**). Dadurch sind sie gut verformbar und können kleinste Kapillaren passieren. Der Durchmesser der Scheibe beträgt ca. 7 µm, das sind $^7/_{1000}$ eines Millimeters. Ihre Form und ihre *rote Farbe* wird vom wichtigsten Bestandteil der Erythrozyten, dem *Hämoglobin*, erzeugt. Dabei handelt es sich um ein ringförmiges Eiweißmolekül mit einem großen Eisenanteil und der Fähigkeit, Sauerstoffmoleküle zu binden.

Erythrozytenbildung und -abbau

Erythrozyten werden *im roten Knochenmark gebildet*. Wichtige Bausteine hierfür sind Eisen und Eiweiß sowie Vitamin B_{12} und Folsäure. Gesteuert wird die Erythrozytenbildung durch das Hormon *Erythropoetin*, das in der Niere gebildet und bei Sauerstoffmangel im Blut vermehrt ausgeschüttet wird.
Der Normalwert der *Erythrozytenanzahl* im Blut liegt bei Frauen zwischen 4,2 – 5,4 Mio./µl, bei Männern zwischen 4,6 – 6,2 Mio./µl. Sie haben eine mittlere Lebensdauer von 120 Tagen, ältere Erythrozyten werden in der *Milz* aus dem Blut aussortiert und in ihre Bestandteile (vor allem Eisen) zerlegt, sodass diese wieder vom Knochenmark zur Erythrozytenbildung verwendet werden können.

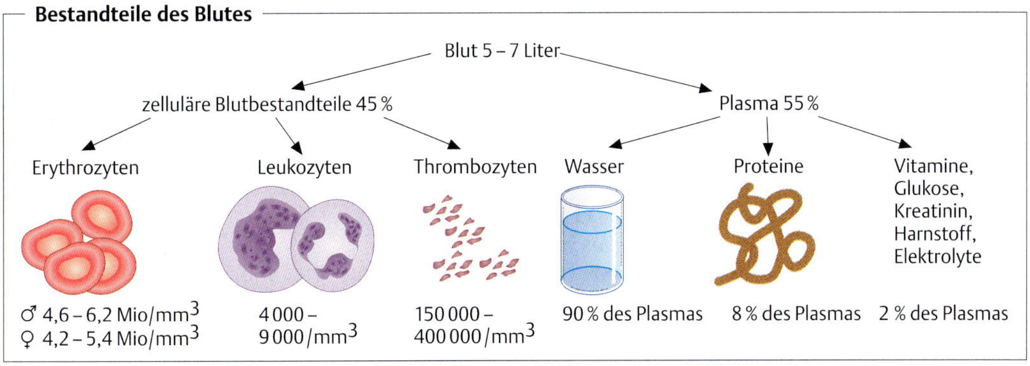

Abb. 10.**1** Feste und flüssige Bestandteile des Blutes (aus Schwegler, J.S.: Der Mensch – Anatomie und Physiologie, 2. Aufl. Thieme, Stuttgart 1998).

Erythrozyten

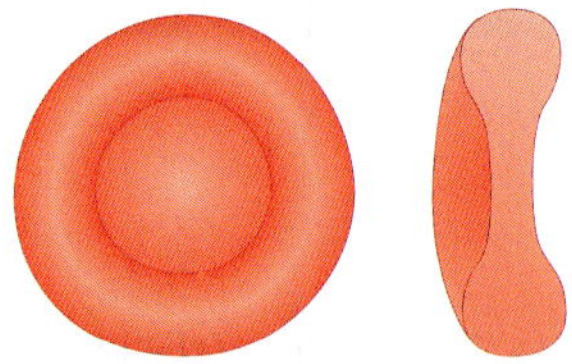

Abb. 10.**2** Charakteristische Form eines Erythrozyten: Ringförmige Scheibe mit zentraler Eindellung (aus Schwegler, J.S.: Der Mensch – Anatomie und Physiologie, 2. Aufl. Thieme, Stuttgart 1998).

Der Mangel an Erythrozyten wird *Erythrozytopenie* genannt, *Anämie* bedeutet das Vorliegen von zu wenig Hämoglobin im Blut; meistens gehen beide Zustände miteinander einher.

Leukozyten

Die weißen Blutkörperchen (Leukozyten) sind *kernhaltige Blutzellen*, deren Hauptaufgabe die *Abwehr von körperfremden Stoffen* ist. Die *Gesamtzahl* der Leukozyten liegt bei ca. 4000–9000/µl Blut. Sie werden *im Knochenmark gebildet* und *gespeichert*, sodass sie im Bedarfsfall (z.B. bei einer Infektion mit Krankheitserregern) in großer Zahl ins Blut ausgeschüttet werden können, was sich dann im Blutbild als Leukozytenerhöhung (*Leukozytose*) nachvollziehen lässt. Es gibt verschiedene Gruppen von Leukozyten, die sich nach Form und speziellem Aufbau unterscheiden:
- Granulozyten,
- Lymphozyten und
- Monozyten.

Granulozyten. Die Granulozyten spielen eine wichtige Rolle bei der *Abwehr von Krankheitserregern* (vor allem Bakterien) und Fremdkörpern. Unter dem Mikroskop lassen sich einige Unterformen unterscheiden (Abb. 10.**3a**). Sie können in die meisten Gewebe des Körpers auswandern, haben die Fähigkeit, Fremdkörper zu erkennen, sie in den Zellleib aufzunehmen und dort zu zerstören. Deshalb besteht *Eiter* hauptsächlich aus zerfallenen Granulozyten und Zelltrümmern.

Lymphozyten. Die Lymphozyten (Abb. 10.**3b**) ergänzen die Immunabwehr durch ihre Fähigkeit, *spezifische Antikörper* gegen viele körperfremde Stoffe zu bilden. Antikörper sind Eiweißmoleküle,

Leukozyten

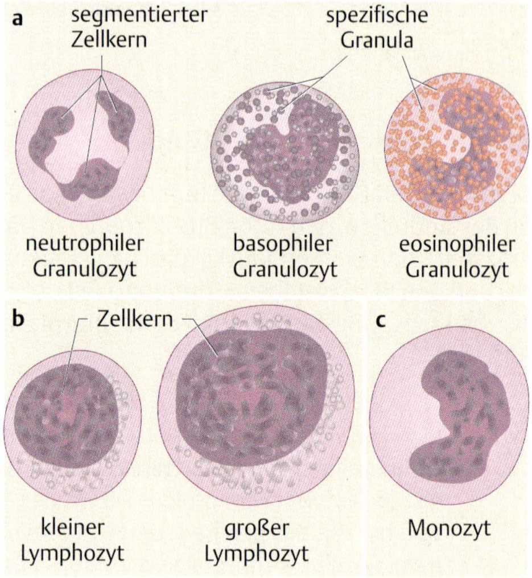

Abb. 10.**3a–c** Aufteilung der Leukozyten. **a** Verschiedene Unterformen der Granulozyten, **b** Lymphozyten, **c** Monozyt (nach Faller u. Schünke 1999).

die sich an körperfremde Stoffe (z.B. Bakterien, Viren, Fremdkörper) heften, so dass diese verklumpen und von anderen Leukozyten zerstört werden können. Eine weitere wichtige Fähigkeit der Lymphozyten besteht in ihrem *„Immungedächtnis"*, d.h. sie erkennen Fremdkörper wieder, mit denen der Körper schon einmal Kontakt hatte, und beschleunigen die Immunantwort. Dies macht man sich beim Impfen mit abgetöteten oder abgeschwächten Krankheitserregern zu Nutze und trainiert das Immunsystem so für den „Ernstfall". Außerdem steuern die Lymphozyten als *Helferzellen* die Immunabwehr der Leukozyten.

Monozyten. Die Monozyten (Abb. 10.**3c**) sind die größten Blutzellen; sie können in verschiedene Gewebe auswandern, wo sie sich in sog. *Makrophagen* umwandeln und Krankheitserreger verdauen können.

Thrombozyten und Gerinnungssystem

Thrombozyten. Die Blutplättchen (Thrombozyten) werden wie alle anderen Blutzellen *im Knochenmark gebildet* und nach einer Lebensdauer von ca. 2 Wochen in Milz und Leber abgebaut. Wie die Erythrozyten sind sie *kernlos*, ihre Größe entspricht ca. 1/3 des Erythrozytenvolumens. Die *Nor-*

malzahl im Blut liegt zwischen 150 und 400 000/µl Blut.
Die Hauptaufgabe der Thrombozyten besteht in der *Blutstillung*. Wird ein Blutgefäß verletzt, so lagern sich die Thrombozyten an die veränderte Gefäßwand an und verkleben untereinander. Mit diesem Pfropf (Thrombus) wird der Gefäßriss vorerst abgedichtet.

Die Fähigkeit, sich untereinander zu verkleben, wird durch Thrombozyten-Aggregationshemmer wie *Azetylsalizylsäure* (Aspirin, ASS) herabgesetzt, weshalb man diese einige Tage vor Operationen oder Zahnarztbehandlungen absetzen sollte. Außerdem macht man sich diese Eigenschaft bei der Prophylaxe der *Arteriosklerose* (z. B. zur Verhinderung eines Herz- oder Hirninfarktes) zu Nutze.

Gerinnungsfaktoren. Im Blutplasma findet man einen weiteren Teil des Gerinnungssystems, die Gerinnungsfaktoren. Das sind zahlreiche aufeinander abgestimmte Eiweißkörper, mit denen der *Thrombozytenpfropf stabilisiert* wird. Die Hauptrolle spielt hier das *Fibrin*, welches ein faseriges Netz über den Gefäßriss legt und die Wundränder endgültig verschließt. Da im Körper andauernd kleinste Gefäßeinrisse vorkommen und somit auch eine Aktivierung des Gerinnungssystems, bildet der Körper eigene gerinnungshemmende Stoffe, damit sich dieser Prozess im Gleichgewicht befindet.

Eine dieser gerinnungshemmenden Substanzen ist das in den Granulozyten vorkommende *Heparin*, das sowohl zur Behandlung von arteriellen und venösen *Thrombosen* als auch zur *Thromboseprophylaxe* verabreicht wird, meist als s.c. Injektion. Da zur Bildung von Gerinnungsfaktoren im Körper Vitamin K benötigt wird, ist die Gabe von *Vitamin-K-Antagonisten* (z. B. Marcumar) eine weitere Möglichkeit der Gerinnungshemmung (Antikoagulation) vor allem zur Thromboseprophylaxe.

Blutplasma

Der gesamte flüssige Bestandteil des Blutes wird Blutplasma genannt. Es besteht zu 90% aus *Wasser*, zu 8% aus *Eiweißen* (Proteinen) und zu 2% aus *kleinmolekularen Substanzen*. Unter den im Wasser gelösten kleinmolekularen Substanzen versteht man eine Vielzahl von lebenswichtigen Stoffen: gelöste Salze (Elektrolyte), Zucker (Glukose), Vitamine, aber auch Stoffwechselprodukte wie Harnstoff, Harnsäure oder Kreatinin. Die Plasmaproteine sind ein Gemisch aus unterschiedlichsten Eiweißkörpern wie Albumin, Hormonen, Gerinnungsfaktoren, Antikörpern und Transportproteinen.

Lymphe und Lymphbahnen

Von der Gesamtmenge des Blutplasmas, das durch die Kapillaren gepresst wird, fließen 90% ins venöse System ab; 10% werden aus dem Gewebe über die Lymphbahnen abtransportiert. Diese Lymphbahnen vereinigen sich in den *Lymphknoten*, die man im gesamten Körper an bestimmten Stellen findet, und leiten die Lymphe über ein großes Lymphgefäß (*Milchbrustgang* = Ductus thoracicus) in die obere Hohlvene. Die Besonderheit dieses zu den Venen parallelgeschalteten Gefäßsystems ist die Fähigkeit, in den Lymphknoten körpereigene Zelltrümmer, aber auch Fremdkörper herauszufiltern. Deshalb lassen sich bei Infektionen und bösartigen Tumoren häufig geschwollene Lymphknoten tasten.
Die Lymphbahnen und -knoten sind Teil des *lymphatischen Systems* (Abb. 10.**4**), das außerdem aus der *Milz*, dem *Thymus* (Bries) und lymphatischem Gewebe im Rachen (*Tonsillen* = „Mandeln“) und im Verdauungstrakt (*Appendix* = „Blindarm“) besteht. Der Zusammenhang zwischen diesen recht unterschiedlichen Organen besteht in der wichtigen Rolle für die Immunabwehr; sie beherbergen außerdem viele Lymphozyten.

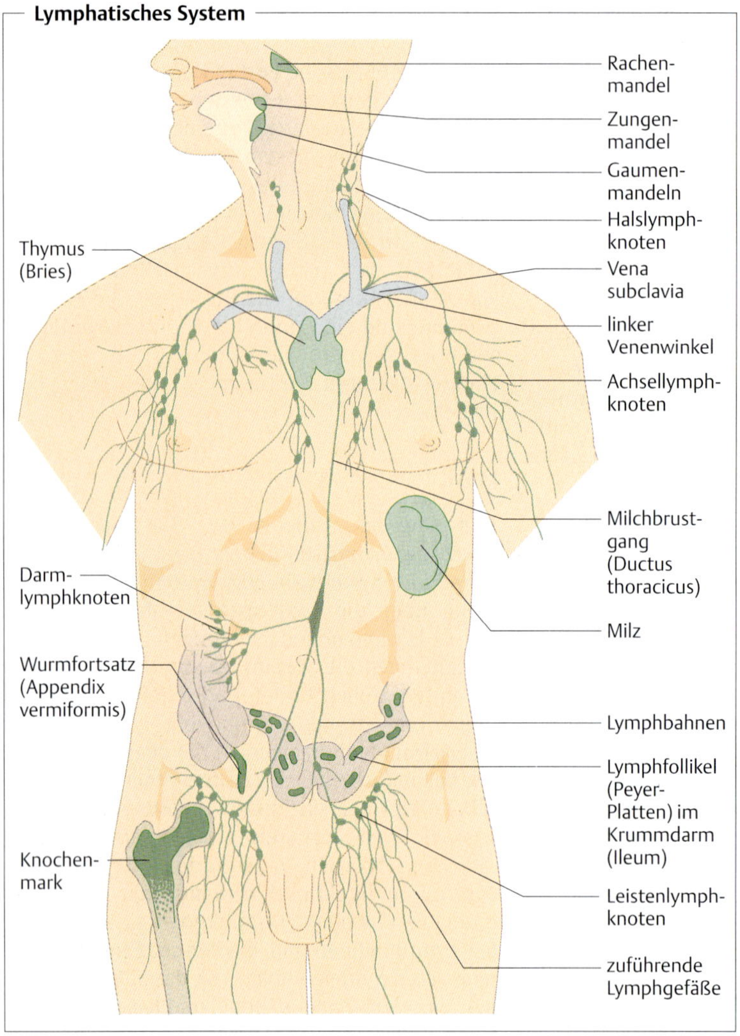

Abb. 10.**4** Lymphknoten, Lymphbahnen, lymphatische Gewebe, Milz und Thymus (nach Faller u. Schünke 1999).

Erkrankungen der roten Blutkörperchen

Susanne Andreae

Anämie (Blutarmut)

Definition: Eine Anämie liegt vor, wenn die Hämoglobinwerte unter 12 g/dl (bei Frauen) und unter 13 g/dl (bei Männern) liegen.

Ursachen

Es gibt viele Anämieformen; verursacht werden sie generell durch eine *Erythrozytenbildungsstörung*, einen *Verlust an roten Blutkörperchen* oder einen *vermehrten Abbau von Erythrozyten*. Die verschiedenen Anämieformen und ihre Therapie sind in Tab. 10.**1** zusammengefasst.

Man kann die Anämien auch nach dem Farbstoffgehalt der Erythrozyten einteilen. Bei einer normochromen Anämie (griech. *chrom* = Farbe) haben die Erythrozyten einen normalen Hämoglobingehalt, während er bei der hypochromen Anämie (z. B. Eisenmangelanämie) vermindert und bei einer hyperchromen Anämie (z. B. megaloblastäre Anämie) erhöht ist.

Tabelle 10.**1** Anämieformen und ihre Therapie

Pathophysiologie	Ursache	Beispiel	Therapie
Erythrozytenbildungsstörung	Eisenmangel Vit.-B_{12}-Mangel, Folsäuremangel Erythropoetinmangel Störung des Knochenmarks	Eisenmangelanämie Megaloblastäre Anämie Renale Anämie Aplastische Anämie	Eisensubstitution Vit B_{12} i. m.; Substitution von Folsäure Erythropoetinsubstitution Transfusionen, Knochenmarktransplantation
Erythrozytenverlust	Blutung	Blutungsanämie	Blutungsursache beseitigen, evtl. Transfusion
Erythrozytenzerstörung	Erythrozytendefekt, Autoantikörper, Malaria, mechanische Ursachen	Hämolytische Anämie	je nach Ursache, evtl. Transfusion, Kortison, Splenektomie

Symptome

Unabhängig von der Ursache finden sich bei jeder Anämie ähnliche Symptome:

- *Haut- und Schleimhautblässe* (besonders gut an den Skleren zu erkennen, Abb. 10.**5**),
- *Leistungsschwäche*, rasche Ermüdung, Atemnot,
- *Tachykardie* (das Herz versucht, durch eine erhöhte Herzarbeit die Anämie auszugleichen),
- evtl. *Angina-pectoris-Beschwerden* (da Blutarmut einen bestehenden Sauerstoffmangel des Herzens bei KHK verstärken kann),
- *Schwindel*, *Verwirrtheit* (infolge Sauerstoffunterversorgung des Gehirns).

Bei schnellem, hohem Blutverlust kommt es zu Schweißausbruch, Atemnot, Blutdruckabfall bis hin zum Volumenmangelschock (S. 222).
Eine chronische Anämie kann aber auch keine oder erst sehr spät Symptome hervorrufen, wenn sie sich so langsam entwickelt, dass der Körper Zeit hat, sich anzupassen.

Skleren bei Anämie

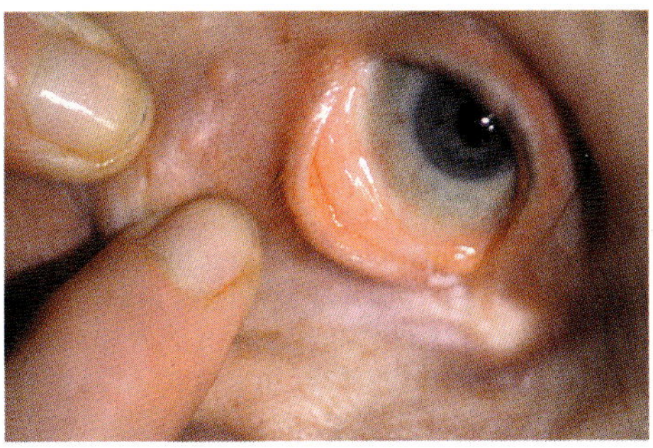

Abb. 10.**5** Untersuchung der Skleren bei einem stark anämischen Patienten. An den Skleren ist die typische Haut- und Schleimhautblässe sehr gut zu erkennen.

Eisenmangelanämie

> In 80% der Fälle ist eine Anämie Folge eines Eisenmangels!

Ursachen

Die häufigste Ursache ist ein *chronischer Blutverlust*, z. B. bei Blutungen im Verdauungstrakt oder genitalen Blutungen bei Frauen. Außerdem können *ungenügende Eisenaufnahme* mit der Nahrung, *verminderte Eisenresorption* bei Magenteilentfernung oder chronischen Verdauungsstörungen oder ein *erhöhter Eisenbedarf*, z. B. im Rahmen einer Schwangerschaft oder im Wachstum, eine Anämie auslösen.

> Tumoren oder chronische Entzündungen führen oft zur Anämie. Ursache ist eine verminderte Freisetzung von Eisen aus den Eisenspeichern des Körpers (Ferritin), also im Grunde kein „echter" Eisenmangel. Deshalb sollte bei einer Anämie unklarer Ursache besonders bei alten Menschen immer eine Tumorerkrankung ausgeschlossen werden.

Therapie

Neben der Besserung der Grundkrankheit (z. B. Blutungsquelle stillen) muss dem Körper vermehrt Eisen zugeführt werden; besonders viel ist in *Vollkornprodukten* und *Spinat* enthalten. Bei ausgeprägtem Eisenmangel oder Zeiten höheren

Bedarfs muss Eisen *medikamentös* verabreicht werden. Meist wird es als zweiwertiges Eisenpräparat in Tablettenform (z. B. Ferro sanol, Eisendragees-ratiopharm) verordnet. Häufige Nebenwirkungen sind Magen-Darm-Störungen wie Übelkeit, Erbrechen, Völlegefühl oder Ähnliches. Bei einer Eisenresorptionsstörung muss Eisen parenteral zugeführt werden. Dreiwertiges Eisen (z. B. Ferrlecit) wird intravenös gespritzt, diese Therapieform wird wegen erheblicher Nebenwirkungen aber nur selten angewandt. Die Hämoglobinwerte bessern sich meist innerhalb von 2 Monaten. Um die Eisenspeicher aufzufüllen und Rückfälle zu vermeiden, ist eine Therapie über insgesamt 4 Monate nötig.

Viele Nahrungsmittel stören die Eisenresorption erheblich, weshalb Eisenpräparate *nüchtern* eingenommen werden sollen. Nur bei erheblichen gastrointestinalen Beschwerden ist eine Einnahme nach dem Essen besser. Nicht erschrecken: Eisenpräparate führen zu einer *Schwarzfärbung des Stuhls.*

Megaloblastäre Anämie

Ursachen

Vitamin B_{12} und Folsäure werden zur Erythrozytenreifung benötigt. Sind diese Stoffe nur ungenügend vorhanden, kommt es durch eine Zellteilungsstörung zur Bildung weniger, aber sehr großer Erythrozyten. Vitamin B_{12} wird mithilfe des im Magen gebildeten „intrinsic factors" im Ileum (Krummdarm) resorbiert. Deshalb kann es außer durch eine *verminderte Nahrungsaufnahme* auch *nach Magenresektionen* oder *Ileumentfernungen* zum Vitamin-B_{12}-Mangel kommen. Gehäuft findet sich diese Anämie bei Alkoholabhängigen oder älteren Menschen infolge einer *Mangelernährung* und bei *streng vegetarischer Kost.*

Im höheren Lebensalter nicht selten ist die *perniziöse Anämie.* Es handelt sich um eine Autoimmunerkrankung mit Antikörperbildung gegen die Belegzellen in der Magenschleimhaut, die den intrinsic factor bilden. Häufig finden sich zusätzlich neurologische Symptome wie Sensibilitätsstörungen und Gangunsicherheit (funikuläre Myelose).

Therapie

Bei Mangelernährung ist auf den vermehrten Genuss besonders von *Fleisch* und *Fisch* zu achten. Folsäure ist besonders in *Gemüse* und *Obst* enthalten. Kann Vitamin B_{12} nicht resorbiert werden, ist eine ***lebenslange intramuskuläre Substitution*** nötig, Folsäure dagegen kann in Tablettenform (z. B. Folsan) eingenommen werden.

Renale Anämie

Erythropoetin ist ein in der Niere gebildetes Protein mit hormonähnlicher Wirkung, das bei der Erythrozytenbildung eine Rolle spielt. Bei chronischer Niereninsuffizienz (S. 320 f) kommt es aufgrund einer verminderten Bildung zur Anämie. Die Therapie besteht in der intravenösen oder subkutanen Erythropoetinsubstitution.

Erythropoetin ist in den letzten Jahren als Dopingmitttel bekannt geworden. Die Sportler erhoffen sich eine gesteigerte Leistungsfähigkeit bei erhöhter Erythrozytenzahl. Die durch Erythropoetin künstlich herbeigeführte Polyglobulie (S. 233) war aber auch verantwortlich für einige plötzliche Todesfälle unter den Leistungssportlern, weshalb Erythropoetineinnahme zur Leistungssteigerung verboten wurde.

Aplastische Anämie

Die aplastische Anämie ist eine sehr seltene, aber gefährliche Anämieform, die in unterschiedlichen Schweregraden auftritt. Infolge einer allergischen Reaktion auf Medikamente (z. B. Goldpräparate, Antibiotika, Antirheumatika), Viren oder aus unklarer Ursache kommt es zu einer Knochenmarksschädigung. Die Folge ist eine verminderte Bildung aller Blutzellen (*Panzytopenie*).
Aufgrund dessen kommt es zur Anämie, einer erhöhten Infektanfälligkeit mit Sepsisgefahr wegen der verminderten Anzahl von Leukozyten (*Leukopenie*) und zu Blutungen, wenn die Thrombozytenzahl (Blutplättchen) zu sehr abfällt (*Thrombozytopenie*).
Da sich die Blutbildung nur selten von selbst erholt, sollte besonders bei jüngeren Patienten eine Knochenmarktransplantation durchgeführt werden. Ist dies nicht möglich, wird mit Kortison und der Gabe von Wachstumsstoffen zur Anregung der Blutbildung behandelt. In jedem Fall ist eine bedarfsgerechte Transfusion der fehlenden Blutzellen nötig.

Hämolytische Anämie

Bei dieser Anämieform ist die Lebensdauer der Erythrozyten (normalerweise 100 – 120 Tage) erheblich verkürzt (auf Tage bis Wochen). Zur Blutarmut kommt es, wenn der Zellzerfall größer ist als die Neuproduktion im Knochenmark.

Ursachen

Ursachen einer hämolytischen Anämie können neben *angeborenen Defekten* der Erythrozyten auch *Autoimmunerkrankungen* sein, bei denen Antikörper gegen die roten Blutkörperchen gebildet werden. Eher selten sind *mechanische Ursachen* wie künstliche Herzklappen oder eine *Infektionskrankheit* (z. B. Malaria).

Symptome

Neben den typischen Anämiesymptomen finden sich häufig auch eine Splenomegalie (Vergrößerung der Milz), da hier die defekten Erythrozyten abgebaut werden, und ein Ikterus (Gelbsucht), der durch die Erhöhung des Bilirubins (Abbauprodukt der Erythrozyten) zustande kommt.

Therapie

Die Therapie richtet sich nach der Grundkrankheit. Bei manchen Erythrozytendefekten führt man zur Verlängerung der Lebensdauer der roten Blutkörperchen eine Splenektomie (Milzentfernung) durch, bei Autoimmunerkrankungen hilft Kortison.

Polyglobulie („dickes Blut")

Definition: Anstieg der Erythrozyten (Hämoglobulin > 18 g/dl)

Formen

Neben der seltenen *primären Polyglobulie* im Rahmen einer Knochenmarkerkrankung mit unkontrollierter Wucherung der Erythrozytenstammzellen (Polyzythaemia vera) ist im Alter die *sekundäre Polyglobulie*, besonders im Rahmen chronischer Lungenerkrankungen, deutlich häufiger.

Die Polyzythaemia vera gehört zu den *myeloproliferativen Erkrankungen*. Bei dieser Gruppe von Krankheiten kommt es zum unkontrollierten Wachstum einer oder mehrerer Stammzellen im Knochenmark.

Ursachen

Bei chronischen Lungenerkrankungen ist der Sauerstofftransport von der Lunge ins Blut erschwert, die Folge ist ein erniedrigter Sauerstoffgehalt im Blut. Damit möglichst jedes Sauerstoffmolekül transportiert werden kann, bildet der Körper vermehrt Erythrozyten. Ähnliche Umstände (erniedrigter Sauerstoffgehalt der Luft) sind die Ursache der Polyglobulie bei Menschen, die in großen Höhen leben.

Pflege

Wassermangel: Auch bei Dehydratation (Wassermangel) kann es zu einer scheinbaren Polyglobulie kommen, erkennbar an dem erhöhten Hämatokritwert. Hier liegt aber keine Erhöhung der Erythrozytenzahlen vor, sondern ein vermindertes Plasmavolumen. Eine Erhöhung der Trinkmenge oder eine Infusionstherapie führen zu einer raschen Besserung der Werte.

Symptome

Das erhöhte Blutvolumen verleiht den Patienten eine *rot-blaue Hautfarbe* („blühendes Aussehen"). Die vielen Blutzellen haben eine „Eindickung" des Blutes zur Folge, es wird zähflüssiger und bereitet dadurch Symptome wie *Schwindel*, *Kopfschmerzen*, Ohrensausen, Angina pectoris etc. Nicht selten kommt es zu *Thrombosen* und *Embolien*.

Pflege

Achtung: Bei Polyglobulie ist Thromboseprophylaxe wichtig!

Therapie

Neben der Besserung der Grunderkrankung können auch regelmäßige *Aderlässe* helfen, eine Verminderung der Zellzahl zu erreichen. Zur Thromboseprophylaxe wird *Aspirin* in niedrigen Dosen (100 mg/Tag) gegeben. Bei einer Polyzythämie ist evtl. zusätzlich eine Chemotherapie oder die Gabe von radioaktivem Phosphor angezeigt.

Erkrankungen der weißen Blutkörperchen

Susanne Andreae

Leukämie

Definition: Unkontrollierte Vermehrung der Leukozyten

Leukämie bedeutet „weißes Blut". Die Namensgebung stammt von Virchow (deutscher Pathologe, 1821 – 1902) und bezieht sich auf die Farbe des Blutes bei Leukämiepatienten mit extrem hohen Leukozytenzahlen.

Allen Leukämieformen liegt eine unkontrollierte Wucherung einer Leukozytenart im Knochenmark zugrunde. Nach der Abstammung der Leukozyten unterscheidet man *lymphatische* (Vorstufen der Lymphozyten) und *myeloische* (Vorstufen der Leukozyten) Leukämien. Je nach Krankheitsverlauf spricht man von *akuter* oder *chronischer* Leukämie.

Ursache

Sie sind weitgehend unbekannt. Man weiß aber, dass Benzol, Chemotherapeutika oder radioaktive Strahlung eine Leukämie auslösen können. Auch die Genetik scheint eine Rolle zu spielen; so erkranken beispielsweise Menschen mit Down-Syndrom (Mongoloismus) häufiger, und es ist auch eine familiäre Häufung von Erkrankungsfällen bekannt.

Bei den Überlebenden der Atombomben auf Hiroshima und Nagasaki fand sich ein Anstieg der Leukämien um das > 30fache!

Symptome

Die ersten Krankheitszeichen sind meist uncharakteristisch, die Patienten bemerken eine zunehmende *Leistungsschwäche*, *Fieber* und *Nachtschweiß*. Das Knochenmark ist so von Leukozyten übersät, dass es zu einer verminderten Bildung der übrigen Zellen kommt:

- es finden sich die Symptome einer *Anämie* (s. o.);
- *erhöhte Blutungsneigung* durch eine Thrombozytopenie (Verminderung der Thrombozyten);
- *erhöhte Infektanfälligkeit*, denn die Leukozyten sind nicht ausgereift und daher nicht voll funktionsfähig;
- besonders bei den chronischen Leukämien findet sich nicht selten eine *Splenomegalie* (Milzvergrößerung);
- ebenfalls durch den Zellabbau bedingt steigt der Harnsäurespiegel im Blut an, und es kann zu Gichtanfällen kommen.

Diagnostik

Untersuchungen des *Differenzialblutbildes* mit Auszählung der einzelnen Zellformen sind wegweisend, endgültigen Aufschluss gibt aber die Knochenmarkpunktion.

Akute Leukämien

Die häufigste Krebserkrankung im Kindes- und Jugendalter ist die *akute lymphatische Leukämie* (ALL); sie ist im Erwachsenenalter seltener. Die *akute myeloische Leukämie* (AML) dagegen macht 80% aller Leukämiefälle im Erwachsenenalter aus.
Die Erkrankung beginnt akut und führt unbehandelt innerhalb von wenigen Monaten zum Tode. Dank Chemotherapie und einer Knochenmarktransplantation bei Rückfällen ist die akute Leukämie im Kindes- und Jugendalter heute oft heilbar. Bei älteren Menschen ist die Prognose dagegen eher ungünstig.

Chronische Leukämien

Formen

Diese Leukämieformen kommen meistens bei Erwachsenen vor. Während die *chronisch myeloische Leukämie* (CML) in den mittleren Lebensjahren auftritt, ist die *chronisch lymphatische Leukämie* (CLL) eine Erkrankung des höheren Lebensalters.

Symptome

Typisch ist ein schleichender Beginn mit unspezifischen Symptomen, nicht selten wird eine chronische Leukämie zufällig entdeckt. Leitsymptome sind bei der CLL *schmerzlose Lymphknotenschwellungen*, während bei der CML eine massive *Splenomegalie* typisch ist.

Therapie

Die CML lässt sich durch eine Knochenmarktransplantation heilen, die CLL dagegen ist nicht heilbar. Deshalb wird hier sehr zurückhaltend therapiert. Bei asymptomatischen Patienten wird trotz teils extrem hoher Leukozytenzahlen nichts unternommen; starke Beschwerden oder Komplikationen aber rechtfertigen eine leichte Chemotherapie. Bei einer CLL ist die Lebenserwartung meist nicht verkürzt, Patienten mit einer CML dagegen versterben meist nach 3–8 Jahren an einem Blastenschub (Übergang in die akute Leukämie).

Morbus Hodgkin (Lymphdrüsenkrebs)

Definition: Maligne Erkrankung, die vom lymphatischen Gewebe ausgeht

Ursachen

Die jährliche Erkrankungsrate liegt bei 2–4/100 000. Betroffen sind meist Männer zwischen 30–70 Jahren; die Ursache ist unklar.

Bei den Non-Hodgkin-Lymphomen handelt es sich um eine Gruppe bösartiger Erkrankungen des lymphatischen Gewebes, die sich vom Morbus Hodgkin abgrenzen lassen. Dazu zählen z. B. das Plasmozytom (S. 129 f) und die chronisch lymphatische Leukämie (s. o.).

Symptome

Die Symptomkombination *leichtes Fieber*, *Nachtschweiß*, *Gewichtsverlust* und *tastbar vergrößerte, derbe Lymphknoten* (Beginn meist im Halsbereich,

Morbus Hodgkin

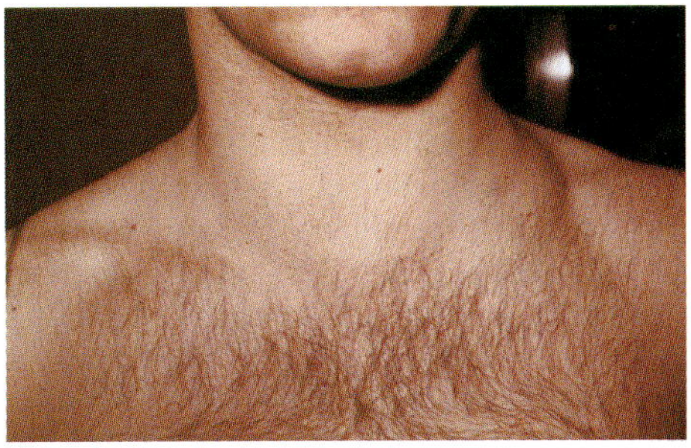

Abb. 10.**6** Bei Patienten mit Morbus Hodgkin zeigen sich die vergrößerten Lymphknoten meist zuerst im Halsbereich.

Abb. 10.**6**) lässt immer den Verdacht auf ein Hodgkin-Lymphom aufkommen. Hinzu kommen meist noch unspezifische Beschwerden wie Leistungsminderung, Müdigkeit oder Juckreiz.

Pflege

Tastbare vergrößerte Lymphknoten: Bei vielen Menschen sind in der Leiste vergrößerte Lymphknoten tastbar. Treten sie isoliert nur in einer Leiste auf, sind nicht größer als 1 cm und gut verschieblich, haben sie meist keinen Krankheitswert.

Therapie

Je nach Lokalisation und Menge der veränderten Lymphknoten werden *Bestrahlung* und *Chemotherapie* einzeln oder in Kombination eingesetzt. Dadurch wird eine Heilungsrate von ca. 70 % erzielt.

Erkrankungen des Immunsystems

Susanne Andreae

AIDS (erworbene Immunschwäche)

Definition: AIDS steht für „**a**cquired **i**mmune **d**eficiency **s**yndrome" (erworbenes Immundefektsyndrom); es kommt durch eine virale Infektion zur Schwächung des Immunsystems, die Folge ist ein Symptomkomplex mit verschiedenen, teils typischen Erkrankungen.

Erstmals entdeckt wurde AIDS 1981; heute sind weltweit ca. 33 Millionen Menschen mit HIV infiziert, 20 % davon sind an AIDS erkrankt. $^{2}/_{3}$ der Betroffenen leben in Afrika und Südostasien. Etwa alle 10 Sekunden kommt eine Infektion hinzu!

Pathophysiologie

Das HI-Virus I oder II *blockiert einen zentralen Mechanismus der Immunantwort* – es zerstört die Helferzellen (eine Unterform der Lymphozyten), die bei der Koordination des Immunsystems eine entscheidende Rolle spielen. Angegriffen werden aber auch andere Zellen des Immunsystems wie Fress- oder bestimmte Nervenzellen. Deshalb kommt es im Verlauf einer HIV-Infektion häufig zu neurologischen Störungen.
Erschwerend kommt hinzu, dass das HI-Virus *sehr wandlungsfähig* ist. Bei den enorm hohen Vermehrungsraten von HIV entstehen immer neue Varianten des Virus, die sich mehr oder weniger voneinander unterscheiden. Das menschliche Immunsystem muss sich deshalb immer wieder auf neue „Gegner" einstellen, was auf die Dauer zum Zusammenbruch der Immunabwehr führt.

Übertragungsweg

Am häufigsten erfolgt die Infektion beim Geschlechtsverkehr oder durch infizierte Spritzen (Tab. 10.**2**). Bei älteren Menschen ist die Ursache von AIDS meist Folge einer infizierten Bluttransfusion.

Die Übertragung erfolgt durch Körpersekrete wie Blut, Sperma oder Muttermilch. Durch Alltagskontakte (Berühren, Anhusten, dasselbe Essbesteck benutzen) oder durch Insektenstiche findet keine Ansteckung statt. Ebenso sind keine Übertragungen durch Speichel, Urin, Stuhl oder Schweiß bekannt!

Pflege

Pflege von AIDS-Patienten: Es sind bei HIV-Infizierten und AIDS-Kranken keine besonderen Maßnahmen zum Schutz des Pflegepersonals vor einer Infektion zu treffen. Bei Tätigkeiten, die zu einem Kontakt mit Blut führen, müssen, wie bei jedem anderen Patienten auch, Handschuhe getragen werden.

Symptome

Die Inkubationszeit von AIDS ist sehr lange, es kann bis zu 10 Jahren dauern, bis erste Symptome auftreten. Die HIV-Infektion verläuft klassischerweise in verschiedenen Stadien, kann sich aber individuell sehr verschieden präsentieren. Insgesamt handelt es sich um eine langsam fortschreitende Erkrankung. Die Geschwindigkeit des Krankheitsverlaufes ist entscheidend von der Immunabwehr des Patienten abhängig, bei Älteren wird das Vollbild AIDS daher rascher erreicht.

Tabelle 10.**2** Infektionswege bei AIDS

Infektionsweg	Betroffene Personengruppe
Sexuelle Kontakte	hohes Risiko bei Prostitution und Verkehr ohne Kondom, homosexuelle Männer, heterosexuelle Kontakte (Tendenz steigend!)
Parenteral	Fixer (besonders hohes Risiko bei Nadeltausch!), Therapie mit Blutprodukten (seit Testung der Produkte bei uns sehr selten), Verletzungen im medizinischen Bereich (insgesamt extrem selten!)
Vertikale Übertragung	Übertragung von infizierter Mutter auf das Kind (Übertragungsrisiko ca. 20 %, bei uns mit 1 % der Fälle sehr selten, häufig dagegen in Afrika!)

Der Ausdruck, jemand sei „HIV-positiv", besagt nur, dass er das HI-Virus im Blut hat, nicht aber, dass er krank ist. Erst wenn erste typische Krankheitssymptome nachweisbar sind, spricht man von AIDS.

1. Stadium: akute HIV-Infektion. Einige Wochen nach der Infektion kommt es zu *grippeähnlichen Symptomen*, oft verbunden mit *Lymphknotenschwellungen*. Die Beschwerden heilen ab und die Krankheit geht über in die nächste Phase.

2. Stadium: Latenzperiode. Der Patient ist *beschwerdefrei*, in 2/3 der Fälle finden sich allerdings *schmerzlose, generalisierte Lymphknotenschwellungen*. Das Stadium kann Wochen bis Jahre andauern.

3. Stadium: Lymphadenopathiesyndrom. Mit zunehmender Dauer der Erkrankung und allmählichem Abfall der Helferzellenkonzentration kommt es häufig zu leichteren Infekten und Lymphknotenschwellungen. Nicht selten sind Symptome wie *Nachtschweiß*, *Gewichtsverlust*, *leichtes Fieber* oder eine allgemeine Schwäche.

4. Stadium: Vollbild AIDS. Typisch sind die so genannten *opportunistischen Erkrankungen*: Die Pa-

tienten erkranken an Infektionen, ausgelöst durch Erreger, mit denen jeder Mensch besiedelt ist. Ein klassisches Beispiel, das bei fast 80% der AIDS-Patienten auftritt, ist eine *Pneumonie*, ausgelöst durch das Bakterium Pneumocystis carinii, einen eigentlich harmlosen Keim im Lungengewebe.
Praktisch alle AIDS-Patienten leiden an *Pilzinfektionen*, auch *Virusinfektionen* wie der Herpes zoster sind sehr häufig. Generell können alle Erreger, die beim Gesunden nur wenig Schaden anrichten, bei AIDS zu gravierenden Infektionen führen (z. B. Salmonellose oder Tuberkulosebakterien).
Wie eingangs erwähnt, greift das HI-Virus auch Nervenzellen an, es kommt daher im Verlauf der Erkrankung häufig zu *neurologischen Erkrankungen* (Meningitis, Enzephalitis).
Besonders bei älteren Patienten wird eine HIV-Infektion nicht selten im Rahmen einer der mit HIV gekoppelten *Malignome* (Krebserkrankung) entdeckt. Typisch ist das *Kaposi-Sarkom*, ein sehr bösartiger Hauttumor, der rasch in innere Organe metastasiert (Abb. 10.**7**). Ca. 5% der AIDS-Patienten entwickeln sehr rasch fortschreitende *maligne Lymphome* mit schlechter Prognose.

Kaposi-Sarkom

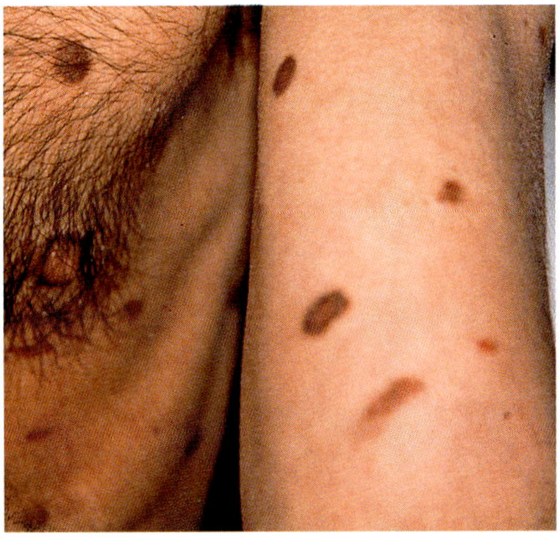

Abb. 10.**7** Das Kaposi-Sarkom ist eine der typischen, mit einer HIV-Infektion gekoppelten, bösartigen Krebserkrankungen.

Pflege

Erstmaßnahmen nach Kontakt mit HIV-infiziertem Blut:

Stich- oder Schnittverletzung:

- Ca. 1 Minute den Blutfluss durch Druck auf das umliegende Gewebe fördern;
- Desinfektion, eventuell Anlegen eines sterilen Verbandes;
- den zuständigen Arzt benachrichtigen, dieser schätzt das Infektionsrisiko ein und ordnet evtl. sofort eine entsprechende Medikation an;
- Unfalldokumentation und Meldung an die Berufsgenossenschaft (dies ist wichtig, um im Erkrankungsfall Gelder zu bekommen);
- HIV-Antikörpertest und Hepatitisserologie;
- weitere Tests nach 3 und 6 Monaten.

Kontamination von geschädigter Haut/Schleimhaut:

- Sofort intensive Spülung mit Wasser und Seife;
- Desinfektion mit einem Haut-/Schleimhautantiseptikum, Mund mit Alkohol (80%) spülen;
- weiter s. o.

(in Anlehnung an eine Empfehlung des Robert-Koch-Instituts 1997)

Nadelstichverletzungen vermeiden:

Besondere Infektionsgefahr besteht bei Nadelstichverletzungen, z. B. im Rahmen von Injektionen. *Vorsichtsmaßnahmen*:

- Kanülen nach Gebrauch nicht wieder in die Schutzkappe stecken;
- gebrauchte Kanülen sofort in ein festes, verschließbares Gefäß/Abwurf entsorgen (z. B. leere Aqua-destillata-Flasche aus festem Plastik oder spezielle Entsorgungsbehälter aus dem Fachhandel);
- Kanülen ohne weitere Manipulationen in diesem bruchsicher verschlossenen Behälter in den Müll geben.

Diagnostik

Erst 1 – 3 Monate nach einer Infektion sind im Blut Antikörper gegen das HI-Virus nachweisbar.

Therapie

AIDS ist nach wie vor *nicht heilbar*. Mit den heute verfügbaren Medikamenten lässt sich aber die Vermehrung der Viren hemmen. Dies hat zu einer erheblichen Verlängerung der Lebenserwartung geführt.

Erkrankungen des Blutgerinnungssystems

Susanne Andreae

Hämorrhagische Diathese (erhöhte Blutungsneigung)

Ursachen

Die Blutgerinnung basiert auf einem komplexen Zusammenspiel von Thrombozyten (Blutplättchen), Gefäßwand und den Gerinnungsfaktoren. Dieses Gleichgewicht kann in verschiedener Weise gestört sein: Die häufigste Ursache einer erhöhten Blutungsneigung ist die *Thrombopenie* (verminderte Thrombozytenanzahl), z. B. im Rahmen einer Knochenmarkerkrankung (s. o.). Eine Blutungsgefahr besteht erst, wenn die Thrombozytenanzahl unter 10 000/μl abgefallen ist. Typischerweise zeigen sich *petechiale Blutungen* (stecknadelkopfgroße Hauteinblutungen). Bei der *Hämophilie* (Bluterkrankheit) liegt ein angeborener Mangel an bestimmten Gerinnungsfaktoren vor. Schon kleine Verletzungen führen zu *ausgedehnten Hämatomen* (Blutergüsse). Dank der heute möglichen intravenösen Substitution von Gerinnungsfaktoren sind schwerwiegende Komplikationen wie spontane Muskel- oder Gelenksblutungen selten geworden. Im Rahmen einer *Sepsis* kann es zum völligen Zusammenbruch der Blutgerinnung kommen (Verbrauchskoagulopathie) und der Patient verstirbt an inneren Blutungen. Bei einer *Leberinsuffizienz* (z. B. Leberzirrhose) können Blutungen aufgrund einer verminderten Bildung von Gerinnungsfaktoren auftreten.

Pflege

Hauteinblutungen bei älteren Menschen: Ältere Menschen haben oft Hauteinblutungen; deren Ursache ist eine altersbedingte Brüchigkeit der Kapillaren.

Verletzungen vermeiden:
- Keine i. m.-Injektionen;
- Maßnahmen der Sturzprophylaxe beachten;
- selbst kleinere Haut-/Schleimhautverletzungen beobachten.

11 Stoffwechselerkrankungen

Susanne Andreae

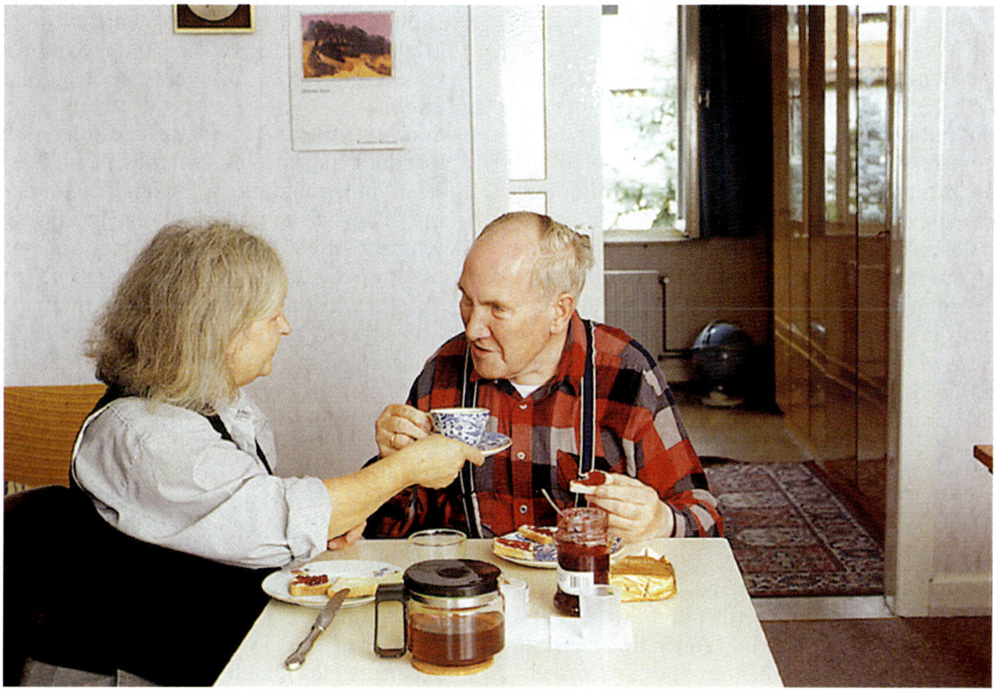

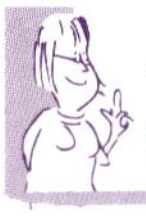

Typisches Prüfungswissen
Gicht (S. 240)

Hyperurikämie (Gicht)

Definition: Unter *Hyperurikämie* versteht man erhöhte Harnsäurespiegel im Blut ohne Symptome, während es bei der *Gicht* zu Ablagerungen von Harnsäurekristallen an verschiedenen Körperstellen gekommen ist.

Eine *Hyperurikämie* ist bei 20–30% der Männer und bei 3% der Frauen feststellbar. Nicht jeder Patient mit erhöhten Harnsäurewerten leidet unter den Symptomen einer *Gicht*, doch die Gefahr eines Gichtanfalles steigt mit dem Lebensalter und der Höhe des Harnsäurespiegels. Männer, meist zwischen 40–60 Jahren, erkranken 10-mal häufiger als Frauen, die meist erst ab dem 60. Lebensjahr unter Gichtanfällen leiden (schützende Wirkung der Östrogene bis zu den Wechseljahren).

Seit Kriegsende ist eine 10fache Zunahme der Gichterkrankungen zu beobachten – Gicht ist eine echte „Wohlstandskrankheit"!

Ursachen

Purine zählen zu den Bausteinen der Nukleinsäuren, die sich in Form von DNA und RNA in allen menschlichen und tierischen Zellen finden. Diese Purine werden im Organismus zu Harnsäure abgebaut und mit dem Urin ausgeschieden. Einem erhöhten Harnsäurespiegel können zwei Ursachen zugrunde liegen:

Primäre Gicht. Bei 99% der Patienten findet sich eine verminderte Ausscheidungsfähigkeit der Niere für Harnsäure. In seltenen Fällen liegt ein erblich bedingter Enzymdefekt vor, bei dem es zur vermehrten Harnsäurebildung kommt. Bei normaler Ernährung treten keine Symptome auf, doch bei hoher Purinzufuhr (besonders Fleisch, Innereien) kommt es zur Ablagerung von Harnsäurekristallen in den Gelenken. Diese Kristalle werden von Leukozyten aufgenommen, die dabei zerstört werden und Enzyme freisetzen, welche zu lokalen Entzündungen führen.

Sekundäre Gicht. Zur sekundären Gicht kann es bei Leukämien oder Chemotherapien kommen, denn der massive Zellzerfall führt zu hohen Harnsäurespiegeln. Bei einer chronischen Niereninsuffizienz entwickelt sich die Hyperurikämie aufgrund der verminderten Harnsäureausscheidung. Letzteres ist eine häufige Ursache der Gichtanfälle im Alter.

Symptome

Die Erkrankung verläuft in drei Stadien:

- **Stadium I:** Hyperurikämie ohne Symptome (ist wesentlich häufiger als die Gichterkrankung);
- **Stadium II:** akuter Gichtanfall. Häufig ausgelöst durch purinreiche Kost (bes. Fleisch, Innereien) in Verbindung mit Alkohol (z. B. Festessen). Plötzlich kommt es (oft nachts) zur stark schmerzhaften Entzündung eines Gelenkes, meist des Großzehengrundgelenkes (Abb. 11.**1 a**), mit Hautrötung, Überwärmung und Schwellung. Andere häufig betroffene Gelenke sind das Daumengrundgelenk und die Sprung- und Kniegelenke. Charakteristisch ist der Befall eines einzelnen Gelenkes, im Gegensatz z. B. zur rheumatoiden Arthritis (S. 137 ff). Der akute Gichtanfall, der oft mit Fieber einhergeht, klingt nach einiger Zeit (Tage bis Wochen) spontan ab;
- **Stadium III:** Wiederholte Gichtanfälle (chronische Gicht) führen nach Jahren zur Gelenksschädigung mit schmerzhaften Deformierungen (Abb. 11.**1 b**). Es kommt zu Harnsäureablagerungen (sog. „Tophi") am Rand der Ohrmuschel und in der Gelenkumgebung, z. B. im Schleimbeutel. Dies führt zur Bursitis (Schleimbeutelentzündung; Abb. 11.**1 c**). In Sehnenscheiden ist die Folge eine Tendovaginitis (Sehnenscheidenentzündung). Gefährlich ist die Bildung von Harnsäuresteinen in der Niere, die zur Niereninsuffizienz führen können („Gichtniere"). Dank wirksamer medikamentöser Therapie ist die chronische Gicht heute eine Seltenheit.

Die Gicht tritt häufig zusammen mit den Erkrankungen des so genannten *metabolischen Syndroms* („Wohlstandssyndrom") auf: Adipositas, Diabetes mellitus Typ II, Bluthochdruck und erhöhte Blutfette.

Therapie

Akuter Gichtanfall. Im akuten Gichtanfall sind heute *hochdosierte nichtsteroidale Antirheumatika* (z. B. Voltaren, Ammuno, Diclofenac-ratio) das Mittel der Wahl. Das früher oft eingesetzte *Colchi-*

Gichtsymptome

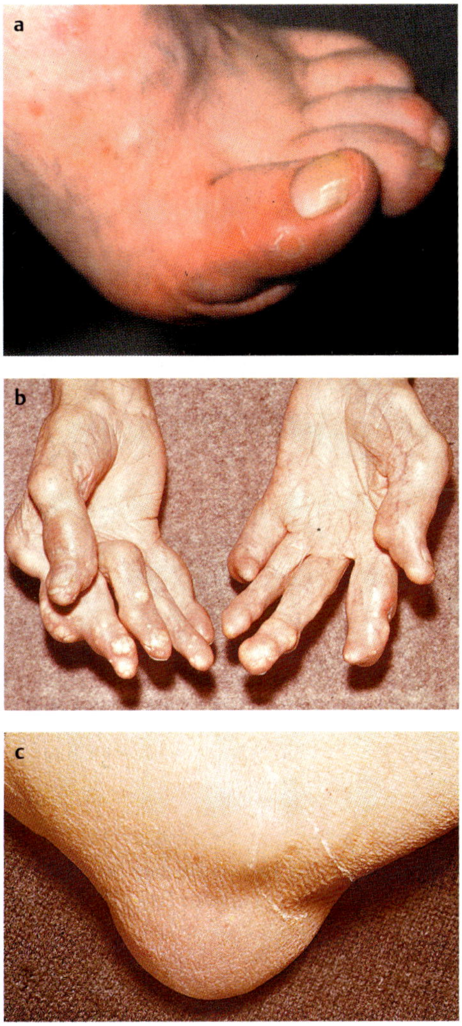

Abb. 11.**1 a–c** **a** Großzehengrundgelenk mit akutem Gichtanfall, **b** schmerzhafte Gelenkdeformierungen bei chronischer Gicht, **c** akute Bursitis des Ellenbogens.

kum (Colchikum dispers), ein Medikament, das die Leukozytenaktivität im erkrankten Gewebe hemmt, zeigt keine bessere Wirkung und führt in den erforderlichen Mengen fast immer zu Magen-Darm-Beschwerden (Übelkeit, Erbrechen, häufig Diarrhoe). Kortison wird nur bei sehr schweren Gichtanfällen eingesetzt.

Prophylaxe. Zur Verhinderung von Gichtanfällen wird bei mäßig erhöhten Harnsäurespiegeln rein *diätetisch therapiert:*

- Normalisierung des Körpergewichts;
- kein oder nur wenig Alkohol, denn Alkohol hemmt die Harnsäureausscheidung der Nieren (Bier enthält Purine);
- purinhaltige Lebensmittel meiden: Fleisch, Innereien, Fleischextrakt, Geflügel, Sardellen, Heringe etc.;
- viel trinken, um die Harnsäureausscheidung zu erhöhen.

Ab einem Harnsäurespiegel von > 9 mg/dl müssen zusätzlich lebenslang Medikamente eingenommen werden: *Allopurinol* (Zyloric, Allopurinol ratio) vermindert die Harnsäurebildung, während das nur selten eingesetzte *Brenzbromaron* (Narcaricin) die Ausscheidung der Harnsäure erhöht.

Pflege

Schmerzlinderung: Im akuten Gichtanfall wirken Ruhigstellung und kühlende Alkohol- oder Rivanolumschläge schmerzlindernd.

Hyperlipoproteinämie (Fettstoffwechselstörung)

Definition: Erhöhte Blutfette im Nüchternserum

Ursachen

Cholesterin ist eine lebenswichtige Substanz, die unter anderem zum Aufbau der Zellmembran und zur Bildung vieler Hormone notwendig ist. Doch erhöhte Cholesterinwerte fördern die Arteriosklerose (S. 206 f) durch Verengung der Gefäße infolge von Ablagerungen in der Gefäßwand. Die Gefahr einer Arteriosklerose lässt sich anhand der Transportproteine des Cholesterins, den Lipoproteinen, abschätzen: Das „schlechte" Lipoprotein ist das *LDL*. Es ist sehr cholesterinreich, weil es

Cholesterin aus dem Blut zu den Zellen transportiert. Deshalb besteht bei hohen LDL-Werten, besonders wenn noch andere Risikofaktoren (Rauchen, Hypertonie etc.) vorliegen, ein hohes Arterioskleroserisiko. Nicht so bei hohen *HDL*-Werten. Dieses „gute" Lipoprotein transportiert Cholesterin zur Leber, wo es über die Galle ausgeschieden wird. Bei hohen HDL-Werten besteht daher ein geringeres Arterioskleroserisiko.

Formen

Man unterscheidet *primäre Hyperlipoproteinämien*, denen eine erblich bedingte Stoffwechselstörung zugrunde liegt. Viel häufiger sind die *sekundären Hyperlipoproteinämien* infolge zu fettreicher Ernährung. Doch auch Erkrankungen wie Diabetes mellitus oder Hypothyreose (Schilddrüsenunterfunktion) können Ursachen sein.

Symptome

Erhöhte Blutfette werden meist zufällig entdeckt. Nur bei sehr hohen Fettwerten, meist im Rahmen erblich bedingter Fettstoffwechselstörungen, finden sich sichtbare Fettablagerungen z. B. in Form von Xanthelasmen (Cholesterinablagerungen in den Augenlidern; Abb. 11.**2a**) oder dem Arcus lipoides („Greisenbogen": Fett- und Kalkeinlagerungen in der Hornhaut, Abb. 11.**2b**).

Therapie

Erstrebenswert sind folgende *Blutwerte:*
- Cholesterin < 200 – 240 mg/dl,
- LDL < 160 mg/dl,
- HDL > 40 mg/dl.

Besteht allerdings aufgrund weiterer Risikofaktoren (S. 206 f) ein erhöhtes Arterioskleroserisiko, sind niedrigere Werte als Therapieziel anzusetzen.

Therapeutisch sind folgende Maßnahmen wichtig:
- Normalisierung des Körpergewichtes;
- fettreduzierte Kost: kein fettes Fleisch, Wurst, Käse oder Butter, auch keine Schokolade, Verwendung ungesättigter Fettsäuren (z. B. Olivenöl, Fisch), reichlich Obst, Gemüse, Vollkornprodukte;
- regelmäßige körperliche Bewegung;
- evtl. medikamentöse Fettsenkung (z. B. Zocor).

Fettablagerungen

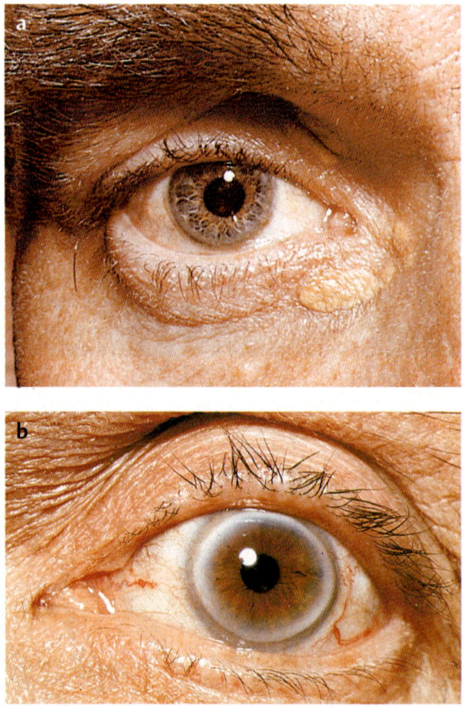

Abb. 11.**2a, b** **a** Xanthelasma am Augenlid, **b** Arcus lipoides in der Hornhaut.

Natürliche Heilmethoden: Studien haben erwiesen, dass *täglich 50 – 100 g Haferkleie* den Cholesterinspiegel senken. Eine entsprechende Diät wird dadurch aber nicht ersetzt!

Ein Eidotter enthält fast 300 mg Cholesterin! Dagegen ist in Grönland die Arteriosklerose extrem selten, weil sich die Menschen dort fast ausschließlich von mehrfach ungesättigten Fettsäuren in Form von Fisch ernähren.

12 Erkrankungen des Hormonsystems

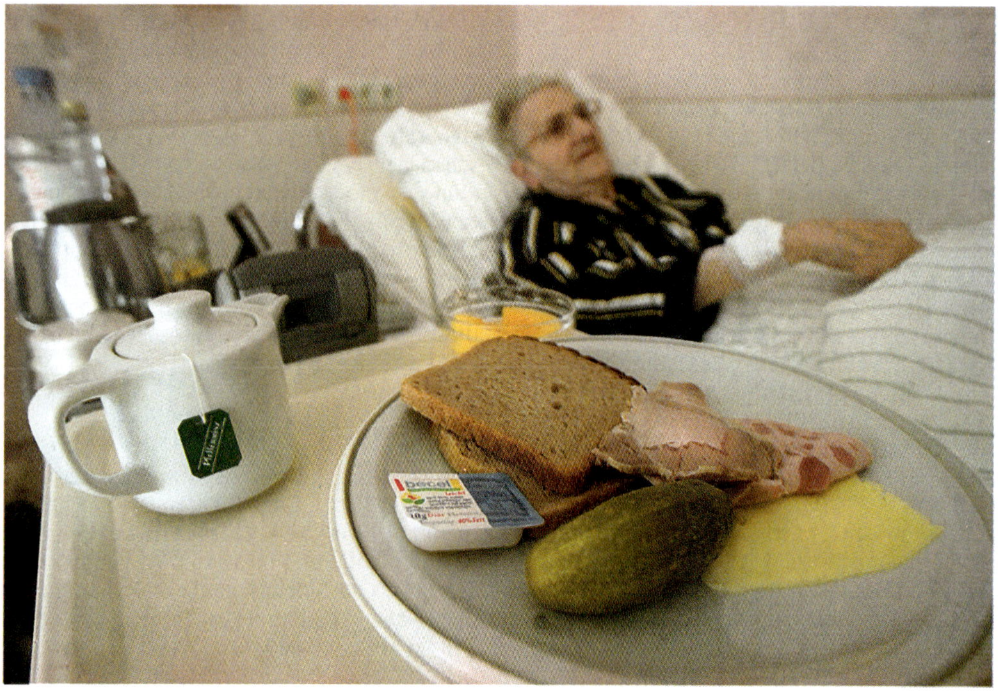

Typisches Prüfungswissen
Diabetes mellitus (S. 247); Struma (S. 258); Schilddrüsenkarzinom (S. 261)

Anatomie und Physiologie

Dominik von Hayek

Aufbau des Hormonsystems

Aufgaben

Hormone sind chemische Botenstoffe, die von Hormondrüsen gebildet und ins Blut ausgeschüttet werden (Abb. 12.**1**). Über den Blutkreislauf gelangen sie zu den Zielzellen in den Körpergeweben, die sie dann beeinflussen. Ihre wichtigsten Aufgaben sind:

- Regelung des Stoffwechsels und des Energiehaushaltes (z. B. durch Insulin, Glukagon, Kortisol, Adrenalin);
- Steuerung von Körperwachstum und Entwicklung (z. B. Schilddrüsen-, Wachstumshormon);
- Aufrechterhaltung des Wasser- und Elektrolythaushaltes (z. B. ADH, Aldosteron, Kalzitonin);
- Steuerung des Blutdrucks und der Durchblutung des Körpers (z. B. Adrenalin und Noradrenalin);
- Steuerung des Sexualverhaltens, der Geschlechtsorgane und der Schwangerschaft (z. B. Östrogen und Progesteron bei der Frau, Testosteron beim Mann);
- Steuerung der Verdauung (z. B. Gastrin, Somatostatin).

Wie das Nervensystem, so dient auch das Hormonsystem der Steuerung von vielen wichtigen Körperfunktionen, allerdings ohne ein eigenes Reizleitungssystem (Nervenfasern) zu besitzen, sondern als „drahtloses" Übermittlungssystem im Blut. Wegen der ähnlichen Aufgabenstellung werden viele Organe sowohl vom vegetativen Nervensystem als auch vom Hormonsystem gesteuert, weshalb es zahlreiche Verbindungen zwischen den beiden Systemen gibt. Im Gegensatz zum rasch fortgeleiteten Nervenreiz mit prompter Wirkung sind Hormone in ihrer Wirkung langsamer und lang anhaltender. Das Hormonsystem wird endokrines System (*endo* = griech. „nach innen", *krin* = griech. „absondern") genannt, weil die meisten Hormone ins Blut („nach innen") ausgeschüttet werden.

Botenstoff und Rezeptor

Der Wirkmechanismus der Hormone beruht darauf, dass sich auf der äußeren Oberfläche (Zellmembran) der Zielzelle spezifische Hormonrezeptoren befinden. Diese können wie bei einem Türschloss nach dem Kontakt mit einem passenden Hormon („Schlüssel") die Durchlässigkeit der Zellmembran verändern („Tür öffnen") oder den Zellstoffwechsel beeinflussen („Schlüssel-Schloss-Prinzip"; Abb. 12.**2**).

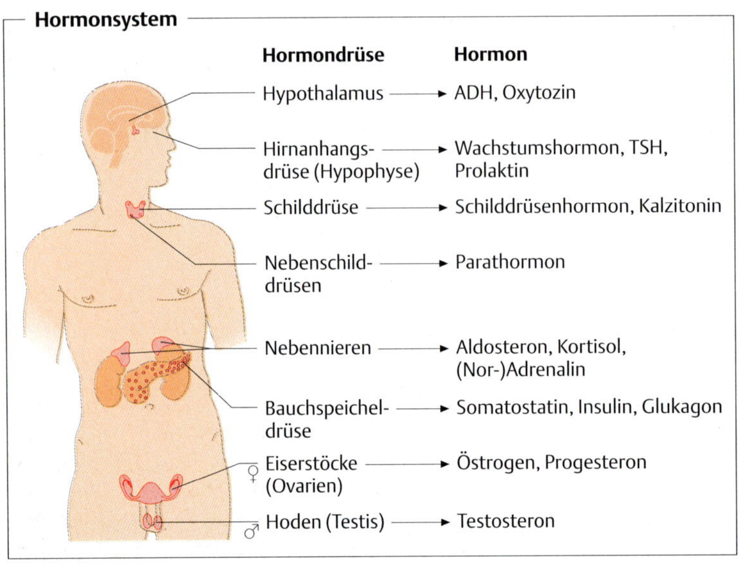

Abb. 12.**1** Lage der wichtigsten Hormondrüsen mit den von ihnen gebildeten Homonen (nach Faller u. Schünke 1999).

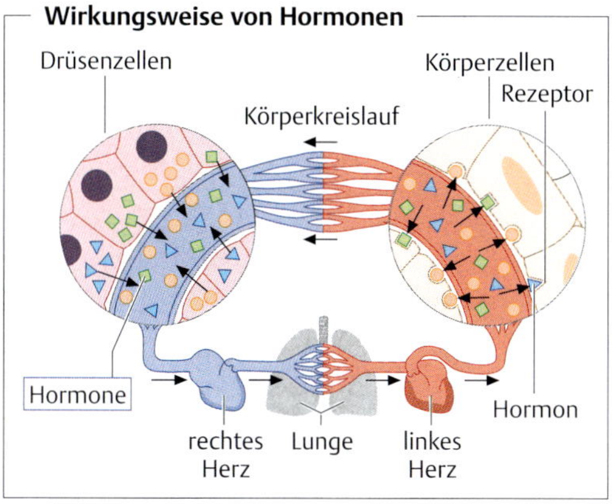

Abb. 12.**2** Wirkungsweise von Hormonen nach dem „Schlüssel-Schloss-Prinzip" (aus Schwegler, J.S.: Der Mensch – Anatomie und Physiologie, 2. Aufl. Thieme, Stuttgart 1998).

Regelkreise

Negative Rückkoppelung. Die Ausschüttung eines Hormons aus der Hormondrüse muss entsprechend der Körpersituation bzw. Stoffwechsellage reguliert werden. Die einfachste Steuerung erfolgt durch die negative Rückkoppelung (veranschaulicht am Beispiel des Insulins; Abb. 12.**3**): Ziel ist die Aufrechterhaltung des Sollwertes, also eines gleichbleibenden Blutzuckerspiegels. Kommt es zu einer Abweichung nach oben, in diesem Fall nach der Nahrungsaufnahme zu einem Anstieg des Blutzuckers, so nimmt die Hormondrüse dies mithilfe ihrer Messfühler wahr und schüttet ihr Hormon (Insulin) in das Blut aus. Die Hormonwirkung besteht in der Aufnahme von Glukose aus dem Blut in die Gewebszellen und damit einer Blutzuckersenkung. Nach einer gewissen Zeit werden die Messfühler der Hormondrüse eine Annäherung an den Sollwert wahrnehmen, also eine Normalisierung des Blutzuckers, und die Ausschüttung des Hormons wird wieder reduziert, um das angestrebte Gleichgewicht aufrechtzuerhalten.

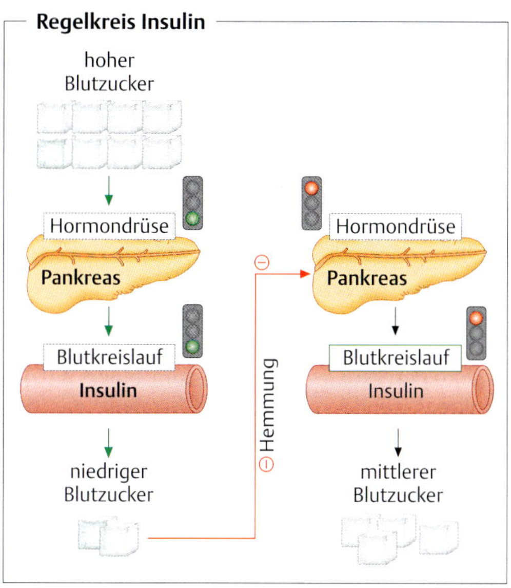

Abb. 12.**3** Wirkprinzip der negativen Rückkoppelung am Beispiel des Insulins.

Übergeordnete Regelkreise. Bei vielen anderen Hormonen wird die Ausschüttung durch eine übergeordnete Hormondrüse mit eigenen Messfühlern gesteuert. Bei Abweichungen vom Sollwert werden dann Hormone aus dem übergeordneten Zentrum (z.B. Hypophyse im Zwischenhirn) ausgeschüttet, die die Zielhormondrüse stimulieren. Der Vorteil dieser Hierarchie liegt in der Möglichkeit, den Sollwert zu verstellen, der Körper kann so auf veränderte Bedingungen reagieren (z.B. vermehrte Produktion von Schilddrüsenhormon in der Schwangerschaft oder bei Stress).

Bestimmung des Hormonspiegels. Da die meisten Hormone ins Blut ausgeschüttet und laborchemisch gemessen werden können, lässt sich die Funktion einer Hormondrüse an den Hormonspiegeln im Blut überprüfen, bei Hormondrüsen mit stark schwankender Ausschüttung durch das Messen des übergeordneten Hormons (vgl. TSN bei der Schilddrüse).

Hormonmedikation. Mittlerweile lassen sich die meisten Hormone synthetisch herstellen und man kann bei einem Hormonmangel (z.B. beim Diabetes-mellitus-Typ I oder bei der Schilddrüsenunterfunktion) das Hormon durch Zufuhr von außen ersetzen („Insulin-Spritzen" oder „Schilddrüsen-Tabletten").

Schilddrüsenhormone

Schilddrüse

Die Schilddrüse (Glandula thyroidea) ist eine ca. 25 g schwere Hormondrüse, die eine Schmetterlingsform hat und unterhalb des Schildknorpels (Adamsapfel) vor der Luftröhre liegt. Das Schilddrüsengewebe besteht aus einem Drüsenepithel, welches die beiden Schilddrüsenhormone Thyroxin (T4) und Trijodthyronin (T3) bildet. Jod ist ein Hauptbestandteil der Schilddrüsenhormone und muss deshalb in ausreichender Menge mit der Nahrung aufgenommen werden.

Wirkung der Schilddrüsenhormone

- Förderung der Gehirnreifung und des Körperwachstums (ein angeborener Schilddrüsenhormonmangel führt zu geistiger Behinderung);
- Steigerung des Energieumsatzes: Temperatur- und Herzfrequenzerhöhung, Bereitstellung von Energieträgern im Blut;
- Aktivitätszunahme des Nervensystems.

Regelkreis der Schilddrüsenhormone

Die Schilddrüsenhormone müssen aufgrund ihrer Aufgaben kontinuierlich an das Blut abgegeben werden, in bestimmten Situationen wie z.B. in der Schwangerschaft oder in Belastungssituationen wird die Hormonausschüttung durch ein übergeordnetes Zentrum (Hypophyse) gesteigert. Diese registriert mit ihren Messfühlern einen zu niedrigen Schilddrüsenhormonspiegel und schüttet daraufhin das „Schilddrüsen-(Thyroidea-)stimulierende Hormon" TSH in die Blutbahn aus. Nähert sich der Schilddrüsenhormonspiegel dem Sollwert, so sinkt die Ausschüttung von TSH und die Schilddrüsenhormonausschüttung wird reduziert (Abb. 12.**4**). Aufgrund dieses Regelmechanismus lässt sich am TSH-Spiegel im Blut die Schilddrüsenfunktion ablesen: Liegt zu viel Schilddrüsenhormon im Organismus vor, so muss die Hypophyse wenig TSH ausschütten („supprimiertes TSH"), bei Schilddrüsenhormonmangel wird viel TSH ausgeschüttet.

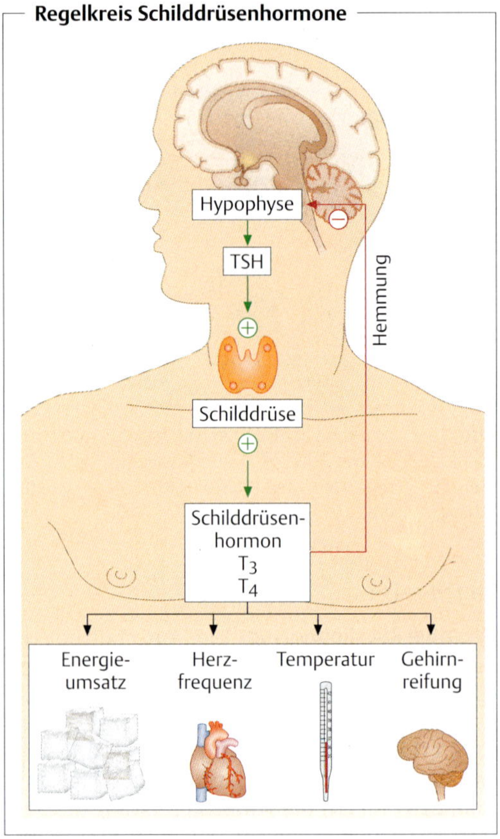

Abb. 12.**4** Wirkprinzip der übergeordneten Hormondrüsen am Beispiel der Schilddrüse und der Hypophyse.

Insulin

In der Bauchspeicheldrüse (Pankreas) wird nicht nur Bauchspeichel produziert, sondern auch so wichtige Hormone wie Insulin und Glukagon. Wirkungen des Insulins:

- Steigerung der Aufnahme von Zucker aus dem Blut in die Gewebszellen (vor allem Muskelzellen);
- Förderung des Umbaus von Zucker (Glukose) in Speicherzucker (Glykogen) in den Zellen;
- Förderung des Aufbaus von Speicherfetten (Triglyzeriden);
- Hemmung des Fettabbaus und damit Senkung der Fettsäuren im Blut;
- vermehrte Bildung von Eiweißen (Proteinsynthese).

Unter diesen vielen Aufgaben ist die Senkung des Blutzuckerspiegels die bedeutendste, da das Insulin das einzige blutzuckersenkende Hormon des Körpers ist. Dagegen gibt es zahlreiche blutzuckersteigernde Gegenspieler, zum einen das im Pankreas gebildete Hormon Glukagon, das den Abbau von Speicherzucker (Glykogen) fördert, zum anderen die Stresshormone Kortisol und Adrenalin.

Diabetes mellitus

Susanne Andreae

Definition: Stoffwechselstörung mit Erhöhung der Blutzuckerwerte (BZ-Werte) infolge Insulinmangels oder Insulinresistenz (verminderte Wirksamkeit)

Die Bezeichnung Diabetes mellitus kommt aus dem griechischen und bedeutet „honigsüßer Durchfluss" wegen der Glukoseausscheidung im Urin bei erhöhten BZ-Werten. Früher erfolgte die Diagnosestellung nach einer „Harnkostprobe"!

In Deutschland leben ca. 5 Mio. Diabetiker. Diabetesrisiko und -häufigkeit steigen mit dem Lebensalter: 10–30% der älteren Bevölkerung erkranken an Diabetes-Typ 2 (im Volksmund als „Alterszucker" bekannt).

Ursachen

Wie oben beschrieben, wirkt Insulin wie eine Art „Schlüssel", der die Zellen von Leber, Muskeln und Fettgewebe für den Energiestoff Glukose öffnet. Kommt es zu Störungen der Insulinfreisetzung im Pankreas (Diabetes-Typ 1) oder zu einer unzureichenden Wirkung des Insulins an den Zellen (Diabetes-Typ 2), steigt der Blutzuckerspiegel an (Hyperglykämie).

Formen

Man unterscheidet zwei Formen von Diabetes mellitus, den *Typ 1* (juveniler Diabetes) und den *Typ 2* (Altersdiabetes; meist infolge einer Adipositas; Tab. 12.**1**). Je nachdem, ob zusätzlich eine Adipositas vorliegt, unterscheidet man den schlanken *Typ-IIa-* vom übergewichtigen *Typ-IIb*-Diabetiker. Häufig entwickelt sich diese Diabetesform im Rahmen eines „metabolischen Syndroms" (s.o.).

Neben diesen Formen des *primären Diabetes* gibt es den weitaus selteneren *sekundären Diabetes* als Folgeerscheinung einer anderen Erkrankung, wie z.B. chronischer Pankreasentzündungen bei Alkoholikern oder nach operativer Pankreasentfernung. Doch auch im Rahmen einer langfristigen, hochdosierten Kortisontherapie oder einer erhöhten körpereigenen Kortisonproduktion („Cushing-Syndrom"), kann sich ein Diabetes mellitus entwickeln.

Symptome

Folgende Symptome sollten an einen Diabetes mellitus als Ursache denken lassen. Sie sind allesamt durch eine Ausscheidung der überschüssigen Glukose durch den Urin (Glukosurie) bedingt. Bei alten Menschen sind die Symptome meist nur

Tabelle 12.**1** Typ-1-/Typ-2-Diabetiker

	Typ 1	Typ 2
Ursache	absoluter Insulinmangel	Insulinmangel/Insulinresistenz
Krankheitsauslöser	Zerstörung insulinproduzierender Zellen im Pankreas, wahrscheinlich infektiös bedingt	Störung der Insulinwirkung an den Zielzellen (bes. bei Adipositas) oder verminderte Insulinfreisetzung aus dem Pankreas
Erkrankungsalter	meist Jugendliche, junge Erwachsene („juveniler Diabetes")	meist erst ab 40. Lebensjahr („Altersdiabetes")
Häufigkeit	ca. 10% aller Diabetiker	ca. 90% aller Diabetiker, in den meisten Fällen besteht zusätzlich eine Adipositas
Symptomatik	meist plötzlicher Beginn mit hohen Blutzuckerwerten, im Krankheitsverlauf häufig stark schwankende Blutzuckerwerte	allmählicher Beginn, im Verlauf oft relativ stabile Blutzuckerwerte
Vererbung	geringe Vererblichkeit	hohe Vererblichkeit
Therapie	Diät, Insulin	Diät, Bewegung, Tabletten, evtl. Insulin

gering ausgeprägt, sodass der Typ-2-Diabetes nicht selten rein zufällig, z.B. im Rahmen einer Routineuntersuchung, entdeckt wird.

- *Polyurie* (Harnmenge über 2 l/Tag): Die Ausscheidung von Glukose mit dem Harn gelingt nur durch vermehrte Wasserausscheidung;
- *Polydipsie:* Die erhöhte Harnmenge führt zu einem verstärkten Durstgefühl;
- *Exsikkose:* Kann der Harnverlust nicht ausgeglichen werden, sind eine Exsikkose (Austrocknung des Körpers) und ein rascher Gewichtsverlust die Folge;
- besonders bei älteren Menschen kann die Gesamtheit der Veränderungen zu allgemeiner Schwäche, Verwirrtheitszuständen, einer erhöhten Infektanfälligkeit, Hautentzündungen oder Juckreiz führen.

Beim Gesunden ist im Urin kein Zucker nachweisbar, da die Glukose aus dem so genannten Primärharn rückresorbiert (ins Blut zurücktransportiert) wird. Ab einem Blutzuckerspiegel von über 180 mg/dl (sog. „Schwellenwert“) aber sind diese Transportmechanismen überfordert und der Zucker wird mit dem Urin ausgeschieden.

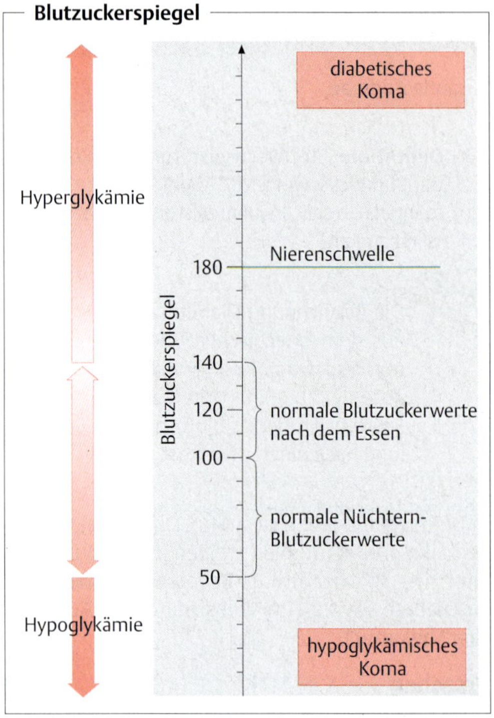

Abb. 12.**5** Normale und pathologische Blutzuckerwerte.

Diagnostik

Ein Diabetes mellitus liegt vor, wenn nüchtern ein Blutzuckerspiegel über 126 mg/dl und 2 Stunden nach dem Essen Werte über 140 mg/dl gemessen werden. Gelegentlich wird zur Diagnosestellung ein *oraler Glukosetoleranztest* durchgeführt. Der Patient muss dabei große Mengen Glukoselösung (Traubenzucker) trinken, im Anschluss werden in regelmäßigen Abständen die Blutzuckerwerte bestimmt.

Komplikationen

Akutkomplikationen. Meist bedingt durch Diät- oder Therapiefehler, aber auch ausgelöst durch Infekte oder Medikamente, die den BZ-Spiegel verändern, kommt es zu Blutzuckerentgleisungen, die zu den akut auftretenden Komplikationen führen (Abb. 12.**5**):

Hyperglykämie: Bei Blutzuckerwerten von 600 – 1000 mg/dl kommt es durch die Überzuckerung zur Bewusstseinstrübung bis hin zum *diabetischen Koma.* Je nach Diabetesform unterscheidet man 2 Formen von diabetischem Koma:

- Beim Typ-1-Diabetiker tritt das *ketoazidotische Koma* auf. Hier muss der Körper aufgrund des Insulinmangels zur Energiegewinnung Fett abbauen. Dabei bildet sich Azeton, ein Stoff, der zur Azidose (Übersäuerung) führt. Die Folge ist eine zunehmende Bewusstseinstrübung mit vertiefter Atmung (Kussmaul-Atmung) und Azetongeruch der Atemluft (ähnlich wie Nagellackentferner);
- Beim Typ-2-Diabetes dagegen kann es zum *hyperosmolaren Koma* kommen. Grund der Bewusstseinstrübung ist hier die massive Exsikkose aufgrund der Glukosurie (s. o.).

Leichte Hyperglykämien werden mit zusätzlicher Gabe von Altinsulin behandelt, beim diabetischen Koma ist in der Regel eine intensivmedizinische Betreuung nötig.

Hypoglykämie. Ab Blutzuckerwerten unter 50 mg/dl treten Symptome der Hypoglykämie auf: Heißhungergefühl, Zittern, Schwitzen, Herzrasen, Verwirrtheit, Verhaltensauffälligkeiten bis hin zum *hypoglykämischen Koma.* Besonders bei älteren Diabetikern muss bei nächtlichen Verwirrtheitszuständen oder Stürzen unklarer Genese an eine Unterzuckerung gedacht werden. Gelegentlich weist ein weißes „Warndreieck“ um Mund und Nase auf eine Unterzuckerung hin.

Die Therapie besteht in der sofortigen Gabe von Zucker, z.B. in Form von Traubenzucker oder Obstsaft. Nach Besserung der Symptomatik sollten zusätzlich langwirkende Kohlenhydrate wie ein Glas Milch, ein Butterbrot oder Fruchtjoghurt getrunken bzw. gegessen werden, um einen erneuten Abfall des Blutzuckerspiegels zu verhindern. Bei Bewusstlosigkeit stabile Seitenlagerung, Gebiss entfernen, entweder Glukagon i.m. spritzen (Gegenspielerhormon zu Insulin, hebt den BZ-Spiegel) oder Arzt benachrichtigen; dieser spritzt intravenös Glukose.

Bei Bewusstlosigkeit keine orale Glukosegabe – Erstickungsgefahr!

Pflege

Erstmaßnahmen beim Koma: Bei Bewusstlosigkeit unklarer Ursache immer BZ-Kontrolle durchführen (S. 257). *Bei unklarem Koma nie Insulin, sondern Glukose geben.* Handelt es sich um eine Hyperglykämie, richtet eine weitere Blutzuckererhöhung keinen zusätzlichen Schaden an, handelt es sich jedoch um eine Hypoglykämie, kann eine Insulingabe tödlich sein.

Prophylaxe Hypoglykämie: Bei Patienten, die rein diätetisch behandelt werden, besteht keine Gefahr der Unterzuckerung, weil gegebenenfalls aus der Leber Zucker freigesetzt wird. Wegen der hohen Komplikationsrate (bes. Stürze) sind Unterzuckerungen gefährlicher als leicht überhöhte BZ-Werte! Die Patienten sollten auf die Symptome einer Hypoglykämie hingewiesen werden. Ein Diabetiker muss immer Traubenzucker mit sich tragen. Falls der Betroffene schlecht kauen kann, ist einzeln verpackter flüssiger Traubenzucker (Jubin, Hypogluc, Carrera) empfehlenswert.

Folgeerkrankungen. Langfristig führt der Diabetes zu typischen Spätkomplikationen, deren Ursache in einer Schädigung großer und kleiner Blutgefäße liegt (Abb. 12.**6**).

Auch bei guter Diabeteseinstellung lassen sich Folgeschäden nicht verhindern, sondern allenfalls verzögern. Spätschäden sind nach 15–25 Jahren bei bis zu 90% der Diabetiker nachweisbar, bei schlechter Stoffwechsellage oder zusätzlichen Risikofaktoren wie Rauchen, erhöhten Blutfetten etc. deutlich früher.

Diabetes Folgeschäden

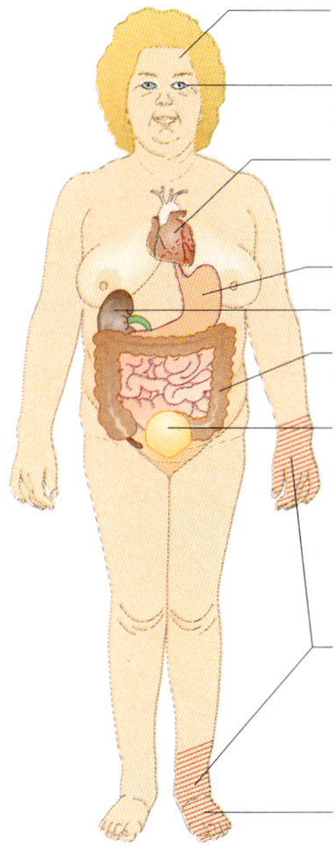

Abb. 12.**6** Diabetes mellitus führt langfristig zu typischen Spätkomplikationen.

Die Zuckermoleküle verbinden sich mit Eiweißkörpern und lagern sich in den Innenwänden der Blutgefäße ab. Langfristige Folge ist eine Gefäßverengung. Man unterscheidet zwischen der diabetestypischen *Mikroangiopathie* mit Schädigung kleinster Gefäße (Tab. 12.**2**) und der *Makroangiopathie*. Hier kommt es früher als beim Gesunden zur Schädigung großer Blutgefäße im Sinne einer fortschreitenden Arteriosklerose mit den entsprechenden Komplikationen (S. 206f): 70–80% der Diabetiker versterben an Gefäßkomplikationen (meist KHK)! Besonders im Bereich der Füße sind krankhafte Veränderungen häufig, man spricht vom *diabetischen Fuß*. Nicht genau geklärt ist die Ursache der Nervenschädigung infolge eines Diabetes mellitus. Es kommt besonders im Bereich langer Nervenbahnen zu Schäden im Sinne einer *Polyneuropathie*.

Therapeutisch steht die verbesserte Blutzuckereinstellung an erster Stelle. Eine Besserung der Gefäßschäden ist damit zwar nur selten erreichbar, doch es gilt, größere Schäden zu verhindern. Gezielte Therapiemaßnahmen sind nur selten möglich.

Tabelle 12.**2** Folgen der Mikroangiopathie

	Pathophysiologie	Komplikation	Prophylaxe	Therapie
Auge – Retinopathie	Schädigung der feinen Blutgefäße des Auges	vorzeitige Kataraktbildung (Linsentrübung), Glaukom (erhöhter Augeninnendruck), schlimmstenfalls Erblindung → häufigste Erblindungsursache!	jährliche augenärztliche Überprüfung	verbesserte Blutzuckereinstellung
Niere – Nephropathie	Schädigung kleiner Nierengefäße	chronische Niereninsuffizienz, evtl. Dialysepflichtigkeit	regelmäßige Urinkontrolle auf Eiweiß (bei Nephropathie erhöht)	verbesserte Blutzuckereinstellung, ACE-Hemmer (S. 197 f)

Diabetische Polyneuropathie

Nach 10-jähriger Krankheitsdauer kommt es bei 20–50% der Diabetiker zu Nervenschäden. Die Ursache ist nicht genau bekannt, man vermutet eine Kombination aus direkter Schädigung und einer verminderten Blutversorgung der Nerven infolge der Mikroangiopathie.

Die klassische Folge sind Erkrankungen der *langen peripheren Nerven* (periphere Polyneuropathie), welche die Extremitäten, also Arme und Beine, versorgen. Seltener sind Veränderungen im Bereich des *vegetativen Nervensystems* (autonome Polyneuropathie), dies macht sich anhand von Störungen der inneren Organe bemerkbar.

Symptome

Periphere Polyneuropathie.

- *schmerzhafte Sensibilitätsstörungen* besonders im Bereich der Füße, seltener der Hände; die Patienten berichten über „Ameisenkribbeln", besonders nächtliche stechende Schmerzen, die sich durch Bewegung bessern („burning feet"), oder häufige Wadenkrämpfe;
- „strumpf-" oder „handschuhförmiges" *Taubheitsgefühl*;
- *Gangstörung* (Ataxie), wird beschrieben wie „Gehen auf Watte";
- *Lähmungserscheinungen* (Ausdruck einer ausgeprägten Nervenschädigung).

Autonome Polyneuropathie.

- *Herz-Kreislauf:* Blutdruckregulationsstörungen, Herzrhythmusstörungen, Gefahr der „stummen KHK" infolge fehlenden Schmerzempfindens;
- *Magen-Darm-Trakt:* Völlegefühl bei Magenentleerungsstörung, Obstipation (Verstopfung) oder Diarrhoe (Durchfall) infolge einer Beeinträchtigung der Darmperistaltik (Darmbewegung);
- *Harntrakt:* Blasenentleerungsstörungen, z. B. Inkontinenz (S. 329), bei Beeinträchtigung des Blasenschließmuskels; nicht selten sind Erektionsstörungen.

> ! Bei Diabetikern mit KHK immer die Gefahr eines „stummen Infarktes" bedenken!

Therapie

Neben einer Besserung der Blutzuckereinstellung und symptomatischen Maßnahmen (z. B. Viagra bei Erektionsstörung oder MCP-Tropfen bei Völlegefühl, Antidepressiva bei starken Schmerzen) kann ein Therapieversuch mit Alpha-Liponsäure (z. B. Thioctacid) unternommen werden. Während sich durch die intravenöse Gabe nicht selten eine subjektive Beschwerdebesserung erreichen lässt, ist der Nutzen einer oralen Therapie sehr umstritten, ebenso wie bei der Therapie mit Vitamin-B-Komplexen (z. B. Medivitan i. m.).

Diabetischer Fuß

Der langjährige Diabetes führt an den Füßen zu mehreren Veränderungen: infolge der Mikro- und Makroangiopathie ist die Durchblutung vermindert und die Sensibilität durch die Polyneuropathie herabgesetzt. Deshalb bemerken Diabetiker Verletzungen im Fußbereich oder Fremdkörper im Schuh nicht oder verspätet. Diese Verletzungen heilen nur langsam ab und infizieren sich leicht. Darum sollten Diabetiker einige Regeln beachten (Abb. 12.**7**).

Fußpflege bei Diabetes mellitus

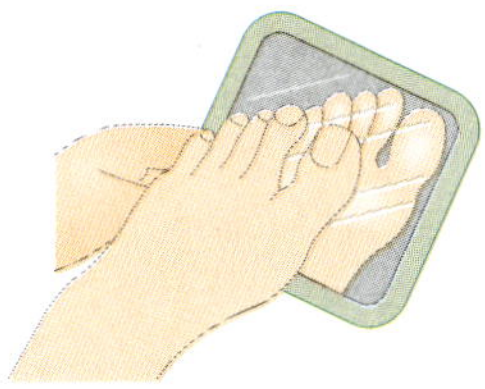

Tägliche Kontrolle der Füße auf Veränderungen. Nicht heilende Wunden und Veränderungen vom Arzt kontrollieren lassen.

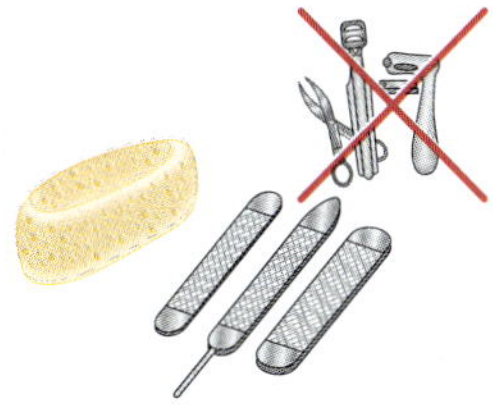

Bei der Fußpflege lieber feilen als schneiden, damit Verletzungen vermieden werden.

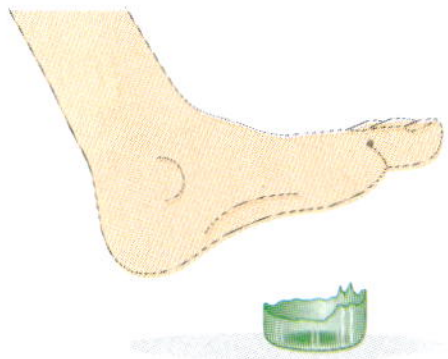

Nicht barfuß gehen (Verletzungsgefahr).

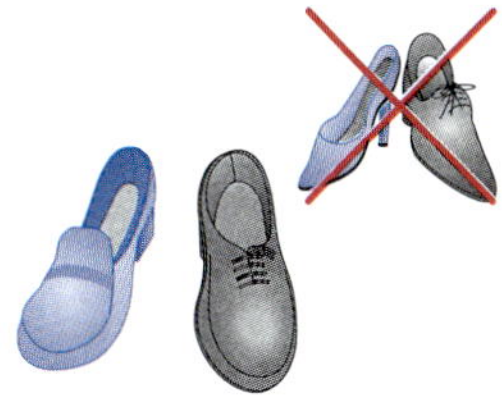

Bequeme, nicht einengende, evtl. orthopädische Schuhe mit diabetesgerechtem Fußbett tragen.

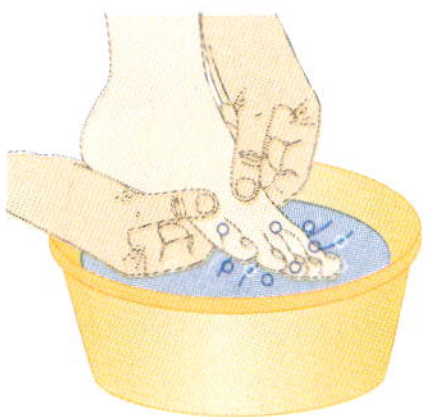

Füße täglich in lauwarmem (nicht heißem oder kaltem) Wasser mit wenig Seife waschen.

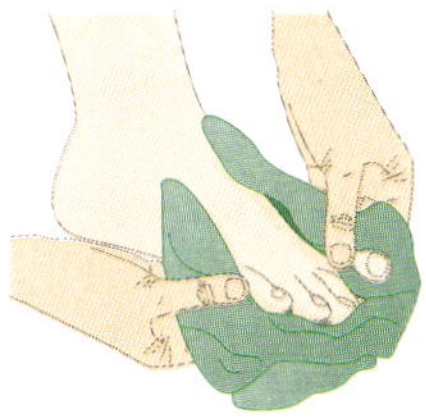

Füße anschließend gut abtrocknen, besonders zwischen den Zehen (sonst wird die Ausbreitung von Bakterien und Fußpilz begünstigt).

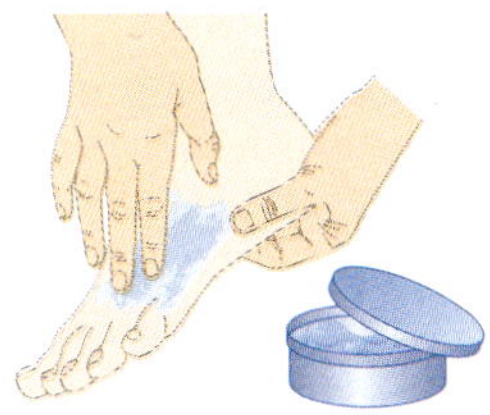

Füße öfter eincremen, jedoch nicht zwischen den Zehen (dort bildet sich sonst eine „feuchte Kammer").

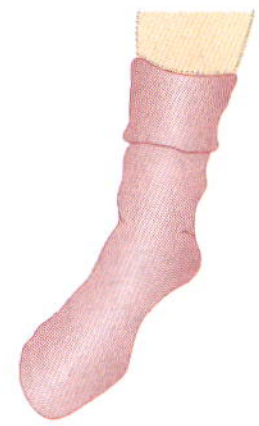

Warmhaltende, nicht einschnürende Socken aus Naturfasern tragen, täglich wechseln.

Abb. 12.**7** Empfehlungen zur Fußpflege für den Diabetiker.

Symptome

Typisch ist das meist schmerzlose *Mal perforans*, eine wie ausgestanzt wirkende Hornhautläsion meist im Bereich des Vorfußes (Abb. 12.**8 a**). Bei diabetischem Fuß kann sich bei kleinsten Verletzungen eine trockene oder feuchte *Gangrän* (Abb. 12.**8 b**) entwickeln.

Therapie

An allererster Stelle steht die *Druckentlastung*, d.h. es besteht weitgehende Bettruhe. Das Ulkus

Diabetischer Fuß

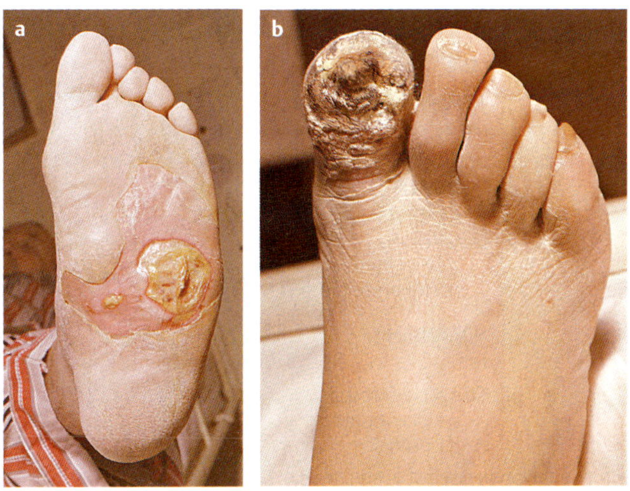

Abb. 12.**8 a, b** **a** Mal perforans, **b** diabetische Gangrän.

sollte mit einer *feuchten Wundbehandlung* versorgt werden, Nekrosen müssen entfernt werden und bei Infektion ist eine *antibiotische Therapie* nötig. Führen diese Maßnahmen nicht zur Besserung, wird nicht selten die *Amputation* der betroffenen Region (meist der Zehen) notwendig.

In Deutschland werden jährlich 28.000 Amputationen infolge eines diabetischen Fußes durchgeführt.

Diabetestherapie

Unser Blutzuckerspiegel schwankt je nach Zufuhr von Kohlenhydraten mit der Nahrung, die übrigen Nahrungsbestandteile Eiweiß oder Fett verändern den Blutzuckerspiegel dagegen nicht. Daher ist eine entsprechende *Diät* die Basis der Diabetestherapie, unabhängig davon, um welchen Diabetestyp es sich handelt. Da der Typ-1-Diabetiker kein Insulin produzieren kann, muss bei ihm in jedem Fall zusätzlich zur Diät eine *Insulintherapie* durchgeführt werden. Beim Typ-2-Diabetiker werden gegebenenfalls *orale Antidiabetika* eingesetzt. Da *Bewegung* die Insulinwirkung verbessert, ist auch sie ein wichtiger Therapiebaustein (Abb. 12.**9**).

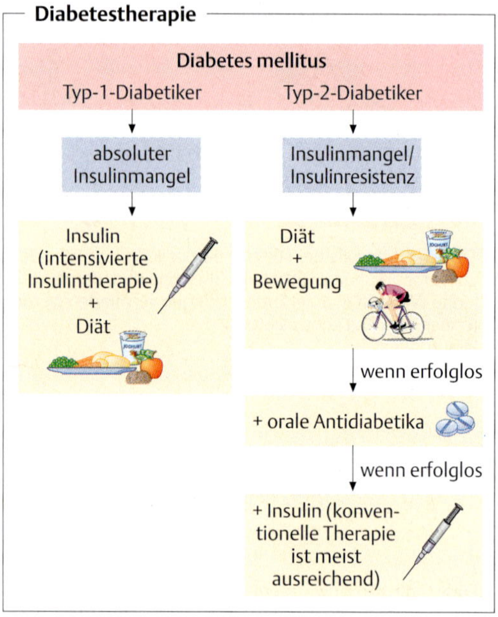

Abb. 12.**9** Vorgehen bei der Therapierung eines Diabetes mellitus.

Ernährung bei Diabetes

Ein Diabetiker, der mittels einer intensivierten Insulintherapie (s. u.) behandelt wird, muss zur Berechnung der pro Mahlzeit nötigen Insulindosis die genaue Menge an Kohlenhydraten wissen, die er isst. Er berechnet daher seine Kohlenhydratmenge in *Broteinheiten (BE)*. Dabei entsprechen *12 g Kohlenhydrate einer BE*. Mittels Austauschta-

Tabelle 12.**3** Beispiel einer Austauschtabelle für Mehl, Stärke, Getreide und Hülsenfrüchte (aus Froesch, E.R., E.J. Schoenle: Diabetiker – Daran denken – Erkennen – Behandeln, 6. Aufl. Thieme, Stuttgart 1998)

1 Portion enthält 10 g Kohlenhydrate und entspricht:		Wenn Sie 30 g Kohlenhydrate verwenden dürfen, dann entspricht dies z. B.:	
Mehl/Stärke		Mehl/Stärke	
15 g Ruchmehl (dunkles Mehl)		45 g Ruchmehl (dunkles Mehl)	
15 g Weißmehl		... g Weißmehl	
Stärkebeilagen/Getreide		Stärkebeilage/Getreide	
roh	gekocht	roh	gekocht
15 g Gerste	40 g	... g Gerste	... g
15 g Grieß	40 g	... g Grieß	... g
15 g Hirse	40 g	... g Hirse	... g
15 g Reis	50 g	... g Reis	... g
15 g Teigwaren	50 g	... g Teigwaren	... g
15 g Vollkornteigwaren	50 g	... g Vollkornteigwaren	... g
Hülsenfrüchte		Hülsenfrüchte	
roh	gekocht	roh	gekocht
20 g Kichererbsen	40 g	60 g Kichererbsen	... g
20 g Kidneybohnen	40 g	... g Kidneybohnen	... g
20 g Linsen	70 g	... g Linsen	... g
Wenn Sie möchten, können Sie die jetzt noch offenen Stellen selbst ausrechnen.			

bellen kann die Menge der Broteinheiten berechnet werden (Tab. 12.**3**). Die Ernährung bei intensiviert eingestellten Diabetikern ist relativ frei, während man bei der konventionellen Insulintherapie täglich 5 – 7 Mahlzeiten zu sich nehmen sollte, um die Blutzuckerschwankungen möglichst gering zu halten.

Besonders bei älteren Diabetikern ist die genaue Kohlenhydratberechnung in der Nahrung nicht nötig, denn hier sind die Therapieziele andere (s. u.), und oft sind alte Menschen mit diesen Berechnungen auch überfordert. Daher gelten hier die Regeln einer *gesunden, zuckerlosen Ernährung*. Die Ernährung sollte wie beim Gesunden möglichst *kohlenhydratreich und dafür fettarm und eher eiweißarm* sein (Abb. 12.**10**). 5 – 7 Mahlzeiten sind für die Blutzuckerregulierung gut, überfordern alte Menschen aber häufig. Die Ernährung sollte daher individuell angepasst und mit dem Patienten oder den Angehörigen besprochen werden.

Zusätzlich sind einige Regeln wichtig:

- Die meisten Typ-2-Diabetiker sind übergewichtig, daher ist die *Gewichtsnormalisierung* eine der wichtigsten Maßnahmen, denn dadurch lässt sich fast immer eine Besserung oder gar Normalisierung der Blutzuckerwerte erreichen;
- *ballaststoffreiche Kohlenhydrate*, z. B. in Vollkornnudeln, vermindern die Blutzuckerschwankungen;
- *Fett* verschlechtert zusätzlich die Insulinwirkung und sollte daher gemieden oder in Form ungesättigter Fettsäuren (z. B. Olivenöl) verwendet werden;
- auf den normalen Haushaltszucker muss verzichtet werden, stattdessen können *Zucker-*

Zuckerlose Vollkost

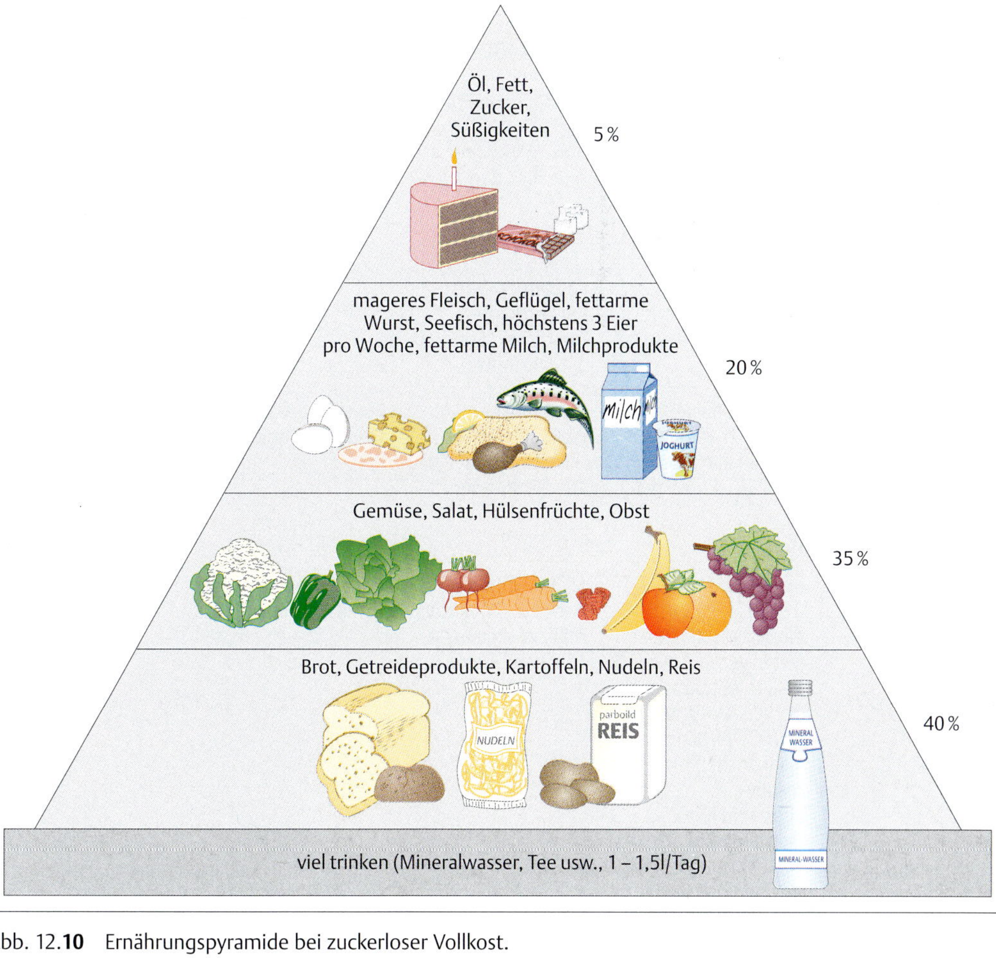

Abb. 12.**10** Ernährungspyramide bei zuckerloser Vollkost.

austauschstoffe, z.B. Fruktose oder Süßstoffe, benützt werden;
- auch *„Diabetikerprodukte“* enthalten oft Fett und Zucker; besser ist es, gelegentlich kleine Mengen „echter“ Schokolade als häufig Diabetikerschokolade zu essen;
- *Alkohol* nur in geringen Mengen, er kann zu Hypoglykämien führen;
- wenn möglich, tägl. Trinkmenge 1 – 1,5 l, hauptsächlich kalorienarme Getränke wie Mineralwasser, Tee, Süßstofflimonaden.

> Broteinheit hat nichts mit „Brot“ zu tun!
> Intensivierte Insulintherapie → Ernährungsberechnung in BE,
> „Altersdiabetes“ → meist Gewichtsreduktion in Kombination mit „zuckerloser Vollkost“ ausreichend.

Insulintherapie

Täglich werden im Organismus ca. 40 – 50 Einheiten Insulin gebildet. Auch wenn wir nichts essen, benötigen die Organe Energie, deshalb wird nachts oder zwischen den Mahlzeiten Glukose aus dem Leberspeicher freigesetzt. Damit dieser Zucker auch außerhalb der Mahlzeiten in die Zellen gelangen kann, wird ein Teil des Insulins gleichmäßig über den Tag verteilt gebildet („Basalsekretion“). Je nach Kohlenhydratzufuhr wird zusätzlich zu jeder Mahlzeit Insulin ausgeschüttet. Um diese physiologischen Schwankungen nachahmen zu können, werden in der Insulintherapie verschiedene Insulinsorten mit unterschiedlichem Wirkprofil eingesetzt (Tab. 12.**4**). Welches Insulin verwendet wird, richtet sich nach der gewählten Insulintherapie (Tab. 12.**5**).

Tabelle 12.**4** Insulinsorten

Insulinart	Beispiel	Wirkprofil	Indikation	Zu beachten
Normal-, Altinsulin	Actrapid, Huminsulin	Wirkungsbeginn nach 15 – 30 Min., max. Wirkdauer 4 – 6 Stunden	Stoffwechselentgleisungen, intensivierte Insulintherapie, Insulinpumpentherapie	30 Min. vor der Mahlzeit spritzen („Spritz-Ess-Abstand“), genaue Dosisberechnung, da sonst Gefahr der Hypoglykämie
Analoginsulin (dem menschlichen Insulin am ähnlichsten)	Humalog, Lispro	sofortiger Wirkungsbeginn, max. Wirkdauer 2 – 3 Stunden		kein Spritz-Ess-Abstand nötig
Verzögerungsinsulin (Insulin ist an Substanzen gebunden, die es nur langsam ins Blut abgeben)	Insuman Basal, Insulin-Protaphan, Huminsulin Basal	Wirkungsbeginn nach 30 – 60 Min., max. Wirkdauer 10 – 12 Stunden	intensivierte Insulintherapie	schlecht zu steuern, daher Gefahr der Hypoglykämie bei sportlicher Betätigung oder nachts
Mischinsuline (Kombination aus Alt- und Verzögerungsinsulin)	Insuman-Comb 15, 25, 50 (= 15, 25, 50% Normalinsulin, Rest Verzögerungsinsulin) Insulin Actraphane 10/90, 20/80, 30/70, 40/60, 50/50 (= erste Zahl Anteil Normalinsulin), Humalog Mix 25, Humalog Mix 50 (neue Mischinsuline aus Analog- und Verzögerungsinsulin)	Wirkungsbeginn nach 15 – 30 Min., max. Wirkdauer 10 – 12 Stunden	konventionelle Insulintherapie	30 Min. Spritz-Ess-Abstand

Tabelle 12.**5** Insulintherapieformen

Therapieform	Anwendung	Prinzip
Konventionelle Insulintherapie	Typ-2-Diabetiker nach Versagen anderer Therapieformen	1 oder 2 Injektionen von Misch- oder Verzögerungsinsulin mit konstanter Dosierung 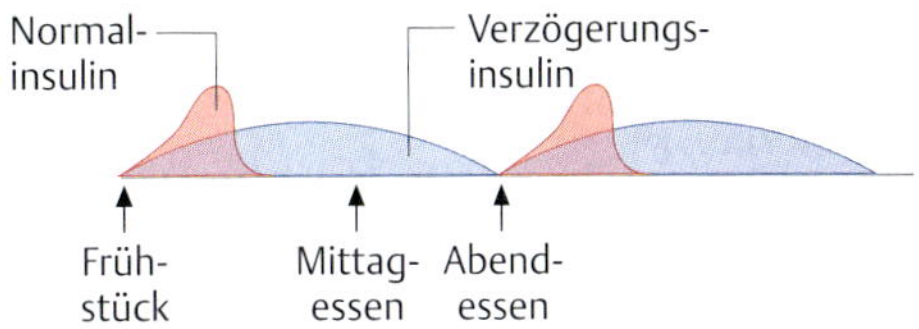
Intensivierte Insulintherapie	Typ-1-Diabetiker, junge Typ-2-Diabetiker	morgens und abends Injektion von Verzögerungsinsulin, je nach Blutzuckerspiegel vor jedem Essen Injektion von Normalinsulin 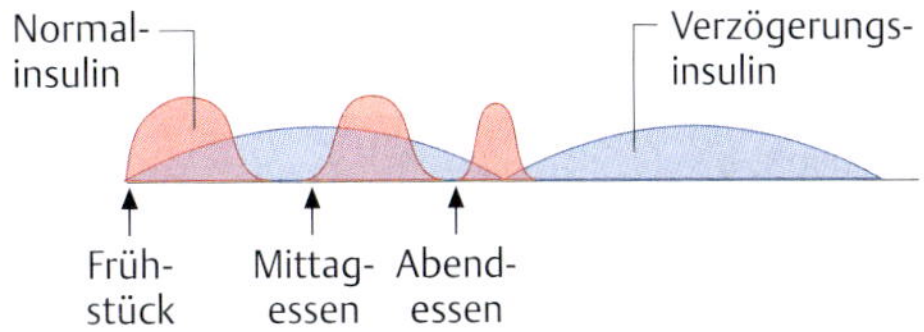
Insulinpumpentherapie	Typ-1-Diabetiker	kontinuierliche Insulininfusion über tragbare Pumpen, vor jeder Mahlzeit je nach Blutzuckerspiegel zusätzliche Abgabe 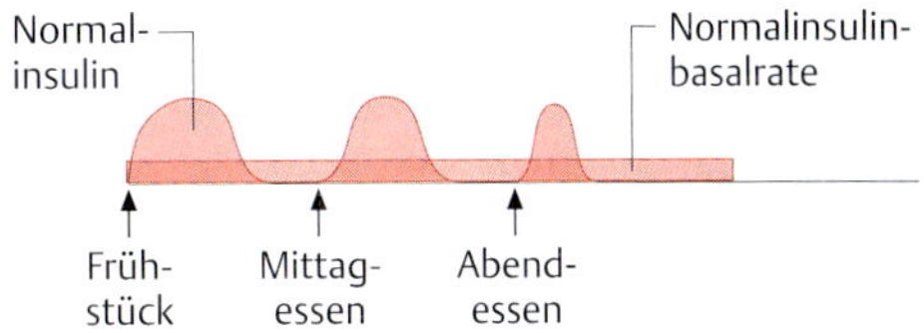

Insulin wurde 1921 von F. G. Banting, einem kanadischen Arzt, entdeckt; 1923 erhielt er dafür den Nobelpreis. Früher wurde Insulin aus Bauchspeicheldrüsen von Schweinen und Rindern gewonnen, heute wird es gentechnisch hergestellt.

Praktisches Vorgehen bei Insulintherapie.

1. Lagerung: Der Insulinvorrat sollte unter Beachtung des Verfallsdatums *im Kühlschrank gelagert* werden. Pens müssen bei Zimmertemperatur aufbewahrt werden. Der Patient muss darauf hingewiesen werden, dass Insulin bei zu starker Hitze, Kälte oder Sonneneinstrahlung (Urlaub!) seine Wirkung verliert.

2. Spritztechnik: Insulin ist ein Eiweißmolekül, das bei oraler Aufnahme im Magen zerstört werden würde, es muss daher *subkutan ins Fettgewebe gespritzt* werden. Eine vorherige Desinfektion der Haut ist bei Selbstinjektion durch den Patienten nicht dringend nötig, denn dem Insulin sind antibakterielle Zusätze beigemischt. Früher musste Insulin immer aus der Ampulle aufgezogen werden, heute gibt es sehr einfach zu handhabende Spritzhilfen, die Pens (Abb. 12.**11**)

Pflege

Insulininjektion mit dem Pen:

- Der Hygiene wegen muss vor jeder Injektion durch das Pflegepersonal eine neue Nadel aufschraubt werden; der Patient selbst darf seine Nadel mehrfach benutzen;
  Kontrolle, ob sich das angeordnete Insulin im Pen befindet;
- Pen-Funktionskontrolle: 1 – 2 Einheiten senkrecht nach oben herausspritzen, Luftblasen werden dabei automatisch mit entfernt;
- Pen ca. 10-mal kippen (bei Verzögerungs- oder Mischinsulin);
- Pen entriegeln wie in der Gebrauchsanweisung beschrieben;

Insulinpen

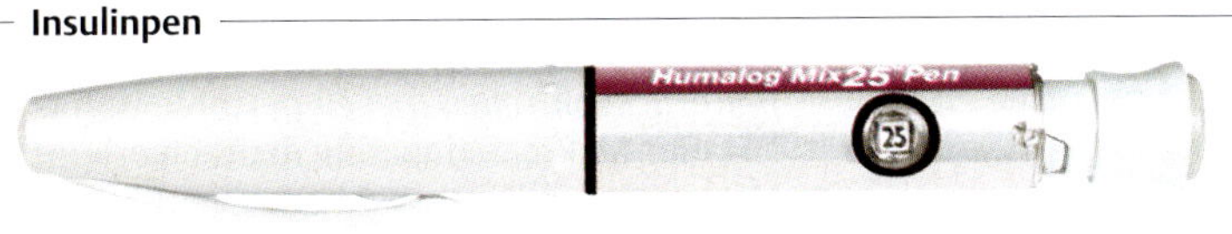

Abb. 12.**11** Insulinpen mit Lupe (freundlicherweise zur Verfügung gestellt von Fa. Lilly Pharma Holding GmbH, Bad Homburg).

- angeordnete Dosis einstellen, z. B. durch Drehen des Dosierknopfes;
- Diabetiker informieren, Hautdesinfektion;
- Hautfalte bilden und senkrecht einstechen;
- zur Abgabe des Insulins auf den Dosierknopf drücken;
- langsam bis 10 zählen, vor allem die Abgabe größerer Mengen Insulin benötigt etwas Zeit;
- Hautfalte lösen und Kanüle rasch herausziehen.

Insulininjektion mit Insulineinmalspritzen:
- Verzögerungsinsulin zwischen den Händen rollen, bis das Insulin sichtbar vermischt ist;
- Gummistopfen desinfizieren;
- angeordnete Menge Insulin aufziehen;
- Diabetiker informieren, Injektionsstelle desinfizieren;
- Hautfalte bilden;
- Kanüle senkrecht einstechen;
- eventuell aspirieren (Spritzenkolben leicht zurückziehen), um sicher zu sein, dass die Kanüle nicht in einem Blutgefäß liegt;
- Insulin einspritzen;
- Kanüle erst nach ca. 10 Sekunden herausziehen, damit kein Insulin aus der Einstichstelle verloren geht.

Achtung: Niemals darf aus der Patrone des Pens Insulin in eine Insulinspritze aufgezogen werden, falls der Pen nicht funktioniert. In Insulinpatronen für Pens befindet sich U-100 Insulin (d. h. 1 ml Insulin entspricht 100 IE Insulin). Die „Insulinfläschchen" für Injektionen mit Insulineinmalspritzen sind mit U-40 Insulin (d. h. 1 ml Insulin entspricht 40 IE Insulin) gefüllt. Es würde also die 2,5fache Dosis gespritzt!

3. Spritzort: Insulin wird abhängig von der Injektionsstelle unterschiedlich schnell resorbiert. Daher sollte *schnell wirksames Insulin* (z. B. Normalinsulin) *in Bauch oder Oberarme, lang wirksames* (z. B. Verzögerungsinsulin) *in Oberschenkel oder Gesäß* gespritzt werden (Abb. 12.**12**). Bewegung, Wärme und Massage können den Wirkungseintritt des Insulins deutlich beschleunigen. Die Spritzstelle sollte *täglich gewechselt* werden, um die Bildung von lokalen Hautveränderungen zu verhindern. Nicht gespritzt werden darf in jegliche Hautveränderung (Narbengewebe, blaue Flecken, Muttermale oder Schwangerschaftsstreifen).

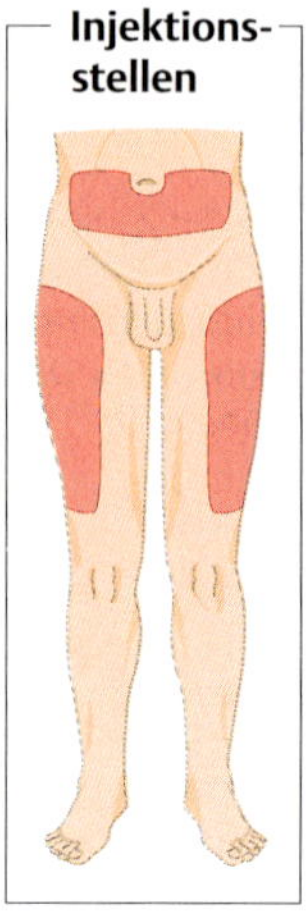

Abb. 12.**12** Injektionsstellen für die Insulininjektion.

4. Insulindosierung: Generell gelten folgende Richtlinien:
- Eine BE erhöht den BZ-Spiegel um ca. 45 mg/dl;
- eine Einheit Insulin senkt den BZ-Spiegel um ca. 30 – 50 mg/dl;
- je nach Insulinsorte muss evtl. ein „Spritz-Ess-Abstand" eingehalten werden (vgl. Tab. 12.**4**);
- Bewegung (Sport, Spaziergänge) oder Diäten senken den Insulinbedarf, die Dosis muss daran angepasst werden;
- Entzündungen und Fieber steigern den Insulinbedarf – frühzeitig reagieren!

Orale Antidiabetika

Beim Typ-2-Diabetes werden Tabletten eingesetzt, die ganz unterschiedlich wirken (Tab. 12.**6**). Sie werden je nach Stoffwechsellage in einer Art „Stufentherapie" eingesetzt: Man beginnt meist mit Metformin oder Acarbose und gibt dann zusätzlich Sulfonylharnstoffe. Wenn nötig, wird Insulin gespritzt.

Therapieüberwachung

Um eine möglichst gute BZ-Einstellung zu erzielen und Komplikationen zu vermeiden bzw. frühzeitig zu erkennen, sind regelmäßig folgende Kontrolluntersuchungen nötig:
- regelmäßige *Zuckerbestimmung* im Blut oder Urin;
- Kontrolle *HbA1c-Wert* (bei Diabetikern bindet sich Glukose an Hämoglobin);
- *augenärztliche Untersuchungen*;
- *Blutdruckkontrollen* (bei Hypertonie ist das Risiko der Makroangiopathie deutlich erhöht);
- *Untersuchungen der Füße* auf Durchblutungsstörungen, Druckstellen und Verletzungen.

Tabelle 12.**6** Orale Antidiabetika

Wirkstoff	Präparatbeispiel	Wirkung	Indikation	Nebenwirkungen	Zu beachten
Metformin	Glucophaghe	• verzögerte Glukoseresorption im Darm • verstärkte Glukoseaufnahme in die Zellen • Erleichterung der Gewichtsreduktion	adipöse Typ-2-Diabetiker unter 70 Jahren	bes. bei Niereninsuffizienz Gefahr der *Laktatazidose* (Anreicherung von Milchsäure im Blut); kann zu gastrointestinalen Beschwerden führen	Einnahme *nach den Mahlzeiten*
Acarbose	Glucobay	verzögerte Glukoseresorption im Darm	Typ-2-Diabetiker	häufig *Blähungen* → Dosis langsam erhöhen	Einnahme *„mit dem ersten Bissen"*
Sulfonylharnstoff	Euglucon, Glibenclamid, Amaryl	Stimulation der Insulinproduktion im Pankreas; wirkt appetitanregend	Typ-2-Diabetiker im fortgeschrittenen Krankheitsstadium	massive, lang anhaltende *Hypoglykämien* (bes. in Kombination mit Alkohol oder Niereninsuffizienz), Gefahr bei neueren Präparaten (z. B. Amaryl) geringer	Einnahme *vor den Mahlzeiten*

Pflege

Blutzuckerkontrolle: Es stehen verschiedene Blutzuckermessgeräte zur Verfügung, deren Gebrauchsanweisung immer beachten werden muss. Im Allgemeinen gilt:

- Blutentnahmestelle auswählen: Ohrläppchen oder seitlich der Fingerkuppe (nicht in die Fingerkuppe selbst stechen; dies ist schmerzhaft und führt langfristig zu Verhornung und Sensibilitätsstörungen);
- ist die Entnahmestelle gut durchblutet? Evtl. massieren, Arm nach unten hängen lassen oder warmes Handbad machen;
- Hautdesinfektion oder gründliches Waschen der Blutentnahmestelle, da bei manchen Teststreifen das Hautdesinfektionsmittel den Wert verfälschen kann;
- Blutzuckermessgerät nach Gebrauchsanweisung vorbereiten;
- Teststreifen bereitlegen;
- mit Lanzette einstechen;
- ohne starkes Drücken Bluttropfen gewinnen;
- den Bluttropfen auf das Reaktionsfeld des Teststreifens geben;
- Gerät ermittelt den genauen Wert.

Therapieziele

Beim Typ-1-Diabetiker und einem jungen „Altersdiabetiker" ist zur Verhinderung der Folgeerkrankungen eine strenge Blutzuckereinstellung nötig. Tritt der Diabetes allerdings erst im hohen Alter zutage, ist die Gefahr der Spätschäden gering. Deshalb sind erhöhte Blutzuckwerte durchaus tolerabel. Bei diesen Patienten lautet das Therapieziel Symptomfreiheit, Wohlbefinden und Vermeidung von diabetesbedingten Komplikationen.

Erkrankungen der Schilddrüse

Susanne Andreae

Struma (Kropf)

Definition: Tast- oder sichtbare Vergrößerung der Schilddrüse, unabhängig von der Ursache

Ursachen

Der Kropf ist die häufigste Schilddrüsenveränderung in Deutschland. Zur ausreichenden Synthese der Schilddrüsenhormone ist Jod nötig. Bei Jodmangel, meist infolge unzureichender Zufuhr in der Nahrung, muss die Schilddrüse ihre Jodverwertung verbessern (Jodmangelstruma). Die Folge ist eine Organvergrößerung, der Kropf. Aufgrund des unterschiedlichen Jodgehalts im Trinkwasser (in Meeresnähe hoch, in Gebirgsgegenden niedrig) lassen sich regionale Unterschiede der Kropfhäufigkeit feststellen (Abb. 12.**13**).

In manchen Gegenden sind über 50% der Erwachsenen betroffen, Frauen 10-mal häufiger. Mit dem Alter nimmt die Häufigkeit besonders knotiger Strumen zu.

Am häufigsten handelt es sich um eine *euthyreote Struma*, d.h. es bestehen keine veränderten Schilddrüsenwerte, die Stoffwechsellage ist normal. Doch die Struma kann auch Ausdruck einer *Schilddrüsenfunktionsstörung* (Unter- oder Überfunktion) oder gar eines *Karzinoms* sein.

Symptome

Typisch ist die langsame *Zunahme des Halsumfanges*. Tastbar ist eine entweder diffus oder knotig vergrößerte Schilddrüse (Abb. 12.**14**), die Patienten beschreiben ein *Druck-, Kloß- oder Fremdkörpergefühl* im Hals. Bei zunehmendem Wachstum der Schilddrüse kann es zur Einengung der Trachea oder des Ösophagus (Speiseröhre) mit *Luftnot, Schluckbeschwerden* oder einer *oberen Einflussstauung* bei Einengung der großen Venen kommen. Je nach Ursache der Struma kommen andere Beschwerden hinzu (s.u.).

Kropfhäufigkeit in der BRD

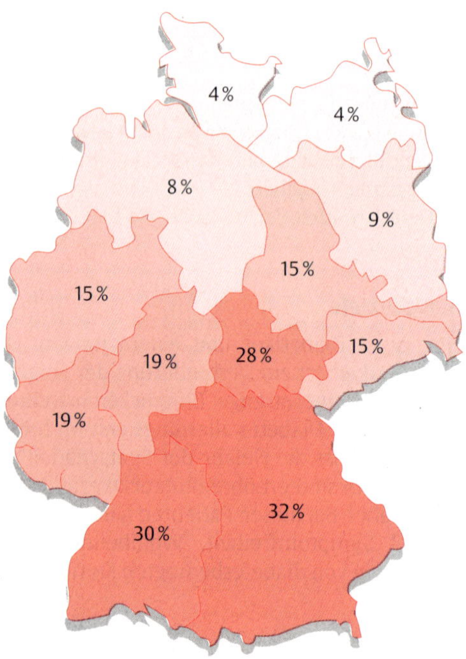

Abb. 12.**13** Süd-Nord-Gefälle der Kropfhäufigkeit (aus Paetz, B., B. Benzinger-König: Chirurgie für Pflegeberufe, 19. Aufl. Thieme, Stuttgart 2000).

Kropf

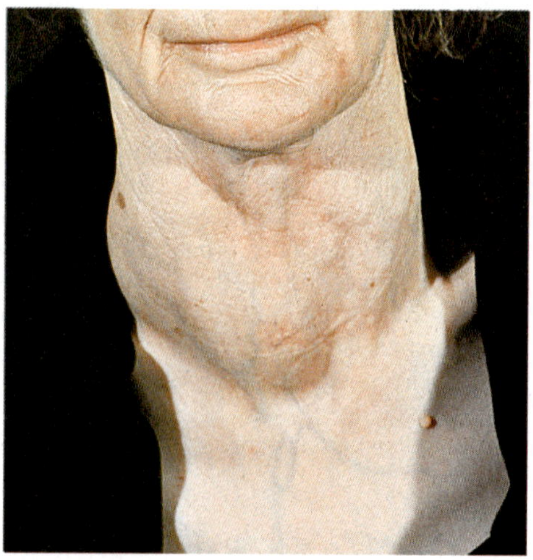

Abb. 12.**14** Große Knotenstruma.

Therapie

Ist eine Schilddrüsenfunktionsstörung ausgeschlossen, wird bei Erwachsenen zur Kropfverkleinerung eine Kombination aus Jodid und Schilddrüsenhormon (z.B. Jodthyrox) verabreicht. Bei Beschwerden kann die Struma operativ entfernt werden: Man führt eine *subtotale Strumaresektion* durch, bei der ein Teil der Schilddrüse und die Nebenschilddrüsen belassen werden. Zur Verhinderung einer Rezidivstruma ist im Anschluss an die Operation die lebenslange Einnahme von Schilddrüsenhormonen (z.B. Euthyrox) nötig.

Prophylaxe

Erwachsene benötigen täglich 200 µg Jod. Man kann diese in Tablettenform (z.B. Jodid 200) oder mit der Nahrung zuführen. Unerlässlich ist deshalb die Verwendung von *jodiertem Speisesalz*. Besonders viel Jod ist in *Seefisch* (z.B. Seelachs, Schellfisch, Scholle) enthalten.

Hypothyreose (Schilddrüsenunterfunktion)

Definition: Mangel an Schilddrüsenhormonen

Ursachen

Dank der Untersuchung aller Neugeborenen ist die *angeborene Hypothyreose*, früher Kretinismus genannt, infolge einer Anlagestörung der Schilddrüse zur absoluten Seltenheit geworden. Die häufigste Ursache der Schilddrüsenunterfunktion ist die *Thyreoiditis* (Schilddrüsenentzündung). Nach einer *operativen Schilddrüsenentfernung* oder einer *Radiojodtherapie* (s.u.) kann sich eine Hypothyreose entwickeln. Auch Medikamente (z.B. Lithium oder Thyreostatika, s.u.) können ursächlich sein.

Symptome

Da die Schilddrüse unseren „inneren Motor“ regelt, läuft dieser bei einer Unterfunktion der Schilddrüse auf „Sparflamme“, der Organismus arbeitet langsamer (Abb. 12.**15**): Die Patienten fühlen sich *matt, müde, antriebslos, zeigen Denkstörungen* – häufig wird fälschlicherweise eine Depression diagnostiziert. Die Haut ist *blass* und *teigig*, das Haar trocken und es besteht eine erhöhte *Kälteempfindlichkeit*. Infolge des reduzierten Stoffwechsels sind die Betroffenen oft *übergewichtig*; häufig wird die *Obstipation* beklagt. *Herzbeschwerden* können auftreten, evtl. ist der Puls verlangsamt (*Bradykardie*): Im Extremfall kann sich ein *hypothyreotes Koma* entwickeln.

Hypothyreose

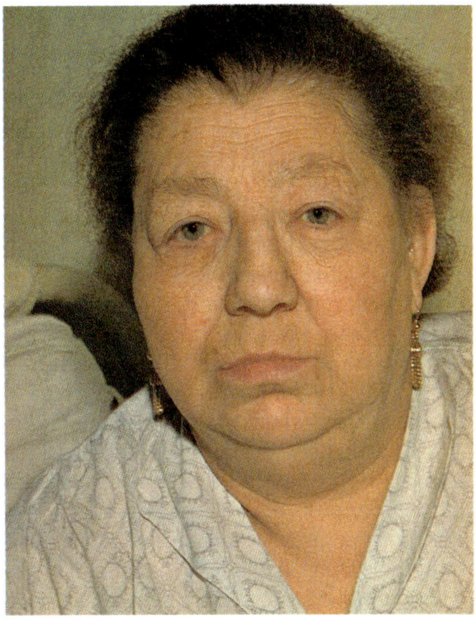

Abb. 12.**15** Patientin mit Hypothyreose. Gut zu erkennen sind die blasse, teigige Haut und die trockenen, spröden Haare (aus Gerlach, U., H. Wagner, W. Wirth: Innere Medizin für Pflegeberufe, 5. Aufl. Thieme, Stuttgart 2000).

> Häufig werden die Symptome als „Altersbeschwerden“ abgetan – eine genaue Krankenbeobachtung ist daher wichtig!

Therapie

Lebenslange Einnahme von Schilddrüsenhormonen (z.B. Euthyrox).

> Schilddrüsenhormone müssen *nüchtern* (30 Min. vor dem Frühstück) eingenommen werden. Zur Verhinderung von Herzbeschwerden ist bei älteren Patienten eine *einschleichende Dosierung* (langsame Dosiserhöhung) wichtig.

Hyperthyreose (Schilddrüsenüberfunktion)

Definition: Erhöhte Bildung von Schilddrüsenhormonen

Ursachen

Die häufigste Ursache einer Hyperthyreose beim alten Menschen ist das *autonome Adenom* („heißer Knoten“), während bei jüngeren Patienten nicht selten die Autoimmunerkrankung *Morbus Basedow* vorliegt.

Autonomes Adenom. Autonom bedeutet „unabhängig", und so handelt es sich hier um eine Zellgruppe (Adenom), die unabhängig von dem oben beschriebenen Regelkreis ungehemmt Schilddrüsenhormone produziert. Die genaue Entstehungsursache ist unklar, doch zumeist entwickeln sich diese Adenome in seit vielen Jahren bestehenden Jodmangelstrumen. Deshalb nimmt die Häufigkeit mit dem Lebensalter zu.

Morbus Basedow. Aus ungeklärter Ursache werden vom Körper „Autoantikörper" gebildet, die sich gegen Oberflächenstrukturen der Schilddrüse (TSH-Rezeptoren) richten. Die Folge ist eine vermehrte Hormonproduktion mit Kropfbildung und Hyperthyreose. Bei 60% der Patienten kommt es zusätzlich zu einer *endokrinen Orbitopathie* – aufgrund der Einwanderung von Lymphozyten in den Augenhinterraum treten die Augen hervor (Abb. 12.**16**). Folgen sind ein verstärkter Tränenfluss, Rötung und Brennen der Augen bis hin zu Sehstörungen (Doppelbilder). Nicht selten findet sich durch Bindegewebseinlagerung auch eine weiche Verdickung im Schienbeinbereich (*prätibiales Ödem*).

Morbus Basedow

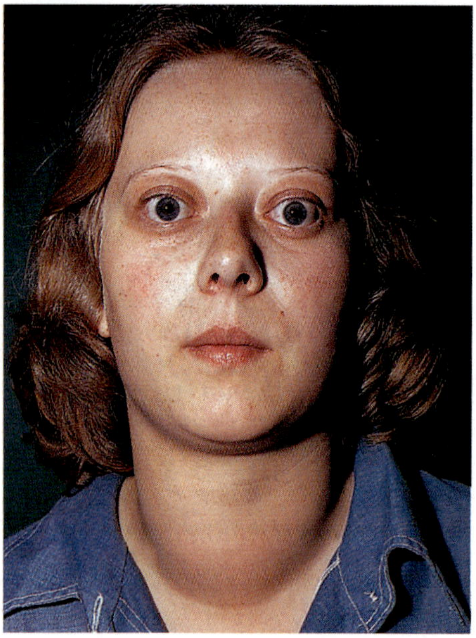

Abb. 12.**16** Patientin mit Morbus Basedow. Gut zu erkennen sind die Struma und die endokrine Orbitopathie (aus Paetz, B., B. Benzinger-König: Chirurgie für Pflegeberufe, 19. Aufl. Thieme, Stuttgart 2000).

Symptome

Im Gegensatz zur Hypothyreose läuft der Organismus bei der Schilddrüsenüberfunktion „auf Hochtouren": Zeichen sind zarte, weiche, warme Haut, innere Unruhe, Schlaflosigkeit, Tachykardie, Herzrhythmusstörungen, Hypertonie, vermehrtes Schwitzen, Fingerzittern, Gewichtsabnahme, Durchfall. Schlimmstenfalls kommt es zur *thyreotoxischen Krise*. Diese maximale Stimulierung des Organismus führt in 30–50% der Fälle zum Tod durch Herzversagen.

> **!** Bei alten Menschen sind besonders kardiale Beschwerden (plötzliche Herzinsuffizienz, Angina pectoris oder Herzrhythmusstörungen, bes. Vorhofflimmern) typisch.

Diagnostik

Neben der Bestimmung der Schilddrüsenwerte im Blut führt die *Schilddrüsenszintigrafie* zur Diagnose. Über die Vene wird eine schwach radioaktive Substanz verabreicht, die sich in der Schilddrüse anreichert. Kameraaufnahmen geben Aufschluss über die Stoffwechselaktivität der Hormondrüse.

Therapie

Die Überfunktion der Schilddrüse lässt sich medikamentös durch *Thyreostatika* (z.B. Carbimazol, Favistan) unterdrücken. Hierbei ist die regelmäßige Kontrolle der Schilddrüsenwerte und des Blutbildes wichtig, da Blutbildveränderungen (Agranulozytose, s.o.) auftreten können. Meist wird das erkrankte Gewebe *operativ entfernt*. Auch beim älteren Patienten ist die Methode der Wahl aber die *Radiojodtherapie*. Beim Morbus Basedow ist ein abwartendes Verhalten angezeigt, denn bei ca. 50% der Patienten kommt es innerhalb eines Jahres zur vollständigen Rückbildung der Symptome. Symptomatische Maßnahmen (getönte Brillengläser, künstl. Tränen etc.) stehen bei der endokrinen Orbitopathie im Vordergrund.

> Radiojodtherapie: Es wird eine Kapsel mit radioaktivem Jod geschluckt, die innerhalb weniger Tage die erkrankten Schilddrüsenzellen zerstört, die gesunden aber nicht angreift.

Krankenbeobachtung: Zu achten ist sowohl bei Hypo- als auch bei Hyperthyreose auf:

- allgemeines Befinden,
- Gewicht,
- Appetit,
- Stuhlgang,
- Haut,
- Schlaf/Aktivität,
- Motorik,
- Puls,
- Blutdruck und
- Temperatur.

Schilddrüsenkarzinom (Schilddrüsenkrebs)

Das Schilddrüsenkarzinom ist eine der selteneren Krebsarten. Der Häufigkeitsgipfel liegt zwischen dem 4. und 5. Lebensjahrzehnt, Frauen sind ca. 3-mal häufiger betroffen. Als Risikofaktoren gelten Bestrahlungen im Halsbereich im Kindes- und Jugendalter, eine Struma dagegen stellt kein erhöhtes Risiko dar.

Symptome

Rasche Vergrößerung der Schilddrüse, Wachstum eines derben, harten, nicht verschieblichen Knotens in der Schilddrüse, plötzliche Heiserkeit, tastbar vergrößerte Halslymphknoten sind karzinomverdächtig.

Diagnostik

Im Szintigramm ist ein *kalter Knoten*, der keinerlei Stoffwechselaktivität aufweist, immer karzinomverdächtig. Weiteren Aufschluss liefert die *Sonografie* sowie eine *Feinnadelbiopsie* (ultraschallgesteuerte Gewebeentnahme mittels einer feinen Nadel).

Therapie

Das Karzinom wird *operativ* entfernt. Bei Metastasen wird im Anschluss eine *Radiojod*- oder *Chemotherapie* durchgeführt.

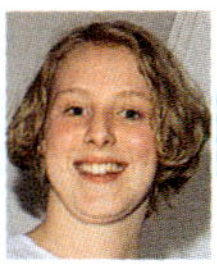

Pflegeschwerpunkt Diabetes mellitus

Jutta Weniger

Fallbeispiel

Frau Roth ist vor 3 Jahren nach dem Tod ihres Mannes in das Seniorenstift „Am Schlossberg" gezogen. Früher hat sie als Köchin in verschiedenen Restaurants gearbeitet. Sie isst gerne und hat 10 kg Übergewicht.
Nun ist sie 73 Jahre alt und leidet bereits seit 15 Jahren an Diabetes mellitus. Zunächst hat sie orale Antidiabetika eingenommen, wurde jedoch vor 2 Jahren auf Insulin eingestellt, da ihre Blutzuckerwerte ständig erhöht waren, obwohl sie ihre Diät überwiegend eingehalten hatte. Sie erhält morgens und abends Insuman Basal, ein Verzögerungsinsulin.
Geistig ist sie in guter Verfassung und pflegt vielseitige Kontakte innnerhalb und außerhalb des Heimes. Jedoch leidet sie zunehmend unter den Folgen ihres Zuckers. Sie klagt über Taubheitsgefühl und über stechende Schmerzen in den Füßen, die vor allem nachts auftreten. Sie hatte schon öfter kleinere Verletzungen an den Füßen, die schlecht heilten. Nachts muss sie öfter aufstehen und auf die Toilette gehen. Heute Nacht wurde sie verwirrt in ihrer Toilette angetroffen. Eine Blutzuckerkontrolle zeigte, dass sie eine Unterzuckerung hatte.
Frau Paula Maier macht sich, nachdem die morgendlichen Routinearbeiten erledigt sind, Gedanken zu Frau Roths *Hypoglykämie*. Sie weiß, dass Verzögerungsinsuline nicht gut steuerbar sind und daher Hypoglykämien auftreten können. Sie bestellt, um Wiederholungen vorzubeugen, zum Abendessen einen zusätzlichen Fruchtjogurt, den Frau Roth vor dem Einschlafen essen soll. Sie beschließt, noch heute Frau Roth darüber zu informieren, wie sie eine Hypoglykämie selbst frühzeitig erkennen kann: an Zittern, Schwitzen, Herzrasen oder Heißhunger. Sie hofft, dass Frau Roth sich dann, sollte nochmal eine nächtliche Hypoglykämie auftreten, frühzeitig melden kann.
Sie fragt sich, ob es möglich wäre, dass Frau Roth ihr Normalgewicht erreicht, denn dies wäre in Bezug auf ihren Diabetes sehr wichtig. Frau Roth kann Zusammenhänge gut verstehen und hielt

Injektionsschema

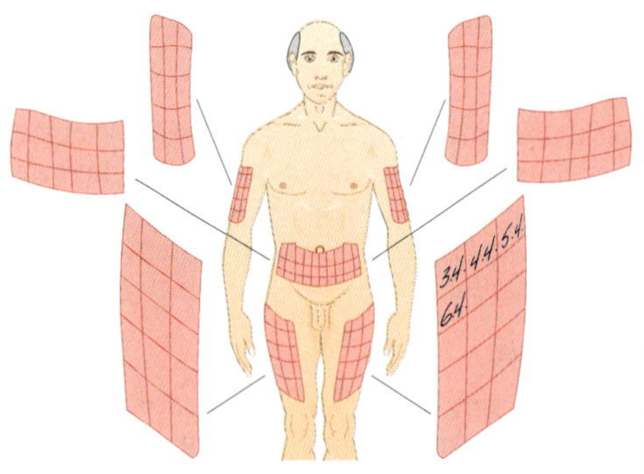

Abb. 12.**17** Injektionsschema für Insulininjektionen.

ihre Diät bisher überwiegend ein. Deshalb möchte Paula das Thema *Gewichtsreduktion* nochmal mit der Bewohnerin zusammen angehen.

Sie hält eine kalorienreduzierte Kost für erforderlich, schlägt in einer Berechnungstabelle für Diabetesdiät nach und kommt auf täglich 1500 Kalorien für Frau Roth. Der Berechnungstabelle entnimmt sie, dass sich daraus 13 Broteinheiten ergeben. Diese verteilt sie folgendermaßen: 2 BE zum Frühstück, 1 BE als Zwischenmahlzeit, 3 BE zum Mittagessen, wiederum 2 BE für eine Zwischenmahlzeit und zum Schluss noch 1 BE für die Spätmahlzeit. Dies wird sie mit Frau Roths behandelndem Arzt absprechen und ihn bitten, die Kost für Frau Roth umzustellen.

Paula möchte nun auch bei der Wahl der Injektionsorte systematischer vorgehen. Frau Roth soll wegen der längeren Resorptionszeit nur in Gesäß und Oberschenkel gespritzt werden. Um eine zu starke Traumatisierung des Gewebes zu vermeiden, legt Paula ein *Injektionsschema* an. In dieses können die Injektionsorte eingetragen werden. Sie sollen jeweils ca. 2 cm auseinander liegen (Abb. 12.**17**).

Sie nimmt sich vor, besonders auf die *Pflege der Füße* (S. 251) zu achten, die Haut täglich zu kontrollieren und Frau Roth über die Problematik schlecht heilender Wunden zu informieren. Sie rät Frau Roth, nachts, wenn sie zur Toilette geht, immer ihre Hausschuhe anzuziehen. Auch empfiehlt sie ihr, sich geschlossene, besonders weiche Hausschuhe bringen zu lassen. Beim Tragen ihrer Schlappen könnte sich Hornhaut bilden und Verletzungen an der Ferse auftreten.

Sie möchte nachher, wenn sie zu Frau Roth geht, schauen, ob sich Gegenstände auf dem Boden befinden, wie z. B. ein Tretmülleimer, an denen sich die Bewohnerin verletzen könnte, und diese aus dem Weg räumen.

13 Erkrankungen des Verdauungstraktes

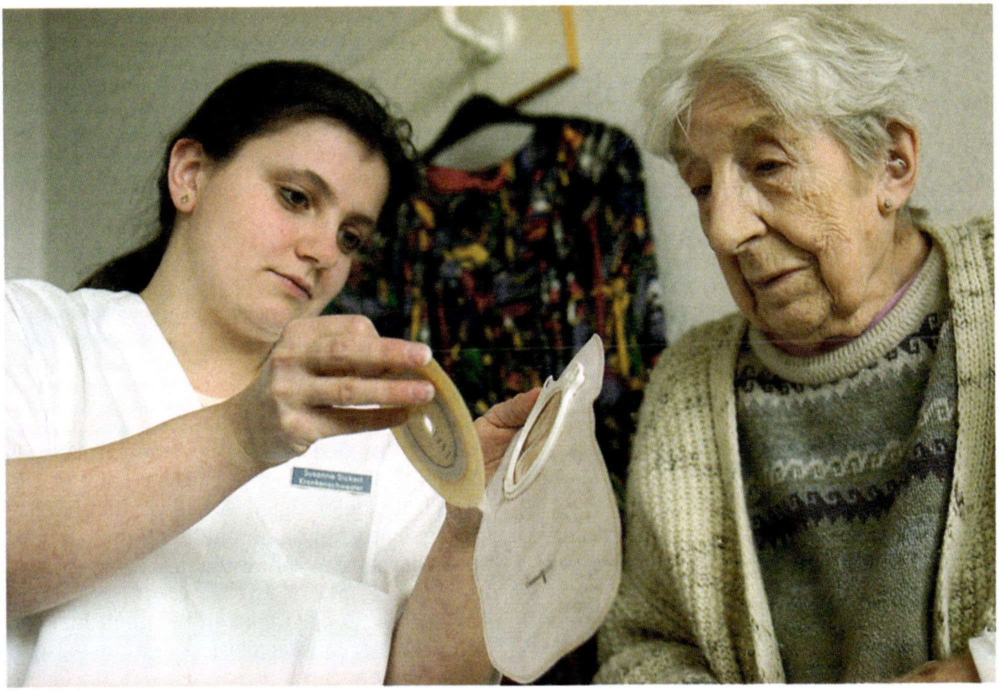

Typisches Prüfungswissen

Refluxkrankheit (S. 275); Ulcus ventriculi/duodeni (S. 281); Magenkarzinom (S. 283); Divertikulose (S. 287); kolorektales Karzinom (S. 288); Ileus (S. 291); Hepatitis (S. 295); Leberzirrhose (S. 297); Cholelithiasis (S. 301); Pankreatitis (S. 303); Pankreaskarzinom (S. 304)

Anatomie und Physiologie

Dominik von Hayek

Weg der Nahrung vom Mund bis zum Enddarm

Unser *Verdauungssystem* hat folgende Aufgaben:

- Aufnahme von flüssiger und fester Nahrung,
- mechanische Zerkleinerung,
- biochemische Zerlegung der Nahrungsbestandteile (Verdauung),
- Aufnahme (Resorption) der einzelnen zerlegten Nahrungsbestandteile in das Blut,
- Umwandlung und Entgiftung der verdauten Stoffe und
- Ausscheidung von für den Körper nicht verwertbaren oder giftigen Stoffen über den Stuhlgang.

Dafür brauchen wir einerseits einen Ver- und Entsorgeweg, den *Verdauungstrakt* (Gastrointestinaltrakt), der aus einem durchgehenden „Rohr" von der Mundhöhle bis zum After (Anus) besteht, und andererseits *Bauchorgane zur Produktion der Verdauungssekrete* (z. B. Bauchspeicheldrüse) und zur Entgiftung (z. B. Leber; Abb. 13.**1**).

Mundhöhle

Die Mundhöhle ist die Eingangspforte zum Verdauungstrakt, hier wird die Nahrung mit den Zähnen und der Zunge mechanisch zerkleinert, als Sinnesempfindung wahrgenommen (Geschmacksinn) und durch den Speichel aus der Speicheldrüse angedaut.

Zähne. Das Gebiss des erwachsenen Menschen besteht aus 32 Zähnen, die je zur Hälfte im Ober- und Unterkiefer sitzen. *Zähne* werden unterteilt in die sichtbaren Zahnkrone, den Zahnhals und eine oder mehrere Zahnwurzeln.

Zunge. Die Zunge ist ein großer mit Schleimhaut überzogener Muskel, der fest und breitbasig mit dem Mundboden verwachsen ist. Durch ein dreidimensionales Geflecht quergestreifter Muskeln ist sie extrem beweglich. Ihre Aufgaben sind:

- Nahrungszerkleinerung,
- Transport des Nahrungsbreis,
- Schluckbewegung,
- Geschmacksempfindung (in den Geschmacksknospen an der Zungenoberfläche) und
- Lautbildung beim Sprechen.

Speicheldrüsen. Der Speichel fördert die Bildung des Nahrungsbreis, kann durch Enzyme (z. B. Amylase) die Nahrung andauen und trägt mit der Befeuchtung der Mundschleimhaut zu deren Schutz bei. Für die Speichelbildung (mehr als 1 l pro Tag) finden wir auf jeder Seite der Mundhöhle drei *Speicheldrüsen*: die Ohrspeicheldrüse zwischen Backen und Ohren, die Unterkieferspeicheldrüse an der Innenseite des Unterkiefers und die Unterzungendrüse im Mundboden (Abb. 13.**2**). Die Steuerung der Speichelproduktion erfolgt über das vegetative Nervensystem („bei dem Gedanken läuft mir das Wasser im Mund zusammen"), das Sekret wird über Ausführungsgänge in den Mundraum abgegeben.

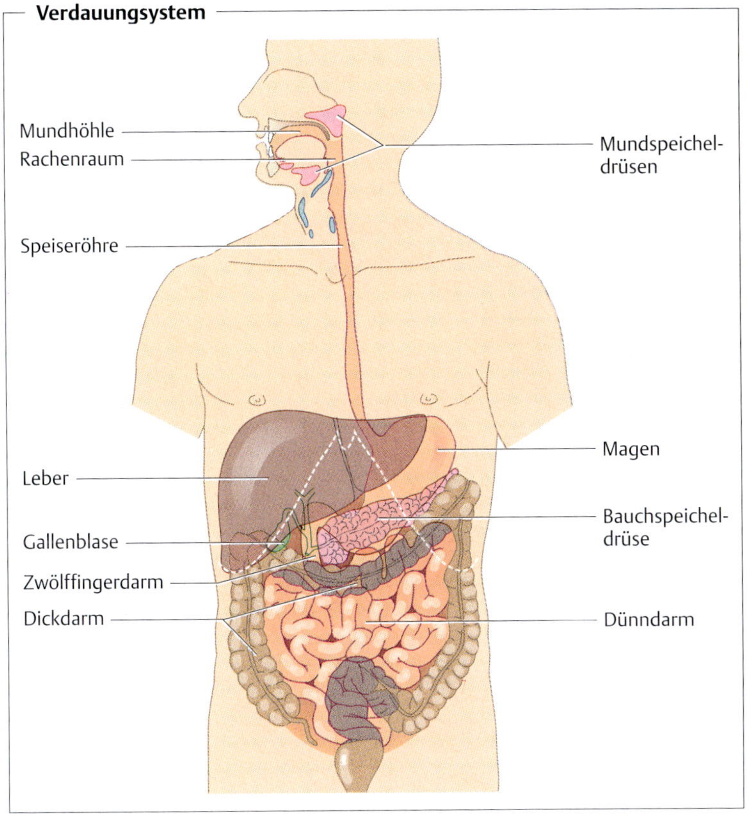

Abb. 13.**1** Der Verdauungstrakt von der Mundhöhle bis zum Anus mit den an der Verdauung beteiligten Bauchorganen (aus Schwegler, J.S.: Der Mensch – Anatomie und Physiologie, 2. Aufl. Thieme, Stuttgart 1998)

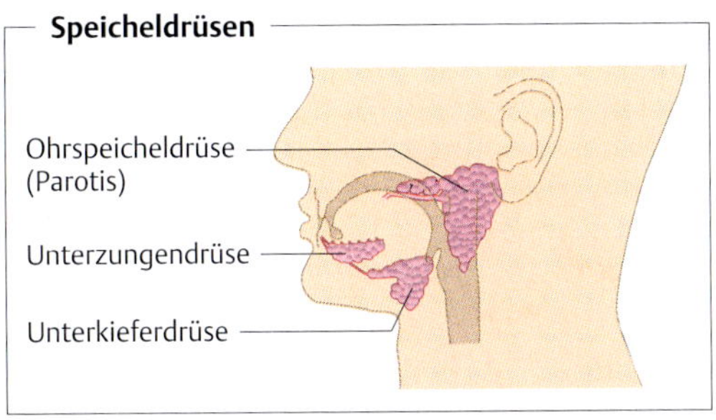

Abb. 13.**2** Ohrspeicheldrüse, Unterkiefer- und Unterzungendrüse (aus Schwegler, J.S.: Der Mensch – Anatomie und Physiologie, 2. Aufl. Thieme, Stuttgart 1998)

Gaumen und Rachen. Das Dach der vorderen Mundhöhle wird vom harten und weichen Gaumen gebildet, im hinteren Teil des Rachens (Pharynx) findet man oben den Anschluss an den Nasenraum und unten den Anschluss an die Speise- (Ösophagus) und die Luftröhre (Trachea). Da sich hier Atem- und Speiseweg überkreuzen, werden durch den „Schluckakt" mithilfe des Kehlkopfes Luft und Nahrung voneinander getrennt.

Wandaufbau des Verdauungstraktes

Unter dem Mikroskop betrachtet, findet man im gesamten Verdauungstrakt einen vierschichtigen Wandaufbau (von innen nach außen; Abb. 13.**3**):

- Schleimhaut (Mukosa),
- Bindegewebsschicht (Submukosa),
- Muskelschicht (Muskularis) und
- Schutzhülle (Serosa).

Die *Mukosa* besteht aus Epithel und Drüsengewebe und ist je nach der Aufgabe des jeweiligen Abschnitts des Verdauungstraktes unterschiedlich aufgebaut. Im Dünndarm z.B. findet man zur Oberflächenvergrößerung der Schleimhaut kleinste Ausstülpungen (Zotten) und Furchen (Krypten). Dadurch wird eine Gesamtoberfläche der Schleimhaut von der Größe eines Volleyballfeldes erreicht, auf der pro Tag nicht nur ca. 2 l flüssige und feste Nahrung, sondern ca. 7 l Verdauungssäfte (Bauchspeichel, Magensaft) aufgenommen (resorbiert) werden. Da dieses Gewebe ein starkes Zellwachstum hat und krebserregenden Stoffen in der Nahrung ausgesetzt ist, kann es

Wandaufbau des Verdauungstraktes

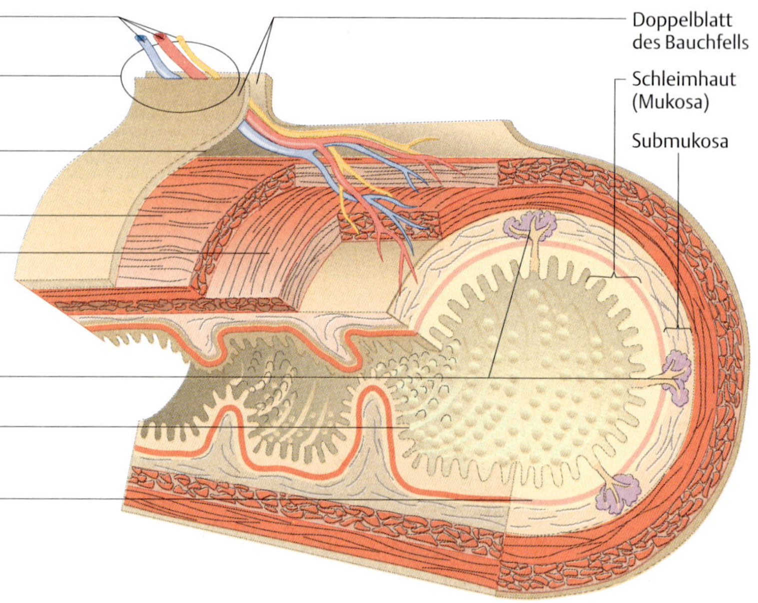

Abb. 13.**3** Wandschichten des Magen-Darm-Traktes (aus Schwegler, J.S.: Der Mensch – Anatomie und Physiologie, 2. Aufl. Thieme, Stuttgart 1998)

hier leicht zur Entstehung von bösartigen Tumoren (Karzinomen) kommen.
Die *Muskularis* besteht nur in der Speiseröhre aus quergestreifter, ansonsten aus glatter Muskulatur. Glatte Muskelfasern sind kleiner und langsamer, aber ausdauernder als Skelettmuskulatur und sind unwillkürlich gesteuert (durch das vegetative Nervensystem). Durch wellenförmige Kontraktionen (peristaltische Wellen) wird der Nahrungsbrei Richtung Anus geschoben.

Speiseröhre und Magen

Speiseröhre. Die Speiseröhre beginnt am Kehlkopf und führt hinter der Luftröhre abwärts zum Magen. Ihre Aufgabe ist der Transport der Nahrung zum Magen mithilfe von peristaltischen Wellen; deshalb ist sie wie ein elastischer Schlauch aufgebaut. Am Kehlkopf, der Lufröhrenaufzweigung und am Zwerchfelldurchtritt befinden sich die *Engstellen* der Speiseröhre, an denen Nahrungsstücke stecken bleiben, aber auch Wandausbuchtungen (Divertikel) entstehen können. Eine wichtige Aufgabe hat der *untere Schließmuskel* (Sphinkter) der Speiseröhre, er verschließt den Magen nach oben (Abb. 13.**4**).

Magen. Der Magen hat die Form eines Weinschlauches, ein Fassungsvermögen von ca. 1,5 l und eine flexible Wand, die sich in entleertem Zustand in Falten legt. Er wird aufgeteilt in den Magengrund (Fundus), den Magenkörper (Korpus) und die Magenhöhle (Antrum). Am Magenausgang zum Zwölffingerdarm (Duodenum) befindet sich ein Schließmuskel, der *Pförtner (Pylorus)*, der den Mageninhalt erst nach 0,5 – 3 Stunden Verweilzeit portionsweise in den Dünndarm durchlässt (vgl. Abb. 13.**4**).
Wie im Darm, so gibt es auch in der Magenwand eine *Muskelschicht aus glatter Muskulatur*, die sowohl ringförmig als auch schräg verläuft und durch deren Zusammenziehen der Mageninhalt durchmischt und in Richtung Dünndarm transportiert wird. Dieser Vorgang wird durch mehrere große Nervengeflechte außerhalb des Magens gesteuert, die zum vegetativen Nervensystem gehören. Aus diesem Grund reagiert der Magen sehr empfindlich auf psychische Belastungen oder Stresssituationen („etwas schlägt einem auf den Magen").

PEG. Da die Magenvorderwand im Korpus- und Antrumbereich an der Bauchwand anliegt, kann man hier im Rahmen einer Magenspiegelung

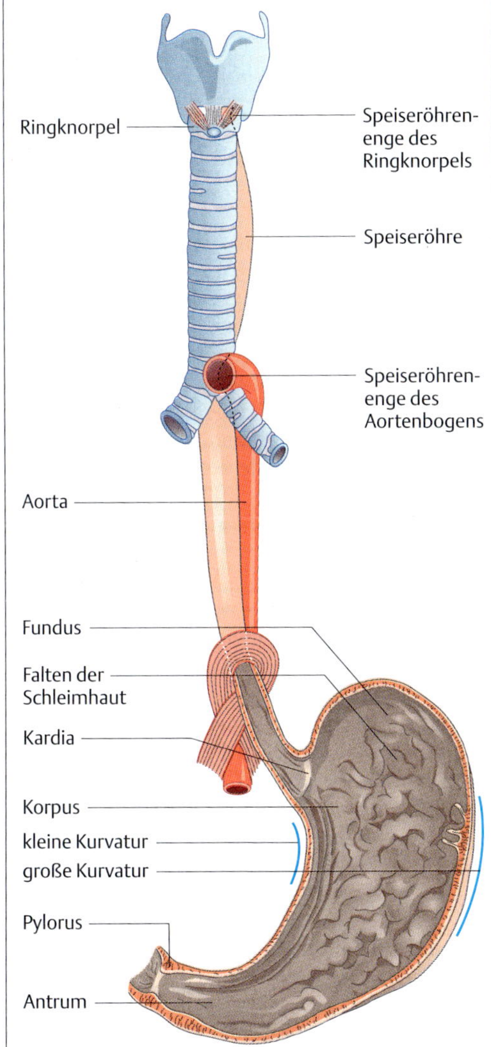

Abb. 13.**4** Aufbau von Ösophagus und Magen (aus Schwegler, J.S.: Der Mensch – Anatomie und Physiologie, 2. Aufl. Thieme, Stuttgart 1998)

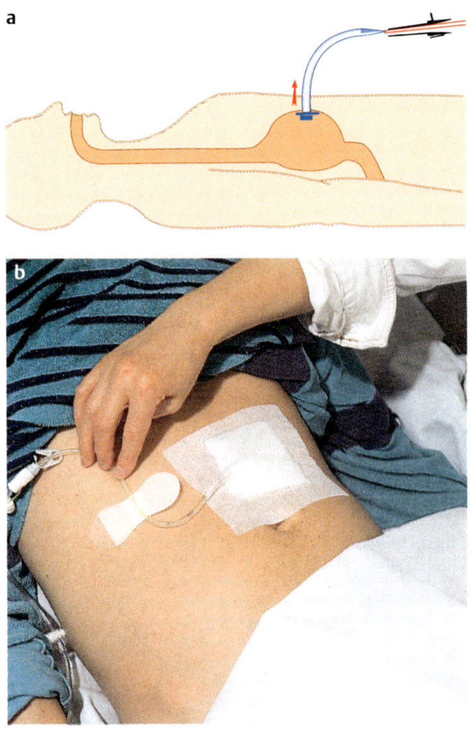

Abb. 13.**5 a, b** Perkutane endoskopische Gastrostomie-Sonde (PEG-Sonde). **a** Schematische Darstellung der gelegten Sonde, **b** Sonde in der Bauchwand (aus Kellnhauser u. a.: THIEMEs Pflege. Thieme, 9. Aufl. Thieme, Stuttgart 2000)

(Gastroskopie) eine direkt in den Magen führende Magensonde anbringen, die **p**erkutane **e**ndoskopische **G**astrostomie-Sonde (PEG; Abb. 13.**5 a** u. **b**). Sie dient der Ernährung von Patienten mit Schluckstörungen im Rahmen von neurologischen Erkrankungen, bei Ösophagus-Tumoren und immer häufiger im Endstadium einer Demenz.

Magenschleimhaut und Magensaft. Die Magenschleimhaut besteht aus einem Saum von fingerförmigen Ausstülpungen, die mit einem Epithelgewebe überzogen sind (Abb. 13.**6**). Hier findet die Produktion und Sekretion des Magensaftes statt, der aus folgenden Bestandteilen besteht:

- *Salzsäure* wird in den *Belegzellen* produziert. Durch ihren hohen Säuregrad (pH-Wert zwischen 1 und 2) kann sie Eiweiße im Nahrungsbrei zerlegen und die meisten Mikroorganismen wie Bakterien und Viren zerstören;
- *Pepsine* spalten die Eiweißmoleküle weiter auf. Diese Enzyme werden in den *Hauptzellen* produziert und im Speisebrei durch Salzsäure aktiviert;
- *Schleim:* zum Schutz der Magenschleimhaut vor der aggressiven Salzsäure wird in den *Nebenzellen* ein sehr zäher Schleim produziert, der sich wie ein Schutzfilm über die Magenschleimhaut legt.

Kommt es zu einem Ungleichgewicht zwischen Säureproduktion und Schutzmechanismen der

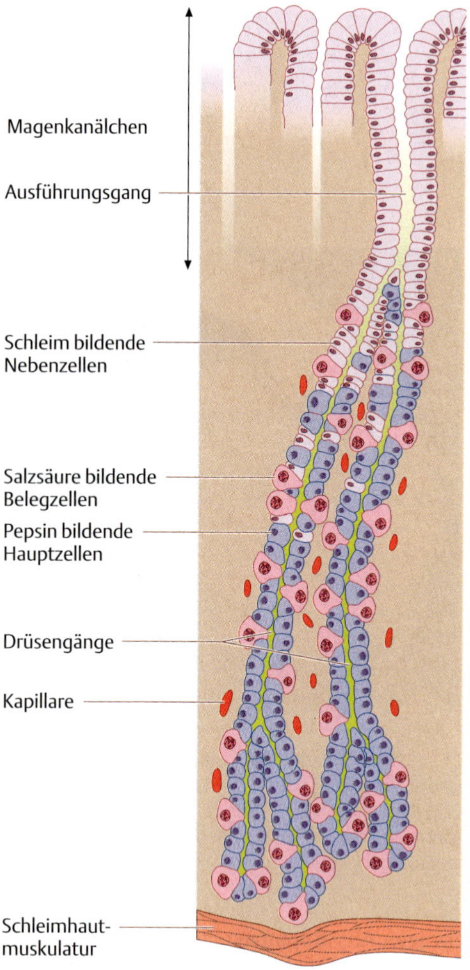

Abb. 13.**6** Mikroskopischer Schnitt durch die Magenschleimhaut mit den unterschiedlichen Drüsen (aus Schwegler, J.S.: Der Mensch – Anatomie und Physiologie, 2. Aufl. Thieme, Stuttgart 1998)

Schleimhaut, so greift der Magensaft das eigene Gewebe an und es kann zu Geschwüren des Magens oder Duodenums (*Ulcus ventriculi oder duodeni*) kommen. Außerdem wird in den Belegzellen der sog. *Intrinsic Factor* produziert, der zur Aufnahme des wichtigen Vitamins B_{12} notwendig ist. Bei einem Mangel von Vitamin B_{12} (durch Antikörperbildung oder nach Magenentfernung) kann es zu schwerwiegenden Blut- und Nervenschäden kommen.

Dünndarm

Der Dünndarm besteht aus drei Abschnitten, die ohne scharfe Abgrenzung ineinander übergehen (Abb. 13.**7a**):
- Zwölffingerdarm *(Duodenum)*,
- Leerdarm *(Jejunum)* und
- Krummdarm *(Ileum)*.

Der Dünndarm sieht von außen wie ein glatter, elastischer Schlauch aus, im Inneren befinden sich charakteristische ringförmige Falten (Kerckringfalten), die der Oberflächenvergrößerung dienen (Abb. 13.**7b**, **c**). Während das Duodenum fest in der Bauchhinterwand verwachsen ist, sind Jejunum und Ileum frei beweglich und nur mit einem flexiblen Aufhängeband an der Bauchhinterwand befestigt. Durch diese stielförmige Aufhängung, *Mesenterium* genannt, führen die Blut- und Lymphgefäße, die die Versorgung des Dünndarms sichern.

Duodenum. An den Magenausgang schließt sich das wie ein „S" geschwungene Duodenum an, das eine Länge von ca. 25 cm hat und dann ins Jejunum übergeht. Im Duodenum mündet der Ausführungsgang von *Bauchspeicheldrüse (Pankreas)* und Gallenblase, der Nahrungsbrei wird hier mit Galle, Bauchspeichel und Dünndarmsekret vermengt. Einschließlich des Speichels und Magensaftes werden pro Tag 7 l Verdauungssekrete produziert, die im weiteren Verdauungstrakt wieder aufgenommen werden müssen.

Jejunum und Ileum. Die beiden übrigen Dünndarmabschnitte Jejunum und Ileum sind insgesamt ca. 3–5 m lang und gleichen einem Schlauchknäuel. Hier findet die *Resorption* der von den Verdauungssäften zerlegten Nahrungsbestandteile statt.

Verdauung im Dünndarm. Die *Eiweißbestandteile* (Eiweiße bestehen aus langen Aminosäureketten) der Nahrung werden durch Salzsäure und *Pepsin* aus dem Magen, die Enzyme Trypsin und Peptidase aus der Bauchspeicheldrüse sowie durch die eiweißspaltenden Bakterien im Dünndarm zerlegt. In der Form von kleinen Eiweißmolekülen und Aminosäuren werden sie von der Dünndarmschleimhaut aufgenommen und in den Blutgefäßen abtransportiert. Die *Kohlenhydrate* (Riesenmoleküle, die aus Einfachzuckern zusammengesetzt sind) werden schon durch den Mundspeichel angedaut und durch die Amylase aus dem Pankreas und zahlreiche Enzyme aus der

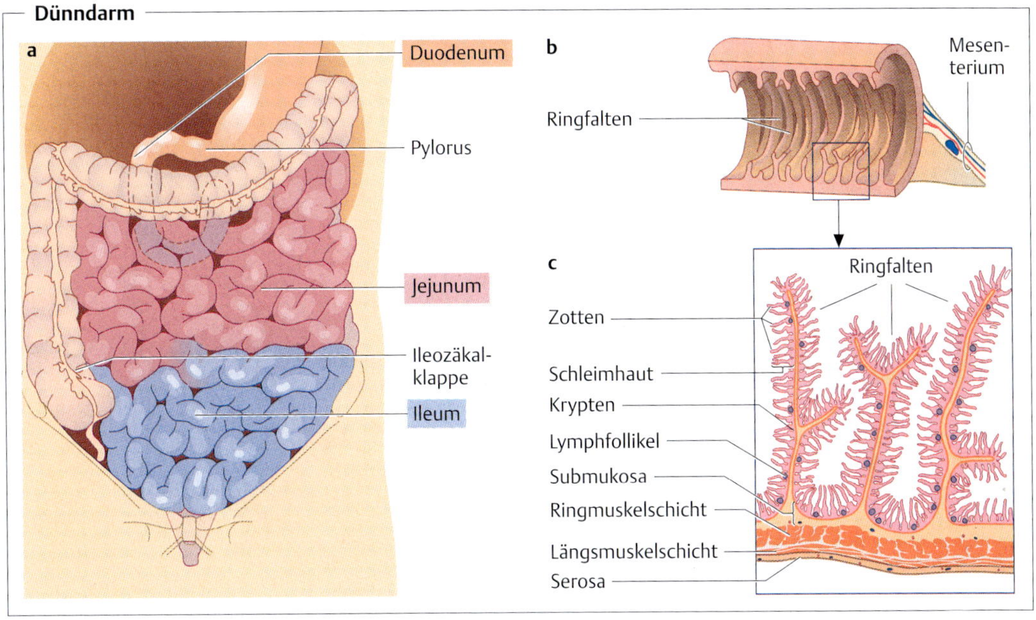

Abb. 13.**7 a–c** **a** Abschnitte des Dünndarms, **b** Wandaufbau des Dünndarms, **c** mikroskopische Vergrößerung der Dünndarmwand (aus Schwegler, J.S.: Der Mensch – Anatomie und Physiologie, 2. Aufl. Thieme, Stuttgart 1998)

Dünndarmschleimhaut weiter in den Einfachzucker Glukose zerlegt und können so resorbiert werden. Die *Fettbestandteile* der Nahrung werden durch die Lipase aus dem Pankreas in Fettsäuren zerlegt, durch Gallensäuren weiter aufgeschlossen, als kleine Fetteiweißtröpfchen von der Dünndarmschleimhaut resorbiert und in das Blut abgegeben. Gemeinsam mit den Fetttröpfchen werden die fettlöslichen Vitamine (A, D, E, K: Merksatz „Edeka") in die Dünndarmschleimhaut aufgenommen.

Dickdarm

Der Dickdarm (Abb. 13.**8 a**) begrenzt den Bauchraum zur Seite und nach oben wie ein umgekehrtes U, er ist ca. 1,5 m lang. Er wird unterteilt in den

- Blinddarm (Caecum) mit dem Wurmfortsatz (Appendix),
- aufsteigenden Dickdarm (Colon ascendens),
- querliegenden Dickdarm (Colon transversum),
- absteigenden Dickdarm (Colon descendens),
- S- förmigen Dickdarm (Sigma = Colon sigmoideum) und
- End- oder Mastdarm (Rectum).

Das Ileum mündet im rechten Unterbauch seitlich in den rechten Arm des umgekehrten U, den Blinddarm (Abb. 13.**8 b**). Ein Zurückfließen von Darminhalt in den Dünndarm wird durch die so genannte Ileozäkalklappe verhindert. Am unteren Ende des Blinddarms befindet sich eine wurmförmige Aussackung, der Wurmfortsatz (Appendix), in dessen Wand sich viel lymphpatisches Gewebe befindet. Dieses kann sich entzünden und zu einer sog. *Appendizitis* (s. u.) führen, welche im Deutschen nicht ganz korrekt Blinddarmentzündung genannt wird, obwohl nicht der Blinddarm, sondern der Wurmfortsatz betroffen ist.

Auch im Dickdarm besteht die *Muskelschicht aus glatter Muskulatur*, charakteristisch sind die in 3 Streifen längs verlaufenden Tänien und die ringförmigen Einschnürungen, die die charakteristischen Ausbuchtungen (Haustren) bilden. Im Dickdarm findet hauptsächlich Aufnahme (Resorption) von Flüssigkeit aus dem verbliebenen Darminhalt statt sowie eine weitere Zersetzung der unverdaulichen Nahrungsreste durch Bakterien.

Enddarm und Anus. Der Enddarm (Abb. 13.**9**) bildet den letzten Teil des Dickdarms, er besteht aus einem Sammelbehälter, der *Ampulle*, sowie dem Darmausgang, dem *After (Anus)*. Der Anus wird durch den inneren und äußeren Schließmuskel verschlossen, eine zusätzliche Abdichtung erfolgt

Dickdarm

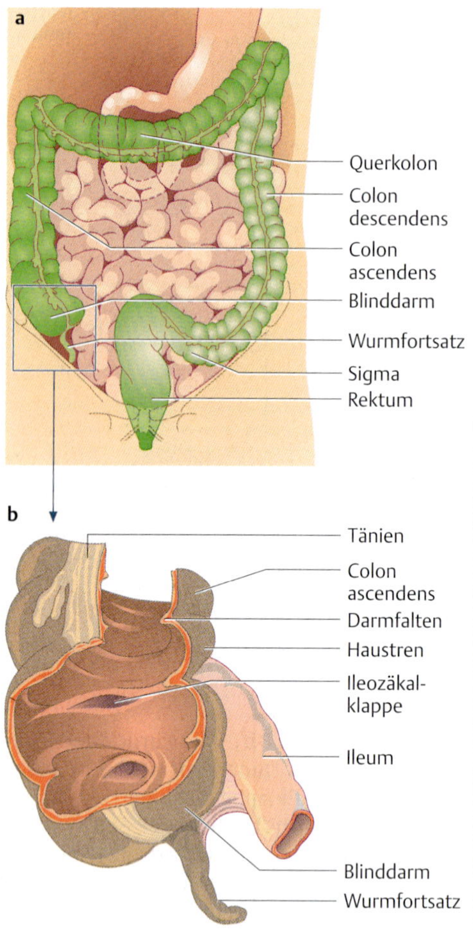

Abb. 13.**8 a, b** **a** Abschnitte des Dickdarms, **b** Blinddarm und Wurmfortsatz (aus Schwegler, J.S.: Der Mensch – Anatomie und Physiologie, 2. Aufl. Thieme, Stuttgart 1998)

Rektum und Anus

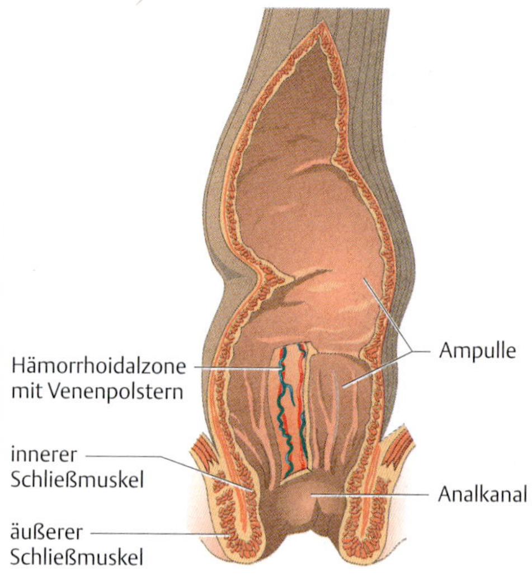

Abb. 13.**9** Enddarm und Anus (aus Schwegler, J.S.: Der Mensch – Anatomie und Physiologie, 2. Aufl. Thieme, Stuttgart 1998)

durch die Hämorrhoidalzone. Diese besteht aus einem arteriovenösen Schwellkörper, der wie eine Schaumgummidichtung zum Verschluss des Afters beiträgt.

Stuhlentleerung (Defäkation). Der Stuhlgang wird willkürlich (bewusst) eingeleitet, der Ablauf erfolgt dann aber reflexartig. Die Schließmuskeln erschlaffen, die Längsmuskeln des Enddarms ziehen sich zusammen, durch die Anspannung von Bauchmuskel und Zwerchfell wird der Bauch zusammengepresst. Da dieses Zusammenspiel im Liegen nicht so gut funktioniert, ist der Stuhlgang für den bettlägerigen Patienten nur erschwert möglich.

Stuhlinkontinenz. Durch *Nervenschädigungen* oder *Erschlaffung des Enddarmbindegewebes* kann der Schließmechanismus des Anus beeinträchtigt sein; dadurch kommt es zu unbeabsichtigtem Stuhlgang (Stuhlinkontinenz).

Gefäßversorgung (Pfortadersystem)

Die Versorgung des Verdauungstraktes und der Verdauungsorgane mit arteriellem Blut erfolgt über 3 große Arterien, die nacheinander aus der Bauchaorta abzweigen, der Abfluss des venösen Blutes über die *Pfortader* (Abb. 13.**10**). Diese sammelt nährstoffreiches Blut aus den Venen des gesamten Verdauungstrakts (von der Speiseröhre bis zum Mastdarm) sowie aus Milz und Pankreas und transportiert es direkt zur Leber. Erst nachdem dieses Blut die Leber passiert hat und dort entgiftet wurde, fließt es über die Lebervene in die untere Hohlvenen und damit zurück in den Körperkreislauf.

Pfortadersystem

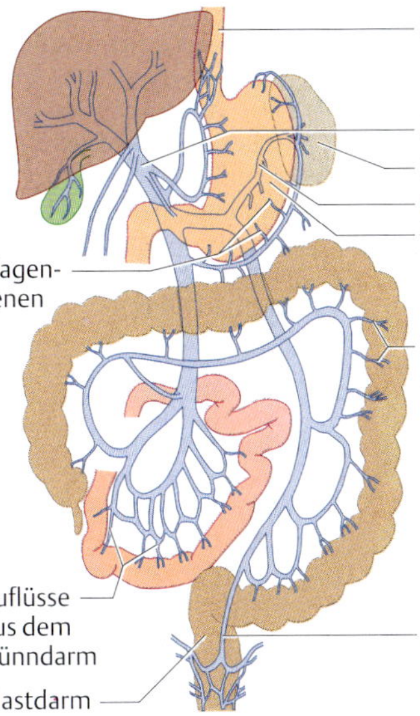

Abb. 13.**10** Die Pfortader führt sauerstoffarmes, aber nährstoffreiches Blut aus dem Magen-Darm-Trakt direkt zur Leber, ohne den Umweg über den großen Kreislauf (aus Schwegler, J.S.: Der Mensch – Anatomie und Physiologie, 2. Aufl. Thieme, Stuttgart 1998)

Verdauungsorgane

Leber

Die Leber (Hepar; Abb. 13.**11 a**) ist mit einem Gewicht von ca. 1,5 – 2 kg das schwerste Organ des Körpers. Der kuppelförmige rechte Leberlappen liegt unterhalb des Zwerchfells und füllt nahezu den gesamten rechten Oberbauch aus, der schmälere linke Leberlappen zieht im linken Oberbauch bis zur Milz. Von unten betrachtet lassen sich an der Eingeweideseite der Leber noch zwei weitere Lappen abgrenzen, der Lobus quadratus und der Lobus caudatus. Dieser Bereich an der Unterseite der rechten Leber wird Leberpforte genannt, hier münden die Blut- und Gallengefäße.

Die Leber erhält aus zwei Gefäßen Blut, die Versorgung der Lebergewebszellen mit sauerstoffreichem Blut erfolgt über die *Leberarterie* (A. hepatica propria) aus der Bauchaorta. 4-mal mehr Blut wird der Leber über die *Pfortader* (V. portae) zugeführt, allerdings handelt es sich hier um venöses Blut aus dem Verdauungstrakt (Pfortaderkreislauf), das in der Leber entgiftet oder verstoffwechselt wird. Das gereinigte Blut wird über die *Lebervene* (V. hepatica) aus der Leber in die untere Hohlvene gebracht. An der Leberpforte beginnt der *Hauptgallengang* (Ductus hepaticus communis), der die in der Leber produzierte Gallensäure zur Gallenblase transportiert. Diese 4 Gefäße verzweigen sich jeweils in der Leber weiter, so dass man sie in der kleinsten Baueinheit der Leber, dem Leberläppchen (Abb. 13.**11 b**), wiederfindet. Die Leberläppchen setzen sich aus sternförmig angeordneten Reihen von Leberzellen (Hepatozyten) zusammen, zwischen denen sich Hohlräume (Sinusoide) befinden. Hier fließt Pfortaderblut, gemischt mit arteriellem Blut, an den Leberzellen vorbei, wird gereinigt und von den Zentralvenen abtransportiert. Die von den Leberzellen produzierte Galle wird von kleinsten Gallenkanälchen in entgegengesetzter Richtung gesammelt und von den Gallengängen am Rande der Leberläppchen abtransportiert.

Die Leber erfüllt folgende *Aufgaben*:

Produktion und „Recycling" der Gallensäuren. Gallensäuren ermöglichen die Resorption von Nahrungsfetten im Dünndarm, da sie kleinste Fetttröpfchen bilden, die über die Schleimhaut aufgenommen werden können. Gallensäuren werden in den Leberzellen produziert, über die Gallenblase in den Dünndarm abgegeben und am Dünndarmende wieder aufgenommen, sodass sie über die Pfortader wieder in die Leber gelangen, wo sie recycelt werden.

Entgiftung. Die Leber kann viele für den Köper giftige (toxische) Substanzen wie z. B. Alkohol, Ammoniak oder Medikamente biochemisch in eine weniger giftige Form umwandeln, in der sie dann über die Niere oder die Gallengänge aus dem Körper ausgeschieden werden. Das beim Erythrozytenabbau in der Milz frei werdende Hämoglobin wird in der Leber zu Bilirubin umgewandelt, welches über die Galle ausgeschieden wird. Von *Gelbsucht* (Ikterus) spricht man, wenn zu viel Bilirubin im Körper anfällt, z. B. bei Galleabflussstörungen oder bei Erythrozytenzerfall (Hämolyse).

Stoffwechselzentrale Leber. Die Leber kann überschüssigen Zucker aus dem Blut in den *Speicherzucker Glykogen* umwandeln und diesen speichern. Sinkt der Blutzuckerspiegel, so kann das Glykogen wieder zum Einfachzucker (Glukose) abgebaut und ans Blut abgegeben werden. Sind die Glykogenvorräte erschöpft, können in der Leber in einem komplizierten Verfahren aus Proteinen und Aminosäuren Zucker neu gebildet werden (*Glukoneogenese*). In der Leber werden die

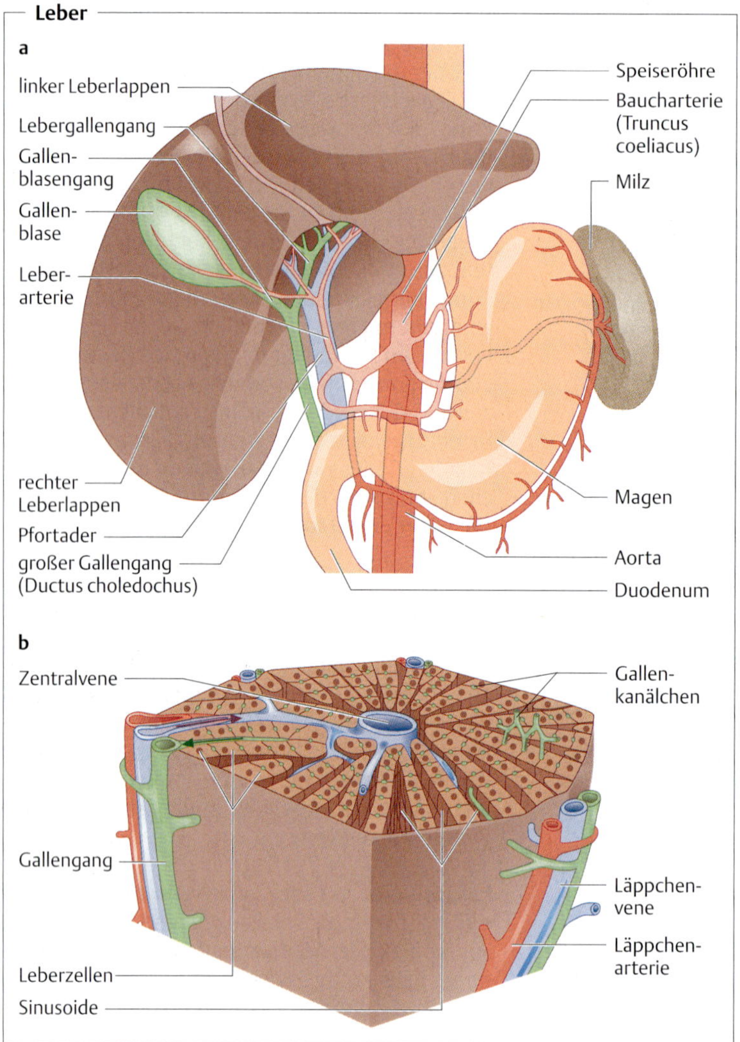

Abb. 13.**11 a, b** **a** Leber und Gallenblase mit dem Verlauf der Gallengänge, **b** Aufbau eines Leberläppchens (aus Faller, A., M. Schünke: Der Körper des Menschen, 13. Aufl. Thieme, Stuttgart 1999 und Schwegler, J.S.: Der Mensch – Anatomie und Physiologie, 2. Aufl. Thieme, Stuttgart 1998)

meisten im Körper benötigten Eiweißkörper wie das Albumin oder die Gerinnungsfaktoren gebildet, aber auch viele Eiweiße zu Harnstoff abgebaut, der ins Blut abgegeben und von der Niere mit dem Urin ausgeschieden wird. Auch beim Fettstoffwechsel spielt die Leber eine wichtige Rolle: Überschüssige Kohlenhydrate können in Neutralfette umgewandelt und in dieser Form gespeichert werden, bei Zuckerbedarf können diese Fettreserven wieder mobilisiert werden.

Gallenblase

Die Gallenblase ist ein ca. 10 cm langer birnenförmiger Hohlkörper, sie liegt an der Unterseite des rechten Leberlappens und ragt mit ihrem sackförmigen Ende unter dem Leberrand hervor. An der Wandinnenseite weist sie zahlreiche Falten und Ausstülpungen auf, über die Wasser aus der Galle resorbiert und diese damit eingedickt wird. Die Gallenblase verjüngt sich zum Gallenblasenhals und geht hier in den Gallenblasengang über, der sich mit dem Lebergallengang vereinigt, zum Duodenum zieht und zusammen mit dem Bauchspeicheldrüsengang in das Duodenum mündet.

Die Hauptfunktion der Gallenblase besteht im *Speichern der in der Leber gebildeten Galle*. Zwischen den Mahlzeiten, wenn keine Verdauungssäfte benötigt werden, wird der Gallengang an seiner Mündung am Duodenum durch einen Muskel verschlossen. Dadurch staut sich die aus der Leber kommende Galle zurück in die Gallen-

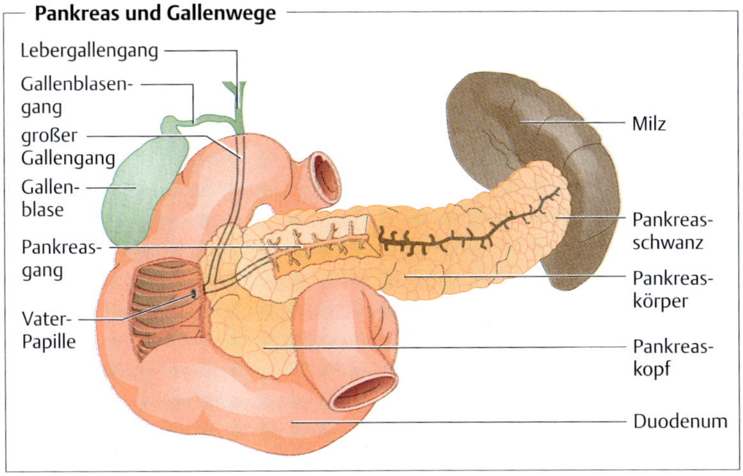

Abb. 13.**12** Aufbau der Bauchspeicheldrüse mit Gallen- und Pankreasgängen (Schwegler, J.S.: Der Mensch – Anatomie und Physiologie, 2. Aufl. Thieme, Stuttgart 1998)

blase. Wird Nahrung in den Verdauungstrakt aufgenommen, so erschlafft dieser Muskel und der Gallenblaseninhalt kann sich in das Duodenum entleeren.

Bauchspeicheldrüse

Die Bauchspeicheldrüse (Pankreas; Abb. 13.**12**) hat eine langgestreckte Form wie ein liegendes L und befindet sich im mittleren Oberbauch, fest fixiert an der hinteren Bauchwand. Der Pankreaskopf schmiegt sich an die S-förmige Schlinge des Duodenums, der Pankreasschwanz zieht nach links bis zur Milz.

Durch das ganze Pankreas zieht der Länge nach der *Pankreasgang* (Ductus pancreaticus), der den Bauchspeichel aus den Drüsenläppchen sammelt und zusammen mit dem Gallengang an der Vater-Papille in das Duodenum mündet. Er lässt sich durch Kontrastmittel im Rahmen einer Gastroskopie mit Durchleuchtung darstellen (ERCP).

Bauchspeichel. Pro Tag werden im Pankreas mindestens 1,5 l Sekret gebildet und dem Nahrungsbrei im Duodenum beigemengt. Der durch die Magenpassage saure Nahrungsbrei wird durch den bikarbonatreichen Bauchspeichel wieder neutralisiert, damit die Enzyme des Bauchspeichels die Nahrungsbestandteile zerlegen können. Es handelt sich dabei um die Enzyme *Trypsin* und *Peptidase* zur Spaltung von Eiweißkörpern, *Amylase* zur Spaltung von Kohlenhydraten und *Lipase* zur Spaltung von Neutralfetten (Triglyzeriden). Da auch der menschliche Körper aus diesen drei Bestandteilen zusammengesetzt ist, werden die Enzyme im Pankreas in einer inaktiven Form („gesichert") produziert und erst nach Kontakt mit dem Nahrungsbrei aktiviert („entsichert"), denn ansonsten würde sich der Pankreas selber verdauen.

Hormonproduktion im Pankreas (endokrine Pankreas-Funktion). Neben den Bauchspeichel bildenden Drüsen findet man im Pankreasgewebe einzelne Zellgruppen, die Hormone bilden und *Langerhans-Inseln* genannt werden. Sie bestehen aus B-Zellen, in denen Insulin zur Blutzuckersenkung gebildet wird, aus A-Zellen, in denen der Blutzucker steigernde Gegenspieler Glukagon produziert wird, und D-Zellen, die das Verdauungshormon Somatostatin bilden (siehe auch Kap. Hormonsystem).

Milz

Die Milz liegt im linken Oberbauch unterhalb des Zwerchfells, hat eine Bohnenform und wiegt ca. 150 g. Die Aufgaben der Milz liegen nicht im Verdauungsvorgang, sondern beim Blut- und Lymphsystem, sie bestehen im *Abbau von alten Erythrozyten* sowie in der *Speicherung von Thrombozyten und Lymphozyten* (S. 227 ff). Aufgrund dieser recht einfachen Anforderungen besteht der mikroskopische Feinbau der Milz aus einem schwammförmigen Balkenwerk, das von einem dichten Geflecht von arteriellen, venösen und lymphpatischen Gefäßen durchzogen wird. Die Milz gehört für den Erwachsenen nicht zu den lebenswichtigen Organen, sie kann z. B. nach Milzverletzungen im Rahmen eines Unfalls entfernt werden (Splenektomie), ihre Funktionen werden dann von anderen lymphatischen Organen übernommen.

Erkrankungen der Mundhöhle

Susanne Andreae

Mundsoor

Definition: Entzündung der Mundschleimhaut durch Candida albicans

Ursachen

Candida albicans ist ein Hefepilz, der auf unseren Schleimhäuten lebt, ohne im Normalfall krank zu machen. Nur bei Patienten mit geschwächtem Immunsystem, z. B. bei einer Krebserkrankung, AIDS, hohem Alter oder im Rahmen einer Antibiotikatherapie, kann es zur massiven Schleimhautbesiedlung und damit zur Pilzerkrankung kommen.

Symptome

Typisch sind *weißliche, fest haftende Beläge* auf entzündlich geröteter Schleimhaut (Abb. 13.**13**); die Entfernung der Beläge führt zu leichten Blutungen. Der Soor kann sich vom Mundbereich auf Speiseröhre, Magen und Darm ausbreiten.

Therapie

Lokaltherapie mit Lösungen oder Lutschtabletten (z. B. Moronal, Candio-Hermal) zum Betupfen oder Spülen. Wichtig ist eine ausreichende Behandlungsdauer (mind. 14 Tage). Bei generalisiertem Befall empfiehlt sich eine orale oder intravenöse Therapie mit Diflucan.

Mundsoor

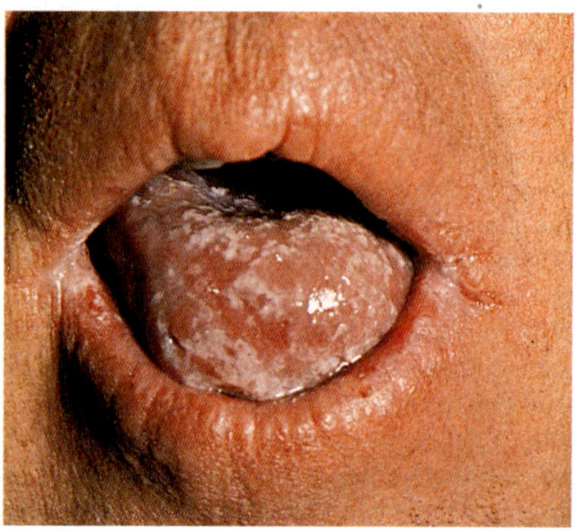

Abb. 13.**13** Die weißlichen Beläge auf der Zunge und den Lippen sind gut zu erkennen.

Pflege

Mundpflege: Bei Menschen mit einer geschwächten Immunabwehr ist auf eine sorgfältige Zahn-, Mund- und Lippenpflege zu achten, um der Entstehung eines Soors vorzubeugen. Bei schwer Kranken übernimmt dies die Pflegeperson. Zuerst werden, soweit vorhanden, die Zähne geputzt, anschließend werden die gesamte Mundhöhle und die Zunge gereinigt und befeuchtet. Dazu eignen sich mit Glyzerin, Zitronensäure und Limonenextrakt getränkte Wattestäbchen (z. B. Pagavit-Stäbchen); reines Glyzerin ist ungünstig, da es die Mundschleimhaut austrocknet. Es eignen sich auch Tupfer, die um einen Finger oder um eine Péanklemme gewickelt und mit Tee unterschiedlicher Geschmacksrichtungen, je nach Wunsch des alten Menschen, getränkt werden. Um Borken zu lösen und die Zunge geschmeidig zu halten, kann etwas Butter oder Margarine aufgetragen werden. Auch mit 1 %iger H_2O_2-Lösung können Beläge und Borken gelöst werden, es muss jedoch mit klarem Wasser nachgewischt werden. Anschließend werden die Lippen eingefettet.

Der Mund ist eine sehr sensible und persönliche Körperregion. Der alte Mensch wird deshalb unter Umständen nicht jedem erlauben, sie zu berühren. Ein einfühlsames Vorgehen ist stets angezeigt, Gewalt darf niemals angewandt werden.

Parotitis

Definition: Meist bakteriell oder viral (z. B. Mumps) bedingte Entzündung der Parotis (Ohrspeicheldrüse)

Ursachen

Die im Alter verminderte Speichelbildung erleichtert aufsteigende Infektionen durch Eindringen der Bakterien aus dem Speichelausführungsgang. Aber auch schlechte Mundhygiene, faulende Zähne oder Stoffwechselerkrankungen (z. B. Diabetes mellitus) können ursächlich sein.

Symptome

Die Parotis ist *schmerzhaft geschwollen*, das Ohrläppchen steht ab. Die Haut kann gerötet sein und evtl. besteht leichtes Fieber; bei Abszessbildung ist eine lokale Eiteransammlung tastbar.

Therapie

Wichtig ist die ausreichende Flüssigkeitszufuhr. Der Speichelflusses kann durch Kaugummi, Zitronenscheiben, Bonbonlutschen etc. angeregt werden. Bei bakterieller Infektion erfolgt Antibiotikagabe, bei Abszessbildung müssen diese gespalten werden.

Pflege

Parotitisprophylaxe: Eine gute Mundhygiene und die Anregung der Speichelbildung beugen der Entstehung einer Parotitis vor. Die Speichelsekretion kann angeregt werden durch:

- Massieren der Parotis,
- reflektorisch durch das Anbieten von Speisen oder deren Gerüche;
- Riechen an einer aufgeschnittenen Zitrone;
- Lutschen an Glycerin-lemonhaltigen Wattestäbchen;
- Anregung der Kautätigkeit z. B. durch Kauen von Dörrobst oder trockenem Brot. Besteht die Gefahr, dass der alte Mensch sich verschluckt kann er zur Durchführung von Kaubewegungen mit leerem Mund aufgefordert werden. Alternativ können bevorzugte Speisen z. B. Aprikosenstückchen, in Gaze eingewickelt werden. Die Pflegeperson hält sie und bietet sie dem alten Menschen zu Kauübungen an.

Erkrankungen der Speiseröhre

Susanne Andreae

Gastroösophageale Refluxkrankheit

Definition: Rezidivierende (wiederkehrende) Reizung der Speiseröhre durch aufsteigende Magensäure (= *Refluxkrankheit*). Entzündungen des Ösophagus infolge des Refluxes = *Refluxösophagitis*.

Refluxbeschwerden zählen zu den häufigsten gastrointestinalen Symptomen Ca. 6% der Bevölkerung suchen deshalb den Arzt auf, aber nur jeder 10. entwickelt eine Refluxösophagitis.

Ursachen

Ein geringes Aufsteigen von Magensaft in die untere Speiseröhre ist, besonders nach fettreichem Essen, normal. Doch eine dadurch ausgelöste vermehrte Peristaltik (Selbstreinigungsmechanismus) und der untere Ösophagussphinkter (muskulärer Verschlussmechanismus) verhindern einen massiveren Reflux. Ist dieser Verschlussmechanismus gestört (z. B. aufgrund einer Hiatushernie, s. u.), fließt vermehrt Magensaft in die Speiseröhre. Die darin enthaltene Salzsäure führt langfristig zur chronischen Entzündung und Zerstörung der Ösophagusschleimhaut (*Refluxösophagitis*).

Symptome

Die typischen Beschwerden sind *Sodbrennen*, *retrosternaler* (hinter dem Brustbein lokalisierter) *Schmerz* und *saures Aufstoßen*. Die Symptome nehmen im Bücken, Liegen, nach dem Essen, bei Anstrengung, Stress, Alkohol oder bestimmten Medikamenten (z. B. Kalziumantagonisten, S. 190 f) zu.

> ! Bei retrosternalen Schmerzen, besonders bei Anstrengung, auch an Angina pectoris denken!

Diagnostik

Die schnellste und sicherste Untersuchungsmethode ist die *Gastroskopie* (Magenspiegelung). Zusätzlich zur Betrachtung der Schleimhaut können dabei auch Biopsien (Gewebsproben) entnommen werden.

Komplikationen

Ausgeprägte Entzündungen können narbig abheilen und zu einer *Stenose* (Verengung) führen. Nicht selten sind *Ulzera* (Schleimhautdefekte), die stark bluten können. Bei langjähriger ausgeprägter Ösophagitits kann es zur Umwandlung der Schleimhaut im unteren Ösophagusbereich kommen, man spricht dann von einem Barretösophagus, er gilt als Präkanzerose (Vorstufe des Ösophaguskarzinoms).

Therapie

Allgemeine Maßnahmen.

- *Gewichtsnormalisierung:* Der bei Adipositas erhöhte intraabdominelle (im Bauch) Druck fördert den Reflux;
- *weite Kleidung tragen* und bei Obstipation abführende Maßnahmen einleiten zur Verminderung des intraabdominellen Drucks;
- *keine Zigaretten, wenig Alkohol,* denn beides schwächt den unteren Ösophagussphinkter;
- *eiweißreiche, fettarme Kost,* da Eiweiß den Verschlussmechanismus fördert, Fett dagegen hemmt;
- *mehrere kleine Mahlzeiten* zur Verringerung der Magensaftproduktion;
- *keine Mahlzeit nach 18.00 Uhr;*
- nach dem Essen besser *spazieren gehen* als schlafen;
- schlafen *mit erhöhtem Oberkörper*, hier wird die Schwerkraft als „Refluxbremse" genutzt.

Natürliche Heilmethoden: Bei starkem Sodbrennen verschafft ein Glas verdünnter, warmer Milch oder ein Stück Weißbrot Erleichterung, weil dadurch die Magensäure neutralisiert wird.

Medikamentöse Therapie. Dank verschiedener Wirkstoffgruppen mit unterschiedlichen Ansatzpunkten bestehen gute medikamentöse Therapiemöglichkeiten (Tab. 13.**1**).

Invasive Maßnahmen. Eine Operation ist heute nur noch selten nötig. Bei der *Fundoplikation* wird der Magenfundus wie ein „Kragen" um den unteren Ösophagussphinkter herumgeschlagen (Abb. 13.**14 a, b**). Es entsteht dadurch ein ventilartiger Verschluss der unteren Speiseröhre. Narbige Verengungen können *bougiert* (aufgedehnt) werden.

Prognose

In den meisten Fällen lässt sich durch eine mehrwöchige Therapie die Abheilung der Ösophagitis erreichen. Bei vielen Patienten kommt es allerdings innerhalb von wenigen Monaten zum Rezidiv. Daher empfiehlt sich hier eine Rezidivprophylaxe mit niedrig dosierter Dauermedikation.

Hiatushernie (Zwerchfellbruch)

Definition: Verlagerung von Magenanteilen in den Brustkorb

Die Hiatushernie ist die häufigste Veränderung im oberen Verdauungstrakt, bei 60% der älteren Menschen ist ein Zwerchfellbruch nachweisbar.

Ursachen

Als Ursachen kommen eine *Bindegewebsschwäche* des Zwerchfells und eine *intraabdominelle Druck-*

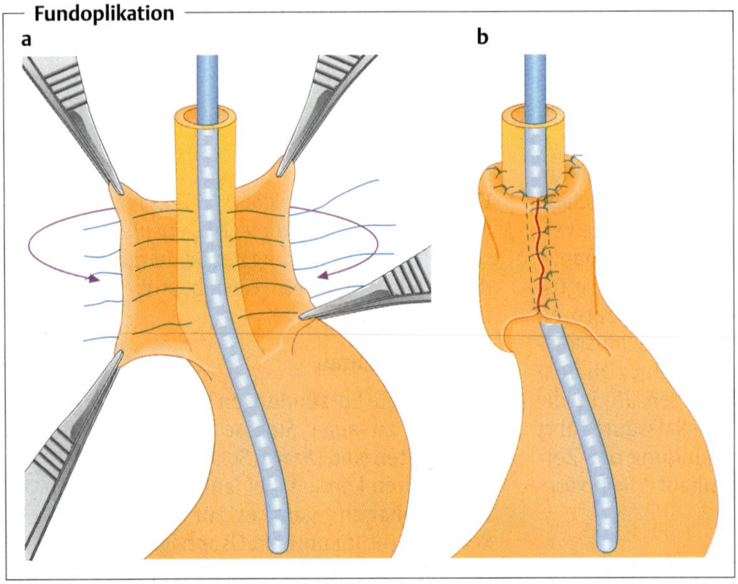

Abb. 13.**14 a, b** **a** Der Magenfundus wird wie ein Kragen um den unteren Ösophagussphinkter herumgeschlagen und mit einer Naht fixiert; **b** Dadurch entsteht ein ventilartiger Verschluss der unteren Speiseröhre. Die Magensonde bleibt 24 Stunden liegen (aus Paetz, B., B. Benzinger-König: Chirurgie für Pflegeberufe, 19. Aufl. Thieme, Stuttgart 2000)

Tabelle 13.**1** Medikamente bei Refluxkrankheit und Refluxösophagitis

Wirkungsprinzip	Präparatbeispiel	Wirkung	Indikation	Nebenwirkungen	Zu beachten
Prokinetika	MCP-Tropfen, Paspertin	fördern die *Peristaltik* und damit die Selbstreinigung des unteren Ösophagus oder führen zu einer *Erhöhung des Sphinktertonus* mit Verbesserung des Verschlussmechanismus	leichte Refluxkrankheit ohne Ösophagitis	Diarrhöe, Bauchschmerzen, hochdosiert evtl. ZNS-Symptome	Einnahme *15–30 Min. vor dem Essen*
Antazida	Maaloxan, Talcid, Riopan	*Neutralisierung des Magensaftes*, dadurch subjektive Beschwerdebesserung	leichte Refluxkrankheit ohne Ösophagitis; Gastritis, Magen- und Duodenalulzera	In hoher Dosierung evtl. Stuhlveränderungen (Diarrhoe/Obstipation)	Einnahme *1 Stunde nach dem Essen*; Antazida können die Resorption (Aufnahme) anderer Medikamente hemmen, daher sollte deren Gabe ca. 1 Stunde versetzt zu den Antazida erfolgen.
H_2-Antagonisten	Ranitidin-ratiopharm, Sostril, Zantic, Ranitic	*verminderte Salzsäurebildung* im Magen	leichte Refluxösophagitis, Gastritis, Magen- und Duodenalulzera	Übelkeit, Diarrhoe, Muskel- und Kopfschmerzen, Müdigkeit, Schwindel	meist *einmal abends* ausreichend
Protonenpumpenhemmer	Omeprazol-ratiopharm, Nexium, Agopton, Pantozol	*Hemmung der Magensäureproduktion*	Mittel der Wahl bei: Refluxösophagitis, chronischer Gastritis, Magen- und Duodenalulzera	Übelkeit, Kopfschmerzen, Schwindel, Blutbildveränderungen	Einnahme *morgens oder abends vor dem Essen*

steigerung, insbesondere im Zusammenhang mit *Adipositas*, in Betracht.

Formen

Je nach Größe der verlagerten Magenanteile unterscheidet man:

- *axiale Gleithernie:* Der untere Ösophagus und der obere Magenanteil (Kardia) sind in den Brustraum verlagert (Abb. 13.**15a**); macht 90% aller Hiatushernien aus;
- *paraösophageale Hernie:* ein Teil des Magenfundus hat sich neben dem Ösophagus in den Thorax gedrängt (Abb. 13.**15b**); macht weniger als 5% aller Hiatushernien aus;
- *upside-down-Magen:* extremste Form der paraösophagealen Hernie. Der gesamte Magen ist dabei in den Brustraum verlagert; sehr selten.

Symptome

Die axiale Gleithernie macht meistens keine Beschwerden, es kann aber aufgrund der Verlagerung des unteren Ösophagussphinkters und damit gestörtem Verschlussmechanismus zu Symp-

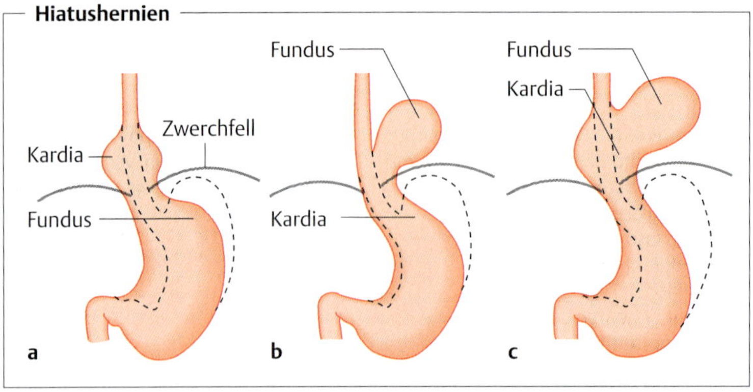

Abb. 13.**15 a – c** Schematische Darstellung der anatomischen Verhältnisse bei **a** axialer Gleithernie, **b** paraösophagealer Hernie und **c** gemischter Hernie. Gestrichelt eingezeichnet ist die normale Anatomie (nach Hahn/Riemann; aus Gerlach, U., H. Wagner, W. Wirth: Innere Medizin für Pflegeberufe, 5. Aufl. Thieme, Stuttgart 2000)

tomen der *Refluxkrankheit* (s. o.) kommen. Sonstige Symptome sind *Völlegefühl*, *Übelkeit* oder *Atemnot* etc. je nach Größe der verlagerten Magenanteile. Ist die Blutzufuhr eingeschränkt, kann es zum Absterben der eingeklemmten Magenregion kommen (sehr selten).

Diagnostik

Die Diagnosestellung erfolgt *endoskopisch* oder durch einen *Röntgenbreischluck* (Kontrastmitteldarstellung von Ösophagus und Magen)

Therapie

Meist ist keine Therapie nötig. Bei Refluxbeschwerden wird entsprechend behandelt (s. o.), nur selten müssen operativ die Zwerchfelllücke verengt und die Magenanteile am Zwerchfell fixiert werden.

Ösophagusdivertikel

Definition: Ausstülpungen der Ösophaguswand

Formen/Ursachen

Man unterscheidet zwischen *echten Divertikeln*, bei denen die gesamte Wand des Hohlorgans (besonders Darm oder Ösophagus) ausgestülpt ist und den viel häufigeren *falschen Divertikeln*, hier ist nur die Schleimhaut durch kleine Muskellücken nach außen gewölbt.

Pulsionsdivertikel sind falsche Divertikel. Wohl infolge einer Druckerhöhung im Ösophagus kommt es zu Lücken in der Muskelschicht, durch die sich Schleimhaut nach außen stülpt. Sie sind meist am Beginn der Speiseröhre (*Zenker-Divertikel* – häufigstes Divertikel) und oberhalb des Zwerchfelldurchtrittes lokalisiert.

Bei *Traktionsdivertikel* dagegen handelt es sich um echte Divertikel. Sie entstehen durch Zug von außen, z. B. nach Narbenbildung infolge lokaler Entzündungen (z. B. entzündete Lymphknoten bei Tuberkulose), die gesamte Wand des Ösophagus ist hierbei nach außen gezogen (Abb. 13.**16**).

Symptome

Es kann zu *Dysphagie* (Schluckstörungen), *Druckgefühl* und *retrosternalen Schmerzen* kommen. Bei großen Divertikeln beschreiben die Patienten gelegentlich ein Zurückfließen unverdauter Speisen (Regurgitation).

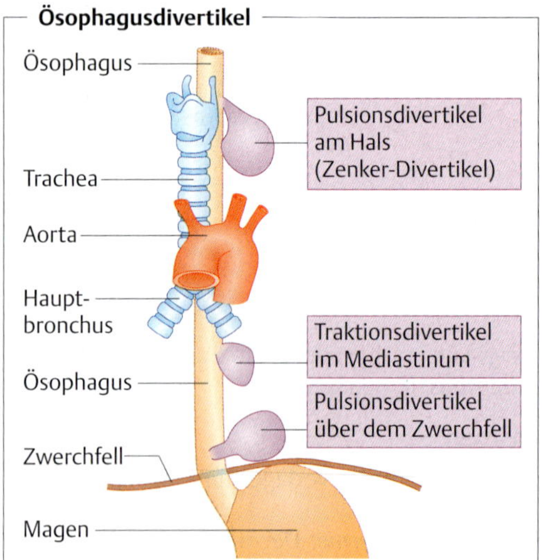

Abb. 13.**16** Man unterscheidet 3 anatomische Lokalisationen (aus Paetz, B., B. Benzinger-König: Chirurgie für Pflegeberufe, 19. Aufl. Thieme, Stuttgart 2000)

Diagnostik

Divertikel erkennt man am besten im Röntgenbreischluck (s. o.).

Therapie

Meist ist keine Therapie nötig, große Divertikel können operativ abgetragen werden.

Ösophaguskarzinom (Speiseröhrenkrebs)

Das Ösophaguskarzinom macht 7% der Tumore des Gastrointestinaltraktes aus. Betroffen sind meist Männer zwischen dem 50. und 70. Lebensjahr.

Ursachen

Die genauen Ursachen sind letztlich unklar, doch typische Risikofaktoren sind *chronischer Alkoholmissbrauch* und *Rauchen*. Aus so genannten Präkanzerosen wie z. B. Verätzungsnarben oder einem Barretösophagus (s. o.) kann sich mit den Jahren ein Karzinom entwickeln.

Symptome

Das Karzinom verengt die Speiseröhre, die Folge ist eine *Dysphagie* (Schluckstörung) mit *Druckgefühl* und *Brennen hinter dem Brustbein*. Die Symptome werden erst bei fester, später auch bei weicher oder flüssiger Nahrung bemerkt. Im weiteren Verlauf kommen allgemeine Tumorzeichen (rascher Gewichtsverlust, Leistungsknick etc, S. 45 f) hinzu.

Diagnostik

Bei einer *Endoskopie* fallen Schleimhautveränderungen auf, die dann histologisch untersucht werden.

Therapie

Falls möglich, wird der Ösophagus ganz oder teilweise entfernt. Als Speiseröhrenersatz wird meist der Magen hochgezogen. Bei 70% aller Patienten ist das Karzinom bei Diagnosestellung bereits so weit fortgeschritten, dass eine operative Entfernung nicht mehr möglich ist. Da Chemo- und Strahlentherapie nur geringen Erfolg zeigen, werden palliative (lebenserleichternde, S. 47 f) Maßnahmen ergriffen. So kann man in den Tumor einen Tubus (Plastikschlauch) bzw. einen Stent (Metallgitter) einlegen, um die Nahrungsaufnahme weiterhin zu ermöglichen. Möglich ist auch die Einlage einer Sonde in den Magen, ähnlich einer PEG (s. o.).

Prognose

Mit einer 5-Jahres-Überlebensrate von 15% ist die Prognose sehr schlecht. Besonders wenn keine operative Therapie möglich ist, überleben die Patienten meist nur wenige Monate.

> Pflege
>
> **Ernährung bei Ösophaguskarzinom:** Ist eine orale Nahrungsaufnahme, wenn auch evtl. erschwert möglich, viele kleine Mahlzeiten mit reichlich Flüssigkeit anbieten.
> Den Patienten nach den Mahlzeiten zum Umhergehen auffordern. Dies erleichtert den Speiseübertritt in den Magen.
> Die Mahlzeiten sollten mit flüssiger Zusatzkost und Vitaminen (z. B. Fresubin flüssig) ergänzt werden, um die Ernährungssituation des Patienten zu verbessern.

Erkrankungen des Magens

Susanne Andreae

Gastritis (Magenschleimhautentzündung)

Ursachen

Zu einer Gastritis, wie auch zu einem Magengeschwür (s. u.), kann es kommen, wenn die Schleimhautschutzschicht des Magens durch einwirkende aggressive Faktoren zerstört wird. Je nach Verlauf unterscheidet man zwischen der *akuten* und der *chronischen Gastritis*.

Akute Gastritis

Ursachen

Meist ist die akute Magenschleimhautentzündung Folge *massiven Alkohol- und Nikotinmiss-*

brauchs (regen die Magensäureproduktion an) Doch auch *stressbedingt* (z. B. bei Verbrennungen, nach großen Operationen, Herzinfarkt etc.) oder durch bestimmte *Medikamente* (bes. NSAR, S. 134) kann es zu Reizungen der Magenschleimhaut kommen. Ebenso können *virale oder bakterielle Infekte* ursächlich sein.

Symptome

- Oberbauchschmerzen,
- Übelkeit,
- Erbrechen,
- Appetitlosigkeit.

Therapie

Meist sind *leichte Kost* (z. B. Kamillentee und Zwieback) sowie *lokale Wärme* ausreichend. Zusätzlich kann bis zum Abklingen der Symptome mit Antazida oder H_2-Blockern (vgl. Tab. 13.**1**) therapiert werden.

Prognose

Eine akute Gastritis heilt meist spontan ab, eventuelle Erosionen (oberflächliche Zerstörungen der Magenschleimhaut) heilen narbenlos ab. Zur Rezidivprophylaxe sollte auf Kaffee, Nikotin, Alkohol und aggressive Medikamente verzichtet oder ein säurehemmendes Präparat eingenommen werden.

Chronische Gastritis

Unter einer chronischen Gastritis versteht man eine chronische, histologisch nachweisbare Entzündung der Magenschleimhaut, die nur selten Beschwerden macht. Dieses Krankheitsbild ist im Alter ausgesprochen häufig, 50% aller Menschen über 50 Jahre sind betroffen!

Klassifikation

Je nach zugrunde liegender Ursache unterscheidet man nach dem ABC-Muster (Tab. 13.**2**).

Symptome

Die meisten Patienten haben keine Beschwerden, gelegentlich werden *unklare Oberbauchbeschwerden, Völlegefühl* oder Unverträglichkeit von schwer verdaulichen Speisen beschrieben.

Diagnostik

Die chronische Gastritis kann nur endoskopisch und histologisch diagnostiziert werden.

Prognose

Nicht selten führt die chronische Gastritis zur Schleimhautatrophie (Schleimhautverminderung) des Magens, auf deren Boden sich Karzinome bilden können. Daher sollte besonders die Autoimmungastritis regelmäßig endoskopisch kontrolliert werden.

Pflege

Ernährungsberatung bei Gastritis: Eine spezielle Gastritisdiät ist nicht erforderlich. Meist lässt der Patient ohnehin die Nahrungsmittel weg, die ihm nicht bekommen. Folgende Hinweise können jedoch hilfreich sein:

- Es ist günstiger, mehrere kleine Mahlzeiten (5 – 6) über den Tag verteilt einzunehmen. Die Speisen sollten stets gut gekaut werden. Dies fördert die Speichelsekretion und Speichel ist ein gutes Antazidum.

Tabelle 13.**2** ABC-Schema der chronischen Gastritis

	Ursache	Häufigkeit	Komplikation	Therapie
Typ A	**A**utoimmungastritis durch Autoantikörper gegen Belegzellen und Intrinsic factor	5%	komplette Schleimhautatrophie, Vitamin B_{12}-Mangel-Anämie (S. 231), erhöhtes Magenkarzinomrisiko	keine Therapie möglich, aber 4-wöchentliche intramuskuläre Substitution von Vit. B_{12} zur Besserung der Anämie
Typ B	**b**akterielle Gastritis durch *Helicobacter pylori* (s. u.)	85%	Magengeschwür, erhöhtes Magenkarzinomrisiko	Eradikationstherapie (s. u.)
Typ C	**c**hemische Gastritis bes. durch *Medikamente* (z. B. NSAR, Kortison, S. 134)	10%	Magengeschwür	Vermeiden der auslösenden Medikamente, evtl. zusätzlich Magenschutzpräparat

- Kaffee, Nikotin und vor allem hochprozentiger Alkohol sollten gemieden werden.
- Die Nahrung sollte ausgewogen, leicht verdaulich, mild gewürzt und ballaststoff- und fettarm sein. Benötigt der Patient hierzu eine ausführlichere Beratung, kann eine Diätassistentin hinzugezogen werden.

Ulcus ventriculi/duodeni (Magen-/ Zwölffingerdarmgeschwür)

Definition: Umschriebener Substanzdefekt der Magen- oder Duodenalschleimhaut, bei der im Gegensatz zur Erosion auch die unter der Schleimhaut liegenden Schichten betroffen sind

5 – 10 % der Bevölkerung erkranken mindestens einmal an einem gastroduodenalen Ulkus. Während Magengeschwüre bei beiden Geschlechtern gleich häufig auftreten, ist die Häufigkeit von Duodenalulzera bei Männern 3-mal so hoch.

Ursachen

Als Ursache wird ein gestörtes Gleichgewicht zwischen aggressiven Einflüssen und schützenden Faktoren der Schleimhaut angesehen. Zu den aggressiven Einflüssen zählen die Salzsäure im Magensaft und die Gallensäuren. Schützend wirkt die Schleimproduktion im Magen, eine gute Durchblutung der Schleimhäute und eine ausreichende Regeneration (Neubildung) der obersten Schleimhautzellschichten.
Ähnlich wie bei der Gastritis wirken Alkohol, Nikotin oder Kaffee ebenso wie bestimmte Medikamente oder Stress ulkusfördernd. Insgesamt aber wird heute die Besiedlung der Magenschleimhaut mit dem Bakterium *Helicobacter pylori* als der bedeutendste ulkusauslösende Faktor angesehen. Man kann es bei 95 % der Patienten mit Duodenalgeschwür und bei 70 % der Patienten mit Magengeschwür nachweisen. Doch auch ganz andere Faktoren spielen eine Rolle: So besteht bei Trägern der Blutgruppe 0 und bei Verwandten von Ulkuspatienten eine erhöhte Erkrankungsrate.

Häufigste Ulkusursache: Magensäure und Helicobacter-Besiedlung.

Symptome

Unabhängig von der Ulkuslokalisation werden *Oberbauchschmerzen, Übelkeit, Druck- und Völlegefühl* beklagt. Der Zusammenhang von Schmerz und Nahrungsaufnahme lässt Rückschlüsse auf die Lokalisation zu:

- *Ulcus ventriculi:* Charakteristischerweise treten die Beschwerden nach den Mahlzeiten oder nahrungsunabhängig auf.
- *Ulcus duodeni:* Hier beschreiben die Betroffenen einen Nüchternschmerz, der sich nach Nahrungsaufnahme bessert.

Nicht selten kommt es zu Symptomen im Rahmen der typischen Ulkuskomplikationen (Tab. 13.**3**).

Diagnostik

Im Verdachtsfall sollte immer eine Gastroskopie angestrebt werden (Abb. 13.17 **a, b**), denn wichtig ist die Biopsieentnahme zum Ausschluss eines evtl. vorliegenden Karzinoms und zum Nachweis von Helicobacter pylori. In Ausnahmefällen kann alternativ eine Röntgenkontrastmitteluntersuchung durchgeführt werden.

Pflege

Krankenbeobachtung: Um Komplikationen schnell erkennen zu können, sind insbesondere zu beobachten:

- Vitalzeichen (Schock?),
- Erbrochenes (Hämatemesis?),
- Stuhl (Teerstuhl?),
- Schmerzen (plötzlich auftretend?, Schmerzverlauf?).

Vorsicht! Auch verschiedene Nahrungsmittel (z. B. rote Beete, Schwarzwurst) oder Medikamente (bes. Eisenpräparate) führen zu Veränderungen der Stuhlfarbe!

Therapie

Allgemeine Maßnahmen. Zusätzlich zu einer medikamentösen Therapie sollten folgende Allgemeinmaßnahmen beachtet werden:

- Regulierung der Lebensweise und Stressabbau;
- Nahrungsumstellung auf eine leichte Mischkost mit mehreren kleineren Mahlzeiten, keine späte Abendmahlzeit;
- langsam essen und gut kauen (regt die Speichelbildung an, dieser ist ein guter Magenschutz);
- kein Alkohol (vor allem keine hochprozentigen Getränke) und keine Zigaretten;
- Absetzen ulkusbegünstigender Medikamente.

Tabelle 13.**3** Komplikationen bei gastroduodenalem Ulkus

Komplikation	Häufigkeit	Symptome	Therapie
Blutung	20%	akute Blutung: Hämatemesis (Bluterbrechen, aufgrund der Magensäure kaffeesatzartiges Aussehen), Meläna (Teerstuhl), evtl. Schockzeichen; chronische Blutung: Müdigkeit, Leistungsabfall, Anämie	endoskopische Blutstillung, evtl. Umstechung der Blutung oder Magenteilresektion
Perforation (Magendurchbruch)	5%	plötzliche massive Schmerzen bei angespannter Bauchdecke („brettharter Bauch"), evtl. Schockzeichen	operative Übernähung der Perforationsstelle
Penetration (Einbrechen des Ulkus in Nachbarorgane, bes. Pankreas)		therapieresistente, evtl. in den Rücken ausstrahlende Schmerzen, Pankreatitis	Operation
Stenose (Magenausgangsstenose durch narbige Abheilung)		Erbrechen nach Nahrungsaufnahme, Gewichtsabnahme	Operation
karzinomatöse Entartung	3% der Magengeschwüre, Ulzera des Duodenums entarten praktisch nie!	s. Magenkarzinom	s. Magenkarzinom

Ulcus ventriculi

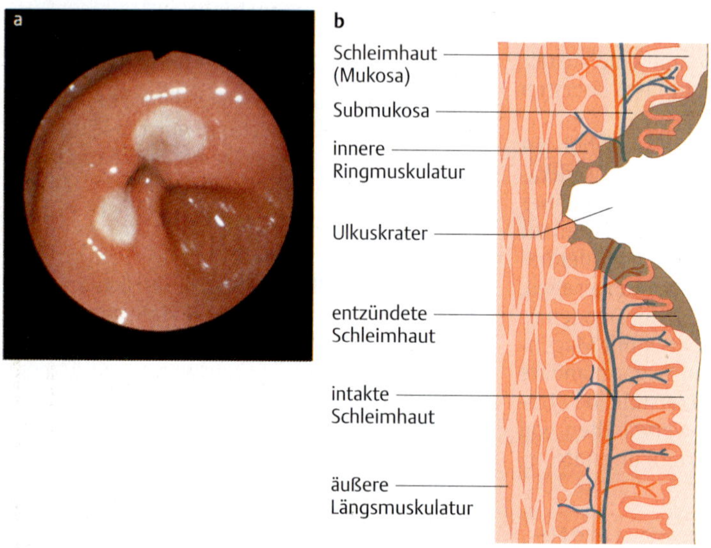

Abb. 13.**17 a, b** **a** Gastroskopische Aufnahme zweier Ulcera im Antrum, **b** schematische Darstellung eines Ulkus (**b** aus Gerlach, U., H. Wagner, W. Wirth: Innere Medizin für Pflegeberufe, 5. Aufl. Thieme, Stuttgart 2000)

Medikamentöse Therapie. Medikamentös wird versucht, das gestörte Gleichgewicht von schleimhautaggressiven – und schützenden Faktoren wiederherzustellen. Die wirksamsten Therapeutika sind auch hier die Protonenpumpenhemmer (vgl. Tab. 13.**1**). Nicht ganz so wirkungsvoll sind Antazida und H_2-Antagonisten. Bei älteren Patienten, die regelmäßig nichtsteroidale Antiphlogistika (NSAR) einnehmen müssen, kann zur Ulkusvermeidung prophylaktisch Misoprostol (z.B. Cytotec) verordnet werden, ein Wirkstoff, der die schützende Magenschleimbildung anregt. Bei Nachweis des Helicobacter pylori muss eine *Eradikationstherapie* durchgeführt werden: man verordnet für 7 Tage die Einnahme zweier Antibiotika (zweimal täglich nach dem Essen) und eines Protonenpumpenhemmers (2-mal täglich vor dem Essen). Diese Therapie führt in den meisten Fällen zur dauerhaften Ulkusabheilung.

Operative Maßnahmen. Operative Maßnahmen sind heute fast nur noch bei Ulkuskomplikationen nötig. Meist wird eine 2/3-Magenresektion (Billroth I oder II) mit Entfernung des Ulkus und der säurestimulierenden Magenanteile durchgeführt. Beim therapieresistenten Ulcus duodeni kann die so genannte selektive proximale Vagotomie nötig werden. Dabei werden die Nervenfasern, die die säurebildenden Magenanteile stimulieren durchtrennt.

Prognose

Fast 50% der Ulzera heilen auch ohne Therapie innerhalb weniger Wochen ab. Mit Medikamenten erreicht man im selben Zeitraum das Ausheilen von über 90% der Geschwüre. Bei bis zu 70% der Patienten kommt es allerdings innerhalb eines Jahres zum Rezidiv. Daher ist die Einhaltung der genannten Allgemeinmaßnahmen und eine Ausrottung des Helicobacters enorm wichtig. Gegebenenfalls ist eine medikamentöse Rezidivprophylaxe nötig.

Magenkarzinom (Magenkrebs)

Definition: Bösartige Entartung der Magenschleimhautzellen

Die Zahl der Magenkarzinome ist in den letzten Jahren um etwa die Hälfte zurückgegangen, doch noch immer erkranken in Deutschland ca. 17.000 Menschen jährlich. Das Magenkarzinom ist nach dem Darmkrebs das zweithäufigste Karzinom des Verdauungstraktes. Die Erkrankungshäufigkeit nimmt ab dem 50. Lebensjahr deutlich zu, Männer sind fast doppelt so häufig betroffen.

Vermutlich aufgrund der anderen Ernährung ist die Erkrankung in manchen Ländern (bes. Japan und China) um ein Vielfaches häufiger.

Ursachen

Die Entstehungsursache ist nicht genau geklärt. Man kennt aber Risikofaktoren, die mit einer erhöhten Erkrankungswahrscheinlichkeit einhergehen:

- *erbliche Vorbelastung* bei Magenkarzinomfällen in der Familie;
- *nitratreiche Ernährung* (vor allem gesalzene und gepökelte Speisen) erhöhen das Risiko, weil Nitrat im Magen in krebserregendes Nitrosamin umgewandelt wird;
- *Rauchen* und *hochprozentige alkoholische Getränke* schädigen die Magenschleimhaut und können so Zellentartungen auslösen;
- bei bestimmten *Magenerkrankungen* (chronische Gastritis Typ A und B, s.o.), 10 – 15 Jahre nach Magenoperationen oder bei Magenulzera besteht ein erhöhtes Karzinomrisiko

Symptome

Es gibt keine typischen Frühsymptome, weswegen Magenkrebs oft erst in fortgeschrittenen Stadien entdeckt wird. Unspezifische Beschwerden wie *Druck-* und *Völlegefühl*, *Erbrechen* oder neu aufgetretener *Widerwillen gegen bestimmte Speisen* (bes. Fleisch) können Frühsymptome sein. Später kommen Gewichtsverlust, Leistungsknick etc. hinzu. Chronische Blutungen des Karzinoms führen zur Anämie mit den entsprechenden Symptomen.

Diagnostik

Bei länger andauernden Magenbeschwerden unklarer Genese sollte besonders bei Älteren immer eine *Gastroskopie* veranlasst werden.

Therapie

Wird das Karzinom rechtzeitig entdeckt, wird eine *operative Sanierung* angestrebt. In der Regel werden dabei der Magen ganz oder größtenteils, aus Sicherheitsgründen oft auch die lokalen Lymphknoten (großes und kleines Netz) und die Milz entfernt. Das Ende der Speiseröhre wird mit dem Dünndarm verbunden, was im Anschluss eine weitgehend normale Ernährung ermöglicht. Ist eine Operation nicht möglich, kann endoskopisch eine Art Röhrchen (Stent) eingeführt werden, um den Speiseweg offen zu halten. Alternativ erfolgt die Ernährung über eine von außen in den Magen eingebrachte Ernährungssonde. Der Nutzen einer begleitenden oder alternativen Chemo- oder Strahlentherapie ist umstritten.

Prognose

Wird das Karzinom frühzeitig entdeckt und kann es vollständig entfernt werden, ist eine dauerhafte Heilung möglich. In fortgeschritteneren Stadien kommt es oft zur Metastasierung in Leber, Lunge, Knochen und Gehirn mit einer insgesamt schlechten Prognose.

Erkrankungen des Darmes

Susanne Andreae

Entzündliche Darmerkrankungen

Gastroenteritis („Darmgrippe“)

Definition: Akute Darmentzündung, meist ausgelöst durch Bakterien oder Viren; in südlichen Ländern auch durch Einzeller (z. B. Amöbenruhr)

Erreger

Die häufigsten Erreger einer Gastroenteritis sind folgende Bakterien und Viren:

- *Salmonellen* (bes. nach dem Genuss roher Eierspeisen, Fleisch, Geflügel, Muscheln);
- *E. coli*, ein normaler Keim der Darmflora, die häufigste Ursache der „Reisediarrhoe“ nach Reisen in südliche Länder;
- *Staphylokokken* verursachen durch ihre Toxine (Gifte) die klassische Lebensmittelvergiftung durch verdorbene Speisen;
- unter den Viren meist *Rota-* oder *Enteroviren*.

Symptome

Nach oft nur kurzer Inkubationszeit kommt es plötzlich zu *Diarrhöe* (Durchfall) mit *Bauchschmerzen*, häufig begleitet von *Übelkeit* und *Erbrechen*.

Von Diarrhöe spricht man erst, wenn es mindestens 3-mal pro Tag zu breiartigem oder dünnflüssigem Stuhlgang kommt.

Therapie

Die meisten Durchfallerkrankungen heilen nach 2 – 4 Tagen spontan aus, sodass keine weitere Therapie nötig ist. Bei starken Durchfällen, Kindern und alten Menschen aber kann es zu raschem Wasser- und Elektrolytverlust mit der Gefahr von Kreislaufkollaps und Exsikkose kommen. Deshalb steht therapeutisch der *Flüssigkeitsersatz* im Vordergrund. In leichten Fällen sind „Kamillentee und Zwieback“ ausreichend, nicht selten ist aber eine Infusionstherapie nötig. Medikamentös kann die Darmperistaltik mit hemmenden Medikamenten (z. B. Immodium) herabgesetzt werden, bei Fieber und blutigen Durchfällen muss eventuell ein Antibiotikum verabreicht werden.

Pflege

Krankenbeobachtung: Bei Diarrhoe genaue Überwachung der Vitalzeichen und des Hautturgors!

Natürliche Heilmethoden: Alte Hausmittel bei Durchfall sind z. B. rohe, feingeriebene Äpfel, zerdrückte Bananen oder kräftig gewürzter (zur Mineralienzufuhr) Hafer- oder Reisschleim.

Prophylaxe

Da die Erreger meist über verunreinigte Speisen, Schmierinfektion oder kontaminiertes (mit Keimen besiedeltes) Wasser in den Körper gelangen, sind zur Vorsorge folgende Maßnahmen wichtig:

- Hände waschen nach jedem Toilettengang oder vor dem Kontakt mit Lebensmitteln;
- ausreichende Kühlung empfindlicher Lebensmittel (v. a. Eier, Geflügel, Hackfleisch); bei Geflügel das Auftauwasser wegschütten;
- gründliche Küchenhygiene;
- starkes Erhitzen oder Durchbraten von häufig befallenen Speisen (v. a. Geflügel);
- Vorsicht bei Speisen aus rohen Eiern (z. B. Tiramisu, frische Mayonnaise);
- für Auslandsreisen gilt der Satz „Cook it, boil it, peel it or leave it“, d. h. Lebensmittel kochen, braten, schälen oder gar nicht essen.

Appendizitis (Blinddarmentzündung)

Definition: Entzündung des Wurmfortsatzes (Appendix)

Die akute Appendizitis ist die *häufigste operationsbedürftige intraabdominelle Erkrankung.* Sie betrifft meist Kinder und Jugendliche, kann aber auch im hohen Alter vorkommen (Altersappendizitis).

1889 gelang einem deutschen Chirurgen erstmals eine Appendektomie (operative Entfernung des Appendix). Bis zu diesem Zeitpunkt verlief die Erkrankung meist tödlich!

Ursachen

Die häufigste Ursache sind *Kotsteine* oder *Fremdkörper* (z. B. Obstkerne) die den Appendix verschließen. Der resultierende Sekretstau bildet dann einen hervorragenden Nährboden für Bakterien.

Symptome

Typisch sind anfangs im Nabel oder Magenbereich gelegene Bauchschmerzen, die sich nach einiger Zeit in den *rechten Unterbauch* verlagern. Häufige Begleitsymptome sind Übelkeit, Erbrechen, Diarrhoe oder Obstipation.

Bei alten Menschen verursacht die Appendizitis häufig nur sehr wenig Beschwerden!

Diagnostik

Klassisch ist ein Druckschmerz in der Mitte der Verbindungslinie zwischen Nabel und rechtem vorderem Darmbeinstachel (McBurney-Punkt). Bei lokaler Bauchfellreizung lässt sich der *gekreuzte Loslassschmerz* auslösen: Beim plötzlichen Loslassen des eingedrückten linken Unterbauchs werden Schmerzen im rechten Unterbauch angegeben. Typisch ist der *Temperaturunterschied* von ca. 1 °C zwischen der rektalen und axillaren Temperaturmessung.

Therapie

Wenn sich unter lokaler Eisbehandlung, Nahrungskarenz und abführenden Maßnahmen die Beschwerden nicht bessern, sollte entweder durch einen kleinen Bauchschnitt oder laparoskopisch (durch Bauchspiegelung) eine *Appendektomie* durchgeführt werden.

Komplikationen

Gefürchtet ist die *Perforation* der entzündeten Appendix, die zur *Peritonitis* führt. Als Spätkomplikation kann es Monate bis Jahre später zu einem mechanischen Ileus (s. u.) aufgrund von Verwachsungen mit Narbenzug (sog. *Brideníleus*) kommen.

Chronisch entzündliche Darmerkrankungen

Definition: Chronisch entzündliche Erkrankungen des Magen-Darm-Traktes unklarer Ursache

Die klassischen Erkrankungen dieser Art sind der *Morbus Crohn* und die *Colitits ulcerosa.* Die Häufigkeit liegt bei ca. 16 Fällen/100.000, besonders junge Menschen zwischen 20 und 35 Jahren, aber auch andere Altersgruppen sind betroffen.

Ursachen/Diagnostik

Die *Krankheitsursache ist unklar,* man vermutet autoimmunologische, psychische und genetische Einflüsse. Die Diagnose lässt sich meist mithilfe einer Koloskopie (Darmspiegelung) und einer histologischen Untersuchung der entzündlichen Darmabschnitte stellen. Laborchemisch finden sich deutliche Entzündungszeichen.

Symptome

Der Erkrankungsverlauf ist immer *schubförmig,* typische Symptome sind *Bauchschmerzen* und *Diarrhöe.* Im Gegensatz zu jüngeren Betroffenen findet sich im Alter oft ein milderer Verlauf. Die wichtigsten Unterschiede zwischen Morbus Crohn und Colitis ulcerosa sind in Tab. 13.**4** dargestellt.

Therapie

Die Therapie gliedert sich in diätetische, medikamentöse und operative Maßnahmen:

Diätetische Behandlung. Zur Darmentlastung wird je nach Schwere des Erkrankungsschubes eine schlackenarme Kost („Astronautenkost"), gegebenenfalls sogar ein parenterale Ernährung (Infusionstherapie) angeordnet.

Medikamentöse Therapie. Je nach Schwere eines Schubes und befallenem Darmabschnitt wird *Kortison* in Tablettenform oder lokal (z. B. als Einlauf bei Rektumbefall) eingesetzt. Es wird häufig

Tabelle 13.**4** Chronisch entzündliche Darmerkrankungen

	Morbus Crohn (Ileitis terminalis)	**Colitis ulcerosa**
Häufigkeit	2 – 3/100.000	10 – 15/100.000
typisches Erkrankungsalter	20 – 35 Jahre, zweiter Häufigkeitsgipfel > 60-Jährige	20 – 40 Jahre, zweiter Häufigkeitsgipfel 60 – 70 Jahre
Lokalisation	Befallen sind meist die letzte Dünndarmschlinge (terminales Ileus) und der Dickdarm, kann aber im *gesamten Magen-Darm-Trakt* auftreten	Immer befallen ist das *Rektum*, eine Ausbreitung auf das gesamte Kolon ist möglich, aber kein Befall des übrigen Magen-Darm-Traktes
Schleimhautbefall	*Alle Wandschichten sind betroffen*, es finden sich gesunde neben erkrankten Schleimhautstellen (*diskontinuierlicher Befall*)	Nur die *Schleimhaut* ist betroffen, die Erkrankung breitet sich *kontinuierlich* aus
Symptome	im Erkrankungsschub *krampfartige Bauchschmerzen* (bes. rechter Unterbauch) und *schleimige Diarrhöe*, oft Fieber und Gewichtsverlust (infolge ungenügender Nährstoffresorption); nicht selten *Befall anderer Organe*: Leber- und Gallenerkrankungen, Augen- und Gelenksentzündungen oder Hautveränderungen	Im Erkrankungsschub krampfartige Bauchschmerzen mit häufigen (bis zu 40-mal täglich!) *blutig-schleimigen Durchfällen*; bei schwerer Entzündung zusätzlich Fieber, Gewichtsverlust etc; selten Befall anderer Organe (s. Morbus Crohn)
Komplikationen	*Fistelbildung* zu anderen Darmabschnitten, Blase, Vagina oder im Afterbereich (perianale Fisteln), lokale *Abszessbildung*, *entzündliche Stenosen* im Darm mit Gefahr eines mechanischen Ileus *Darmperforation* mit Gefahr einer Peritonitis (Abb. 13.**18**)	Gefürchtet ist das *toxische Magakolon*: eine massive Dilatation des Kolons mit hohem Fieber und einer hohen Letalität; *massive Darmblutung* oder chronische Anämie infolge des Blutverlustes; *Darmperforation* mit Gefahr der Peritonitis; nach jahrelanger (10 – 20 Jahre) Erkrankung häufig Entwicklung eines *Kolonkarzinomes*!

mit *5-Aminosalizylsäure* (z.B. Salofalk, Azulfidine) kombiniert, einem Mittel zur lokalen Entzündungshemmung, das auch zur Rezidivprophylaxe eingesetzt wird. Nur in schweren Fällen ist eine Therapie mit *Immunsuppresiva* (z.B. Imurek) nötig.

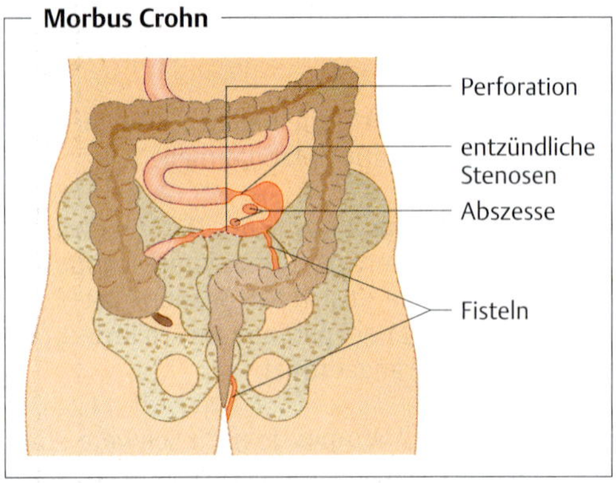

Abb. 13.**18** Komplikationen bei Morbus Crohn (nach Paetz u. Benzinger-König)

Invasive Maßnahmen. Beim Morbus Crohn werden bei Komplikationen nur die betroffenen Darmabschnitte entfernt, eine Heilung ist operativ hier nicht zu erreichen. Die Colitis ulcerosa dagegen kann durch die komplette Entfernung des Kolons (Proktokolektomie) geheilt werden. Zur Stuhlentleerung wird entweder ein Ileostoma (S. 290) oder ein künstliches Stuhlreservoir aus mehreren Ileumschlingen (Ileum-Pouch, Abb. 13.**19**) angelegt.
Wird eine psychische Ursache vermutet, kann sich eine begleitende *Psychotherapie* positiv auf den Krankheitsverlauf auswirken.

Ileum-Pouch

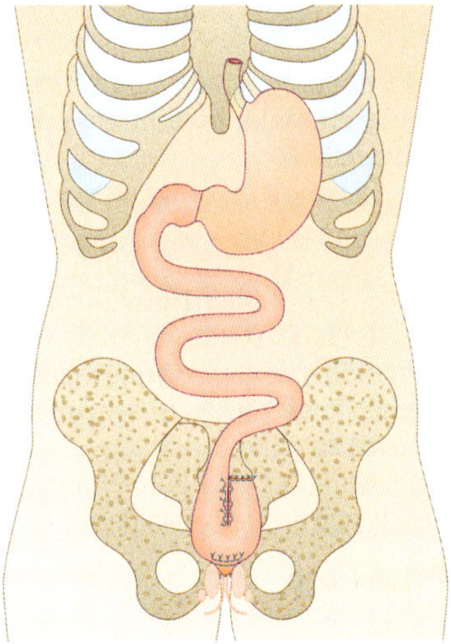

Abb. 13.**19** Künstliches Stuhlreservoir aus mehreren Ileumschlingen nach vollständiger Entfernung des Kolons (aus Paetz, B., B. Benzinger-König: Chirurgie für Pflegeberufe, 19. Aufl. Thieme, Stuttgart 2000)

Divertikulose

Definition: Ausstülpungen der Dickdarmschleimhaut (falsche Divertikel, s. o.)

Dickdarmdivertikel sind im Alter sehr häufig, sie sind bei 30–40% der 70-Jährigen nachweisbar („Altersrunzeln des Darmes").

Ursachen

Bedingt durch die Bindegewebsschwäche im Alter, begünstigt durch balllaststoffarme Kost, Adipositas und Obstipation, kommt es infolge des erhöhten Drucks im Kolon zur Ausstülpung der Schleimhaut an den Durchtrittstellen der Blutgefäße durch die Kolonwand (s. Abb. 13.**20 a, b**). Am häufigsten finden sich Divertikel im *Sigma*.

Symptome

Divertikel verursachen *erst bei Komplikationen Beschwerden* und werden oft rein zufällig im Rahmen einer Koloskopie oder eines Kontrastmitteleinlaufes entdeckt.

Komplikationen

Divertikulitis. Die Divertikelentzündung ist die häufigste Komplikation, sie entwickelt sich infolge eines Kotstaus in den Divertikeln. Die Patienten

Dickdarm-Divertikulose

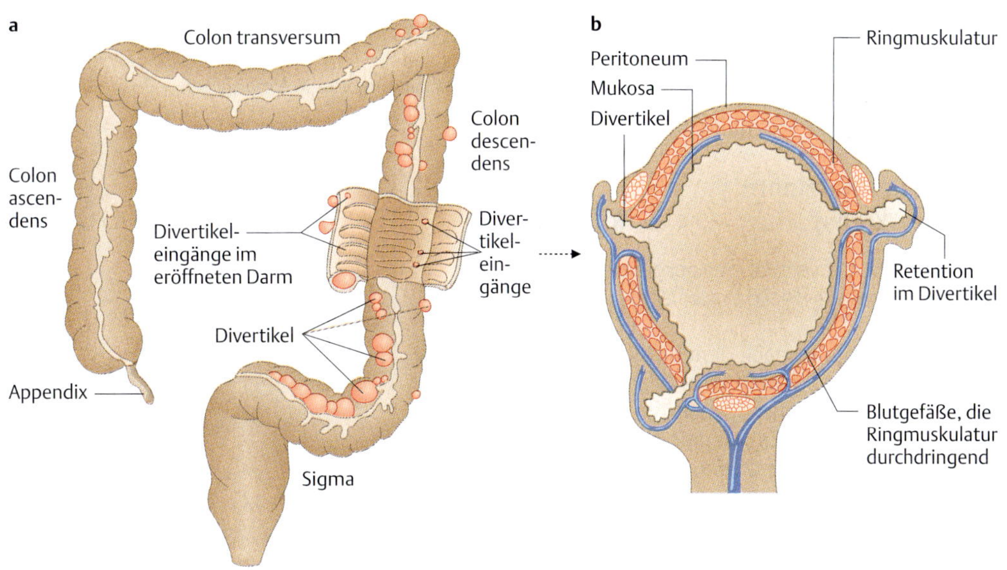

Abb. 13.**20 a, b** **a** Entstehung von Divertikeln im Dickdarm, **b** Divertikeleingänge im eröffneten Darm (Schema nach Hahn/Riemann 1996; aus Gerlach, U., H. Wagner, W. Wirth: Innere Medizin für Pflegeberufe, 5. Aufl. Thieme, Stuttgart 2000)

beklagen plötzlich linksseitige Unterbauchschmerzen (man spricht von einer „linksseitigen Appendizitis"), evtl. mit Fieber, Übelkeit und Erbrechen. Unter Nahrungskarenz, Antibiotikatherapie und lokale Eisbehandlung heilt die Entzündung meist ab.

Divertikelblutung. Es kann zur massiven Darmblutung mit der Gefahr des Volumenmangelschocks kommen. Häufig stoppt die Blutung spontan, falls eine endoskopische Blutstillung nicht gelingt, muss der betroffene Darmabschnitt entfernt werden.

Narbige Stenose. Rezidivierende Entzündungen der Divertikel führen zur narbigen Einengung des Darmabschnittes. Nicht selten entwickelt sich ein mechanischer Ileus (S. 291). Der entsprechende Darmanteil muss operativ entfernt werden.

Perforation. Bei der Perforation eines Divertikels ist eine sofortige Operation nötig, denn durch den Austritt von Kot in den Bauchraum entwickelt sich rasch eine Peritonitis.

Fistelbildung. Die Entzündung kann sich auf benachbarte Organe (Blase, Vagina) ausbreiten und zu Fistelgängen (Verbindungsgängen) führen. Auch hier muss operativ eingegriffen werden.

Prophylaxe

Ballastoffreiche Kost ergänzt durch *körperliche Aktivität* steigern die Darmtätigkeit und senken den Druck im Innern des Darmes. Dadurch verringert sich das Risiko einer Divertikelbildung. Günstig wirkt auch eine *Gewichtsreduktion.*

Kolorektales Karzinom (Dickdarmkrebs)

Definition: Oft von Polypen ausgehender bösartiger Tumor der Dickdarmschleimhaut

Das Kolonkarzinom ist nach dem Bronchialkarzinom bei den Männern und dem Mammakarzinom (Brustkrebs) bei den Frauen die *zweithäufigste Krebserkrankung.* Es handelt sich um eine typische Erkrankung des älteren Menschen, die Erkrankungsrate steigt ab dem 50. Lebensjahr deutlich an.

Ursachen

Wie so häufig bei Krebserkrankungen, ist auch beim kolorektalen Karzinom die genaue Entstehungsursache unklar. Man kennt aber verschiedene Risikofaktoren und Erkrankungen (Präkanzerosen), die mit einem erhöhten Krebsrisiko einhergehen:

- *erbliche Belastung:* sind Verwandte an Dickdarmkrebs erkrankt, besteht ein erhöhtes Erkrankungsrisiko;
- manche Dickdarmerkrankungen, z. B. *Colitis ulcerosa* (s. o.), können nach jahrelangem Verlauf zu malignen Entartungen führen;
- *Ernährung:* bei hohem Fleisch- und Fettkonsum sowie ballaststoffarmer Kost beobachtet man ein höheres Erkrankungsrisiko ballaststoffreiche Kost dagegen scheint protektiv (schützend) zu wirken;
- *Darmpolypen:* 90 % aller kolorektalen Karzinome entwickeln sich aus Dickdarmpolypen.

Dickdarmpolypen

Polypen (oft auch Adenome genannt) sind *gutartige Schleimhauttumore*, die je nach histologischem Typ und Größe unterschiedlich rasch entarten können (Abb. 13.**21**). Man unterscheidet zwischen tubulären (75 %), tubulovillösen (15 %) und villösen (10 %) Polypen.
Dickdarmadenome sind ausgesprochen häufig, man findet sie bei 30 – 50 % der über 55-Jährigen. Meist machen sie *keine Symptome* und werden rein zufällig im Rahmen einer *Koloskopie* (s. Abb. 13.**22**) oder eines Röntgenkontrasteinlaufes bemerkt. Gelegentlich führen *Blutbeimengungen* im Stuhl zur Entdeckung.

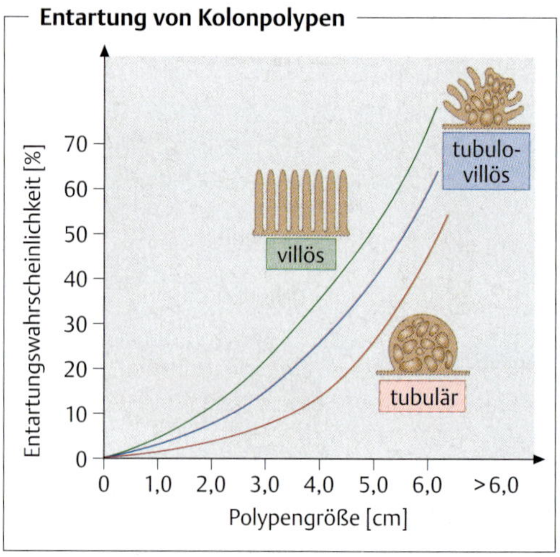

Abb. 13.**21** Wahrscheinlichkeit der Entartung von tubulären, villösen und tubulovillösen Kolonpolypen. Man erkennt deutlich die vom tubulären zum villösen Polyp ansteigende Entartungswahrscheinlichkeit

Dickdarmpolypen

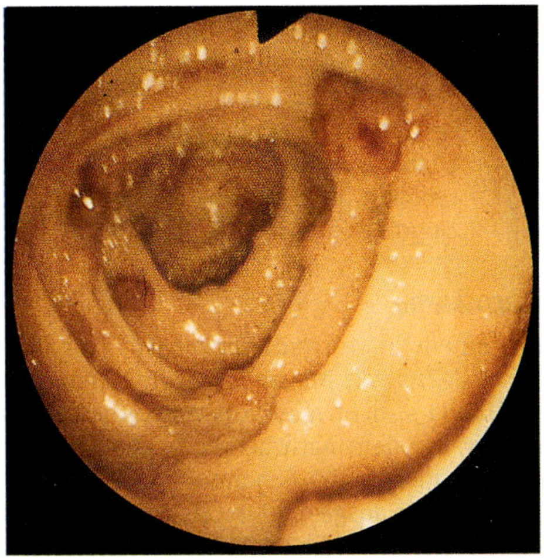

Abb. 13.**22** Koloskopie bei Dickdarmpolypen (aus Gerlach, U., H. Wagner, W. Wirth: Innere Medizin für Pflegeberufe, 5. Aufl. Thieme, Stuttgart 2000)

Die Polypen *müssen immer vollständig entfernt* und histologisch untersucht werden.

> Wegen des Risikos der erneuten Polypbildung ist auch bei gutartigen Adenomen eine regelmäßige Nachkontrolle dringend erforderlich!

Symptome

Aufgrund des besonders im Alter langsamen Karzinomwachstums, macht ein kolorektales Karzinom oft erst spät Symptome: Immer abklären sollte man eine *Änderung der Stuhlgewohnheiten*, besonders ein neu aufgetretener Wechsel von Diarrhöe und Obstipation. Nicht selten führt der *Nachweis von verstecktem Blut* im Stuhl (positiver Haemoccult) zur Diagnose, doch auch hinter einer *chronischen Anämie* oder einer *Darmblutung* kann sich ein Dickdarmtumor verbergen. Führt der Tumor zur Einengung des Darmlumens, treten *Schmerzen* und die Symptome eines *Ileus* (s. u.) auf Im späteren Tumorstadium beschreibt der Patient *allgemeine Tumorzeichen* wie rasche Gewichtsabnahme, Leistungsknick etc. (S. 43 ff).

Diagnostik

Diagnostik Kolonkarzinom

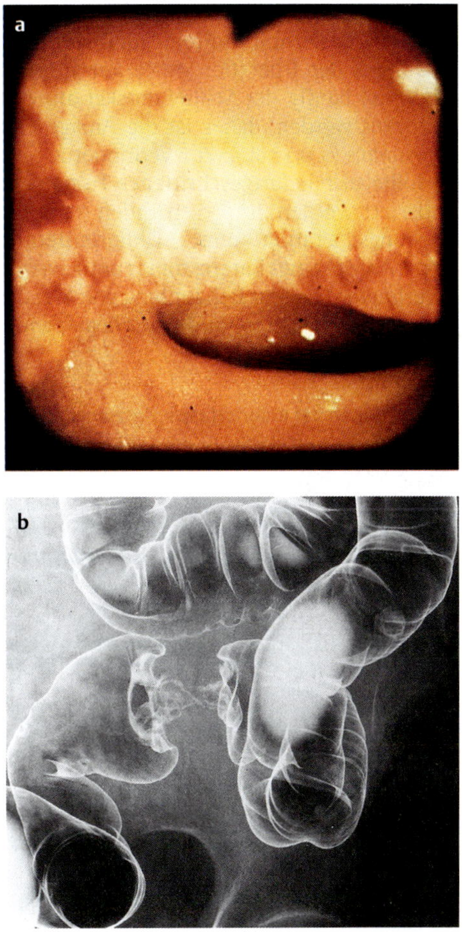

Abb. 13.**23 a, b** **a** Koloskopisches Bild eines Kolonkarzinoms, **b** röntgenologische Darstellung eines Kolonkarzinoms in fortgeschrittenem Stadium nach Röntgenkontrasteinlauf (aus Gerlach, U., H. Wagner, W. Wirth: Innere Medizin für Pflegeberufe, 5. Aufl. Thieme, Stuttgart 2000)

Bei Verdacht auf einen Dickdarmtumor sollte immer eine *Koloskopie* veranlasst werden (Abb. 13.**23 a**), denn im Rahmen dieser Untersuchung ist die Gewinnung von Gewebsproben möglich. Eine Alternative ist die *Röntgenkontrastdarstellung* des Darmes (Abb. 13.**23 b**).

Lokalisation

Die meisten kolorektalen Karzinome sind im *Rektum* lokalisiert, nicht selten sitzen die Tumore aber auch im Sigma und im Colon ascendens.

Therapie

Ziel ist die vollständige *operative Tumorentfernung* mit Sicherheitsabstand und die Entfernung der regionalen Lymphknoten; die häufigsten

Operationen sind in Abb. 13.**24a–d** dargestellt. Meist können die Enden des belassenen Darmes nach Tumorentfernung miteinander verbunden werden. Bei der Operation eines Rektumkarzinoms muss häufig der Schließmuskel am After mitentfernt werden, daher ist die Anlage eines *Enterostomas* (s. u.) nötig. Zur Verhinderung eine Ileus sollte auch in fortgeschrittenen Tumorstadien operiert werden. In diesen Fällen kann eine Umgehungsoperation ohne Tumorentfernung oder die Anlage eines Enterostomas nötig werden. Zur Verhinderung oder Behandlung von Metastasen (meist in der Leber), wird eine *Chemotherapie* empfohlen. Beim Rektumkarzinom kombiniert man diese mit einer lokalen Bestrahlung (Radiochemotherapie).

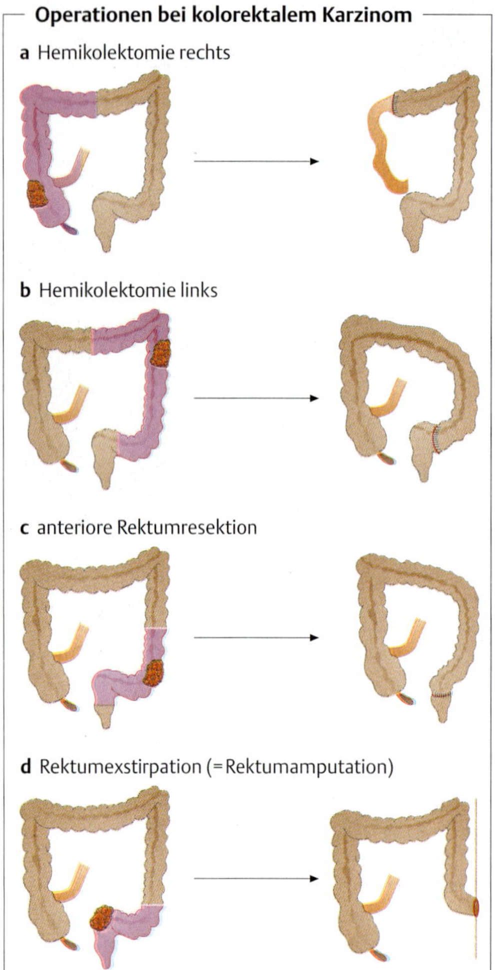

Abb. 13.**24a–d** Links im Bild ist jeweils die Ausgangssituation mit Lokalisation des Karzinoms dargestellt, rechts der Zustand nach Operation. Der zu entfernende Darmabschnitt ist violett eingefärbt (nach Paetz u. Benzinger-König)

Bei kleineren Rektumkarzinomen kann auch versucht werden, den Tumor endoskopisch über einen mikrochirurgischen Eingriff zu entfernen.

Enterostoma

Unter einem Enterostoma versteht man *die künstliche Ausleitung des Magen-Darm-Traktes nach außen*. Häufig spricht man vom *Anus praeter*, dem Ausgang vor dem natürlichen Ausgang. Medizinisch genauer ist die Benennung des Enterostomas nach dem ausgeleiteten Darmteil, so ist beim Ileostoma das Ileum in die Bauchwand eingenäht, während beim Kolostoma ein Teil des Dickdarmes ausgeleitet wird (Abb. 13.**25**).
Von außen sind eine oder zwei Darmöffnungen zu sehen (Abb. 13.**26a–d**). Beim so genannten *doppelläufigen Stoma* sind zwei Darmöffnungen sichtbar, der zu- und der abführende Darmanteil. Es handelt sich hier meist um einen vorübergehenden künstlichen Darmausgang, z. B. nach einer Divertikeloperation (s. o.), der nach einiger Zeit zurückverlegt werden kann.
Nicht so beim endständigen Stoma. Dabei ist nur eine Darmöffnung in der Bauchwand zu sehen, denn der ableitende Darmteil musste entfernt werden. Ursache ist meist die Entfernung eines tiefsitzenden Rektumkarzinoms. Hier muss der Patient lernen, mit dem Stoma zu leben, denn es kann nicht mehr rückgängig gemacht werden.

Prognose

Im Vergleich zu anderen Krebserkrankungen hat das Dickdarmkarzinom eine der besten Prognosen. Nimmt man alle Patienten mit kolorektalem Karzinom zusammen, liegt die 5-Jahres-Überlebensrate bei ca. 40–60%. Der individuelle Krankheitsverlauf ist natürlich vom Tumorstadium abhängig.

Prophylaxe

Durch *ballastoffreiche und fettarme Kost* kann das Erkrankungsrisiko gesenkt werden. Zusätzlich sollte man ab dem 35. Lebensjahr regelmäßig zur *Krebsvorsorge* gehen. Besteht ein individuell erhöhtes Risiko, sind regelmäßige Koloskopien empfehlenswert.

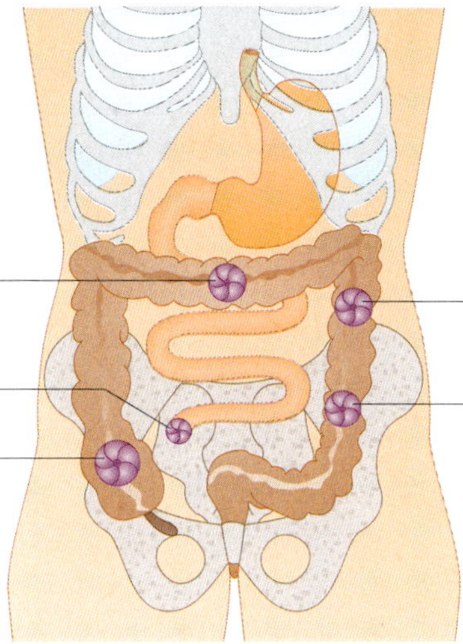

Abb. 13.**25** Verschiedene Enterostomaformen (aus Paetz, B., B. Benzinger-König: Chirurgie für Pflegeberufe, 19. Aufl. Thieme, Stuttgart 2000)

Ileus (Darmverschluss)

Definition: Störung der Darmpassage durch einen Verschluss des Darmes (*mechanischer Ileus*) oder eine Lähmung der Darmmuskulatur (*paralytischer Ileus*)

Ursachen

Mechanischer Ileus.

- Karzinom, große Polypen;
- Verwachsungen (Bridenileus) nach vorangegangenen Bauchoperationen;
- Fremdkörper, z. B. Gallensteine (s. u.) oder Kotsteine;
- Stenosebildung durch narbige Abheilung, z. B. bei Divertikulitis oder chronisch entzündlicher Darmerkrankung;
- eingeklemmte Leistenhernie (s. u.);
- Volvulus (Verdrehung einer Darmschlinge).

Paralytischer Ileus.

- intraabdominelle (im Bauchraum gelegene) Ursachen: Peritonitis, Verschluss der Darmgefäße (Mesenterialinfarkt);
- extraabdominelle (außerhalb des Bauchraums gelegene) Ursachen: massive Schmerzen (z. B. Gallen- oder Nierenkolik), Herzinfarkt, Pankreatitis, Elektrolytveränderungen (z. B. erniedrigte Kaliumwerte) oder Medikamentenüberdosierung (z. B. Psychopharmaka).

Symptome

Bei beiden Ileusformen finden sich ähnliche Beschwerden:

- Stuhl- und Windverhalt;
- Meteorismus (aufgeblähtes Abdomen);
- Übelkeit, Erbrechen, bei Koterbrechen spricht man von Miserere (wörtlich: „Erbarme Dich");
- Schmerzen durch krampfartige Darmtätigkeit, häufig aber schmerzlose Ileusentwicklung;
- evtl. Schockzeichen durch den massiven Flüssigkeitsverlust in den Darm.

Diagnostik

Richtungsweisend ist die Auskultation des Darmes. Beim mechanischen Ileus versucht der Darm durch verstärkte Kontraktionen das Hindernis zu überwinden, man hört daher *metallisch plätschernde Darmgeräusche*. Beim paralytischen Ileus sind aufgrund der Darmlähmung keine Darmgeräusche zu hören, es herrscht *„Grabesstille"*. Die Untersuchung der Wahl aber ist die *Röntgenuntersuchung* des Abdomens (s. Abb. 13.**27**).

Durch die Trennung des infolge des Stuhlstaus verflüssigten Darminhaltes und der Darmgase bilden sich die charakteristischen Spiegelbildungen in den luftgefüllten Darmschlingen.

Therapie

Bei Verdacht auf Ileus muss eine möglichst sofortige stationäre Einweisung erfolgen, nicht selten muss der Patient intensivmedizinisch betreut werden. Im Krankenhaus gilt die Devise: Ein mechanischer Ileus wird operiert (z. B. Entfernung eines Karzinoms), während beim paralytischen

Doppel- und endläufiger Anus

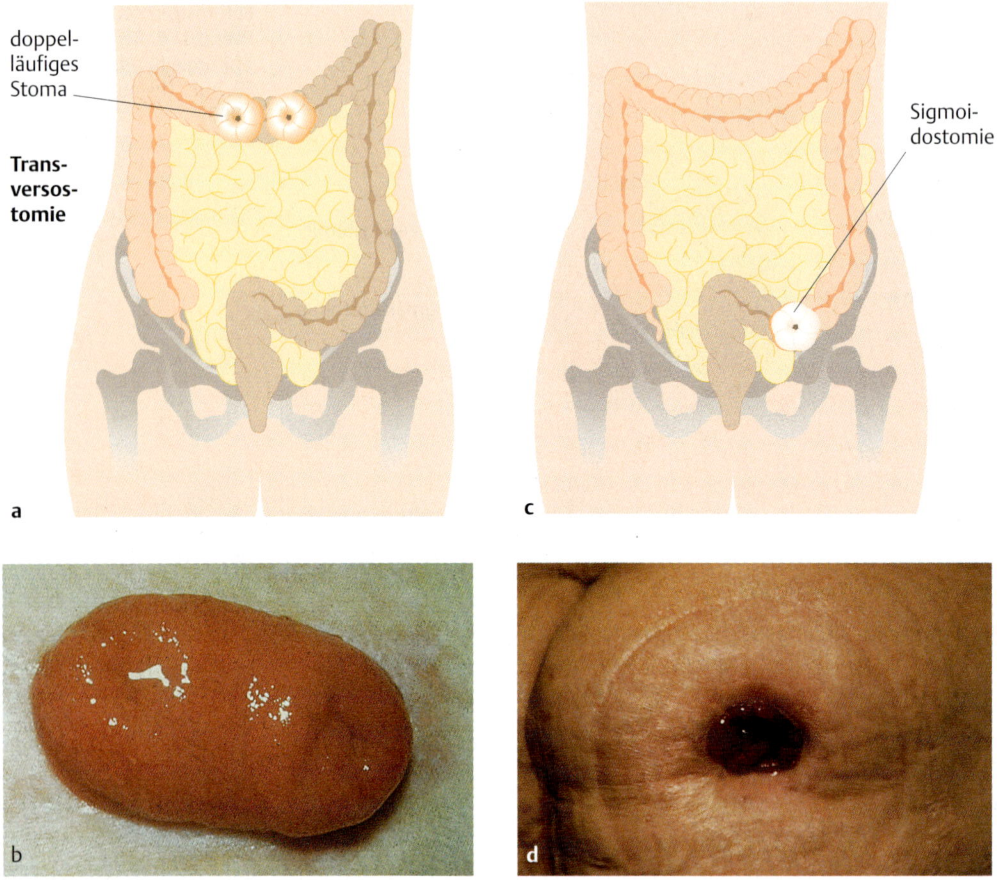

Abb. 13.**26 a–d** **a, b** Doppelläufiges Stoma mit den beiden Darmöffnungen des zu- und abführenden Darmanteils, **c, d** endständiges Stoma mit nur einer Darmöffnung, da der ableitende Darmanteil entfernt wurde (aus Köther, I., E. Gnamm: Altenpflege in Ausbildung und Praxis, 4. Aufl. Thieme, Stuttgart 2000)

Ileus meist die Bekämpfung der zugrunde liegenden Ursache im Vordergrund steht (z. B. Lysetherapie bei Herzinfarkt).

! Verdacht auf Ileus: rasch den Arzt verständigen!

Prognose

Die Letalität (Todesrate) eines Ileus liegt bei 15–25%. Entscheidend sind Ursache und Zeitdauer der Erkrankung sowie der Allgemeinzustand des Patienten.

Obstipation (Verstopfung)

Definition: Von *akuter Obstipation* spricht man, wenn die zuvor normale Stuhlentleerung plötzlich für mehrere Tage ausbleibt. Die im Alter sehr häufige *chronische Obstipation* liegt vor, wenn weniger als 3-mal pro Woche Stuhl entleert wird.

! Die Stuhlfrequenz ist individuell unterschiedlich – generell gilt aber, dass man nicht jeden Tag Stuhlgang haben muss.

Die chronische Obstipation ist eine typische Zivilisationskrankheit. In Ländern mit einem hohen Ballaststoffanteil in der normalen Ernährung sind

Ileus

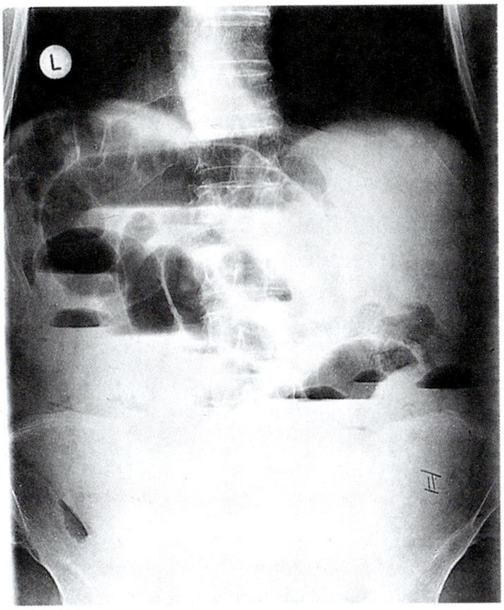

Abb. 13.**27** Typisches Röntgenbild (Leeraufnahme im Stehen) mit horizontalen Spiegelbildungen und stehenden (luftgefüllten) Darmschlingen

die Obstipation und die damit verbundenen Erkrankungen (Hämorrhoiden, Divertikulose) eine Seltenheit.

Ursachen

Bei akuter Obstipation, besonders im Wechsel mit Diarrhoe ist beim alten Menschen immer an ein *Kolonkarzinom* (s.o.) zu denken. Die Analregion sollte untersucht werden, evtl. wird der Stuhldrang infolge schmerzhafter Hämorrhoiden oder lokaler Hauteinrisse unterdrückt. Auch Stress, psychische Belastungen, Depressionen, eine ungewohnte Umgebung (Urlaub) oder Medikamente (z.B. Beruhigungsmittel, Psychopharmaka oder Opiate) können zu einer meist vorrübergehenden Verstopfung führen.
Die häufigsten Ursachen der chronischen Obstipation sind *Bewegungsmangel, Bettlägerigkeit, ballaststoffarme Kost* und eine zu *geringe Flüssigkeitsaufnahme*, die Folge ist eine Eindickung des Stuhls und eine verminderte Gleitfähigkeit. Oft liegt zusätzlich ein *Laxanzienabusus* (regelmäßige Einnahme von Abführmitteln) vor, wodurch langfristig die Obstipation verstärkt wird.

Symptome

Die Patienten beschreiben ein *Völlegefühl, Unwohlsein, Bauchkrämpfe und Blähungen.* Typisch ist die Notwendigkeit des *starken Pressens bei der Stuhlentleerung.* Bei chronischer Obstipation beklagen die Betroffenen nicht selten *starke Schmerzen im gesamten Bauch*, oft ist der gestaute Stuhl als Tumor durch die Bauchdecke tastbar.

Therapie

Allgemeinmaßnahmen. Zur Anregung der Darmtätigkeit ist eine Umstellung der Ernährung mit *Erhöhung der Ballaststoffmenge* in der Nahrung, also viel Gemüse, Salat und Vollkornprodukte, nötig. Die tägliche Trinkmenge sollte 1,5 – 2 l pro Tag betragen. *Regelmäßige Bewegung* wirkt unterstützend.

Laxanzien (Abführmittel). Meist werden zuerst *Quellstoffe* eingesetzt, da sie mild sind und wenig Nebenwirkungen haben. Sie werden nicht resorbiert, verbleiben also im Darm, binden Wasser und erhöhen so das Stuhlvolumen und die Gleitfähigkeit. Natürliche Quellstoffe sind z.B. Leinsamen und Weizenkleie, täglich sollten 1 – 2 Esslöffel mit einer ausreichenden Trinkmenge eingenommen werden. Besonders bei Patienten mit erhöhten Cholesterinwerten sollte Weizenkleie bevorzugt werden, da Leinsamen sehr kalorien- und fetthaltig ist. Laktulose, ein Milchzucker (z.B. Bifiteral) wirkt ähnlich, sollte aber einschleichend dosiert werden (15 – 45 ml), da es nicht selten zu Diarrhöe und Bauchkrämpfen mit Blähungen führt. *Anthrachinone* wie Laxoberal oder Agiolax gehören zu den meistgebräuchlichsten Abführmitteln. Sie haben eine schleimhautreizende Wirkung und vermindern die Resorption von Wasser und Natrium aus dem Darm, fördern aber gleichzeitig die Ausscheidung von anderen Elektrolyten, z.B. Kalium. Bei regelmäßiger Einnahme kommt es deshalb aufgrund des Kaliummangels zur Darmträgkeit und damit zur Verstärkung der Obstipation.

Laxanzien sollten nur nach Rücksprache mit dem Arzt über einen längeren Zeitraum verabreicht werden!

Natürliche Heilmethoden: Über Nacht eingeweichte Trockenpflaumen oder Feigen wirken stuhlregulierend. Linderung bei Bauchkrämpfen erzielt man mit feuchtwarmen Wickeln: Wärmflasche mit feuchtem Tuch umwickeln und auf den Bauch legen.

Prophylaxe

Ballaststoffe, viel trinken und regelmäßige Bewegung sind die Grundvoraussetzungen für eine problemlose Stuhlentleerung. Auf keinen Fall sollte man täglich Stuhlgang erzwingen, andererseits aber den Stuhldrang auch nicht „aufschieben". Abführmittel sollten vermieden werden, da sie dem Körper Flüssigkeit und Elektrolyte entziehen und dadurch die Verstopfungsneigung erhöhen; natürliche Quellstoffe, getrocknete Früchte oder Ähnliches sind in jedem Falle vorzuziehen!

Hämorrhoiden

Definition: Erweiterung des arteriovenösen Gefäßgeflechts im Analkanal

Ursachen

Die bei alten Menschen häufigste Ursache ist eine Venenerweiterung infolge starken Pressens bei Obstipation. Generell wirken eine angeborene Bindegewebsschwäche, Adipositas, sitzende Tätigkeit oder Schwangerschaft begünstigend.

Einteilung

Je nach Ausprägung teilt man Hämorrhoiden in 4 Stadien ein:

- *Stadium I:* Die Hämorrhoiden sind von außen nicht sichtbar;
- *Stadium II:* Beim Pressen sinkt der Hämorrhoidalknoten nach außen, verschwindet nach dem Pressakt aber wieder spontan im Analkanal;
- *Stadium III:* Nach dem Pressen bleiben die Hämorrhoidalknoten sichtbar, sie können nur manuell (von Hand) reponiert werden;
- *Stadium IV:* Die Hämorrhoidalknoten bleiben immer außerhalb des Analkanals und können nicht reponiert werden.

Symptome

Typisch sind *lokaler Juckreiz* und *Fremdkörpergefühl*; Schmerzen treten erst später auf. Bei kleinen Einrissen der Hämorrhoiden kommt es zu *hellroten Schmierblutungen*.

Komplikationen

Massive Blutungen, lokale Entzündungen oder die sehr schmerzhafte Thrombosierung eines Hämorrhoidalknotens sind typische Komplikationen.

Diagnostik

Bei Verdacht auf Hämorrhoiden sollten eine *Proktoskopie* (Spiegelung des Analkanals) oder eine *Rektoskopie* (Spiegelung des Enddarms) veranlasst werden.

Therapie

Allgemeinmaßnahmen. Wenn nötig Gewichtsreduktion, Vermeidung von Schleimhaut reizenden Nahrungs- und Genussmitteln (Kaffee, scharfe Gewürze, Alkohol etc.) und Regulation des Stuhls durch ballaststoffreiche Kost, erhöhte Trinkmenge und regelmäßige Bewegung. Zur Verhinderung von lokalen Entzündungen ist das Waschen der Analregion nach jedem Stuhlgang wichtig; Sitzbäder mit Kamille lindern Juckreiz und Entzündungen.

Medikamentöse Therapie. Lokal können Salben (z.B. Faktu, Haemo-Exhirud) die Beschwerden lindern. Meist wird zusätzlich ein „Analdehner" verschrieben, um die Sphinktermuskulatur zu lockern, damit das Blut leichter abfließt. Bei entzündlich veränderten Hämorrhoiden werden oft cortison- oder lokalanästhetikahaltige Salben angewandt. Sie sollten wegen der recht hohen Nebenwirkungsrate (z.B. Hautatrophie oder Hautpilz) nicht dauerhaft angewandt werden.

Invasive Therapie. Geringgradige Hämorrhoiden können sklerosiert werden, dazu werden Verödungsmittel unter die Schleimhaut gespritzt um die Blutzufuhr zu den Hämorrhoiden zu drosseln. Höhergradige Hämorrhoiden müssen mittels Gummiligatur unterbunden oder operativ entfernt werden (Abb. 13.**28**).

Hämorrhoiden

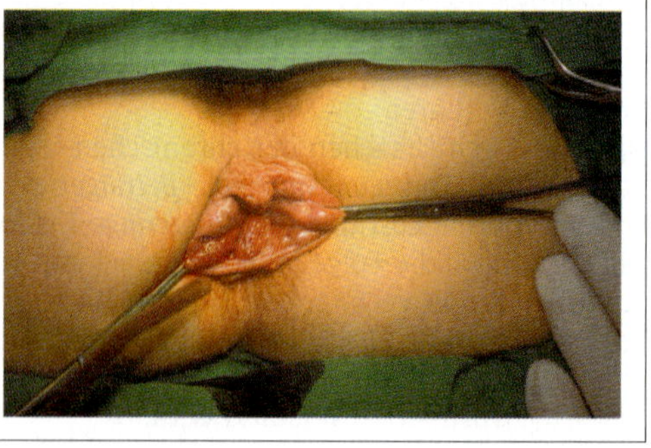

Abb. 13.**28** Operative Hämorrhoidenentfernung

Erkrankungen der Leber

Susanne Andreae

Virushepatitis (Leberentzündung)

Definition: Viral bedingte Entzündung der Leber

Ursachen

Die häufigste Ursache einer akuten Hepatitis ist eine Virusinfektion, doch auch Bakterien oder tierische Einzeller können eine Leberentzündung auslösen. An nicht infektiösen Ursachen spielt besonders der chronische Alkoholmissbrauch eine Rolle.

Einteilung

Es sind mindestens 5 verschiedene Viren bekannt, die eine Hepatitis auslösen können, sie werden mit den Großbuchstaben A bis E gekennzeichnet, man unterscheidet daher eine Hepatitis A bis E. Die Unterschiede zwischen den häufigsten Hepatitiden sind in Tab. 13.**5** dargestellt.

Symptome

Die Symptomatik der einzelnen Hapatitisformen ist sehr ähnlich: nach einer Inkubationszeit von Wochen bis Monaten kommt es meist zu *„grippalen Symptomen"* wie leichtes Fieber, Abgeschlagenheit, Kopf- und Gliederschmerzen; hinzu kommen Appetitlosigkeit, Übelkeit und Druckschmerz im rechten Oberbauch durch die entzündlich bedingte Leberschwellung. In ca. 50% der Fälle tritt ein *Ikterus* (Gelbsucht) auf. Durch den ansteigenden Bilirubinspiegel im Blut kommt es zur Gelbfärbung von Skleren und Haut (Abb. 13.**29**), die Folge ist ein manchmal sehr quälender *Juckreiz*. Der Stuhl wird infolge der fehlenden Gallensäuren hell, der Urin dagegen bierbraun, weil ein Teil des Bilirubins mit dem Urin ausgeschieden wird.
Nicht selten fehlen die typischen Beschwerden, so dass viele Patienten völlig unbemerkt eine Hepatitis durchmachen. Im Alter verläuft eine Hepatitis aber oft schwerer.

Tabelle 13.**5** Virushepatitiden

	Häufigkeit	**Übertragung**	**Risikogruppen**	**Inkubationszeit**	**Verlauf**
Hepatitis A	50% aller Virushepatitiden (häufigste Hepatitis!)	Virus wird mit dem Stuhl ausgeschieden, daher *fäkal-orale* Übertragung (vom Stuhl über Nahrungsmittel oder beschmutzte Hände in den Mund)	Bes. Touristen in Länder mit niedrigem hygienischen Standard	2–5 Wochen	Praktisch immer *folgenlose Ausheilung*
Hepatitis B	30–35% aller Hepatitiden	*Blut, Blutprodukte* oder kontaminierte Instrumente (z. B. gemeinsam benutzte Injektionsnadeln) *sexuelle Kontakte* Infizierte Mütter übertragen das Virus auf ihr Kind	medizinisches Personal Dialysepatienten Prostituierte Fixer homosexuelle Männer	1–6 Monate	1% fulminanter Verlauf, in 5–10% Übergang in eine chronische Hepatitis
Hepatitis C	10% aller Hepatitiden	s. Hepatitis B (90% der durch Bluttransfusionen übertragenen Hepatitiden!)	s. Hepatitis B, zusätzlich Personen, die bis 1989 Bluttransfusionen erhielten (seither Testung der Konserven)	2 Wochen–4 Monate	In 70–80% Übergang in eine chronische Hepatitis

Sklerenikterus

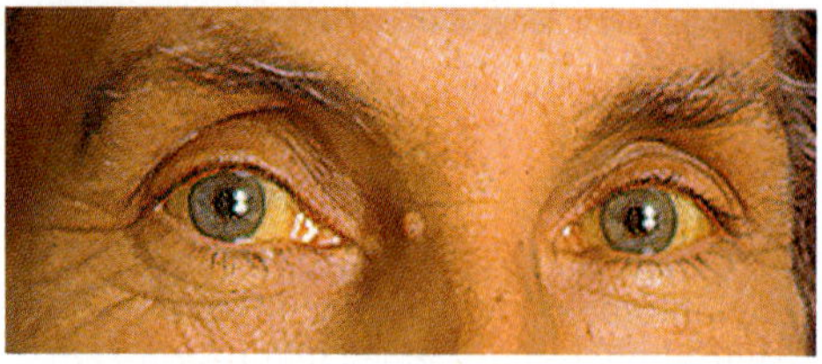

Abb. 13.**29** Der erhöhte Bilirubinspiegel im Blut führt zur Gelbfärbung von Skleren und Haut (aus Kellnhauser u. a.: THIEMEs Pflege. Thieme, 9. Aufl. Thieme, Stuttgart 2000)

Diagnostik

Bei der körperlichen Untersuchung fällt eine *Hepatomegalie* (Lebervergrößerung), evtl. auch eine Splenomegalie (Milzvergrößerung) auf. Laborchemisch finden sich erhöhte Leberwerte und ein Anstieg der *Antikörper* gegen den spezifischen Hepatitiserreger. Bei gänzlich unklaren Fällen ist eine *Leberbiopsie* (Gewebepunktion unter sonografischer Kontrolle) nötig.

Therapie

Medikamentös lässt sich eine Hepatitis nicht heilen. Im Vordergrund stehen *symptomatische Maßnahmen* wie Bettruhe und körperliche Schonung, leberschädigende Stoffe (bes. Alkohol und Medikamente) müssen gemieden werden. Bei starkem Ikterus kann der Bilirubinspiegel durch Gallesäure bindende Medikamente (z. B. Quantalan) gesenkt werden. In schweren Fällen werden Interferone eingesetzt, Medikamente die die Virusabtötung unterstützen sollen.

Pflege

Pflegerische Aspekte: Der Patient erhält Wunschkost, sofern eine orale Ernährung möglich ist. Bei starkem Juckreiz mehrmals täglich Puder (z. B. Ingelan) anwenden. Scheuerreize z. B. durch eng anliegende Kleidung sind zu vermeiden. Bei Oberbauchschmerzen feucht-warme Wickel anlegen. Sie können jedoch den Juckreiz verschlimmern. Evtl. Fieber senkende Maßnahmen ergreifen, z. B. Wadenwickel. Der Patient braucht nur eine gelockerte Bettruhe einzuhalten. Bewegung fördert die Durchblutung der Leber.

Beobachtet werden bei Hepatitis-Patienten das Allgemeinbefinden, Kreislauf, Atmung, Bewusstsein, Temperatur, die Ausscheidungen (Urin dunkel verfärbt, Stuhl entfärbt?), die Hautfarbe und Farbe der Skleren und Blutungszeichen an Haut und Schleimhaut (Zeichen für Gerinnungsstörungen bei Leberversagen).

Verlauf

In den meisten Fällen heilt die Hepatitis innerhalb einiger Wochen folgenlos aus; es resultiert eine lebenslange Immunität gegen den Erreger. Sehr selten ist ein fulminanter (schneller und heftiger) Verlauf mit Entwicklung eines Leberkomas infolge einer massiven Leberinsuffizienz und meist tödlichem Ausgang. Ist die Hepatitis nach 6 Monaten noch nicht ausgeheilt, spricht man von einer *chronischen Hepatitis.* Diese kann nach Jahren in eine Leberzirrhose übergehen und gilt als ein Risikofaktor für das Leberzellkarzinom.

Prophylaxe

Insgesamt steht prophylaktisch die Vermeidung des direkten Kontaktes mit Ausscheidungen und Blut von Erkrankten im Vordergrund. Zur Vermeidung einer Hepatitis A ist besonders in südlichen Ländern vom Genuss des Leitungswassers (auch der Eiswürfel im Getränk!) und von Schalentieren oder Salat abzuraten. Eine Impfung existiert bisher nur gegen Hepatitis A und B.

Hepatitis B und C sind 100-mal infektiöser als AIDS, d. h. bei einer Stichverletzung werden bei AIDS 100-mal mehr übertragbare Viren zur Infektionsauslösung benötigt. Deshalb wird bei versehentlichen Stichverletzungen mit infiziertem Blut Hepatitis B und C sehr häufig, AIDS dagegen extrem selten übertragen.

Pflege

Hygienevorschriften: Hygienemaßnahmen sollten dem alten Menschen erklärt werden, um Ängste und Unsicherheit abzubauen.

Ein Schutzkittel muss immer getragen werden, wenn ein Kontakt zu infektiösem Material (Speichel, Blut, Sperma und Ausscheidungen) möglich ist. Dies gilt ebenso für Handschuhe. Auch angetrocknetes Blut ist infektiös! Nach jeder Tätigkeit am Hepatitiskranken müssen die Hände desinfiziert werden.

Der Hepatitispatient benötigt eine separate Nasszelle. Sind Steckbecken oder Toilettenstuhl notwendig, sollten diese im Zimmer belassen werden. Die Wäsche wird in speziell gekennzeichneten Säcken gesammelt, kontaminierte Bettwäsche gekennzeichnet und extra entsorgt.

Alle verwendeten Instrumente sind zu desinfizieren, reinigen und sterilisieren.
Patienten mit Hepatitis A müssen bis eine Woche nach Auftreten des Ikterus isoliert werden. Bei Hepatitis B ist dies nicht unbedingt erforderlich, meist ist es jedoch sinnvoll, um die Hygienevorschriften einhalten zu können. Es besteht Meldepflicht bei Erkrankung und beim Tod.

Leberzirrhose

Definition: Irreversibler narbiger Umbau des Lebergewebes

Ursachen

Die mit 50% häufigste Ursache der Leberzirrhose ist der *langjährige Alkoholmissbrauch*, 25% der Fälle gehen auf eine *chronische Virushepatitis* zurück. Besonders bei alten Menschen kann die Ursache auch in einer *chronischen Rechtsherzinsuffizienz* mit massivem Blutstau in der Leber liegen (kardiale Zirrhose).

Alkohol ist die weltweit häufigste Droge. Der jährliche Pro-Kopf-Verbrauch an reinem Alkohol liegt bei 10 – 12 l! Die Zahl der hierzulande behandlungsbedürftigen Alkoholiker wird auf 2,5 Mio. geschätzt, $^{1}/_{3}$ davon sind Frauen. Die toxische Alkoholgrenze für die Leber ist individuell verschieden, im Mittel liegt sie bei Männern bei 60 g Alkohol/Tag, bei Frauen bei 20 g/Tag. (60 g Alkohol = 2 l Exportbier oder 0,75 l Wein oder 0,2 l Whisky). Frauen haben eine niedrigere Konzentration des Alkohol abbauenden Enzyms in der Leber, deshalb ist die toxische Alkoholgrenze für die Leber niedriger.

Das bei einer Zirrhose gebildete Narbengewebe schädigt die Struktur der Leber, sie wird hart, die Oberfläche ist höckrig tastbar (Abb. 13.**30 a, b**). Die Folge ist ein verminderter oder versperrter Blutfluss durch die Leber, der zur *portalen Hypertension* (Bluthochdruck in der Pfortader) führt. Infolge der zunehmenden *Leberinsuffizienz* können Nährstoffe, Hormone, Medikamente und Giftstoffe nur noch verlangsamt oder gar nicht mehr abgebaut werden. Die Syntheseleistung der Leber nimmt ab mit weitreichenden Folgen für den Gesamtorganismus.

Leberzirrhose

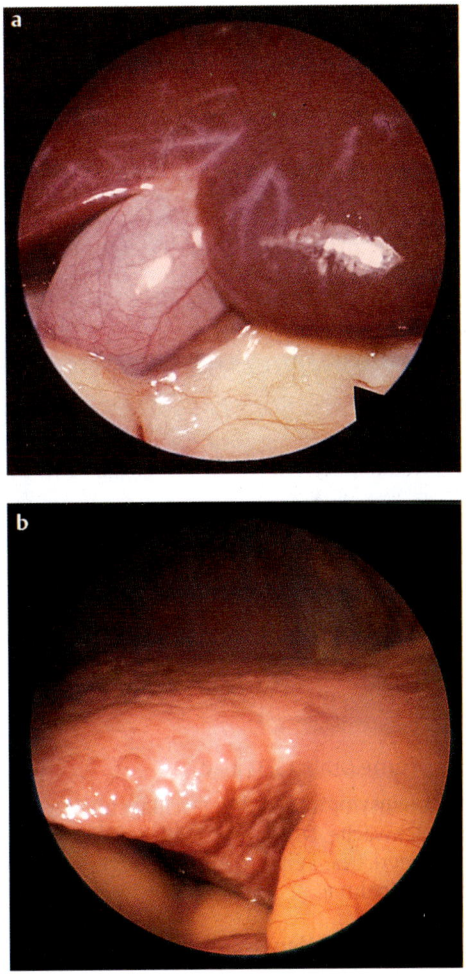

Abb. 13.**30 a, b** **a** Normale Leber und Gallenblase, **b** höckeriger Umbau der Leber bei Leberzirrhose (aus Gerlach, U., H. Wagner, W. Wirth: Innere Medizin für Pflegeberufe, 5. Aufl. Thieme, Stuttgart 2000)

Vorsicht bei Medikamenten: Der Patient darf auf keinen Fall eigenmächtig Medikamente einnehmen: Viele, auch rezeptfreie Medikamente belasten die Leber erheblich (z. B. Parazetamol). Medikamente, die in der Leber abgebaut werden, müssen bei Leberzirrhose niedriger dosiert werden, nicht dringend erforderliche Medikamente werden abgesetzt.

Symptome bei Leberzirrhose

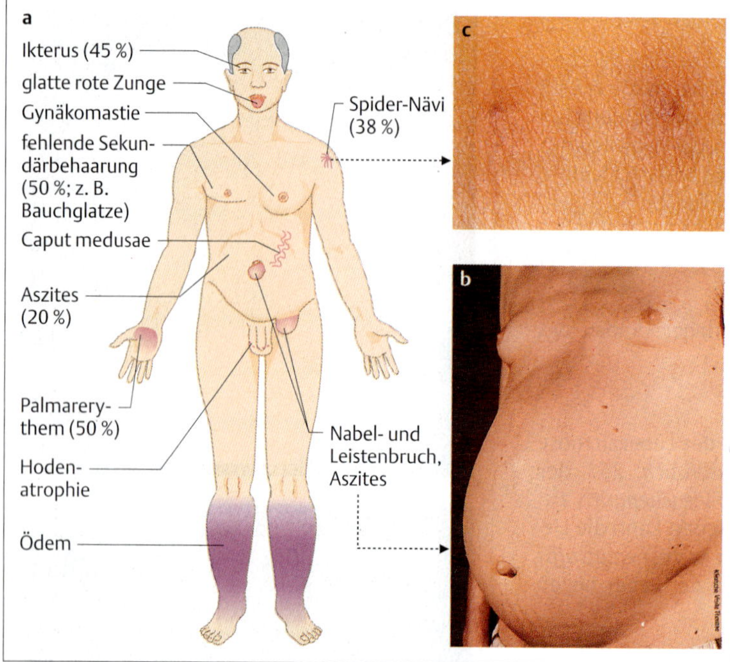

Abb. 13.**31 a–c** **a** Die wichtigsten Symptome bei Patienten mit Leberzirrhose, **b** männlicher Patient mit deutlicher Gynäkomastie, abgemagertem Brustkorb und starker Vorwölbung des Leibes mit Nabelbruch durch Aszites (mit freundlicher Genehmigung der Fa. Thomae), **c** Spider-Nävi an der Haut (aus Gerlach, U., H. Wagner, W. Wirth: Innere Medizin für Pflegeberufe, 5. Aufl. Thieme, Stuttgart 2000)

Symptome (Abb. 13.**31 a–c**)

Allgemeinsymptome. Abgeschlagenheit, Leistungsschwäche, Druck- und Völlegefühl im Oberbauch, evtl. Übelkeit und Appetitlosigkeit mit Gewichtsabnahme.

Zeichen der portalen Hypertonie (Pfortaderhochdruck). Das Blut aus der Pfortader kann aufgrund des narbigen Organumbaus die Leber nicht mehr ungehindert durchfließen, deshalb steigt der Blutdruck in der Pfortader an. Es bilden sich „Umgehungskreisläufe" über andere Venensysteme in das rechte Herz. Die Folge ist eine vermehrte Durchblutung und Erweiterung verschiedener Venen: Es kommt zu *Ösophagusvarizen* (Krampfadern in der Speiseröhre, Abb. 13.**32**). Eine Erweiterung der Hautvenen im Nabelbereich nennt man das *Medusenhaupt* (Caput medusae, selten). Bei vermehrter Füllung der Venen im Analkanal bilden sich *Hämorrhoiden*. Auch der bei Leberzirrhose typische *Aszites* („Wassersucht") ist Folge des Pfortaderhochdruckes. Durch den hohen Druck kommt es zum „Abpressen" von Blutserum in den Bauchraum. Verstärkt wird die Aszitesbildung durch die verminderte Albuminsynthese in der Leber, ein Protein, das Wasser bindet und so im Gefäß zurückhält. Die Aszitesmenge kann bis zu 20 l betragen! Durch den erhöhten Druck im Bauchraum bildet sich häufig ein Nabel- oder Leistenbruch.

Leberhautzeichen. An Haut und Schleimhäuten kommt es zu typischen Veränderungen:

Ösophagusvarizen

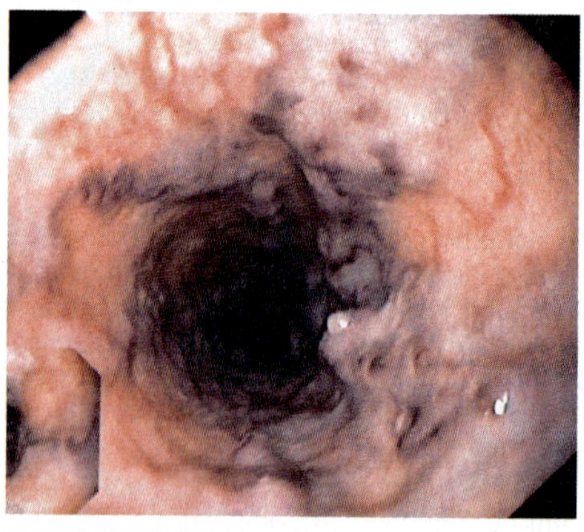

Abb. 13.**32** Aufgrund des Pfortaderhochdrucks können sich bei einer Leberzirrhose Krampfadern in der Speiseröhre bilden (aus Gerlach, U., H. Wagner, W. Wirth: Innere Medizin für Pflegeberufe, 5. Aufl. Thieme, Stuttgart 2000)

- *Spider naevi* (Gefäßspinnen), erweiterte Hautkapillaren;
- *Palmarerythem*, eine Rötung der Handinnenflächen;
- *„Lackzunge":* Die Zunge ist glatt und tiefrot, meist infolge Vitamin-B_{12}-Mangels;
- *Weißfleckung der Haut*, besonders nach Abkühlung;
- evtl. *Sklerenikterus* (s. o.), denn das beim Abbau von Hämoglobin anfallende Bilirubin kann in der Leber nicht mehr verstoffwechselt werden.

Hormonelle Veränderungen. Durch den verminderten Abbau der Sexualhormone in der Leber kommt es zur „Verweiblichung":

- *Gynäkomastie* mit Vergrößerung der Brustdrüsen;
- *Bauchglatze* durch Verlust der männlichen Behaarung;
- *Hodenatrophie, Potenzstörungen;*
- bei Frauen sind *Menstruationsstörungen* (Veränderung der Regelblutung) häufig.

Zeichen der Leberfunktionsstörung. Die Leber spielt in vielen Stoffwechselprozessen eine wichtige Rolle. Bei Leberzirrhose resultieren deshalb gravierende Veränderungen: *Erhöhte Blutungsneigung* durch die verminderte Bildung von Gerinnungsstoffen, *Aszites* und *Ödeme* infolge der gestörten Albuminbildung.

Komplikationen

Eine der häufigsten und gefährlichsten Komplikation bei Pfortaderhochdruck ist die *Ösophagusvarizenblutung*, denn bei starker Blutung entwickelt sich rasch ein Volumenmangelschock. Die blutenden Varizen müssen sofort mit einer speziellen Sonde (Senkstakensonde) komprimiert oder sofort endoskopisch verödet werden.

Die *hepatische Enzephalopathie* ist gekennzeichnet durch neuropsychiatrische Symptome wie Persönlichkeitsveränderungen, Verhaltensauffälligkeiten, Konzentrationsstörungen oder Bewusstseinstrübung. Als Ursache vermutet man eine Schädigung des zentralen Nervensystems durch die Anhäufung besonders von Ammoniak im Körper. Die schwerste Form der hepatischen Enzephalopathie ist das *Leberausfallskoma*, an dem die meisten Patienten versterben.

Die langjährige Leberzirrhose gilt als Risikofaktor für ein *Leberzellkarzinom* (s. u.).

Therapie

Die wichtigste Maßnahme ist natürlich das *strikte Alkoholverbot* und/oder die Bekämpfung der Grundkrankheit, um ein Fortschreiten der Zirrhose zu verhindern. Eine medikamentöse Therapie gibt es nicht, man behandelt rein symptomatisch, in seltenen Fällen wird eine *Lebertransplantation* angestrebt.

Bei Aszites wird die Trinkmenge reduziert, salz- und eiweißarme Kost verabreicht und mit Diuretika (S. 197 f) behandelt. Erst wenn der Patient durch den Aszites z. B. in der Atmung stark beeinträchtigt ist, wird eine *Aszitespunktion* durchgeführt. Bei Therapieresistenz kann über künstliche Entlastungskreisläufe (z. B. künstliche Verbindung von Bauchraum zu oberer Hohlvene) versucht werden, das Wasser in den Blutkreislauf zurückzuführen.

Pflege

Aspekte der Pflege: Bei Aszites begünstigen Bettruhe, Flüssigkeitsbeschränkung und eiweißreiche Kost die Ödemausschwemmung. Tritt als Komplikation eine hepatische Enzephalopathie auf, ist die Eiweißzufuhr jedoch zu beschränken.

Durch die stark eingeschränkte Beweglichkeit ist der Patient dekubitus-, thrombose- und kontrakturgefährdet, deshalb müssen die entsprechenden Prophylaxen sorgfältig durchgeführt werden.

Ist die Atmung durch den Aszites eingeschränkt, sind pneumonieprophylaktische Maßnahmen durchzuführen.

Bestehen Gerinnungsstörungen, ist besonders darauf zu achten, dass der alte Mensch sich nicht verletzt.

Bei einem Leberzirrhose-Patienten muss Folgendes *beobachtet* werden:

- Allgemeinbefinden und Bewusstsein (ist das Bewußtsein eingetrübt durch einen Ammoniakanstieg? Droht ein Leberkoma? Kommt der Patient in ein Alkoholdelir?),
- Vitalzeichenkontrolle,
- Haut (erweiterte Hautkapillaren, Rötung der Handinnenflächen, Weißfleckung der Haut),
- Blutungszeichen (vermehrtes Auftreten von Hämatomen?),
- bei Aszites: Bauchumfang messen, Körpergewicht, Flüssigkeitsbilanzierung.

Lebertumoren

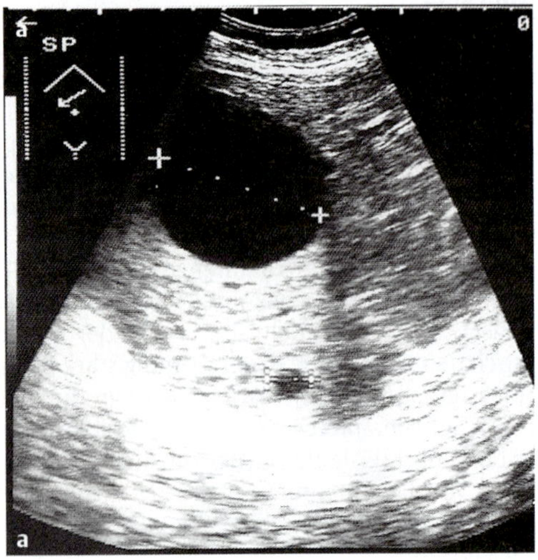

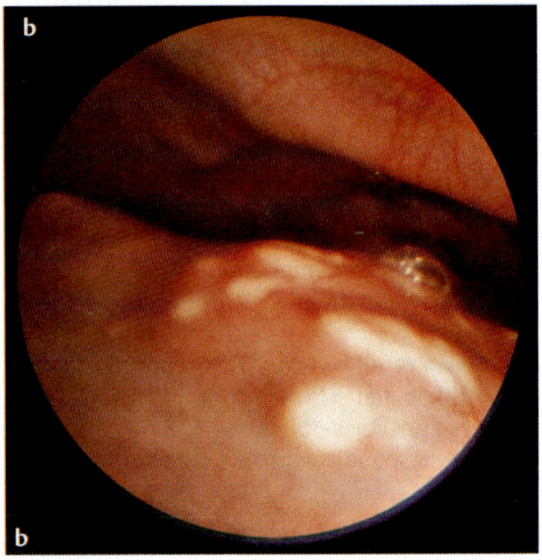

Abb. 13.**33 a, b** **a** Sonografische Darstellung zweier Leberzysten (Durchmesser ca. 7 und 1,5 cm), **b** laparoskopischer Befund von Lebermetastasen bei einem Kolonkarzinom (aus Gerlach, U., H. Wagner, W. Wirth: Innere Medizin für Pflegeberufe, 5. Aufl. Thieme, Stuttgart 2000)

Lebertumoren

Gutartige Lebertumoren

Die häufigsten gutartigen Lebertumoren sind *Hämangiome* (Blutschwamm). Diese Gefäßtumoren sind meist angeborene Fehlbildungen, die nie entarten und nur äußerst selten (Ruptur, Einblutung etc.) Beschwerden bereiten.
Auch *Leberzysten* werden meist zufällig entdeckt. Diese flüssigkeitsgefüllten Hohlräume in der Leber bereiten nur bei entsprechender Größe ein lokales Druckgefühl (Abb. 13.**33 a**)
Bei Frauen kann es nach langjähriger Antikonzeptivaeinnahme („Pille") zur Bildung von *Adenomen* kommen. Diese in der Regel gutartigen Tumore verkleinern sich nach Absetzen der Medikamente.

Bösartige Lebertumore

Das *Leberzellkarzinom* ist bei uns eher selten, in tropischen Ländern dagegen sehr häufig und zählt zu den weltweit häufigsten Karzinomen. Die Ursache ist unklar, das Karzinom entwickelt sich meist auf dem Boden einer alkoholtoxischen Leberzirrhose oder bei chronischer Hepatitis. Die Symptome sind meist sehr uncharakteristisch (Druckgefühl im Oberbauch, Abgeschlagenheit, Gewichtsverlust, evtl. Ikterus oder Zeichen des Pfortaderhochdruckes). Daher wird der Tumor oft erst spät entdeckt, wenn eine operative Entfernung nicht mehr möglich ist. Daher ist die Prognose des Leberzellkarzinoms sehr schlecht, die durchschnittliche Überlebenszeit liegt bei 6 Monaten.
90% aller Lebertumore sind *Metastasen*. Nach den Lymphknoten ist die Leber das von Metastasen am häufigsten befallene Organ, die Primärtumoren sitzen meist im Magen-Darm-Trakt, in der Lunge oder der weiblichen Brust. Beschwerden machen Metastasen nur selten, sie werden meist im Rahmen der Tumornachsorge entdeckt (Abb. 13.**33 b**). Therapeutisch versucht man eine weitere Metastasierung durch Chemotherapie zu verhindern, Einzelmetastasen können operativ entfernt werden.

Erkrankungen der Gallenblase

Susanne Andreae

Cholelithiasis (Gallensteine)

Definition: Steine oder Konkremente in der Gallenblase (*Cholezystolithiasis*) oder in den Gallenwegen, z. B. dem Ductus choledochus (*Choledocholithiasis*).

Das Gallensteinleiden gehört zu den *häufigsten Krankheiten* in den westlichen Industrienationen. Ca. jeder 10. Erwachsene hat Gallensteine, Frauen sind 3-mal häufiger betroffen; die Häufigkeit nimmt mit dem Alter zu.

Ursachen

Gallensteine entstehen, wenn Stoffe wie Cholesterin oder Bilirubin, die normalerweise in der Galle gelöst sind, auskristallisieren. Meist handelt es sich um Mischsteine aus Cholesterin und Bilirubin (Abb. 13.**34**).

Risikofaktoren

Der wichtigste Risikofaktor für die Bildung von Gallensteinen ist die *Adipositas*. Doch auch im Rahmen einer Schwangerschaft, Diabetes mellitus, einer genetischen Veranlagung oder hämolytischen Anämie (durch große Mengen anfallendes Bilirubin) können sich Steine bilden.

Man spricht bei den Risikofaktoren zur Steinbildung gerne von den „5 F": *f*emale (weiblich), *f*at (Adipositas), *f*orty (über 40 Jahre alt), *f*air (hellhäutig) und *f*ertile (Mutter mehrerer Kinder).

Symptome

Die weitaus meisten Gallensteine sind *klinisch stumm*, d. h., sie verursachen keinerlei Beschwerden und werden rein zufällig im Rahmen einer Ultraschalluntersuchung entdeckt. Gelegentlich beklagen die Patienten Oberbauchbeschwerden bei fettem Essen, Eierspeisen, Kaffee oder ähnlichem. Das typische Symptom ist die *Gallenkolik*. Oft ausgelöst durch fettes Essen (starker Reiz für die Entleerung der Gallenblase) kommt es zur Steinwanderung. Bleibt der Stein in den Gallengängen hängen, treten *starke, kolikartige Schmerzen im rechten Oberbauch* auf, oft mit Ausstrahlung in die rechte Schulter, meist begleitet von Übelkeit und Erbrechen.

Gallensteine

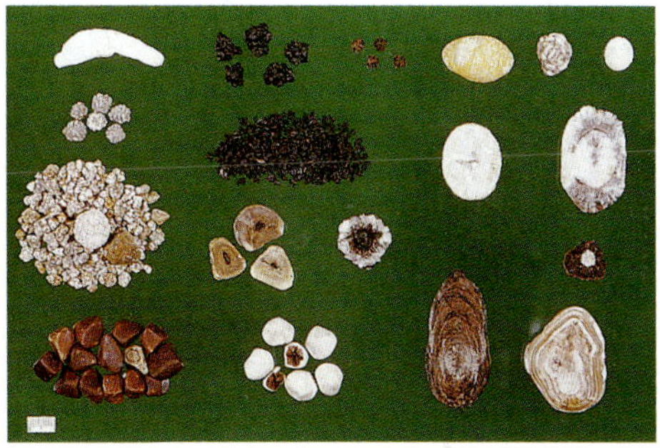

Abb. 13.**34** Sammelsurium einiger Steine von verschiedenen Patienten (aus Paetz, B., B. Benzinger-König: Chirurgie für Pflegeberufe, 19. Aufl. Thieme, Stuttgart 2000)

Pflege

Pflege bei Gallenkolik: Der Patient sollte Bettruhe und Nahrungskarenz einhalten; ab dem 2. Tag wird die Kost langsam wieder aufgebaut. Nach ärztlicher Anordnung können schmerzlindernde Medikamente gegeben werden. Warme Bauchwickel wirken krampflösend, dürfen aber nicht bei entzündlichen Erkrankungen angewendet werden. Wichtig ist die regelmäßige Kontrolle des Befindens (Bauchschmerzen?), der Abdomen (feste Bauchdecke als Zeichen einer Peritonitis?) und der Temperatur, Puls und Blutdruck.

Komplikationen

Die häufigste Komplikation ist eine Entzündung der Gallenblase (*Cholezystitis*). Bei *Perforation* der Gallenblase in den Bauchraum droht eine *Peritonitis*, ein *Gallensteinileus* bei Steinperforation in den Dünndarm. Der *Verschlussikterus* und die *biliäre Pankreatitis* resultieren meist aus einer Choledocholithiasis (Abb. 13.**35**).

Verschlussikterus. Verschließt ein Stein den Ductus choledochus (Choledocholithiasis), kann die Galle nicht mehr abfließen und es entwickelt sich ein *Ikterus* infolge der erhöhten Bilirubinspiegel im Blut mit Entfärbung des Stuhls bierbraunem Urin aufgrund der vermehrten Bilirubinausscheidung mit dem Harn. Der Stein muss

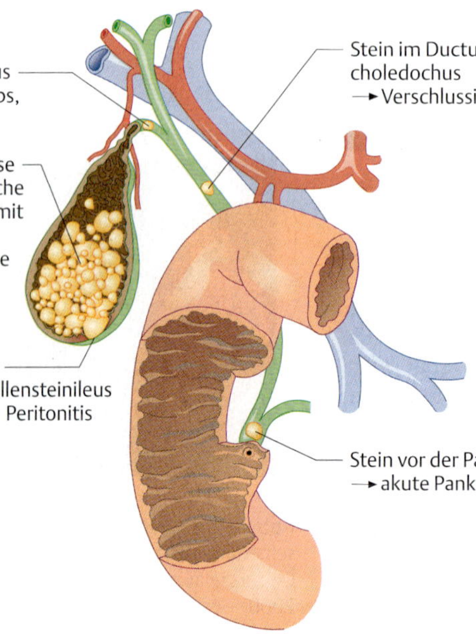

Abb. 13.**35** Mögliche Steinlokalisationen mit den entsprechenden Auswirkungen (nach Dannhardt-Thiem)

mittels einer ERCP (endoskopischen Sondierung des Ganges) oder operativ entfernt werden.

Cholezystitis (Entzündung der Gallenblase). Zur Gallenblasenentzündung kommt es fast nur bei Gallensteinträgern. Wie bei einer Gallenkolik treten plötzliche *Schmerzen* auf, verbunden mit *Fieber* und *laborchemisch erhöhten Entzündungswerten*. Ist zusätzlich der Ductus zysticus (Gallenblasengang) verschlossen, droht eine massive Eiteransammlung in der Gallenblase, das *Gallenblasenempyem*. Platzt die Gallenblase (*Gallenblasenperforation*), entleert sich das eitrige Sekret in die Bauchhöhle, es resultiert eine gallige Peritonitis mit Sepsisgefahr. Bei wiederholten, oft weniger dramatischen Entzündungen kann eine *chronische Cholezystitis* entstehen. Die Gallenblasenwand ist dann entzündlich verdickt, bei Einlagerungen von Kalk in die Wand spricht man von einer *Porzellangallenblase*. Therapeutisch wird bis zum Abklingen der Beschwerden konservativ behandelt: Antibiose, lokale Eisbehandlung, Schmerzbekämpfung und Nahrungskarenz. Im Anschluss erfolgt die operative Gallenblasenentfernung (Cholezystektomie).

Biliäre Pankreatitis. Eine der häufigsten Ursachen der Pankreatitis (Bauchspeicheldrüsenentzündung, s. u.), ist die Choledocholithiasis. Gemeinsam mit dem Ductus choledochus mündet im Bereich der Vater-Papille der Pankreasgang in das Duodenum. Ist dieser Abflussweg durch einen Gallenstein verschlossen, staut sich das Pankreassekret und es kommt zur Pankreatitis (s. u.). Meist kann der Stein im Rahmen einer ERCP entfernt werden.

Gallensteinileus. Im Rahmen lokaler Entzündungsprozesse kann es zur entzündlichen Verklebung von Gallenblase und Duodenum kommen. Bei weiterer Wandirritation perforiert der Gallenstein in den Zwölffingerdarm, wandert mit dem Stuhlgang bis zum Beginn des Kolons und bleibt dort hängen (Ileozökalklappe). Es resultiert ein mechanischer Ileus; der Stein muss baldmöglichst operativ entfernt werden.

Therapie

Asymptomatische Gallenblasensteine werden nicht entfernt. Bei einer akuten Gallenkolik lassen unter starken Schmerzmitteln und Spasmolytika (krampflösende Medikamente) die Beschwerden meist rasch nach.

Nur bei wiederholten Koliken oder Komplikationen wird die Gallenblase durch Bauchschnitt oder lapraskopisch (mittels spezieller Instrumente durch kleine Bauchschnitte, „Schlüssellochchirurgie“) entfernt (*Cholezystektomie*). Alternativ können Steine je nach Größe und Beschaffenheit durch Ultraschallwellen (*Lithotripsie*) zertrümmert werden. Umstritten ist die medikamentöse Steinauflösung – sie gelingt nur bei bestimmten Steinarten und erst nach langer Behandlungsdauer (1 – 2 Jahre).

Pflege **Cholezystektomie:** Nach Entfernung der Gallenblase ist keine spezielle Diät nötig. Der Betroffene soll alle Speisen „ausprobieren“, um herauszufinden, welche Nahrungsbestandteile er eventuell meiden sollte.

Gallenblasen-/ Gallengangskarzinom

Karzinome der Gallenblase und der Gallengänge sind insgesamt selten. Gallenblasensteine werden als Risikofaktor angesehen, da sie sich bei bis zu $^{2}/_{3}$ der Karzinome finden. Daher sind Frauen häufiger betroffen. Der Häufigkeitsgipfel liegt zwischen 60 und 70 Jahren, deswegen ist das Gallenblasenkarzinom eine *typische Tumorerkrankung im Alter.*

Symptome

Diese sind eher uncharakteristisch, richtungsweisend kann ein *schmerzloser Ikterus* verbunden mit Gewichtsabnahme, Leistungsknick etc. sein.

Therapie

Gallenblasen- oder Gallengangskarzinome werden oft so spät entdeckt, dass eine operative Heilung nicht mehr möglich ist. Um einen Abfluss der Gallenflüssigkeit zu gewährleisten, wird ein Art Katheter (Stent) in die Gallengänge eingelegt und die Gallenflüssigkeit nach innen (in den Darm) oder nach außen abgeleitet. Möglich ist auch die operative Verbindung zwischen Gallensystem und Magen-Darm-Trakt.

Prognose

Mit einer 5-Jahres-Überlebensrate von nur 2% ist die Prognose sehr schlecht.

Erkrankungen der Bauchspeicheldrüse

Susanne Andreae

Akute Pankreatitis (Bauchspeicheldrüsenentzündung)

Definition: Entzündung des Pankreas mit Gefahr der „Selbstandauung“ des Organs.

Ursachen

80% der Fälle sind durch *Alkoholabusus* oder *Gallensteine* (biliäre Pankreatitis, s. o.) ausgelöst. Andere Ursachen sind Infektionen (z.B. Mumps), Verletzungen (z.B. nach ERCP; S. 273) oder Medikamente (z. B. Kortison, Diuretika etc). In 10 – 20% der Fälle bleibt die Ursache ungeklärt.
Während Alkohol das Pankreasgewebe direkt schädigt, wird beim Verschluss der Vater-Papille durch einen Gallenstein das Pankreassekret aufgestaut. Dabei werden die Verdauungsenzyme im Pankreassaft schon im Pankreas und nicht erst im Duodenum aktiviert; durch die Eiweiß spaltenden Enzyme kommt es dann zur *„Selbstandauung“* des Organs.

Symptome

Die Krankheit setzt akut ein, sie „überfällt den Patienten wie aus heiterem Himmel“:

- *starke, gürtelförmige* (Ausstrahlung in den Rücken) *Oberbauchschmerzen*;
- *Übelkeit* und *Erbrechen*;
- Geblähter, *„gummiartiger“ Bauch*;
- evtl. Ikterus;
- die starken Schmerzen führen häufig reflektorisch zum *paralytischen Ileus* (s. o.);
- evtl. bestehen *Schockzeichen*: Durch die entzündlich bedingte Schwellung des Pankreas und seiner Umgebung sowie eine durch die Entzündung ausgelöste Gefäßerweiterung gehen große Flüssigkeitsmengen verloren. Deshalb besteht die Gefahr eines Volumenmangelschocks.

Komplikationen

Die Pankreatitis kann lebensgefährlich sein, denn es kann zum *Kreislaufschock* oder zur *Sepsis* kommen.

Gefürchtet ist der Übergang in eine *nekrotisierende Pankreatitis* mit irreversibler Organzerstörung und einer hohen Letalitätsrate. Als Spätfolge einer Pankreatitis können sich *Pankreaspseudozysten* entwickeln, flüssigkeitsgefüllte Hohlräume, die sich bei Verlegung von Drüsenausführungsgängen bilden und bis zu kindskopfgroß werden können.

Diagnostik

Laborchemisch lassen sich neben erhöhten Entzündungswerten deutlich erhöhte Pankreaswerte (*Lipase* und *Amylase*) feststellen. Die entzündliche Schwellung des Organs ist sonographisch oder im CT (Computertomografie) zu sehen.

Therapie

Schon bei Verdacht auf Pankreatitis ist eine stationäre Einweisung unerlässlich, nicht selten erfolgt eine intensivmedizinische Betreuung. Neben der Therapie der Grundkrankheit (z. B. ERCP bei biliärer Pankreatitis) stehen bis zur Besserung der Laborwerte *Bettruhe, absolute Nahrungskarenz* und *parenterale Ernährung* (Ernährung über Infusionstherapie) im Vordergrund. Begleitend bekommt der Patient Schmerzmittel und gegebenenfalls Antibiotika. Bei Organnekrosen, Abszessbildung oder Pseudozysten muss *operiert* werden.

Verlauf

Meist heilt eine Pankreatitis folgenlos aus. Besonders bei chronischem Alkoholabusus aber kann sich nach wiederholten Entzündungen eine *chronische Pankreatitis* entwickeln. Es kommt zum fortschreitenden Funktionsverlust der Drüse mit Nahrungsunverträglichkeiten (bes. fette Speisen), zunehmender Gewichtsabnahme aufgrund einer gestörten Nährstoffaufnahme (Malabsorption) und wiederkehrenden sehr starken Bauchschmerzen. In ausgeprägten Fällen entwickelt sich ein insulinpflichtiger Diabetes mellitus.
Die wichtigste Voraussetzung für eine Therapie ist die *strikte Alkoholabstinenz*. Bei Pankreasschwäche ist die lebenslange Einnahme von Pankreasenzymen (z. B. Kreon) und eine entsprechende Diät nötig.

Pankreaskarzinom (Bauchspeicheldrüsenkrebs)

Der Altersgipfel liegt zwischen dem 50. und 70. Lebensjahr. Die Ursache ist unklar, ein erhöhtes Risiko besteht bei *chronischer Pankreatitis*, *Nikotin-* und *Alkoholabusus*; Männer sind etwas häufiger betroffen.

Symptome

Diese sind insgesamt sehr uncharakteristisch (Druckschmerz im Oberbauch, Appetitmangel, Gewichtsabnahme, Übelkeit etc.), richtungsweisend kann ein *schmerzloser Ikterus* sein. Verursacht wird er durch die meist im Pankreaskopf lokalisierten Karzinome, die rasch zum Verschluss des Ductus choledochus im Bereich der Vater-Papille führen.

> Bei schmerzlosem Ikterus immer an ein Pankreas- oder Gallenkarzinom denken!

Therapie

Nur wenige Pankreaskarzinome sind bei Diagnosestellung noch operabel. Üblich ist die *Whipple-Operation* (s. Abb. 13.**36**), bei Inoperabilität stehen palliative Operationen zur Sicherung des Galleab-

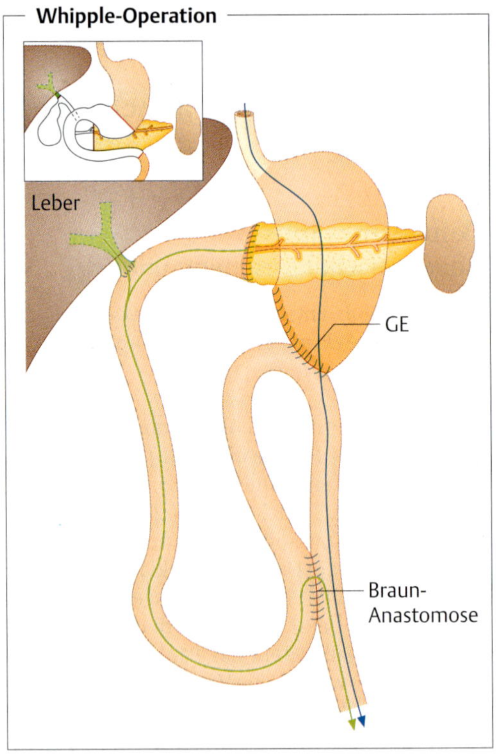

Abb. 13.**36** Entfernung von Pankreaskopf, Duodenum, Gallenblase und ²/₃ des Magens. Die entfernten Organe sind in der kleinen Teilabbildung ohne Färbung dargestellt (aus Paetz, B., B. Benzinger-König: Chirurgie für Pflegeberufe, 19. Aufl. Thieme, Stuttgart 2000)

flusses im Vordergrund. Chemo- oder Strahlentherapie haben keine lebensverlängernde Wirkung.

Prognose

Das Pankreaskarzinom hat die schlechteste Prognose aller Karzinome im Magen-Darm-Trakt: Die durchschnittliche Überlebensdauer beträgt *6 Monate*!

Erkrankungen der Bauchhöhle

Susanne Andreae

Peritonitis (Bauchfellentzündung)

Definition: Bakteriell oder chemisch bedingte lokale oder generalisierte Entzündung des Bauchfells

Ursachen

Meist entsteht eine Bauchfellentzündung durch das Eindringen von Bakterien in den Bauchraum, beispielsweise bei einer perforierten Appendizitis (S. 285) oder durch Austritt von Stuhlgang infolge einer Anastomoseninsuffizienz („Leck" in der operativen Verbindung zweier Darmteile) nach Darmoperationen. Doch auch infolge einer Organperforation (Platzen eines inneren Organs) mit Austritt von körpereigenen Säften wie Galle, Magensaft oder Urin kann sich eine Peritonitis entwickeln.

Symptome

Charakteristische Symptome finden sich meist erst bei fortgeschrittener Peritonitis:

- *starke Bauchschmerzen;*
- lokale (bei von Darmschlingen abgedeckter lokaler Peritonitis) oder *generelle Abwehrspannung* („bretharter Bauch");
- *abgeschwächte oder fehlende Darmgeräusche* als Zeichen eines reflektorischen paralytischen Ileus;
- *evtl. Zeichen des Volumenmangelschocks* (wegen massivem Flüssigkeitsverlust in den Bauchraum).

Komplikationen

Die generelle Peritonitis (ganzes Bauchfell entzündet), hat *eine Letalität von 40–60%*! Es drohen *Sepsis* und *lokale Abszessbildung*, und als Spätkomplikation kommt es nicht selten zum verwachsungsbedingten *mechanischen Ileus* (Bridenileus, S. 291).

Therapie

Die Peritonitis ist ein *chirurgischer Notfall*! Nach der Kreislaufstabilisierung muss *sofort operiert* und die Entzündungsursache beseitigt werden. Wichtig ist des Weiteren die gründliche Spülung des Bauchraums und eine intravenöse Antibiotikatherapie.

Hernie (Bauchwandbruch)

Definition: Pathologische Ausstülpung des Bauchfells durch eine Bauchwandlücke. In der Ausstülpung können sich Organe aus dem Bauchraum befinden.

Eine Hernie besteht immer aus (Abb. 13.**37**):

- *Bruchpforte*, der Lücke in der Muskel- oder Faszienschicht der Bauchwand;
- *Bruchsack*, er kleidet die Hernie aus und besteht aus dem Peritoneum (Bauchfell);
- *Bruchinhalt*, die im Bruchsack enhaltenen inneren Organe, meist handelt es sich um Dünndarm und/oder Teile des Bauchnetzes.

Ursachen

Die Ursache aller im Alter typischen Hernien ist eine lokale *Bindegewebsschwäche* (z. B. im Bereich der Leiste). Meist kombiniert mit einem *erhöhten intraabdominellen Druck* (z. B. durch schwere körperliche Arbeit, chronischer Husten, Obstipation o. Ä.) kommt es an diesen Stellen zum Weichteilbruch.

Symptome

Oft handelt es sich um einen symptomlosen *Zufallsbefund*: Die Patienten bemerken in der Bruchregion eine *Vorwölbung*, die sich besonders beim Pressen, Husten oder Niesen bemerkbar macht. Manchmal werden *ziehende Schmerzen* bei Bewegung, Stuhlgang oder körperlicher Betätigung beschrieben.

Hernie

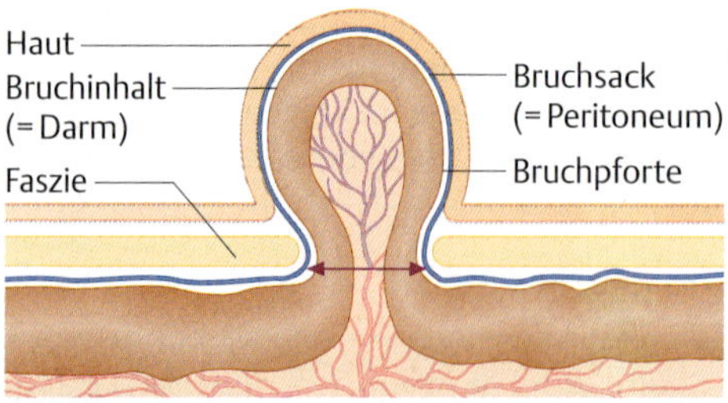

Abb. 13.**37** Aufbau eines Bauchwandbruches. Der Bruchsack stülpt sich durch die Bruchpforte in das Unterhautfettgewebe. Bruchinhalt ist hier eine Darmschlinge (aus Paetz, B., B. Benzinger-König: Chirurgie für Pflegeberufe, 19. Aufl. Thieme, Stuttgart 2000)

Komplikationen

Meist lässt sich die Vorwölbung durch leichten Druck von außen zurückdrücken, der Inhalt des Bruchsackes rutscht in den Bauchraum zurück (*reponible Hernie*). Lässt sich die Vorwölbung nicht beseitigen, weil der Bruchinhalt nicht durch die Bruchlücke passt, handelt es sich um eine *irreponible Hernie*; es droht die *Brucheinklemmung* (inkarzerierte Hernie): Der Bruchinhalt wird durch die zu enge Bruchlücke eingeklemmt. Es kommt zu Durchblutungsstörungen der im Bruchsack gelegenen Organe mit der Gefahr des mechanischen Ileus und einer Darmnekrose. Daher muss eine irreponible Hernie *baldmöglichst operiert werden.*

Pflege: Bei Verdacht auf eine irreponible Hernie immer den Arzt verständigen!

Therapie

Sofern keine Kontraindikationen vorliegen, sollte jede Hernie operiert werden, um Komplikationen vorzubeugen. Bei der *Herniotomie* wird der Bruchsack abgetragen und die Bruchlücke verschlossen. Besonders Leistenhernien werden heute meist *endoskopisch* operiert, die Bruchlücken werden dabei durch von innen vorgelegte Netze verschlossen.
Die gute alte Bruchbinde ist heute nur noch bei inoperablen Patienten zu vertreten.

Lokalisation

Etwa 80% aller Hernien sind Leistenbrüche, 10% Schenkelhernien, 5% Nabelhernien und 5% andere Formen.

Leistenbruch (Abb. 13.**38a**). Die Bruchpforte liegt oberhalb des Leistenbandes. Betroffen sind in 90% der Fälle Männer, denn aufgrund der Verlagerung des Hodens aus dem Bauchraum in den Hodensacks am Ende der Embryonalentwicklung, besteht hier eine gewisse Weichteilschwäche. Bei großer Bruchlücke kann es zur Verlagerung von Bauchorganen bis in den Hodensack kommen, man spricht dann von einer *Skrotalhernie*.

Hernieformen

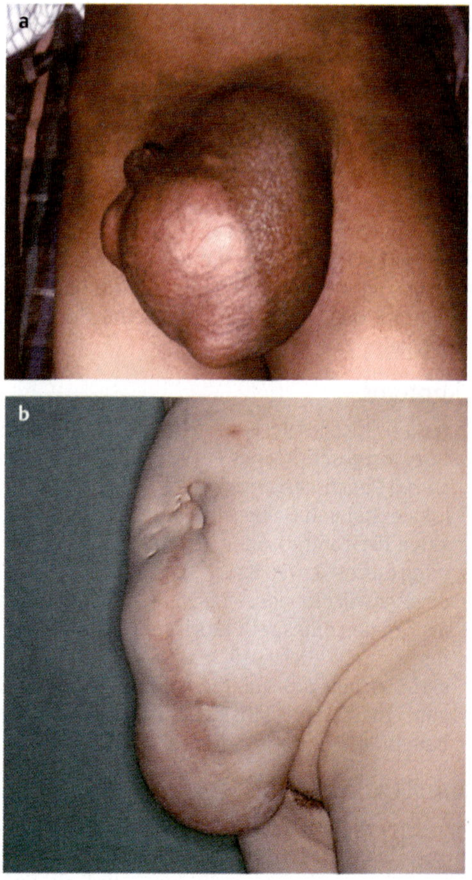

Abb. 13.**38a, b** **a** Leistenhernie, **b** Narbenhernie nach medianer Laparotomie (b aus Paetz, B., B. Benzinger-König: Chirurgie für Pflegeberufe, 19. Aufl. Thieme, Stuttgart 2000)

Schenkelhernie. Diese Bruchform ist bei Frauen häufiger. Die Bruchpforte liegt an der **Durchtrittstelle der Femoralgefäße** am Oberschenkel.

Nabelhernie. Bruch im Bereich des Nabels, kann sich z. B. bei ausgeprägtem Aszites oder gegen Ende einer Schwangerschaft bilden.

Narbenhernie. Die Bruchpforte liegt im Bereich einer alten Operationsnarbe (Abb. 13.**38 b**). Narbenhernien bilden sich gehäuft bei zu früher körperlicher Belastung nach einer Operation.

Akutes Abdomen (akuter Bauch)

Susanne Andreae

Definition: Sammelbegriff für verschiedene, teils lebensbedrohliche Krankheitsbilder, die mit starken Bauchschmerzen einhergehen

Ursachen (Abb. 13.39)

Zumeist liegen Erkrankungen von Bauchorganen zugrunde, doch auch extraabdominelle Erkrankungen können zu den Symptomen des akuten Abdomens führen:

- *Entzündungen,* z. B. Appendizitis (S. 285), Cholezystitis (S. 302), Pankreatitis (S. 303);
- *Perforation* eines Hohlorgans, z. B. Magenperforation (S. 282), Perforation bei Appendizitis (S. 285), Sigmaperforation bei Divertikulitis (S. 288);
- *Durchblutungsstörungen,* z. B. inkarzerierte Hernie, Mesenterialinfarkt;
- *Steineinklemmung,* z. B. Gallenkolik (S. 301), Nierenkolik (S. 324 f);
- *Verletzungen im Bauchraum;*
- *Blutungen in den Bauchraum* z. B. rupturiertes Aortenaneurysma (S. 212 f);
- *extraabdominelle Erkrankungen,* z. B. Herzinfarkt (S. 190 ff), Pneumonie (S. 160 ff), akuter Harnverhalt, Bandscheibenvorfall (S. 145 ff).

Symptome

Leitsymptome sind meist plötzlich auftretende *Bauchschmerzen* unterschiedlicher Qualität (Dauerschmerz, kolik- oder krampfartig) häufig mit lokaler oder generalisierter *Abwehrspannung.* Häufig besteht *Übelkeit* und *Erbrechen.* Immer ist der Betroffene *schwer krank* und nicht selten findet man eine *Schocksymptomatik.*

Der akute Bauch ist ein Notfall – rasch den Arzt verständigen!

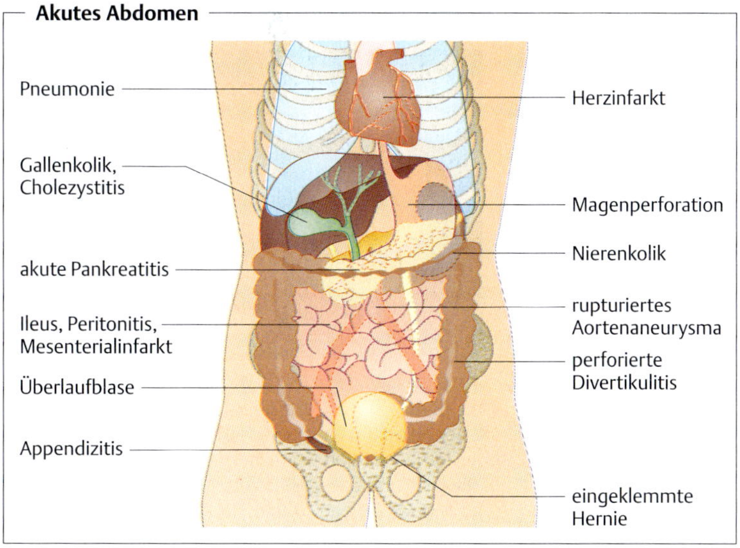

Abb. 13.**39** Mögliche Ursachen für ein akutes Abdomen (aus Paetz, B., B. Benzinger-König: Chirurgie für Pflegeberufe, 19. Aufl. Thieme, Stuttgart 2000)

Therapie

Mittels gezielter Diagnostik (Labor, Sonografie, Röntgen oder EKG) muss möglichst rasch die Grunderkrankung gefunden und schnell behandelt werden, um die Prognose des Patienten zu verbessern. In über 90% der Fälle ist eine chirurgische Therapie nötig.

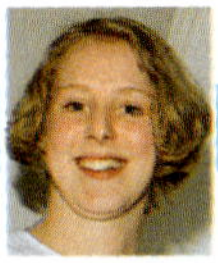

Pflegeschwerpunkt Enterostoma

Jutta Weniger

Versorgung eines Enterostomas

Materialen

Es stehen unterschiedliche Materialien zur Verfügung. Zunächst wird ein Beutel benötigt, der den Stuhl auffängt und ein so genannter Hautschutz, der an der Haut haftet, die das Stoma umgibt. Er schützt diese sicher vor Stuhlkontakt und dient auch der Befestigung des Stomabeutels. Es werden zwei Arten der Kombination Beutel und Hautschutz angeboten:

Einteiliges Versorgungssystem. Beutel und Hautschutz sind fest miteinander verbunden, d.h., bei jedem Beutelwechsel muss auch der Hautschutz mit entfernt werden. Dies kann zu Hautreizungen führen. Andererseits ist diese Kombination sehr anschmiegsam, flexibel und weich und bietet hohen Tragekomfort (Abb. 13.**40 a**).

Zweiteiliges Versorgungssystem. Es besteht aus einer Basisplatte mit einem Rastring, die am Stoma haftet und Beuteln, die bei Bedarf gewechselt werden. Die Basisplatte muss gewechselt werden, wenn sie keinen sicheren Halt mehr hat. Sie kann in der Regel 2–3 Tage belassen werden (Abb. 13.**40 b**).

Des Weiteren kann zwischen geschlossenen und Ausstreifbeuteln gewählt werden. Bei Ileostomata ist der Stuhl noch sehr flüssig; hier eignen sich Ausstreifbeutel. Sie können in die Toilette entleert und dann wieder verschlossen werden. Je weniger Darm entfernt wurde beziehungsweise je näher am Anus das Stoma liegt, desto unveränderter ist die Konsistenz des Stuhls. Ist der Stuhl normal geformt, wie es bei Kolostomata meist der Fall ist, eignen sich geschlossene Beutel.

Zum diskreten Abdecken und Verschließen des Stomas z. B. vor dem Schwimmen oder vor Intimkontakt stehen Stomakappen oder Minibeutel zur Verfügung. Um die empfindliche Haut in der Umgebung des Stomas zu pflegen und zu schützen bieten die Hersteller spezielle Hautpflegemittel an. Ist die Haut schon gereizt, kann sie mit Hautschutzplatten abgedeckt werden. Bestehen Hautunebenheiten oder tiefe Falten in der Stomaumgebung, kann eine Stomapaste angewendet werden, um diese auszugleichen. Halten die Beutel schlecht, können zusätzlich Haltegürtel und um den Bauch herum angelegt werden.

Stomaversorgungssystem

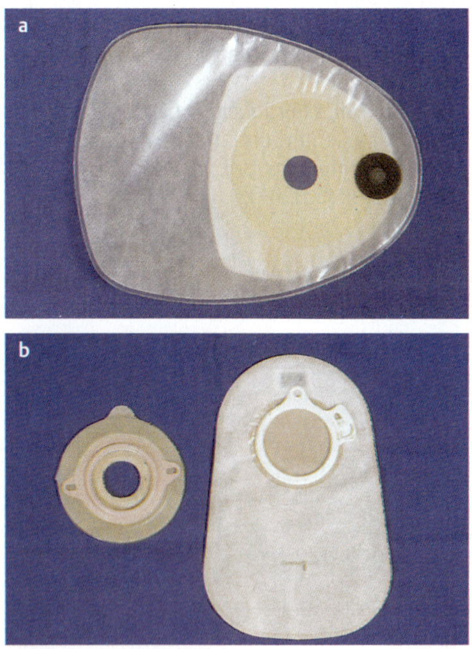

Abb. 13.**40 a, b** **a** Einteiliger geschlossener Kolostomiebeutel mit integriertem Hautschutz und Aktivkohlefilter, **b** Zweiteilige Stomaversorgung, bestehend aus Basisplatte und dazugehörigem Beutel (aus Kellnhauser u. a.: THIEMEs Pflege. Thieme, 9. Aufl. Thieme, Stuttgart 2000)

Grundsätze der Stomaversorgung

Reinigung

Die das Stoma umgebende Haut ist mit äußerster Sorgfalt zu behandeln. Sie ist durch das Anbringen und den Wechsel des Hautschutzes beziehungsweise der Basisplatten und durch den Stuhlkontakt stark beansprucht. Daher darf sie bei der Versorgung des Stomas nur mit pH-neutralen Syndets oder mit speziellen Stomapflegeprodukten gereinigt werden. Dazu werden Einmalkompressen verwendet. Die Haut muss mit klarem Wasser nachgewischt und anschließend mit Kompressen getrocknet werden. Die Reinigung wird immer zirkulär von außen zum Stoma hin durchgeführt um einer weiteren Hautverschmutzung durch Stuhl vorzubeugen (Abb. 13.**41**). Eventuelle Stuhlreste zwischen Haut und Darmausstülpung werden mit Wattestäbchen beseitigt, nachwachsende Haare in der Stomaumgebung werden trocken mit dem Einmalrasierer entfernt.

Anpassung der Versorgung

Der Hautschutz soll, wie der Name schon sagt, die das Stoma umgebende Haut vor Stuhlkontakt schützen. Besonders bei Kontakt mit flüssigem Stuhl kommt es schnell zu Hautreizungen und Wundsein. Daher ist die Beutelöffnung so zu wählen, dass sie so eng um das Stoma abschließt, dass keine unbedeckte Haut mehr zu sehen ist (Abb. 13.**42**). Allerdings darf das Stoma dabei nicht eingeengt werden. Maßschablonen können bei der Auswahl der Größe hilfreich sein. Bei ovalen oder anders geformten Stomata muss der Hautschutz entsprechend zurechtgeschnitten werden.

Stomareinigung

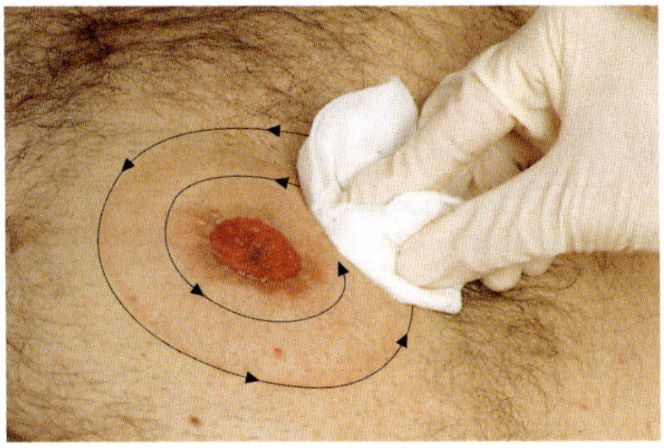

Abb. 13.**41** Das Stoma wird immer von außen nach innen gereinigt (aus Kellnhauser u. a.: THIEMEs Pflege. Thieme, 9. Aufl. Thieme, Stuttgart 2000)

Stomaanpassung

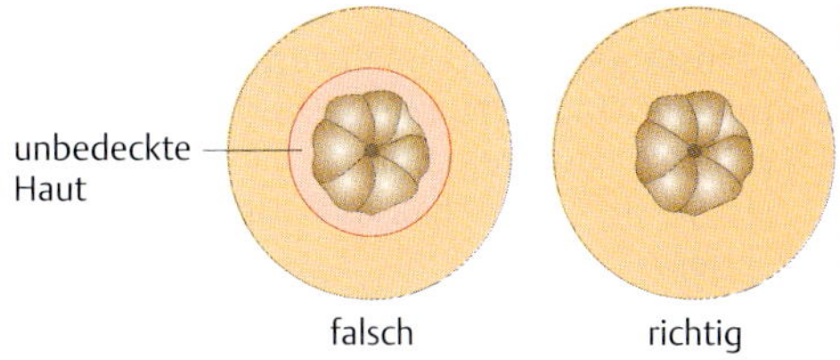

Abb. 13.**42** Besonders wichtig ist die richtige Anpassung des Stomas

> Achtung: In der ersten Zeit nach Stomaanlage verkleinert sich das Stoma um etwa 40 %. Die Beutelöffnung muss dann entsprechend kleiner gewählt werden.

Fallbeispiel

Frau Anneliese King kam vor 3 Tagen nach einem längeren Krankenhausaufenthalt in ihr Zimmer im Heimbereich des Seniorenstifts am Schlossberg zurück. Sie ist 71 Jahre alt, geistig rege und war vor ihrem Krankenhausaufenthalt weitgehend selbstständig. Sie hatte ein weit fortgeschrittenes Rektumkarzinom, aufgrund dessen der betroffene Darmabschnitt und der Schließmuskel entfernt und ein Stoma im Bereich des Sigmas angelegt werden musste.

Nun ist sie psychisch in einer schlechten Verfassung. Sie hat Angst vor Metastasen oder einem neuen Tumor. Auch ekelt sie sich vor ihrem Stoma, diesem „dreckigen Loch in meinem Bauch" wie sie sagt. Wenn es vom Pflegepersonal versorgt wird, sieht sie nicht hin. Sie möchte die Mahlzeiten in ihrem Zimmer einnehmen, weil sie Angst hat, durch den unkontrollierten Abgang von Stuhlgang und Winden negativ aufzufallen. Sie hat tatsächlich starke Blähungen und ihr Stuhlgang ist eher zu weich. Schon mehrmals hat die Halteplatte sich gelöst und der Stuhlgang gelangte deshalb auf die Haut. Diese ist deshalb gerötet und gereizt.

Mit derart komplexen Problemen konfrontiert, beschließt Frau Paula Maier, für Frau King eine Pflegeplanung anzulegen. Sie sieht folgendermaßen aus:

1. *Problem:* Frau King hat Angst vor einem Rezidiv.
   Ziel: Die Bewohnerin drückt in ihren Handlungen Hoffnung auf Heilung aus.

Maßnahmen: Auseinandersetzung mit der bösartigen Erkrankung zulassen und Gespächsbereitschaft signalisieren.

2. *Problem:* Frau Kings Körperbild ist gestört, sie ekelt sich vor ihrem Stoma.
   Ziel: Sie äußert verbal, dass sie ihr Stoma akzeptiert.
   Maßnahme: Zum Beutelwechsel viel Zeit nehmen, einfühlsam vorgehen und Frau King durch Handreichungen miteinbeziehen. Bei Bedarf Kontakte zu Stomatherapeutin, Psychotherapeutin oder Selbsthilfegruppe herstellen
3. *Problem:* Gefahr des sozialen Rückzugs durch Meiden des Speisesaals.
   Ziel: Frau King nimmt die Mahlzeiten im Speisesaal ein.
   Maßnahmen: Über Stomabeutel mit gutem Halt und Entlüftungssystem informieren; eine geeignete Tischpartnerin für Frau King auswählen.
4. *Problem:* Frau King hat starke Blähungen.
   Ziel: Frau King meidet die Nahrungsmittel, die bei ihr blähend wirken.
   Maßnahmen: Genaue Beobachtung und Dokumentation der Nahrungsmittelwirkung, Ernährung umstellen und mit Hauswirtschaft abklären.
5. *Problem:* Die Haut in der Stomaumgebung ist gerötet und gereizt.
   Ziel: Die peristomale Haut ist intakt.
   Maßnahme: Arzt informieren und Anordnung ausführen z. B. besser haftendes System auswählen, Haltegürtel und Hautschutzplatte verwenden oder heilungsfördernde Salben aufbringen. Frau King auffordern, sich sofort zu melden, wenn die Halteplatte sich löst.

14 Erkrankungen der Niere und Harnwege

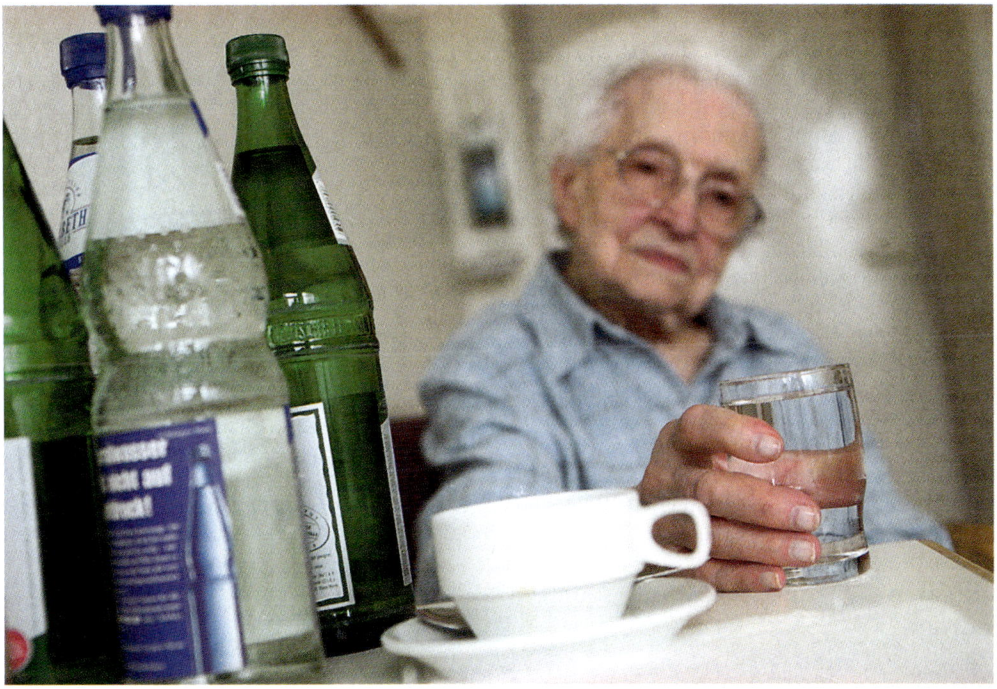

Typisches Prüfungswissen

Pyelonephritis (S. 317); akute Niereninsuffizienz (S. 319); chronische Niereninsuffizienz (S. 320); Dialyse (S. 321); Nephrolithiasis (S. 324); Hypernephrom (S. 325); Zystitis (S. 326); Blasenkarzinom (S. 327); Inkontinenz (S. 329)

Anatomie und Physiologie

Dominik von Hayek

Lage und Aufbau der Niere

Die beiden Nieren liegen unterhalb des Zwerchfells jeweils seitlich neben der Wirbelsäule (Abb. 14.**1**). Sie haben ein bohnenförmiges Aussehen und sind ca. 11 cm lang, 6 cm breit und 3 cm dick. An der kleineren Krümmung, also zur Mitte hin, befindet sich das *Nierenbecken*, in dem der Urin gesammelt und in den Harnleitern nach unten geleitet wird. Hier münden auch die *Nierenarterie* (Arteria renalis), die *Nierenvene* (Vena renalis) sowie Lymphgefäße und Nervenstränge in die Niere ein. Die Niere ist von einer derben Bindegewebshülle, der *Nierenkapsel*, umgeben und in Fettgewebe eingepolstert.
Der Länge nach aufgeschnitten kann man schon mit bloßem Auge die 3 Schichten der Niere erkennen: Innen liegt ein sternförmiges Hohlsystem, das *Nierenbecken*, an das sich jeweils strahlenförmig die *Markpyramiden* anschließen, umgeben von der *Nierenrinde* (Abb. 14.**2**).

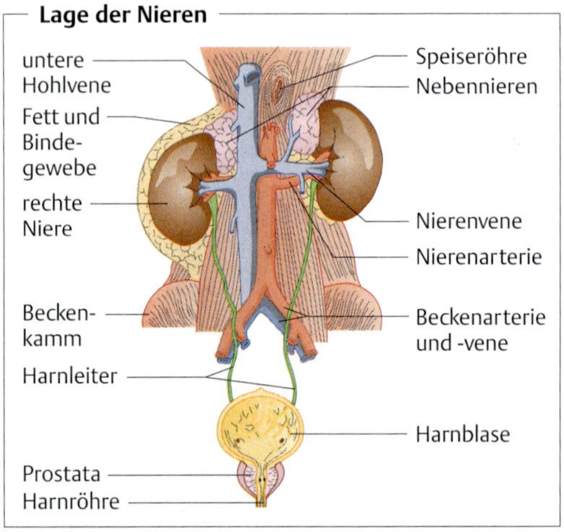

Abb. 14.**1** Lokalisation und Umgebung der Nieren und der Harnwege beim Mann (aus Schwegler, J.S.: Der Mensch – Anatomie und Physiologie, 2. Aufl. Thieme, Stuttgart 1998).

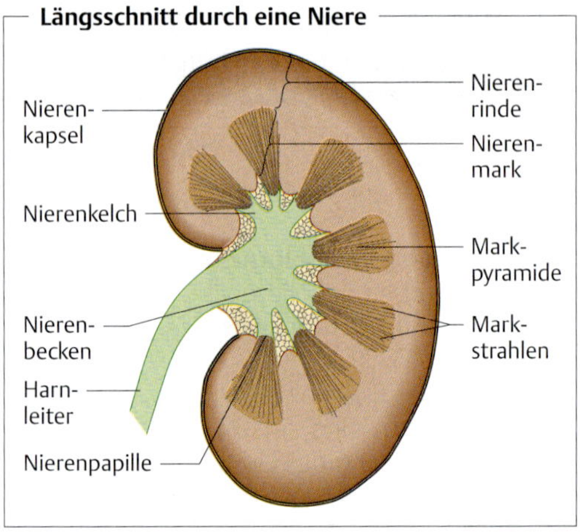

Abb. 14.**2** Die Nierenkapsel umschließt die 3 Schichten der Nieren: Nierenrinde, Nierenmark und Nierenbecken (aus Schwegler, J.S.: Der Mensch – Anatomie und Physiologie, 2. Aufl. Thieme, Stuttgart 1998).

Aufgaben und Funktionsweise der Nieren

Aufgaben.

- Ausscheidung von Flüssigkeit und für den Körper schädlichen Stoffwechselprodukten (Harnstoff, Harnsäure, Kreatinin);
- Ausscheidung von körperfremden, giftigen Substanzen (z. B. Medikamenten);
- Regulation des Elektrolyt- und Wasserhaushalts;
- Bildung von Hormonen (z. B. Erythropoetin, S. 227).

Das Besondere an der Entgiftungsfunktion der Niere ist, dass sie wie ein Filter alle für den Körper wichtigen Stoffe (wie Erythrozyten, Glukose, Proteine und vieles mehr) zurückhält, während Giftstoffe mit dem Urin ausgeschieden werden.

Harnproduktion. Die Harnproduktion findet im *Nephron* statt, das ist die kleinste funktionelle Einheit der Niere, vereinfacht gesehen ein Sieb mit einem angeschlossenen Konzentrierungssystem (ähnlich einer Destillerie; Abb. 14.**3 a**). Das aus der Nierenarterie kommende Blut fließt in einen durchlässigen Gefäßknäuel (*Glomerulum* = Nierenkörperchen), dabei wird Flüssigkeit durch die Poren abgepresst und von einer Kapsel (wie durch einen Trichter) aufgefangen. Die entstandene Flüssigkeit wird *Primärharn* genannt, bei einer mittleren Durchblutung der Niere von 1600 l pro Tag ergeben sich ca. 180 l Primärharn

Nephron

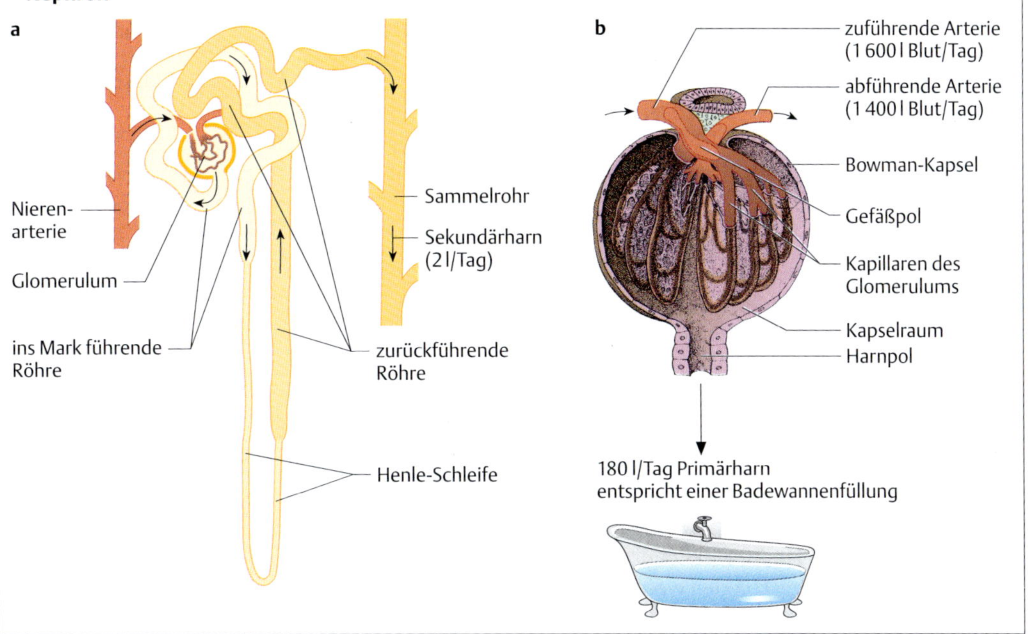

Abb. 14.**3 a, b** Aufbau des Nephrons. **a** Schematische Darstellung der Bestandteile: Nierenkörperchen (Glomerulum), Röhrensystem und Sammelrohr, **b** Abpressen des Primärharns im Nierenkörperchen (aus Schwegler, J.S.: Der Mensch – Anatomie und Physiologie, 2. Aufl. Thieme, Stuttgart 1998).

(Abb. 14.**3 b**). Würde dieses Volumen als Urin ausgeschieden, so wäre der Organismus nicht lebensfähig, es muss also eine Konzentrierung des Primärharns stattfinden. Dafür führt von jeder Glomerulumkapsel ein feines Röhrensystem bis ins Nierenmark und bogenförmig wieder zurück. Hier werden dem Primärharn Flüssigkeit und Elektrolyte entzogen, sodass die 180 l Primärharn auf ca. 2 l *Sekundärharn* konzentriert werden. Der Sekundärharn wird in einem weiteren Röhrensystem gesammelt (Sammelrohre) und über die Nierenkelche letztendlich zum Nierenbecken und damit in die Harnwege geleitet. Außerdem können im Tubulussystem zahlreiche andere Substanzen sowohl in den Sekundärharn abgegeben werden (tubuläre Sekretion z. B. von Medikamenten, Elektrolyten, Harnsäure), aber auch aus dem Sekundärharn herausgenommen werden (Resorption z. B. von Elektrolyten, Glukose).

Chronische Niereninsuffizienz. Die Anzahl der Nephrone in der Niere nimmt ab dem Erwachsenenalter kontinuierlich ab, rein statistisch gesehen verliert die Niere dann pro Lebensjahr 1 % ihrer Entgiftungsleistung. Auch ohne besondere Nierenerkrankungen muss man deshalb beim älteren Menschen von einer verminderten Nierenleistung ausgehen, auch wenn sich keine Krankheitszeichen oder auffälligen Laborwerte zeigen müssen. Aus diesem Grunde verbleiben *Medikamente*, die über die Niere ausgeschieden werden, länger im Körper und müssen deshalb meist niedriger dosiert werden.

Steuerung des Elektrolyt- und Wasserhaushalts

Wasserhaushalt

Der Flüssigkeitsbedarf des Körpers kann erhöht sein, z. B. durch vermehrte Verdunstung bei Fieber oder körperlicher Anstrengung, aber auch durch Flüssigkeitsverluste, z. B. bei Diarrhöe (Durchfall). Der Körper reagiert in diesem Fall zum einen mit Durstempfinden und vermehrtem Trinken, zum anderen mit der Verminderung der Urinproduktion: Im Gehirn wird über Messfühler ein zu hoch konzentriertes Blut gemessen, als Reaktion darauf wird in der Hypophyse das *Hormon ADH* (antidiuretisches – gegen die Wasserausscheidung gerichtetes – Hormon) ausgeschüttet, das eine vermehrte Wasserrückaufnahme (Rückresorption) in den Sammelrohren der Niere auslöst. Außerdem hat es ein vermehrtes Durstempfinden zur Folge. Bei älteren Menschen kommt es zu einer verminderten ADH-Ausschüttung, sodass der Körper bei Zuständen mit erhöhtem Wasserbedarf nicht mehr richtig gegenregulieren kann: Alte Menschen haben weniger Durst.

Flüssigkeitsbilanz

Oft ist es bei älteren Patienten nötig, über die Flüssigkeitsein- und -ausfuhr Buch zu führen, wie bei einer kaufmännischen Bilanz. Ein gesunder Erwachsener, der sich körperlich nicht anstrengen muss, nimmt normalerweise ca. 1500 ml Flüssigkeit durch Getränke und ca. 500 ml durch feste Nahrung zu sich. Auf der Habenseite kommen noch 400 ml Oxidationswasser dazu, das ist Flüssigkeit, die im Körper im Rahmen von chemischen Reaktionen entsteht. Auf der Sollseite finden sich ca. 1600 ml Flüssigkeit, die über den Stuhlgang und Urin ausgeschieden werden, sowie 800 ml, die über die Haut und die Atemluft verdunsten (Abb. 14.**4a**). Haben und Soll gleichen sich in diesem Fall aus. Verändert sich eine Seite z. B. bei Fieber (pro 1° C Temperaturerhöhung ca. 800 ml zusätzlicher Flüssigkeitsverlust durch Verdunstung), so verlangt eine ausgeglichene Bilanz eine vermehrte Flüssigkeitszufuhr, da der Körper nur in einem begrenzten Maße mit einer verringerten Urinausscheidung reagieren kann. Der Urin wäre in diesem Fall dunkel und konzentriert, die Urinausscheidung bei einem Minimum von ca. 500 ml (Abb. 14.**4b**–**d**).

Regulation des Elektrolythaushaltes. Elektrolyte sind in Flüssigkeit gelöste Mineralstoffe. Neben den nur in niedrigen Konzentrationen vorkommenden Spurenelementen spielen im Körper folgende 6 Elektrolyte eine wesentliche Rolle: Natrium, Chlorid, Kalium, Kalzium und Magnesium (Tab. 14.**1**). Da die Plasmakonzentrationen der einzelnen Elektrolyte mit sehr geringen Schwankungsbreiten konstant gehalten werden müssen, erfolgt die Regulation des Elektrolythaushaltes zum einen über die Aufnahme (meist aus der Nahrung), zum anderen über die Ausscheidung der Elektrolyte in der Niere.

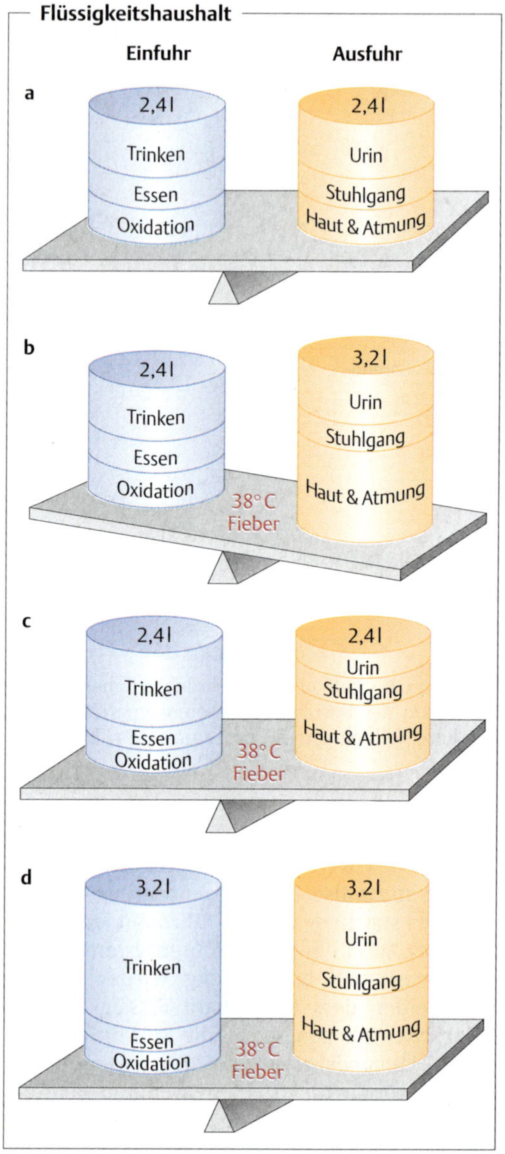

Abb. 14.**4a–d** Regulation des Flüssigkeitshaushaltes. **a** Ausgeglichene Flüssigkeitsbilanz mit gleich großer Ein- und Ausfuhr, **b** negative Bilanz durch vermehrten Flüssigkeitsverlust bei Fieber, **c** ADH-vermittelte Gegenregulation durch verminderte Ausfuhr mit ausgeglichener Bilanz, **d** Ausgleich der Bilanz durch vermehrte Einfuhr (z. B. Trinken).

Zusammensetzung des Urins

Der Hauptbestandteil des Urins ist *Wasser*, daneben findet man harnpflichtige Substanzen vor, die aus dem Körper ausgeschieden werden sollen: *Harnstoff* und *Harnsäure* aus dem Eiweißstoffwechsel und *Kreatinin* aus den Muskeln. Bei Flüssigkeitsmangel sinkt die ausgeschiedene Urinmenge, sie wird konzentriert („dunkelgelbe Farbe"). Bei reichlichem Flüssigkeitsangebot steigt die Urinmenge, sie wird schwach gelb oder farblos. Schon mit dem Auge lassen sich einige Krank-

Tabelle 14.**1** Elektrolythaushalt des Körpers

Elektrolyt (chem. Symbol)	Funktion	Störungen und Symptome	Ursachen	Therapie
Natrium (Na^+)	Teilchendruck im Körperwasser, Erregbarkeit der Nerven	• Hypernatriämie (hoher Natriumspiegel) mit Ödemen • Hyponatriämie (niedriger Natriumspiegel) mit Ödemen, epileptischen Anfällen	• Flüssigkeitsmangel/-verlust, z. B. Dürsten • zu viel Flüssigkeitszufuhr (z. B. bei Infusionen), Erbrechen, Diarrhöe	• größere Trinkmenge, Infusionen (Glukose 5 %) • geringere Flüssigkeitszufuhr, Diuretika
Kalium (K^+)	häufigstes Ion in den Zellen, wichtig für Nerven und Herzmuskel	• Hyperkaliämie mit Herzrhythmusstörungen • Hypokaliämie mit Herzrhythmusstörungen	• chronische Niereninsuffizienz • Diuretika, Laxanzien	• Diuretika, Infusionen (NaCl 0.9 %) • Kalium-Tabletten
Kalzium (Ca^{++})	Knochenbaustein, Muskelerregbarkeit	Hypokalziämie mit Muskelkrämpfen, Knochenerweichung	Mangelernährung	Kalzium-Tabletten oder -Infusionen
Magnesium (Mg^{++})	Muskelerregbarkeit	Magnesiummangel mit Muskelkrämpfen	Niereninsuffizienz	Magnesium-Tabletten

heitszustände an Farbe und Menge des Urins erkennen (Tab. 14.**2**).

Harnwege

Ureter. Die Sammelrohre aus dem Nephron vereinigen sich in der Markpyramide und führen in die sternförmigen Nierenkelche, die sich zum Nierenbecken vereinigen. Das Nierenbecken verjüngt sich trichterförmig nach unten und geht in den *Harnleiter* (Ureter) über, einen ca. 3 mm dicken und 30 cm langen Schlauch, der zur *Harnblase* führt. In der Harnleiterwand befinden sich ringförmig angeordnete glatte Muskeln, die sich wie bei einer Pulswelle nacheinander in Richtung Harnblase kontrahieren (peristaltische Welle) und den Urin zur Harnblase transportieren (vgl. Abb. 14.**1**).

Harnblase. Die Harnblase ist ein ballonförmiger Sammelbehälter für den Urin, der in leerem Zustand völlig in sich zusammenfallen und im Bedarfsfall maximal 700 – 800 ml Urin aufnehmen kann. Wie die gesamten Harnwege, so ist auch die Harnblase innen mit einem extrem dehnungsfähigen Epithel, dem Übergangsepithel, ausgekleidet. Darüber liegt ein dichtes Geflecht mit glatter Muskulatur zum „Auspressen der Harnblase" und als äußerste Schicht eine bindegewebige Hülle. Die beiden Harnleiter münden an der Hinterseite der Harnblase in flachem Winkel ein, die *Harnröhre* liegt wie ein Trichter etwa in der Mitte des Harnblasenbodens. Das Weiterfließen des Urins in den Harnleiter wird durch 2 Muskeln verhindert: durch den im Blasenwandboden befindlichen inneren Schließmuskel sowie den äußeren Schließmuskel am Beginn der Harnröhre. Die Harnröhre ist beim Mann 20 cm lang und mündet an der Glans penis, bei der Frau 6 cm lang und mündet im Scheidenvorhof (Vestibulum) kurz hinter der Klitoris. Die unterschiedliche Länge hat zur Folge, dass aufgrund der kürzeren Barriere gegen Krankheitserreger Frauen häufiger Harnwegsinfekte bekommen können (S. 326 f).

Miktion (Wasserlassen). Ab einem Blasenfüllungsvolumen von 350 ml werden Impulse an das Gehirn gesendet, die zum Harndrang führen. Die Miktion selbst ist ein willkürlich (bewusst) ausgelöster, in der Folge aber reflektorisch ablaufender Prozess: Nachdem sich die Muskulatur der Blase angespannt und der Innendruck erhöht hat, erschlafft als Erstes der innere und dann der äußere Blasenschließmuskel. Nun kann der Urin durch die Harnröhre nach außen befördert werden (Abb. 14.**5**). Ab einer Blasenfüllung von 500 ml kann es zu unwillkürlichem Harnabgang kommen.

Tabelle 14.2 An Farbe und Menge des Urins erkennbare Krankheitszustände

Bezeichnung	Befund	Ursachen
Makrohämaturie	mit dem Auge sichtbare Rotfärbung des Urins durch Blut	Harnsteine, Tumoren, Blasendauerkatheter
Mikrohämaturie	mikroskopischer Nachweis von Erythrozyten im Urin (oder durch Urin-Teststreifen)	Harnwegsinfekt, Harnsteine, Tumoren, Blasendauerkatheter
Proteinurie	Eiweiß im Urin (durch Urin-Teststreifen überprüfbar)	Nierenerkrankungen (z. B. Glomerulonephritis)
Glukosurie	Zucker im Urin (durch Urin-Teststreifen überprüfbar)	Diabetes mellitus
Leukozyturie	Leukozyten im Urin (durch Urin-Teststreifen überprüfbar)	Harnwegsinfekt
Polyurie	zu viel Urin (mehr als 2,5 l pro Tag)	Diabetes mellitus, zu viel Flüssigkeitszufuhr
Oligurie/Anurie	zu wenig Urin (weniger als 500 ml pro Tag/weniger als 100 ml)	Nierenversagen, Schock
Dysurie	erschwertes, meist schmerzhaftes Wasserlassen	Harnwegsinfekt, Harnwegstumoren, Prostatavergrößerung
Pollakisurie	häufiger Harndrang mit nur geringer Urinmenge	Harnwegsinfekt, Harnwegstumoren, Prostatavergrößerung, bei Frauen Reizblase
Nykturie	vermehrtes nächtliches Wasserlassen	Herz- oder Niereninsuffizienz, Diuretika

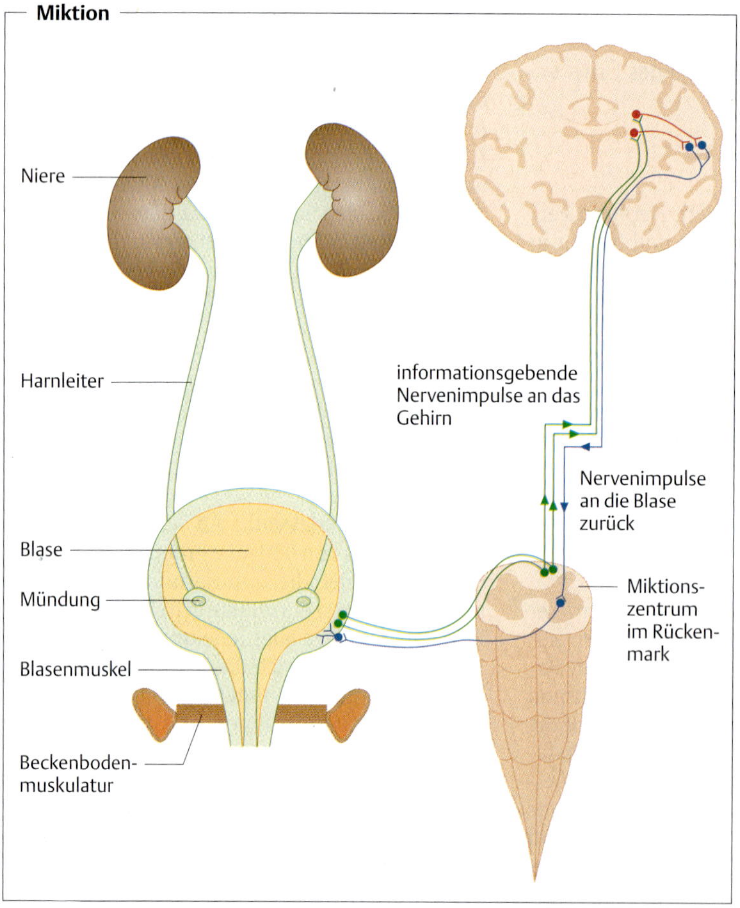

Abb. 14.5 Steuerung der Miktion durch das Gehirn.

Erkrankungen der Nieren

Susanne Andreae

Entzündliche Erkrankungen

Pyelonephritis (Nierenbeckenentzündung)

Definition: Bakteriell bedingte Entzündung des Nierengewebes und -beckens

Ursachen

Die häufigste Ursache ist ein *aufsteigender Infekt* der unteren Harnwege. Doch auch *Harnabflussstörungen* mit Harnstau können zu wiederkehrenden Nierenentzündungen führen (Abb. 14.**6**).

Symptome

Fieber, allgemeines Krankheitsgefühl, *Schmerzen in der Nierengegend*, verbunden mit *Pollakisurie* und *Dysurie* (vgl. Tab. 14.**2**), sprechen für eine Pyelonephritis.

Bei alten Menschen sind die Beschwerden oft nur sehr schwach ausgeprägt.

Diagnostik

Richtungweisend ist der Urinbefund (*Urinstatus*) mit Nachweis von Leukozyten, Nitrit und geringen Eiweißmengen (Abb. 14.**7**). Mittels einer *Urinkultur* kann die Keimzahl bestimmt werden. Laborchemisch sind im Gegensatz zum banalen Harnwegsinfekt (s. u.) erhöhte Entzündungswerte feststellbar. Besonders bei rezidivierenden Entzündungen sollte zum Ausschluss einer Harnabflussstörung eine *Ultraschalluntersuchung* durchgeführt werden.

Pflege

Gewinnung des Urins für die Diagnostik: Für den Urinstatus wird ein so genannter *Mittelstrahlurin* benötigt, womit Urin aus der Mitte des Vorgangs des Wasserlassens gemeint ist. Der alte Mensch wird aufgefordert, zuerst ein bisschen Urin in Toilette oder Steckbecken abzulassen, dann wird Urin für die Untersuchung in einem Becherchen aufgefangen. Anschließend darf er den Rest des Urins wieder in Toilette oder Steckbecken entleeren. Um einer Verfälschung des Untersuchungsergebnisses vorzubeugen, werden vor dem Wasserlassen Verunreinigungen oder Keime durch eine gründliche Reinigung des Intimbereiches mit Seife und Wasser entfernt.
Kann kein Mittelstrahlurin gewonnen werden, muss für bakteriologische Untersuchungen Urin mittels Einmalkatheterisierens entnommen werden, um brauchbare Ergebnisse zu erzielen.

Ursachen der Pyelonephritis

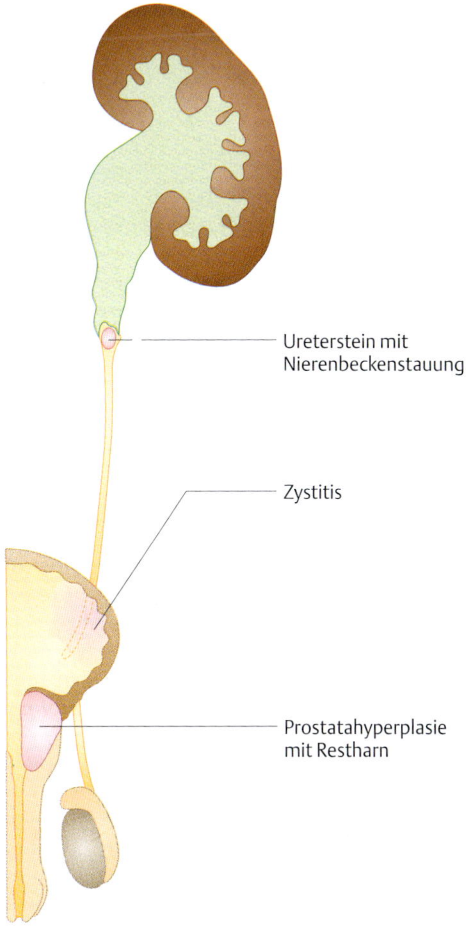

Abb. 14.**6** Neben einem aufsteigenden Infekt kann z. B. auch eine Harnabflussstörung zu einer Pyelonephritis führen (aus Sökeland, J.: Urologie für Pflegeberufe, 7. Aufl. Thieme, Stuttgart 2000).

Streifen-Schnelltest

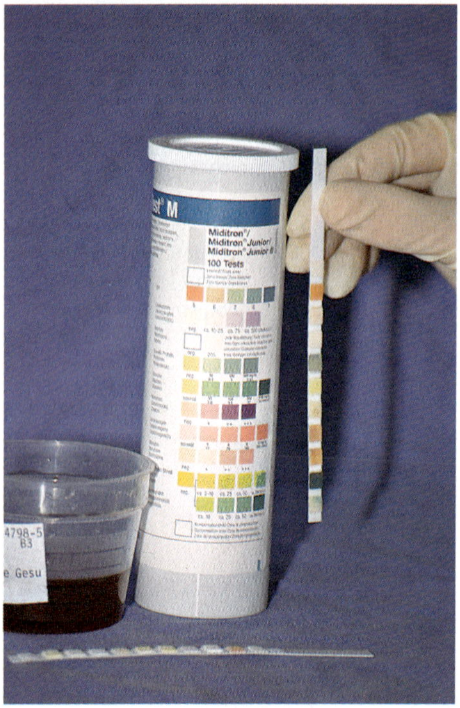

Abb. 14.**7** Nach Eintauchen des Teststreifens in den Urin sind Normabweichungen im Vergleich mit der Skala auf dem Behälter der Teststreifen ablesbar (aus Gerlach, U., H. Wagner, W. Wirth: Innere Medizin für Pflegeberufe, 5. Aufl. Thieme, Stuttgart 2000).

Komplikationen

In den meisten Fällen heilt die Pyelonephritis folgenlos ab, bei rezidivierenden Entzündungen kann sich aber eine *chronische Pyelonephritis* entwickeln. Die Patienten beschreiben dann meist uncharakteristische Beschwerden wie Abgeschlagenheit, Müdigkeit, Kopfschmerzen oder dumpfe Rückenschmerzen. Über die Jahre kann sich durch Narbenbildung eine *pyelonephritische Schrumpfniere* mit Einschränkung der Nierenfunktion bis hin zur *chronischen Niereninsuffizienz* und Dialysepflichtigkeit bilden.
Hohes Fieber bei nachgewiesenem Harnstau ist sehr gefährlich, es kann zur *Urosepsis* kommen. Darunter versteht man eine Sepsis, ausgelöst durch eine Nierenentzündung infolge einer Harnabflussstörung.

Therapie

Eine *Antibiotikatherapie* über mehrere Tag ist unverzichtbar. Zusätzlich sollte der Patient Bettruhe einhalten und viel trinken (mind. 1,5 l). Lokale Wärme wirkt oft schmerzlindernd. Gegebenenfalls ist eine Behandlung der Grunderkrankung (z. B. Prostatahypertrophie mit Harnstau) notwendig.

> Nieren- und Blasentees sind nicht notwendig, wichtiger sind Getränke, die der Betreffende gerne trinkt (außer Alkohol), damit die erforderliche Trinkmenge stimmt.

Glomerulonephritis

Definition: Entzündung der Nierenkörperchen mit Gefahr der Niereninsuffizienz

Ursachen

In den meisten Fällen ist die Ursache der Glomerulonephritis nicht bekannt, man vermutet *Autoimmunerkrankungen*. Besonders bei Jugendlichen kann eine akute Glomerulonephritis Tage oder Wochen nach einer *Streptokokkenangina* (S. 160 f) auftreten. Bei alten Menschen entwickelt sich das Krankheitsbild eher im Rahmen *rheumatoider Erkrankungen*.

> Häufige Alterserkrankungen, die unabhängig von einem entzündlichen Geschehen zur Schädigung der Nierenkörperchen führen, sind der Diabetes mellitus, ein langjähriger Hypertonus und arteriosklerotische Veränderungen der Nierengefäße.

Infolge der Schädigung der Nierenkörperchen kommt es zu einer erhöhten Durchlässigkeit der Glomerulum-Membran für Erythrozyten und Eiweiße. Dies kann zum Symptomkomplex des *nephrotischen Syndroms* führen: starke Proteinurie (Proteinausscheidung im Urin), dadurch erniedrigte Proteinmengen im Blut mit der Folge ausgeprägter Ödeme, weil Wasser nicht mehr im Gefäßsystem zurückgehalten werden kann. Die Ursache der ebenfalls auftretenden Hyperlipidämie (erhöhte Fettwerte) ist nicht bekannt. Außerdem entwickelt sich fast immer ein *Hypertonus*.

Symptome

Bei der akuten Glomerulonephritis kommt es plötzlich zu Ödemen, besonders in der Gesichtsregion („verquollenes Gesicht"), in ausgeprägten Fällen zu Aszites, Pleuraergüssen oder Lungenödem. Die Patienten beklagen leichtes Fieber, ein

generelles Krankheitsgefühl und Schmerzen in der Nierengegend.
Die chronische Glomerulonephritis dagegen wird nicht selten zufällig im Rahmen einer Urinuntersuchung, eines neu aufgetretenen Hypertonus oder Ödemen unklarer Ursache entdeckt.

Diagnostik

Richtungweisend sind *Proteinurie* und *Hämaturie* (Erythrozyten im Urin). Im Blut können bei bestimmten Autoimmunerkrankungen spezielle Antikörper gefunden werden; in unklaren Fällen wird eine *Nierenbiopsie* veranlasst.

Komplikationen

Bei einer chronischen Glomerulonephritis sind regelmäßige Blutuntersuchungen wichtig, um eine Einschränkung der Nierenfunktion rechtzeitig zu entdecken, denn es kann sich daraus ein *chronisches Nierenversagen* entwickeln.

Therapie

Neben der Behandlung der Grundkrankheit (z. B. verbesserte Diabetes-Einstellung) ist eine *ausreichende Flüssigkeitszufuhr* wichtig, da ein Flüssigkeitsmangel zur Verschlechterung der Nierenfunktion führen kann. Medikamentös werden besonders bei begleitendem Hypertonus *ACE-Hemmer* (S. 197 f) eingesetzt. Bei entzündlicher Ursache kann ein Therapieversuch z. B. mit Kortison unternommen werden.

> **!** Nierenschädigende Medikamente, besonders Analgetika, sind unbedingt zu meiden!

Niereninsuffizienz (Nierenversagen)

Akutes Nierenversagen

→ **Definition:** Akut auftretender, meist vollständig reversibler Funktionsausfall der Nieren

Ursachen

Die häufigsten Ursachen des akuten Nierenversagens sind *verminderte Nierendurchblutung* oder *direkte Nierenschädigung*. Je nach Lokalisation unterscheidet man zwischen:

- *prärenalem Nierenversagen* (80 % der Fälle): meist ausgelöst durch verminderte Nierendurchblutung infolge eines Schocks („Schockniere", s. o.). Im Alter ist meist Flüssigkeitsmangel (Exsikkose), z. B. bei starker Diarrhöe, Erbrechen oder Fieber mit zu geringer Flüssigkeitszufuhr die Ursache;
- *renalem Nierenversagen:* zugrunde liegen entzündliche Nierenerkrankungen (z. B. Glomerulonephritis, s. o.) oder eine direkte Schädigung der Nieren durch Giftstoffe (z. B. Medikamente);
- *postrenalem Nierenversagen:* bei beidseitigem Verschluss der ableitenden Harnwege (z. B. Prostatahypertrophie, Nierensteine, gynäkologische Tumoren) kommt es infolge des Harnstaus zur Nierenschädigung.

> **!** Häufigste Ursache des akuten Nierenversagens beim alten Menschen ist die Exsikkose!

Symptome

Leitsymptome sind die *verminderte Urinproduktion* bis hin zur Anurie (< 100 ml Urin/24 Stunden) und ein *Anstieg der harnpflichtigen Substanzen* im Blut.

Komplikationen

Infolge der fehlenden Urinausscheidung kommt es zur *„Überwässerung"* des Körpers mit Lungen- oder Hirnödem, Herzinsuffizienz oder Hypertonie. Der Elektrolythaushalt ist gestört, besonders gefährlich ist die *Hyperkaliämie*: Sie kann schwere Herzrhythmusstörungen zur Folge haben. Die Anreicherung der harnpflichtigen Substanzen im Blut führt zur Urämie, die sich in typischen „Vergiftungssymptomen" (Übelkeit, Erbrechen, Bewusstseinstrübung etc.) äußert. Die häufigste Todesursache beim akuten Nierenversagen aber sind *Infektionen* infolge der generellen Abwehrschwäche.

Krankheitsverlauf

Das akute Nierenversagen verläuft in vier Stadien:

- *Schädigungsphase* (Dauer Stunden bis Tage): nachlassende Urinproduktion;
- *oligo-/anurische Phase* (Dauer ca. 10 Tage): infolge der geringen Urinmenge hohe Komplikationsrate (s. o.);
- *polyurische Phase* (Dauer ca. 3 Wochen): die einsetzende Nierenfunktion zeigt sich durch eine Polyurie (Urinmenge bis zu 5 l/Tag!) – es besteht die Gefahr der Exsikkose („Austrocknung") und des Elektrolytverlustes;
- *Erholungsphase* (Dauer bis zu 2 Jahren): meist erholt sich die Niere vollständig, es sind aber auch Defektheilungen möglich.

Therapie

Die Betroffenen müssen intensivmedizinisch betreut werden. Im Vordergrund steht natürlich die *Behandlung der Grundkrankheit*, die übrige Therapie richtet sich nach dem Krankheitsverlauf. Durch hohe Gaben von *Diuretika* versucht man, die Urinproduktion anzuregen. Wichtig ist die genaue *Überwachung und Korrektur der Elektrolyte*, der Einsatz von *Antibiotika* bei Infektionen und die *Flüssigkeitsbilanzierung*. Führen diese Maßnahmen nicht zum Erfolg, ist eine kurzzeitige *Dialyse* (s. u.) notwendig.

Prognose

Sie ist abhängig von Art und Dauer der Nierenschädigung sowie dem Allgemeinzustand und Alter des Patienten. Die Sterblichkeitsrate liegt bei ca. 50%.

Chronische Niereninsuffizienz

Definition: Fortschreitender irreversibler Funktionsverlust der Nieren

Ursachen

Die mit Abstand häufigste Ursache der chronischen Niereninsuffizienz ist die *diabetische Nephropathie*, eine Nierenschädigung bei schlecht eingestelltem Diabetes mellitus (S. 247 ff). Es folgen in der Statistik die *chronische Glomerulonephritis* und die *pyelonephritische Schrumpfniere*. Im Alter spielen Gefäßschäden infolge eines *Hypertonus* oder der *Arteriosklerose* eine entscheidende Rolle. Doch auch angeborene Nierenveränderungen wie die Zystennieren oder eine Nierenschädigung nach jahrelanger hochdosierter Einnahme von Analgetika (*Analgetikaniere*) können ursächlich sein.

Die Reservekapazität der Niere ist enorm: Erst wenn ca. 50% des funktionsfähigen Nierengewebes (Nephrone) ausgefallen sind, kommt es zur Erhöhung der harnpflichtigen Substanzen (bes. Kreatinin) im Blut!

Symptome

Eine chronische Niereninsuffizienz entwickelt sich über viele Jahre. In den Anfangsstadien bestehen meist keine oder nur geringe Beschwerden (z. B. Leistungsknick, allgemeines Unwohlsein), und die Nierenschädigung fällt zufällig bei Blutuntersuchungen auf. Mit zunehmender Nierenfunktionseinschränkung treten so genannte *urämische Symptome* auf, bedingt durch Organschädigungen infolge der Anhäufung harnpflichtiger Substanzen und Wasser im Körper (Abb. 14.**8**). Schlimmstenfalls entwickelt sich ein *urämisches Koma*.

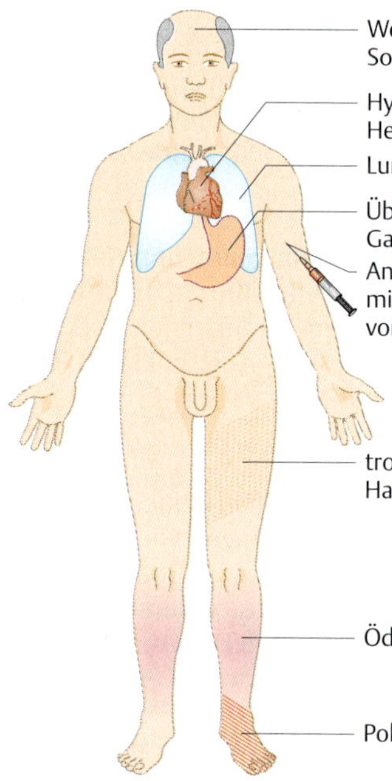

Abb. 14.**8** Bedingt durch Organschädigungen aufgrund der Anhäufung harnpflichtiger Substanzen und Wasser im Körper, treten als Folge der chronischen Niereninsuffizienz die sog. urämischen Symptome auf.

Therapie

An erster Stelle steht die Behandlung der Grundkrankheit (z. B. verbesserte Diabeteseinstellung). Medikamentös muss symptomatisch behandelt werden, z. B. durch Förderung der Harnausscheidung durch hohe Diuretikadosen (bes. Lasix), Korrektur des gestörten Elektrolythaushalts, Besserung der Anämie durch Erythropoetingabe oder die Behandlung von Komplikationen (z. B. Herzinsuffizienz, Hypertonie).

Pflege

Aspekte der Pflege bei chronischer Niereninsuffizienz: Die Ernährung sollte eiweiß-, kalium- (kein Obst) und phosphatarm sein. Die Flüssigkeitsmenge wird vom Arzt je nach Ödembildung und Höhe des Blutdrucks meist individuell angeordnet. Getränkewünsche

sind zu berücksichtigen und die Trinkmenge ist gleichmäßig über den Tag zu verteilen. Nierenkranke im fortgeschrittenen Stadium riechen trotz guter Pflege nach Urin. Eine häufige und sorgfältige Körperpflege ist deshalb unbedingt notwendig. Einem urinähnlichen Mundgeruch wird mit häufiger Mundpflege und Mundwasser begegnet, kühl-feuchte Umschläge oder Bäder vermindern den bei Urämie auftretenden Juckreiz. Da bei chronischer Niereninsuffizienz wenig Besserung zu erwarten ist, darf das psychische Wohlbefinden des alten Menschen nicht vergessen werden. Hilfreich ist das Eingehen auf seine Gefühlslage und persönliche Zuwendung. Auch das Fördern von Sozialkontakten oder das Ermuntern zu Beschäftigungen, die dem alten Menschen Freude machen, gehören dazu.
Bei Patienten mit chronischer Niereninsuffizienz muss Folgendes beobachtet werden:

- Flüssigkeitsbilanzierung;
- Gewicht;
- Blutdruck und Puls, um eine Hypertonie bei fortgeschrittener Niereninsuffizienz festzustellen;
- Atmung: ist sie erschwert, Hinweise auf einen Infekt oder auf ein Lungenödem (Brodeln, rosa schaumiger Auswurf)?
- Temperatur, um beginnende Infekte zu erkennen;
- Haut: blass-gelblich?
- Bewusstsein: Orientierungsstörungen, akute Verwirrtheitszustände?
- Überdosierungserscheinungen von über die Niere ausgeschiedenen Medikamenten, z.B. Digoxin.

Prognose

Bei frühzeitiger konservativer Therapie kann eine Niereninsuffizienz über längere Zeit stabil gehalten werden. Doch eine chronische Nierenfunktionsstörung ist *nicht heilbar*, und so ist langfristig häufig eine *Dialysebehandlung* oder *Nierentransplantation* notwendig.

Dialyse

Definition: Verfahren zum Entzug von Wasser und harnpflichtigen Substanzen aus dem Blut (Blutreinigung) bei Niereninsuffizienz im Endstadium (terminale Niereninsuffizienz)

Prinzip

In Flüssigkeit gelöste Teilchen wandern immer vom Ort der höheren zum Ort der niedrigeren Konzentration (Diffusion). Bei der Dialyse fließt das Blut an einer semipermeablen Membran (nur für bestimmte Substanzen durchlässig) vorbei. Auf der anderen Seite der Membran befindet sich die so genannte Dialysierlösung. Die harnpflichtigen Substanzen wechseln nach dem Prinzip der *Diffusion* aus dem Blut in die Dialysierlösung über und können so dem Körper entzogen werden – das Blut wird „gewaschen".
Um in möglichst kurzer Zeit große Mengen Blutes zu reinigen, muss vor der Hämodialyse ein *Shunt* angelegt werden. Operativ wird meist am Unterarm eine Arterie mit einer Vene verbunden. Somit fließt in die Vene arterielles Blut mit entsprechend höherem Druck, die Vene wird dadurch erweitert (ähnlich einer Krampfader) und kann so gut punktiert werden (Abb. 14.**9 a, b**).

> Der Shunt muss wie ein „rohes Ei" behandelt werden: am entsprechenden Arm keine Blutdruckmessung, keine Blutentnahme und keine lokal einschnürende Kleidung oder Verbände!

In Deutschland gibt es ca. 50.000 Dialysepatienten. Bei den meisten wird eine Hämodialyse

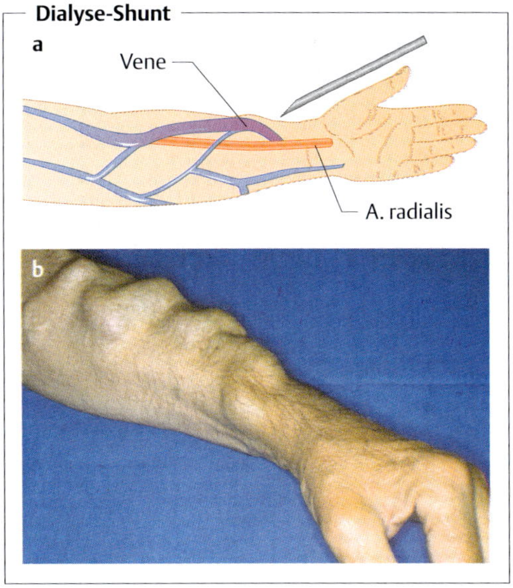

Abb. 14.**9 a, b** Über den Shunt wird am Unterarm eine Arterie mit einer Vene verbunden. Der Druck in der Vene erhöht sich, die Vene erweitert sich und kann so besser punktiert werden (aus Paetz, B., B. Benzinger-König: Chirurgie für Pflegeberufe, 19. Aufl. Thieme, Stuttgart 2000).

durchgeführt. Hier wird das Blut des Patienten nach außen in einen Filter geleitet, dessen semipermeable Membran die Filtrationsvorgänge im Glomerulum nachahmt (Abb. 14.**10**). Bei älteren Menschen, insbesondere wenn weitere Erkrankungen oder Einschränkungen vorliegen, ist in der Regel eine Behandlung in einem Dialysezentrum notwendig. Sie dauert 4–6 Stunden und muss bis zu 3-mal in der Woche durchgeführt werden.

Möglich ist auch die *Pertionealdialyse*. Die Dialysierflüssigkeit wird über einen Katheter in die Bauchhöhle eingefüllt, wo das Peritoneum (Bauchfell) als Membran für die Filtration dient.

Psychosoziale Situation von Menschen mit dialysepflichtiger Niereninsuffizienz

Die Betroffenen wissen, dass ihr Leben von der Dialysebehandlung abhängt, dass sie ohne die „Maschine" sterben würden. Auch besteht stets die Gefahr von Zwischenfällen und schwerwiegenden Infektionen. Dialysepatienten sind deshalb ständig mit dem Tod konfrontiert und müssen sich damit auseinander setzen. Außerdem nimmt die Dialysebehandlung viel Zeit in Anspruch. Für viele Menschen, insbesondere wenn bei ihnen weitere Erkrankungen vorliegen, ist die Dialysebehandlung anstrengend. Sie sind erschöpft und benötigen nach der Dialyse eine Ruhephase. Oft stellt die Dialyse den Mittelpunkt des Lebens dar. Es ist deshalb nicht einfach, soziale Kontakte, Hobbys und Interessen aufrechtzuerhalten. Nicht zu vergessen sind die vielfältigen Diätregeln, die beachtet werden müssen. Dies

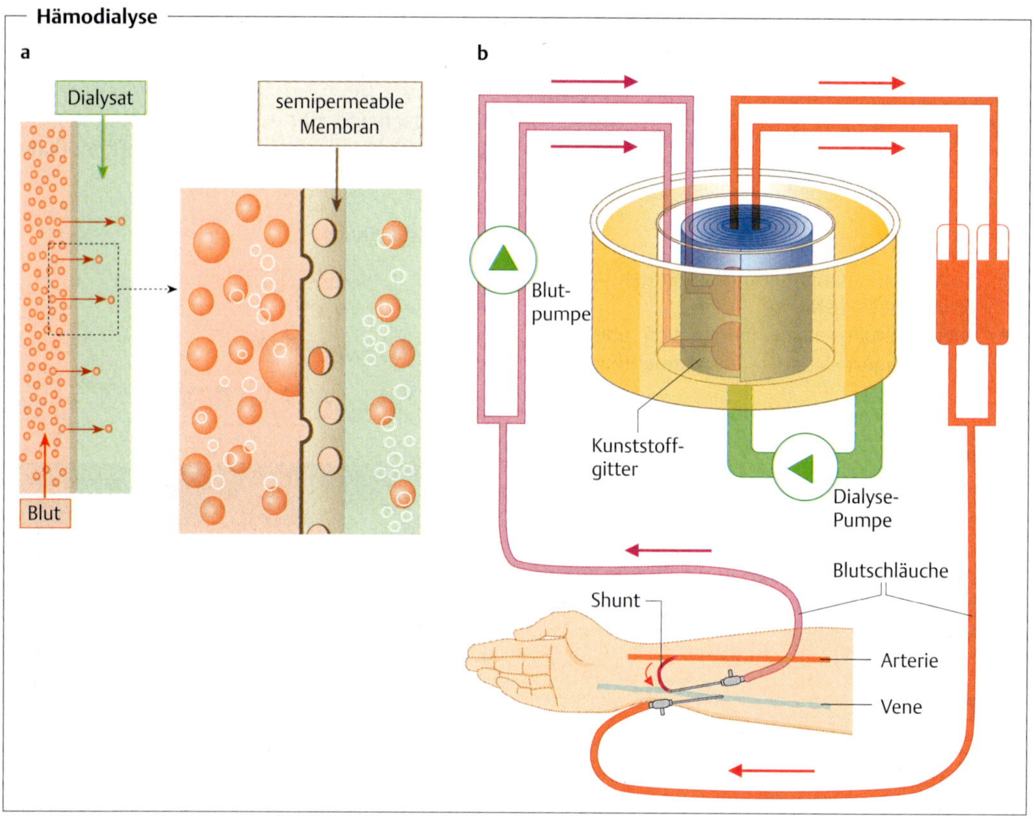

Abb. 14.**10 a, b** **a** Prinzip der Dialyse: Durch die semipermeable Membran können nur niedermolekulare Substanzen hindurchtreten. Die treibende Kraft ist dabei das Konzentrationsgefälle (aus Kellnhauser u. a.: THIEMEs Pflege. Thieme, 9. Aufl. Thieme, Stuttgart 2000); **b** schematische Darstellung des Hämodialyse-Systems (aus Gerlach, U., H. Wagner, W. Wirth: Innere Medizin für Pflegeberufe, 5. Aufl. Thieme, Stuttgart 2000).

fällt nicht immer leicht. Auch darf nur begrenzt getrunken werden, was häufig zu einem ständigen Durstgefühl führt. Diese Einschränkungen werden oft als Minderung der Lebensqualität empfunden.

Ernährung dialysepflichtiger Menschen

Wichtig sind ausreichend *Eiweiß* (Verluste während der Dialyse), *Kalorien*, *Vitamine* und *Ballaststoffe*. Da *Natrium* Flüssigkeit bindet und dadurch zu Ödembildung führen kann, dürfen Speisen nicht gesalzen werden. Zu starkes Würzen würde zu Durst führen. Eine Hyperkaliämie ist eine gefürchtete Komplikation und führt zu Verwirrtheit, Bradykardie oder Herzrhythmusstörungen bis hin zum Herzstillstand. Erstes Symptom einer Hyperkaliämie ist ein metallischer Geschmack. Gemüse, Kartoffeln, Vollkornprodukte und Schokolade sind sehr kaliumreich und dürfen deshalb nur begrenzt gegessen werden, da *Kalium* sich im Blut bis zur nächsten Dialyse ansammelt. Auf frisches Obst (besonders Bananen und Trockenfrüchte) muss ebenfalls verzichtet werden. Wegen des geringen *Phosphatgehalts* sind Milch, Jogurt, Fleisch und Fisch empfohlen. Die *Trinkmenge* wird vom Arzt individuell festgelegt und muss genau eingehalten werden. Auch der Flüssigkeitsgehalt in den Nahrungsmitteln ist dabei mitzuberechnen. Bei starkem Schwitzen darf der Flüssigkeitsverlust ausgeglichen werden.

Pflege

Aspekte der Pflege:

Ernährungsvorschriften: Sie sollten Dialysepatienten motivieren, die Ernährungsvorschriften einzuhalten. Sie wirken sich positiv auf ihr Befinden aus, und die Dialysebehandlung wird dadurch besser vertragen. Schwere Diätfehler, z. B. eine unkontrollierte Flüssigkeitsaufnahme, können lebensgefährliche Situationen hervorrufen und sollten unbedingt vermieden werden.

Vor und nach der Behandlung im Dialysezentrum: Unterstützen Sie den alten Menschen dabei, rechtzeitig und ohne allzu große Aufregung zu seinem Dialysetermin zu kommen, da dieser lebensnotwendig für ihn ist. Ermöglichen Sie ihm danach bei Bedarf Erholung. Regelmäßige Blutdruckkontrollen (Hypotonie durch den Flüssigkeitsentzug?) und Pulskontrollen (Bradykardie, Tachykardie, Herzrhythmusstörungen durch zu viel oder zu wenig Kalium im Blut?) sind sehr wichtig. Durch Natriumverluste bei der Dialyse können Muskelkrämpfe auftreten. Eine salzhaltige Brühe und Wärmeanwendung an den Muskeln sind dann hilfreich.

In der Zeit zwischen den Dialyseterminen: Ermuntern Sie den alten Menschen, die wertvolle Zeit aktiv zu gestalten und Dinge zu tun, die ihm Erholung und Freude bringen.

Körperpflege: Dialysepatienten haben eine trockene (Flüssigkeitsbeschränkung) und gelb-gräuliche (Ablagerung harnpflichtiger Substanzen) Haut und leiden oft unter Juckreiz. Es sind deshalb milde, pH-neutrale Körperpflegemittel zu benutzen. Ölbäder eignen sich zur Fettung der Haut, wasserhaltige Hautpflegemittel, z. B. Cremes oder Lotionen, wirken kühlend. Kühle Waschungen oder kurzes Abduschen, wobei die Haut nur abgetupft wird, wirken gegen den Juckreiz. Auch die Mundschleimhaut ist ausgetrocknet, und es besteht häufig ein ständiges Durstgefühl. Eine sorgfältige Mundpflege, Spülungen oder Auswischen mit speichelflussanregenden Mundwässern (z. B. mit ätherischen Ölen) wirken lindernd.

Shuntkontrollen:

- Strömt das Blut noch mit erhöhtem Druck durch den Shunt? Um dies zu prüfen, kann der Shunt mit dem Stethoskop abgehört werden (es rauscht); mit den Fingerspitzen kann ein „Schwirren" ertastet werden. Eine schwächere Strömung kann auf eine Thrombose hinweisen!
- Ist der Shunt gerötet oder geschwollen? Klagt der Patient über ein Spannungsgefühl und über Druckschmerzen? Dies können ebenso Hinweise auf eine Thrombose oder auch auf eine Infektion sein.
- Treten Blutungen oder Hämatome an den Punktionsstellen auf? Obwohl nach der Dialyse die Punktionsstelle mit einem speziellen Pflaster leicht komprimiert wird, kann es zu Blutungen kommen. Das Pflaster wird nach ein paar Stunden, spätestens am nächsten Tag entfernt.

Achtung: Ein Shunt darf bei Blutungen aus der Punktionsstelle nicht stark komprimiert werden. Eine Ausnahme stellen lebensgefährliche Blutungen dar, die anders nicht zu stillen sind.

Nierentransplantation

Findet sich ein passender Spender und bestehen keine Ausschlusskriterien (z. B. Alter > 65 Jahre) gegen eine Organverpflanzung, so kann ein Dialysepatient durch eine Nierentransplantation „geheilt" werden. Die Spendernieren stammen von Angehörigen (Lebendspende) oder von Verstor-

Nierentransplantation

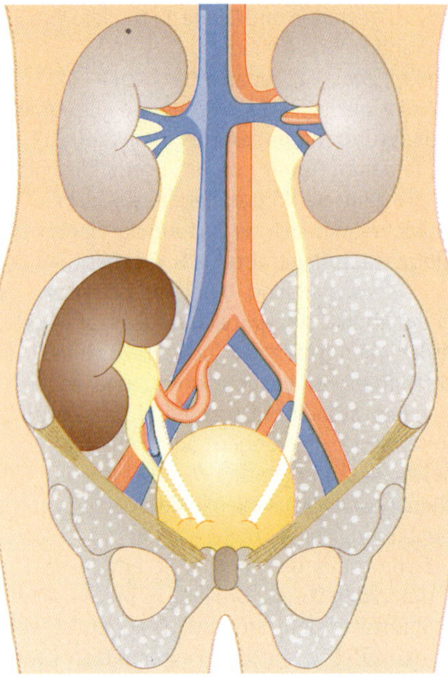

Abb. 14.**11** Die Spenderniere liegt im Becken, die Gefäße werden mit den Beckengefäßen verbunden und der Harnleiter in die Blase implantiert. Die funktionslosen Nieren verbleiben im Körper (aus Paetz, B., B. Benzinger-König: Chirurgie für Pflegeberufe, 19. Aufl. Thieme, Stuttgart 2000).

benen. Alle Patienten, die auf eine Nierentransplantation warten, sind im Eurotransplantatzentrum in Holland gespeichert. Ist eine passende Niere gefunden worden, wird der Empfänger informiert und die Niere baldmöglichst transplantiert (Abb. 14.**11**).

Nephrolithiasis (Nierensteine)

Definition: Steinbildung in der Niere oder den ableitenden Harnwegen

Ca. 5% der Bevölkerung sind betroffen, Männer 2–3-mal häufiger als Frauen. Der Erkrankungsgipfel liegt zwischen dem 30. und 50. Lebensjahr.

Ursachen

Die genaue Entstehungsursache von Harnsteinen ist nicht vollständig geklärt. Man vermutet eine *Übersättigung des Harns* mit Substanzen, die kleine Kristalle bilden, welche mit der Zeit größer werden. Harnstau oder Harnwegsinfekte wirken begünstigend.
Die meisten Steine (ca. 70%) haben einen hohen Kalziumanteil, aber auch Harnsäuresteine sind mit 20% nicht selten.

Symptome

Die Größe von Nierensteinen reicht vom Reiskorn bis zu Steinen, die das ganze Nierenbecken ausfüllen (Abb. 14.**12**). Solange sich die Steine in den Nieren befinden, ohne harnableitende Wege zu verschließen, bestehen keine Beschwerden. Löst sich der Stein und wandert in den Harnleiter, kommt es zum klassischen Beschwerdebild, der *Nierenkolik*: Es bestehen starke kolikartige Schmerzen mit Ausstrahlung in den Harnleiterverlauf, meist bis in die Genitalregion (Abb. 14.**13**), außerdem Übelkeit und Erbrechen,

Nierensteine

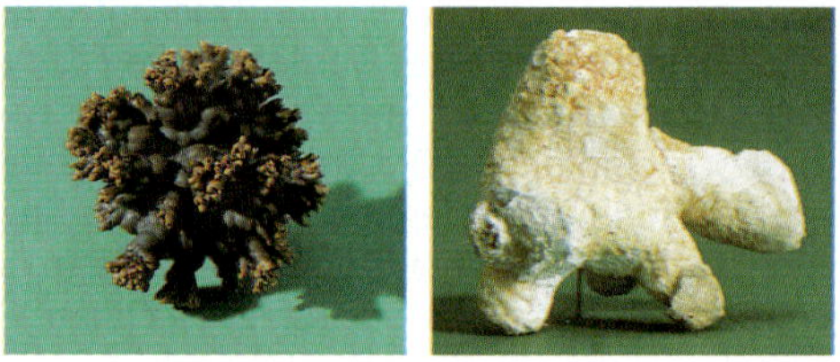

Abb. 14.**12** Nierensteine können ganz unterschiedliche Größe und Formen annehmen (aus Kellnhauser u. a.: THIEMEs Pflege. Thieme, 9. Aufl. Thieme, Stuttgart 2000).

Schmerzen bei Nierenkolik

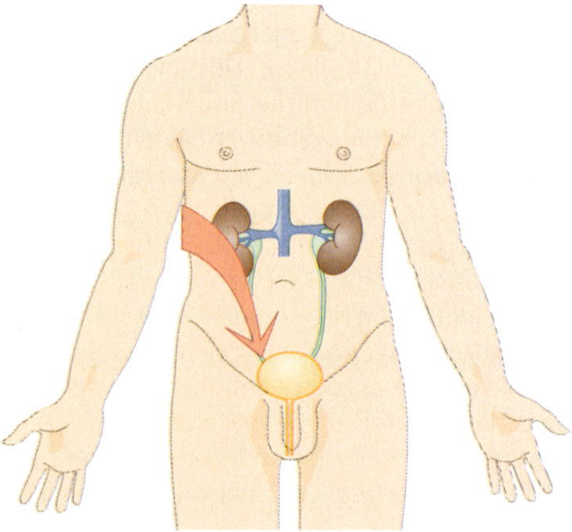

Abb. 14.**13** Die kolikartigen Schmerzen bei Nephrolithiasis strahlen in den Harnleiterverlauf aus, meist sogar bis in die Genitalregion.

sowie ein kurzfristiger paralytischer Ileus (Darmlähmung) als Folge der starken Schmerzen. Typisch sind die Mikro- oder Makrohämaturie, denn die abgehenden Steinchen verletzen die Schleimhaut der Harnwege.

Komplikationen

Ein im Harnleiter eingeklemmter Stein führt zum *Harnstau*, der dann die Bildung von aufsteigenden Infektionen, besonders die der *Pyelonephritis*, begünstigt. Beim Zusammentreffen von Nierenstauung und Pyelonephritis besteht die Gefahr der Einschwemmung von Bakterien in die Blutbahn, woraus sich die lebensgefährliche *Urosepsis* entwickeln kann.

Diagnostik

Sonografisch lassen sich Steine im Nierenbecken und ein Harnstau nachweisen. Zur genauen Steinlokalisation dienen *Röntgenkontrastaufnahmen* (intravenöses Pyelogramm): Man spritzt Kontrastmittel, das über die Nieren ausgeschieden wird, und röntgt in verschiedenen Zeitabständen.

Therapie

Bei der Nierenkolik steht die Schmerzbekämpfung mit intravenöser *Analgetika-* und *Spasmolytikagabe* (krampflösende Medikamente, z. B. Buscopan) im Vordergrund. Wichtig ist die rechtzeitige Antibiotikagabe bei Verdacht auf Harnwegsinfekte zur Verhinderung einer Urosepsis.
Durch die Aufnahme einer hohen *Flüssigkeitsmenge* und *Bewegung* (Hüpfen, Springen, Treppensteigen etc.) versucht man, den Stein „auszuschwemmen".
In den meisten Fällen geht der Stein durch diese konservativen Methoden spontan ab. Andernfalls kann der Stein durch Stoßwellen von außen zertrümmert werden (*extrakorporale Stoßwellenlithotrypsie – ESWL*). Ein tiefsitzender Stein lässt sich mithilfe eines durch die Harnröhre eingeführten Endoskops entfernen. Nur selten ist eine operative Steinentfernung nötig. Die medikamentöse Steinauflösung gelingt nur bei Harnsäuresteinen.

> ! Zur Steingewinnung soll der Patient durch ein Sieb Wasser lassen.

Prophylaxe

Am wichtigsten ist eine *ausreichende Trinkmenge* (2–3 l/Tag), besonders bei heißem Wetter oder starkem Schwitzen, denn konzentrierter Harn fördert die Steinbildung. Regelmäßige *Bewegung* und *Gewichtsnormalisierung* wirken ebenfalls prophylaktisch.
Bei kalziumhaltigen Steinen sollte auf eine eiweißarme, bei Harnsäuresteinen auf eine purinarme Kost geachtet werden. Die konsequente Behandlung von Harnwegsinfekten vermindert das Risiko einer Steinbildung.

Hypernephrom (Nierenzellkarzinom)

Definition: Von den Nierenzellen ausgehender bösartiger Tumor (Abb. 14.**14**)

Die Häufigkeit liegt bei ca. 10/100.000 Einwohner. Betroffen sind zumeist Menschen zwischen dem 50. und 60. Lebensjahr, Männer ca. 3-mal häufiger.

Hypernephrom

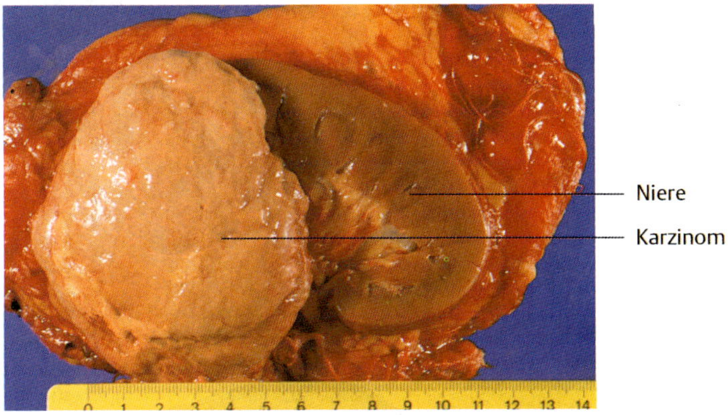

Abb. 14.**14** Nierenzellkarzinom (aus Gerlach, U., H. Wagner, W. Wirth: Innere Medizin für Pflegeberufe, 5. Aufl. Thieme, Stuttgart 2000).

Ursachen

Die genaue Entstehungsursache ist unbekannt, als Risikofaktoren werden *Nikotinabusus* und *Kadmiumbelastung* (im Tabak) angesehen.

Symptome

Es gibt kein typisches Frühsymptom. Die meist plötzlich auftretende *schmerzlose Makrohämaturie* ist bedingt durch das Einbrechen des Tumors ins Nierenbecken und damit oft schon Zeichen eines fortgeschrittenen Tumorwachstums.
Selten ist ein Tumor in der Flanke tastbar, oder es bestehen lokale Schmerzen.
Das Hypernephrom ist ein sich rasch ausbreitender Tumor, und so lassen sich zum Zeitpunkt der Diagnosestellung bei einigen der Patienten bereits Metastasen nachweisen (bes. in Knochen, Lunge, Leber).

> Jede Hämaturie ist verdächtig auf einen Nieren- oder Blasentumor!

Therapie

Die gesamte Niere und lokale Lymphknoten werden entfernt (*radikale Nephrektomie*). Die meisten organbegrenzten Nierentumoren können durch diese Operation geheilt werden. Strahlen-, Chemo- oder Hormontherapie zur Behandlung oder Verhinderung von Metastasen sind insgesamt wenig erfolgreich, deshalb ist die Prognose bei fortgeschrittenen Tumoren insgesamt schlecht.

Erkrankungen der ableitenden Harnwege

Susanne Andreae

Zystitis (Harnblasenentzündung)

Definition: Meist bakteriell bedingte Entzündung der Harnblase

Die Zystitis ist eine sehr häufige Erkrankung: Man schätzt, dass jede fünfte Frau mindestens einmal in ihrem Leben daran erkrankt. Männer sind deutlich seltener betroffen.

Ursachen

Ursache der Zystitis ist meist eine *aufsteigende Infektion über die Harnröhre.*
Die Harnröhre der Frauen ist deutlich kürzer als die männliche; zusätzlich begünstigt bei Frauen die Nähe von Harnröhrenöffnung und After eine aufsteigende Infektion (Abb. 14.**15**).
Ein weiterer begünstigender Faktor für die Entstehung einer Zystitis sind *Blasenentleerungsstörungen.* So kommt es z. B. bei einer Prostatavergrößerung, seltener auch bei Blasensteinen oder Blasentumoren zum Harnstau mit der Folge einer Vermehrung der Keime in der Harnblase und häufigen Harnwegsinfektionen.
Bei katheterisierten Patienten kommt es vermehrt zu Harnwegsinfektionen, weil die Keime über den Katheter in die Blase einwandern können.

> Oft wird behauptet, man habe sich die Blase „verkühlt", z. B. beim Sitzen auf kaltem Untergrund. Nicht die Kälte ist hier aber die Ursache der Infektion, sondern die Schwächung des Immunsystems durch Kälte, Nässe oder Stress, die das Eindringen der Bakterien in die Blase erleichtert.

Zystitis

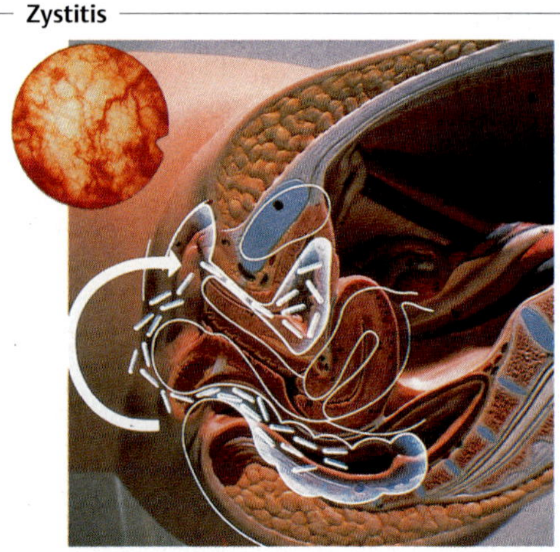

Abb. 14.**15** Endoskopisches Bild und bakterielle Besiedlung bei Zystitis (aus Sökeland, J.: Urologie für Pflegeberufe, 7. Aufl. Thieme, Stuttgart 2000).

Symptome

Klassische Symptome einer Zystitis sind Pollakisurie, Dysurie (S. 316) und Unterbauchschmerzen. Kommt es zusätzlich zur Makrohämaturie, spricht man von einer *hämorrhargischen Zystitis*. Im Gegensatz zur Pyelonephritis bestehen bei einer Zystitis weder Fieber noch Schmerzen in der Nierengegend.

Komplikationen

Wandern die Keime ins Nierenbecken, kann sich eine *Pyelonephritis* entwickeln.

Diagnostik

Im Urin lassen sich massenhaft Leukozyten, Bakterien und evtl. Erythrozyten nachweisen.
Werden die typischen Beschwerden geschildert, ohne dass sich im Urin Entzündungszeichen finden, kann es sich um eine so genannte Reizblase handeln. Deren genaue Ursache ist unbekannt, manchmal liegt ein Östrogenmangel vor.

In 70–80% der Fälle ist eine Zystitis durch das Bakterium Escherichia coli bedingt, einen natürlichen Bewohner der Darmschleimhaut.

Therapie

Lokale Wärme und eine kurzfristige (3–5 Tage) *Antibiotikagabe* sowie eine *erhöhte Trinkmenge* (2–3 l) sind meist ausreichend. Bei rezidivierenden Blasenentzündungen sollte eine mögliche Ursache (vor allem eine Blasenentleerungsstörung) ausgeschlossen werden.

Prophylaxe

Wichtigste Maßnahmen sind die *sorgfältige Intimpflege* und eine *ausreichende Flüssigkeitszufuhr* zum „Durchspülen“ der Harnwege. Bei Grunderkrankungen, die den Harnabfluss behindern oder die Immunabwehr schwächen (z. B. Diabetes mellitus), ist die frühzeitige Therapie wichtig.

Blasenkarzinom (Harnblasentumor)

Definition: Bösartiger Tumor, von der Blasenschleimhaut ausgehend

Das Blasenkarzinom macht 3% aller Karzinome aus. Betroffen sind meist ältere Menschen zwischen 60 und 70 Jahren, Männer 3-mal häufiger als Frauen.

Ursachen

Auch hier ist die Ursache unbekannt, gehäuft treten Blasenkarzinome bei Industriearbeitern (z. B. chemische Industrie) und *Zigarettenrauchern* auf.

Symptome

Das typische Erstsymptom ist die *schmerzlose Makrohämaturie*. Doch auch Beschwerden ähnlich denen einer Zystitis können auf ein Karzinom hinweisen. Im Spätstadium kann es infolge eines Verschlusses der Harnleitermündung in die Blase zur Nierenstauung kommen.

Diagnostik

Sonografisch sind nur große Tumoren zu erkennen, deshalb dient besonders die *Blasenspiegelung* (Zystoskopie) zur Diagnosestellung.

Therapie

Meist kann das Karzinom im Rahmen einer Blasenspiegelung abgetragen werden (transurethrale Resektion, Abb. 14.**16**). Ist der Tumor bereits in die Blasenmuskulatur eingewachsen, muss die Harnblase entfernt werden (Zystektomie). Die Harnableitung erfolgt über eine Harnblasenersatzplastik aus Darm, oder der Harn wird in ein Stoma ausgeleitet. Bei Metastasierung ist eine Chemotherapie angezeigt, allerdings mit insgesamt nur mäßigem Erfolg.

Prognose

Oberflächliche Blasentumoren rezidivieren sehr häufig, etwa in 80% der Fälle. Die Rezidivrate im ersten Jahr beträgt ca. 50%, jedoch bleiben die Tumoren in der Regel oberflächlich. Tumoren, die in die Blasenmuskulatur eingewachsen sind, haben

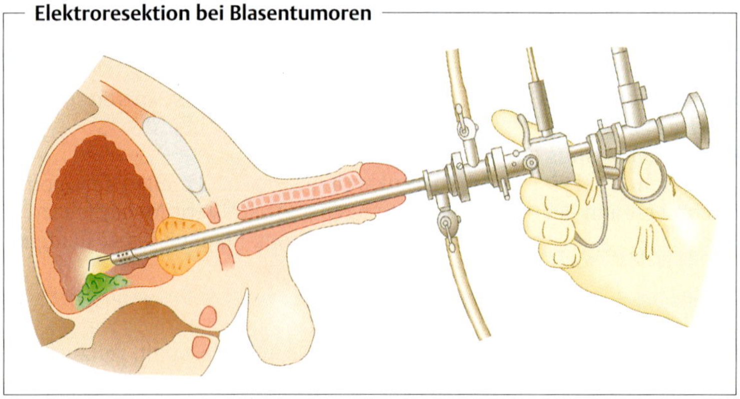

Abb. 14.**16** Im Rahmen einer Blasenspiegelung kann das Karzinom abgetragen werden (aus Sökeland, J.: Urologie für Pflegeberufe, 7. Aufl. Thieme, Stuttgart 2000).

Tabelle 14.**3** Inkontinenzformen, Ursache und Therapie

Inkontinenzform	Symptome	Ursachen	Therapie
Stressinkontinenz	Urinabgang nur bei erhöhtem intraabdominellem Druck (z. B. Husten, Niesen, Lachen), in schweren Fällen Urinabgang im Stehen unabhängig von der Tätigkeit	Störung des Blasenverschlussmechanismus infolge: • Schwäche der Beckenbodenmuskulatur (z. B. nach Geburten oder Blasenoperationen) • Östrogenmangel • Uterusprolaps (Gebärmuttersenkung) • bei Männern selten, meist Folge einer Prostataoperation	• Beckenbodengymnastik zur Stärkung der Muskulatur • Nicht selten operative Maßnahmen mit Blasenraffung • Therapieversuch mit Östrogenen als Zäpfchen (z. B. Ovestin Zäpfchen), Pflaster (z. B. Estraderm TTS) oder in Tablettenform (z. B. Presomen comp.)
Drang- oder Urge-Inkontinenz	unwillkürlicher Harnabgang bei gleichzeitig starkem Harndrang	Motorische Dranginkontinenz infolge Kontraktionen der Blasenmuskulatur mit erhöhtem Blasendruck. Ursachen: • degenerative ZNS-Erkrankungen • Demenz Sensorische Dranginkontinenz infolge Veränderungen der Blasenwand: • Zystitis, Blasenstein, Blasentumor • nach Strahlenbehandlung • Östrogenmangel	• medikamentöser Therapieversuch mit atropinartigen Substanzen (z. B. Dridase, Spasuret), Wirksamkeit aber umstritten • Kontinenztraining • evtl. operative oder medikamentöse Therapie der Grundkrankheit (z. B. Antibiose bei Zystitis)
Reflexinkontinenz	Harn geht infolge unwillkürlicher Blasenkontraktionen ohne Harndrang ab, der Patient hat jede Kontrolle über die Harnentleerung verloren	Verletzungen oder Erkrankungen des Rückenmarks mit Unterbrechung der Nervenbahnen vom Gehirn zur Blase (z. B. Querschnittlähmung, MS)	• regelmäßige Blasenentleerung (z. B. Entleerung durch „Ausklopfen“, Einmalkatheterisierung) • medikamentöse Therapie
Überlaufinkontinenz	bei überhöhter Blasenfüllung kommt es zum „Überlaufen“ der Blase mit plötzlichem Harnabgang ohne Harndrang	meist Prostatavergrößerung oder Harnröhrenverengung, bei Frauen evtl. Myom oder Gebärmuttertumor	wenn möglich, operative Sanierung oder suprapubischer Dauerkatheter

eine deutlich schlechtere Prognose, insbesondere wenn sie metastasiert sind.

Harninkontinenz (Blasenschwäche)

Definition: Unwillkürlicher, nicht unterdrückbarer Urinabgang

Die Harninkontinenz ist ein sehr häufiges Problem, besonders im höheren Lebensalter. Man schätzt, dass ca. 50% aller Frauen mindestens einmal in ihrem Leben mit diesem Problem konfrontiert sind. In Deutschland leiden insgesamt mindestens 3 Millionen Menschen gelegentlich oder regelmäßig an Harninkontinenz.

Ursachen

Anatomisch gesehen gibt es 4 Gründe für eine Inkontinenz:

- Veränderungen im Bereich der Beckenbodenmuskulatur (z. B. Muskelschwäche);
- pathologische Veränderungen im Bereich der Harnröhre (z. B. Prostatahypertrophie, S. 347 ff);
- Störungen innerhalb der Blase (z. B. Zystitis);
- neurologische Störungen (z. B. Demenz).

Inkontinenzformen

Je nach klinischer Präsentation unterscheidet man 4 Inkontinenzformen. In 90% der Fälle handelt es sich um eine *Stress-* oder *Dranginkontinenz* (Urge-Inkontinenz). In Tab. 14.**3** sind die verschiedenen Formen der Harninkontinenz, mögliche Ursachen und ihre Therapie dargestellt.

Komplikationen

Entleert sich die Blase nicht vollständig, bleibt eine gewisse Menge Restharn. Bakterien können sich hier leicht vermehren und zu *wiederkehrenden Harnwegsinfektionen* führen.
Ein großes Problem können *Hautprobleme* wie Pilze darstellen, die sich in den durch kleine Urinmengen oft feuchten Hautfalten bilden.

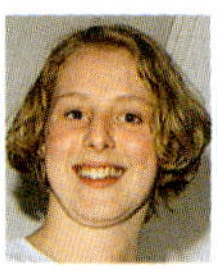

Pflegeschwerpunkt Inkontinenz

Jutta Weniger

Inkontinenz ist ein Tabuthema und wird oft mit Unsauberkeit oder Nachlässigkeit gleichgesetzt. Betroffene und ihre Angehörigen sprechen deshalb nicht gerne darüber. Oft macht Inkontinenz traurig, wütend oder hilflos. Benötigen inkontinente Personen Hilfe bei den Ausscheidungen, müssen sie ihre Intimregion von anderen Menschen berühren und ansehen lassen. Viele Menschen empfinden dies als peinlich und entwürdigend.
Häufig wird Inkontinenz als „Alterserscheinung“ gesehen, die man hinnehmen muss. Sie ist jedoch medizinisch und pflegerisch sehr gut therapierbar. Aufgabe der Pflegeperson ist es, eine Inkontinenz zu erkennen und dem Betroffenen in Gesprächen aufzuzeigen, wie wichtig es ist, die medizinische Ursache abklären zu lassen. In vielen Fällen kann die Inkontinenz geheilt oder zumindest durch geeignete therapeutische Maßnahmen verbessert werden (vgl. Tab. 14.**3**). Die Versorgung mit Hilfsmitteln (z. B. Vorlagen usw.) kann nie die einzige Maßnahme sein, sie wird therapiebegleitend eingesetzt oder nach Ausschöpfung aller therapeutischen Maßnahmen.

Sind keine medizinischen Erklärungen für die Inkontinenz zu finden, können auch psychosoziale Faktoren zugrunde liegen. Die psychische Verfassung eines Menschen hängt eng mit seinem Ausscheidungsverhalten zusammen. Für sehr einsame und hilfsbedürftige Menschen kann Inkontinenz eine willkommene Möglichkeit darstellen, mehr Zuwendung und Beachtung zu erhalten. Dies geschieht jedoch meist nicht bewusst, und die Person ist wirklich inkontinent, täuscht es nicht nur vor. Nach Grond (1993) sind Menschen, die in Institutionen leben, besonders inkontinenzgefährdet. 50% der Heimbewohner und sogar 81 – 90% der Patienten in der Gerontopsychiatrie sind inkontinent. Ursachen hierfür sieht Grond in der Isolation und der zunehmenden allgemeinen Abhängigkeit der alten Menschen in Institutionen.

Aspekte der Pflege bei Inkontinenz

Umgang mit inkontinenten Menschen. Es gilt das Prinzip der aktivierenden Pflege: Selbstständigkeit und ein positives Selbstwertgefühl sollen gefördert werden. Eine vertrauensvolle Beziehung zur Pflegeperson ist wichtig für den alten Menschen, so kann er Fragen stellen und Gefühle äußern. Oft ist es hilfreich, Scham- und Schuldgefühle offen anzusprechen. Inkontinente Menschen benötigen viel Geduld, menschliche Wärme und Akzeptanz; meist ist es notwendig, sie aufzufordern, an Gruppen- und Gemeinschaftsaktivitäten teilzunehmen, um Isolation und Einsamkeit vorzubeugen.

Gestaltung der Umgebung/des Toilettenganges. Die Toilette sollte schnell und ohne Stolperfallen erreichbar sein. Am besten ist eine Nasszelle im Zimmer. Sie soll deutlich gekennzeichnet und nachts ausreichend beleuchtet sein, sodass der alte Mensch sie ohne Schwierigkeiten finden kann. Die Toilette muss so hoch sein, dass der Betroffene sich möglichst selbstständig setzen und erheben kann. Eine Toilettensitzerhöhung (Abb. 14.**17**) und das Anbringen von Handgriffen und Stützen sind

Toilettensitzerhöhung

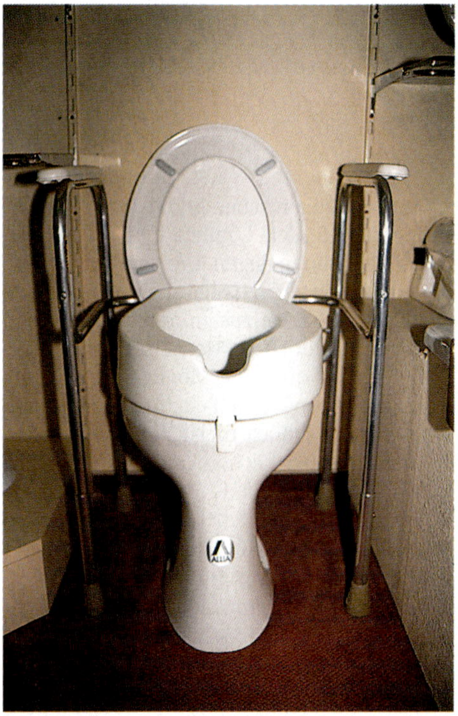

Abb. 14.**17** Die Toilettensitzerhöhung ermöglicht es auch bewegungseingeschränkten Menschen, sich selbstständig auf die Toilette zu setzen bzw. sich von ihr zu erheben (aus Köther, I., E. Gnamm: Altenpflege in Ausbildung und Praxis, 4. Aufl. Thieme, Stuttgart 2000).

darum oft sinnvoll. Werden Inkontinenzartikel benötigt, sind diese am besten in Schränken neben der Toilette aufzubewahren. Bei Bedarf wird ein Toilettenstuhl neben das Bett gestellt oder Urinflasche und Steckbecken in greifbarer Nähe bereit gehalten. Wichtig ist auch, dass der alte Mensch Kleidung trägt, die er schnell öffnen kann, denn meist ist die Zeit knapp.

Hautpflege. Durch Inkontinenz und den Einsatz von Hilfsmitteln ist die Haut besonderen Belastungen ausgesetzt: direktem Kontakt mit Harn, feuchtwarmem Milieu und vermehrtem Waschen.

Inkontinente Menschen sind stark dekubitusgefährdet, weshalb eine sorgfältige Hautpflege besonders wichtig ist: Die Haut soll möglichst nur mit klarem Wasser gewaschen werden. Es können auch pH-neutrale Waschlotionen benutzt werden, wenn die Haut anschließend mit klarem Wasser nachgereinigt und vorsichtig und schonend abgetrocknet wird. Kommt eine Verschmutzung mit Stuhl hinzu und werden Öl oder Pflegeschäume zur Reinigung benutzt, muss ebenfalls mit klarem Wasser nachgereinigt werden.

Solange die Haut intakt ist, sollte sie mit Wasser-in-Öl-Emulsionen (z.B. Medizinische Bodymilk von Certina med) gepflegt werden. Ist die Haut gerötet, wird sie mit abdeckenden Präparaten (z.B. stark fettenden Salben wie Wollwachs) geschützt. Inkontinenzvorlagen, die die Feuchtigkeit von der Haut fernhalten (z.B. mittels Gelbildner), sollten unbedingt bevorzugt werden.

Kontinenztraining. Es wird bei motorischer Dranginkontinenz eingesetzt. Dabei ist die Zeit zwischen dem Verspüren des Harndrangs und dem Entleeren der Harnblase so kurz, dass Urin unwillkürlich vor dem Erreichen der Toilette abgeht.

Mit einem Kontinenztraining sollen die Toilettengänge an die Ausscheidungsgewohnheiten des alten Menschen angepasst, die Zeiten zwischen den Harnausscheidungen dann langsam vergrößert werden. Dazu müssen zunächst willkürliche und unwillkürliche Harnausscheidungen des alten Menschen genau erfasst werden. Es sollte für mehrere Tage ein Miktionsprotokoll mit genauen Uhrzeiten der Miktionen und unter Angabe von Flüssigkeitszufuhr angelegt werden. Anhand des Protokolls werden dann Zeiten für die Toilettengänge festgelegt.

Einlagen

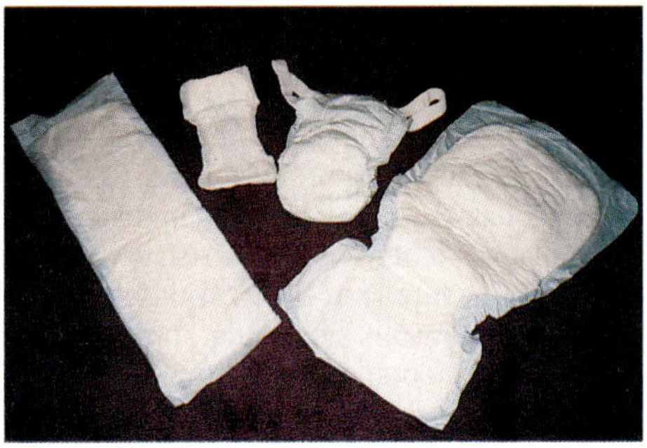

Abb. 14.**18** Von links nach rechts: gerade Vorlage, anatomisch geformte Einlage für eine leichtere Inkontinenz, Vorlage mit seitlichen Bündchen; anatomisch geformte Einlage für eine schwere Inkontinenz (aus Köther, I., E. Gnamm: Altenpflege in Ausbildung und Praxis, 4. Aufl. Thieme, Stuttgart 2000).

Hilfsmittel.

Aufsaugende Hilfsmittel: Es stehen Einlagen (Abb. 14.**18**) und Einmalslips (Windelhosen für Erwachsene) in unterschiedlichen Größen, Dicken und Formen zur Verfügung. Sie bestehen aus einem hautfreundlichen Vließ, das relativ trocken bleibt, Zellstoff, idealerweise mit Gelbildner (bindet den Urin in Gelform, der Urin kann nicht auslaufen, z.B. die Einlage Daisy von B. Braun) und meist aus einer wasserdichten Folie nach außen hin. Das Hilfsmittel wird individuell für den alten Menschen ausgewählt. Dabei spielen Geschlecht, Grad der Selbstständigkeit und Schwere und Form der Inkontinenz eine Rolle. Für die schwere Inkontinenz eignen sich anatomisch geformte Einlagen, die mithilfe eines Netzhöschens fixiert werden. Bei Einmalslips besteht durch die Luftundurchlässigkeit eine erhöhte Gefahr von Hautschädigungen. Sie sollten nur eingesetzt werden, wenn die Haut intakt ist. Sie sind an sich selbst nicht ganz einfach anzulegen, wodurch ansonsten selbstständige Menschen eventuell Hilfe benötigen. Dies sollte durch die Wahl anderer Hilfsmittel vermieden werden.

Aufsammelnde Hilfsmittel: Für Männer gibt es Kondomurinale, dünne Hüllen aus Latex oder Silikon, die über den Penis gestreift werden. Sie leiten den Harn über einen Ableitungsschlauch in einen Bein- oder Bettbeutel ab (Abb. 14.**19 a,b**). Sie

Aufsammelnde Hilfsmittel

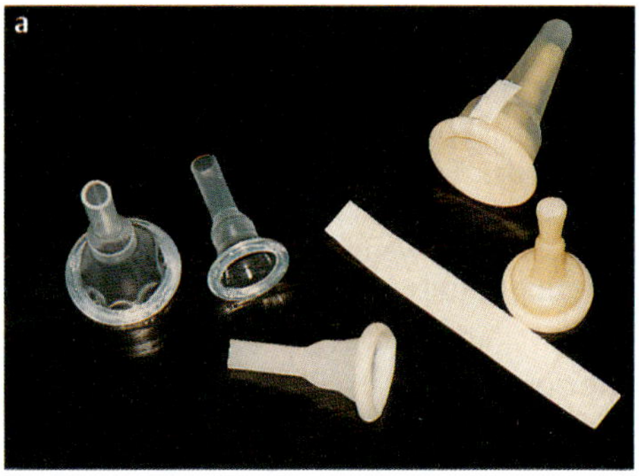

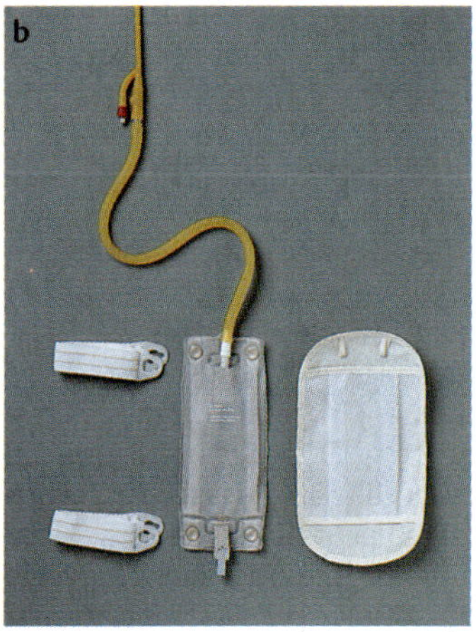

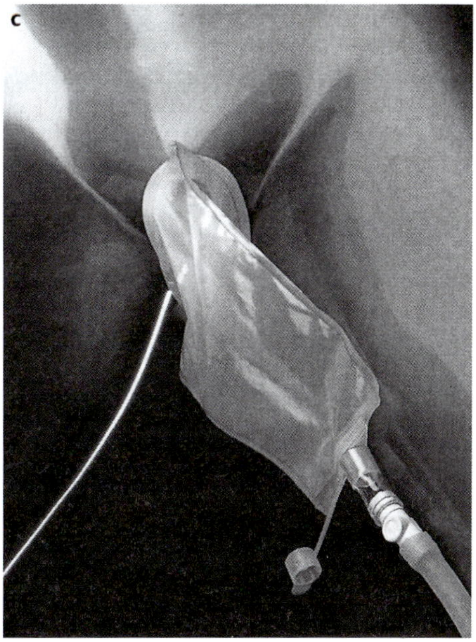

Abb. 14.**19 a – c** **a** Kondomurinale, **b** Beinbeutel (Fa. Hollister), **c** externer Urinableiter (Fa. Hollister; aus Köther, I., E. Gnamm: Altenpflege in Ausbildung und Praxis, 4. Aufl. Thieme, Stuttgart 2000). ▶

sind bequem zu tragen, und es gelangt kein Harn auf die Haut, was gegenüber den aufsaugenden Hilfsmitteln ein großer Vorteil ist. Auch die Anwendung ist im Vergleich zu dem häufigen Wechsel von Einlagen oder Slips sehr viel einfacher und zeitsparender. Für harninkontinente Frauen stehen externe Urinableiter zur Verfügung (Abb. 14.**19 c**). Sie werden ähnlich wie die Stomaversorgung mittels einer Hautschutzplatte fixiert.

Fallbeispiel

Herr Knoll ist 76 Jahre alt und seit einem Jahr im Altenheim. Wegen seiner Hüftgelenksarthrose kann er kaum noch gehen, außerdem sieht er auch sehr schlecht. Zu Hause kümmerte sich seine 15 Jahre jüngere Frau um ihn. Da er sehr fordernd und oft mürrisch und ungehalten ist, wurde es ihr zu viel und er musste ins Heim ziehen. Sie besucht ihn jeden Morgen, liest ihm aus der Zeitung vor und leistet ihm Gesellschaft. Zu anderen Bewohnern und dem Pflegepersonal hat Herr Knoll eher wenig Kontakt. Seit 4 Wochen liegt seine Frau nun aufgrund eines Unfalles im Krankenhaus und soll anschließend noch in Kur gehen. Herr Knoll teilt sein Zimmer mit Herrn Grün, der bettlägerig und in vielen Dingen auf Hilfe angewiesen ist. Deshalb kommt die zuständige Pflegekraft, Frau Paula Maier, sehr häufig zu ihm. Seit ein paar Tagen macht Herr Knoll, immer wenn sie das Zimmer betritt, Bemerkungen wie: „Was will er denn jetzt schon wieder?" oder „Wie oft kommen Sie denn noch zu ihm?".

Seit ungefähr 3 Wochen hat Paula bei Herrn Knoll eine leichte Inkontinenz festgestellt. Sie hatte auch schon einen Besuch des Hausarztes organisiert, der jedoch keine organische Ursache der Inkontinenz feststellen konnte.

Nun vermutet Paula, dass Herr Knoll auf Herrn Grün *eifersüchtig* ist, da dieser durch seine Hilfsbedürftigkeit mehr Beachtung von den Pflegepersonen erhält als Herr Knoll. Paula denkt auch, dass Herr Knoll jetzt sicher *sehr einsam* ist, denn er war doch sehr auf seine Frau fixiert. Und es ist noch nicht absehbar, wann sie wiederkommen wird. Nun liest ihm niemand die Zeitung vor, und er selbst sieht zu schlecht dafür. Sie führt Herrn Knolls *Inkontinenz auf psychische Ursachen* zurück.

Paula nimmt sich vor, sich mehr Zeit für Herrn Knoll zu nehmen und sich auch öfter nur so zu ihm zu setzen und mit ihm zu reden. Sie möchte ihm auch erklären, warum sie so viel Zeit bei Herrn Grün verbringt, und ihn während der Betreuung von Herrn Grün in Gespräche mit einbeziehen.

Sie überlegt, ob es vielleicht möglich wäre, dass ihm nach dem Frühstück eine Pflegeperson oder eventuell ein anderer Bewohner die Zeitung vorlesen könnte. Das müsste sich machen lassen, denkt sie.

Sie wird Herrn Knoll auch nochmals vorschlagen, seine Mahlzeiten im Gemeinschaftsraum einzunehmen, und ihm anbieten, ihn dorthin zu bringen. Auch von Gruppenaktivitäten im Heim wird sie ihm nun wieder öfter erzählen – vielleicht kann sie so sein Interesse daran wecken.

15 Erkrankungen der Geschlechtsorgane

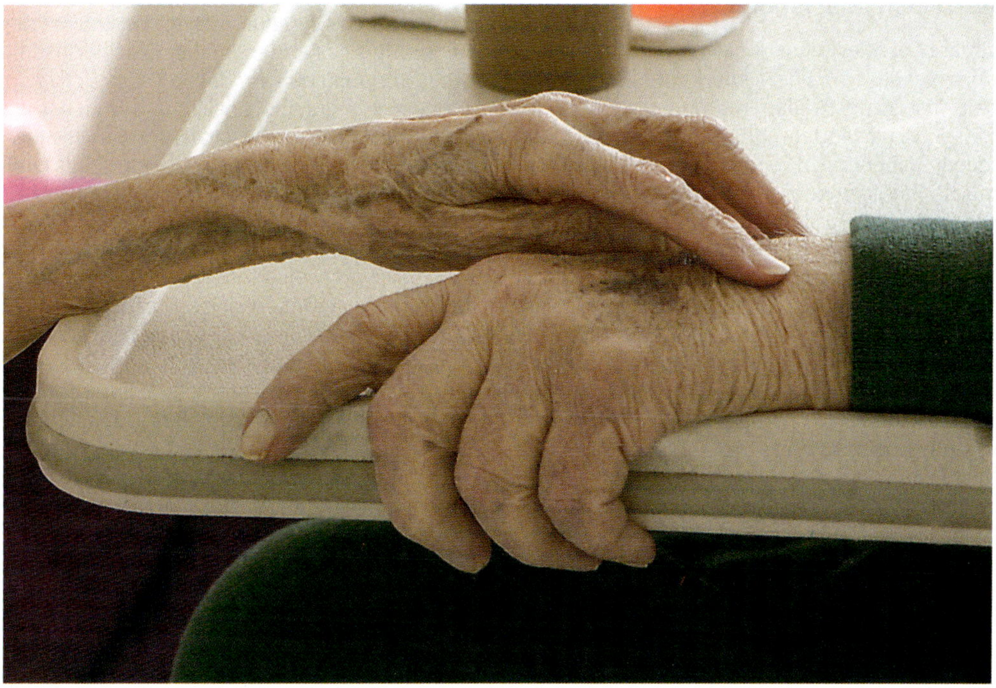

Typisches Prüfungswissen
Descensus uteri (S. 338); Mammakarzinom (S. 340); Zervixkarzinom (S. 342); Korpuskarzinom (S. 344); Ovarialkarzinom (S. 345); benigne Prostatahyperplasie (S. 347); Prostatakarzinom (S. 349)

Anatomie und Physiologie

Dominik von Hayek

Primäre und sekundäre Geschlechtsmerkmale

Primäre Geschlechtsmerkmale. Darunter versteht man die schon bei Geburt vorhandenen Geschlechtsorgane. Bei der Frau sind das Eierstöcke, Eileiter, Gebärmutter und Scheide, beim Mann Hoden, Nebenhoden, Samenleiter, Geschlechtsdrüsen, Harnsamenröhre und Penis.

Sekundäre Geschlechtsmerkmale. Die sekundären Geschlechtsmerkmale entwickeln sich mit der Pubertät unter dem Einfluss von Geschlechtshormonen. Bei der Frau bewirkt das Östrogen Wachstum der Brust, Achsel- und Schambehaarung sowie die Entwicklung von typischem Knochenbau und Fettverteilung. Beim Mann kommt es unter dem Einfluss von Testosteron zum Wachstum von Bart-, Achsel-, Brust- und Schambehaarung sowie zur Ausbildung einer tieferen Stimme.

Aufgaben der Geschlechtsorgane

Die Geschlechtsorgane erfüllen folgende Aufgaben:

- Produktion der Geschlechtszellen (Ei- und Samenzellen),
- Produktion der Geschlechtshormone (s. u.),
- Beeinflussung von Psyche und Sexualität,
- Bildung von Sekreten,
- Geschlechtsakt (*Koitus*),
- Fortpflanzungsfähigkeit.

Geschlechtshormone

Die Bildung der Geschlechtshormone Östrogen und Progesteron bei der Frau sowie Testosteron beim Mann wird durch die übergeordneten Hormone *FSH* (Follikel stimulierendes Hormon) und *LH* (luteinisierendes Hormon) aus der Hypophyse gesteuert (S. 244). Die Wirkungen der Geschlechtshormone sind vielfältig, sie beeinflussen Fortpflanzungsfähigkeit, Ausbildung der Geschlechtsorgane und sexuelles Verlangen, aber auch die Funktionen anderer Organe (Tab. 15.**1**).

Veränderungen im Alter

Die natürliche Veränderung der Geschlechtsorgane im Alter basiert bei beiden Geschlechtern auf einer *verminderten Produktion von Geschlechtshormonen* in den Eierstöcken und Hoden. Die sexuelle Reaktionsbereitschaft der Geschlechtsorgane kann verändert sein, was keinesfalls ein Ende der Sexualität im Alter bedeuten muss.

Frauen

Bei der Frau verändert sich zwischen dem 47. und dem 57. Lebensjahr die Fortpflanzungsfähigkeit, die Produktion von Östrogen und Progesteron sinkt stark ab und es kommt zum Ende der Menstruationsblutungen (*Menopause*). Man nennt diese Übergangsphase *Klimakterium* (umgangssprachlich „Wechseljahre").

Neben den Veränderungen an den Geschlechtsorganen und den Knochen kommt es während der gesamten Übergangsphase zu *vegetativen Begleiterscheinungen* wie Hitzewallungen, Herzklopfen, Kopfschmerzen und Schlafstörungen sowie seltener zu Reizbarkeit und depressiver Verstimmung (insgesamt bei 70% aller Frauen).

Zur Verhinderung dieser Beschwerden (und vor allem der Osteoporose) können *Kombinationspräparate aus Östrogen und Gestagen* (z. B. Presomen) über einige, maximal 15 Jahre eingenommen werden – entweder als Hormonpflaster, Salbe oder Tabletten. Je nach Präparat kann es dabei zum Wiederkehren der Monatsblutung kommen.

Männer

Die Altersveränderungen beim Mann treten in der Regel später auf, eine starre Altersgrenze für das Erlöschen der männlichen Fortpflanzungsfähigkeit gibt es nicht. Es kommt zu einer verminderten Produktion von Testosteron und zu einem Ungleichgewicht mit dem auch beim Mann in geringen Mengen produzierten Östrogen, was häufig zu *Prostatavergrößerungen* (Prostatahyperplasie) führt.

Weibliche Geschlechtsorgane

Die *inneren Geschlechtsorgane* der Frau (Abb. 15.**1**) befinden sich im kleinen Becken, dazu zählen die

Tabelle 15.**1** Wirkung der Geschlechtshormone und Veränderungen im Alter

	Östrogen ♀	Progesteron ♀	Testosteron ♂	FSH	LH
Bildungsort	Eierstöcke	Eierstöcke	Hoden	Hypophyse	Hypophyse
Wirkung bei Frauen	Wachstum der sek. Geschlechtsmerkmale, periodischer Aufbau der Gebärmutterschleimhaut, Knochenaufbau, Schutz vor Arteriosklerose	periodische Reifung der Gebärmutterschleimhaut, Drüsen- und Schleimhautentwicklung		Bildung von Östrogen	Bildung von Progesteron
Hormonveränderungen im Alter bei Frauen	Rückbildung der Gebärmutter, Beendigung von Menstruationszyklus und Fortpflanzungsfähigkeit, Osteoporose, Anstieg des Herzinfarktrisikos, Arteriosklerose (z. B. KHK und pAVK), Beckenbodenschwäche (Descensus uteri)	Beendigung des Menstruationszyklus, Rückbildung und Austrocknen der Scheidenschleimhaut			
Wirkung bei Männern			Wachstum der sek. Geschlechtsmerkmale, Spermienreifung, Stimulation des Geschlechtstriebs	Spermienreifung	Bildung von Testosteron
Hormonveränderungen im Alter bei Männern	Prostatavergrößerung durch relatives Östrogenübergewicht		Nachlassen der Fortpflanzungsfähigkeit		

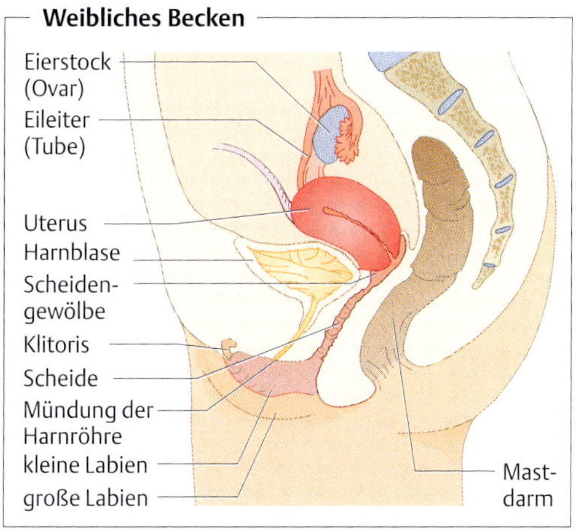

Abb. 15.**1** Innere und äußere weibliche Geschlechtsorgane im Becken (aus Schwegler, J.S.: Der Mensch – Anatomie und Physiologie, 2. Aufl. Thieme, Stuttgart 1998).

Eierstöcke (*Ovarien*), Eileiter (*Tuben*), Gebärmutter (*Uterus*) und Scheide (*Vagina*).

Eierstöcke und Eileiter

Eierstöcke. Die beiden Eierstöcke liegen jeweils am seitlichen Rand des kleinen Beckens, fest verankert im Bauchfell, sie haben eine ovale Form und eine Länge von ca. 3 cm. Von Geburt an befinden sich ca. 400 000 Eizellen in den Ovarien, von denen von der Pubertät bis zur Menopause monatlich eine Eizelle ausreift und aus den Ovarien in die Eileiter wandert (*Eisprung*).

Eileiter. Die Eileiter stülpen sich mit ihren fingerförmigen Fortsätzen über die Eierstöcke, fangen die gesprungenen Eizellen auf und leiten sie über ihr schlauchförmiges Hohlsystem zur Gebärmutter. Sowohl der Eisprung als auch der zyklische

Aufbau der Gebärmutterschleimhaut werden von den Hormonen Östrogen und Progesteron gesteuert, die von den Eizellen bzw. deren Hüllen (Gelbkörper) gebildet werden. Die Eileiter sind ca. 10 – 15 cm lang, schlauchförmig und ziehen von den beiden Eierstöcken zur Gebärmutter, wo sie jeweils am hinteren Ende seitlich einmünden (Abb. 15.**2**).

Gebärmutter (Uterus)

Die Gebärmutter liegt nach oben gekrümmt in der Mitte des kleinen Beckens, hat eine Länge von 6 cm und ist kegelförmig. Die Wand der Gebärmutter besteht aus einer ca. 1 cm dicken Muskelschicht (*Myometrium*) und einer innen anliegenden Schleimhautschicht (*Endometrium*), die sich im Verlauf der Periode aufbaut und danach abgestoßen wird. Man unterteilt den Uterus in den Fundus, den muskelstarken Hauptanteil (*Korpus*), den inneren Muttermund und den Gebärmutterhals (*Zervix*), der den Übergang zur Scheide bildet.

Scheide (Vagina)

Die Scheide ist ein ca. 10 cm langer elastischer Schlauch aus Muskel- und Bindegewebe, der von der Gebärmutter nach außen führt. Die Innenfläche der Scheide zeigt zahlreiche Querfalten und ist von einem von den Gebärmutterhalsdrüsen produzierten Sekret bedeckt. Durch das Zusammenwirken mit abgestoßenen Epithelzellen und Milchsäure bildenden Bakterien entsteht ein *saures Sekret* zum Schutz der inneren Geschlechtsorgane vor der Besiedelung mit Keimen.

Die äußeren, sichtbaren weiblichen Geschlechtsorgane werden unter dem Begriff *Vulva* zusammengefasst, dazu gehören die kleinen und großen Schamlippen, der *Kitzler* (Klitoris) sowie der Scheidenvorhof. Der Kitzler (Klitoris) befindet sich am oberen Winkel der kleinen Schamlippen und weist zahlreiche Nervenendigungen für die sexuelle Erregung auf, darunter mündet die *Harnröhre* ein.

Weibliche Brust

Die beiden weiblichen Brüste (Mammae; Abb. 15.**3**) liegen jeweils auf den großen Brustmuskeln und bestehen hauptsächlich aus Fettgewebe, enthalten in geringerem Umfang aber auch Drüsengewebe. Diese Drüsenlappen sind durch Ausführungsgänge miteinander verbunden, die zur Brustwarze führen, um nach der Geburt die Muttermilch transportieren zu können. In der Brustwarze (*Mamille*) und dem Brustwarzenhof

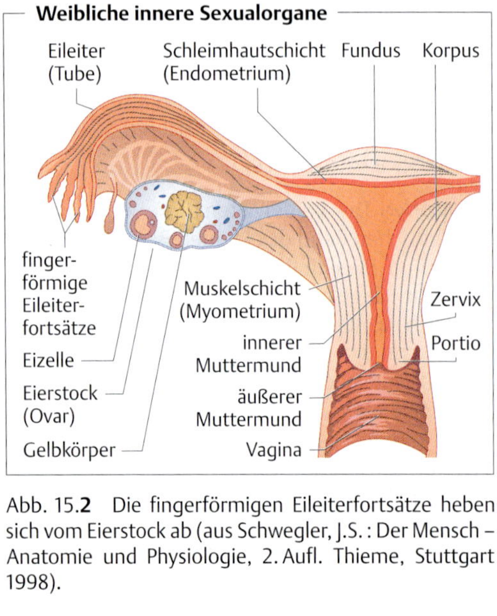

Abb. 15.**2** Die fingerförmigen Eileiterfortsätze heben sich vom Eierstock ab (aus Schwegler, J.S.: Der Mensch – Anatomie und Physiologie, 2. Aufl. Thieme, Stuttgart 1998).

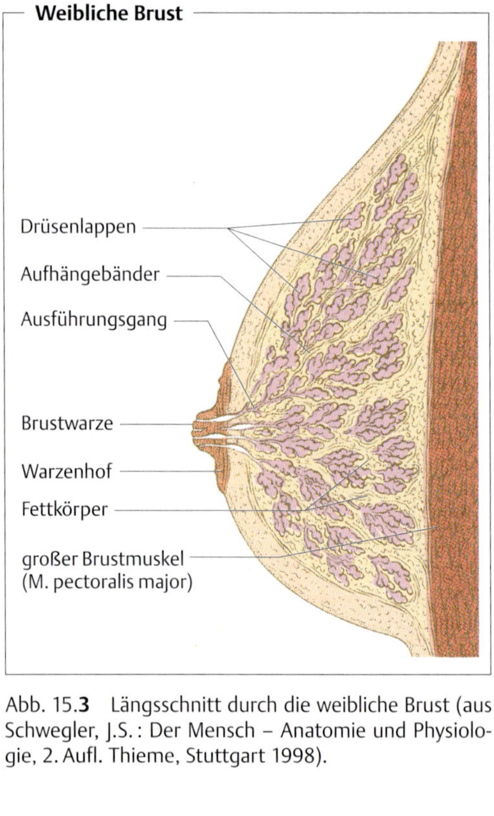

Abb. 15.**3** Längsschnitt durch die weibliche Brust (aus Schwegler, J.S.: Der Mensch – Anatomie und Physiologie, 2. Aufl. Thieme, Stuttgart 1998).

finden sich zahlreiche sensible Nervenendigungen sowohl für die sexuelle Erregung als auch für das Stillen.

Männliche Geschlechtsorgane

Die Geschlechtsorgane des Mannes werden in die *inneren Geschlechtsorgane* wie Hoden (*Testes*), Nebenhoden (*Epididymis*), Samenleiter und Geschlechtsdrüsen (z. B. *Prostata*) sowie die *äußeren Geschlechtsorgane*, wie *Penis* und Hodensack (*Skrotum*), unterteilt (Abb. 15.**4a**).

Hoden und Nebenhoden

Hoden. Die beiden Hoden sind eiförmig, von sehr unterschiedlicher Größe und liegen im Hodensack. Jeder Hoden ist außen von einer straffen Bindegewebskapsel umgeben und im Innern von feineren Bindegewebsscheidewänden durchzogen, zwischen denen sich die knäuelförmigen *Samenkanälchen* befinden. Sie enthalten die Stützzellen, die Keimzellen und die Leydig-Zellen, die das männliche Geschlechtshormon Testosteron produzieren. Die Keimzellen reifen während der Pubertät zu befruchtungsfähigen Samenzellen (*Spermien*) aus, werden über die Samenkanälchen in den Nebenhoden transportiert und dort gespeichert. Der Hoden ist wie die meisten anderen inneren Geschlechtsorgane von zahlreichen sensiblen Nervenfasern versorgt und deshalb sehr schmerzempfindlich (Abb. 15.**4b**).

Nebenhoden.
Der Nebenhoden bedeckt wie eine Kappe die hintere äußere Seite des Hodens und besteht hauptsächlich aus dem stark gewundenen Nebenhodengang, in dem die Spermien inaktiviert und gespeichert werden. Während des Samenergusses (Ejakulation) werden die Spermien aus dem Nebenhoden in die Samenleiter gepresst, mit den Sekreten der Geschlechtsdrüsen vermischt und über die Harnsamenröhre nach außen transportiert.

Samenleiter und Prostata

An seinem unteren Ende verjüngt sich der Nebenhoden und geht in den Samenleiter über. Dabei handelt es sich um einen ca. 50 cm langen

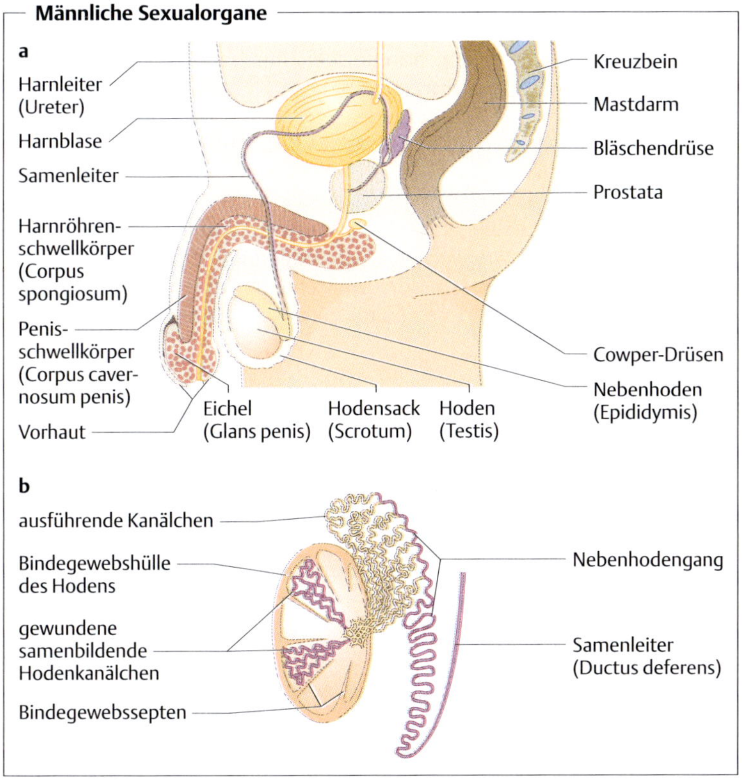

Abb. 15.**4a, b** **a** Übersicht, **b** Längsschnitt durch Hoden und Nebenhoden mit den feinen Samenkanälchen (aus Faller, A., M. Schünke: Der Körper des Menschen, 13. Aufl. Thieme, Stuttgart 1999).

Schlauch, der aus reichlich glatter Muskulatur und Bindegewebe besteht. Er zieht vom Nebenhoden zusammen mit Arterien, Venen und Nerven neben dem Leistenband zur Hinterseite der Harnblase und mündet an der Prostata in die Harnröhre (Ureter). Der Transport der Samenflüssigkeit erfolgt durch peristaltische Wellen der glatten Muskulatur des Samenleiters.

Die *Samenflüssigkeit* besteht nur zum geringen Teil aus Spermien, hauptsächlich aus einem dünnflüssigen Sekret, das das Überleben der Spermien in Vagina und Uterus über einige Tage ermöglicht und in den Geschlechtsdrüsen gebildet wird. Diese bestehen aus den Samenbläschen, der *Cowper-Drüse* und vor allem aus der *Prostata* (Vorsteherdrüse). Die Prostata hat durch die lappenförmigen Drüsen eine Zwiebelform und umschließt die Mündung des Samenleiters in die Harnröhre.

Harnröhre und Penis

Das männliche Glied (*Penis*) wird in Penisschaft und Eichel, die von einer dehnbaren Vorhaut überzogen ist, unterteilt. Charakteristisch für den Penisaufbau sind zwei Schwellkörper, der zweischenkelige Penisschwellkörper (*Corpus cavernosum*) und der Harnröhrenschwellkörper (*Corpus spongiosum*), der die Harnröhre umgibt und das Innere der Eichel ausfüllt. Sie bestehen aus einem schwammförmigen arteriovenösen Gefäßgeflecht, das sich bei der Erektion – vom vegetativen Nervensystem gesteuert – prall mit Blut füllt und aufrichtet.

Erkrankungen der weiblichen Geschlechtsorgane

Susanne Andreae

Descensus uteri (Gebärmuttersenkung)

Definition: Tiefertreten des Uterus und der Vagina (Abb. 15.**5**). Sind Teile der Gebärmutter und Scheide im Scheideneingang sichtbar, spricht man von *partiellem Uterusprolaps* (Gebärmuttervorfall), bei Vorfall der gesamten Gebärmutter handelt es sich um einen *totalen Prolaps*.

Ursachen

Hauptursache ist die *Schwäche der Beckenbodenmuskulatur* – es besteht ein Missverhältnis zwischen Belastung und Belastbarkeit der Muskulatur. Auslösend sind meist mehrere Faktoren:

- Adipositas;
- körperliche Überforderung (z. B. schwere körperliche Arbeit, Landwirtschaft) mit Überlastung der Beckenbodenmuskulatur;
- angeborene oder altersbedingte Bindegewebsschwäche;
- vorausgegangene Geburten und mangelnde Rückbildung des Beckenbodens.

Symptome

Bei einer Gebärmuttersenkung werden die Beschwerden oft als individuell sehr unterschiedlich empfunden, während bei einem Uterusprolaps der Zustand für viele Frauen unerträglich ist:

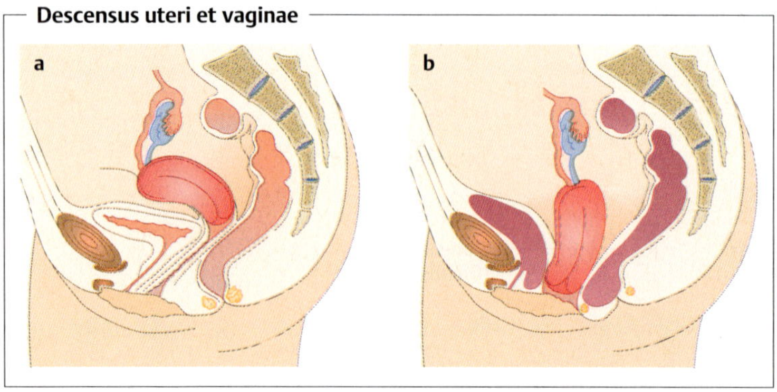

Abb. 15.**5** Gebärmutter- und Scheidenvorfall.
a Normale anatomische Organlage,
b Descensus uteri mit Zysto- und Rektozele.

- *Unterbauchbeschwerden*, oft beschrieben mit dem Gefühl eines „Drucks nach unten" in der Scheide;
- *diffuse Kreuz- und Unterleibsschmerzen*, besonders bei schwerer körperlicher Arbeit, Pressen und Heben;
- *Fluor vaginalis* (Ausfluss), bedingt durch eine Reizung der verlagerten Scheidenanteile;
- *Blutungen* oder *blutiger Fluor* sind durch lokale Druckschäden bedingt;
- Uterus und Vagina sind mit Harnblase und Rektum verbunden; diese senken sich also mit ab (*Zysto- und Rektozele*), und es kann zu *Miktionsbeschwerden* (z.B. rezidivierende Harnwegsinfekte, Stressinkontinenz) oder *Obstipation* kommen;
- beim Totalprolaps resultiert ein *akuter Harnverhalt*, der ein sofortiges Handeln erfordert.

Pflege

Pflegerische Beratung: Eine Gebärmuttersenkung entwickelt sich schleichend und wird von der betroffenen Frau oft nicht bemerkt. Erstes Zeichen ist meist ein unfreiwilliger Urinverlust. Da dies peinlich und unangenehm ist, spricht es die betroffene Frau der Pflegeperson gegenüber meist nicht von selbst an. Verbreitet ist auch die Ansicht, eine Senkung und eine damit verbundene Inkontinenz gehöre einfach zum Frausein und Älterwerden und müsse hingenommen werden. Die Pflegeperson sollte dieses Thema einfühlsam, aber offen ansprechen. Sie sollte therapeutische Möglichkeiten aufzeigen und der Frau zur medizinischen Abklärung raten.

Therapie

In jedem Fall ist *Beckenbodengymnastik* zur Stärkung der Beckenbodenmuskulatur wichtig. Häufig werden die Organverlagerungen *operativ* korrigiert; dabei wird die Gebärmutter entfernt und die Blase bzw. das Rektum „hochgezogen" (Hysterektomie mit vorderer/hinterer Scheidenplastik). Auch durch die Einlage eines *Scheidenpessars* zur Stützung der Gebärmutter lässt sich eine Beschwerdebesserung erzielen (Abb. 15.**6 a – c**). Das Pessar muss individuell angepasst und zur Infektionsprophylaxe regelmäßig gewechselt werden.

Scheidenpessare

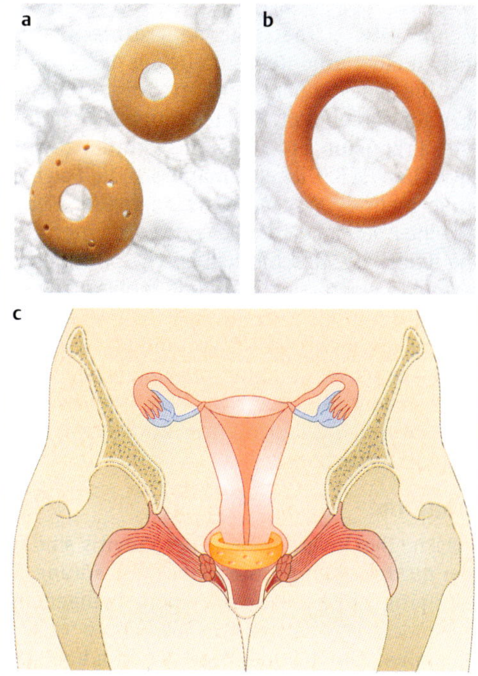

Abb. 15.**6 a – c** **a** Schalenpessar, **b** Ringpessar, **c** eingelegtes Pessar (a und b aus Kellnhauser, E. u. a.: THIEMEs Pflege, 9. Aufl. Thieme, Stuttgart 2000)

Pflege

Tipps zum Ausscheidungsverhalten: In leichteren Fällen wirkt sich neben der Beckenbodengymnastik auch ein richtiges Verhalten beim Ausscheiden positiv aus:
Zum *Wasserlassen* genügend Zeit nehmen, nicht die Bauchpresse einsetzen, den Urinstrahl nicht während des Wasserlassens unterbrechen. Dass dies gut sei, ist eine veraltete Lehrmeinung. Es wirkt sich eher negativ aus, führt zu vegetativen und muskulären Irritationen und zu einer Verminderung der Durchblutung. Stattdessen nach dem Wasserlassen den Beckenboden bewusst nach innen (kopfwärts) ziehen.
Längeres starkes Pressen mit angehaltenem Atem und nach vorn gebeugter Körperhaltung sollte bei der *Stuhlentleerung* vermieden werden. Es dehnt und senkt den Beckenboden. Stattdessen bei aufrechtem Oberkörper gleichmäßig atmen und die Bauchmuskeln nur kurz und gezielt anspannen.

Entzündliche Erkrankungen

Kolpitis (Scheidenentzündung)

Definition: Infektion der Scheide, oft gemeinsam mit einer Entzündung der Schamlippen und des Scheidenvorhofs, der Vulva (Vulvitis), auftretend

Ursachen

Der im Alter vorherrschende Östrogenmangel führt zu einer erhöhten Anfälligkeit der Scheide, denn die Scheidenhaut wird atrophisch und weniger gut durchblutet. Hinzu kommen oft chronische Erkrankungen, die die Immunabwehr schwächen (z. B. Diabetes mellitus). Die Folge ist ein vermehrtes Wachstum schädigender Keime und eine Anfälligkeit der Scheide gegen mechanische Reize (z. B. Geschlechtsverkehr). Deshalb ist die *Kolpitis* ein im Alter häufiges Problem (Kolpitis senilis).
Eine *Vulvitis* entwickelt sich oft infolge gesteigerter lokaler Schweißbildung, besonders bei Adipositas. Es kommt zur Intertrigo, dem Wundwerden der Haut durch Aneinanderreiben gegenüberliegender Hautflächen.

Symptome

Typische Beschwerden bei einer Vulvitis sind lokaler *Juckreiz, Brennen, Schmerzen* und *Rötung*. Eine Kolpitis geht teilweise mit einem unangenehm riechenden, vermehrten Ausfluss (Fluor vaginalis) einher. Durch eine Begleitentzündung der Harnröhre können Beschwerden ähnlich denen einer Zystitis vorherrschen.

> Bei blutig gefärbtem Fluor immer ein Karzinom ausschließen!

Diagnostik

Durch einen *Abstrich* lassen sich die Infektionserreger feststellen. Bei einer Kolpitis sieht man bei der *Kolposkopie* (s. u.) entzündliche Veränderungen.

> Es ist zwar eher selten, doch es sollten besonders bei dementen Patientinnen immer Fremdkörper als mögliche Ursache ausgeschlossen werden.

Therapie

Je nach Erreger wird systemisch (z. B. Zovirax bei Herpes-Infektion) oder lokal (z. B. Moronal bei Pilzinfektion) behandelt. Im Alter steht meist die lokale oder systemische *Östrogensubstitution* (z. B. Ovestin-Salbe oder Ovestin-Tabletten) im Vordergrund. Eine Vulvitis heilt unter lokaler Salben- oder Pudertherapie ab.

> Pflege
> **Prophylaxe Intertrigo:** Gefährdete Hautregionen nach der Reinigung sorgfältig und sanft trocknen (abtupfen). Zur Prophylaxe wird lokal Salbe (z. B. Calendula-Öl) dünn aufgetragen. Wenn nötig, sollten in die Hautfalten Kompressen eingelegt werden.

Bartholinitis

Definition: Bakterielle Entzündung einer Bartholin-Drüse (die paarig angeordneten Bartholin-Drüsen sind Sekretdrüsen mit Ausführungsgängen, die in die kleinen Labien münden)

Symptome

Meist einseitig zeigt sich im Bereich der kleinen Schamlippen eine *schmerzhafte Schwellung* und *Rötung*. Da jede Berührung schmerzhaft ist, können die Betroffenen nur schlecht laufen und sitzen.

Therapie

Der Entzündungsherd wird zur Eiterentleerung und Schmerzlinderung eingeschnitten. Im Anschluss daran schlägt man die Drüsenwand nach außen um und vernäht sie mit der Haut, um einen dauerhaften Abfluss zu schaffen (Marsupialisation). Auf eine antibiotische Therapie kann meist verzichtet werden.

Tumoren

Mammakarzinom (Brustkrebs)

Brustkrebs ist die häufigste Krebserkrankung der Frau – jede neunte Frau ist betroffen! Das Risiko steigt ab dem 30. Lebensjahr stetig an, das Haupterkrankungsalter liegt bei ca. 65 Jahren. Die Erkrankung ist bei Frauen zwischen 35 und 45 die häufigste Todesursache.

Risikofaktoren

Die genaue Ursache eines Mammakarzinoms ist unklar, doch man beobachtet verschiedene Einflüsse mit erhöhtem Erkrankungsrisiko: Wie häufig, besteht auch hier ein erhöhtes Brustkrebsrisiko, wenn diese Krebserkrankung in der Familie bekannt ist (*familiäres Risiko*). Einen recht großen Einfluss scheint die Dauer der Östrogenproduktion zu haben: so erkranken Frauen mit einem *frühen Beginn der Menstruation* (vor dem 12. Lebensjahr) und/oder einer *späten Menopause* (Ende der Regelblutungen) häufiger. *Kinderlosigkeit*, aber auch eine *späte Schwangerschaft* (> 35. Lebensjahr) gelten als Risikofaktoren. Bei einer schweren *Mastopathie* (gutartige, als kleine Knoten tastbare Zellveränderungen in der Brust) können bösartige Neubildungen auftreten.

Symptome

Die meisten Symptome werden von den Frauen selbst entdeckt. Das klassische Erstsymptom ist der *tastbare, derbe, nicht verschiebliche und nicht schmerzhafte Knoten*. Meist ist er im *oberen äußeren Quadranten* lokalisiert (Abb. 15.**7**). Sind zusätzlich in der Achselhöhle vergrößerte Lymphknoten (axilläre Lymphknoten) tastbar, ist dies ein Zeichen für eine lymphogene Metastasierung (Ausbreitung in die Lymphbahnen). Weitere Symptome sind:

- Die betroffene Brust ist mit *„Orangenhaut"* überzogen; verursacht wird dies durch die Großporigkeit der Haut infolge eines Lymphödems (Abb. 15.**8**);
- verwächst der Tumor mit der Haut, zeigen sich *Haut- oder Mamilleneinziehung* (Brustwarze);
- *blutige oder seröse Sekretion* (Absonderung) *aus der Brustwarze* kann Anzeichen eines sich in den Milchgängen ausbreitenden Karzinoms sein;
- lokale *Geschwüre* bilden sich, wenn ein fortgeschrittenes Karzinom „aufbricht";

Lokalisation Mammakarzinom

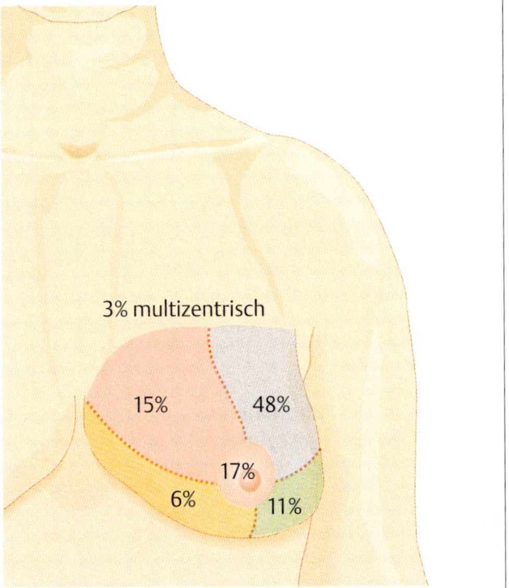

Abb. 15.**7** Ein Mammakarzinom entwickelt sich am häufigsten im oberen, äußeren Quadranten der Brust (aus Kellnhauser, E. u.a.: THIEMEs Pflege, Folienvorlagen. Thieme, Stuttgart 2001).

„Orangenhaut" bei Mammakarzinom

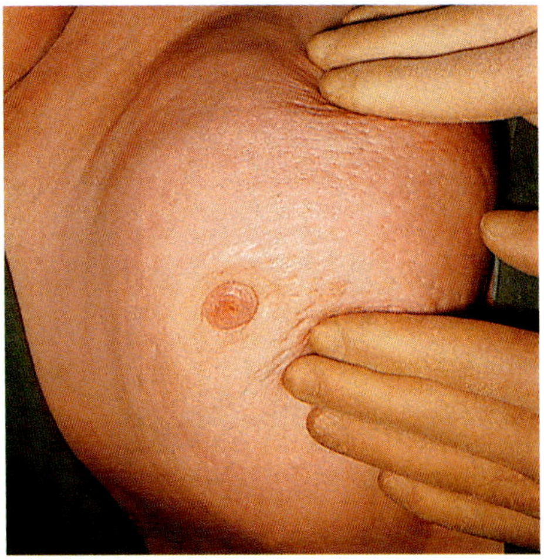

Abb. 15.**8** Mit beginnender Infiltration bekommt die Haut in der Nähe des Tumors ein grobporiges Aussehen (aus Paetz, B., B. Benzinger-König: Chirurgie für Pflegeberufe, 19. Aufl. Thieme, Stuttgart 2000).

- doch auch *plötzliche Form- und Größenveränderung* einer Brust oder unterschiedlicher *Stand der Brustwarzen* bei hängenden oder erhobenen Armen können Hinweis auf Brustkrebs sein.

> ! Jede tastbare Verhärtung in der Brust gilt bis zum Beweis des Gegenteils als bösartig.

Diagnostik

Verdächtige Brustveränderungen können *sonografisch* oder in der *Mammografie*, einer Röntgenuntersuchung der Brust, festgestellt werden (Abb. 15.**9 a, b**). Gewissheit aber bringt wie bei allen karzinomverdächtigen Bezirken nur eine *Gewebeprobe* zur histologischen Untersuchung.

Therapie

Wenn möglich, wird der Tumor (meist brusterhaltend) *operativ entfernt*. Es werden nur der Tumor mit entsprechendem Sicherheitsabstand und mindestens 10 Achsellymphknoten entfernt, die Brust muss anschließend bestrahlt werden. Möglich ist auch die vollständige Brustentfernung, die so genannte *Ablatio mammae*.

Bei Lokalrezidiven (Wiederauftreten eines Tumors am selben Ort), Haut- oder Skelettmetastasen lassen sich mit einer *Strahlentherapie* gute Erfolge erzielen.

Mammografie

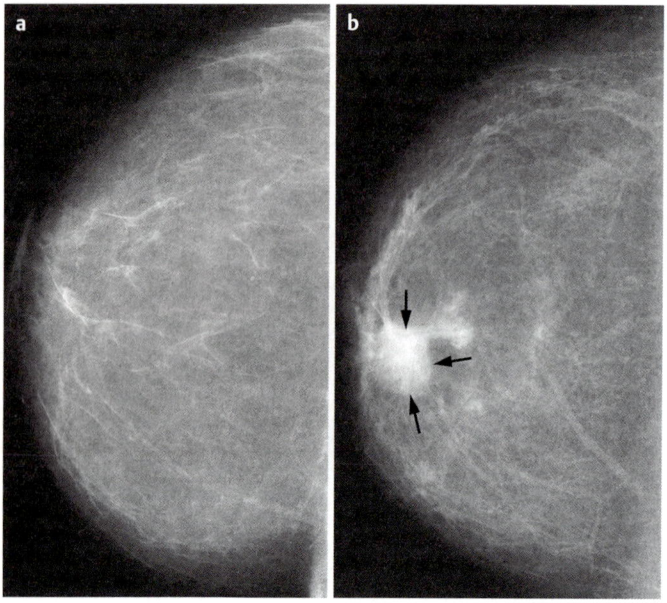

Abb. 15.**9 a, b** **a** Unauffällige Brustdrüse, **b** Mammakarzinom (aus Paetz, B., B. Benzinger-König: Chirurgie für Pflegeberufe, 19. Aufl. Thieme, Stuttgart 2000).

Zur Verhinderung oder Eindämmung von Metastasen sind unterschiedliche *Chemotherapien* möglich.

Die Karzinomzellen sind besonders bei älteren Frauen häufig mit Rezeptoren für die weiblichen Hormone ausgestattet. Dies macht man sich bei der *Hormontherapie* zunutze. Man verabreicht Frauen in der Menopause Antiöstrogene (z. B. Tamoxifen) oder andere Hormonpräparate in Tablettenform.

Pflege

Krankenbeobachtung: Kommt die betroffene Frau nach der Operation nach Hause/ins Altenheim, ist insbesondere auf ihre psychische Verfassung, die Operationsnarbe, Schmerzen, Gefühlsstörungen im OP-Gebiet, Frühsymptome bei Metastasen (Körpertemperatur, Gewicht, Schmerzen in den Knochen, speziell der Wirbelsäule, Atmung als Hinweis auf Lungenmetastasen) und Lymphödeme im Arm der betroffenen Seite zu achten.

Früher hat man bei Mammakarzinom die gesamte Brust und sämtliche Lymphknoten der Axilla entfernt. Die Folge war ein meist ausgeprägtes Lymphödem des Armes, denn die Lymphflüssigkeit konnte nicht mehr abfließen. Heute ist diese Komplikation deutlich seltener geworden.

Früherkennung

Am wichtigsten ist die regelmäßige (mindestens einmal jährliche) Teilnahme an der Krebsvorsorgeuntersuchung. Je nach individuellem Risiko werden zusätzlich regelmäßige Mammografieuntersuchungen empfohlen. Mittels der regelmäßigen Selbstuntersuchung der Brüste gelingt es, Veränderungen frühzeitig selbst festzustellen.

Zervixkarzinom (Gebärmutterhalskrebs)

Erste Zellveränderungen als Vorstufe eines Zervixkarzinoms findet man am häufigsten zwischen dem 20. und 35. Lebensjahr. Der Altersgipfel der Karzinome dagegen liegt bei etwa 60 Jahren.

Risikofaktoren

Die genaue Krankheitsursache ist nicht bekannt. Man hat aber festgestellt, dass sich in den meisten Karzinomen Teile bestimmter *Papillomviren* nachweisen lassen. Die Virusinfektion ist aber sicher nicht der einzige Grund für eine maligne Entartung, andere Risikofaktoren sind mit verantwortlich: *früher regelmäßiger Sexualverkehr mit häufig wechselnden Partnern* (Prostituierte sind 4-mal häufiger betroffen), *schlechte Genitalhygiene des Mannes* und *Rauchen*.

Symptome

Ein Zervixkarzinom bleibt häufig lange Zeit unbemerkt. Mit zunehmendem Tumorwachstum können folgende Symptome auffallen:

- fleischwasserfarbener, teils blutiger *Ausfluss*;
- *Schmierblutungen*, z.B. nach Geschlechtsverkehr (Kontaktblutung) oder als Zwischenblutung bis hin zur massiven *vaginalen Blutung*;
- *Schmerzen* treten meist erst durch Ausbreitung des Krebses in die Nachbarorgane auf.

Diagnostik

Diese Karzinomart kann im Frühstadium durch einen *Zellabstrich* am Muttermund oder eine *Kolposkopie* (Untersuchung des Muttermundes mit einem Vergrößerungsglas) mit Gewebeprobe entdeckt werden. Ausgedehnte Zervixkarzinome sind makroskopisch erkennbar.

Der Zellabstrich wird angefärbt und die Zellveränderungen nach Papanicolaou in Grad I-IV eingeteilt. Pap I steht für ganz normale Zellen, unter Pap IV versteht man Karzinomzellen.

Therapie

Bei lokal begrenzten Karzinomen ist es manchmal ausreichend, einen Kegel aus Muttermund und Gebärmutterhals zu entfernen (*Konisation*, Abb. 15.**10**). Bei tiefer reichenden Stadien muss die Gebärmutter entfernt werden (*Hysterektomie*). Von einer radikalen Hysterektomie spricht man, wenn zusätzlich die lokalen Lymphknoten und ein Teil der Scheide entfernt werden (Operation nach Wertheim-Meigs). Zusätzlich ist hier eventuell eine *Strahlenbehandlung* oder eine *Chemotherapie* nötig. Bei Inoperabilität kann eine alleinige Strahlenbehandlung angezeigt sein. Die Bestrahlung erfolgt durch die Haut und lokal über ein in die Scheide eingeführtes strahlendes Röhrchen.

Pflege

Hysterektomie: Die Entfernung der Gebärmutter kann durchaus Auswirkungen auf den Gesundheitszustand einer Frau haben. Oft äußern Frauen, sie hätten das Gefühl, ein „Loch im Unterleib" zu haben. Eine Hysterektomie zieht häufig psychische Folgen nach sich. Manche Frauen verlieren an Selbstwertgefühl oder fühlen sich sexuell nicht mehr attraktiv. Wichtig für die Genesung ist eine positive Einstellung zur Operation. Die Frau muss sich sicher sein, dass sie wirklich notwendig war. In den ersten Wochen nach der Operation muss längeres Stehen und schweres Heben und Tragen vermieden werden.

Konisation

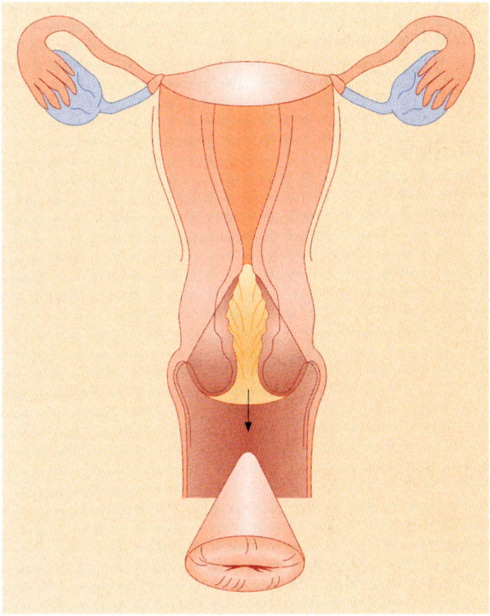

Abb. 15.**10** Es wird ein kegelförmiges Gewebestück rings um den Zervixkanal entnommen.

Früherkennung

Das Zervixkarzinom ist nur durch regelmäßige Vorsorgeuntersuchungen rechtzeitig zu erkennen. Seit Einführung der Krebsvorsorgeuntersuchungen sind die Erkrankungszahlen deshalb deutlich zurückgegangen.

Myom (Muskelgeschwulst der Gebärmutter)

Definition: Gutartiger Tumor der Gebärmuttermuskulatur

Uterusmyome sind die *häufigsten genitalen Tumoren der Frau*. Man schätzt, dass bei ca. 20% aller Frauen über 30 ein Myom vorliegt. Myome kommen selten nur einzeln vor. Bei zahlreichen Myomen spricht man vom *Uterus myomatosus*.

Ursachen

Die Entstehungsursache der Myome ist unbekannt. Sie entwickeln sich aus normalen Muskelzellen der Uteruswand (Abb. 15.**11**). Ihr Wachstum ist an die Hormonbildung in den Ovarien gekoppelt. Deshalb kommt es nicht zu Neubildung oder Wachstum von Myomen nach der Menopause.

Symptome

Viele Frauen haben keinerlei Beschwerden. Kommt es zu Symptomen, so handelt es sich meist um *Blutungsveränderungen* (meist starke Menstruationsblutung), *Druck-* oder *Verdrängungserscheinungen* aufgrund der Myomgröße oder *Schmerzen* im Unterbauch. Myome, die deutlich in die Uterushöhle hineinragen, können Ursache von *Fertilitätsstörungen* (Fruchtbarkeitsstörungen) sein.

Komplikationen

Auch wenn Myome im Alter nicht mehr wachsen, können sie je nach Lokalisation erhebliche Beschwerden verursachen. Im Vordergrund stehen Druck oder Verdrängung anderer Organe. So kann ein Myom Ursache von *Blasen- oder Darmbeschwerden* (z.B. Nierenstauung, Obstipation), aber auch therapieresistenter *Kreuzschmerzen* sein. Bei gestielten Myomen ist eine *Stieldrehung* möglich, die Folge sind heftigste Bauchschmerzen aufgrund einer Nekrose des Myomknotens, da die Blutzufuhr unterbrochen ist. Die maligne Entartung eines Myoms ist eine Seltenheit.

Therapie

Wichtig sind regelmäßige Untersuchungen zur Wachstumskontrolle, doch behandelt wird ein Myom erst, wenn es Beschwerden verursacht. Möglich ist dann eine *Hormontherapie* zur Wachstumshemmung und die *operative Entfernung*. Meist wird eine Hysterektomie, d.h. die Entfernung des ganzen Uterus, vorgenommen. Es ist aber auch möglich, nur den Myomknoten zu entfernen.

Myom

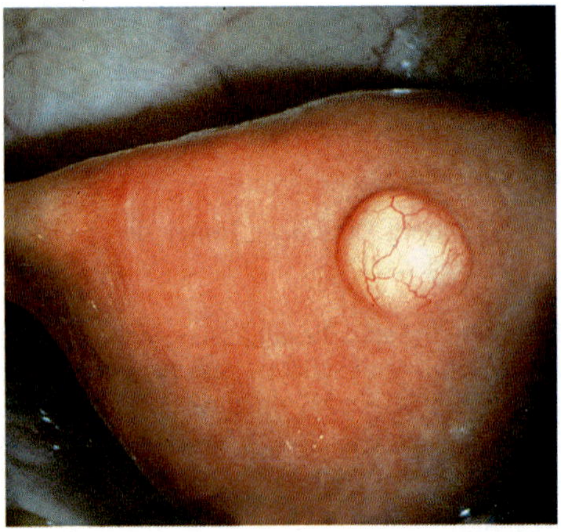

Abb. 15.**11** Gutartige Muskelgeschwulst der Gebärmutter.

Korpuskarzinom (Gebärmutterschleimhautkrebs)

Die Häufigkeit des Korpuskarzinoms hat in den letzten Jahren zugenommen. Es kommt im Allgemeinen im höheren Lebensalter vor, meist im Alter von 60–70 Jahren. Vor der Menopause ist es sehr selten.

Ursachen

Korpuskarzinome entstehen aus Zellveränderungen in der Gebärmutterschleimhaut, die genaue Ursache ist unklar. Ein *lang wirkender Östrogeneinfluss* auf die Gebärmutterschleimhaut wird als möglicher Risikofaktor diskutiert. So ist ein Korpuskarzinom z.B. häufiger bei Frauen mit einem frühen Beginn der Menstruationsblutungen und einer späten Menopause zu beobachten. Ebenso gilt eine langjährige Östrogenbehandlung als Risikofaktor. Doch man beobachtet auch eine Häufung dieser Karzinome bei Patientinnen, die zugleich an einer Hypertonie, einer Adipositas und einem Diabetes mellitus erkrankt sind („*Korpuskarzinom-Syndrom*“).

> Östrogene werden besonders in der Prophylaxe der Osteoporose (S. 119ff) eingesetzt. Zu Beginn und im Therapieverlauf sollten die Patientinnen regelmäßig gynäkologisch untersucht werden.

Symptome

Das klassische Leitsymptom ist die *vaginale Blutung* in der Menopause. Vor der Menopause sind plötzliche *Schmier- und Zwischenblutungen* verdächtig. Auch therapieresistenter, evtl. fleischwasserfarbener *Ausfluss* können Zeichen eines Korpuskarzinoms sein.

> Bei einer Blutung in der Menopause immer an ein Korpuskarzinom denken!

Diagnostik

Bei Verdacht auf Korpuskarzinom sollte immer eine *Abrasio* (Ausschabung) der Gebärmutter zur

Abtragung der Gebärmutterschleimhaut erfolgen. Ausgedehntere Veränderungen der Schleimhaut sind in der *Vaginalsonografie* (Ultraschalluntersuchung durch die Scheide) zu erkennen.

Therapie

Ähnlich wie beim Zervixkarzinom wird, wenn möglich, eine *radikale Hysterektomie* (s.o.) *mit Entfernung der Eierstöcke* (hier finden sich oft Metastasen) durchgeführt. Zur Rezidivprophylaxe und bei Inoperabilität lassen sich durch eine lokale und über die Haut durchgeführte *Strahlentherapie* (s.o.) gute Erfolge erzielen. Ähnlich erfolgreich ist die *Hormontherapie* mit Gestagenen (z.B. Progesteron) oder Antiöstrogenen. Eine Chemotherapie dagegen ist wenig wirkungsvoll.

Ovarialkarzinom

Definition: Meist vom Oberflächenepithel der Eierstöcke ausgehender bösartiger Tumor

Der Häufigkeitsgipfel liegt zwischen 40 und 60 Jahren, doch auch Erkrankungen bei jüngeren Frauen oder Kindern kommen vor.

Risikofaktoren

Auch hier werden *hormonelle Einflüsse* als Krankheitsursache diskutiert. Die Einnahme der „Pille" scheint eine schützende Wirkung zu haben, denn bei Frauen, die keine Kinder geboren und nur kurzfristig Antikonzeptiva eingenommen haben, besteht ein erhöhtes Erkrankungsrisiko. Auch besteht ein gewisses *Vererbungsrisiko* bei Ovarialkarzinomen in der Familie.

Symptome

Typische Frühsymptome sind nicht bekannt. Beschwerden sind bedingt durch das Tumorwachstum und die Verdrängung anderer Organe:

- *Unterbauchschmerzen* unklarer Ursache;
- ausgedehntere Ovarialkarzinome führen zur Aszitesbildung. Deshalb bemerken die Frauen eine *Zunahme des Bauchumfanges bei gleichzeitiger Gewichtsabnahme* („meine Röcke passen plötzlich nicht mehr");
- *Blasen- oder Darmbeschwerden* durch Verdrängung des Darmes oder Kompression der Harnleiter;
- bei Ruptur, eitrigem Tumorzerfall oder Stieldrehung des Tumors (durch Tumorverdrehung kommt es zum Abschnüren der versorgenden Blutgefäße) kann sich das Bild eines *akuten Abdomens* (S. 307 f) entwickeln;
- im späteren Verlauf stehen *tumorbedingte Allgemeinsymptome* wie rascher Gewichtsverlust, Leistungsknick etc. im Vordergrund.

Diagnostik

Die *Vaginalsonografie* steht diagnostisch an erster Stelle, bei unklaren Befunden wird eine Laparatomie (Eröffnung der Bauchhöhle; Abb. 15.**12**) durchgeführt.

Therapie

Der Tumor muss operativ behandelt werden. Abgesehen von wenigen Ausnahmen werden zur vollständigen Tumorentfernung nicht nur zusätzlich die Gebärmutter, beide Eierstöcke sowie das große Netz und die lokalen Lymphknoten, sondern nicht selten auch Blasen- oder Darmanteile, eventuell mit Anlage eines Anus praeter (künstlicher Darmausgang), entfernt.
Im Anschluss ist meist eine *Chemotherapie* nötig. Strahlen- und Hormontherapie spielen bei der Behandlung des Ovarialkarzinoms eine untergeordnete Rolle.

Prognose

Das Ovarialkarzinom gehört zu den am meisten gefürchteten Karzinomen der Frau, denn häufig haben die Karzinome bei Diagnosestellung bereits metastasiert und deshalb eine insgesamt meist schlechte Prognose.

Vulvakarzinom (Scheidenkarzinom)

Das Vulvakarzinom ist mit 3 Fällen auf 100000 Frauen ein eher seltenes Karzinom. Betroffen sind meist Frauen über 75 Jahren.

Ovarialkarzinom

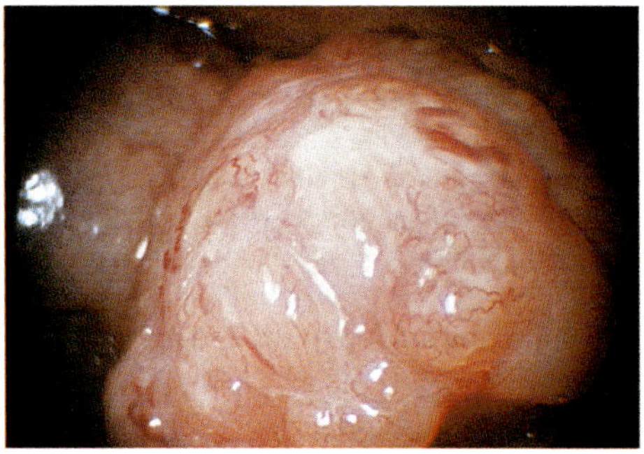

Abb. 15.**12** Bösartiger Tumor der Eierstöcke.

Ursachen

Die Krankheitsursache ist unbekannt, diskutiert werden auch hier Virusinfektionen.

Symptome

Das Vulvakarzinom kann an allen Teilen der Scheide lokalisiert sein, am häufigsten an den großen Schamlippen. Es kommt zu *Blutungen*, *Ausfluss*, *Juckreiz* und *Schmerzen* bei Ausdehnung in die Nachbarorgane. Frühzeitig zeigen sich Metastasen in den Leistenlymphknoten, hämatogene Metastasen dagegen sind sehr selten.

Therapie

Die *chirurgische Therapie* steht im Vordergrund. Die Radikaloperation mit Entfernung der Vulva, des Schamhügels und der lokalen Lymphknoten ist ein besonders im Alter sehr belastender Eingriff mit einer hohen Rate an Wundheilungsstörungen. Deshalb beschränkt man sich oft auf die lokale Tumorentfernung und eine örtliche Bestrahlung.

Erkrankungen der männlichen Geschlechtsorgane

Susanne Andreae

Epididymitis (Nebenhodenentzündung)

Definition: Meist bakteriell bedingte Entzündung der Nebenhoden

Ursachen

Ursache sind meist *aufsteigende Infektionen aus den Harnwegen*, die über die Samenleiter zum Nebenhoden gelangen. Prädisponierende (fördernde) Faktoren sind daher Umstände oder Erkrankungen, die mit Blasenentleerungsstörungen oder häufigen Harnwegsinfekten einhergehen:

- Prostatahyperplasie (s. u.),
- Verweilkatheterträger,
- Harnröhrenstriktur (Harnröhrenverengung),
- Prostata-Operation.

Pflege

Harnwegsinfektionsprophylaxe bei Trägern von Verweilkathetern: Auf ausreichende Flüssigkeitszufuhr achten (gutes „Spülen" der Harnwege)! Der Urinauffangbeutel darf nicht höher als die Blase angebracht sein (Infektion über zurücklaufenden Urin). Katheter und geschlossenes Ableitungssystem dürfen nur unter aseptischen Bedingungen getrennt werden. 2-mal täglich müssen eine Intimtoilette durchgeführt und Verkrustungen am Katheter entfernt werden.

Symptome

Innerhalb weniger Stunden entwickeln sich im betroffenen Hoden *die klassischen Entzündungszeichen:* der Hoden ist rot, geschwollen, stark schmerzhaft (Schmerzen oft in die Leiste ausstrahlend) und überwärmt. Häufig bestehen Fieber und ein allgemeines Krankheitsgefühl.

Therapie

Absolut notwendig ist *strenge Bettruhe*. Zur Schmerzlinderung und zum besseren Abfluss des Gewebswassers ist besonders die *Hochlagerung* des Hodens wichtig. Analgetika und *lokal kühlende Umschläge* sind ebenfalls sinnvoll. Zur Verhinderung einer Hodenschädigung ist eine *Antibiotikabehandlung* angezeigt. Wenn bereits entzündliche Einschmelzungen im Nebenhoden und/oder Hoden vorhanden sind oder ein Abheilen der Entzündung durch Antibiotika nicht mehr erreicht werden kann, muss der Hoden operativ entfernt werden.

Häufigste Ursache der männlichen Sterilität sind verschleppte Nebenhodenentzündungen!

Paraphimose („Spanischer Kragen")

Definition: Einschnürung der Eichel durch zu enge Vorhaut

Ursachen

Es besteht ein *Missverhältnis zwischen der Eichelgröße und der Vorhautöffnung*. Im Alter ist Letzteres durch lokale Hautatrophien oder Hauteinrisse bedingt, die narbig verheilen. Häufig treten Paraphimosen bei *Dauerkatheterträgern* auf, wenn nach der Katheterpflege die Vorhaut nicht zurückgestreift wurde. Es bildet sich dann ein Ödem der Vorhaut, ähnlich einem „spanischen Kragen" (Abb. 15.**13**).

Pflege

Intimtoilette: Bei der Intimtoilette nie vergessen, die Vorhaut wieder zurückzustreifen!

Therapie

Man versucht, unter Massage und sanftem Zusammendrücken der Eichel die Vorhaut zurückzustreifen. Ist dies nicht möglich, muss der Schnürring eingeschnitten oder die Vorhaut ganz entfernt werden (Zirkumzision).

Benigne Prostatahyperplasie (gutartige Prostatavergrößerung)

Definition: Gutartige Prostatavergrößerung mit Einengung der Harnröhre (früher „Prostataadenom")

Man spricht auch von einer *„Altherrenkrankheit"*, denn Veränderungen im Sinne einer benignen Prostatavergrößerung finden sich bei 50% der über 50-jährigen, bei 80-jährigen sind sogar 90% betroffen. Jeder 4. ältere Mann wird deswegen behandelt, es handelt sich somit bei den Männern um die häufigste urologische Erkrankung im höheren Lebensalter.

Ursachen

Die genaue Ursache der benignen Prostatahyperplasie (BPH) ist nicht bekannt, man vermutet ein altersbedingtes Ungleichgewicht zwischen weiblichen und männlichen Hormonen. Die Folge ist ein Wachstum besonders der harnröhrennahen Drüsenanteile. Dadurch kommt es zu einer zunehmenden Einengung der Harnröhre.

Symptome

Alle Beschwerden resultieren aus einer *Blasenentleerungsstörung* infolge der Harnröhreneinengung: Der Harnstrahl setzt verzögert ein und verliert an Kraft. Der Betroffene berichtet über häufiges Wasserlassen kleiner Portionen im Sinne einer *Pollakisurie*. Es kommt nach dem Wasserlassen zum *Nachträufeln* und dem Gefühl, die Blase sei nicht vollständig entleert. Häufig wird über *Nykturie* (nächtliches Wasserlassen) geklagt. Bei einer massiven Blasenentleerungsstörung entwickelt sich eine *Überlaufinkontinenz* (S. 328 f) mit nicht unterdrückbarem Harndrang.

Komplikationen (Abb. 15.**14**)

Infolge der Blasenentleerungsstörung kommt es zur zunehmenden *Restharnbildung* mit der Ge-

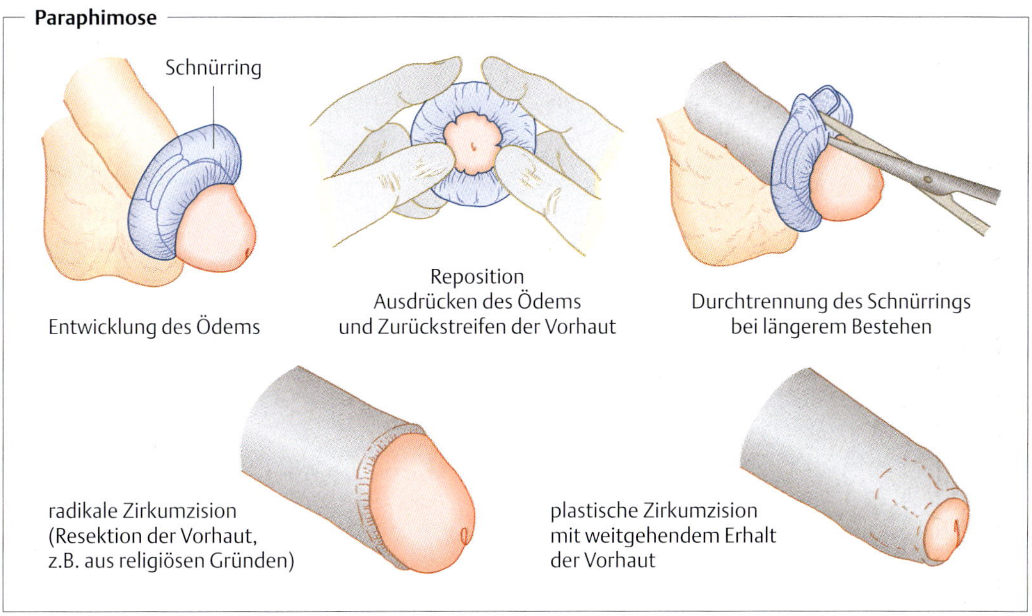

Abb. 15.**13** Entstehung und Therapie (aus Sökeland, J.: Urologie für Pflegeberufe, 7. Aufl. Thieme, Stuttgart 2000).

Prostataadenom

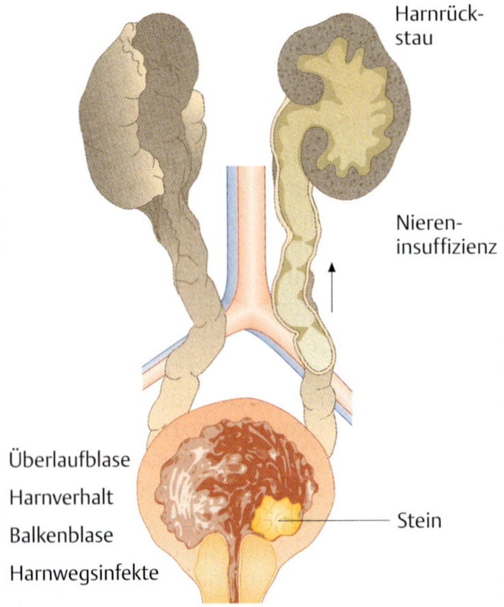

Abb. 15.**14 a – c** Entwicklung und Komplikationen (aus Sökeland, J.: Urologie für Pflegeberufe, 7. Aufl. Thieme, Stuttgart 2000).

fahr rezidivierender *Harnwegsinfektionen*. Der Blasenmuskel versucht, durch vermehrten Druckaufbau die Harnröhreneinengung zu überwinden. Die Muskelschicht wird dicker, es bildet sich die so genannte *Balkenblase*, als deren Folge es zu *Blasendivertikeln*, Ausstülpungen der Blasenwand und zur Bildung von *Blasensteinen* kommen kann. Staut sich der Urin bis in die Niere zurück, besteht langfristig die Gefahr einer *chronischen Niereninsuffizienz*.
Nicht selten wird eine BPH erst durch einen *akuten Harnverhalt* entdeckt. Es bestehen heftigste Bauchschmerzen und der Patient ist unfähig, Wasser zu lassen. Die Blase ist als Unterbauchtumor tastbar und muss über einen Katheter entleert werden.

Pflege **Akuter Harnverhalt:** Bei akutem Harnverhalt muss der Urin fraktioniert (langsam mit größeren Pausen in Portionen von ca. 500 ml) abgelassen werden, sonst besteht die Gefahr einer Blasenblutung durch die plötzliche Entlastung der Blasenschleimhaut.

Diagnostik

Die normalerweise kastaniengroße Prostata ist bei der *rektalen Untersuchung* vergrößert tastbar. Eine genauere Beurteilung ist mithilfe der *transrektalen Sonografie* (Ultraschalluntersuchung über den Enddarm) möglich. Mittels der *Uroflowmetrie* (Abb. 15.**15**) werden Harnstrahl, Harnmenge und Miktionsdauer gemessen.

Therapie

Medikamentöse Therapie. Obwohl eine Wirkung nicht erwiesen ist, lassen sich die leichten Beschwerden durch *pflanzliche Präparate* wie Kürbiskerne (z. B. Granufink) oder Brennnesselextrakt (z. B. Bazaton) lindern. *Alpharezeptorenblocker* (z. B. Alna, Urion) senken die Muskelspannung in der Blase und der Prostata. Allerdings

Uroflowmetrie

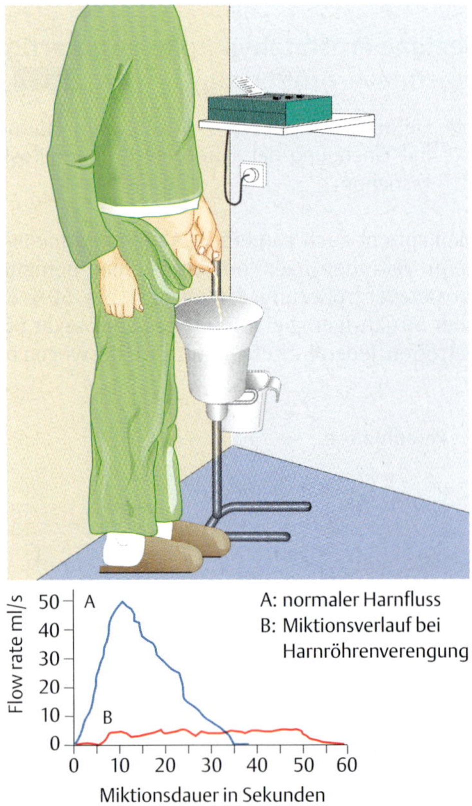

Resultate der Uroflowmetrie	A	B
max. Menge (ml/s)	50	7
Gesamtmenge (ml)	800	400
Miktionsdauer (s)	35	60

Abb. 15.**15** Messung der Geschwindigkeit des Harnflusses (aus Kellnhauser, E. u. a.: THIEMEs Pflege, 9. Aufl. Thieme, Stuttgart 2000).

senken sie auch den Gefäßwiderstand, die Folge ist eine Hypotonie mit entsprechenden Komplikationen. Neuerdings werden Präparate (z. B. Proscar) eingesetzt, die die Wirksamkeit von Testosteron vermindern und das Prostatawachstum hemmen. Dadurch lässt sich eine Verkleinerung der Prostata erreichen, allerdings können Nebenwirkungen wie Potenzstörungen auftreten.

Operative Maßnahmen. Aufgrund der guten Erfolge und einer niedrigen Komplikationsrate wird heute schon früh zur operativen Prostataverkleinerung geraten. Meist wird eine *transurethrale Prostataresektion* (TUR-P) durchgeführt. Wie wenn man eine Apfelsine von innen schält und die Schale erhalten bleibt, wird das Prostatagewebe mit einer elektrischen Schlinge abgehobelt (Abb. 15.**16 a – c**). Bei sehr großer Prostata ist eine Bauchoperation nötig. Der Therapieerfolg liegt bei bis zu 90 %, es kann aber auch zu Komplikationen wie Verletzungen des Blasenschließmuskels mit Inkontinenz kommen. Sehr häufig (60 – 90 %) ist die „trockene Ejakulation". Hier erfolgt der Samenerguss nach rückwärts in die Blase, da der innere Blasenverschlussmechanismus wegfällt, das Sperma wird später mit dem Urin ausgeschieden.

Pflege

Aspekte der Pflege: Im Anfangsstadium sollten Sie den Mann darüber informieren, dass die Abschwächung des Harnstrahls und häufigere Toilettengänge in höherem Alter normal sind. Weisen Sie ihn außerdem darauf hin, dass es wichtig ist, trotzdem ausreichend zu trinken. Die Toiletten sollten gut und schnell erreichbar sein.

Prostatakarzinom (Prostatakrebs)

Das Prostatakarzinom hat in den letzten Jahren an Häufigkeit zugenommen. Es ist heute nach dem Bronchialkarzinom der *zweithäufigste Tumor des Mannes*. Betroffen sind vor allem Männer ab 60 Jahren; vor dem 40. Lebensjahr ist es eine Seltenheit.

Ursachen

Die Ursache des Prostatakarzinoms ist nicht bekannt; man vermutet hormonelle Einflüsse.

Symptome

Das Karzinom wächst meist in den hinteren Prostataanteilen und führt daher im Gegensatz zur Prostatahyperplasie oft erst spät zu einer Einengung der Harnröhre. Deshalb macht es meist lange Zeit keine Beschwerden. Die ersten Zeichen können denen einer gutartigen Prostatavergrößerung ähneln. Das Prostatakarzinom metastasiert in die Knochen, deshalb wird es häufig erst bei entsprechenden Beschwerden entdeckt.

! Plötzlich auftretende therapieresistente Rückenschmerzen beim älteren Mann sind immer verdächtig auf ein Prostatakarzinom!

Diagnostik

Bei der *rektalen Untersuchung* tastet man verhärtete knotige Prostataanteile. Zur Gewebeentnahme wird eine Prostata-Stanzbiopsie (Abb. 15.**17**) veranlasst. Laborchemisch findet man erhöhte Werte des *Tumormarkers* PSA (prostataspezifisches Antigen).

Transurethrale Resektion

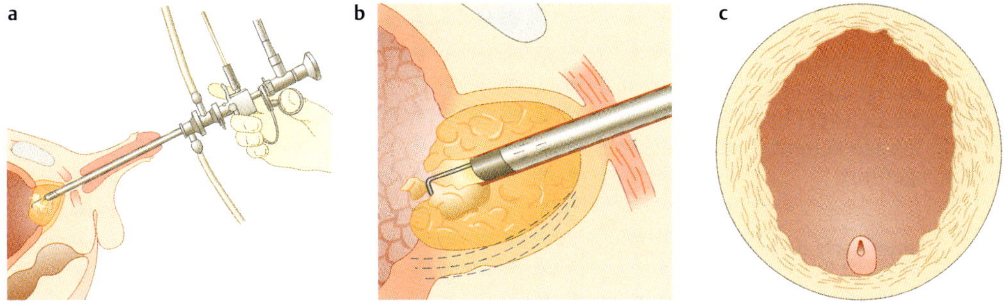

Abb. 15.**16 a – c** Operationsschritte einer transurethralen Resektion der Prostata (aus Sökeland, J.: Urologie für Pflegeberufe, 7. Aufl. Thieme, Stuttgart 2000).

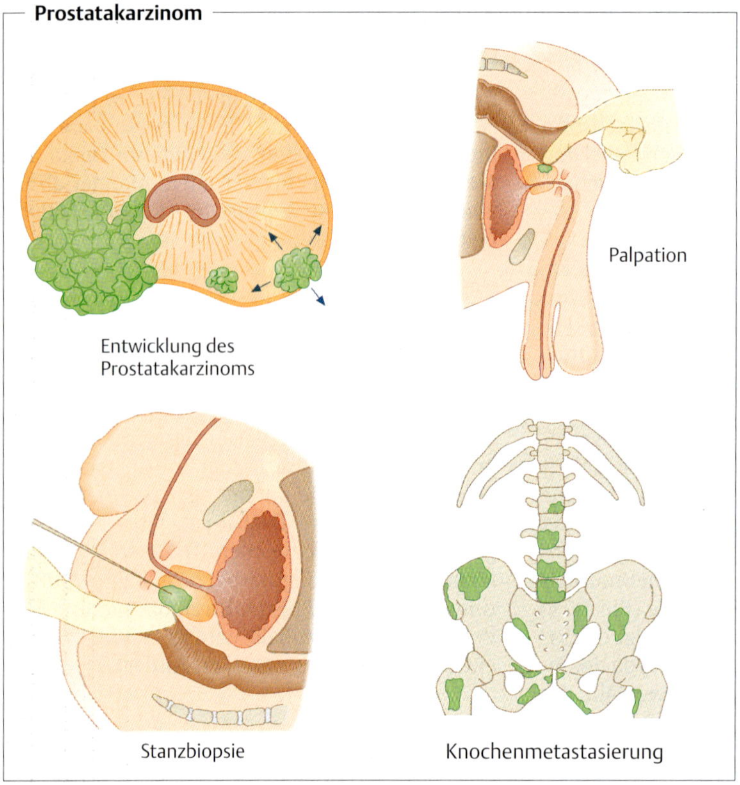

Abb. 15.**17** Symptome, Diagnostik und Komplikationen des Prostatakarzinoms (aus Sökeland, J.: Urologie für Pflegeberufe, 7. Aufl. Thieme, Stuttgart 2000).

Therapie

Die Wahl der Therapie ist von Tumorstadium, Alter und Allgemeinzustand des Patienten abhängig:

Auf die Prostata begrenzter Tumor ohne Metastasen. Hier steht die operative Therapie im Vordergrund. Bei der *radikalen Prostatektomie* (Abb. 15.**18 a, b**) werden neben der Prostata auch die Samenblasen und die regionalen Lymphknoten entfernt. Durch eine Verletzung des Blasenschließmuskels kann es zur Inkontinenz kommen, und eine Verletzung der für die Erektion nötigen Nerven hat eine Impotenz zur Folge. Wenn aus Altersgründen oder hohem Risiko eine Operation nicht infrage kommt, wird eine *Strahlentherapie* durchgeführt.

Pflege **Pflege nach dem Krankenhausaufenthalt:** Die innere Wundheilung ist erst nach 6 – 8 Wochen abgeschlossen. Solange sollten starke Erschütterungen und starke Temperaturschwankungen (z. B. Sauna) vermieden werden.

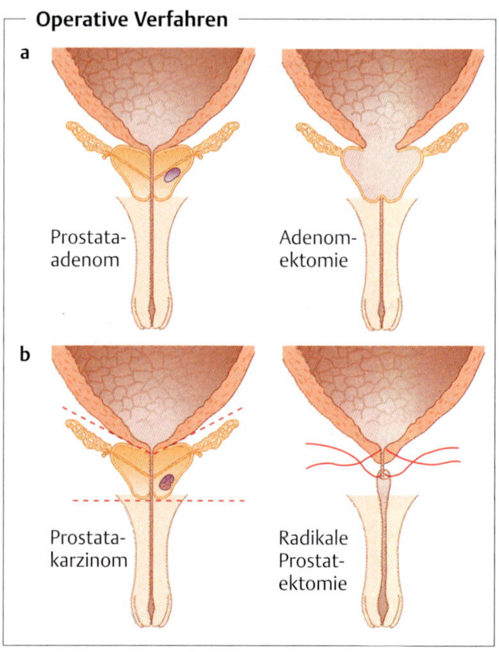

Abb. 15.**18 a, b** Radikale Prostatektomie im Vergleich zur Adenomektomie (aus Kellnhauser, E. u. a.: THIEMEs Pflege, 9. Aufl. Thieme, Stuttgart 2000).

Auch sollte die Bauchpresse zur Darmentleerung nicht eingesetzt werden. Meist ist deshalb die Gabe von schwachen Abführmitteln notwendig.
Eine Inkontinenz bildet sich in den allermeisten Fällen innerhalb von 1–2 Jahren wieder zurück. Dem Betroffenen sollte Mut zugesprochen und zu geeigneten Hilfsmitteln geraten werden. Es ist sinnvoll, eine Krankengymnastin oder einen Arzt hinzuzuziehen, um Maßnahmen zur Wiederherstellung der Kontinenz einzuleiten.

Inoperables oder metastasiertes Karzinom. Hier steht die *Hormontherapie* im Vordergrund. Männliche Hormone wirken auf ein Prostatakarzinom wachstumsfördernd. Die Hormontherapie hat daher ein Ausschalten der männlichen Hormonproduktion bzw. die Blockade der Hormonrezeptoren zum Ziele. Diese kann man durch eine beidseitige Hodenentfernung erreichen. Häufiger werden Antiandrogene verabreicht (z.B. Fugerel, Androcur). Sie blockieren die männlichen Hormone und bremsen so das Karzinomwachstum. Nachteile beider Therapieformen sind unter anderem Impotenz, Hitzewallungen, Schweißausbrüche, Gynäkomastie (verstärktes Wachsen der Brustdrüsen) und eine Abnahme der Muskelmasse. Chemo- oder Strahlentherapie spielen eine eher untergeordnete Rolle, da sie nur wenig wirkungsvoll sind.

Prognose

Lokal begrenzte Prostatakarzinome, die operativ vollständig entfernt werden können, haben eine gute Überlebensrate. Fortgeschrittene Karzinome zeigen unter einer Hormontherapie zu Beginn eine mit 80% hohe Ansprechrate. Dies darf jedoch nicht darüber hinwegtäuschen, dass die mittlere Überlebenszeit für Patienten mit metastasiertem Prostatakarzinom nur 20 Monate beträgt.

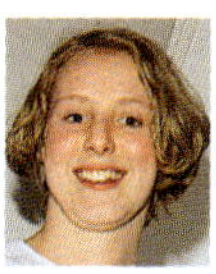

Pflegeschwerpunkt Mammakarzinom

Jutta Weniger

Psychische Situation einer Frau mit Brustkrebs

Die Diagnose „Brustkrebs" zu erhalten, stellt für jede Frau ein schweres Trauma dar, das zunächst eine Art Ausnahmezustand auslöst. Am Anfang steht meist die Bedrohung des Lebens durch die Krebserkrankung im Vordergrund. Angst, Schrecken und Verzweiflung sind in dieser Phase vorherrschend, da viele Menschen „Krebs" mit qualvollem Leiden und Tod verbinden.
Ist die Operation überstanden, muss sich die Frau mit dem vollständigen Verlust (bei Ablatio mammae) oder mit der Verkleinerung der Brust (bei brusterhaltenden Operationen) auseinander setzen. Die Brust ist ein wichtiger Teil weiblicher Identität. Wie wichtig sie für die betroffene Frau ist, hängt u.a. davon ab, wie sie deren Entwicklung zu Beginn der Pubertät erlebt hat und welches Gefühl sie im Laufe ihres Lebens für ihre Brust entwickelt hat. Die Operation hat starke Auswirkungen auf die Körperlichkeit und auf das Körperempfinden; das vertraute Körperbild ist gestört und im Bereich der Operationsnarben können Missempfindungen, Taubheits- und Spannungsgefühle auftreten. Manche Frauen empfinden ihren Körper als verstümmelt und fühlen sich nicht mehr vollständig. Vielen Patientinnen fällt es anfangs schwer, sich anzusehen. Sie brauchen Zeit, den veränderten Körper neu kennen zu lernen und wieder zu mögen. Dabei wird auch Trauerarbeit um das verlorene Organ geleistet. Oft setzt dieser Prozess erst ein, wenn die Frau wieder zu Hause beziehungsweise im Altenheim ist und Zeit zum Nachdenken hat.
Hat sie einen Mann/Partner, ist es oft sinnvoll, diesen in Beratungsgespräche mit einzubeziehen. Meist benötigt er ebenfalls Hilfe, da sich das veränderte Körpergefühl der Frau auf die sexuelle Beziehung des Paares auswirkt.
Um diese Prozesse zu begleiten und die Krankheitsbewältigung zu unterstützen, können Pflegende Folgendes tun:

- Zeit nehmen für Gespräche;
- Atmosphäre schaffen, in der Gefühle gelebt werden können;
- der Frau Gelegenheit geben, auch negative Gefühle wie Angst vor dem Tod, Trauer und Wut aussprechen zu können;
- Zeichen der Hoffnung aufgreifen und verstärken;
- Wünsche aussprechen lassen und, wenn möglich, erfüllen;
- Raum schaffen, um schöne Dinge im Leben zu erfahren: Sonne, Natur, gutes Essen, schöne Bilder, Texte, Düfte, Musik, menschliche Nähe und Wärme;
- Kontakt zu Selbsthilfegruppen herstellen, wenn die Frau es wünscht.

Gefahr eines Lymphödems

Heute werden selten alle axillaren Lymphknoten der betroffenen Seite entfernt, es werden jedoch immer einige wenige Lymphknoten entfernt sowie Venen und Lymphbahnen unterbrochen. Daher kann sich im Arm der betroffenen Seite Lymphe stauen und es kann sich ein Lymphödem entwickeln. Durch eine Bestrahlung wird das Risiko eines Lymphstaus erhöht. Mit folgenden Maßnahmen kann vorgebeugt werden:

- Arm auf einem Kissen erhöht lagern;
- keine enge, einschnürende Kleidung tragen; es darf am betroffenen Arm auch keine Blutdruckmessung erfolgen;
- keine extreme Hitze oder Kälte;
- nicht schwer heben und tragen, keine ruckartigen Bewegungen machen;
- Verletzungen aller Art vermeiden, insbesondere keine Injektionen, Infusionen und Blutentnahmen;
- regelmäßige Übungen zur Erhaltung der Schulter-Arm-Beweglichkeit; sie sollen bis zu einem Jahr nach der Operation durchgeführt werden (Abb. 15.**19 a – f**).

Einer Ödembildung muss so früh wie möglich entgegengewirkt werden, da sie sehr unangenehm für die Betroffene ist. Es besteht ein Spannungsgefühl und es kommt zu Missempfindungen und Schmerzen.
Ein Ödem kann mittels Lymphdrainage durch eine Krankengymnastin behandelt werden. Dies ist eine Streichmassage entlang der Lymphbahnen, die den Abfluss der gestauten Lymphflüssigkeit unterstützen soll. Sie muss über einen längeren Zeitraum in regelmäßigen Abständen wiederholt werden.
Die Bandagierung des betroffenen Armes trägt zur Entstauung bei. Wenn das Lymphödem abgeschwollen ist, kann ein individuell angefertigter Arm-Stützstrumpf angelegt werden.

Einsatz von Brustprothesen

Nach Abschluss der Wundheilung kann eine leichte Prothese, z. B. aus Schaumstoff (Erstversorgungsprothese), verschrieben werden. Folgt eine Bestrahlung, muss in dieser Zeit wegen der Empfindlichkeit der Haut ebenso die Erstversorgungsprothese getragen werden, wenn die Frau überhaupt eine Prothese möchte.
Später kann eine Dauerprothese nach dem Vorbild der erhaltenen Brust hergestellt werden. Sie besteht in der Regel aus einer speziellen Silikonmischung, die von einer dünnen hautähnlichen Folie umgeben ist. Sie wird mithilfe eines Spezialbüstenhalters getragen oder mit Haftstreifen direkt auf der Haut fixiert werden. Bei einer großen Brust ist es günstiger, die Prothese immer zu tragen; durch die ungleiche Belastung könnte es andernfalls eventuell zu Haltungsschäden kommen. Manchen Frauen ist die Prothese im Alltag eher lästig und sie tragen sie nur, wenn sie sich figurbetont kleiden. Pflegerisch kann angeboten werden:

- Beratung über unterschiedliche Prothesen;
- Hilfe beim Umgang mit der Prothese;
- sorgfältige Körper- und Hautpflege;
- Beratung über Kleidung, die das Fehlen der Brust kaschiert.

Fallbeispiel

Frau Despirato ist 68 Jahre alt und lebt, da sie allein stehend und leicht gehbehindert ist, im Seniorenstift am Schlossberg. Vor 3 Monaten wurde ein größerer Tumor in ihrer linken Brust diagnostiziert. Daraufhin wurde die ganze Brust einschließlich der Lymphknoten in der Achselhöhle entfernt. Eine erste Gabe von Zytostatika, von denen ihr sehr übel wurde, hat sie bereits im Krankenhaus erhalten. Es sollen in größeren Abständen noch zwei weitere folgen.
Seit einer Woche ist sie nun zurück im Altenheim. Die ansonsten lebensfrohe ältere Dame macht einen sehr geschwächten, in sich gekehrten und deprimierten Eindruck. Auch hat sie sichtbar an Gewicht verloren und hat wenig Appetit. Die Operationswunde ist gut verheilt, aber sie hat ein Lymphödem im linken Arm. Er schmerzt und sie kann ihn kaum bewegen. Daher benötigt sie Hilfe bei der Körperpflege und beim An- und Auskleiden.

Lymphödemprophylaxe

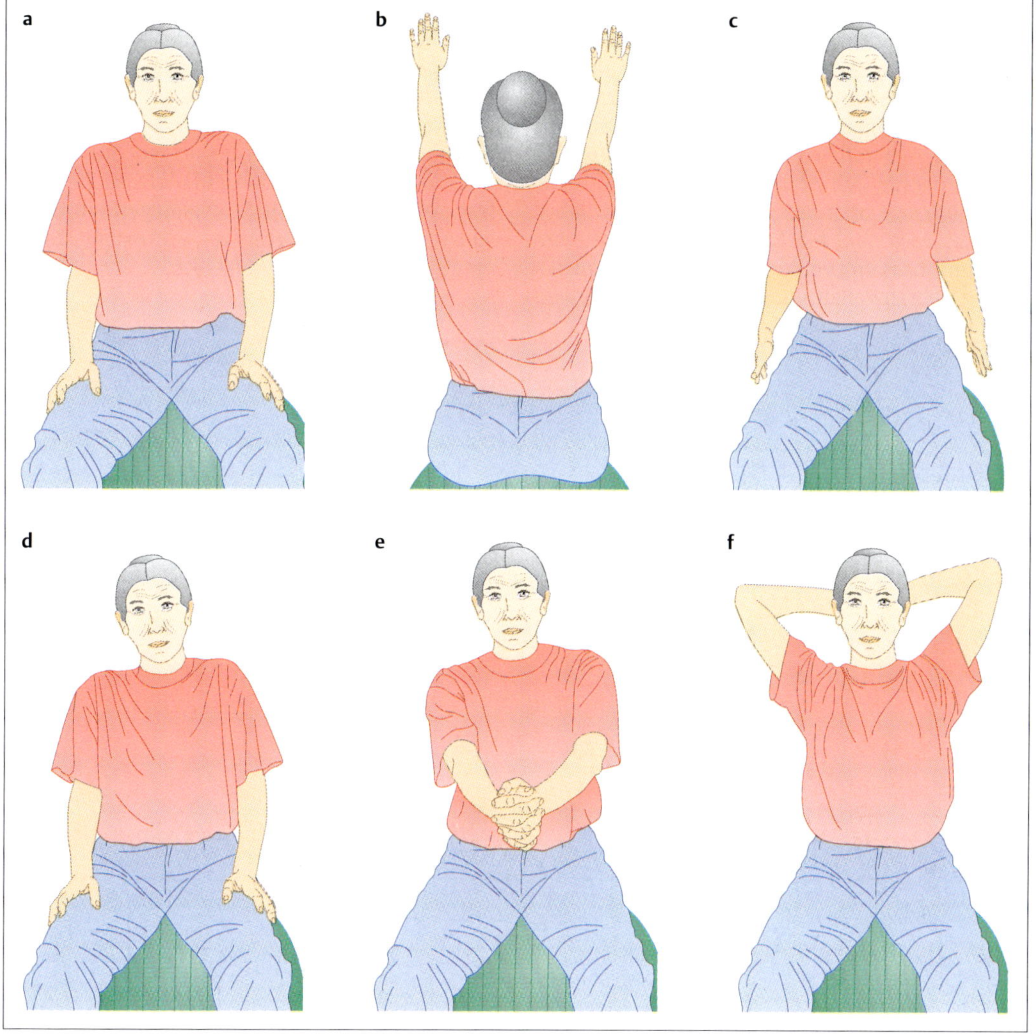

15.**19 a – f** **a** Beide Schultern gleichzeitig oder im Wechsel nach oben ziehen und wieder fallen lassen; **b** mit beiden Händen und Armen an der Wand „hinaufkrabbeln“, bis die Arme völlig gestreckt sind; **c** mehrmals locker mit beiden Armen gleichzeitig nach vorn und hinten schwingen; **d** mit beiden Schultern gleichzeitig eine Halbkreisbewegung nach vorne und hinten machen; **e** Hände falten, dann die Arme gestreckt nach oben über den Kopf führen und strecken; **f** Hände hinter dem Kopf verschränken, Ellbogen sanft nach außen drücken und kurz so halten, dann die Ellbogen nach vorn ziehen und vor dem Gesicht zusammenführen, mehrmals wiederholen (nach Kellnhauser u. a. 2000).

Es ist Abend und Frau Paula Maier beschließt, heute zu Frau Despirato zu gehen, um ihr beim Auskleiden zu helfen. Paula ist erschrocken über Frau Despiratos *schlechten Ernährungszustand*. Sie fragt sie nach Speisen, die sie besonders gerne mag, und verspricht ihr, dafür zu sorgen, dass sie ab morgen schon eine vitaminreiche und ausgewogene Wunschkost erhält.

Während Paula der Heimbewohnerin aus der Bluse hilft, erzählt sie ihr von einer Freundin, die ebenfalls die Brust verlor und nun eine Silikon-Prothese trägt, mit der sie ganz zufrieden ist. Sie fragt Frau Despirato, ob sie sich auch vorstellen könnte, eine Prothese zu tragen. Diese schüttelt energisch den Kopf und sagt, eine Prothese könne ihre Brust nicht ersetzen.

Paula merkt daran, dass Frau Despirato noch sehr *traurig über den Verlust ihrer Brust* ist. Sie setzt sich zu ihr, hört ihr zu und tröstet sie. Frau Despirato tut das gut. Sie hatte schon vor ihrer bösartiger Erkrankung eine gute Beziehung zu Paula.
Nun betrachtet Paula Frau Despiratos linken Arm. Er ist angeschwollen und die Haut spannt. Sie sagt, sie werde den Arzt anrufen, damit er eine *Lymphdrainage* anordnet. Sie erklärt, was dabei gemacht wird, und macht Frau Despirato damit Hoffnung, dass ihr Lymphödem nach einer gewissen Zeit abschwellen und sie ihren Arm wieder besser bewegen können werde. Dann könne sie auch selbst gymnastische Übungen durchführen, um den Lymphabfluss zu fördern. Sie erinnert Frau Despirato nochmals daran, dass sie ihren linken Arm, wenn sie zu Bett geht, auf das Kissen lagern soll.
Als sie aus dem Zimmer gehen möchte, fällt ihr Blick auf Frau Despiratos CD-Ständer, und sie fragt, ob sie die „Klassik Mix" einlegen soll, die sie sonst so gerne hörte. Frau Despirato meint, das sei eine gute Idee, und bedankt sich.

16 Erkrankungen der Sinnesorgane

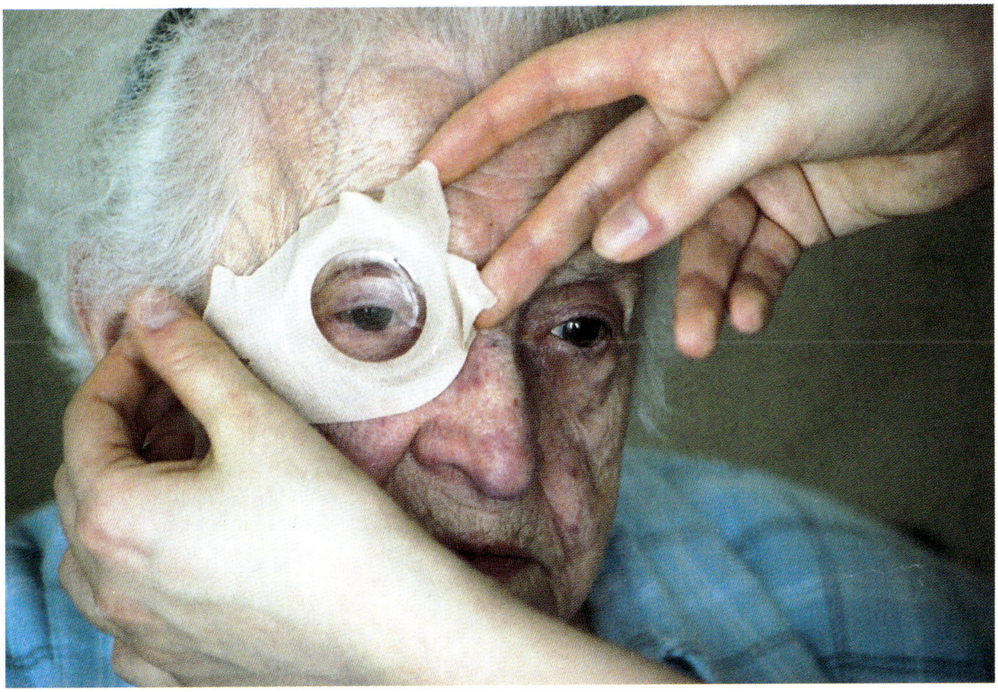

Typisches Prüfungswissen
Presbyakusis (S. 362); Tinnitus (S. 363); Presbyopie (S. 367); Katarakt (S. 368); Glaukom (S. 369)

Anatomie und Physiologie

Dominik von Hayek

Ohren

Äußeres Ohr

Zum äußeren Ohr gehören die aus Knorpel bestehende *Ohrmuschel* und der *äußere Gehörgang*, in dem sich zahlreiche Haare und die Ohrenschmalz bildenden Drüsen befinden. An seinem inneren Ende wird der äußere Gehörgang vom Trommelfell abgeschlossen, einem zarten Häutchen, das von den Schallwellen in Schwingungen versetzt wird und die Grenze zum Mittelohr darstellt (Abb. 16.**1 a**).

Mittelohr

Das Mittelohr besteht aus der *Paukenhöhle* und der in den oberen Rachenraum führenden *Ohr-*

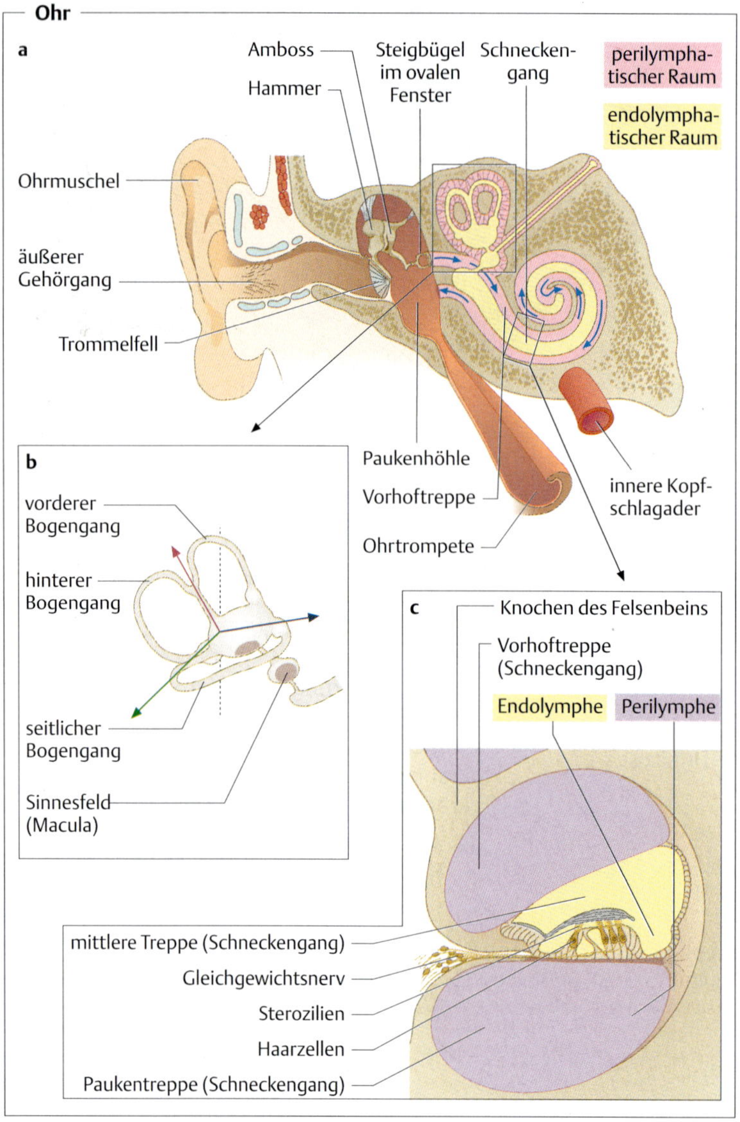

Abb. 16.**1 a–c** **a** Aufbau des Hörorgans, **b** Dataildarstellung des Gleichgewichtsorgans mit den 3 Bogengängen (aus Faller, A., M. Schünke: Der Körper des Menschen, 13. Aufl. Thieme, Stuttgart 1999), **c** Querschnitt durch die Schnecke mit 3 flüssigkeitsgefüllten, schlauchförmigen Schneckengängen, in deren mittlerem sich die Sinneszellen (Haarzellen) befinden (aus Schwegler, J.S.: Der Mensch – Anatomie und Physiologie, 2. Aufl. Thieme, Stuttgart 1998).

trompete, die dem Luftdruckausgleich dient. Die Paukenhöhle ist eine kleine Knochenhöhle im Felsenbein und enthält die 3 Gehörknöchelchen *Hammer, Amboss* und *Steigbügel*, die durch eine filigrane Hebelkonstruktion die Schwingungen des Trommelfells auf das Innenohr übertragen (Abb. 16.**1 a**).

Innenohr

Im Innenohr befindet sich das eigentliche Sinnesorgan für das Gehör, die Schnecke, sowie das Gleichgewichtsorgan.
Die *Schnecke* besteht aus 3 parallel verlaufenden Schneckengängen, die mit Flüssigkeit (Lymphe) gefüllt sind (Abb. 16.**1 c**). Über eine fensterförmige ovale Öffnung versetzt der Steigbügel die Flüssigkeit in den Schneckengängen in wellenförmige Schwingungen, die sich je nach Frequenz und Lautstärke unterschiedlich weit fortpflanzen. Dieses Schwingungsbild wird von speziellen *Sinneszellen mit Haarfortsätzen* wahrgenommen und in einen Nervenreiz umgesetzt, der von den Nervenfasern des *Gehörnervs* (Nervus vestibulocochlearis = 8. Hirnnerv) zum Gehirn weitergeleitet wird.
Ein zweiter Teil des Gehörnervs führt zum *Gleichgewichtsorgan*. Dabei handelt es sich um ein feines Röhrensystem mit *3 Bogengängen* in den 3 Ebenen des Raumes. Auch diese Bogengänge sind mit flüssiger Lymphe ausgefüllt und können Beschleunigungen des Kopfes wahrnehmen und dabei die Bewegungsebene unterscheiden (Abb. 16.**1 b**). Diese Informationen werden mit denen der Augen und der Muskel-Dehnungsrezeptoren im gesamten Körper verbunden und ermöglichen die Orientierung im Raum (Gleichgewichtssinn).

Augen

Augenlider und Tränenapparat

Von außen wird das Auge durch die *Lider* und *Wimpern* geschützt sowie durch die in der äußeren oberen Augenhöhle liegende *Tränendrüse* mit Tränenflüssigkeit benetzt, die am inneren Lidwinkel in den Tränengang und damit in die Nasenmuschel abfließt (Abb. 16.**2**). Die durchsichtige *Bindehaut (Konjunktiva)* bedeckt die Lidinnenseite und den vorderen Augapfel (unter Aussparung der Hornhaut) von außen. Sie bildet so die *Bindehauttasche*, die als Gleitschicht für die Augapfelbewegungen dient, und schützt das Auge nach außen hin, weshalb Reizungen als erstes zu einer Bindehautentzündung (Konjunktivitis, s. u.) führen.

Tränenwege

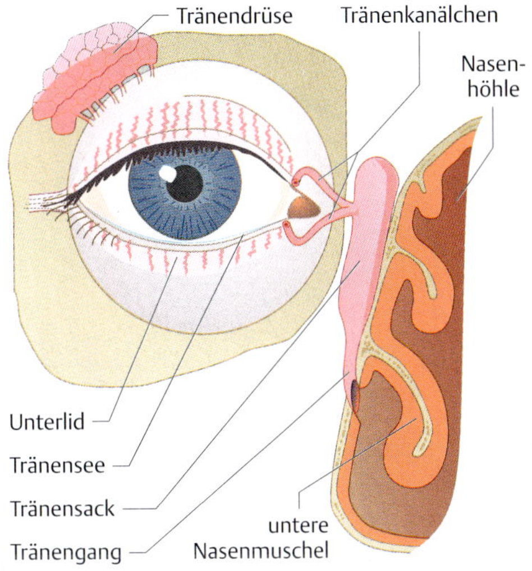

Abb. 16.**2** Tränenapparat mit Tränendrüse und den ableitenden Tränengängen (aus Schwegler, J.S.: Der Mensch – Anatomie und Physiologie, 2. Aufl. Thieme, Stuttgart 1998).

Augapfel (Bulbus)

Die beiden kugelförmigen Augäpfel sind von jeweils *6 Augenmuskeln* sowie von Fettgewebe umgeben und liegen in den *Augenhöhlen (Orbita)*. Im Zentrum der Augenrückseite münden der Sehnerv (Nervus opticus = 2. Hirnnerv) sowie die Netzhautarterie und -vene.
Der Augapfel besteht zum größten Teil aus dem durchsichtigen, gallertartigen *Glaskörper*, dessen Aufgabe in der Versorgung der Netzhaut und der Lichtdurchlässigkeit besteht. Komplizierter und empfindlicher sind der vordere Teil des Auges mit *Linse* und *Iris* zum Scharfstellen sowie die *Netzhaut (Retina)* an der Augenhinterwand zur optischen Wahrnehmung. Der gesamte Augapfel ist von 3 Häuten umgeben (von außen nach innen; Abb. 16.**3**):

- *Lederhaut (Sklera):* aus weißem Bindegewebe, geht an der Vorderseite in die lichtdurchlässige, gefäßlose Hornhaut (Cornea) über;
- *Aderhaut (Choroidea):* zur Ernährung der Netzhaut, geht im vorderen Augenbereich in die Regenbogenhaut (Iris) über, die die Pupille bildet;
- *Netzhaut (Retina):* enthält die optischen Sinneszellen.

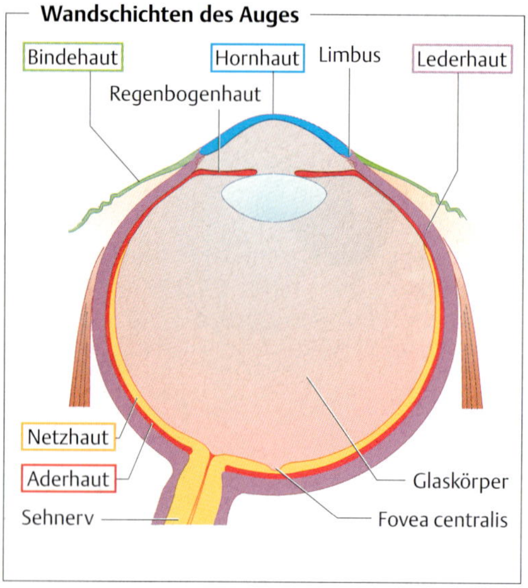

Abb. 16.**3** Die Lederhaut (außen) ist lila dargestellt, die Hornhaut blau, die Ader- und Regenbogenhaut (Mitte) rot und die Netzhaut gelb. Auf den vorderen Augenabschnitt legt sich als äußerste Schicht die Bindehaut (grün; aus Schwegler, J.S.: Der Mensch – Anatomie und Physiologie, 2. Aufl. Thieme, Stuttgart 1998).

Vorderer Augenabschnitt

Linse. Die Linse besteht aus einer durchsichtigen Gallerte und einer festen Kapsel und kann durch Zug an ihren Polen abgeflacht und dadurch in ihrer Brechkraft verändert werden *(Scharfstellen = Akkommodation)*. Dafür ist die Linse an ihrem Rand mit kleinen Fasern an einer Lederhautvorwölbung, dem *Ziliarkörper*, aufgehängt und wird durch die Ziliarmuskeln auseinander gezogen. Mit zunehmendem Alter wird die Linse immer weniger elastisch und das Auge kann nahe Objekte nicht mehr scharf stellen. Nach außen wird die mit Kammerwasser gefüllte Augenkammer von der durchsichtigen *Hornhaut* begrenzt, die durch ihre stärkere Vorwölbung maßgeblich an der Lichtbrechung beteiligt ist. Das *Kammerwasser* wird im Ziliarkörper gebildet, umspült Linse und Hornhaut und fließt im Kammerwinkel durch den Schlemm-Kanal in venöse Gefäße ab.

Iris/Pupille. Vom Ziliarkörper aus legt sich die scheibenförmige Regenbogenhaut (Iris) auf die Linse. Auf ihrer Oberfläche befinden sich zahlreiche Pigmente, die den Augen ihre jeweilige Farbe verleihen. Die Pupillen, Aussparungen in der Mitte der Iris, dienen als *optische Blende* des Auges; durch die Muskeln in der Regenbogenhaut kann

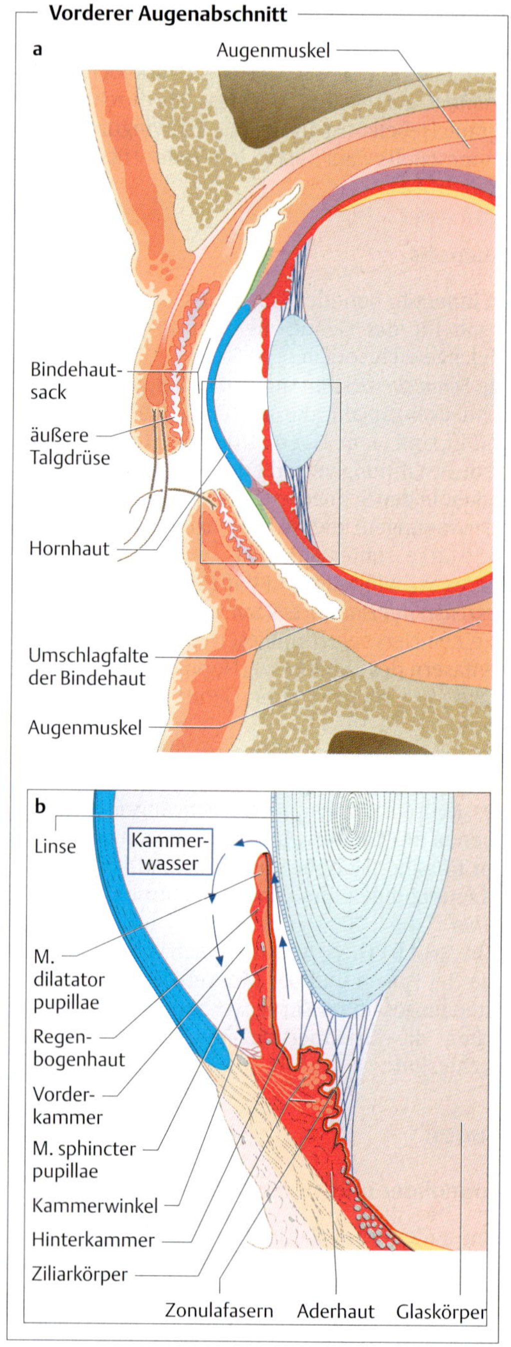

Abb. 16.**4 a, b** **a** Längsschnitt durch den vorderen Augenabschnitt, **b** Detailvergrößerung der Aufhängung der Linse. Das Kammerwasser wird im Ziliarkörper gebildet, umspült Linse und Hornhaut und fließt im Kammerwinkel ab (aus Schwegler, J.S.: Der Mensch – Anatomie und Physiologie, 2. Aufl. Thieme, Stuttgart 1998).

die Pupillenweite je nach Lichtverhältnissen verändert werden. Der Pupillenverenger (M. sphincter pupillae) wird durch den Parasympathikus innerviert und verkleinert die Pupillen (*Miosis*) bei starker Helligkeit, Müdigkeit oder Nahsicht. Der Pupillenerweiterer (M. dilatator pupillae) wird vom Sympathikus innerviert und erweitert die Pupillen (*Mydriasis*) bei Dunkelheit, Ferneinstellung oder Stress (Abb. 16.**4 a, b**).

Fehlsichtigkeit

Weitsichtigkeit (Hyperopie). Bei Weitsichtigen ist der *Augapfel zu kurz*, sodass sich die im vorderen Augenabschnitt gebündelten Lichtstrahlen erst hinter der Netzhaut zu einer scharfen Abbildung vereinigen. Bei Objekten in der Ferne reicht die Brechkraft der Linse noch aus, um durch erhöhte Brechung diesen Fehler auszugleichen. Bei nahen Objekten wird die Brechkraft allerdings „überfordert", sodass diese nicht scharf eingestellt und auf der Netzhaut abgebildet werden können. Zur Korrektur wird eine konvexe *Sammellinse* (positive Dioptrienzahl) benutzt (Abb. 16.**5 a**).

Kurzsichtigkeit (Myopie). Bei Kurzsichtigen sind die Verhältnisse umgekehrt, der *Augapfel ist zu lang* und die Lichtstrahlen vereinigen sich vor der Netzhaut, sodass nur nahe Objekte ohne besondere Brechkraft der Linse scharf gesehen werden können. Durch konkave *Zerstreuungslinsen* mit negativer Dioptrienzahl kann dies korrigiert werden (Abb. 16.**5 b**).

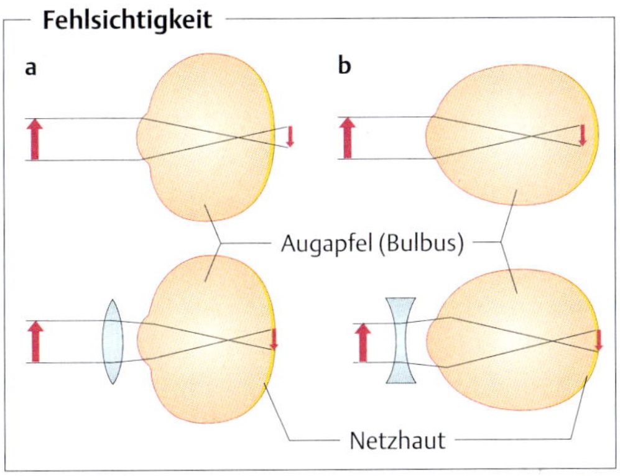

Abb. 16.**5 a, b** **a** Weitsichtigkeit aufgrund zu kurzen Augapfels (oben) und Korrektur und scharfe Abbildung auf der Netzhaut durch eine Sammellinse (unten), **b** Kurzsichtigkeit aufgrund zu langen Augapfels (oben) und Korrektur durch eine Zerstreuungslinse (unten; aus Faller, A., M. Schünke: Der Körper des Menschen, 13. Aufl. Thieme, Stuttgart 1999).

Hinterer Augenabschnitt

Die *Netzhaut (Retina)* kleidet das hintere Rund des Auges aus und dient der optischen Sinneswahrnehmung. Zu diesem Zweck enthält sie spezielle Sinneszellen, im Zentrum die farbempfindlichen *Zapfen* und in der Peripherie die *Stäbchen* für das Dämmerungssehen (Abb. 16.**6 a**). Diese Sinneszellen wandeln das Licht mit unterschiedlichen

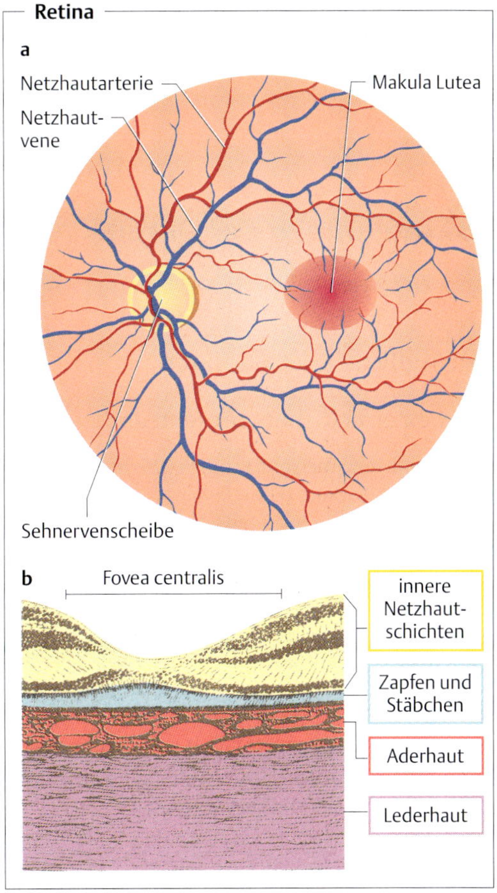

Abb. 16.**6 a, b** **a** Netzhaut des linken Auges: Darstellung des Augenhintergrundes mit dem Augenspiegel; links der Mitte Austritt des Sehnervs mit den Netzhautgefäßen, rechts der „gelbe Fleck" (Makula lutea), **b** Querschnitt durch die Makula lutea: Durch eine Verschmälerung der Netzhautschicht wird die Zentralgrube (Fovea centralis) gebildet, der Ort des schärfsten Sehens mit besonders vielen Zapfen (aus Schwegler, J.S.: Der Mensch – Anatomie und Physiologie, 2. Aufl. Thieme, Stuttgart 1998).

Wellenlängen in Nervenreize um, die von den darüber liegenden Nervenzellen aufgenommen und über den *Sehnerv* (N. opticus) ins Gehirn weitergeleitet werden. An der Durchtrittsstelle des Sehnervs befinden sich keine Sinneszellen, er wird deshalb blinder Fleck genannt. Weiter außen liegt von zahlreichen Zapfen gebildet der *„gelbe Fleck“* (Makula lutea), der Ort des schärfsten Sehens (Abb. 16.**6 b**).

Augenmuskeln

Die schnelle und vollständige Beweglichkeit der Augen in der Horizontal- und Vertikalebene wird durch jeweils 6 quergestreifte Muskeln, die von jeweils 3 Hirnnerven (S. 378 f) versorgt werden, gewährleistet (Abb. 16.**7**).

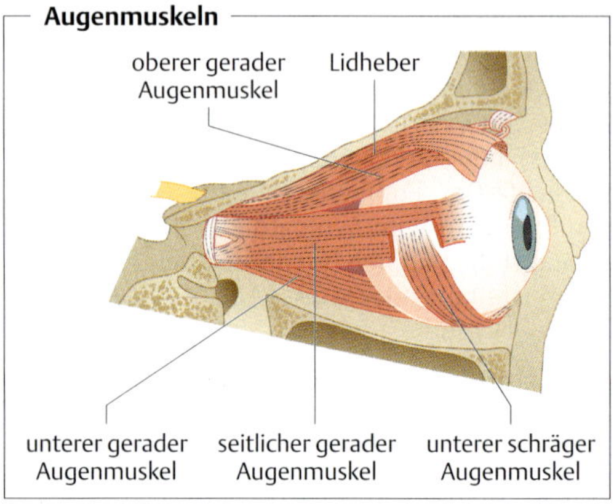

Abb. 16.**7** Darstellung der Augenmuskeln am rechten Auge, von der Seite gesehen (aus Faller, A., M. Schünke: Der Körper des Menschen, 13. Aufl. Thieme, Stuttgart 1999).

Erkrankungen der Ohren

Susanne Andreae

Entzündliche Erkrankungen

Otitis externa (Gehörgangsentzündung)

Definition: Meist bakteriell bedingte Haarbalgentzündung (Furunkel) im Gehörgang

Symptome

Im Gehörgang bildet sich eine *rötliche Vorwölbung*, evtl. mit zentralem Eiterpfropf. Schon eine leichte Berührung des Ohres führt zu *starken Schmerzen.*

Therapie

Meist sind eine lokale *Salbentherapie* und *lokale Wärme* (z. B. Rotlicht) ausreichend, nur selten muss das Furunkel eröffnet werden.

Otitis media (Mittelohrentzündung)

Definition: Meist bakteriell oder viral bedingte Entzündung des Mittelohres

Ursachen

Im Verlauf von *Nasen- oder Rachenentzündungen*, aber auch beim *Baden*, können Keime über die Tube (Ohrtrompete) ins Mittelohr aufsteigen und eine Entzündung der Mittelohrschleimhaut in der Paukenhöhle hervorrufen.

Symptome

Es bestehen *einseitige Ohrenschmerzen*, oft verbunden mit Schwerhörigkeit und einem starken Krankheitsgefühl. Kommt es im Verlauf der Entzündung zu einer Spontanperforation des Trommelfells, läuft aus dem Ohr seröses (farbloses) oder eitriges Sekret, die Schmerzen lassen in der Regel schlagartig nach und das Trommelfell schließt sich wieder.

Komplikationen

Breitet sich die Entzündung in das Mastoid, den Warzenfortsatz, aus, kommt es zur *Mastoiditis* mit der Gefahr einer Knochenentzündung. Die Schmerzen verlagern sich dann hinter das Ohr, evtl. zeigen sich lokale Entzündungszeichen. Wird die Mastoiditis nicht rechtzeitig erkannt, kann sie auf die umliegenden Schädelknochen oder gar das Gehirn übergreifen (Gefahr einer Meningitis oder Enzephalitis). Deshalb ist eine chirurgische Eröffnung des Mastoids mit Eiterausräumung erforderlich.
Bei einer Trommelfellperforation, die sich nicht wieder verschließt, können immer wieder Keime eindringen und Entzündungen auslösen, man spricht in diesem Fall von einer *chronischen Mittelohrentzündung.*

Diagnostik

Beim Blick durch das *Otoskop* erkennt man das gerötete und vorgewölbte Trommelfell (Abb. 16.**8**).

Therapie

Meist ist eine *Antibiotikatherapie* in Verbindung mit *abschwellenden Nasentropfen* zur verbesserten Belüftung des Mittelohres nötig; unterstützend wirkt lokale Wärme, z. B. Rotlicht. Bei starken Paukenergüssen ist zur Schmerzlinderung manchmal ein kleiner Einschnitt ins Trommelfell (*Parazentese*) notwendig.

Natürliche Heilmethoden: Bei Ohrenschmerzen sind Zwiebelauflagen lindernd: kleingeschnittene Zwiebel in ein Tuch einschlagen, auf das Ohr legen, mit warmem Tuch oder Mütze abdecken und einige Stunden wirken lassen.

Otitis media

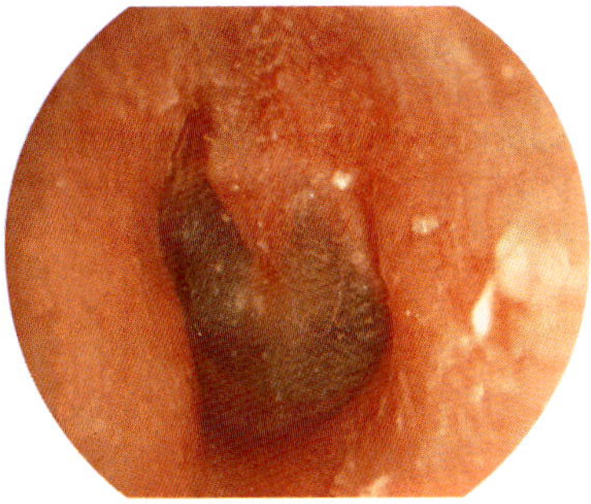

Abb. 16.**8** Im Otoskop wird das gerötete und vorgewölbte Trommelfell sichtbar.

Schwerhörigkeit

Cerumen obturans (Ohrschmalzpfropf)

Definition: Plötzliche, meist einseitige Hörminderung durch Ohrenschmalz (Zerumen), das den Gehörgang verschließt

Ursachen

Das von Drüsenzellen im Gehörgang gebildete Ohrenschmalz entleert sich normalerweise in winzigen Portionen. Bei engem Gehörgang oder übermäßiger Ohrschmalzproduktion kann sich ein Pfropf aus Ohrenschmalz bilden; zu Symptomen kommt es aber erst, wenn der Gehörgang vollständig verlegt ist.

Die tägliche Ohrenreinigung mit Wattestäbchen ist unbedingt zu unterlassen! Das Ohrenschmalz wird dabei in Richtung Trommelfell zurückgeschoben, außerdem entwickelt sich eine chronische Reizung des Gehörganges mit vermehrter Ohrenschmalzproduktion.

Symptome

Plötzliche, meist *einseitige Hörminderung*, evtl. mit Schwindelgefühl. Häufig treten diese Beschwerden nach dem Duschen oder Baden auf, denn ins Ohr eindringendes Wasser lässt das Ohrschmalz aufquellen.

Therapie

Der im Otoskop sichtbare Pfropf (Abb. 16.**9a**) kann meist durch eine *Ohrspülung* entfernt werden (Abb. 16.**9b**).

Diagnose und Therapie bei Cerumen obturans

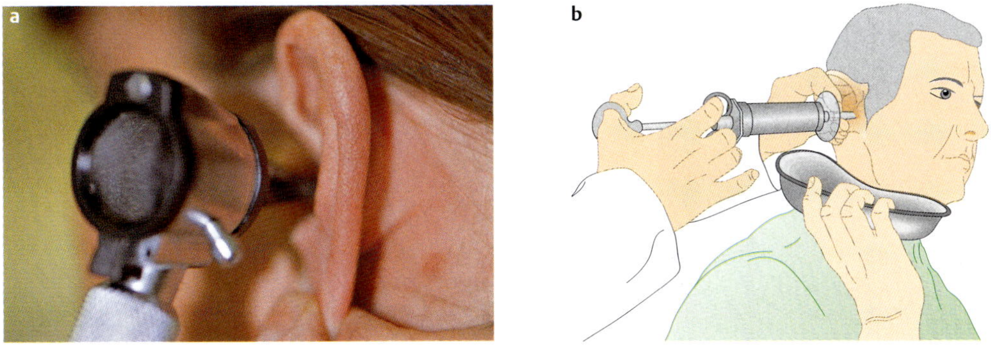

Abb. 16.**9a, b** **a** Otoskopie, **b** Ohrspülung.

Ohrspülung: Das Spülwasser sollte körperwarm sein, sonst provoziert man unangenehme Schwindelgefühle infolge einer Reizung des Gleichgewichtsorgans. Bei geplatztem Trommelfell (erfragen!) nicht spülen, es könnten sonst Erreger ins Mittelohr eindringen und zur Entzündung führen.

Presbyakusis (Altersschwerhörigkeit)

Definition: Altersbedingte beidseitige Innenohrschwerhörigkeit

Ursachen

Im Laufe des Älterwerdens kommt es auch im Ohr zu den physiologischen Alterungsprozessen. Die Folge ist eine verminderte Leistung der entsprechenden Sinneszellen mit einer zunehmenden Hörminderung. Gefördert wird dies durch altersbedingte Kreislauf- und Stoffwechselerkrankungen sowie Umwelteinflüsse (z.B. jahrelange Lärmbelästigung am Arbeitsplatz).

Symptome

Im Vordergrund steht der Hörverlust für hohe Töne (*Hochtonschwerhörigkeit*); dazu kommt ein *erschwertes Sprachverständnis.* Besonders schlecht hören können die Betroffenen beim Gespräch mehrerer Personen oder bei Nebengeräuschen.

Umgang mit Schwerhörigen: Bei schwerhörigen älteren Menschen entwickeln sich gelegentlich Wahnvorstellungen! Man muss Schwerhörigen daher einfühlsam begegnen und auf eine gute Einstellung des Hörgerätes achten, oder ihnen zu einem solchen raten.

Therapie

Die Altersschwerhörigkeit lässt sich nicht verhindern oder heilen. Es bleibt die Hörgeräteversorgung, diese hat sich in den letzten Jahren enorm fortentwickelt und bietet heute individuell zugeschnittene Lösungen (Abb. 16.**10 a–c**). So gibt es neben den üblichen hinter dem Ohr platzierten Geräten Hörgeräte, die im Ohr liegen und damit fast nicht zu sehen sind. Möglich ist auch die operative Versorgung mit ins Ohr eingesetzten elektronischen Hörimplantaten.

Hörgeräte sind im Prinzip kleine Verstärker mit Mikrofon und Lautsprecher. Das Ohrpassstück, welches den Gehörgang von außen dicht abschließt, muss individuell angepasst werden.

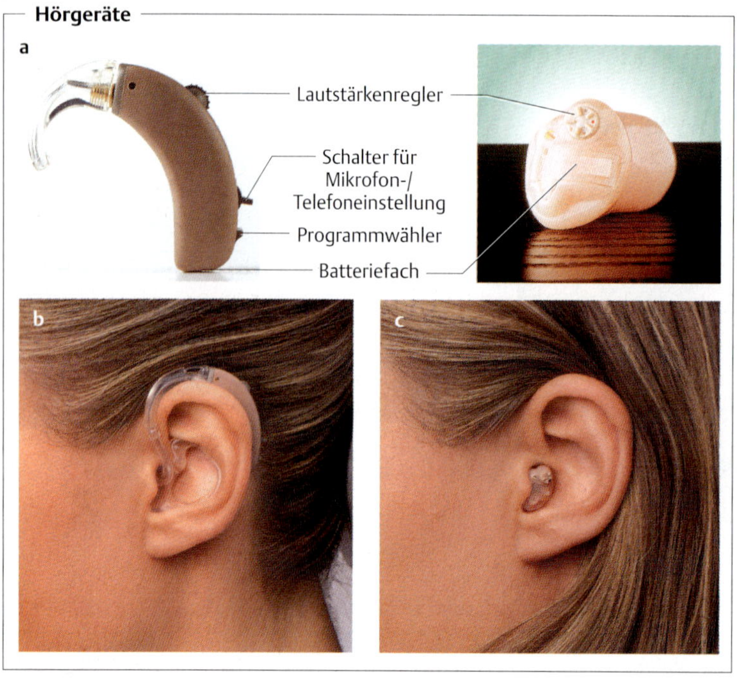

Abb. 16.**10 a–c** **a** Bedienungselemente eines Hinter-dem-Ohr- (links) und eines Im-Ohr-Gerätes (rechts), **b** Hinter-dem-Ohr-Gerät, **c** Im-Ohr-Gerät (freundlicherweise zur Verfügung gestellt von Starkey Laboratories GmbH).

Umgang mit Hörgeräten:
Einsetzen: Das Ohrpassstück muss den äußeren Gehörgang dicht abschließen. Das Einsetzen kann der Betroffene gut an einem Tisch, auf dem ein Spiegel liegt, üben, denn bei aufgesetztem Ellbogen ist die Hand ruhiger. Dabei sollte das Hörgerät ausgeschaltet oder auf minimale Lautstärke gestellt sein, damit es nicht pfeift. Ein Hinter-dem-Ohr-Gerät wird am unteren Ende angefasst und von oben hinter das Ohr gelegt. Den Schallschlauch dabei nicht knicken, der Betroffene hört sonst nichts mehr. Nun wird das Hörgerät eingeschaltet (Betriebsschalter auf „+“, „-“ oder „M“, je nach Gerätetyp) und die Lautstärke eingestellt (Drehen am Lautstärkeregler). Die Lautstärke ist richtig eingestellt, wenn sich die eigene Stimme des alten Menschen angenehm anhört und nicht hallt.
Herausnehmen: Das Gerät leiser stellen, damit es nicht pfeift, dann ausschalten und das Ohrpassstück vorsichtig aus dem Ohr ziehen.
Reinigung/Pflege: Ohrpassstück gelegentlich mit speziellen Mitteln, z. B. O-Purgat Reinigungstabletten, säubern. In einem speziellen „Trockenbeutel“ sollte das Gerät regelmäßig entfeuchtet werden. Es darf nicht in Nassräumen getragen werden und nicht bei Strahlentherapie. Wird es längere Zeit nicht getragen, Batterien entnehmen. Keinen hohen Temperaturen aussetzen (z. B. direkte Sonneneinstrahlung) und keine chemischen Lösungsmittel aufbringen (z. B. in Haarspray oder Parfüm).

Weitere Hilfen für Hörbehinderte sind:
- Fernsehprogramm mit Untertiteln;
- Telefon und Glocke mit tiefen Tönen (werden besser wahrgenommen als hohe);
- Warnungen und Informationen durch Lichtreize oder auffällige Informationstafeln;
- Schrifttafeln, um Dinge mitzuteilen, die sicher verstanden werden müssen.

Otosklerose

Definition: Schwerhörigkeit infolge knöcherner Fixierung des Steigbügels

Die Erkrankung ist recht häufig, man schätzt, dass einer von hundert Menschen infolge einer Otosklerose schwerhörig ist. Sie beginnt meist im mittleren Lebensalter, Frauen sind deutlich häufiger betroffen.

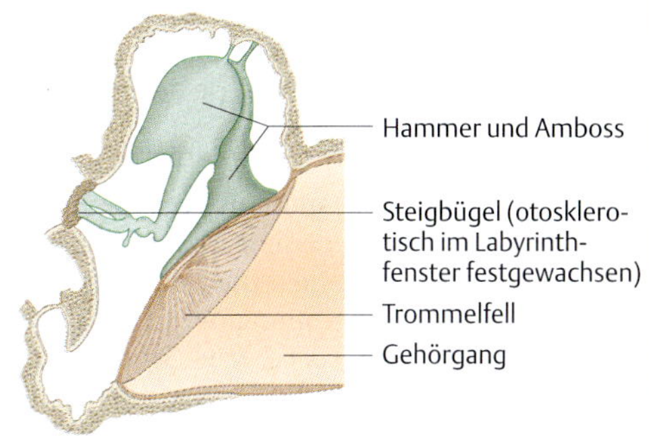

Abb. 16.**11** Durch Knochenwucherungen im ovalen Fenster des Labyrinths wird der Steigbügel fixiert.

Ursachen

Aus unklarer Ursache kommt es zu *Knochenwucherungen im ovalen Fenster.* Der dort eingelassene Steigbügel wird infolgedessen fest fixiert (Abb. 16.**11**). Die Schallweiterleitung über die Gehörknöchelchen im Mittelohr wird dadurch zunehmend eingeschränkt, es resultiert eine Hörverschlechterung (Mittelohrschwerhörigkeit). In $^3/_4$ der Fälle sind beide Ohren betroffen.

Therapie

Eine Besserung lässt sich nur *operativ* durch eine künstlichen Steigbügelersatz erreichen.

Erkrankungen verbunden mit Tinnitus (Ohrgeräuschen)

Tinnitus

Definition: Unter Ohrgeräuschen versteht man *meist einseitige Geräusche* wie Pfeifen, Rauschen, Zischen oder Summen. Sie werden nur vom Betroffenen gehört, sind für die Umgebung nicht wahrnehmbar (*„ich höre was, was Du nicht hörst“*).

Tinnitus ist keineswegs selten, man schätzt, dass ca. 10% aller Erwachsenen im Laufe ihres Lebens betroffen sind. Hiervon vernehmen wiederum 10% dauerhaft Tinnitusgeräusche (chronischer Tinnitus).

Ursachen

Es gibt verschiedene Krankheitsbilder, die mit Ohrgeräuschen einhergehen (s. u.), oft bleibt die *Ursache aber unklar.* Man vermutet, dass psychischer oder körperlicher Stress eine große Rolle spielen, doch auch Veränderungen der Halswirbelsäule, Hirntumoren, Schilddrüsenerkrankungen, Blutdruckveränderungen oder Medikamente (z. B. Aspirin, Diuretika) können Ursachen sein.

Therapie

Ohrgeräusche können spontan verschwinden, häufig sind aber therapeutische Maßnahmen nötig. Diese greifen besser, je früher sie eingesetzt werden. Neben der Behandlung der Grundkrankheit stehen *Ruhe und körperliche Schonung* im Vordergrund, zusätzlich wird meist eine *Infusionstherapie* mit durchblutungsfördernden Medikamenten empfohlen. In den meisten Fällen kommt es innerhalb einiger Tage zur Beschwerdebesserung.
Entwickelt sich allerdings ein *chronischer Tinnitus* (therapieresistente Ohrgeräusche), lässt sich medikamentös nur selten eine Besserung erzielen. Bei großem Leidensdruck wird versucht, eine Gewöhnung an die störenden Ohrgeräusche zu erreichen. Neben *Entspannungstechniken* und *Hilfen zur besseren Stressverarbeitung* kann ein *„Noiser"* eingesetzt werden, der wie ein Hörgerät getragen wird und ständig ein leises therapeutisches Geräusch an das Gehirn sendet, um die Überempfindlichkeit gegenüber dem Tinnitus abzuschwächen.

> ! Bei neu aufgetretenen Ohrgeräuschen ist eine frühzeitige Therapie wichtig!

Hörsturz

Definition: Plötzliche Hörminderung oder Hörverlust auf einem Ohr, häufig von Tinnitus begleitet. Betroffen sind jährlich ca. 15 000 Bundesbürger.

Ursachen

Die genaue Ursache ist nicht bekannt, man vermutet, dass die *Blutversorgung* des Innenohrs gestört ist, weswegen die Hörzellen nicht mehr richtig funktionieren. *Seelische Ursachen* und *Stress* in Beruf und Familie können ebenso eine Rolle spielen. Diskutiert wird auch die Auslösung durch verschiedene *Viren*, die den Hör- und Gleichgewichtsnerv befallen.

Symptome

Aus voller Gesundheit heraus kommt es plötzlich zum deutlichen *Hörverlust auf einem Ohr*, bis hin zur einseitigen Taubheit. Häufig klagen die Betroffenen zusätzlich über störende *Ohrgeräusche*, Schwindel tritt nicht auf.

Therapie

Zur vollständigen Wiederherstellung des Hörvermögens ist eine rasche Therapie erforderlich.
Unter der Vorstellung, dass es sich um Durchblutungsstörungen handelt, wird meist eine mehrtägige *Infusionstherapie* mit durchblutungsfördernden (z. B. Trental) oder blutverdünnenden Mitteln (z. B. Haes) angeordnet. Zusätzlich werden die entsprechenden Wirkstoffe in Tablettenform und bei Verdacht auf eine entzündliche Ursache auch Kortison (allerdings mit fraglicher Wirkung) angewandt. Enorm wichtig sind *Ruhe und Entspannung!* Um dies zu gewährleisten, wird nicht selten sogar eine stationäre Behandlung empfohlen.

Prognose

Bei frühzeitiger Therapie tritt die meist teilweise oder vollständige Besserung innerhalb weniger Tage ein. Vorbestehende Gefäßveränderungen (z. B. bei Diabetikern, alten Menschen) verschlechtern die Prognose. Bei rezidivierenden Hörstürzen sollte ein *Akustikusneurinom* (gutartiger Tumor des Hörnervs) ausgeschlossen werden.

Morbus Menière (Menière-Krankheit)

Definition: Innenohrerkrankung unklarer Genese mit plötzlich einsetzendem Drehschwindel und einseitiger Hörminderung mit Tinnitus und Übelkeit

Ursachen

Die Erkrankungsursache ist nicht geklärt, man vermutet einen *Lymphstau im Innenohr.*

Symptome

Plötzlich, ohne Vorboten, kommt es zu Minuten oder Stunden anhaltenden *Drehschwindelattacken* (oft können sich die Betroffenen nicht auf den Beinen halten), hinzu kommen *Übelkeit*, evtl. mit Erbrechen, und *einseitige Schwerhörigkeit mit Tinnitus.* Die Anfälle wiederholen sich im Abstand von Wochen oder Monaten. Anfangs verschwinden alle Symptome vollständig, doch mit jedem Anfall nimmt die Hörleistung des betroffenen Ohres ab.

Therapie

Behandelt wird mit Mitteln gegen die Übelkeit (z. B. Vomex A) und durchblutungsfördernden Infusionen. In schweren Fällen werden operative Maßnahmen zur Beseitigung der unangenehmen Schwindelanfälle angewandt.

Vertigo (Schwindel)

Definition: Es handelt sich um eine Gleichgewichtsstörung, bei der der Betroffene nicht vorhandene Bewegungen seines Körpers oder der Umwelt wahrnimmt.

Ursachen

Um das Gleichgewicht stabil zu halten, ist ein geordnetes Zusammenspiel zwischen dem Gleichgewichtsorgan im Ohr und anderen Organen (Augen und Bewegungsapparat) wichtig. Ist aufgrund organischer Schäden oder infolge von Durchblutungsstörungen dieses Zusammenspiel gestört, empfindet der Betroffene dies als Schwindel.

Formen

Schwindel gehört zu den am häufigsten beklagten Beschwerden älterer Menschen. Es handelt sich meist um ein *unbestimmtes Schwindelgefühl*, oft verbunden mit einer Gangunsicherheit.
Andere Schwindelformen sind:

- *Drehschwindel:* „Die Steckdose in der Wand bewegt sich zur Seite", er ist typisch für eine Störung des Gleichgewichtsorgans, z.B. beim Morbus Menière oder beim Lagerungsschwindel (Schwindel in Zusammenhang mit plötzlicher Lageänderung, z.B. schnellem Aufrichten);
- *Schwankschwindel*: Man hat das Gefühl, der Boden schwanke;
- *normaler Schwindel:* Es gibt auch einen physiologischen oder normalen Schwindel, der nach Irritation des Gleichgewichtsorgans auftritt (z.B. schnelles Drehen sowie die „Reise"- oder „Seekrankheit" infolge ungewohnter Bewegung).

Ursachen

Lang andauernder Schwindel ist meist Folge einer *zerebralen Arteriosklerose*. Besonders bei neu aufgetretenem Schwindel sollten immer andere Ursachen ausgeschlossen werden, z.B.

- *Herz- oder Gefäßerkrankungen:* Herzrhythmusstörungen, Orthostasereaktion (Schwindel bei raschem Aufstehen), zerebrale Durchblutungsstörungen (auch möglich im Rahmen einer transitorischen ischämischen Attacke), Hypo- oder Hypertonie;
- *Erkrankungen des ZNS:* senile Demenz, Morbus Parkinson, entzündliche Erkrankungen (Meningitis, Enzephalitis), Hirntumoren;
- *Nebenwirkungen von Medikamenten* (besonders bei Überdosierung; im Alter eine häufige Ursache!): generell bei allen Medikamenten möglich, z.B. Analgetika, Schlafmittel, Parkinson-Medikamente, Neuroleptika, Antidepressiva, Blutdruck senkende Medikamente;
- *sonstige Ursachen:* Anämie, Hypoglykämie, Verspannungen in der Halswirbelsäule/HWS-Syndrom), Augenerkrankungen mit Sehstörungen.

Bei chronischem Schwindel im Alter handelt es sich meist um eine zerebrale Durchblutungsstörung infolge Arteriosklerose.

Therapie

Wie so oft steht die *Behandlung der Grundkrankheit* im Vordergrund. Medikamentös werden besonders so genannte *Nootropika* eingesetzt, die die Fließeigenschaften des Blutes verbessern und dadurch die zerebrale Durchblutung verbessern sollen (z.B. Gingium). Ein Nutzen dieser Mittel ist allerdings wissenschaftlich nicht erwiesen.

Erkrankungen des Auges

Susanne Andreae

Erkrankungen des Augenlides

Augenliderkrankungen sind meist durch Lidfehlstellungen oder Entzündungen der Liddrüsen bedingt. Die im Alter wichtigsten sind in Tabelle 16.**1** dargestellt.

Bindehauterkrankungen

Konjunktivitis (Bindehautentzündung)

Ursachen

Die Konjunktivitis ist *eine der häufigsten Augenerkrankungen*. Sie kann *infektiös* (meist bakterielle

Tabelle 16.**1** Augenliderkrankungen

Erkrankung	Beschreibung	Ursache	Komplikation	Therapie
seniles Entropium 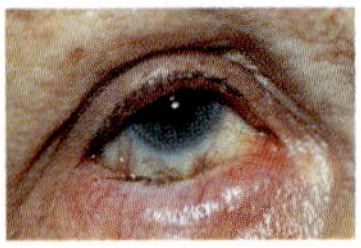	Unterlid ist nach innen geklappt	veränderte Hautspannungen	Konjunktivitis (Bindehautentzündung), da die Wimpern auf der Bindehaut scheuern	operative Korrektur
seniles Ektropium 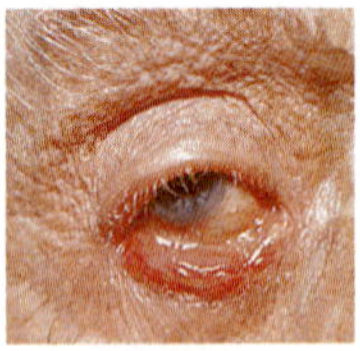	Auswärtsdrehung des Unterlides	altersbedingte Liderschlaffung	ständiges Augentränen, da Tränenflüssigkeit nicht zur Nase abfließt; evtl. chronische Konjunktivitis durch häufiges Tränenabwischen	operative Korrektur
Lagophthalmus 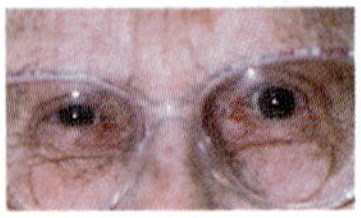	inkompletter Lidschluss	meist Fazialisparese, Apoplex, aber auch Trauma oder Entzündung	Hornhautaustrocknung	tagsüber benetzende Salben oder Gels, zur Nacht evtl. Uhrglasverband; wenn nötig, operative Korrektur
Hordeolum (Gerstenkorn) 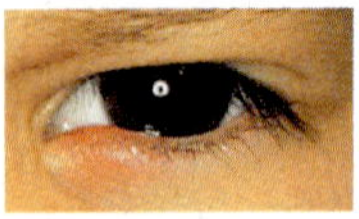	schmerzhaftes, entzündetes Knötchen, evtl. mit zentralem Eiterpunkt	bakterielle Entzündung der Liddrüsen		lokale Salben- und Wärmebehandlung (Rotlicht) meist ausreichend
Chalazion (Hagelkorn) 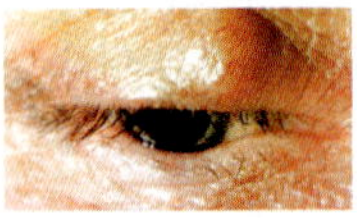	schmerzloser, derber Knoten	chronische Entzündung infolge Sekretstaus in einer Liddrüse		operative Entfernung

Entzündung), aber auch *nicht infektiös* bedingt sein. So führt eine ständige Bindehautreizung, z. B. bei verminderter Tränenproduktion (im Alter sehr häufig), ebenso wie eine akute Reizung infolge von Fremdkörpern (Staub, Rauch etc.) zur Entzündung. Menschen, die an Heuschnupfen leiden, sind bei entsprechendem Pollenflug aufgrund einer allergischen Bindehautreizung geplagt.

Symptome

Leitsymptom ist das *rote Auge* (Abb. 16.**12**), denn die Bindehaut ist vermehrt durchblutet. Es kommt zu einer *verstärkten Sekretproduktion*, oft bemerken die Betroffenen daher besonders morgens verklebte Augenlider. Typisch ist auch ein

Konjunktivitis

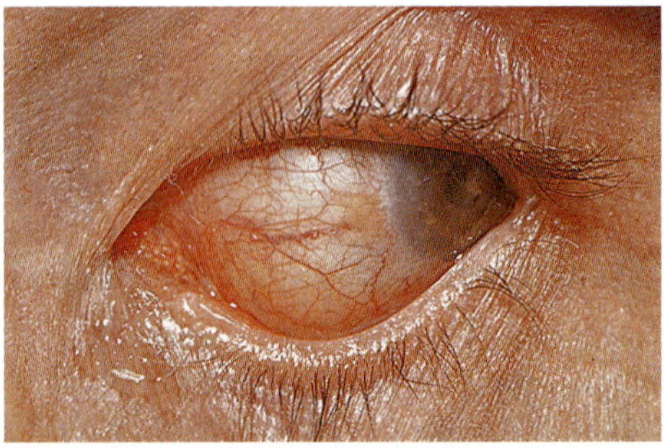

Abb. 16.**12** Die hellroten Bindehautgefäße sind deutlich zu erkennen.

Augenbrennen oder ein *starker Juckreiz* (besonders bei allergischer Ursache). Nicht selten wird ein *Fremdkörpergefühl* („Sand im Auge") beschrieben.

Therapie

Sie richtet sich nach der Grundkrankheit, meist sind Augentropfen oder -salben ausreichend.

> Pflege
>
> **Verabreichen von Augentropfen und Augensalbe:** Der Patient schaut nach oben, lehnt den Kopf zurück. Die Pflegeperson nimmt einen Tupfer zur Hand und zieht damit das Unterlid etwas herunter. Dann träufelt sie die Tropfen in den unteren Bindehautsack, ohne dass das Fläschchen Wimpern oder Auge berührt (Abb. 16.**13**), oder sie bringt die Augensalbe (einen 5–10 mm langen Salbenstrang) ein. Sie kann ihn direkt aus der Tube verabreichen oder ein Glasstäbchen zu Hilfe nehmen.
> Sind Salbe und Tropfen verordnet, immer zuerst die Tropfen und dann die Salbe verabreichen.

Hyposphagma (Bindehautblutung)

Ursachen

Blutungen unter der Bindehaut (Abb. 16.**14**) sind im Alter nicht selten. Ursache ist meist die *arteriosklerotisch bedingte Gefäßbrüchigkeit*. Eine Bindehautblutung tritt häufig nach Husten, Pressen oder schwerer körperlicher Belastung auf.

Therapie

Die Blutung verursacht keine Beschwerden und bildet sich innerhalb weniger Wochen von selbst zurück. Bei wiederholten Blutungen sollte eine *Hypertonie* als mögliche Ursache ausgeschlossen werden.

Verabreichen von Augentropfen

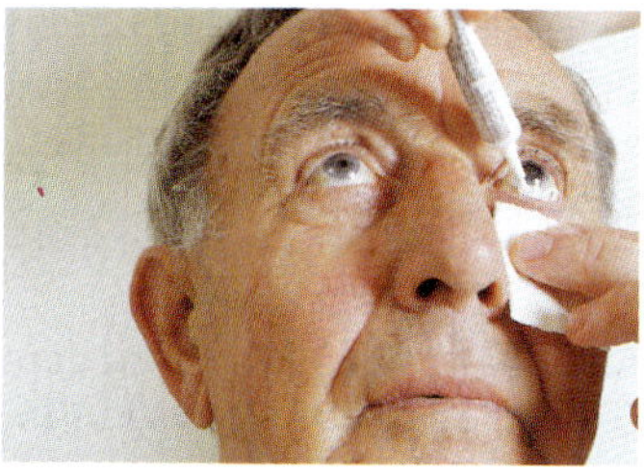

Abb. 16.**13** Mit einem Tupfer wird das untere Augenlid etwas nach unten gezogen, während der Patient nach oben schaut und den Kopf zurücklehnt. Dann werden die Tropfen in den unteren Bindehautsack geträufelt (aus Kellnhauser u. a.: THIEMEs Pflege, 9. Aufl. Thieme, Stuttgart 2000).

Bindehautblutung

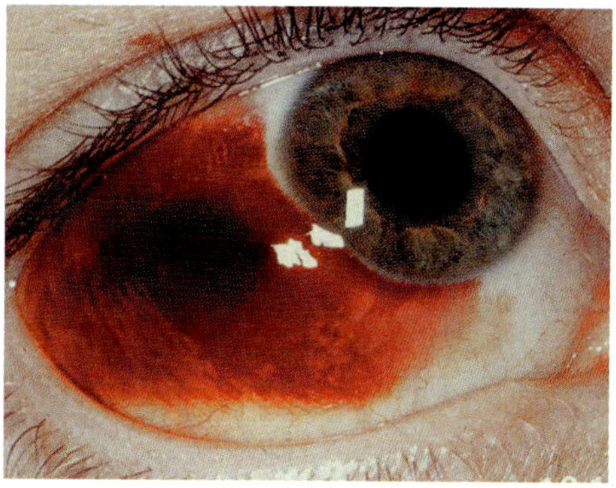

Abb. 16.**14** Flächenhafte Blutung unter die Bindehaut.

Hornhautveränderungen

Arcus senilis (Greisenbogen)

Es findet sich meist beidseits ein heller Ring am Hornhautrand (vgl. Abb. 11.**2 b**, S. 242), deren Ursache eine lokale Ablagerung von Fetten ist. Es handelt sich um die häufigste Altersveränderung der Hornhaut; nur selten ist sie Hinweis auf eine Fettstoffwechselstörung. Bei fast jedem Menschen über 60 ist der Greisenbogen zu sehen. Beeinträchtigungen des Sehens bestehen nicht, sodass keine Therapie nötig ist.

Linsenveränderungen

Presbyopie (Altersweitsichtigkeit)

Definition: Im Alter auftretende Weitsichtigkeit als Folge normaler Alterungsprozesse der Linse

Ursachen

Aufgrund der Brechungskraftzunahme (Akkommodationsfähigkeit) der Linse fällt auf die Netzhaut ein scharfes Bild von nahen Gegenständen. Im Alter verliert die Linse an Elastizität, die Brechkraft lässt nach und der Betroffene kann nahe Gegenstände nicht mehr scharf erkennen. In die Ferne dagegen ist die Sehschärfe nicht beeinträchtigt, da hierzu keine Brechkraft der Linse erforderlich ist (Abb. 16.**15 a–d**).

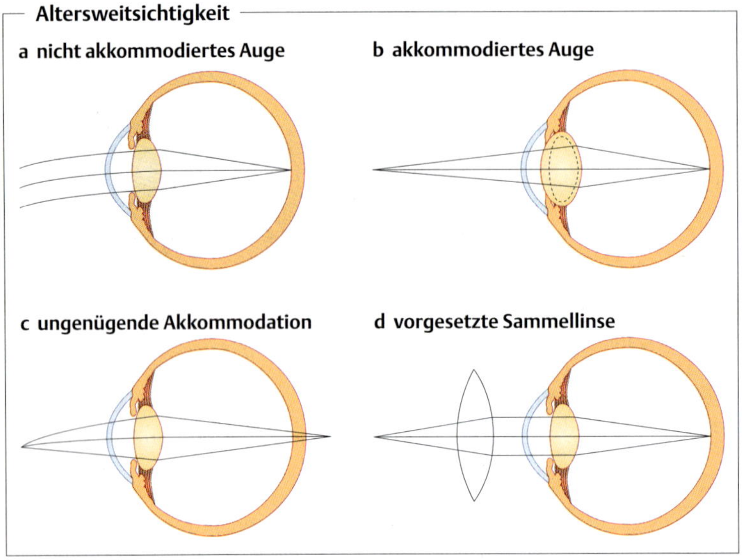

Abb. 16.**15 a–d** **a** Das Auge ist auf Fernsicht eingestellt, sodass Strahlen, die aus der Ferne parallel ins Auge einfallen, auf die Netzhaut treffen, **b** durch Akkommodation stellt sich das Auge auf Nahsicht ein und bildet so auch aus der Nähe ins Auge einfallende Strahlen auf der Netzhaut ab, **c** im Alter lässt die Fähigkeit zur Akkommodation nach, sodass Objekte in der Nähe unscharf abgebildet werden, **d** das Vorsetzen einer Sammellinse ermöglicht auch bei ungenügender Akkommodation die scharfe Abbildung von Strahlen aus der Nähe (nach Lang 2000).

Symptome

Die Betroffenen berichten über eine *Abnahme der Nahsicht*. Die Zeitung wird zunehmend weiter weggehalten, um die Schrift lesen zu können.

Therapie

Gute Korrekturmöglichkeiten bestehen durch das Tragen von *„Lesebrillen"*.

> Pflege
> **Altersweitsichtigkeit:** Erinnern Sie den alten Menschen an regelmäßige Augenarztbesuche zur Kontrolle der Sehschärfe und achten Sie darauf, dass die Brille getragen wird und dass die Gläser sauber sind. Sorgen Sie beim Lesen für ausreichende Beleuchtung.

Katarakt (Grauer Star)

Definition: Meist altersbedingte Linsentrübung

> Das Wort „Katarakt" kommt aus dem Griechischen und bedeutet „Wasserfall"; man hielt die Linsentrübung früher für „herabgeflossenen Gehirnschleim".

Bei etwa 90% aller alten Menschen lassen sich Linsentrübungen verschiedenen Ausmaßes feststellen.

Ursachen

Die genaue Ursache einer Linsentrübung ist letztlich ungeklärt. Eine Katarakt kann angeboren sein, z. B. als Folge einer Rötelninfektion in der Schwangerschaft. Auch im Rahmen von Allgemeinerkrankungen (z. B. Diabetes mellitus, Dialyse) oder medikamentös bedingt (z. B. hochdosierte langfristige Kortisontherapie) kann es zur vorzeitigen Linsentrübung kommen. Die häufigste Kataraktform aber ist die Linsentrübung im Alter (Altersstar).

Symptome

Die Linsentrübung ist eine schleichende Erkrankung, die sich über Jahre oder Jahrzehnte entwickelt. Die Betroffenen beklagen eine zunehmende *Sehverschlechterung, unscharfes Sehen, Blendung durch Tageslicht* (in der Dämmerung können sie oft besser sehen), *Doppelbilder* oder Ähnliches. Eine ausgeprägte Katarakt ist mit bloßem Auge erkennbar (Abb. 16.**16**).

Therapie

Eine Katarakt lässt sich nicht verhindern, und die einzige Therapiemöglichkeit besteht in der *Staroperation*. Dabei wird die Linse entfernt und durch eine künstliche ersetzt. Die fehlende Brechkraft der künstlichen Linse wird durch spezielle Brillen („Starbrille") oder Kontaktlinsen ausgeglichen.

Katarakt

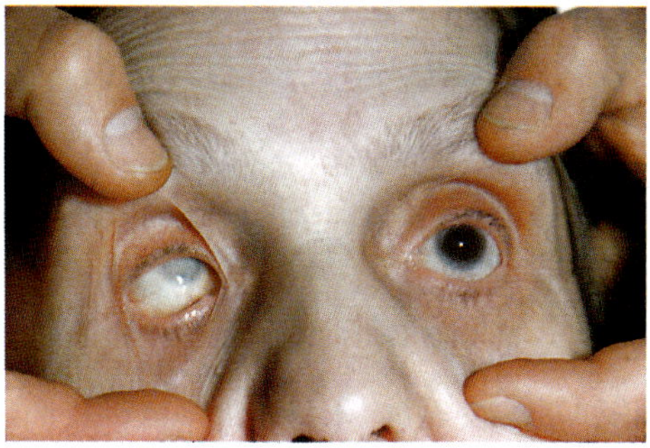

Abb. 16.**16** Die Linsentrübung ist bereits mit bloßem Auge zu erkennen.

Im Mittelalter wurde die Katarakt von den „Starstechern" behandelt: Sie stachen mit einer spitzen Nadel durch die Hornhaut in die Pupille und drückten die trübe Linse in das Auge hinein. Die bisher aufgrund der Linsentrübung Blinden konnten wieder Licht sehen und manchmal mithilfe einer Lupe sogar wieder lesen. Nicht selten kam es aber infolge einer Augenentzündung, ausgelöst durch den Eingriff, wenig später doch zur endgültigen Erblindung. Die Starstecher ließen sich deshalb nur selten 2-mal an einem Ort sehen!

Pflege

Aspekte der Pflege: Da Menschen mit einer Katarakt bei schwachem Licht besser sehen können, sollte das Zimmer etwas abgedunkelt werden. Im Freien kann der Betroffene einen Hut mit breiter Krempe oder eine Schirmmütze tragen.
Der alte Mensch muss über das Krankheitsbild informiert werden, da damit häufig eine spätere Erblindung verbunden wird. Klären Sie ihn darüber auf, dass die Operation ein häufig angewandter Routineeingriff ist, der in örtlicher Betäubung erfolgen kann.
Nach einer Operation sind Hilfestellungen bei den ATL notwendig, und der alte Mensch darf 8–10 Wochen nach der Operation nicht schwer heben, sich bücken und pressen.

Veränderungen der Augenvorderkammer

Glaukom (Grüner Star)

Definition: Schädigung des Sehnervs durch *erhöhten Augeninnendruck*

Der grüne Star ist eine typische Alterserkrankung des Auges; in Deutschland sind ca. 800 000 Menschen erkrankt.

Das Glaukom ist nach dem Diabetes mellitus die zweithäufigste Erblindungsursache in den entwickelten Ländern.

Ursachen

Das Kammerwasser fließt normalerweise durch den so genannten „Schlemm-Kanal" in abführende Blutgefäße, sodass in der Augenvorderkammer immer ein gleichbleibend hoher Druck herrscht. Kommt es zur *Abflussbehinderung des Kammerwassers* z. B. durch Verlegung des Kammerwinkels (Glaukomanfall: Notfall!) oder Erhöhung des Abflusswiderstandes in den Zellen vor dem Schlemm-Kanal (z. B. beim „Altersglaukom"), resultiert ein *Anstieg des Augeninnendrucks*.

Symptome

Altersglaukom (Abfluss erschwert, nicht verlegt). Oft besteht ein jahrelang erhöhter Augeninnendruck ohne jegliche Beschwerden. Mit der Zeit kommt es zur *Gesichtsfeldeingrenzung:* Das Blickfeld engt sich so ein, als würde man durch das abgeschnittene Ende einer Zuckertüte schauen.

Glaukomanfall (plötzliche Verlegung des Abflusses mit massiver Steigerung des Augeninnendrucks). Typisch sind plötzliche Kopf- und Augenschmerzen, oft verbunden mit Übelkeit, Erbrechen und Sehverschlechterung. Die Pupille ist erweitert und lichtstarr. Beim vorsichtigen Druck auf den Augapfel tastet man diesen hart wie Glasmurmeln. Zur raschen Senkung des Augeninnendrucks muss oral oder intravenös Diamox gegeben werden. Außerdem müssen Pupillen verengende Augentropfen (s. u.) eingeträufelt werden.

Bei Verdacht auf akuten Glaukomanfall sofort den Arzt verständigen! Ab 40 Jahren sollte regelmäßig (alle 1–2 Jahre) der Augeninnendruck kontrolliert werden.

Komplikationen

Beim chronisch erhöhten Augeninnendruck wird der Sehnerv an seiner Eintrittsstelle in das Augeninnere geschädigt. Dadurch kommt es zur *Erblindung*.

Therapie

Die wichtigsten Therapiemöglichkeiten sind:

- *Verbesserung des Kammerwasserabflusses* (Methode der Wahl): Zumeist werden Pupillen verengende Mittel (Miotika) eingesetzt, die zu einer Erweiterung des Schlemm-Kanals führen;
- *Hemmung der Kammerwasserproduktion*: Kann zum Beispiel durch die lokale Anwendung von Betablockern (z.B. Timomann-Augentropfen) erreicht werden. Diese Medikamente werden besonders bei jüngeren Patienten eingesetzt, da Miotika eine Einschränkung des Sehvermögens zur Folge haben.

Beim therapieresistenten Glaukom stehen verschiedene *Operationsmethoden* zur Verfügung, die im Prinzip alle eine neue Abflussmöglichkeit für das gestaute Kammerwasser schaffen.

> ! Die Glaukombehandlung muss „lebenslänglich" fortgesetzt werden. Manche Augenmedikamente haben auch in Tropfen- oder Salbenform teils erhebliche Nebenwirkungen auf Herz oder Lunge!

> Pflege **Pflege bei Altersglaukom:** Den Betroffenen an regelmäßige Augenarztkontrollen erinnern, ihn eventuell begleiten. Augentropfen oder -salbe verabreichen und auf regelmäßige Medikamenteneinnahme achten. Für ein übersichtliches, sicheres Umfeld sorgen, z. B. Stolperfallen entfernen.

Erkrankungen der Netzhaut

Altersabhängige Makuladegeneration

Definition: Fortschreitende Degeneration der Makula (gelber Fleck in der Netzhautmitte, Ort des schärfsten Sehens)

> ! Die Makuladegeneration ist die häufigste Ursache für schwere Sehbehinderung und Erblindung bei Menschen über 70.

Ursachen

Die häufigste Form der Makuladegeneration ist die so genannte „trockene" Form, bei der es mit zunehmendem Alter zur *Ablagerung von Stoffwechselprodukten* (Drusen) in der Makula kommt. Bei der „feuchten" Verlaufsform *wachsen abnormale Blutgefäße in die Makula* ein. Aus diesen undichten Gefäßen tritt dann Flüssigkeit in die Netzhaut aus; die Folge ist eine zunehmende Sehverschlechterung.

Symptome

Bemerkt wird eine *langsame Sehverschlechterung* besonders des zentralen Sehens (Abb. 16.**17**). Die flüssigkeitsbedingte Schwellung der Netzhaut bei der „feuchten" Form führt zu einer *Verzerrung des Sehens*: So erscheinen gerade Linien als gewellt oder verbogen. Im weiteren Verlauf kommt es zur zunehmenden Sehbeeinträchtigung bis hin zum *Verlust der Lesefähigkeit*.

Therapie

Eine wirksame medikamentöse Therapie gibt es nicht. Die Anpassung von stark vergrößernden *Sehhilfen* hilft den meisten Patienten, ihren Alltag lange Zeit zu meistern. Nur selten kann der Krankheitsprozess durch Lasertherapie aufgehalten werden.

Sehverschlechterung bei Makuladegeneration

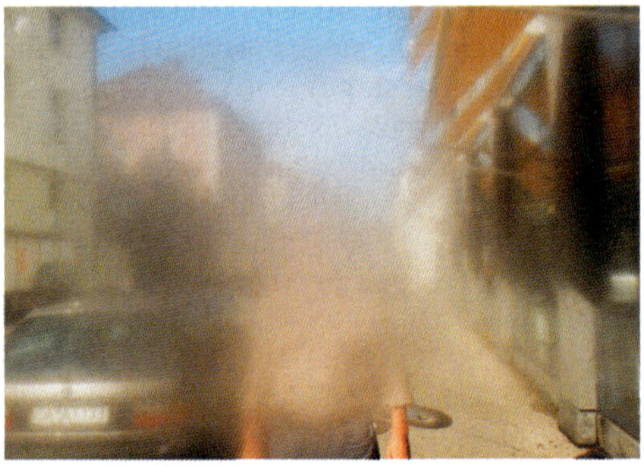

Abb. 16.**17** Einschränkung des zentralen Sehens (aus Kellnhauser u. a.: THIEMEs Pflege, 9. Aufl. Thieme, Stuttgart 2000)

Diabetische Retinopathie

Definition: Veränderungen der Netzhautgefäße bei Diabetes mellitus

Nach 20 Jahren Erkrankungsdauer haben 90 % aller Diabetiker eine Retinopathie – sie sollten daher prophylaktisch mindestens einmal jährlich zum Augenarzt. Diabetes mellitus ist besonders bei jüngeren Menschen die häufigste Erblindungsursache!

Ursachen

Der diabetischen Retinopathie liegen meist Durchblutungsstörungen im Sinne einer *Mikroangiopathie* (S. 249) zugrunde. Im Alter kommen arteriosklerotische Gefäßveränderungen hinzu.

Symptome

Lange Zeit bestehen keine Beschwerden, erst im Spätstadium bemerkt der Patient eine *Sehverschlechterung* oder es kommt plötzlich zur *Erblindung*.

Therapie

Durch eine *optimale Blutzuckereinstellung* und *Lasertherapie* kann die Retinopathie verzögert oder aufgehalten werden. Doch auch bei optimaler Prophylaxe lässt sie sich nicht immer verhindern.

Pflege

Prophylaxe: Regelmäßige Augenarztkontrollen organisieren, Blutzucker- und Blutdruckkontrollen durchführen, den Betroffenen motivieren, seine Diät und die medikamentöse Diabetestherapie einzuhalten, Zusammenhänge und Wichtigkeit erklären.

Netzhautablösung

Definition: Netzhautablösung vom Pigmentepithel

Ursachen

Die häufigste Ursache sind *Netzhauteinrisse*, meist infolge einer Netzhautdegeneration bei Fehlsichtigkeit oder altersbedingt. Seltenere Ursachen sind z. B. Augenprellungen oder Verletzungen.

Symptome

Eine Netzhautablösung kann lange Zeit symptomlos verlaufen, sie verursacht keine Schmerzen. Bei einer akuten Netzhautablösung bemerken die Betroffenen *Lichtblitze*, *Mouches volantes* („Fliegen" oder schwarze Punkte, die sich bei Blickbewegungen mitbewegen) oder *Rußregen* (viele schwarze Punkte, die nach unten absinken) wahr. Nach Ablösung der Netzhaut entsteht ein Schatten im Gesichtsfeld.

Therapie

Eine medikamentöse Therapie gibt es nicht, man versucht durch eine *Lasertherapie* die abgelösten Netzhautteile zu fixieren.

Bei Verdacht auf Netzhautablösung sofort zum Augenarzt, es handelt sich um einen Notfall!

Erkrankungen des Sehnervs

Arteriitis temporalis (Riesenzellarteriitis)

Definition: Gefäßentzündung (Vaskulitis) der Schläfenarterie mit Befall des Sehnervs

Die Häufigkeit liegt bei 3 Erkrankungen auf 100 000 Menschen. Betroffen sind fast ausschließlich ältere Menschen über 60, Frauen häufiger als Männer.

Symptome

Es kommt zu einer *plötzlichen einseitigen Erblindung* oder *deutlichen Sehminderung*. Die Schläfenarterie (Arteria temporalis) ist druckschmerzhaft verdickt, es bestehen Kopf- und Kauschmerzen, der Patient fühlt sich insgesamt beeinträchtigt. Nicht selten steht die Gefäßentzündung mit einer *Polymyalgia rheumatica* (S. 142 f) in Zusammenhang.

Therapie

Wichtig ist die sofortige *hochdosierte Kortisontherapie*. Meist ist zum Schutz des zweiten Auges über Monate oder Jahre eine niedrig dosierte Kortisontherapie nötig.

Bei plötzlicher einseitiger Sehminderung immer sofort den Arzt informieren.

Prognose

Die Prognose für das betroffene Auge ist insgesamt schlecht. Innerhalb weniger Stunden kommt es häufig zum Befall des zweiten Auges, deshalb ist zum Schutz des gesunden Auges eine frühzeitige Therapie sehr wichtig.

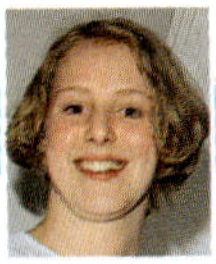

Pflegeschwerpunkt Altersschwerhörigkeit

Jutta Weniger

Fallbeispiel

Herr Ewald Bauer ist 86 Jahre alt, körperlich rüstig und geistig rege. Er lebt seit 2 Monaten im Seniorenstift am Schlossberg, in das er auf eigenen Wunsch einzog. Seine Tochter war aus dem Dorf, in dem sie beide wohnten, aus beruflichen Gründen weggezogen. Ohne ihre Besuche fühlte er sich einsam, auch konnte er sich nicht komplett alleine versorgen. Zu Beginn genoss er die gemeinsamen Mahlzeiten im Altenheim und nahm an mehreren Gruppenaktivitäten teil. Nun zieht er sich jedoch mehr und mehr zurück. Er hört sehr laut Radio in seinem Zimmer oder sieht fern. Wenn er hinausgeht, wirkt er unsicher und mürrisch. Als ihn Frau Paula Maier auf seine schlechte Laune anspricht, antwortet er, im Gemeinschaftsraum dürfe er den Fernseher ja nicht so laut stellen, wie er gerne möchte. Außerdem würden die anderen alten Menschen sich hinter seinem Rücken über ihn lustig machen und ihn nicht mehr ernst nehmen.

Paula fragt ihn, ob er schon bemerkt habe, dass er schlechter höre als früher. Er antwortet, das könne schon sein, aber das sei ja wohl normal in seinem Alter. Sie rät ihm zu einem *Besuch beim HNO-Arzt* und sagt: „Vielleicht kann Ihnen ein *Hörgerät* helfen." Davon ist er nicht begeistert und antwortet: „Diese blöden Dinger im Ohr, so eines hatte meine Nachbarin auch und es piepste ständig ganz fürchterlich." Paula erzählt, dass es heute sogar ganz kleine Hörgeräte gibt, die man kaum sieht. Sie bietet an, ihm später beim *Umgang mit dem Hörgerät zu helfen*. Man müsse nur die Lautstärke richtig einstellen, dann würden sie nicht piepsen, beruhigt sie ihn. Sie schlägt vor, er solle doch einmal mit den anderen Heimbewohnern *über seine Schwerhörigkeit reden*. Daraufhin antwortet er, er könne sich ja im Gemeinschaftsraum kaum mit jemandem unterhalten, er würde fast nichts verstehen. Außerdem hätte das sowieso keinen Sinn, weil ihn alle nicht mehr leiden könnten. Paula sagt, das glaube sie nicht. Gestern erst hätten 3 Bewohner zu ihr gesagt, wie schade sie es fänden, dass man ihn nirgends mehr sieht. Sie fragt ihn, ob sie den anderen sagen dürfe, dass er etwas schlecht höre, damit sie Rücksicht darauf nehmen könnten. Damit war er einverstanden. Sie nahm sich vor, auch im Pflegeteam Herrn Bauers Schwerhörigkeit anzusprechen, damit sich alle ihm gegenüber entsprechend verhalten können. Den ungelernten Hilfskräften möchte sie den *richtigen Umgang mit schwerhörigen Menschen* (Abb. 16.**18**) nahebringen:

- sich Zeit nehmen, Geduld haben;
- bei Gesprächsaufnahme immer Blickkontakt herstellen;
- klare, eindeutige Signale vermitteln, eventuell mit dem Einsatz von Berührungen, z. B. einem „Begrüßungsritus": Wenn eine Pflegeperson Herrn Bauer ansprechen möchte, tritt sie auf ihn zu, sieht ihm in die Augen und berührt ihn kurz am Oberarm;
- die gesprochene Sprache mittels deutlicher Mundbewegungen, Mimik und Gestik unterstreichen;
- langsam mit ruhiger, tiefer Stimme (da tiefe Töne besser gehört werden) deutlich und in gleichmäßigem Tempo sprechen, Pausen einlegen;
- kurze klare Sätze ohne Fremdwörter verwenden;
- wenn das Gesprochene nicht verstanden wird, alles nochmals einfacher und deutlicher wiederholen; nicht schreien, nicht einzelne Worte wiederholen (ist verwirrend).

Umgang mit Schwerhörigen

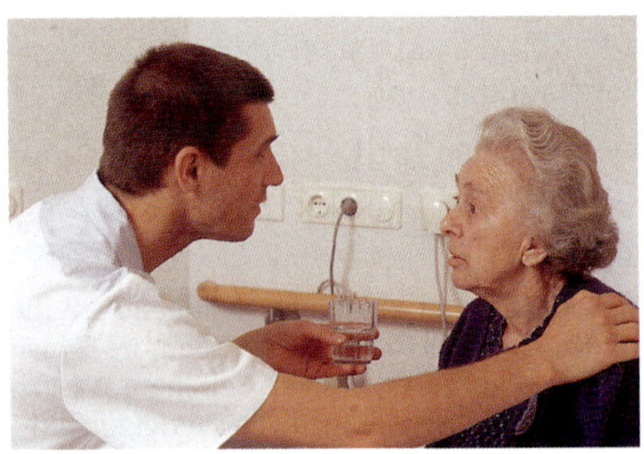

Abb. 16.**18** Beim Umgang mit Schwerhörigen sind der Blickkontakt und eine besonders deutliche Aussprache wichtig (aus Kellnhauser u. a.: THIEMEs Pflege, 9. Aufl. Thieme, Stuttgart 2000).

17 Erkrankungen des Nervensystems

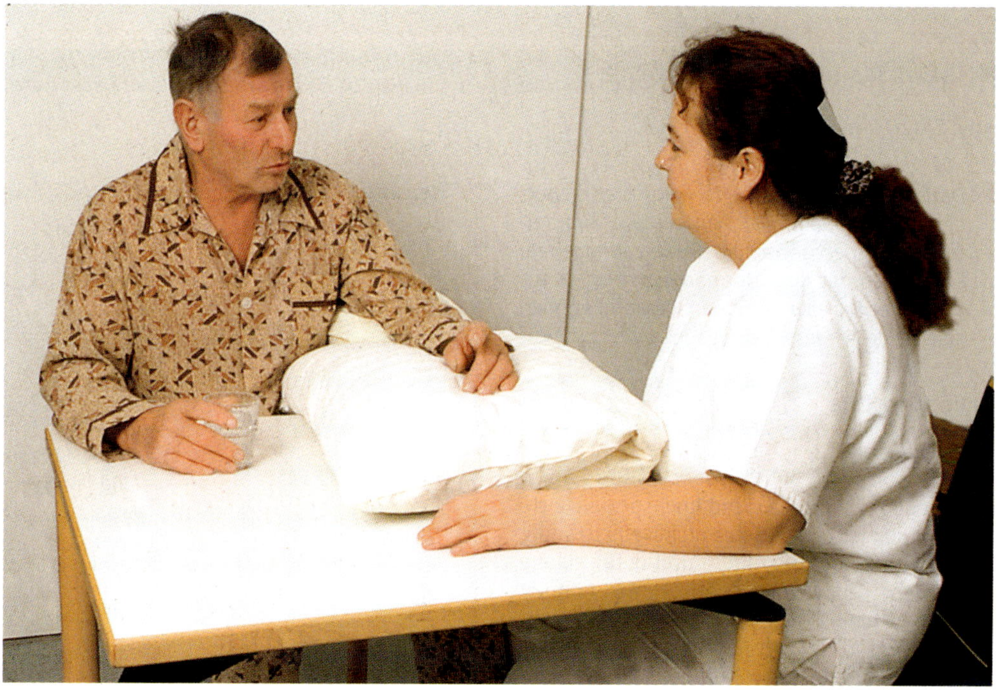

Typisches Prüfungswissen
Bewegungs- und Sensibilitätsstörungen (S. 386); Sprachstörungen (S. 389); Hirninfarkt (S. 389); Gehirnblutungen (S. 392); Hirnhautentzündung (S. 394); Multiple Sklerose (S. 398); M. Parkinson (S. 399); Epilepsie (S. 401); Hirntumoren (S. 402); Herpes zoster (S. 404); Faszialisparese (S. 405)

Anatomie und Physiologie

Dominik von Hayek

Definition: Mithilfe des Nervensystems werden Informationen wahrgenommen, verarbeitet, gespeichert und an die Umwelt abgegeben. Zusammen mit dem Hormonsystem ist es für die Steuerung aller wichtigen Organfunktionen verantwortlich.

Nervengewebe

Nervenzelle

Nervenzellen (Neuronen) sind hochspezialisierte Zellen zur Reizleitung, die sich nicht selbstständig stützen oder ernähren können und dafür eigene Helferzellen (*Gliazellen*) benötigen. Sie können sich nach Abschluss des Gehirnwachstums nicht mehr teilen, sodass zugrunde gegangene Zellen nicht mehr ersetzt werden können und Nervenschädigungen häufig irreversibel, also nicht rückgängig zu machen sind.
Neuronen haben einen ganz typischen Aufbau, vergleichbar einem entlaubten Baum. Vom *Zellkörper* mit dem Zellkern ziehen astförmige Zellfortsätze, die *Dendriten*, nach außen, nehmen elektrische Signale auf und leiten sie zum Zellkörper. Der Baumstamm entspricht dem *Axon*, das ist ein Zellfortsatz, mit dem die elektrischen Impulse vom Zellkörper zu anderen Neuronen weitergeleitet werden. Das Axon verzweigt sich am Fuß wie Baumwurzeln, an deren Ende sich Endknöpfe befinden, die die Kontaktstellen (*Synapsen*) mit anderen Neuronen bilden (Abb 17.**1**). Axone können sehr lang sein, bei einem Fußnerv über 1 m.

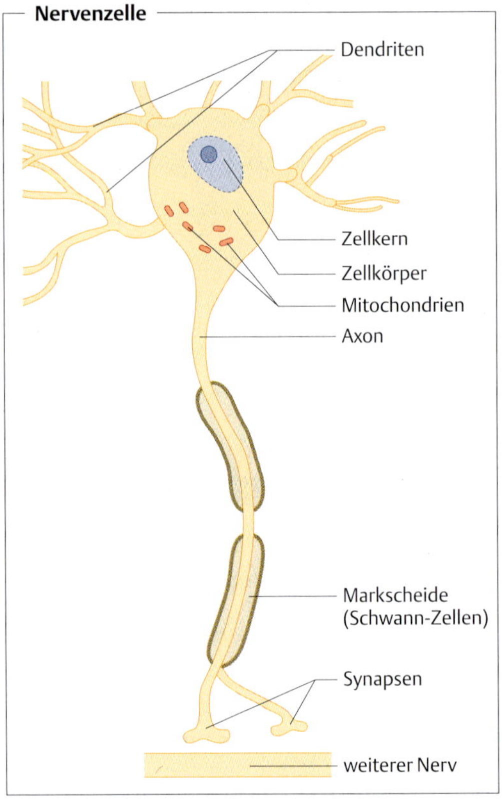

Abb. 17.**1** Typische „Baumform“ eines Neurons (aus Schwegler, J.S.: Der Mensch – Anatomie und Physiologie, 2. Aufl. Thieme, Stuttgart 1998).

Reizleitung

Die Reizleitung erfolgt durch das Fließen von elektrischen Impulsen entlang der Nervenzelloberfläche. Voraussetzung hierfür ist die Fähigkeit der Nervenzellen, an ihrer Membran eine winzige Spannung von – 70 mV aufzubauen (*Ruhepotential*). Durch die unterschiedliche Durchlässigkeit der Membran werden Kalium- und Natriumionen ungleich verteilt, sodass das Zellinnere negativ geladen ist.
Wird die Nervenzelle gereizt, so verändert sich die Durchlässigkeit der Zellmembran für die Natriumionen und die Ladungsdifferenz bricht zusammen (*Depolarisation*), sodass das Zellinnere nicht mehr negativ, sondern positiv geladen ist. Dieser elektrischer Impuls wird *Aktionspotential*

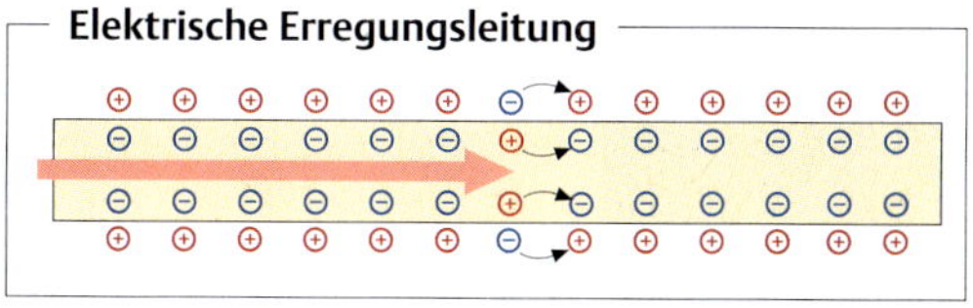

Abb. 17.**2** Durch Depolarisation der negativ geladenen Nervenzellmembran wird ein Aktionspotential entlang des Axons weitergeleitet (aus Schwegler, J.S.: Der Mensch – Anatomie und Physiologie, 2. Aufl. Thieme, Stuttgart 1998).

genannt, er breitet sich wie umfallende Dominosteine entlang der Nervenzellmembran aus (Abb. 17.**2**). Damit die Nervenzelle nach dem Aktionspotential einen erneuten Reiz weiterleiten kann, muss die Zelle wieder negativ geladen werden (*Repolarisation*).

Afferenzen/Efferenzen

Wie in einer Einbahnstraße ist die Erregungsleitung in allen Nerven nur in einer „Fahrtrichtung" möglich, und zwar von den Dendriten über den Zellkörper und das Axon in die Synapsen. Aus diesem Grund lassen sich alle Nervenfasern anhand der beiden „Fahrtrichtungen" unterteilen: Die *afferenten Fasern* (lat. *ad* = zu, *ferre* = tragen) leiten Reize aus der Peripherie in Richtung Gehirn, sie werden als sensorische Nerven bezeichnet, wenn sie Sinneseindrücke des Körpers (z.B. Berührungssinn, Sehen, Hören) zum zentralen Nervensystem (ZNS) leiten. Die *efferenten* (lat. *ex* = aus) *Nervenfasern* bringen Nervenimpulse aus dem Gehirn in die Peripherie, sie werden motorisch genannt, wenn sie zur Erregung eines Muskels dienen.

Synapsen

Die Übertragung eines Nervenreizes von einer Nervenzelle auf die andere erfolgt an den Synapsen. Das sind Verbindungsstellen zwischen dem Axonende und einer anderen Nervenzelle, einer Muskelzelle oder Drüse. Die Erregungsübertragung an der Synapse findet nicht durch Stromfluss, sondern mithilfe von *biochemischen Botenstoffen* (*Transmittern*) statt. Diese werden aus dem Axon ausgeschüttet, fließen durch den synaptischen Spalt und binden sich an Rezeptoren der zu erregenden Nervenzelle. Dadurch wird an der Nervenzellmembran eine Erregung ausgelöst, die sich dann wieder als elektrisches Aktionspotential ausbreiten kann. Bei den Botenstoffen handelt

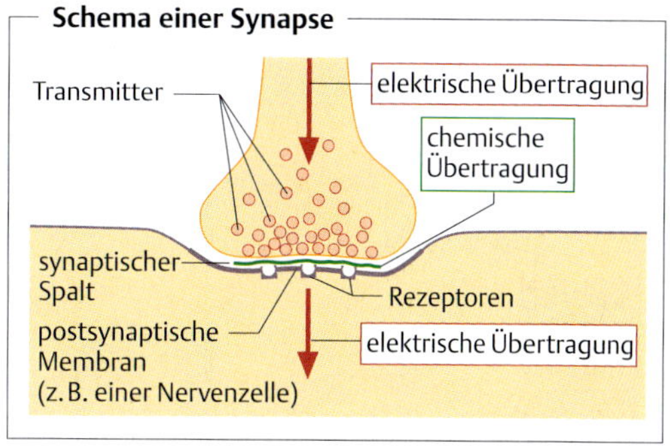

Abb. 17.**3** Chemische Erregungsübertragung im synaptischen Spalt durch Transmitter, die an Rezeptoren binden (aus Schwegler, J.S.: Der Mensch – Anatomie und Physiologie, 2. Aufl. Thieme, Stuttgart 1998).

es sich z.B. um *Azetylcholin, Noradrenalin oder Dopamin*. Nachdem sie die Rezeptoren in der Nervenzellmembran erregt haben, werden sie abgebaut und wieder in das präsynaptische Axon aufgenommen (Abb. 17.**3**).

Viele neurologische (M. Parkinson) und psychiatrische Erkrankungen (Schizophrenie) werden durch ein Ungleichgewicht von Botenstoffen oder Rezeptoren erklärt. Außerdem lässt sich an dieser Stelle mit Medikamenten die Erregungsübertragung gezielt beeinflussen. So können manche Psychopharmaka die Rezeptoren der postsynaptischen Membran (z.B. für Dopamin) blockieren.

Gliazellen

Die Nervenzellen benötigen aufgrund ihrer spezialisierten Form andere Zellen zur Ernährung, zum Abstützen und zum Schutz, die Gliazellen. Dies sind zum einen die sternförmigen *Astrozyten*, zum anderen die *Schwann-Zellen*, die sich um das Axon wickeln und eine Markscheide (*Myelinscheide*) bilden. Wie bei einem Metallkabel erhöht sich durch die Isolierung der Stromfluss und damit die Nervenleitgeschwindigkeit. Bei manchen neurologischen Erkrankungen werden die Markscheiden zerstört (z.B. bei der Multiplen Sklerose), wodurch sich die Nervenleitgeschwindigkeit verlangsamt und es zu „Kurzschlüssen" kommt.
Nervenfasern mit einer dicken Myelinschicht und damit einer hohen Leitungsgeschwindigkeit werden markhaltig genannt. Marklose Nervenfasern haben nur eine dünne Myelinschicht und damit

Aufbau des Großhirns

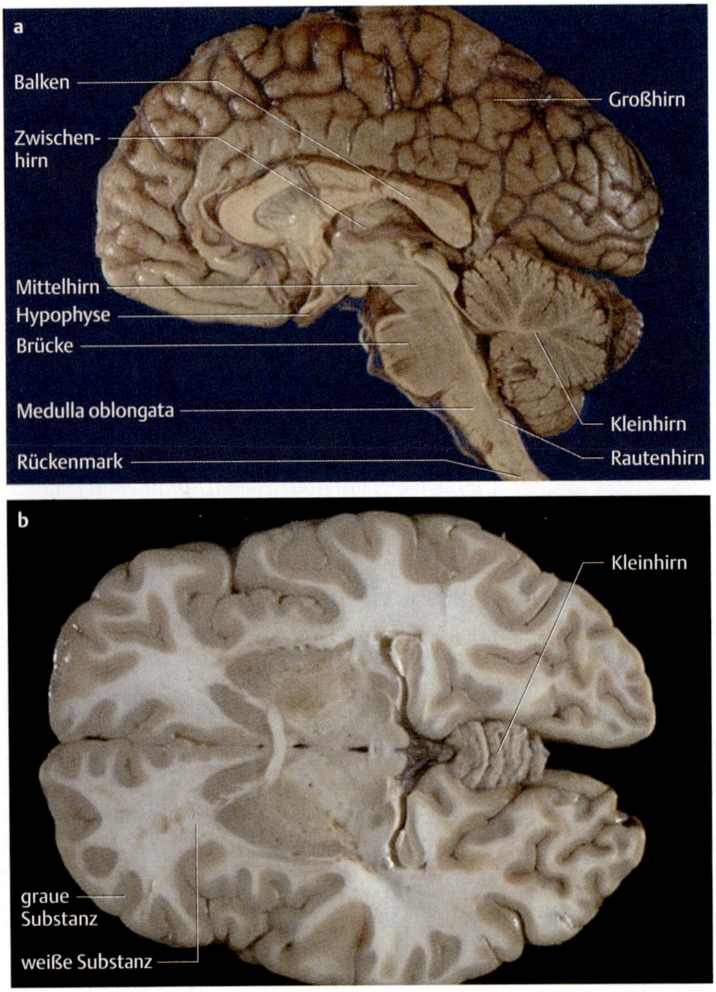

Abb. 17.**4 a, b** **a** Längsschnitt zwischen den beiden Hirnhälften durch den Balken; gut zu erkennen sind die Windungen und Furchen, **b** Horizontalschnitt in Höhe des Mittelhirns; weiße und graue Substanz heben sich gut sichtbar voneinander ab.

eine langsamere Leitungsgeschwindigkeit. Da Myelin eine weiße Farbe hat, lässt sich schon mit bloßem Auge (makroskopisch) im ZNS Nervengewebe mit markhaltigen Nervenfasern als *„weiße Substanz"* erkennen. Die Bereiche mit den Zellkörpern und den darin liegenden Zellkernen erscheinen dunkler und werden deshalb als *„graue Substanz"* bezeichnet.

Zentrales und peripheres Nervensystem

Das Nervensystem wird in das zentrale Nervensystem (ZNS) – bestehend aus Gehirn und Rückenmark – und das periphere Nervensystem unterteilt. Im *ZNS* finden die komplizierten Steuerungsvorgänge der höheren Gehirnfunktionen statt, das *periphere Nervensystem* bringt Informationen aus dem Körper in das ZNS und leitet Signale aus dem ZNS in den gesamten Körper weiter. Würde man das Nervensystem als eine elektronische Steueranlage betrachten, so würde das Gehirn dem zentralen Großrechner entsprechen, das Rückenmark könnte man als eine Reihe gleichartiger, selbstständiger Kleincomputer (entsprechend den Rückenmarksegmenten) verstehen. Das periphere Nervensystem würde dann den Kabelleitungen des Kleincomputers entsprechen, mit einem Eingangskanal (Afferenzen) und einem Ausgangskanal (Efferenzen).

Großhirn

Definition: Das Großhirn ist der Sitz des Bewusstseins, der Intelligenz, des Gedächtnisses und ähnlicher höherer Gehirnfunktionen.

Auch wenn die anatomische Grundlage dieser Leistungen nicht exakt nachvollziehbar ist, weiß man doch, dass sie auf komplizierten Verschaltungen von vielen Milliarden Neuronen beruhen.

Aufbau. Das Großhirn ist in die *rechte* und *linke Hirnhälfte* unterteilt. Es ist von zahlreichen *Windungen* und *Furchen* durchzogen und stülpt sich wie eine Mütze über die tieferen Gehirnstrukturen. Die beiden Hirnhälften sind durch eine tiefe Längsfurche voneinander getrennt und nur durch den Balken (Corpus callosum) in der Hirnmitte miteinander verbunden (Abb. 17.**4 a, b**). Die Großhirnrinde besteht aus der außen liegenden *„grauen Substanz"* mit einer hohen Zellkörperdichte und der innen liegenden *„weißen Substanz"* mit zahlreichen Nervenfasern. Die Gehirnarchitektur folgt also dem System, die Zellkörper im äußeren Bereich und die Leitungsbahnen im inneren Bereich zu platzieren und so den kürzesten Weg zu wählen. Im Zwischenhirn finden sich ebenfalls noch einige Bereiche mit grauer Substanz (z. B. Thalamus). Die Gehirnrinde wird in *4 Lappen* aufgeteilt (Stirn-, Schläfen-, Scheitel- und Hinterhauptslappen; Abb. 17.**5**).

Rindenfelder. Man kann den einzelnen Teilen der Hirnrinde (Rindenfeldern) bestimmte Funktionen zuordnen (vgl. Abb. 17.**5**), z. B. das *Sehzentrum dem Hinterhauptslappen*. Für die Sprache lassen sich verschiedene Zentren identifizieren, ein *motorisches Sprachbildungszentrum im Stirnlappen* und ein *Sprachverständniszentrum im Schläfenlappen*. In der vorderen und hinteren Zentralwindung befinden sich für jede Region des Körpers sowohl Areale für die Verarbeitung der sensorischen Empfindungen als auch für die motorischen Muskelbewegungen (Abb. 17.**6**).

Bei Hirnschädigungen (z. B. Hirnblutungen) kommt es zum Ausfall der Funktionen, die vom betroffenen Areal gesteuert werden.

Pyramidenbahnen

Die Pyramidenbahnen sind Nervenfasern zur Steuerung der *willkürlichen, bewussten Muskelbewegungen*. Sie führen vom jeweiligen motorischen Rindenareal zum Zwischenhirn, kreuzen vor dem Rückenmark auf die Gegenseite und ziehen in die Peripherie. Aus diesem Grund macht sich eine Schädigung des Großhirns (z. B. eine Hirnblutung in der linken Großhirnhälfte) immer auf der Gegenseite (als Lähmung der rechten Extremitäten) bemerkbar.

Die Nervenfasern des *extrapyramidalen motorischen Systems* (*EPMS*) steuern die Muskelgrundspannung und die unwillkürlichen Mitbewegungen der Extremitäten. Sie haben nicht nur Verbindungen zur Großhirnrinde, sondern auch zum Kleinhirn und zum Gleichgewichtsorgan. Störungen dieser Nervenfasern (z. B. durch Neuroleptika) beeinflussen diese Funktionen, es kommt zu Zittern und wächserner Steife der Muskeln.

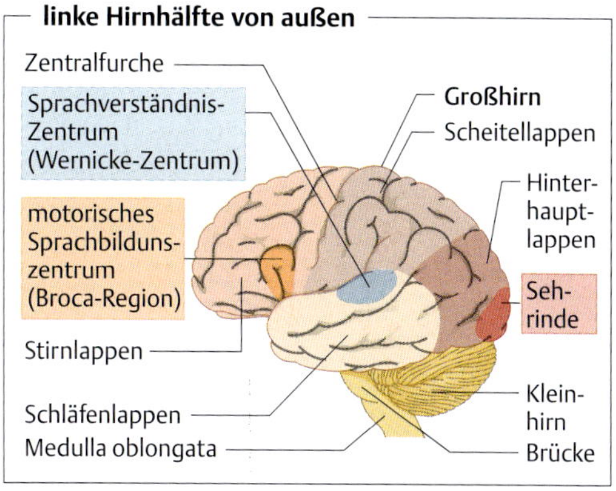

Abb. 17.**5** Aufteilung der Großhirnlappen und Lokalisation der Sprach- und Sehzentren (aus Schwegler, J.S.: Der Mensch – Anatomie und Physiologie, 2. Aufl. Thieme, Stuttgart 1998).

Zwischenhirn

Das Zwischenhirn ist die Schaltstelle zwischen Großhirn und Hirnstamm, es beherbergt neben zahlreichen Nervenfasern einige Kerngebiete wie den Thalamus und mit *Hypothalamus* und *Hypophyse* zwei wichtige Schnittstellen mit dem Hormonsystem. Die Hormone des Hypothalamus und der Hypophyse steuern die Ausschüttung vieler Hormondrüsen im Körper (z. B. bei der Schilddrüse TSH, S. 245 f). Über Messfühler werden Körpertemperatur, Wasser- und Elektrolythaushalt sowie der Spiegel vieler Hormone gemessen.

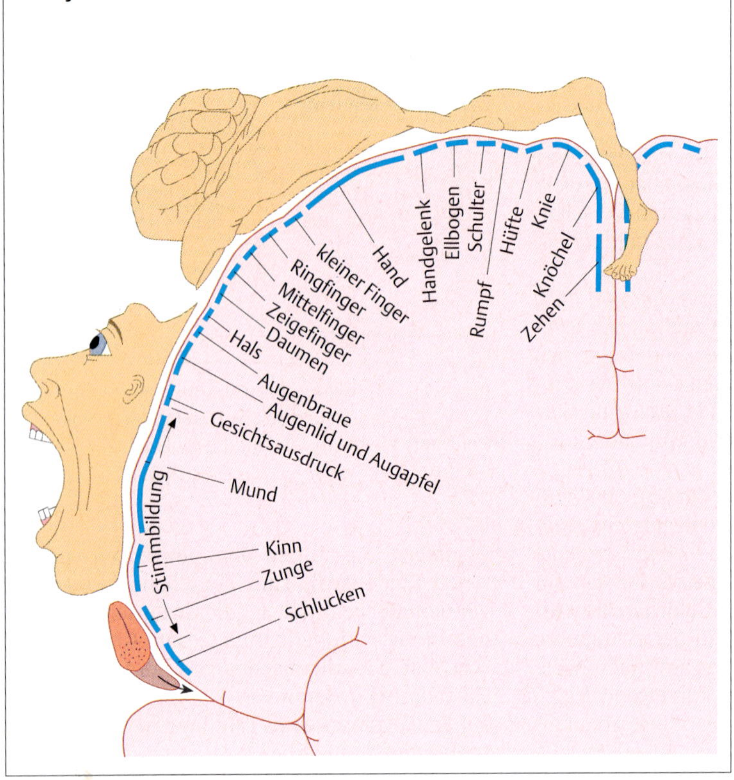

Abb. 17.**6** Motorisches Zentrum in der vorderen Zentralwindung vor der Zentralfurche (aus Schwegler, J.S. : Der Mensch – Anatomie und Physiologie, 2. Aufl. Thieme, Stuttgart 1998).

Hirnstamm

Der Hirnstamm ist der unterste Teil des Gehirns, er verbindet das Großhirn mit dem Rückenmark und dem Kleinhirn und besteht aus *Mittelhirn*, *Brücke* und *verlängertem Mark*. Im diesem Ausgangsbereich des Gehirns drängen sich alle Nervenfasern, die ins Rückenmark ziehen. Die tiefer liegende Brücke (Pons) enthält neben diesen Nervenfasern die Verbindungen zum Kleinhirn. Im verlängerten Mark (Medulla oblongata) findet man weitere Steuerungszentren für lebenswichtige Körperfunktionen wie z.B. Atem-, Herz-Kreislauf- und Schluckzentrum. Außerdem kreuzen in diesem Bereich viele Nervenfasern auf die Gegenseite.

> Hirnstammschädigungen betreffen lebenswichtige Funktionen und sind deshalb immer lebensbedrohlich.

Kleinhirn

Das Kleinhirn liegt in der hinteren Schädelgrube unterhalb des Hinterhauptslappens und schließt sich an die Pons nach hinten an. Wie die Großhirnrinde, so ist auch die Oberfläche des Kleinhirns von zahlreichen, allerdings kleineren Furchen und Windungen durchzogen. Die Aufgaben des Kleinhirns bestehen in der Koordination der *Muskelgrundspannung* und der *Muskelbewegungen* (mithilfe des extrapyramidalen Systems) und in der *Aufrechterhaltung des Gleichgewichts*.

Hirnnerven

Hirnnerven sind Nerven, die das Gehirn ohne den „Umweg" über das Rückenmark direkt verlassen. Sie versorgen den Kopf- und Halsbereich sowie die Sinnesorgane am Kopf. Es gibt auf jeder Hirnhälfte *12 Hirnnerven*, die das Gehirn an der Unterseite verlassen und nach der Reihenfolge ihres Austrittsortes mit römischen Ziffern benannt werden (Nervus I bis XII; Abb. 17.**7**).

Hirnnerven

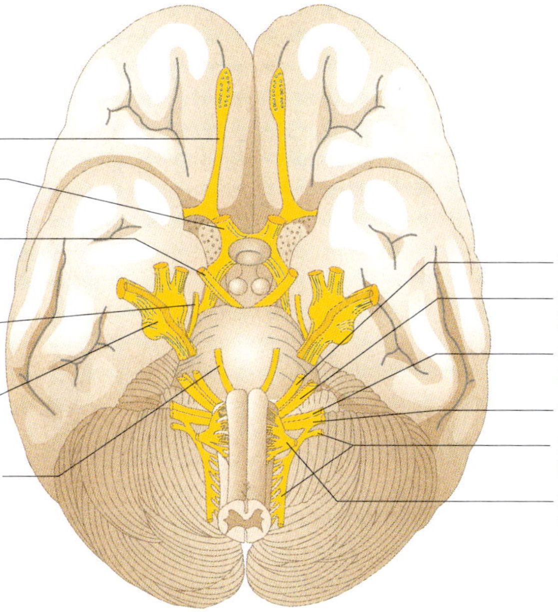

Abb. 17.**7** Hirnbasis von unten gesehen mit den Abgängen der 12 Hirnnervenpaare (aus Schwegler, J.S. : Der Mensch – Anatomie und Physiologie, 2. Aufl. Thieme, Stuttgart 1998).

- Nervus olfactorius (N. I): Riechnerv;
- Nervus opticus (N. II): Sehnerv;
- Nervus oculomotorius (N. III): Steuerung der Pupillengröße und der Augenbewegungen;
- Nervus trochlearis (N. IV): Augenbewegungen;
- Nervus trigeminus (N. V; lat. *trigeminus* = Drilling): Drillingsnerv für die Gesichtssensibilität, die motorische Versorgung der Kaumuskulatur und der Mundspeicheldrüsen;
- Nervus abducens (N. VI; lat. *ab* = weg, *ducere* = führen): Bewegung des Auges nach außen;
- Nervus facialis (N. VII): motorischer Gesichtsnerv, Geschmacksempfindungen aus dem vorderen Teil der Zunge;
- Nervus vestibulocochlearis (N. VIII): Hör- und Gleichgewichtsnerv:
- Nervus glossopharyngeus (N. IX): sensibler Zungen- und Rachennerv, motorisch zur Schluckmuskulatur;
- Nervus vagus (N. X): „Parasympathikus" – Teil des vegetativen Nervensystems, motorische und sensible Innervierung von Brust und Oberbauchorganen sowie des Verdauungstraktes;
- Nervus accessorius (N. XI): motorische Versorgung der Hals- und Schultermuskeln;
- Nervus hypoglossus (N. XII): motorischer Zungennerv.

! Die Bezeichnung „Hirnnerven" gibt häufig Anlass zu Verwirrung, es handelt sich dabei nicht um die Nervenfasern im Gehirn.

Rückenmark

→ **Definition:** Das Rückenmark verbindet als Teil des zentralen Nervensystems das Gehirn mit dem peripheren Nervensystem.

Das Rückenmark zieht vom großen Hinterhauptsloch im Wirbelkanal der Wirbelsäule (S. 117 ff) bis etwa in die Höhe des ersten Lendenwirbelkörpers hinunter und hat die Form eines ovalen Schlauches mit einem Durchmesser von ca. 1 cm. Schneidet man das Rückenmark im Querschnitt auf, so lässt sich auch hier mit bloßem Auge die *graue* von der *weißen Substanz* unterscheiden. Allerdings liegt hier die graue Substanz in der Mitte und hat eine schmetterlingsartige Form (Abb. 17.**8**). Die Nervenzellkörper mit ihren Verschaltungen liegen im Zentrum, die Nervenfasern verlaufen im Randbereich als *„absteigende"* oder *„aufsteigende" Nervenbahnen.* Aus diesem Grund ist die weiße Substanz in den oberen Rückenmarkabschnitten (z.B. im Halsrückenmark) di-

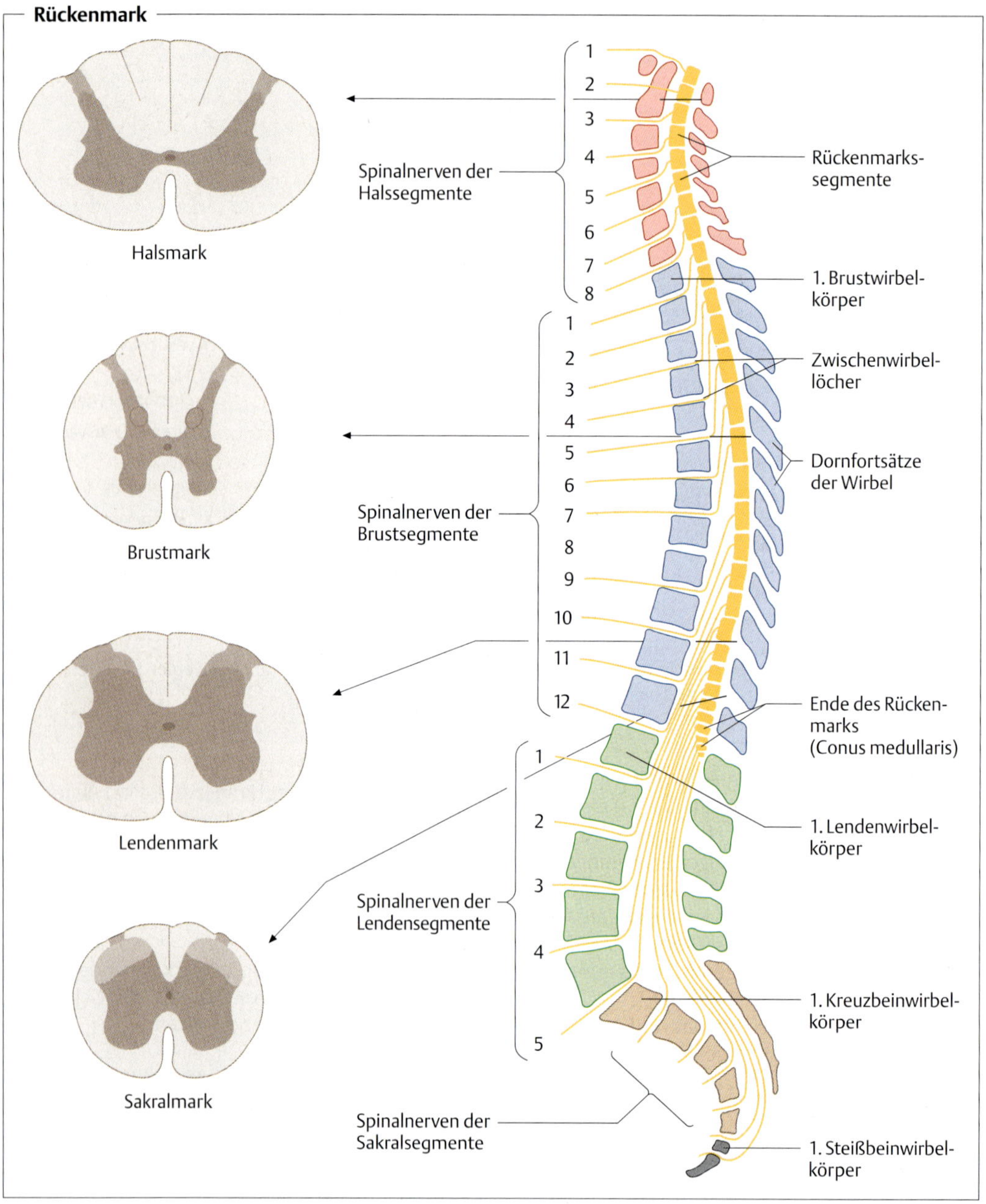

Abb. 17.**8** Aufteilung des Rückenmarks entsprechend den Wirbelkörpern im Querschnitt (nach Faller u. Schünke 1999).

cker als in den unteren, da hier alle auf- und absteigenden Bahnen für den gesamten Körper verlaufen.

Das Rückenmark dient allerdings nicht nur der Weiterleitung von Signalen zum und aus dem Gehirn, in der grauen Substanz findet man auch zahlreiche vom Gehirn unabhängige Verschaltungen (z. B. bei *Eigenreflexen*), sodass man jedes Rückenmarksegment als eigenständiges Koordinationszentrum auffassen kann (Kleincomputer).

Der nach vorne zeigende „Flügel" der schmetterlingsförmigen grauen Substanz wird *Vorderhorn* genannt, hier liegen die motorischen Nervenzellen, deren Axone über Spinalnerven zur willkürlichen Muskulatur ziehen. Der nach hinten zeigende „Flügel" wird als *Hinterhorn* bezeichnet; hier münden die sensiblen Nervenfasern aus der Peripherie. Die aus dem Vorder- und Hinterhorn auf beiden Seiten des Rückenmarks in regelmäßigen Abständen entspringenden Nervenwurzeln vereinigen sich zu den Spinalnerven, die beiderseits durch Kanäle zwischen den Wirbelkörpern in den Körper führen (Abb. 17.**9**).

Eine Schädigung des Rückenmarks an einer beliebigen Stelle (z.B. durch Verletzung, Blutung oder Tumor) hat eine Unterbrechung aller Nervenbahnen ab diesem Segment zur Folge (Querschnittlähmung), d.h. alle Empfindungen aus den darunter liegenden Segmenten und die willkürliche Bewegung der entsprechenden Muskeln fallen aus. Kommt es zu einer Abklemmung eines Spinalnervs (z.B. durch einen Bandscheibenvorfall), so kann es zu Lähmungen und Empfindungsstörungen in den von diesem Spinalnerv versorgten Muskeln bzw. Hautarealen kommen.

Periphere Nerven

Unter den peripheren Nerven verstehen wir die Nerven, die als Spinalnerv beiderseits aus jedem Wirbelkörper herausziehen und die jeweiligen Körperregionen innervieren. Genauer betrachtet teilen sich die Spinalnerven nach ihrem Durchtritt durch den Wirbelkanal in verschiedene Äste auf: Die hinteren Äste versorgen die Haut der Rückenregion sensibel und die Rückenmuskulatur motorisch. Die vorderen Äste der Spinalnerven haben einen charakteristischen Verlauf: Sie vereinigen sich auf jeder Seite des Körpers zu sog. Nervengeflechten, die Nervenplexus genannt werden (Abb. 17.**10**):

- *Armgeflecht* (*Plexus brachialis*), aus dem die 3 großen Armnerven N. radialis, N. ulnaris und N. medianus entspringen;
- *Lendengeflecht* (*Plexus lumbalis*) zur Versorgung der Geschlechtsorgane und der Vorderseite der Beine, hieraus entspringt u.a. der N. femoralis;
- *Kreuzgeflecht* (*Plexus sacralis*) zur Versorgung des Gesäßes und der unteren Gliedmaßen, aus dem der N. ischiadicus entspringt, der sich an der Kniekehle zum N. tibialis und N. peroneus vorzweigt.

Als Nerv bezeichnet man Bündel von vielen nebeneinander liegenden Nervenfasern (also Axonen), die von einer Hülle aus Bindegewebe umgeben sind. Nerven können sich aufteilen oder mit anderen Nerven verbinden und sowohl sensorische (also afferente) als auch motorische (also efferente) Nervenfasern enthalten.

Reflexe

Reflexe sind vom Willen unabhängige (*unwillkürliche*) *Reaktionen* von Muskeln auf einen *äußeren Reiz;* sie werden vom zentralen Nervensystem auf Rückenmarksebene gesteuert. Aus diesem Grund

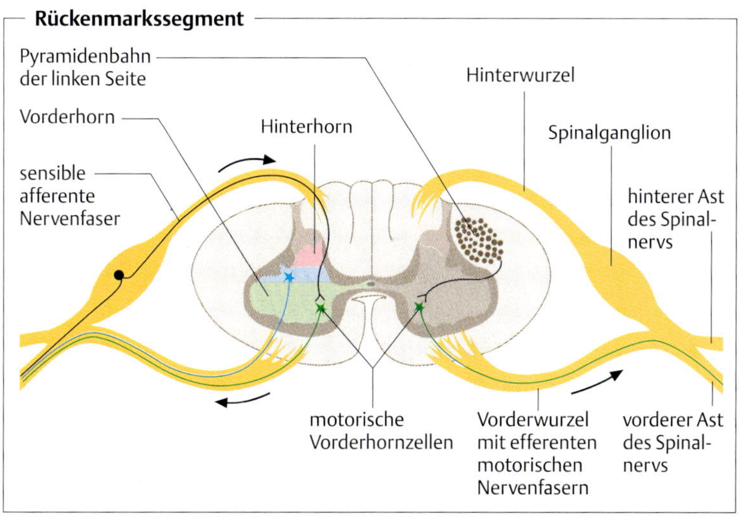

Abb. 17.**9** Querschnitt durch ein Rückenmarksegment mit den Abgängen zu den Spinalnerven (aus Faller, A., M. Schünke: Der Körper des Menschen, 13. Aufl. Thieme, Stuttgart 1999).

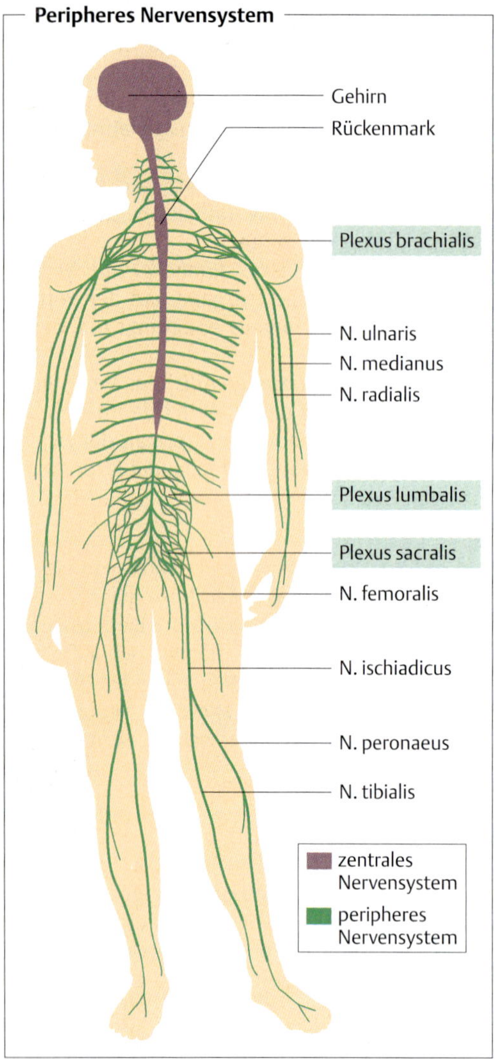

Abb. 17.**10** Die Nervengeflechte (Plexus) und die wichtigsten peripheren Nerven (aus Schwegler, J.S.: Der Mensch – Anatomie und Physiologie, 2. Aufl. Thieme, Stuttgart 1998).

sind blitzschnelle Muskelreaktionen möglich, ohne dass der Reiz in das Großhirn weitergeleitet und vom Bewusstsein wahrgenommen werden muss, bevor die Reaktion entwickelt werden kann.

Eigen-/Fremdreflexe. Bei den *Eigenreflexen* finden der Reiz und die Reaktion im selben Muskel statt. In den Muskeln befinden sich Muskelspindeln, das sind Dehnungsmessfühler, die bei starker Muskeldehnung gereizt werden und diesen Reiz über afferente Nervenfasern in das Hinterhorn des Rückenmarks weiterleiten. Hier wird der Reiz unmittelbar, über nur eine Synapse, auf eine motorische Vorderhornzelle umgeschaltet, die über ihr Axon den gedehnten Muskel erregt, sodass sich dieser zusammenzieht (kontrahiert). Bei *Fremdreflexen* finden der Reiz und die Reflexantwort in verschiedenen Organen statt. Der Reflexbogen erfolgt über mehrere Verschaltungen (also Synapsen) und meist auch über mehrere Rückenmarkssegmente hinweg.

Patellarsehnenreflex. Der bekannteste Eigenreflex ist der Patellarsehnenreflex (PSR; Abb. 17.**11**), bei dem durch einen Schlag mit dem Reflexhammer auf die Kniescheibensehne (Patella-Sehne) eine Kontraktion des Oberschenkelstreckmuskels und damit eine schnelle Streckung im Kniegelenk ausgelöst wird. Ähnliche Reflexe lassen sich an der Achillessehne sowie der Bizepssehne an der Ellenbeuge auslösen. Sie dienen der Regulation der Muskelspannung auf unterschiedliche Krafteinwirkungen hin, vor allem beim Stehen.

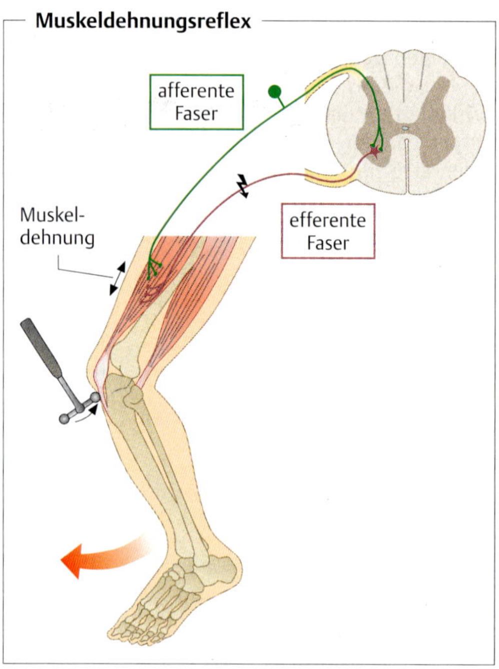

Abb. 17.**11** Patellarsehnenreflex: Der Schlag mit dem Reflexhammer auf die Kniescheibensehne löst eine Kontraktion des Oberschenkelstreckmuskels aus (aus Schwegler, J.S.: Der Mensch – Anatomie und Physiologie, 2. Aufl. Thieme, Stuttgart 1998).

Korneal-/Pupillenreflex. Beispiele für Fremdreflexe sind der *Kornealreflex*, bei dem durch die Berührung der Augenhornhaut (Cornea) ein Lidschluss ausgelöst wird, und der *Pupillenreflex*, bei dem Lichteinfall in die Augen eine beidseitige Pupillenverengung zur Folge hat.

Vegetatives Nervensystem

Das vegetative oder autonome Nervensystem (VNS) steuert alle wichtigen Organfunktionen wie Atmung, Herz-Kreislauf-System, Verdauung, Stoffwechsel, Harnblasen- und Sexualfunktion, Temperaturregulation und Wasserhaushalt. Es hat sowohl Anteile im ZNS als auch im peripheren Nervensystem und funktioniert *unwillkürlich*, ist also nur indirekt vom menschlichen Bewusstsein beeinflussbar.

Aufbau. Das vegetative Nervensystem besteht aus zwei anatomisch getrennten Teilen, dem *Sympathikus* und *Parasympathikus*. Die meisten Organe werden von beiden Anteilen mit Nerven versorgt. Das Wirkungsprofil des Sympathikus lässt sich mit *Stress, Arbeit oder Angriff* umschreiben, der Parasympathikus steht für *Verdauung, Erholung, Aufbau* (Tab. 17.**1**). Die meisten Wirkungen an den Organen sind uns aus der Umgangssprache geläufig („vor Schreck geweitete Augen") und lassen sich so gut nachvollziehen. Da beide Systeme aufeinander reagieren, lässt sich auch die Redewendung „vor Angst in die Hose machen" erklären: Die Aktivierung des Sympathikus aufgrund der Angst hat hier eine Mitreaktion des Parasympathikus zur Folge, der die Harnblasenverschlussmuskeln erschlaffen lässt.

Überträgerstoffe. Die peripheren Nervenstränge des Sympathikus entspringen im Brust- und Lendenrückenmark und führen zu den einzelnen Organen, wo durch den Überträgerstoff *Noradrenalin* unterschiedliche Rezeptoren (α- und β-Rezeptoren) stimuliert werden. Der Parasympathikus entspringt aus den Hirnnerven sowie dem Sakralmark und zieht zu den Organen, die mit dem Überträgerstoff *Azetylcholin* stimuliert werden. Die Überträgerstoffe und die Rezeptoren an den Zielorganen lassen sich durch Medikamente beeinflussen: z. B. β-Rezeptorenblocker (*„Betablocker"*) zur Senkung der Herzfrequenz und des Blutdrucks.

Gehirn

Knöcherner Schädel

Der Schädel sitzt auf der Wirbelsäule und schützt das empfindliche Gehirngewebe gegenüber Verletzungen von außen (Abb. 17.**12a**). Im Inneren befindet sich die Schädelhöhle, in der das Gehirn liegt. An der Unterseite (*Schädelbasis*) gibt es eine große Öffnung (großes Hinterhauptsloch) für die Verbindung des Gehirns zum Rückenmark sowie kleinere Löcher für die Durchtrittsstellen von Hirnnerven und -gefäßen (Abb. 17.**12b**).

> ! Da das Gehirn vollständig von Schädelknochen umgeben ist, kann das Hirngewebe bei Raumforderungen in der Schädelhöhle (z. B. durch Blutungen oder Hirnödem) nicht ausweichen. Deshalb besteht Lebensgefahr!

Hirnhäute

Da das Nervengewebe im Rückenmark und Gehirn sehr empfindlich ist, ist es von mehreren bindegewebigen Hirnhäuten (*Meningen*) umgeben und wird zur Polsterung von Gehirnflüssigkeit (*Liquor*) umspült. Die harte Hirnhaut (Dura ma-

Tabelle 17.**1** Organeffekte des Sympathikus und Parasympathikus

Organe	Wirkung des Sympathikus	Wirkung des Parasympathikus
Herz	Zunahme der Herzfrequenz und Kontraktionskraft	Abnahme der Herzfrequenz und Kontraktionskraft
Haut- und Eingeweidegefäße	Verengung	keine
Bronchien	Erweiterung	Verengung
Magen-Darm-Trakt	Verminderung der Darmbewegung, Zusammenziehen der Verschlussmuskeln	vermehrte Darmtätigkeit, Erschlaffen der Verschlussmuskeln
Pupillen	Erweiterung	Verengung

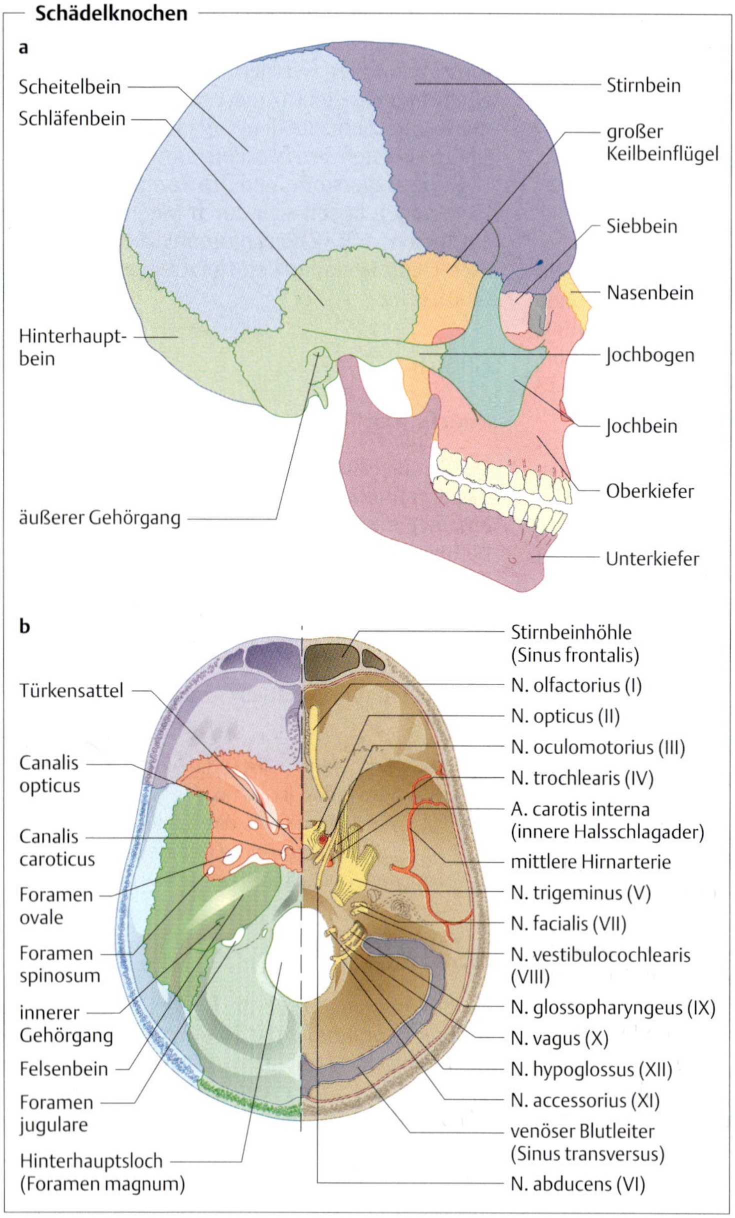

Abb. 17.**12 a, b** **a** Seitliche Ansicht des Schädels (aus Schwegler, J.S. : Der Mensch – Anatomie und Physiologie, 2. Aufl. Thieme, Stuttgart 1998), **b** Schädelbasis von innen mit den Öffnungen für Hirnnerven, Gefäße und Rückenmark (aus Faller, A., M. Schünke: Der Körper des Menschen, 13. Aufl. Thieme, Stuttgart 1999).

ter) umgibt als äußere Hülle das ZNS. Sie besteht aus einer derben Bindegewebsschicht und enthält große venöse Gefäße (Sinus), die das Blut aus dem Gehirn abtransportieren. Die mittlere Hirnhaut ist weicher und dünner, sie legt sich innen an die Dura an und bildet knospenförmige Wucherungen in die venösen Gefäße, durch die der Liquor abgeleitet wird. Nach innen hat sie spinnengewebsartige Verbindungen zur inneren Hirnhaut, die deshalb auch Spinnenwebenhaut (Arachnoidea) genannt wird. Zwischen mittlerer und innerer Hirnhaut umfließt der Liquor Gehirn und Rückenmark im sog. Subarachnoidalraum. Die innere Hirnhaut (Pia mater) ist sehr zart und bedeckt Gehirn und Rückenmark unmittelbar über allen Windungen und Furchen (Abb. 17.**13**).

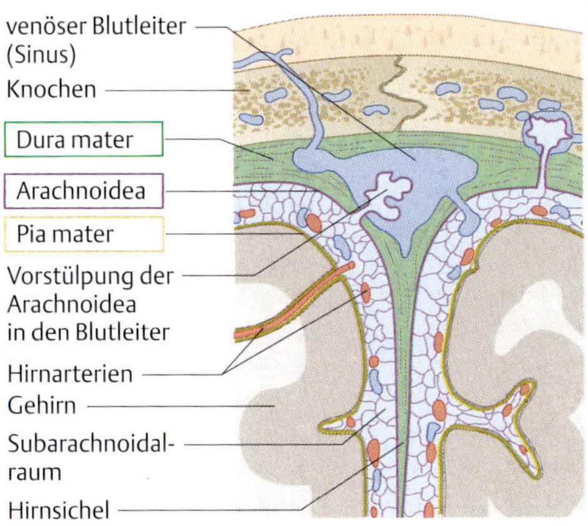

Abb. 17.**13** Hirnhäute, venöse Gefäße und äußerer Liquorraum: Vertikaler Querschnitt (Frontalschnitt) durch Hirnsichel und Schädelknochen (aus Schwegler, J.S. : Der Mensch – Anatomie und Physiologie, 2. Aufl. Thieme, Stuttgart 1998).

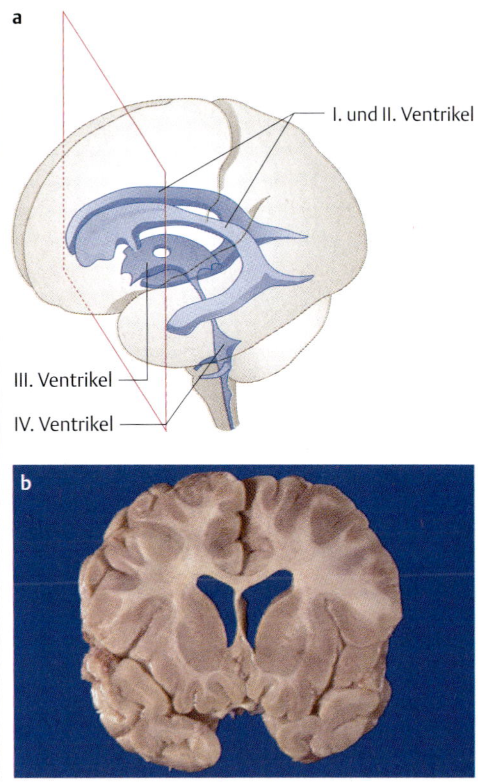

Abb. 17.**14 a,b** **a** Ventrikel-(Hirnkammer-)System (aus Schwegler, J.S.: Der Mensch – Anatomie und Physiologie, 2. Aufl. Thieme, Stuttgart 1998), **b** I. und II. Ventrikel im Frontalschnitt durch das Gehirn.

Liquor und Ventrikelsystem

Die Gehirnflüssigkeit (Liquor) ist eine farblose, klare Flüssigkeit, die das Gehirn außen im Subarachnoidalraum sowie innen über die 4 *Hirnkammern* (Ventrikel; Abb. 17.**14 a, b**) umspült. Neben seiner Funktion als Polsterung findet über den Liquor ein Teil des Stoffaustausches zwischen Blut und Nervengewebe statt. Die 4 Hirnkammern durchziehen das Gehirn wie ein Drainagesystem und sind durch Kanäle untereinander und mit dem Subarachnoidalraum verbunden. Der Liquor wird in zwei Gefäßgeflechten (Plexus choroideus) im ersten und zweiten Ventrikel gebildet und in den Arachnoidalzotten (s. o.) wieder resorbiert. Liquorbildung und -resorption müssen sich im Gleichgewicht befinden, da sonst eine krankhafte Erweiterung der Liquorräume (Hydrocephalus = „Wasserkopf") entsteht.

Blutversorgung des Gehirns

Arterien. Die Versorgung des Gehirns mit arteriellem Blut erfolgt über ein ringförmiges Arteriensystem an der Hirnbasis, das von den beiden inneren Halsschlagadern (Arteria carotis interna) sowie in geringerem Maß von den Wirbelarterien (Arteria vertebralis) gespeist wird. Aus dem „Arterienring" an der Hirnbasis zweigen auf jeder Hirnhälfte die vordere, mittlere und hintere Gehirnarterie (Arteriae cerebri anterior, media und posterior) ab, ziehen an der Außenseite des Gehirns nach oben und entsenden Äste nach innen (Abb. 17.**15**).

Da das ringförmige Arteriensystem im Subarachnoidalraum verläuft, breitet sich bei einer Blutung aus diesen Arterien das Blut dort aus, was dann als *Subarachnoidalblutung* (*SAB*) bezeichnet wird (s. u.). Kommt es durch Gefäßverengungen (Arteriosklerose) oder durch ein eingeschwemmtes Blutgerinnsel (arterielle Embolie) zum Verschluss einer der Gehirnarterienäste, so wird das von diesem Gefäß versorgte Gehirngewebe nicht mehr durchblutet und stirbt ab (*Hirninfarkt*, s. u.).

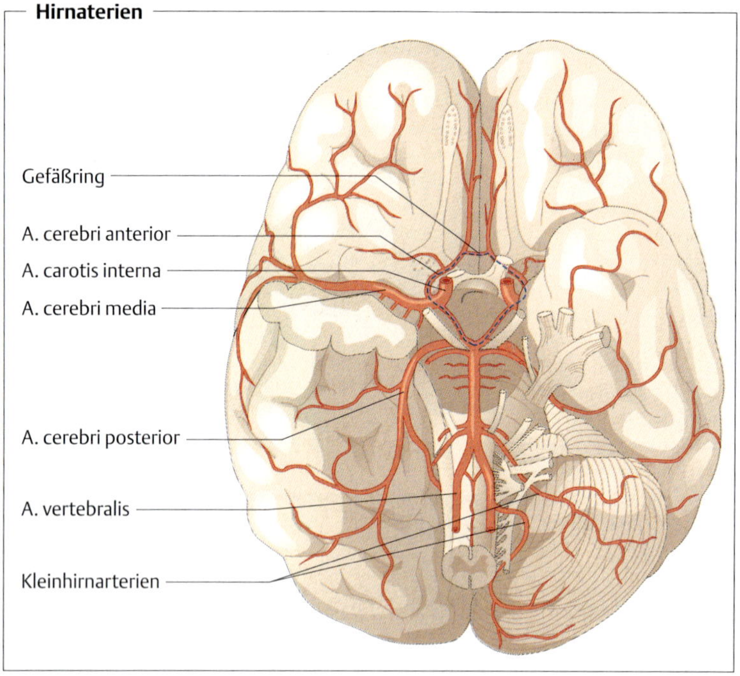

Abb. 17.**15** Sicht auf die Hirnbasis von unten; der rechte Kleinhirnschenkel und Schläfenlappen wurden entfernt (aus Faller, A., M. Schünke: Der Körper des Menschen, 13. Aufl. Thieme, Stuttgart 1999).

Venen. Die Venen des Gehirns verlaufen nicht an der Hirnbasis, sondern wie ein Dachfirst entlang der Längsachse des Gehirns innerhalb der harten Hirnhaut (Dura mater). Von diesen venösen Gefäßen (Sinus) sprossen kleine Gefäßknospen in den Subarachnoidalraum.

> ! Bei starken Krafteinwirkungen auf den Schädel (z. B. bei einem Sturz oder Unfall) kann es zu Einrissen an den Hirnvenen kommen. Da sich diese Blutungen zwischen Dura mater und Arachnoidea ausbreiten, spricht man von einer *Subduralblutung* (*SDH*, s. u.).

Neurologische Syndrome und Diagnostik

Dominik von Hayek

Wegen des komplizierten Aufbaus des Nervensystems bestehen bei vielen Pflegekräften – aber auch Ärzten – Unsicherheiten in der Beurteilung von Erkrankungen des Nervensystems. Auch im Zeitalter der Kernspin- und Computertomografie ist eine sorgfältige Krankenbeobachtung immer noch die wichtigste Untersuchungsmethode in allen Professionen. Entgegen der weitverbreiteten Auffassung lässt sich das Nervensystem mit wenigen, einfachen Mitteln untersuchen und auch mit Basiskenntnissen beurteilen.

Bei der neurologischen Beurteilung des Bewusstseins ist vor allem der zeitliche Verlauf zu beachten. Da sich bei einigen Erkrankungen des Nervensystems (z. B. Gehirnblutungen nach einem Sturz) Ausfälle erst nach einiger Zeit (*symptomfreies Intervall*) zeigen können, ist eine Wiederholung sowohl für den Arzt als auch die Pflegekraft unerlässlich.

Bewegungs- und Sensibilitätsstörungen

Für eine genaue Patientenbeurteilung muss der Patient aufgefordert werden, alle Körperteile zu bewegen, und diese müssen dann genau beobachtet werden.

Lähmungen (Paresen)

Definition: Unter einer Parese versteht man die Bewegungseinschränkung eines oder mehrerer Muskeln, der vollständige Funktionsausfall wird als Plegie oder Paralyse bezeichnet.

Einteilung

- spastische Lähmung: erhöhte Muskelgrundspannung (s. u.);
- schlaffe Lähmung;
- Monoparese: Lähmung eines einzelnen Körperteils (z. B. Arm oder Bein);
- Hemiparese: Lähmung der rechten oder linken Körperhälfte;
- Paraparese: Lähmung beider Beine;
- Tetraparese: Lähmung aller 4 Gliedmaßen.

Ursachen

Zentrale Lähmung. Bei der zentralen Lähmung (z. B. nach einem Gehirninfarkt) sind die Nervenbahnen im ZNS, die von der Hirnrinde über die Pyramidenbahnen ins Rückenmark ziehen, geschädigt. Die betroffenen Körperteile können willkürlich nicht ausreichend oder gar nicht bewegt werden, meist ist die Muskelgrundspannung im Sinne einer *Spastik* (s. u.) erhöht und die Muskeleigenreflexe sind auslösbar oder sogar gesteigert. Bei zentralen Lähmungen ist die der Schädigung *gegenüberliegende Seite* betroffen, da die absteigenden Nervenbahnen (Pyramidenbahnen) im verlängerten Rückenmark (Medulla oblongata) auf die Gegenseite kreuzen.

Periphere Lähmung. Werden motorische Nerven, die aus dem Rückenmark zum Muskel führen, geschädigt (z. B. durch eine Verletzung), so kommt es zu einer peripheren Lähmung. Man findet eine *schlaffe Lähmung* der betroffenen Muskeln, die Muskeleigenreflexe sind nicht mehr auslösbar und es kommt im Verlauf häufig zu *Muskelschwund* (*Muskelatrophie*).

Sensibilitätsstörungen

Sensibilitätsstörungen (sensible Lähmungen) sind Störungen der Sinneswahrnehmungen, deren Ursache im Sinnesorgan (z. B. in der Haut bei Verbrennungen), in der sensiblen Nervenbahn (z. B. bei Schädigung von peripheren Nerven) oder in der Verarbeitung durch das ZNS (z. B. bei Multipler Sklerose) liegen können. Es können unterschiedliche Bereiche der Sinnesempfindung betroffen sein.

Veränderung der Muskelgrundspannung (des Muskeltonus)

Spastik. Bei der Spastik ist der Muskeltonus erhöht, sodass sich bei einer passiven Muskeldehnung zu Beginn ein erhöhter Widerstand zeigt, der später nachlässt (*Taschenmesserphänomen*). Die Ursache ist ein Ausfall von hemmenden Nervenbahnen, wie z. B. bei der spastischen Hemiparese nach einem Hirninfarkt. Häufig „verkrampfen" die der Schwerkraft entgegenwirkenden Muskeln – wie die Streckmuskeln an den Beinen oder die Armbeuger –, sodass es zu *Fehlstellungen* in den Gelenken (Kontrakturen) kommen kann (Abb. 17.**16**).

Rigor. Auch beim Rigor liegt ein erhöhter Muskeltonus vor, allerdings zeigt sich gegenüber einer passiven Bewegung entweder ein gleichmäßiger „wächserner" Widerstand oder ein ruckartiges Nachlassen (sog. *Zahnradphänomen*; Abb. 17.**17**). Betroffen sind beim Rigor Beuger und Strecker gleichmäßig, typische Ursachen sind die Parkin-

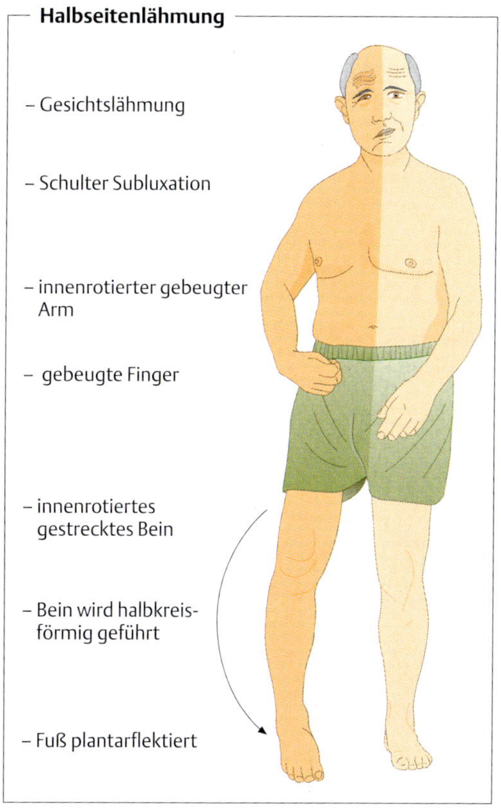

Abb. 17.**16** Spastische Hemiparese.

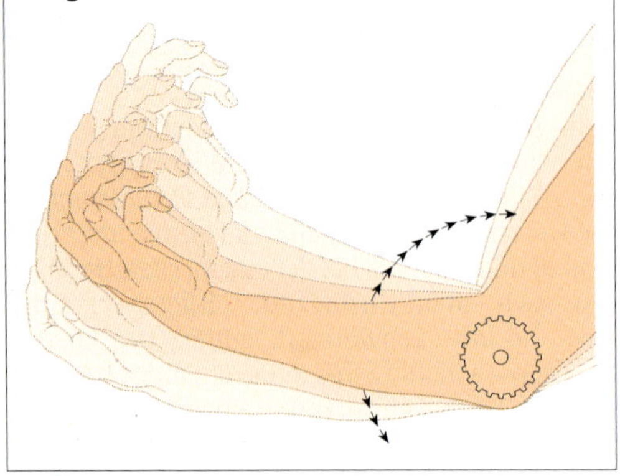

Abb. 17.**17** „Zahnradphänomen".

son-Krankheit oder Medikamentennebenwirkungen bei Neuroleptikatherapie.

Tremor. Darunter versteht man ein rhythmisches Zittern der Extremitäten oder des Kopfes.

- *psychogener Tremor*: bei Angst- oder Erregungszuständen mit einer wechselnden Frequenz;
- *Ruhe-Tremor*: nur in Ruhe vorkommend, bei gezielten Bewegungen nachlassend oder verschwindend, meist die Hände betreffend; eine typische Ursache ist die Parkinson-Erkrankung, bei der sich der Tremor vor allem an Daumen und Zeigefinger als sog. „Pillendrehen" zeigen kann;
- *Halte-Tremor*: tritt erst beim Halten eines Gegenstandes auf; Ursache kann eine (meist erbliche) Veranlagung sein, im höheren Alter spricht man dann von einem senilen Tremor, mit einer Mitbeteiligung des Kopfes.

Pupillen und Sehstörungen

Durch die Untersuchung von Augen und Pupillen lassen sich viele Störungen vor allem des ZNS erkennen, da jedes Auge von 4 Hirnnerven (S. 379) versorgt wird. Beurteilungskriterium ist die *Pupillengröße* (eng, mittelweit, weit). Wichtig hierbei ist, ob beide Pupillen *gleich groß* (isokor) sind und die Reaktion auf das Beleuchten des Auges mit Licht (Pupillenreflex) *seitengleich* ist. Ein wichtiger Hinweis auf die Bewusstseinslage ist die Fähigkeit des Patienten, einen Gegenstand *mit dem Auge zu fixieren*. All dies kann mit einfachsten Mitteln und in kürzester Zeit untersucht und dokumentiert werden.

Bewusstseinsstörungen

Bewusstseinsstörungen, also Veränderungen der Wachheit (*Vigilanz*) sind wichtige Zeichen für eine Schädigung des ZNS. Zur Beurteilung wird heute weltweit die *Glasgow-Koma-Skala* (*GCS*; Tab. 17.**2**) verwendet, nicht nur von Neurologen und Notärzten, sondern auch von Pflegenden und Sanitätern. Die Untersuchung ist mit einfachen Mitteln durchführbar, wird zur Verlaufsbeurteilung häu-

Tabelle 17.**2** Glasgow-Koma-Skala

Überprüfte Funktion	Beste Reaktion	Bewertung (Punkte)
Augen öffnen	spontanes Augenöffnen	4
	Öffnen auf Ansprechen	3
	Öffnen auf Schmerzreiz	2
	keine Reaktion der Augen	1
(motorische) Reaktion auf Schmerzreize	Befolgen von Aufforderungen	6
	gezielte Abwehr auf Schmerzreize	5
	ungezielte Abwehr auf Schmerzreize	4
	vorwiegend Reaktion der Beugungsmuskeln auf Schmerzreize	3
	vorwiegend Reaktion der Streckmuskeln auf Schmerzreize	2
	keine Reaktion	1
sprachliche (verbale) Reaktion	orientiert	5
	verwirrt, nicht richtig orientiert	4
	unzusammenhängende Worte	3
	unverständliche Laute	2
	keine sprachliche Reaktion	1

fig wiederholt und „benotet" die Reaktion des Patienten auf Reize von außen: Der Minimalwert liegt bei 3, der Maximalwert bei 15. Die unterschiedlichen Wachheitsgrade (Vigilanz) des Bewusstseins sind im Kapitel 5 (S. 84) beschrieben.

Das *apallische Syndrom* ist eine Sonderform des Komas („Wach-Koma"): Die Patienten bewegen die Extremitäten ungezielt und öffnen die Augen spontan, sie können jedoch keine Gegenstände fixieren oder Kontakt mit der Umwelt aufnehmen. Infolge eines Sauerstoffmangels im gesamten Gehirn (z. B. nach Herz-Kreislauf-Stillstand) kommt es zum Verlust der Funktionen der Hirnrinde und des Zwischenhirns (Bewusstsein, Wahrnehmung). Die lebenswichtigen Funktionen (Atmung, Kreislauf) werden durch den Hirnstamm aufrechterhalten, Körperbewegungen finden auf Reflexebene statt, häufig kommt es zu einer spastischen Tetraparese (s. o.). Eine Rückbildung ist möglich, aber extrem selten.

Sprachstörungen (Aphasie)

Unter einer Aphasie versteht man eine Sprachstörung bei funktionierenden Sprechorganen. Ursachen sind Störungen des ZNS, die die verschiedenen an der Sprachbildung beteiligten Teile des Großhirns beeinträchtigen (s. o.). Je nach dem Ort der Schädigung kann die Aphasie unterschiedliche Formen haben:

Motorische (Broca-)Aphasie. Das Sprach- und Leseverständnis ist erhalten, das Vermögen, Worte (sprachlich) auszudrücken, ist verlangsamt und gestört. Die vermehrte Sprachanstrengung zeigt sich im „Ringen" um Worte und in einem „Telegrammstil".

Sensorische (Wernicke-)Aphasie. Hier ist das Verständnis für Sprache und Schrift stark beeinträchtigt, bei flüssigem Sprechen. Typisch ist ein ungehemmter Sprachfluss mit erhaltener Sprachmelodie, allerdings ergeben die einzelnen Worte wenig Sinn. Aufgrund des fehlenden Sprachverständnisses erkennt der Betroffene seine Fehler selbst nicht.

Amnestische Aphasie. Dabei kommt es zu Wortfindungsstörungen bei flüssigem Sprechen und nur wenig gestörtem Sprachverständnis. Da dem Betroffenem die Worte nicht einfallen, neigt er dazu, die betreffenden Gegenstände zu umschreiben.

Globale Aphasie. Sowohl Sprachverständnis als auch Sprachproduktion sind stark beeinträchtigt; typisch ist ein vollkommen unverständlicher „Wortsalat".

Durchblutungsstörungen des ZNS

Dominik von Hayek

Der Begriff *Schlaganfall* oder Hirnschlag (*Apoplex*) ist ein unpräziser Sammelbegriff, der sowohl Hirninfarkte als auch Hirnblutungen umfasst. Da die Ursache eines Apoplex zu 85 % in einem Hirninfarkt besteht, werden beide Begriffe in der Umgangssprache synonym gebraucht, für das Verständnis ist es allerdings sinnvoller, sie im Folgenden zu unterscheiden.

Der Schlaganfall (Apoplex) ist ein gefährliches und häufiges Krankheitsbild. Nach den Herz-Kreislauf- und Tumorerkrankungen sind Schlaganfälle die dritthäufigste Todesursache in den Industrieländern (10 – 15 % aller Todesfälle). Das Schlaganfall-Risiko ist bei über 65-Jährigen 20fach erhöht.

Hirninfarkt

Definition: Zerstörung von Gehirngewebe als Folge des Verschlusses eines hirnversorgenden Gefäßes mit irreversiblen neurologischen Ausfällen

Ursachen

Verschleppung eines Gerinnsels (*Thrombembolie*) aus Gefäßverengungen (*Arteriosklerose*) der großen Gehirnarterien (in 50 % der Fälle), Verschleppung eines *Gerinnsels* (*Embolie*) *aus dem Herzen* (in ca. 20 % der Fälle) oder Gefäßverengung der kleinen Gehirnarterien (*Mikroangiopathie*), typischerweise als Folge eines *Bluthochdrucks* (bei 25 % der Fälle).

Risikofaktoren

- Bluthochdruck (Hypertonie),
- Rauchen,
- Diabetes mellitus,
- Vorhofflimmern,
- Alter über 55 Jahre.

> Die Hypertonie ist der wichtigste Risikofaktor für einen Hirninfarkt.

TIA und PRIND

Häufig führen Durchblutungsstörungen der Hirnarterien nicht zum Gewebstod (Nekrose), sondern normalisieren sich innerhalb von Minuten oder Stunden, sodass auch die Ausfälle der Gehirnfunktionen wieder verschwinden. Wenn sich die Symptome innerhalb von 24 Stunden zurückbilden, spricht man von einer *transitorischen ischämischen Attacke* (*TIA*). Bei einem *prolongierten reversiblen ischämischen Defizit* (*PRIND*) gehen die Ausfälle innerhalb von 20 Tagen wieder zurück.
Typische Beispiele für solche neurologischen Ausfälle sind flüchtige, über einige Minuten anhaltende Sehstörungen auf einem Auge (Amaurosis fugax), kurzzeitige Lähmungen und Sensibilitäts- oder Sprachstörungen.

> TIA und PRIND sind Vorboten des Hirninfarktes, das Risiko ist danach 6fach erhöht!

Symptome

Wie der Begriff Schlaganfall oder Hirnschlag schon nahelegt, kommt es zu einem plötzlichen, *„schlagartigen" Ausfall von Hirnfunktionen*. Je nach Größe des Hirninfarktes können akute Verwirrtheit, *Bewusstseinstrübung* oder Bewusstlosigkeit (Koma) auftreten. Im Gegensatz zur Gehirnblutung klagen die Patienten sehr selten über Kopfschmerzen. Weitere, oft lebensbedrohliche Symptome sind *Atem- und Kreislaufstörungen* sowie *epileptische Anfälle*. Je nach Lokalisation des Hirninfarktes kann es zu ganz typischen neurologischen Ausfällen kommen:

- vordere Hirnarterie (A. cerebri anterior): beinbetonte Halbseitenlähmung, Persönlichkeitsveränderungen;
- mittlere Hirnarterie (A. cerebri media): gesichts- und armbetonte Halbseitenlähmung, Aphasie;
- hintere Hirnarterie (A. cerebri posterior): halbseitige Sehstörung (Gesichtsfeldausfall);
- Kleinhirnarterien: Drehschwindel, Gangstörungen, Augenbewegungsstörungen.

Je nach dem betroffenen, also nicht mehr durchbluteten Hirnareal (Abb. 17.**18a**), fallen einzelne Leistungen des Gehirns aus. Da das Sprachzentrum bei allen Rechtshändern und vielen Linkshändern in der linken Großhirnrinde liegt (S. 377), kommt es bei einem Infarkt in diesem Areal zu *Sprachstörungen* (*Aphasie*). Die meisten neurologischen Ausfälle machen sich auf der gegenüberliegenden Seite der betroffenen Hirnhälfte bemerkbar.

Diagnostik

Aufgrund der typischen neurologischen Ausfälle wird so schnell wie möglich eine *Computertomografie* (*cCT*) oder *Kernspintomografie* (*NMR*) des Gehirns durchgeführt (Abb. 17.**18b**), auf der man eine Gehirnblutung sofort, einen Gehirninfarkt

Hirninfarkt

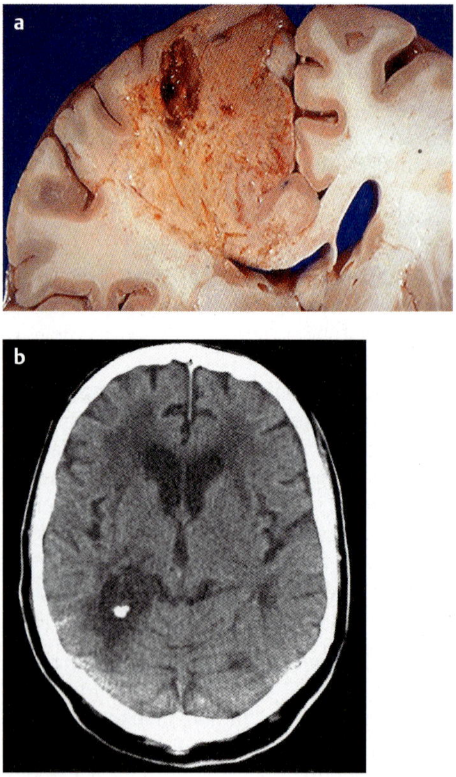

Abb. 17.**18a, b** **a** Älterer Hirninfarkt im Bereich des rechten Frontallappens, **b** Darstellung im cCT.

jedoch erst nach Stunden oder Tagen erkennen kann.
Außerdem wird eine Ultraschalluntersuchung der Halsschlagadern (Carotis-Doppler-Sonografie) und des Herzens (Echokardiografie) durchgeführt, um ein Blutgerinnsel als Ursache ausschließen zu können.

Therapie

> Bis vor einigen Jahren noch galt der Schlaganfall als schicksalhafte Erkrankung, für die es keine erfolgversprechende Therapie gab; heutzutage kann durch ein frühzeitiges Handeln oft Schlimmeres vermieden werden.

Die Therapie des Hirninfarktes besteht aus vier Bestandteilen:

- Sicherung der Vitalfunktionen,
- Wiedereröffnung des Hirnarterienverschlusses,
- Pflege des Hirninfarktpatienten (S. 408 ff),
- Prophylaxe.

Sicherung der Vitalfunktionen. Da es sich um einen lebensbedrohlichen Zustand handelt, erfolgt die Versorgung der Patienten meist auf Intensivstationen oder speziellen Schlaganfalleinrichtungen (Stroke Unit). Folgende Maßnahmen werden ergriffen, um die Vitalfunktionen zu sichern:

- Blutdrucksenkung nur bei Werten systolisch > 200 mm/Hg, ansonsten in den ersten Tagen *keine Blutdrucksenkung*;
- Normalisierung von *Körpertemperatur* und *Blutzuckerspiegel*;
- Sicherung der Atmungsfunktion (bei häufig vorkommenden Schluck- und Atemantriebsstörungen);
- Behandlung einer Gehirnschwellung (Hirnödem) durch *Hochlagerung des Oberkörpers (um ca. 30°)*;
- Durchführung einer *Thromboseprophylaxe*;
- frühzeitige Anlage einer PEG (S. 266 f) bei Schluckstörungen.

Wiedereröffnung des Hirnarterienverschlusses (Thrombolyse). Ähnlich wie beim Herzinfarkt kann man versuchen, mit Medikamenten den Gefäßverschluss aufzulösen und so die Blutversorgung des Gehirns wiederherzustellen. Leider ist diese Therapie komplikationsreich und nur innerhalb der ersten 3 Stunden nach Auftreten der neurologischen Ausfälle wirkungsvoll. Sie wird in speziellen Zentren durchgeführt, den so genannten Stroke Units.

Prophylaxe. Die langfristige Verhütung eines erneuten Gehirninfarktes (Rezidivprophylaxe) ist sehr wichtig; vor allem in den höheren Altersgruppen ist das Risiko für einen erneuten Hirninfarkt sehr groß.

> Bei 20–30% aller Hirninfarkte handelt es sich um ein Wiederholungsereignis (Rezidiv; alter Hirninfarkt Abb. 17.**19**).

Kontrolle der Risikofaktoren: Bei erhöhtem Blutdruck (Hypertonie) ist eine konsequente Senkung des Blutdrucks (S. 220 ff) erstes Ziel der Maßnahmen, bei Diabetes mellitus ist es die Blutzuckereinstellung; sehr wichtig ist der Nikotinverzicht.

Thrombozytenaggregationshemmer/Blutverdünnung: Mithilfe von Aspirin oder neueren Medikamenten (z. B. Tyklid oder Plavix) wird die Verklumpung von Thrombozyten gehemmt und damit das Risiko für einen erneuten Gefäßverschluss gesenkt (S. 190 f). Besteht beim Patienten eine Herzrhythmusstörung (z. B. Vorhofflimmern) oder finden sich am Herzen Blutgerinnsel, so wird das Gerinnungssystem im Blut dauerhaft medikamentös gehemmt (z. B. mit Marcumar).
Karotisoperation: Findet sich auf der vom Hirninfarkt betroffenen Seite eine hochgradige Verengung der Halsschlagader (Karotisstenose), so wird diese angiografisch (PTA) oder mithilfe einer Operation (TEA) beseitigt.

Komplikationen

Neben allgemeinen Komplikationen wie Pneumonien, Atem- und Schluckstörungen, Harnwegsinfekten und -inkontinenz können im weite-

Alter Hirninfarkt

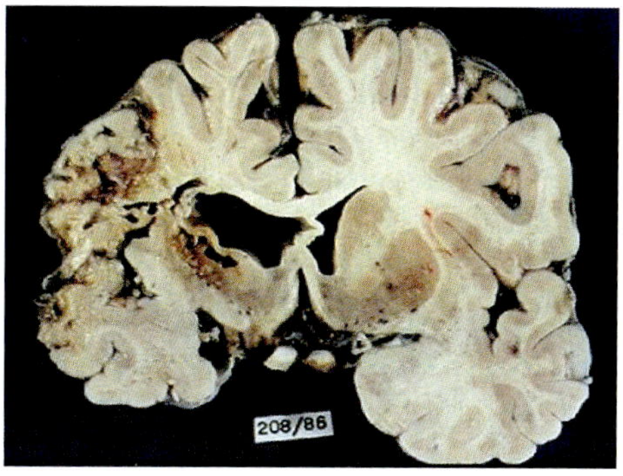

Abb. 17.**19** Alter Hirninfarkt im Bereich der rechten A. cerebri media.

ren Verlauf typische Schäden am Bewegungsapparat auftreten. Aus der anfangs schlaffen Lähmung kann sich eine spastische Hemiparese (s. o.) entwickeln, mit einer spastischen Beugung des Ellenbogen- und Handgelenks und einer Überstreckung im Bein, das in einem Bogen nach vorne bewegt wird („Wernicke-Mann-Lähmung"). Am Schultergelenk kommt es häufig durch ein Ungleichgewicht der Schultermuskeln zu einer Fehlstellung (Subluxation), bei der der Oberarmknochen (Humerus) tastbar aus der Gelenkspfanne nach innen verschoben ist.
Vor allem bei Infarkten der rechten Hirnhälfte kann es zur Nichtbeachtung (Neglect) der linken Körper- und Raumhälfte kommen.
Eine wichtige Rolle spielt die psychische Unterstützung der Betroffenen sowie die Einbindung der Familienangehörigen, da es nach Hirninfarkten sehr häufig zu Depressionen kommen kann und sowohl der Betroffene als auch die Angehörigen erst lernen müssen, sich auf den Verlust wichtiger Fähigkeiten einzustellen.

Gehirnblutungen

Bei 15 % aller Schlaganfälle handelt es sich um eine Gehirnblutung. Da sich die einzelnen Blutungsarten in Lokalisation und Krankheitsbild je nach betroffenem Gefäß wesentlich unterscheiden, werden im Folgenden die einzelnen Blutungstypen getrennt behandelt.
Zum Verständnis ist eine Vergegenwärtigung der Anatomie von Hirnhäuten und Gefäßen wichtig (s. o.), da die Blutungstypen nach ihrem anatomischen Ausbreitungsgebiet unterschieden werden.

Intrazerebrale Blutungen (ICB)

Definition: Meist akut verlaufende Blutungen aus einer Hirnarterie ins Hirngewebe

Ursachen

- Bluthochdruck (Hypertonus),
- Einblutung in einen frischen Hirninfarkt,
- Folge einer Gerinnungsstörung oder bei Blutverdünnung (z. B. Marcumar),
- Schädelverletzung (Schädelhirntrauma).

Intrazerebrale Blutungen können in allen Gehirnregionen auftreten, das Ausmaß kann von kleinsten bis zu sog. Massenblutungen reichen, mit Verdrängung des Hirngewebes, Einbruch in die Hirnkammern (Ventrikel) und Erhöhung des Hirndrucks, der häufig zum Tode führt.

Symptome

Intrazerebrale Blutungen und Hirninfarkte lassen sich häufig aufgrund der Symptome nicht unterscheiden.

Je nach betroffenem Hirnareal treten schlagartig typische *neurologische Ausfälle* (s. o.) auf, zu Beginn auch häufig *Kopfschmerzen*. Man beobachtet schnell zunehmende *Bewusstseinsstörungen* bis hin zum Koma, Atemstörungen, sowohl eine akute Erhöhung des Blutdrucks (*hypertensive Krise*) als Blutungsursache als auch *Kreislaufversagen* durch die Entwicklung eines Hirndrucks und *Pupillenstörungen*: Häufig ist eine unterschiedliche Größe der Pupillen (Pupillendifferenz) oder ein gestörter Pupillenreflex zu beobachten.

Diagnostik

Durch eine rasch durchgeführte Computertomografie des Kopfes (cCT) lassen sich fast alle Hirnblutungen darstellen (Abb. 17.**20**).

Pflege

Erstmaßnahmen bei Verdacht auf Hirninfarkt oder Hirnblutung: Beim Verdacht auf eine Gehirnblutung oder ein Hirninfarkt handelt es sich um einen Notfall, deshalb ist schnelles Handeln notwendig: Die erste Pflegeperson bleibt beim alten Menschen und beruhigt ihn, die zweite Pflegeperson ruft sofort den Notarzt und schildert die Symptome. Anschließend:

Intrazerebrale Blutung

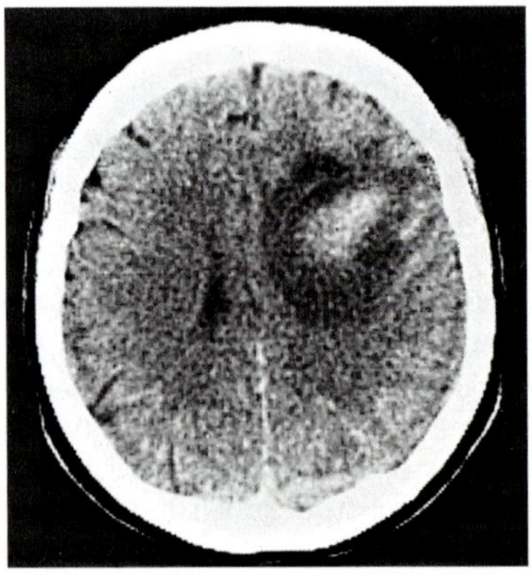

Abb. 17.**20** Intrazerebrale Blutung links medial: Die Ausbreitung des Blutes ist gut zu erkennen.

- Atemwege freihalten,
- wenn vorhanden, Zahnprothese entfernen,
- Bewusstlose in die stabile Seitenlagerung bringen, bei wachen Patienten den Oberkörper ca. 30° erhöht lagern,
- Atmung, Puls, Blutdruck kontrollieren.

Therapie

Die Behandlung aller Gehirnblutungen erfolgt meist auf einer *Intensivstation*. Hier werden engmaschig die Vitalfunktionen (Atmung, Blutdruck und Puls) überwacht. Je nach Größe der Blutung ist es notwendig, im Rahmen einer Operation die *Blutmassen aus dem Gehirn abzusaugen* oder Teile der Schädeldecke zur Entlastung vorübergehend zu entfernen (*Entlastungstrepanation*).
Ist die Akutphase überstanden, so werden ähnliche Pflegekonzepte wie beim Hirninfarkt (Bobath-Konzept, frühzeitige Krankengymnastik) angewendet (S. 408 ff). Da die Rückbildung der neurologischen Ausfälle langwierig und meist nicht vollständig ist, ist auch bei diesen Patienten die Rehabilitation sehr wichtig.

Subarachnoidalblutung (SAB)

Definition: Meist akut verlaufende Blutung aus den gehirnversorgenden Arterien in den Subarachnoidalraum (S. 385)

Ursachen

Die häufigste Ursache ist das Platzen einer (meist angeborenen) Gefäßaussackung (*Aneurysma*) einer Hirnarterie (Abb. 17.**21 a, b**). Seltener kann eine Gehirnverletzung (*Schädel-Hirn-Trauma*) die Ursache sein.

Symptome

- Plötzlich auftretende, stärkste Kopfschmerzen (meist im Hinterkopfbereich);
- extreme Nackensteife (Meningismus; s. u.);
- Übelkeit und Erbrechen;
- unterschiedliche Pupillengröße;
- Bewusstseinstörungen.

Diagnostik

Die Diagnose wird mithilfe eines *cCT* und einer *Angiografie der Hirnarterien* gestellt.

Therapie

Wie alle anderen Hirnblutungen ist auch die Subarachnoidalblutung ein Notfall, der einer intensivmedizinischen Behandlung bedarf. Meist wird durch eine frühzeitige Gefäßoperation versucht, die geplatzte Gefäßaussackung mit *kleinsten Metallklemmen* zu verschließen.

Komplikationen

Häufig kommt es allerdings zu Komplikationen wie dem krampfartigen Verschluss der betroffenen Gehirnarterie (*Gefäßspasmus*) mit Hirninfarkten oder der krankhaften Erweiterung der Liquorräume (*Hydrocephalus*), selten aber zu bleibenden Bewusstseinsstörungen oder schweren Hirnleistungsschwächen.

Subdurales Hämatom (SDH)

Definition: Sowohl chronisch als auch akut verlaufende Blutung aus den venösen Blutleitern, die sich unterhalb der harten Hirnhaut (Dura mater) ausbreitet

Subarachnoidalblutung

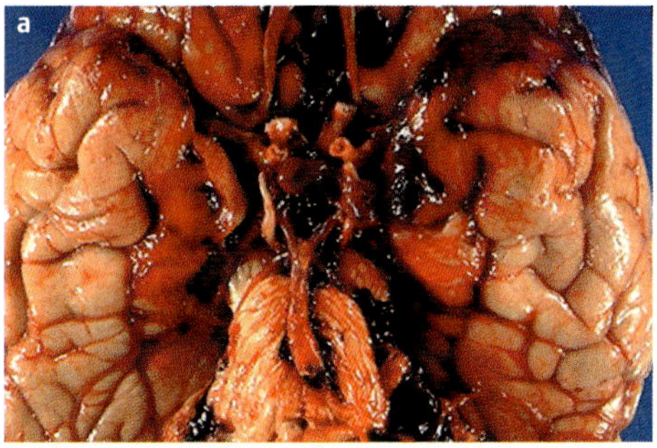

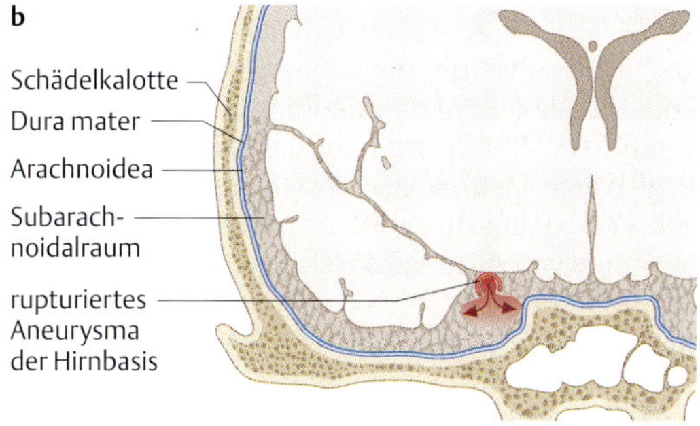

Abb. 17.**21 a, b** **a** Verteilung des Blutes an der Hirnbasis, **b** schematische Darstellung.

Ursachen

Ursache ist meist eine Krafteinwirkung auf den Schädel (z. B. durch einen Sturz), durch die es zu Zerreißungen der großen venösen Gefäße kommt. Ein besonderes Risiko besteht bei älteren Patienten, Stoffwechsel- und Gefäßerkrankungen sowie chronischer Alkoholkrankheit.

Symptome

- *Bewusstseinsstörungen*,
- psychische Auffälligkeiten (z. B. *akute Verwirrtheit*),
- *unterschiedliche Pupillengröße*,
- Halbseitenlähmung der Gegenseite (*kontralaterale Hemiparese*).

Bei älteren Patienten kann es zu einem verzögerten Verlauf mit geringen, langsam zunehmenden neurologischen Ausfällen über Wochen hinweg kommen (*chronisches subdurales Hämatom*).

Diagnostik

Wegweisend ist die *Computertomografie* (*cCT*) oder Kernspintomografie (NMR) des Schädels.

Therapie

Vor allem bei älteren Patienten ohne neurologische Ausfälle ist man mit einem operativen Vorgehen abwartend. Bei dem Eingriff wird das Blut operativ über ein Bohrloch abgesaugt.

Subdurales Hämatom

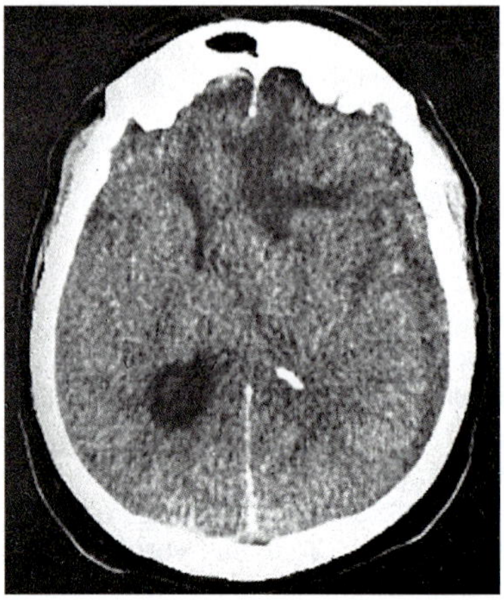

Abb. 17.**22** Zwischen einem Schädelknochen und Hirnrinde läßt sich das sichelförmige subdurale Hämatom im cCT erkennen.

Prognose

Die Patienten erholen sich meist vollständig, allerdings kann es wiederholt zu Blutungen kommen.

Erregerbedingte, entzündliche Erkrankungen des ZNS

Dominik von Hayek

Die typischen Infektionen des ZNS haben sich in den letzten Jahrzehnten stark verändert. Die früher sehr häufigen Folgeschäden durch eine Syphilisinfektion sind durch die Anwendung von Antibiotika sehr selten geworden, die „Kinderlähmung" (Poliomyelitis, „Polio") ist durch die flächendeckende Polioschutzimpfung zumindest in den Industrieländern stark zurückgegangen. Dagegen haben neurologische Schäden bei den durch *Zecken* übertragenen Erkrankungen oder im Rahmen von *AIDS* (S. 235 ff) zugenommen.

Meningitis

Definition: ZNS-Infektion mit hauptsächlicher Beteiligung der Hirnhäute (Meningen), verursacht durch Bakterien (Abb. 17.**23 a**) oder Viren, seltener durch Pilze oder Einzeller

Ursachen

Meistens breiten sich die Erreger über den Blutweg von einem anderen Infektherd (z. B. bei Lungenentzündung oder Magen-Darm-Grippe) oder direkt aus Mittelohr- oder Nebenhöhleninfektionen aus.

Die Meningitis des älteren Patienten wird meistens durch das Bakterium Streptococcus pneumoniae (Pneumokokken) hervorgerufen, daneben findet man im Jugendlichen- und Erwachsenenalter häufig Meningokokken (auch als Epidemie) und zahlreiche Viren.

Symptome

- hohes Fieber (bei älteren Patienten häufig weniger ausgeprägt),
- starke *Kopfschmerzen*,
- Nackensteife (*Meningismus*),
- *Lichtempfindlichkeit*,
- Übelkeit und Erbrechen.

Diagnostik

Die Nackensteifigkeit wird gezielt in der *neurologischen Untersuchung* geprüft. Als Meningismus bezeichnet man den schmerzbedingten Widerstand gegen eine Beugung des Kopfes nach vorne. Da die Rückenmarkshäute mitbefallen sind, ist das Anheben des gestreckten Beines im Liegen schmerzhaft behindert (*Lasègue-Zeichen*). Die Diagnose wird durch eine Entnahme von Gehirnflüssigkeit (*Lumbalpunktion*) bestätigt: Die Erreger lassen sich unter dem *Mikroskop* nachweisen und später anzüchten, außerdem ist laborchemisch eine Entzündungsreaktion zu erkennen. Daneben erfolgt immer eine Computertomografie des Kopfes (cCT) sowie Blutuntersuchungen zum Nachweis des Erregers oder der gegen ihn gerichteten Antikörper.

Therapie

Die Therapie der Meningitis erfolgt stationär. Lassen sich im Liquor Hinweise auf einen bakteriellen Erreger finden, so wird sofort mit einer hochdosierten, *intravenösen Antibiotikatherapie* begonnen, auch wenn das verursachende Bakterium noch nicht identifiziert ist. Ein Teil der viralen Erreger (v. a. das Herpes-Virus) lässt sich durch eine intravenöse Therapie mit *Zovirax* behandeln.

Komplikationen

Da es bei den Betroffenen im weiteren Verlauf oft zu Bewusstseins- und Atemstörungen kommt, ist häufig eine intensivmedizinische Behandlung notwendig. Die Entwicklung eines *Hirnödems* oder die Ausbreitung des Erregers im gesamten Körper (*Sepsis*, v. a. bei Meningokokken) stellen lebensbedrohliche Komplikationen dar (Abb. 17.**23 b**).

Prognose

Die Prognose ist stark vom jeweiligen Erreger abhängig, bei der im Alter häufigen Pneumokokken-Meningitis besteht trotz der Antibiotikatherapie eine Sterblichkeit von 20–30%. Als Folgeschäden können epileptische Anfälle, Paresen oder Hör- und Sehstörungen bestehen bleiben.

Eitrige Meningitis

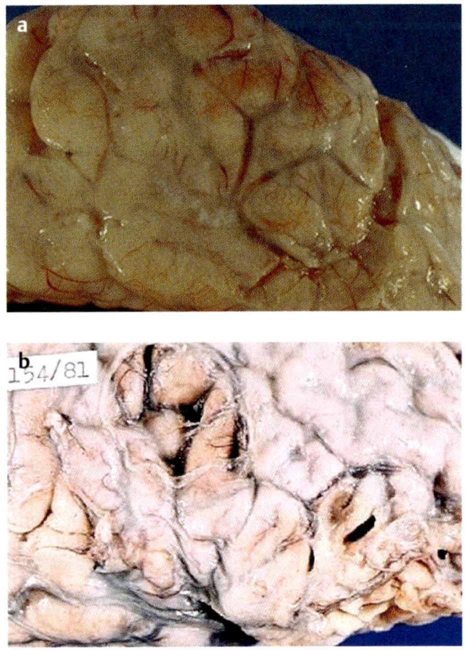

Abb. 17.**23 a, b** **a** Frühstadium, **b** späteres Stadium mit Hirnödembildung.

Gehirnentzündung (Enzephalitis)

Definition: ZNS-Infektion mit vorwiegendem Befall des Gehirngewebes

Ursachen

Häufig sind Viren (z. B. Herpes-, Mumps- oder Rötelnvirus) im Rahmen der jeweiligen Erkrankung Auslöser, seltener handelt es sich um herdförmige Absiedelungen von Bakterien aus Abszessen oder bei Herzklappenentzündungen.

Symptome

- *plötzliche Verwirrtheit*,
- *Bewusstseinstrübung*,
- neurologische Ausfälle (*Halbseitenlähmung*, Sprachstörung) oder *epileptische Anfälle*,
- bei Beteiligung der Gehirnhäute können zusätzlich Symptome einer Meningitis (*Meningismus*) auftreten.

Diagnostik

Die Diagnose wird durch die Entnahme und laborchemische Untersuchung von Gehirnflüssigkeit (Liquor) gestellt.

Therapie

Bei der bakteriellen und der Herpes-Enzephalitis handelt es sich um gefährliche Krankheitsbilder, die einer intensivmedizinischen Behandlung (s. Therapie der Meningitis) bedürfen. Je nach Erreger erfolgt eine intravenöse Therapie mit *Antibiotika* oder *Zovirax*, im Zweifelsfall als Kombination.

Krankheitsverlauf

Es handelt sich meist um *schwere Krankheitsverläufe* mit häufigen Komplikationen (z. B. epileptische Anfälle oder Hirndruckanstieg), vor allem ältere Patienten über 65 Jahre haben ein hohes Risiko zu versterben (Sterblichkeit über 50%) oder behalten bleibende neurologische Schäden (s. o.).

Durch Zecken übertragene Infektionen des ZNS

Definition: Durch Zecken (Abb. 17.**24**) übertragene Infektionserkrankungen des ZNS mit zwei unterschiedlichen Krankheitsbildern, der Borreliose und der Frühsommer-Meningoenzephalitis (FSME; Tab. 17.**3**)

Ursachen

Beide Erreger werden durch den Speichel der befallenen Zecken übertragen, allerdings ist erst nach längerem Saugen eine Infektion wahrscheinlich, weshalb eine frühzeitige Entfernung der Zecke wichtig ist.

Zecke

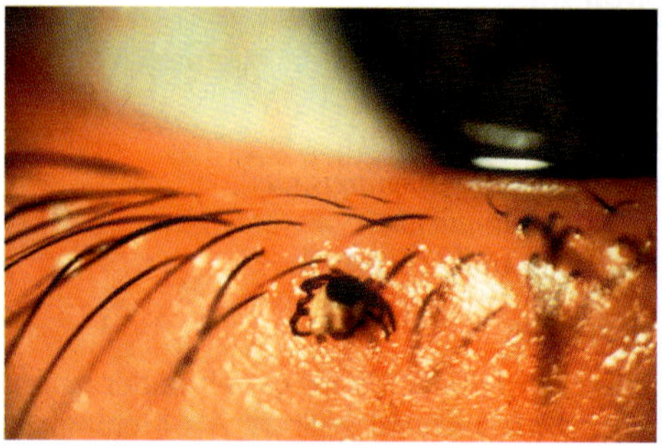

Abb. 17.**24** Saugende Zecke.

Prophylaxe

- Meiden von dichtem Unterholz;
- vollständige Bedeckung der Körperteile durch *Kleidung;*
- sofortige *Entfernung der Zecke* mit einer Pinzette (Zeckenkörper nicht zerreißen, gleichmäßiger Zug, Bisswunde desinfizieren);
- *aktive Impfung gegen den FSME-Virus* derzeit nur für Bewohner der betroffenen Endemiegebiete in Schwarzwald, Ostbayern und Österreich empfohlen;
- für die Borreliose existiert derzeit keine Impfung.

Krankheitsverlauf

Borreliose. Die häufiger auftretende Borreliose hat einen typischen, stadienförmigen Verlauf. Klassisch ist die einige Tage nach dem Zeckenbiss auftretende *ringförmige Hautrötung (Erythema*

Tabelle 17.**3** Unterschiede Borreliose und FSME

	FSME	Borreliose
Erreger	FSME-Virus	Mehrzeller (Spirochäte) Borrelia burgdorferi
Verbreitung/ Erkrankungshäufigkeit	nur Süddeutschland u. Österreich/selten	ganz Europa und Amerika/häufige Erkrankung
Verlauf	rasch	langsam, in 4 Stadien
betroffene Organe	ZNS	Haut, periphere Nerven, Gelenke, später ZNS
Hautbefund	nein	typische ringförmige Rötung um den Zeckenstich (Erythema migrans)
Therapie	keine	Antibiotika
Impfung	aktiv/passiv	keine
Verlauf	selten schwerer Verlauf	häufig langwieriger Verlauf

migrans; Abb. 17.**25**), die sich nach außen ausbreitet und in der Mitte abblasst. Nach einigen Monaten klagen die Patienten über Kopf- und Nackenschmerzen, es kommt häufig zu Lähmungen von peripheren Nerven (*z. B. Gesichtslähmung*) und zu *Nervenwurzelreizungen*. Das letzte Stadium mit rot-bläulichen Hautveränderungen, vielfältigen Gelenkbeschwerden und letztendlich einer Entzündung des Gehirngewebes tritt erst nach ca. 1 Jahr auf.

FSME. Bei der selteneren Frühsommer-Meningoenzephalitis (FSME) kommt es nach Infektion durch den FSME-Virus innerhalb von einigen Wochen zu grippeähnlichen Symptomen, später bei einem kleinen Teil der Betroffenen zu einer Hirnhaut- und Gehirnentzündung (*Meningoenzephalitis*), aber nur im Extremfall mit bleibenden Hirnschädigungen und Lähmungen. Häufig (in ca. 90% der Fälle) zeigen sich trotz einer Infektion mit dem FSME-Virus keine Krankheitszeichen.

Therapie

Die Therapie der Borreliose erfolgt in jedem Krankheitsstadium durch Antibiotika. Für die FSME existiert derzeit keine spezifische Therapie.

Erythema migrans

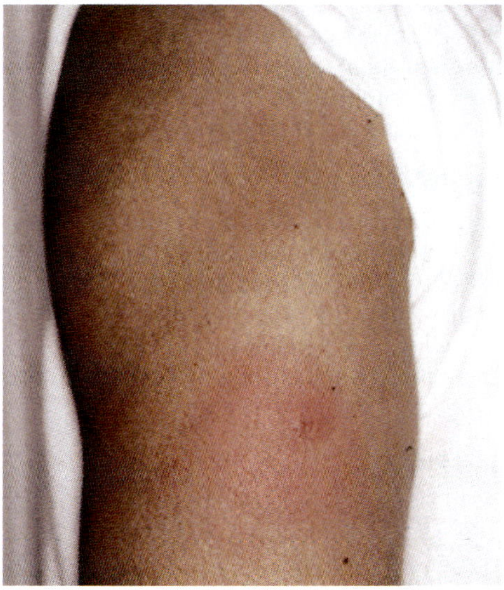

Abb. 17.**25** Ringförmige Rötung am linken Oberarm nach Borelliose-Infektion (aus Füeßl, H. S., M. R. F. Middeke: Anamnese und klinische Untersuchung. Hippokrates, Stuttgart 1998).

Creutzfeldt-Jakob-Erkrankung

Definition: Durch Prionen verursachter Abbau von Gehirngewebe; sowohl übertragbare als auch vererbbare ZNS-Erkrankung

Die Creutzfeldt-Jakob-Erkrankung kommt nur *sehr selten* vor (nur ca. 1 von 1.000.000 Menschen ist betroffen), es handelt sich dabei um eine so genannte *Prionenerkrankung*, die man nur schwierig mit den gängigen ansteckenden (infektiösen) Erkrankungen vergleichen kann. Prionen sind Eiweißteile, die im gesunden Körper als Teile der Nervenzellmembran im Gehirn, aber auch in vielen anderen Organen vorkommen. Verändern sich diese Eiweißteile in ihrer räumlichen Struktur, so kommt es zu Schäden an den Nervenzellen und letztendlich zu einem schwammförmigen Abbau der Gehirnzellen, der dann die Creutzfeldt-Jakob-Erkrankung hervorruft.

Ursachen

Bei 90% der Creutzfeldt-Jakob-Erkrankungen kommt es zu *zufälligen Veränderungen* des Prionen-Gens, bei ca. 10% der Fälle handelt es sich um eine *angeborene Erbkrankheit* mit einer krankhaften Veränderung des Prionen-Gens. Sehr selten findet eine *direkte Infektion des ZNS* durch die Übertragung von infiziertem Gehirngewebe (z. B. bei der Transplantation von Horn- oder Gehirnhaut) statt; noch nicht sicher geklärt ist die Übertragung einer bei Rindern auftretenden Prionenerkrankung (*BSE*) durch die Nahrung.

Symptome

Zu Beginn zeigt sich bei den Betroffenen meist eine depressive Verstimmung, danach entwickelt sich innerhalb eines Jahres eine *rasch fortschreitende Demenz* (S. 420 ff). Daneben zeigen sich neurologische Auffälligkeiten wie *Muskelzuckungen* (*Myoklonien*), *Gang- und Augenmuskelstörungen*.

Diagnostik

Typische Befunde lassen sich nur in den Gehirnströmen (EEG) und im Liquor finden, im cCT zeigen sich keine beweisenden Veränderungen. Häufig wird die Diagnose erst durch eine Autopsie gestellt.

Krankheitsverlauf

Nach einem Krankheitsverlauf von insgesamt nicht mehr als einem bis maximal zwei Jahren verfallen die Patienten und versterben. Eine spezielle Therapie der Creutzfeldt-Jakob-Erkrankung existiert nicht, im Vordergrund steht die Pflege bei einer rasch fortschreitenden Demenzerkrankung.

Degenerative Erkrankungen des ZNS

Dominik von Hayek

Definition: Degenerative Erkrankungen sind durch den Abbau von Nervengewebe bedingt.

Multiple Sklerose

Definition: Die Multiple Sklerose (MS), auch Enzephalomyelitis disseminata (ED) genannt, ist eine chronisch entzündliche Erkrankung von Gehirn und Rückenmark, die meist schubförmig verläuft.

Ursachen

Die genaue Ursache der Erkrankung ist noch nicht geklärt; es kommt zur *Zerstörung der Markscheiden* (Schutzhülle um das Axon, S. 375 f) durch das eigene Immunsystem des Körpers. Betroffen ist das gesamte zentrale Nervensystem, insbesondere die weiße Substanz des Großhirns, sodass sich eine Vielzahl von neurologischen Ausfällen zeigen kann.
Frauen sind häufiger betroffen als Männer, meist beginnt die Erkrankung zwischen dem 20. und 40. Lebensjahr, mit einer Häufigkeit von bis zu 1 : 1000 Einwohnern handelt es sich um eine häufige neurologische Erkrankung in Europa.

Symptome

- *Sehstörungen:* häufig das erste Krankheitszeichen; Verschwommensehen, Doppelbilder, unwillkürliche Augenbewegungen (Nystagmus) oder vorübergehende Blindheit;
- *Sensibilitätsstörungen:* Missempfindungen (Parästhesien), vermindertes Berührungs- und Schmerzempfinden;
- *Lähmungen:* typisch sind spastische Lähmungen im späteren Verlauf der Erkrankung, betroffen ist meist ein Bein;
- *Tremor:* typisch ist ein Intentionstremor (Zittern bei zielgerichteten Bewegungen);
- *Sprechstörungen:* undeutliche Aussprache, Heiserkeit, später verwaschene Sprache;
- *Blasenfunktions- und Sexualstörungen:* Urininkontinenz, Harnverhalt, sexuelle Funktionsstörungen, seltener Stuhlinkontinenz, eher Verstopfung (Obstipation);
- *Gesichtsschmerzen:* Dauerschmerz im Bereich des Nervus facialis und Nervus trigeminus;
- *psychische Störungen:* anfangs eher euphorische als depressive Stimmung, im weiteren Verlauf häufig Depressionen, in 25% der Fälle Entwicklung einer Demenz.

NMR bei Multipler Sklerose

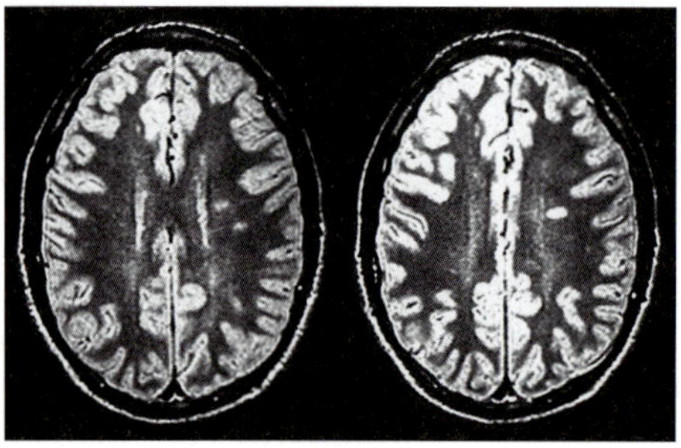

Abb. 17.**26** Entmarkungsherde im NMR des Schädels.

Krankheitsverlauf

Die Multiple Sklerose verläuft typischerweise in *Schüben*, d.h. die Krankheitssymptome treten plötzlich auf und bilden sich innerhalb von Tagen oder Wochen wieder zurück. Zwischen den einzelnen Schüben (über Monate oder Jahre treten keine Symptome auf), erst im späteren Verlauf kommt es zu bleibenden neurologischen Ausfallserscheinungen. Vor allem bei älteren Patienten unterscheidet sich der Krankheitsverlauf, hier kann es zu anhaltenden neurologischen Ausfällen ohne Rückbildung und mit der Tendenz zur Verschlechterung kommen.

Diagnostik

Bei dem Verdacht auf eine Multiple Sklerose werden eine *Kernspintomografie* (*NMR*, Abb. 17.**26**) des Gehirns und Rückenmarks, eine *Liquoruntersuchung* und die Messung der *Nervenleitgeschwindigkeit* vorgenommen. Trotzdem ist die Diagnosestellung in manchen Fällen schwierig oder verzögert.

Therapie

Eine ursächliche Therapie der Multiplen Sklerose ist bis jetzt nicht möglich; die Therapie besteht aus zwei Bestandteilen:

Hemmung des körpereigenen Immunsystems.

- durch hochdosiertes *Kortison* über 5 – 10 Tage, meist intravenös;

- durch ursprünglich zur *Chemotherapie* bei bösartigen Tumoren eingesetzte Medikamente (wie Imurek);
- durch *Beta-Interferone*, die derzeit den besten Behandlungserfolg zeigen.

Linderung der einzelnen Krankheitserscheinungen.

- bei Spastik Gabe von Lioresal, einem Muskel entspannenden Medikament;
- bei Blasenentleerungsstörungen: Doryl, (Cholinergikum);
- bei Gesichtsschmerzen: Tegretal, (Epilepsie-Medikament);
- bei Tremor: Betablocker wie Dociton;
- bei starken depressiven Verstimmungen: Antidepressiva (z. B. Saroten).

Pflege

Pflege bei MS: Multiple Sklerose wird auch die Krankheit mit den 1000 Gesichtern genannt. Sie kann, je nachdem welche Teile des zentralen Nervensystems betroffen sind und wie weit die Erkrankung fortgeschritten ist, sehr unterschiedlich in Erscheinung treten. Das Ziel der pflegerischen Maßnahmen ist die Förderung der Rückbildung von Ausfallerscheinungen und das Vermeiden von Sekundärerkrankungen.
Je nach Zustand des Erkrankten sind insbesondere *Dekubitus-*, *Pneumonie-*, *Kontrakturen- oder Harnwegsinfektionsprophylaxen* von Bedeutung. Um motorische Störungen zurückzubilden, kommt *alltäglichen Verrichtungen* wie Essen, Zähne Putzen, sich An- und Auskleiden eine besondere Bedeutung zu. Der Kranke soll so viel wie möglich selbst tun, darf jedoch nicht überfordert werden. Oft können alltägliche Handgriffe durch den Einsatz geeigneter Hilfsmittel (S. 407) auch bei Fortschreiten der Krankheit noch selbstständig ausgeführt werden. Eventuell ist eine Physio- oder Ergotherapeutin hinzuzuziehen. Besonders wichtig ist die *Mobilisation*. Geläufig ist der Satz: „Wer einen MS-Patienten 3 Tage im Bett liegen lässt, hat ihn bereits aufgegeben." Die Art der Mobilisation ist dem Zustand des Betroffenen anzupassen. Im akuten Schub wird meist Bettruhe verordnet. Besteht eine *Blasenstörung*, ist auf eine ausreichende Trinkmenge (2 l/Tag) zu achten. Ansonsten kann ein Blasenklopftraining, wiederholtes Einmalkatheterisieren, manuelles Ausdrücken der reflexlosen Blase oder eine angemessene Versorgung mit Inkontinenzhilfsmitteln angebracht sein. Oft besteht krankheitsbedingt eine *erhöhte Ermüdbarkeit*. Sie ist als echte Krankheitserscheinung zu akzeptieren und es sollten deshalb mehr Ruhepausen in der Tagesstrukturierung eingeplant werden.

Prognose

Die mittlere Krankheitsdauer liegt heute bei mehr als 25 Jahren, die MS wird nicht mehr als lebensverkürzende Erkrankung angesehen. Ein Drittel der Patienten weist während des gesamten Lebens nur geringgradige Krankheitszeichen auf, ein weiteres Drittel zeigt nur mäßige Behinderungszeichen ohne ausgeprägte Einschränkung im Privat- oder Berufsleben, ein sehr schwerer Verlauf tritt bei weniger als 5 % der Patienten auf.

Selbsthilfegruppen: z. B. Deutsche Multiple Sklerose Gesellschaft, Fahrenwalderstr. 205, 30 165 Hannover.

Morbus Parkinson

Definition: Degenerative Erkrankung des ZNS mit einem Symptomenkomplex aus Tremor, Rigor und Akinesie

Ursachen

Beim Morbus Parkinson kommt es aus ungeklärter Ursache zu einem Absterben von Dopamin produzierenden Zellen im Mittelhirn und damit zum *Mangel an Dopamin* im Gehirn (S. 375). Treten die Symptome als Nebenwirkung von Medikamenten (z. B. Neuroleptika), nach einer Enzephalitis oder bei diffuser Hirnarteriosklerose auf, so spricht man von einem *Parkinson-Syndrom*.
Der Morbus Parkinson (umgangssprachlich „Schüttellähmung") gehört zu den häufigsten neurologischen Erkrankungen, etwa 1 – 1,5 % der über 60-Jährigen sind betroffen.

Symptome (Abb. 17.**27**)

- *Bewegungsarmut (Hypo- bzw. Akinesie):* Das wichtigste und meist erste Krankheitszeichen. Folge sind starre Mimik (Maskengesicht), Bewegungsblockade (Freezing), kleinschrittiger Gang (Trippeln), Fehlen von Ausgleichsbewegungen (Arme schwingen nicht mit, Fallneigung);
- *Zittern (Tremor):* meist erst im Krankheitsverlauf auftretend, oft einseitiger Ruhe-Tremor, typischerweise als Pillendreher–Tremor;
- *Rigor* (S. 387): gleichbleibender, „wächserner Widerstand" der Muskeln gegenüber einer passiven Bewegung;
- *kleinere Schrift (Mikrographie):* Die Schrift wird zum Zeilenende hin immer kleiner;
- *vegetative Störungen:* Speichelfluss, erhöhte Schweiß- und Talgproduktion (vor allem im

Symptome Morbus Parkinson

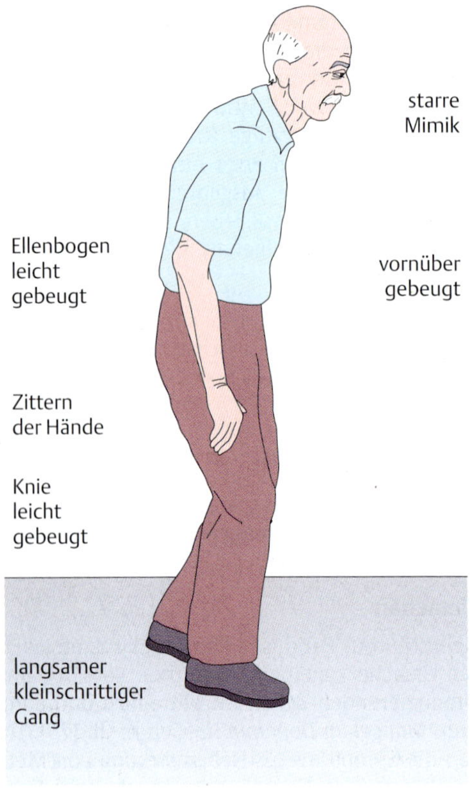

Abb. 17.**27**

Gesicht) mit einem „Salbengesicht", Verdauungsbeschwerden (meist Obstipation), Blasenstörungen;

- *psychische Probleme:* Die Erkrankung beinhaltet zunächst keine Beeinträchtigung der intellektuellen Fähigkeiten und des Bewusstseins, d. h. die Patienten nehmen alles wahr. Deshalb kommt es häufig zu depressiven Verstimmungen, psychotische Symptome wie Halluzinationen sind eher medikamentöse Nebenwirkungen. Erst im weiteren Verlauf der Erkrankung kommt es zu verlangsamtem Denken bei erhaltenem Bewusstsein oder zur Entwicklung einer Demenz.

Diagnostik

Die Diagnose wird *klinisch* gestellt, d. h. aufgrund der beobachteten Symptome.

Therapie

Es gibt viele verschiedene Typen von *Parkinson-Medikamenten*, die die Verfügbarkeit von Dopamin im zentralen Nervensystem erhöhen (Tab. 17.**4**). Da die Wirkzeit dieser Medikamente teils sehr kurz ist, kommt es oft zum Wechsel von Aktivität und Bewegungslosigkeit (On-off-Phänomen), was nur durch häufige Medikamenteneinnahme (bis zu 6x pro Tag) oder Kombination verschiedener Wirkstoffe zu vermeiden ist. Bei solchen Störungen sollten die Patienten angehalten werden, ein *Patiententagebuch* zu führen.

Tabelle 17.**4** Parkinson-Medikamente

Wirkstoff/ Wirkprinzip	Präparate	Indikation	Darreichungsform/ Dosierung	Nebenwirkungen
L-Dopa (Vorstufe von Dopamin)	Madopar, Nacom	Akinesie, Tremor	Tabletten, bis zu 5 × am Tag	Übelkeit und Erbrechen, Herzrasen, Halluzinationen, überschießende Bewegungen
Dopaminwirkstoffe (Agonisten)	Dopergin, Parcotil	jüngere Patienten unter 65, ungleichförmige Wirkung von L-Dopa	Tabletten, 1 – 2 × pro Tag	wie bei L-Dopa
Hemmung des Dopaminabbaus	Antiparkin, Komtess	ungleichförmige Wirkung von L-Dopa	Tabletten, 1 × am Tag	Schlafstörungen, Halluzinationen
Amantidin	PK-Merz	absolute Bewegungslosigkeit (akinetische Krise)	Infusionen, bis zu 2 × am Tag	Herzrasen, Blutdruckabfall, Übelkeit, Halluzinationen

Krankheitsverlauf

Nur beim Parkinson-Syndrom als Medikamentennebenwirkung lässt sich durch das Absetzen der Medikamente eine sofortige Besserung erreichen. Bei allen anderen Formen des Morbus Parkinson ist eine Heilung derzeit nicht möglich. Mit den zahlreichen vorhandenen Medikamenten können die Krankheitszeichen zwar über 5–10 Jahre gemildert werden, danach verlieren die Medikamente aber häufig ihre Wirksamkeit und viele Patienten versterben aufgrund steigender Pflegebedürftigkeit.

Epileptisches Anfallsleiden

Definition: Anfallsartiges, unwillkürliches Auftreten von Muskelzuckungen oder -krämpfen aufgrund abnormer Gehirnströme

Ursachen

Grundlage sind abnorme elektrische Stromflüsse in einigen Hirnarealen, die zu unwillkürlichen Bewegungen der Extremitäten führen. Epileptische Anfälle stellen die dritthäufigste neurologische Störung im höheren Lebensalter dar. Ursachen bei älteren Patienten sind:

- Alkoholentzug,
- Hirninfarkt,
- Gehirntumoren oder -blutungen,
- Meningitis und Enzephalitis,
- massiver Schlafentzug und Stress,
- Medikamente (z. B. Neuroleptika).

Einteilung

Man unterscheidet *epileptische Gelegenheitsanfälle*, die ausschließlich in außergewöhnlichen Belastungssituationen des Gehirns vorkommen, von der *Epilepsie*, bei der schon bei einfachen Reizen wiederholt epileptische Anfälle ausgelöst werden.

> Bis zu 5–10% der Gesamtbevölkerung erleiden innerhalb ihres Lebens einen epileptischen Gelegenheitsanfall, der sich nur bei einem sehr geringen Anteil wiederholt.

Symptome

Grand-mal-Anfall (tonisch klonisch). Zu Beginn verspürt der Betroffene ein seltsames Körpergefühl (Aura), eingeleitet durch einen (Initial-) Schrei beginnt die *tonische Phase* mit krampfhaft gestreckten Extremitäten, weiten, lichtstarren Pupillen sowie fehlender Atmung (über 1–2 Min.). Danach folgt mit rhythmischen Zuckungen am ganzen Körper die *klonische Phase*, bei der es zu Zungenbiss sowie Urin- und Stuhlabgang kommen kann. Je nach Dauer des Anfalls (über Sekunden bis Minuten) lassen die Zuckungen langsam nach und es folgt eine *Schlafphase* (bis zu einer Stunde), in der der Patient zwar weckbar, aber mürrisch und wenig orientiert ist. Der Patient ist also während des Anfalls nicht bei Bewusstsein und kann sich auch später nicht mehr an den Anfall erinnern.

Fokale Anfälle. Im Gegensatz zu den Grand-mal-Anfällen sind hier nur einzelne Körperteile von den rhythmischen Zuckungen betroffen und das Bewusstsein bleibt erhalten. Fokale Anfälle sprechen für die Schädigung eines bestimmten Gehirnareals (z. B. durch Blutung oder Tumor). Sie können auf den gesamten Körper übergreifen (sekundär generalisiert) und selten zu Bewusstseinsstörungen führen.

Absencen. Selten äußern sich epileptische Anfälle einzig in einer kurzzeitigen Bewusstseinstrübung ohne krampfartige Zuckungen der Muskeln.

Status epilepticus. Dauern die epileptischen Anfälle länger als 20 Minuten oder erlangt der Patient zwischen einzelnen Anfällen über 20 Minuten nicht mehr das Bewusstsein, so spricht man von einem Status epilepticus.

> Der Status epilepticus stellt einen lebensbedrohlichen Notfall dar und erfordert sofortige ärztliche Intervention.

> Pflege
>
> **Epileptischer Anfall:**
> *Verhalten während eines epileptischen Anfalls:* Schutz des Krampfenden vor Verletzungen; Gegenstände, an denen er sich verletzen könnte, wegräumen. Kopf vor wiederholtem Aufprall auf den Boden schützen, auf Decke oder Kissen legen; keinen Mundkeil einschieben, den Betroffenen nicht festhalten oder schütteln, denn das erhöht die Verletzungsgefahr. Notarzt rufen, wenn der Anfall länger als 5 Min. dauert, der Betroffene innerhalb von 20 Min. nicht erweckbar ist (z. B. mit einem Schmerzreiz), ein erneuter Anfall innerhalb einer Stunde auftritt und bisher keine Epilepsie bekannt ist.
> *Verhalten nach einem Anfall:* Ist der Betroffene nicht bei Bewusstsein, wird er in die stabile Seitenlage gebracht, um eine Aspiration von Speichel

oder Blut zu vermeiden. Bewusstsein, Atmung, Puls und Blutdruck kontrollieren und den Zeitpunkt des Anfallbeginns und -endes notieren. Die Pflegeperson bleibt bei dem Patienten, bis er sein Bewusstsein und seine Orientierung wiedererlangt hat. Sie sieht nach, ob der Betroffene sich verletzt hat. Insbesondere der Hinterkopf und die Extremitäten sind auf Schürfungen, Prellungen und Platzwunden hin zu kontrollieren. Aggressivität und negative Stimmungen gehören nach der Schlafphase zur Symptomatik. Da sie nicht böswillig sind, müssen sie gelassen hingenommen werden.

Diagnostik

Bei einem neu aufgetretenen epileptischen Anfall muss eine Computertomografie (cCT) oder besser eine Kernspintomografie (NMR) des Schädels durchgeführt werden; durch die wiederholte Ableitung der Gehirnströme (EEG) kann die Diagnose gesichert und der Verlauf beobachtet werden.

Therapie

Ein akuter epileptischer Anfall wird erst ab einer Dauer von 5 Min. oder bei wiederholten Anfällen behandelt, meist durch eine intravenöse Gabe von Valium (auch als Rectiole möglich).
Zur dauerhaften Verhinderung von epileptischen Anfällen müssen die Patienten permanent Medikamente einnehmen (Tab. 17.**5**), teilweise als Zweifach- oder Dreifachkombination. Häufig ist die Einstellung mit diesen Medikamenten schwierig; die Medikamentenspiegel im Blut müssen untersucht und bei Anfallshäufungen Präparatwechsel vorgenommen werden.

Prophylaxe

Alkohol, Lichtreize (Fernsehen) und andere *auslösende Reize müssen gemieden werden.* Sportliche Betätigung darf nicht bis zur Erschöpfung betrieben werden; keine Sportarten, bei denen epileptische Anfälle Selbst- oder Fremdgefährdung verursachen können (z. B. Schwimmen). Die Epilepsiemedikamente dürfen nicht eigenmächtig verändert werden.

Prognose

Die frühere Auffassung, dass es bei der Epilepsie zu typischen Wesensveränderungen kommt, ist heute widerlegt. Der überwiegende Teil der Epileptiker ist dank einer medikamentösen Behandlung anfallsfrei.

Tabelle 17.**5** Epilepsie-Medikamente (Antikonvulsiva)

Substanz	Präparate	Nebenwirkungen
Carbamazepin	Tegretal	allergische Hautreaktionen, Blutbild- und Elektrolytveränderungen, häufig Überdosierung, demenzfördernd
Phenytoin	Phenhydan	allergische Reaktionen, Nervenschädigungen, Zahnfleischwucherungen, Herz-Kreislauf-Störungen, demenzfördernd
Valproinsäure	Convulex, Ergenyl, Orfiril	Magen-Darm-Beschwerden, Tremor, Leber- und Pankreasschäden, demenzfördernd
Lamotrigin	Lamictal	allergische Hautreaktionen, zahlreiche Wechselwirkungen mit anderen Medikamenten, demenzfördernd

Tumoren des Gehirns

Dominik von Hayek

Definition: Neubildungen (Tumoren) des Gehirns können primär von allen Hirngeweben ausgehen oder als Tochtergeschwulst (Metastase) eines bösartigen (malignen) Tumors außerhalb des Gehirns auftreten.

Symptome

Es gibt keine typischen Krankheitszeichen für Gehirntumoren, das Auftreten von neurologischen Ausfällen hängt von der Größe und der Lokalisation des Tumors ab. Auftreten können:

- epileptische Anfälle, sowohl Grand-mal- als auch fokal (in 40% der Fälle);
- Kopfschmerzen (in 25% der Fälle);
- Persönlichkeitsveränderungen (in 17% der Fälle);
- seltener Halbseitenlähmung, Erbrechen, Sprachstörung.

Krankheitsverlauf

Der Krankheitsverlauf ist sehr unterschiedlich, er wird von der Wachstumsgeschwindigkeit und der Lokalisation des Tumors im Gehirn bestimmt (Tab. 17.**6**).

Therapie

Die Therapie besteht je nach Tumortyp in einer *Operation*, *Chemotherapie* oder *Bestrahlung*. Bei einer Hirnschwellung (Hirnödem) wird häufig Kortison gegeben. Bei einem langsam wachsenden oder gutartigen Hirntumor (z. B. Meningeom) empfiehlt sich bei älteren Patienten ein *zuwartendes Beobachten* (mit wiederholten Computertomografieuntersuchungen).

Tabelle 17.**6** Die Hirntumoren des höheren Lebensalters in der Reihenfolge ihrer Häufigkeit

Tumortyp	**gutartig/bösartig**	**Wachstumsgeschwindigkeit**	**Prognose**
Hirnmetastase z. B. eines Bronchial- oder Mammakarzinoms	bösartig (maligne)	schnell	schlecht
Glioblastom (Tumor des Gehirngewebes, s. Abb. 17.**28 a,b**)	bösartig	schnell	sehr schlecht, mittlere Überlebensdauer unter einem Jahr
Astrozytom (Tumor des Gehirngewebes)	unterschiedlich bösartig	unterschiedlich	unterschiedlich
Hirnhauttumor (Meningeom)	gutartig	langsam	gut

Glioblastom

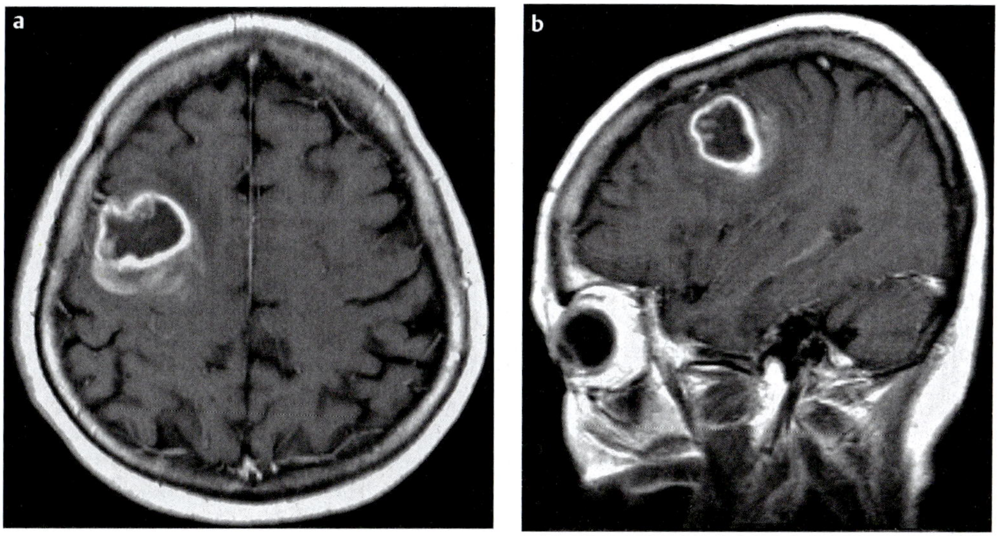

Abb. 17.**28 a, b** **a** Horizontalschnitt, **b** Sagittalschnitt (aus Gerlach, U., H. Wagner, W. Wirth: Innere Medizin für Pflegeberufe, 5. Aufl. Thieme, Stuttgart 2000).

Erkrankungen des peripheren Nervensystems

Dominik von Hayek

Gürtelrose (Herpes zoster)

Definition: Durch Viren verursachte Erkrankung peripherer Nerven mit typischem Hautausschlag

Ursachen

Die Krankheitsursache sind die Erreger der Windpocken (*Varizella-zoster-Viren*), die nach der meist in der Kindheit durchgemachten *Windpockenerkrankung* in den Nervenzellgeflechten (Spinalganglien) verbleiben. Im Alter oder bei einer Abwehrschwäche werden diese „überwinternden" Viren wieder aktiviert und befallen das von dem betroffenen Spinalganglion versorgte Hautareal. Aus diesem Grund treten die *Hauterscheinungen einseitig* auf und betreffen die jeweiligen Versorgungsgebiete der Rückenmarksnerven (S. 381).

Symptome

Zu Beginn Abgeschlagenheit und leichtes Fieber, danach starke *gürtelförmige Schmerzen* und Missempfindungen (Parästhesien); nach einigen Tagen kleine, bis zu *erbsgroße Bläschen* mit einer typischen *violetten Hautrötung*. Die Ausbreitung ist typischerweise *einseitig*, nur wenig über die Körpermittellinie hinausreichend; oft ist der Rumpf betroffen (Abb. 17.**29**). Es treten über Wochen anhaltende *Schmerzen* auf, auch nach dem Zurückgehen der Bläschen; bei Befall eines Hirnnerven entsprechend Seh- oder Hörstörung, Gesichtslähmung.

Gürtelrose

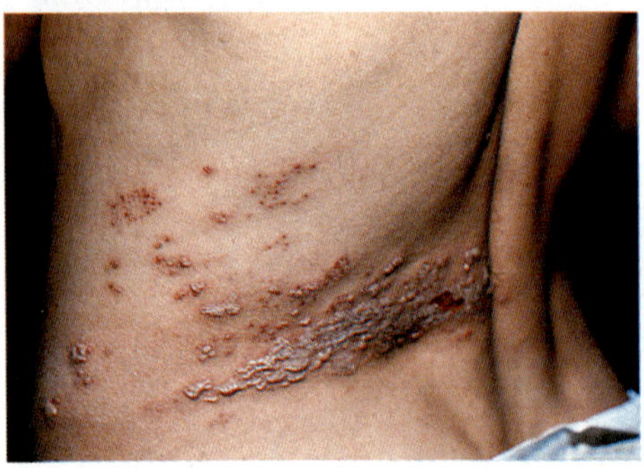

Abb. 17.**29** Typische Ausbreitung des Herpes zoster am Rumpf mit Begrenzung durch die Körpermittellinie.

Therapie

Möglichst frühzeitig *Einnahme von Zovirax*, das die Virusvermehrung hemmt; meist in Tablettenform, mehrmals täglich, bei schweren Verläufen mit Hirnnervenbeteiligung als Infusion im stationären Rahmen, insgesamt über mindestens 10 Tage. Zur Schmerzbekämpfung: Schmerz lindernde (anästhesierende) Salben auf die Hautrötung, sowohl *peripher wirkende* (z. B. Voltaren) als auch *zentral wirkende Analgetika* (z. B. Tramal; S. 61 ff). Außerdem hat sich das Medikament Neurontin als sehr wirkungsvoll gegen die Nervenschmerzen nach einer Herpes-zoster-Infektion erwiesen.

Pflege

Pflege bei Gürtelrose: Die vom Ausschlag betroffenen Hautbezirke sollen trocken gehalten werden, d. h., sie dürfen nicht gewaschen werden und es muss darauf geachtet werden, dass der Betroffene nicht ins Schwitzen kommt. Er soll eher leichte Kleidung aus Naturfasern tragen und nicht zu warmes Bettzeug benutzen. Nach Arztanordnung werden Schmerz lindernde Salben aufgetragen. Bei Kontakt mit den betroffenen Hautarealen sind Einmalhandschuhe zu tragen.

Um das Immunsystem zu stärken, benötigt der Kranke viel Ruhe, auch tagsüber, frische Luft und eine vitamin- und ballaststoffreiche Ernährung.

Kinder (sie können durch das Virus an Windpocken erkranken) und abwehrgeschwächte Personen (z. B. alte Menschen, HIV-Positive) sollten nicht in Kontakt mit der erkrankten Person kommen, bis die Hauterscheinungen abgeklungen sind.

Prognose

Im Allgemeinen bilden sich die Symptome nach einigen Wochen zurück und verschwinden völlig.

Komplikationen

Vor allem ältere Patienten leiden noch über Jahre im betroffenen Hautbezirk an *Nervenschmerzen* (Postzoster-Neuralgie). Bei abwehrgeschwächten Patienten kann es zu einem Befall des Gehirns (*Herpes-zoster-Enzephalitis*) kommen, die eine lebensbedrohliche Erkrankung darstellt.

Periphere Polyneuropathie (PNP)

Definition: Diffuse, nicht verletzungsbedingte Schädigung von Teilen oder des gesamten peripheren Nervensystems

Ursachen

- *Gifte (toxisch)*: Alkoholkrankheit (15% der Fälle), Medikamente, Schwermetalle;
- *Stoffwechselerkrankungen:* Diabetes mellitus (30% der Fälle);
- *Mangelernährung:* Vitamin-B- oder Folsäuremangel;
- *bösartige Tumoren* (paraneoplastisch): Bronchialkarzinom;
- *Infektionserkrankungen:* AIDS, Borreliose.

Es kommt zu Schädigungen der Nervenfasern und der Markscheiden; meist ist zuerst die afferente (sensible) und später die efferente (motorische) Erregungsleitung gestört (S. 375).

Symptome

Es treten *symmetrische Sensibilitätsstörungen und Missempfindungen* an den Extremitäten auf, z. B. strumpfförmig fehlendes Gefühl in den Beinen mit gleichzeitigem Kribbeln. Im weiteren Verlauf breiten sich die Sensibilitätsstörungen bis zum Körperstamm hin aus, später kommt es zu *Lähmungen* und zu Gang- und Koordinationsstörungen. Die Beeinträchtigung des vegetativen Nervensystems hat Störungen der Schweißsekretion, der Verdauung und beim Wasserlassen sowie eine *verzögerte Wundheilung* (vor allem bei Diabetikern) zur Folge.

Therapie

Da es bis jetzt nur wenig wirksame Therapieformen gibt, ist die *Bekämpfung der Ursachen* (z. B. Blutzuckereinstellung, Alkoholabstinenz, Vitamineinnahme bei Fehlernährung) die wichtigste Maßnahme. Zusätzlich kann durch die Infusion von a-Liponsäure (Thioctazid) eine Linderung der Beschwerden zu erreichen versucht werden.

Pflege

Bei Sensibilitätsstörungen an den Extremitäten: Die Haut, besonders der Füße, sollte einmal täglich auf Rötungen, Druckstellen und Hautläsionen kontrolliert werden. Der Betroffene kann Verletzungen nicht fühlen! Ansonsten gilt es, Vorkehrungen zu treffen, um Verletzungen zu vermeiden (S. 381), da sie schlecht abheilen.

Komplikationen

Bleibende *Lähmungen der Extremitäten* in unterschiedlichem Ausmaß stellen die schwersten Komplikationen dar, daneben kann eine Gangstörung mit Sturzgefahr bestehen. Die Patienten können sich aufgrund der Sensibilitätsstörungen schwer *verletzen oder verbrennen*, ohne es zu bemerken. Durch die gestörte Wundheilung kann es selbst bei kleinen Wunden zu verlangsamter Heilung oder schweren *Wundinfektionen* kommen.

Prognose

Vor allem bei älteren Patienten ist aufgrund der langjährigen Schädigung eine Besserung der Krankheitserscheinungen selten, Komplikationen sind dagegen häufig.

Fazialis-Parese

Definition: Schlaffe Lähmung der vom Nervus facialis (VII. Hirnnerven) versorgten Muskeln einer Gesichtshälfte

Ursachen

Es werden Schädigungen des Nervus facialis durch eine Virusinfektion oder Minderdurchblutung angenommen.

Symptome

Die Patienten bemerken eine *plötzliche einseitige Gesichtslähmung*, Geschmacksstörungen und oft ein gesteigertes Hörvermögen. Es fallen der *herunterhängende Mundwinkel*, der *unvollständige Lidschluss* und das *fehlende Stirnrunzeln* auf (Abb. 17.**30**). Da sich die Störung auf den Nervus

Fazialisparese

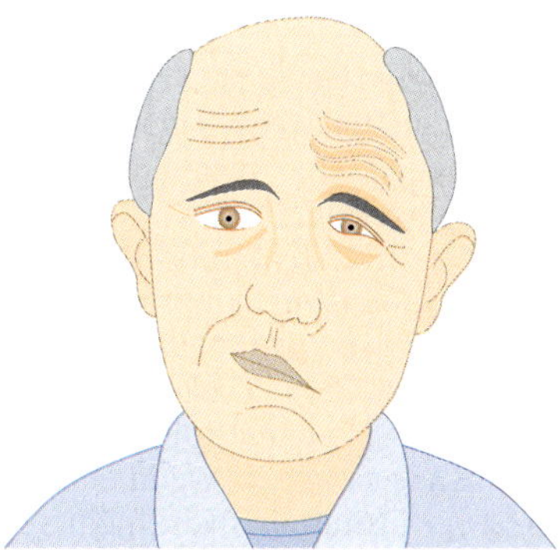

Abb. 17.**30** Der Befall aller 3 Gesichtsäste zeigt sich im herunterhängenden Mundwinkel, im unvollständigen Lidschluss und im fehlenden Stirnrunzeln in der gelähmten Gesichtshälfte.

facialis beschränkt, treten keine weiteren neurologischen Ausfälle auf (im Gegensatz zum Hirninfarkt).

Therapie

Eine ursächliche Therapie existiert nicht, allerdings müssen mögliche Komplikationen durch den Nervenausfall kompensiert werden. Das betroffene Auge sollte wegen der Gefährdung der Hornhaut durch *Augentropfen oder Augensalben* und einen *Uhrglasverband* vor dem Austrocknen geschützt werden. Der Betroffene sollte mindestens einmal täglich vor dem Spiegel *mimische Übungen* zum Training der Muskulatur machen. Eine Therapie mit Kortison-Infusionen ist umstritten.

Prognose

Bei 80% der Fälle kommt es innerhalb von 6 Wochen zum Rückgang der Lähmungserscheinungen, manchmal verbleibt eine diskrete Schwäche der mimischen Muskulatur.

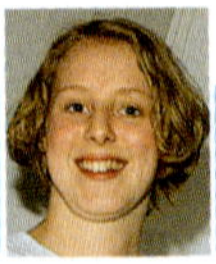

Pflegeschwerpunkt Morbus Parkinson und Hirninfarkt/Gehirnblutung (Schlaganfall)

Jutta Weniger

Morbus Parkinson

Pflegerische (auch physiotherapeutische) Maßnahmen müssen schon bei Beginn der Erkrankung einsetzen. Es wird versucht, die medikamentöse Behandlung so lange wie möglich hinauszuzögern, da diese nach 5 – 7 Jahren ihre Wirkung verliert. Mit Fortschreiten der Erkrankung kann der Bedarf an pflegerischer Unterstützung sehr unterschiedlich sein. Er hängt ab von den vorherrschenden Krankheitssymptomen, deren Ausprägung und dem allgemeinen Gesundheitszustand des Betroffenen. Besteht ein Parkinson schon über mehrere Jahre, führt er in höherem Alter meist zu deutlichen Behinderungen.

Für die Pflege von Parkinsonkranken ist der Grundsatz der *aktivierenden Pflege* besonders wichtig:

- Fähigkeiten und Neigungen werden betont;
- eigene Aktivitäten werden gefördert;
- der Kranke und seine Angehörigen werden beraten und angeleitet;
- Erfolgserlebnisse werden ermöglicht und das Selbstwertgefühl wird gestärkt;
- in den Aktivitäten des täglichen Lebens wird der Kranke unterstützt, wo es notwendig ist, wie im Folgenden dargestellt. Sie werden ihm erst dann abgenommen, wenn er sie auch mit Hilfe bzw. Hilfsmitteln nicht mehr selbst ausführen kann.

ATL Sich bewegen

Die Bewegungen sind insgesamt verlangsamt und anstrengend. Es ist wichtig, dem Kranken *viel Zeit* zu lassen, ihn nicht unter Druck zu setzen. Der Gang ist verändert (s. o.) und die Betroffenen stürzen leicht. Darum sind *sturzprophylaktische Maßnahmen* zu ergreifen (S. 121). Um die Beweglichkeit zu verbessern, ist auf eine *pünktliche Einnahme der Medikamente* zu achten, und deren Wirkung und Nebenwirkungen sind genau zu beobachten. Insgesamt ist es wichtig, dass der Kranke *ausreichend Bewegung* bekommt, andernfalls ist eine sorgfältige *Kontrakturenprophylaxe* durchzuführen. Krankengymnastische Übungen sind in Absprache mit der Therapeutin weiterzuführen, beispielsweise Übungen zum Aufrichten der Wirbelsäule an der Wand oder Koordinationsübungen. Auch *Gehübungen* sind wichtig. Es sollte auf eine aufrechte Körperhaltung geachtet werden, die Fersen sollten im Stehen einen guten Bodenkontakt haben. Beim Gehen sollen die Fersen zuerst aufgesetzt und die Beine leicht gespreizt werden. Auch sind Schwungübungen der Arme mit z. B. Ringen sinnvoll.

ATL Sich waschen und kleiden

Wegen des vermehrten Schwitzens und der erhöhten Talgproduktion (s. o.) ist *häufigeres Waschen mit milden Körperpflegemitteln* notwendig. Das Tragen von *Kleidung aus Naturfasern* bzw. atmungsaktiven Materialien ist günstig. Leidet der Kranke unter verstärktem Speichelfluss, sind Taschentücher in Reichweite zu legen oder er kann

Halstücher aus Baumwolle tragen, die bei Bedarf gewechselt werden. Für die Körperpflege ist *viel Zeit* einzuplanen; der Kranke sollte dabei dazu angehalten werden, möglichst viel selbst zu tun. Beim Ankleiden können Hilfsmittel wie Strumpfanzieher mit langem Stiel, Knöpfhilfen usw. (Abb. 17.**31 a,b**) angeboten werden. Weite Kleidung und Klettverschlüsse sind einfach zu handhaben.

ATL Essen und trinken

Aufgrund des Tremors und des Rigors (S. 387) hat der Kranke eventuell Probleme, Essen und Getränke zum Mund zu führen. Auch das Schlucken und Kauen kann durch die Bewegungsarmut verlangsamt sein. Weisen Sie den Kranken auf die Notwendigkeit des Trainings hin und ermuntern Sie ihn, sich *viel Zeit* zu lassen. Beraten Sie ihn beim Einsatz von Hilfsmitteln oder ziehen Sie eine Ergotherapeutin hinzu. Sinnvolle Hilfsmittel

Hilfsmittel

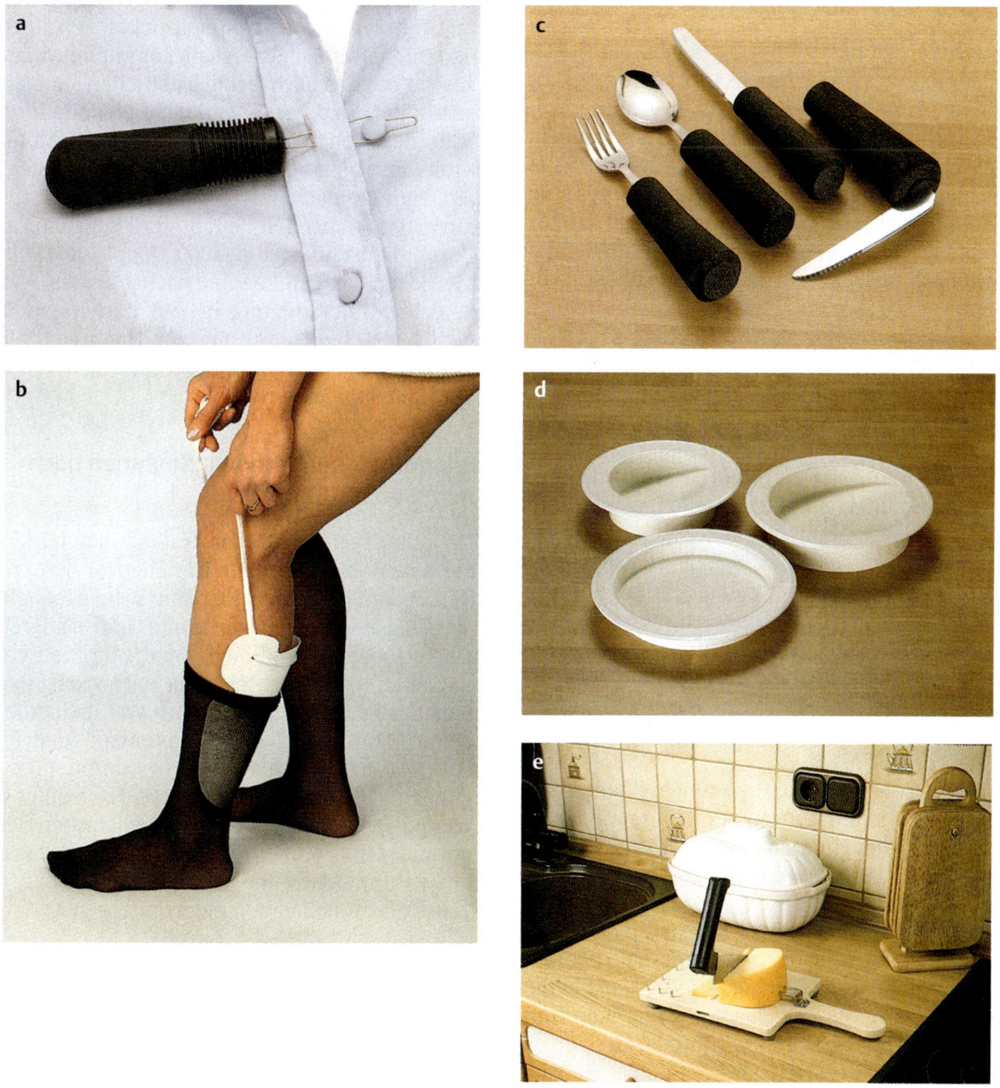

Abb. 17.**31 a–e** **a** Knöpfhilfe, **b** Strumpfanzieher, **c** Besteck mit verdicktem Griff, **d** einseitig vertiefter Essteller, **e** Brettchen mit Nägeln und Messer (Foto ORTOPEDIA).

sind: Warmhaltegeschirr, Essbesteck mit verdicktem Griff, rutschfeste Unterlage, Tassen mit 2 Henkeln, Winkelmesser (vereinfacht die Sägebewegung) oder Brettchen mit Nägeln (zum Festhalten und Schneiden von Wurst, Brot, Käse; Abb. 17.**31 c – e**).

ATL Ausscheiden

Es sollte wegen der Obstipationsgefahr auf eine *ballaststoffreiche Ernährung* und auf eine *ausreichende Flüssigkeitszufuhr* (mindestens 2 l/Tag) geachtet werden. Toilettensitzerhöhungen helfen, wenn der Parkinsonkranke sich nicht gut tief setzen kann.

ATL Sich beschäftigen

Ist der Kranke etwas antriebsarm, sollte er zu körperlichen und geistigen Aktivitäten ermutigt werden. Hilfreich ist es, mit dem Betroffenen gemeinsam einen *strukturierenden Tagesplan* aufzustellen, der seine persönlichen Neigungen und Fähigkeiten berücksichtigt und genügend Zeit für Körperpflege und Nahrungsaufnahme lässt, aber auch noch freie Zeit z. B. für soziale Kontakte vorsieht.

ATL Kommunizieren

Die Aussprache kann aufgrund der Bewegungsarmut verlangsamt, leise, monoton und etwas verwaschen sein. Der Betroffene kann sich kaum durch Mimik (sie ist starr) und Gestik ausdrücken. Er kann dadurch auf andere teilnahmslos, desinteressiert oder unintelligent wirken. *Langsames, deutliches Sprechen mit Mimikeinsatz* kann geübt werden. Der Kranke sollte in jedem Fall ermutigt werden zu sprechen und seine Mitmenschen über die Ursachen seiner Veränderungen aufzuklären. Dabei kann ihm auch die Pflegeperson behilflich sein.

ATL Sinn finden

Zu Beginn der Erkrankung kommt es häufig zu depressiven Verstimmungen oder zu Depressionen. Der Kranke leidet unter Antriebsarmut und zieht sich zurück. Um die *Erkrankung akzeptieren zu können*, ist der Austausch mit anderen Betroffenen, denen es gelang, die Krankheit in ihr Leben zu integrieren, sinnvoll. Es kann deshalb der Kontakt zu einer regionalen *Selbsthilfegruppe* hergestellt werden. Die Pflegeperson kann dem Kranken durch ihr Verhalten vermitteln, dass er ein wertvoller und geschätzter Mensch ist. Sie kann seine verbliebenen Fähigkeiten betonen und kleine Fortschritte loben. Eventuell ist ein Psychotherapeut hinzuzuziehen.

Hirninfarkt/Gehirnblutung (Schlaganfall)

Je nach Lokalisation des Infarktes, seltener der Blutung, kann der Betroffene „schlagartig" von einem Tag auf den anderen viele Aktivitäten des täglichen Lebens nicht mehr selbstständig durchführen – er muss sie wieder neu erlernen und trainieren. Die ausgefallenen Fähigkeiten können am besten in alltäglichen Situationen erlernt werden, beispielsweise indem der Betroffene versucht, sich wieder selbst zu waschen. Dabei benötigt er fachkundige Anleitung und Unterstützung.
Es ist die Berufsgruppe der Pflegenden, die am meisten Zeit mit dem Apoplexiekranken in seinem Alltag verbringt. Deshalb kommt ihr, vorausgesetzt es wird nach fachlich aktuellen Standards gearbeitet, eine besonders wichtige Rolle innerhalb des Rehabilitationsprozesses zu. Monika Krohwinkel gelang es 1993 in einer groß angelegten, vom Bundesministerium für Gesundheit geförderten Studie, den Beitrag der Pflegenden zur Gesundheitsentwicklung von apoplexiekranken Menschen darzustellen und nachzuweisen. Fachgerechte Unterstützung in den Aktivitäten des täglichen Lebens wird hier zur Therapie. Daher wird im Folgenden der Begriff „*pflegetherapeutische Maßnahme*" verwandt.

Pflegetherapeutische Maßnahmen nach dem Bobath-Konzept

Die pflegetherapeutischen Maßnahmen basieren auf dem Bobath-Konzept. Das Ehepaar Berta und Karl Bobath hat in den 40er Jahren ein ganzheitliches, heute weltweit anerkanntes und erfolgreich angewandtes Behandlungskonzept für Menschen mit einer Halbseitenlähmung entwickelt. Berta Bobath, die Krankengymnastin war, behandelte einen Mann mit dieser Symptomatik und entdeckte, dass seine Spastik bei bestimmten Bewegungen und Lagerungen nachließ. Nach einer gewissen Zeit konnte er auf der gelähmten Seite normale Bewegungen ausführen. Dies galt bis dahin als unmöglich. Ihr Mann, ein Neurologe, erklärte dieses Phänomen medizinisch:

Neurophysiologische Grundlagen. Jede Bewegung, auch eine einseitige, wird in beiden Hirnhälften gleichzeitig geplant. Jede Stellung und Bewegung des Körpers im Raum wird ständig als Rückmeldung an das Gehirn gespiegelt. Intakte Nervenzellen können durch die Schädigung des Gehirns verlorengegangene Funktionen übernehmen. Das Gehirn ist demnach lernfähig. Es soll also durch bestimmte Berührungs-/Druckreize und Bewegungen ein Lernprozess des Gehirns in Gang gesetzt werden. Verlorengegangene Funktionen auf der gelähmten Seite sollen durch diese Reize wieder erlernt werden.

Grundprinzipien des Bobath-Konzeptes.

1. *Regulieren des Muskeltonus:* Zuerst muss die Spastik verringert oder aufgehoben werden, denn Spastiken verhindern harmonische, willkürliche Bewegungen;
2. *Verbesserung der Wahrnehmung* des eigenen Körpers, insbesondere der gelähmten Seite und der Umwelt: Auch dies ist Voraussetzung für normale Bewegungen;
3. *Anbahnung von funktionellen Bewegungen* auf der betroffenen Seite: D.h., die gelähmte Seite wird nicht „links liegengelassen", sondern bei allen Bewegungen mitgeführt, z.B. führt die nicht betroffene Hand die gelähmte.

! Ziel aller pflegetherapeutischen Maßnahmen ist die Förderung der gelähmten Seite. Normale Bewegungsabläufe sollen wieder erlernt werden, um so viel an Selbstständigkeit wie möglich zurückzugewinnen.

Pflege **Pflegeziel:** Wichtig ist, dass die Prinzipien des Bobath-Konzeptes von Beginn an beachtet werden. Ebenso wichtig ist, dass 24 Stunden am Tag nach Bobath gearbeitet wird. D.h., jeder aus dem Pflegeteam muss die Lagerungen, das Handling usw. kennen und durchführen, und auch die Angehörigen sollten von Anfang an miteinbezogen und angeleitet werden.
So werden unphysiologische Bewegungsabläufe erst gar nicht gelernt. Da das Gehirn aus allem lernt, was ihm angeboten wird, stellt jede Handlung am Kranken ein Lernanreiz dar. Es geht darum, dieses Lernangebot „richtig und lehrreich" im Sinne einer Wahrnehmung des ganzen Körpers und physiologischer Bewegungsabläufe zu gestalten und „Falsches" zu vermeiden. Dem Kranken wird der Sinn der Maßnahmen erklärt und er wird aufgefordert, sich während der Handlungen auf seinen Körper und die Bewegungen zu konzentrieren.
Es gilt generell der Grundsatz, dass der Betroffene soviel wie möglich selbst tun soll. Es sollen ihm nicht vorschnell für ihn jetzt schwierige Handgriffe abgenommen werden – er darf nicht „überversorgt" werden, sondern benötigt Zeit und Geduld, es selbst zu versuchen. Dies muss auch den Angehörigen erklärt werden, denn letztlich kann er nur so seine verlorengegangenen Fähigkeiten wiedererwerben und selbstständiger werden. Andererseits ist jedoch darauf zu achten, dass es nicht zu einer Überanstrengung kommt.
Je nach Lokalisation des Hirninfarktes oder der Hirnblutung können unterschiedlichste Symptome auftreten (s.o.), die nahezu alle Aktivitäten des täglichen Lebens berühren können.

ATL Sich bewegen

Lagerungen nach Bobath. Für die Lagerungen nach Bobath gilt allgemein: Die Lagerung muss entsprechend weiterer Erkrankungen, z.B. Kontrakturen, Herzinsuffizienz, individuell angepasst werden. Vorbild bleiben die im Folgenden beschriebenen Lagerungen. Nach dem Lagern wird überprüft, ob der alte Mensch bequem liegt. Klingel und persönliche Gegenstände werden in Reichweite und in den Aufmerksamkeitsbereich (Achtung beim Neglectsyndrom) des Kranken gelegt. Für die Lagerungen werden *3 gut modellierbare Kopfkissen* (ca. 80 × 80 cm) benötigt. Umgelagert wird je nach Befinden des Kranken alle 2–3 Stunden. Mittels der Lagerungen und des regelmäßigen Umlagerns wird auch eine dekubitus-, pneumonie-, kontrakturen- und thromboseprophylaktische Wirkung angestrebt.
Die Wertigkeit der Lagerungsarten ist in Bezug auf das Umsetzen der Grundprinzipien des Bobath-Konzeptes unterschiedlich gut. Es besteht folgende Rangfolge von „sehr gut" bis „ungünstig":

1. Sitzen im Stuhl am Tisch;
2. Liegen auf der betroffenen Seite;
3. Liegen auf der nicht betroffenen Seite;
4. Langsitz im Bett;
5. Rückenlage.

Höherwertige Lagerungen sollten häufiger gewählt werden als niederwertige. Das Kopfteil des Bettes soll flach gestellt sein. Kann ein alter Mensch nicht flach liegen, z.B. bei erhöhtem Hirndruck oder bei Refluxgefahr, wird das gesamte Bett zum Fußende hin tiefer gestellt.

Besonderheiten beim Lagern von Menschen mit einer Halbseitenlähmung.

- *Keine Bälle, Binden usw. in die Hände legen!* Dies löst einen Greifreflex aus, durch den es zur Ausbildung einer Beugespastik kommen kann;
- *Keine Fußstützen verwenden!* Durch den Druck an der Fußsohle würde sich ebenfalls eine Spastik entwickeln. In Rückenlage kann ein Bettenbogen eingesetzt werden, der verhin-

dert, dass die Bettdecke den Fuß nach unten drückt. Die beste Spitzfußprophylaxe bei Menschen mit einer Hemiplegie ist das Sitzen im Stuhl;

- *Keine besonders weichen Matratzen (zur Superweichlagerung) und Wasserkissen verwenden!* Da der Auflagedruck vermindert wird, erhält der Kranke keine Spürinformationen, was sich zusätzlich negativ auf sein Körperbild auswirkt;
- *Keine Aufrichtehilfen am Bett des Kranken anbringen!* Sie fördern die Spastizität durch die große Anstrengung beim Hochziehen, und es werden dabei falsche Bewegungsmuster gelernt.

Sitzen im Stuhl am Tisch (Abb. 17.**32**). Die beste Position: Muskeltonus regulierend, spastizitätshemmend, Wahrnehmung des Umfeldes gut möglich. Man benötigt einen Stuhl mit einer geraden Sitzfläche, fester Rückenlehne und Armlehnen. Das *Gesäß* berührt hinten die Rückenlehne, die *Füße* stehen parallel und hüftbreit auseinander auf dem Boden und haben sicheren Bodenkontakt mit der gesamten Fußsohle. Die *Unterschenkel* sind etwas nach hinten versetzt, bis die Fußspitzen senkrecht unter den Knien stehen. Die *Wirbelsäule* wird aufgerichtet durch ein kleines Kissen unter dem Steißbein. Die *Unterarme* werden auf einen Tisch gestreckt gelagert, sodass der Oberkörper etwas nach vorn kommt; eventuell ein Kissen zwischen Oberkörper und Tischkante legen, eventuell den betroffenen Arm bzw. die betroffene Seite zusätzlich mit einem Kissen unterstützen.

Das Verwenden eines Rollstuhls anstatt des Stuhls ist etwas ungünstiger, da die weiche Sitzfläche und Rückenlehne keine eindeutigen Reize ans Gehirn senden. Es ist darauf zu achten, dass keine Fußstützen verwendet werden und die Füße wie beschrieben auf dem Boden stehen.

Liegen auf der betroffenen Seite (Abb. 17.**33**). Günstigste Position im Liegen: auf der betroffenen Seite, da Muskeltonus regulierend und durch den Auflagedruck stimulierend und wahrnehmungsfördernd. Die nicht betroffene Seite kann bewegt werden, da sie oben liegt. Dazu lässt man den Kranken in Rückenlage möglichst nahe an die *Bettkante* der nicht gelähmten Seite rutschen bzw. legt ihn dorthin (eventuell Bettgitter zur Sicherheit) und lagert seinen Kopf auf ein Kissen. Dann den Kranken *auf die gelähmte Seite* drehen, die Schulter des gelähmten Armes leicht am Schulterblatt nach vorne holen (Arm ist außenrotiert, Handfläche zeigt nach oben) und ein Kissen in den Rücken legen. Das *gelähmte Bein* ist im Hüftgelenk gestreckt, das andere Bein samt Fuß liegt gebeugt auf einem Kissen.

Liegen auf der nicht betroffenen Seite (Abb. 17.**34**). Den Kranken in Rückenlage an die Bettkante auf der gelähmten Seite bringen, auf die Seite drehen; der *nicht betroffene Arm* liegt ausgestreckt in einem Winkel von 90° zum Oberkörper, der *gelähmte Arm* ebenso; er ist auf einem Kissen

Sitzen im Stuhl am Tisch

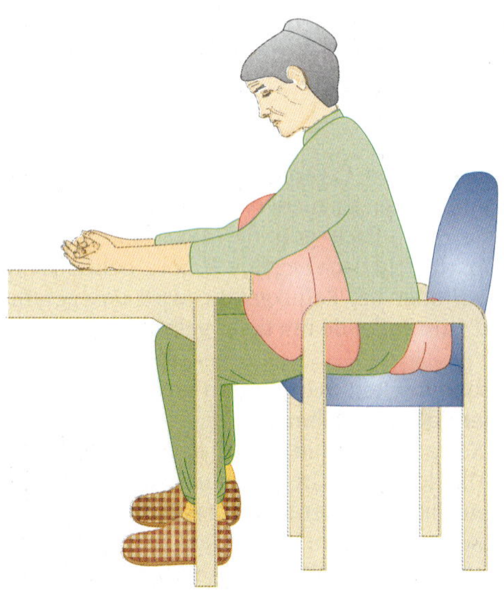

Abb. 17.**32**

Lagerung auf der betroffenen Seite

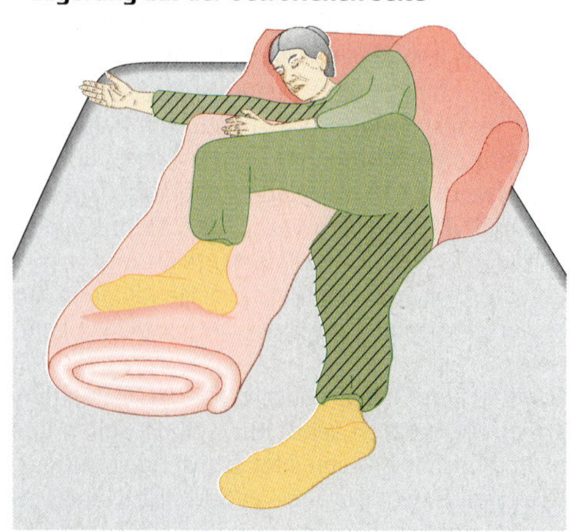

Abb. 17.**33**

Lagerung auf der nicht betroffenen Seite

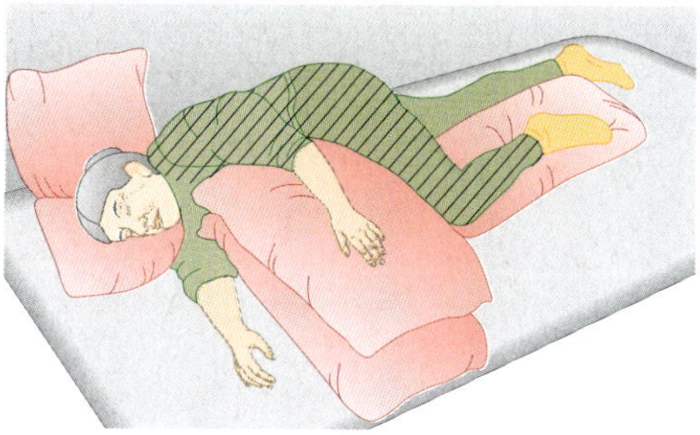

Abb. 17.**34**

gelagert, Hand und Finger sind geöffnet. Das *oben liegende Bein* nach vorn auf ein Kissen lagern und anwinkeln (Hüft- und Kniegelenk 80–90°). Der Fuß des betroffenen Beines liegt ebenfalls auf dem Kissen, er darf nicht herabhängen.

Langsitz im Bett (Abb. 17.**35**). Die sitzende Lagerung im Bett wirkt spastizitätsfördernd und sollte deshalb nur kurzfristig, z.B. zur Einnahme der Mahlzeiten, eingenommen werden, wenn das Sitzen im Stuhl am Tisch nicht möglich ist. Den Kranken dazu im Bett nach oben *an das Kopfende* legen, Beine etwas spreizen. Den Kranken aufsetzen, sodass der *Rücken* gerade bleibt und die Beugung im Hüftgelenk erfolgt; dazu das Kopfteil des Bettes maximal hochstellen. Die *Wirbelsäule* lediglich im LWS-Bereich mit einem kleinen Kissen unterstützen; der *Kopf* soll frei gehalten werden. Den *gelähmten Arm* gestreckt und außenrotiert

Sitzen im Bett

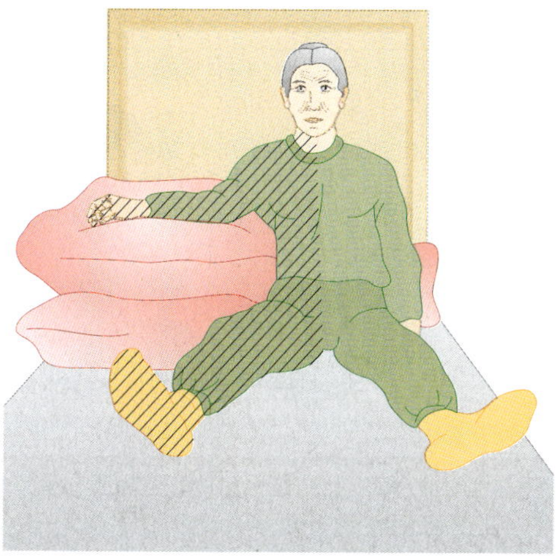

Abb. 17.**35**

Lagerung auf dem Rücken

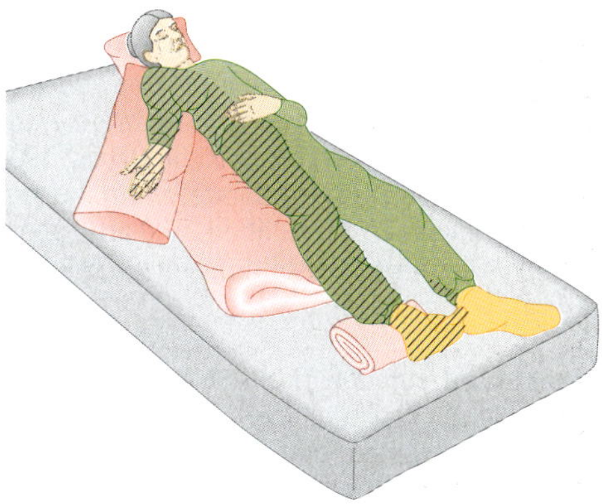

Abb. 17.**36**

auf 2 Kissen lagern. Eventuell ein Bettgitter an der gelähmten Seite anbringen, eventuell Kissen als Stütze zwischen Bettgitter und Rumpf legen, wenn der Kranke auf die Seite fällt.

Rückenlage (Abb. 17.**36**). Sie wird häufig vom Betroffenen bevorzugt, wirkt jedoch spastizitätsfördernd und nicht stimulierend und sollte deshalb möglichst selten eingenommen werden. *Kopf* auf kleines Kissen legen, die *gelähmte Schulter samt Arm* mit einem Kissen unterpolstern, das Schultergelenk etwas nach vorn holen, den Arm in ca. 30° Abspreizung gestreckt und in Außenrotation lagern. Unter die *betroffene Hüfte und Bein* seitlich keilartig geformtes Kissen oder Decke einschieben; falls das hemiplegische Bein nach außen fällt, mit einem Kissen an der Oberschenkelaußenseite korrigieren. Die *Ferse* frei lagern (Dekubitusprophylaxe) und eventuell einen Bettenbogen anbringen (Spitzfußprophylaxe). Die *Fußsohlen* dürfen nicht am Fußbrett des Bettes anstoßen (wäre spastizitätsfördernd).

Handling nach Bobath

Darunter versteht man die therapeutische Gestaltung eines Positionswechsels des Kranken. Die Pflegeperson gleicht dabei Defizite (mangelnde Kraft und mangelnde Kontrolle über die betroffene Körperseite) aus. Sie führt die betroffene Seite oder Teile von ihr, übernimmt Bewegungen oder unterstützt mit Kraft. Das Handling sollte möglichst von einer Pflegeperson allein durchgeführt werden, damit der Kranke sich besser auf die Berührungen und Bewegungen konzentrieren kann. Der Kranke wird zuvor informiert und es wird ein Kommando vereinbart, das ihm sagt, wann er mitarbeiten soll. Das Handling wird an Symptome und Behinderungen des Kranken individuell angepasst. Vorbild für ein Handling nach Bobath ist immer das Aussehen der geplanten Bewegung bei einem Gesunden. Es haben sich mehrere Handlings in der Praxis bewährt, welche Urbas (1994) als ein „Baukastensystem" darstellt. Um das richtige Handling praktisch zu üben, sind am Bobath-Konzept orientierte Fortbildungen wichtig. Beispiel:

Heraussetzen auf den (Roll-)Stuhl über die gelähmte Seite: Rollstuhl bzw. Stuhl vorbereiten (Bremsen feststellen, evtl. Seitenteil entfernen), Bett auf die Höhe des Stuhls einstellen. Den Kranken so weit an die Bettkante rutschen lassen, dass beide Füße fest auf dem Boden stehen. Dies geschieht durch Gewichtsverlagerung von einer Gesäßhälfte zur anderen. Die Pflegeperson unterstützt dies, indem sie den Kranken in die gewünschte Richtung schiebt. Die Pflegeperson stellt sich vor ihn und fixiert mit ihren Beinen das Knie des betroffenen Beines. Der Kranke hält mit seiner nicht betroffenen Hand seinen gelähmten Arm fest. Er beugt sich möglichst weit nach vorn und die Pflegeperson hält ihn auf der gesunden Seite am Rücken und auf der gelähmten Seite am Gesäß. Dann verlagert die Pflegeperson ihr Gewicht nach hinten, hebt das Gesäß des Kranken an und dreht ihn auf den (Roll-)Stuhl (Abb. 17.**37** **a – c**).

Einfädeln der Hände

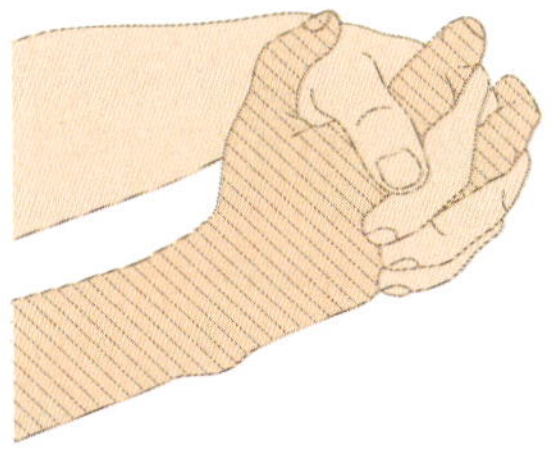

Abb. 17.**38**

Führen des gelähmten Armes. Bei nahezu allen Bewegungen soll der Kranke seinen gelähmten Arm „mitnehmen", damit dieser Bewegungsreize erhält. Die nicht betroffene Hand führt die gelähmte Hand. Dies sieht folgendermaßen aus: Mit der nicht betroffenen Hand eine Faust machen und sie in die gelähmte Handinnenfläche hineinführen; diese nach hinten drücken. Nacheinander den nicht betroffenen Daumen und die Finger durch die Finger der gelähmten Hand schieben (Einfädeln, Abb. 17.**38**), sodass der gelähmte Daumen oben liegt.

Unterstützung beim Gehen. Gehversuche sollten erst dann unternommen werden, wenn der Kranke aufstehen, im Stand das Gleichgewicht halten kann und Gewichtsverlagerungen auf das betroffene Bein geübt hat. Eine Krankengymnastin sollte ihn dabei anleiten und unterstützen. Sie geht an der gelähmten Seite, legt ihre Hände an die Hüften des Kranken und vermittelt ihm so ein Gefühl der Sicherheit. Den ersten Schritt macht der Kranke mit dem nicht betroffenen Bein. Die Krankengymnastin steuert zu Beginn den gesamten Bewegungsablauf. Hat der Kranke schon Fort-

Heraussetzen in den Rollstuhl

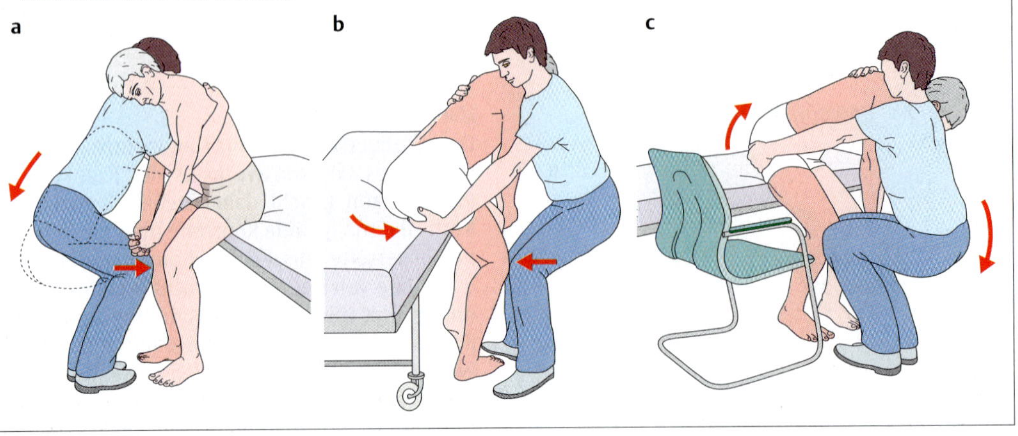

Abb. 17.**37**

schritte gemacht, können Pflegepersonen in Absprache mit der Krankengymnastin die Gehübungen fortführen. Der Kranke benötigt zum Gehen gut sitzendes, Halt gebendes und nicht rutschendes Schuhwerk.

ATL Sich waschen und kleiden

Die Ziele der pflegetherapeutischen Maßnahmen sind hier, die Spastizität zu verhindern oder zu vermindern durch bewusstes Gestalten der Lagerung bzw. der Sitzposition, außerdem die Förderung der Wahrnehmung und der motorischen Funktionen durch Stimulation und ständiges Einbeziehen der betroffene Körperseite. Durch Erinnern an persönliche, im Zusammenhang mit der Körperpflege gemachte Erfahrungen (persönliche Pflegemittel wie Seife, Cremes, Parfüm verwenden, den Kranken auffordern, sie anzufassen und sich zurechtzulegen, wie er es gewohnt ist), soll das Wiedererkennen und Üben der Planung von komplexen Handlungen trainiert werden. Insgesamt soll die Selbstständigkeit in diesen Bereichen gezielt gefördert werden.

Körperpflege. Sie sollte möglichst *am Waschbecken* erfolgen. *Sitzposition*: auf einem Stuhl dicht vor dem Waschbecken, Fußsohlen haben Bodenkontakt, Oberkörper ist leicht nach vorn geneigt, der betroffene Arm liegt auf dem Rand des Waschbeckens. Die *betroffene Körperhälfte*, Gesicht und Intimregion kann der Kranke meist mit der nicht betroffenen Hand selbst waschen, deshalb ihn dazu auffordern und ermutigen; kann er es nicht, seine Hand dabei führen. Beim Waschen der *nicht betroffenen Seite* wird zu Beginn meist Hilfe benötigt. Die Pflegeperson führt die betroffene obere Extremität mit ihrer eigenen Hand, z. B. in einem Waschhandschuh.

Bobath-orientierte Ganzkörperwaschung nach Bienstein (Abb. 17.39). Sie stellt eine sehr gute Möglichkeit zur Förderung der Wahrnehmung dar. Den alten Menschen dazu in eine sitzende Ausgangsposition bringen, möglichst am Waschbecken. Die Pflegeperson stellt sich auf die betroffene Seite. Rauen Waschlappen und ein härteres Handtuch verwenden, damit die Berührungen deutlicher gespürt werden. Den Betroffenen auffordern, Gesicht und Intimregion selbst zu waschen. Die anderen Bereiche wäscht die Pflegeperson. Sie fährt immer von der nicht betroffenen Seite zur betroffenen Seite und betont dabei die längsverlaufende Körpermitte. Der Kranke wird aufgefordert, die Empfindungen bei der Berührung der nicht betroffenen Körperregion bewusst

Bobath-orientierte Ganzkörperwaschung

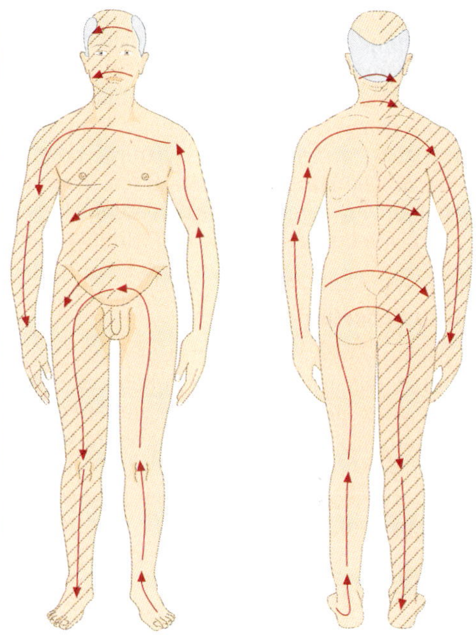

Abb. 17.**39**

wahrzunehmen und dieses Gefühl auf die betroffene Seite zu übertragen. Jede Sequenz in Pfeilrichtung wird 3-mal wiederholt, bevor weitere Regionen gewaschen werden.

An- und Auskleiden. Beim An- und Auskleiden treten oft vielfältige Probleme aufgrund der Halbseitenlähmung und eines Defizits in der Planung von Bewegungsabläufen auf. Oft wird die Reihenfolge der anzuziehenden Kleidungsstücke durcheinandergebracht, Ärmellöcher werden nicht gefunden oder es wird falsch zugeknöpft. Hier sind bestimmte *Anziehtechniken* und ein *geordnetes Bereitliegen der Kleidungsstücke* hilfreich. Der Kranke wird unterstützt, solange es notwendig ist, und systematisch angeleitet. Es wird stets die betroffene Seite zuerst angekleidet.

ATL Essen und trinken

Bei einer Halbseitenlähmung sind oft auch das Gesicht, die Zunge und der Schlund betroffen; es kann zu massiven Schluckstörungen kommen. Zur Verhinderung von Aspiration und Mangelernährung kann das Legen einer Ernährungssonde notwendig werden. Heute wird meist frühzeitig eine PEG (perkutane, endoskopisch kontrollierte Gastrostomie; S. 266 f) gelegt. Sie ist nicht so störend wie eine Magensonde, die durch die Nase gelegt wird, und es kann sofort mit einem Ess- und Trinktraining begonnen werden. Zunächst ist dies Aufgabe von Logopäden. In Absprache mit diesen unterstützt die Pflegeperson den Kranken dabei. Weiche, aber geformte Speisen wie z.B. mundgerechte Stücke, weich gekochtes Gemüses oder fester Kartoffelbrei sind am besten zu schlucken. Getränke können angedickt besser geschluckt werden (z.B. mit Quick und Dick, Fa. Pfrimmer-Nutricia).

ATL Ausscheiden

Zu Beginn kann eine Harninkontinenz (S. 329) auftreten, die sich jedoch oft in den ersten Wochen bis Monaten bessert. Ein regelmäßiges Toilettentraining kann zur Besserung beitragen. Wegen der hohen Infektionsgefahr sollte auf einen Blasenverweilkatheter wo immer möglich verzichtet werden.

ATL Sich beschäftigen

Die Möbel und Gebrauchsgegenstände werden im Raum auf eine bestimmte Art angeordnet: Alles, was Anregungen und Reize bietet, wird auf der gelähmten Seite positioniert. Auch die Pflegeperson tritt von der gelähmten Seite aus an den Kranken heran. Da der Kranke so immer über seine gelähmte Köperhälfte schauen muss, nimmt er sie verstärkt wahr (Abb. 17.**40**).

> Achtung: Besteht ein Neglect (eine Körper- und Raumhälfte wird überhaupt nicht wahrgenommen), muss die Klingel auf die nicht betroffene Seite gelegt werden, da der Kranke sie ansonsten nicht finden kann.

Nach der Akutphase sollte nach Beschäftigungen gesucht werden, die dem Kranken Freude machen, ihn fördern, jedoch nicht überfordern. Eventuell kann eine Ergotherapeutin hinzugezogen werden. Auch Beschäftigungen in Gruppen sind sinnvoll, um einem sozialen Rückzug vorzubeugen.

Zimmer eines Hemiplegikers

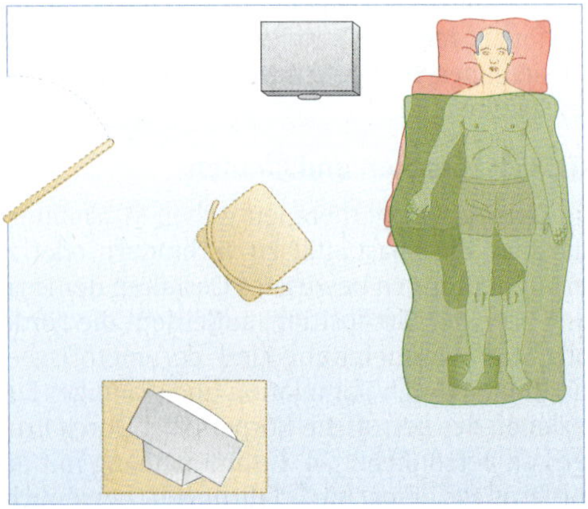

Abb. 17.**40** Anordnung der Gebrauchsgegenstände im Zimmer eines hemiplegischen Patienten (nach Köther u. Gnamm 2000).

ATL Kommunizieren

Nach einem Schlaganfall können Störungen der erworbenen Sprache (Aphasie) auftreten oder die Aussprache kann aufgrund von Lähmungen beeinträchtigt sein (Dysarthrie). Auch die Mimik und Gestik als non-verbale Ausdrucksmittel können eingeschränkt sein. Störungen in diesem Bereich belasten und beeinträchtigen den Betroffenen meist sehr. Es sollte deshalb frühzeitig eine Logopädin hinzugezogen werden.

ATL Sinn finden

Der Kranke ist von einem Tag auf den anderen mit vielfältigen Behinderungen und Einschränkungen konfrontiert. Eventuell fühlt er sich wertlos und hat Angst, anderen zur Last zu fallen. Es ist sehr mühsam, alltägliche Verrichtungen wieder neu zu erlernen und gewissermaßen „wieder ganz von vorn anzufangen". Viele Betroffene leiden deshalb unter starken Gefühlsschwankungen und sind depressiv verstimmt. Es ist wichtig, den Betroffenen und seine Angehörigen gut und realistisch über Möglichkeiten der Rehabilitation (wie auch hier beschrieben) zu informieren. Er sollte stets gut angeleitet und ermutigt werden, viel zu üben.

18 Erkrankungen der Psyche

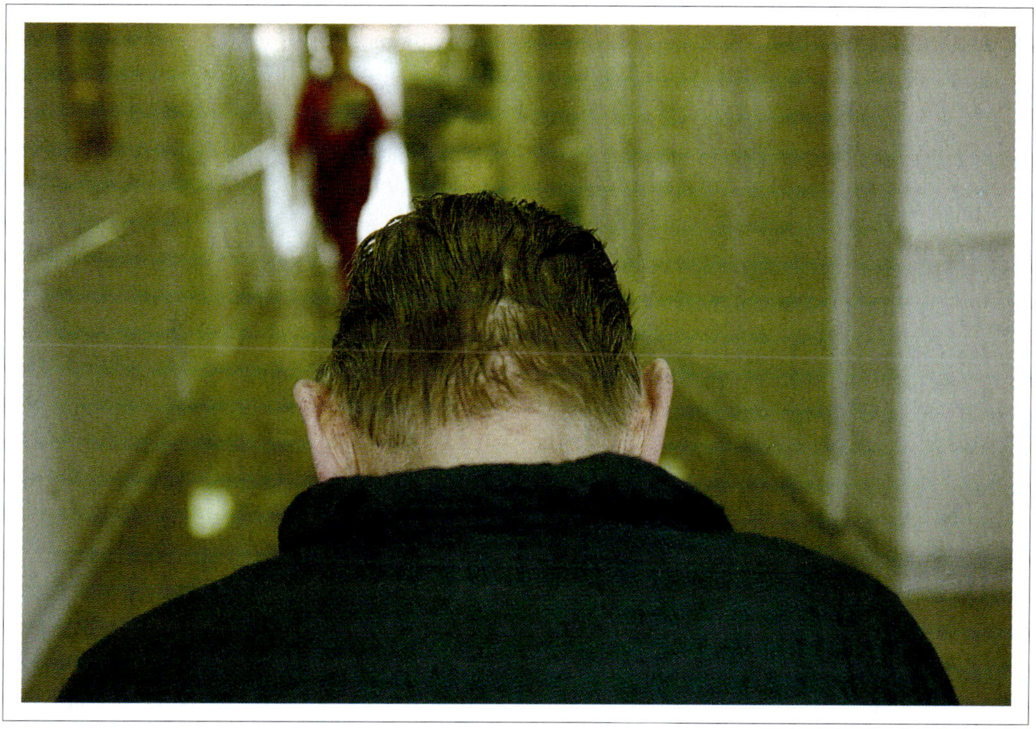

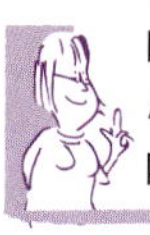

Typisches Prüfungswissen

Krankheitszeichen in der Psychiatrie (S. 416); akuter Verwirrtheitszustand (S. 419); senile Demenz vom Alzheimer-Typ (S. 421); vaskuläre Demenz (S. 423); Alkoholabhängigkeit und -entzug (S. 424); schizophrene Störungen (S. 426); Depressionen (S. 428); Schlafstörungen (S. 431)

Einführung in die Psychiatrie

Dominik von Hayek

Bei vielen Pflegekräften und auch Ärzten bestehen Ängste und Unsicherheiten gegenüber den Erkrankungen der Psyche. Das allgemein verbreitete Bild reicht vom unberechenbaren Psychopathen bis hin zu Schreckensmeldungen über psychiatrische Einrichtungen. Entgegen diesen Vorstellungen sind psychische Erkrankungen sehr häufig, können jeden treffen und sind vor allem der alltägliche Bestandteil der medizinischen Versorgung.
Auch bezüglich der Psychiatrie als Wissenschaft und Institution existieren zahlreiche Vorbehalte, die Vorstellungen reichen von schillernden Psycho-Theorien bis hin zur „Gehirnwäsche". In der Realität ist das Erkennen und Behandeln von psychischen Erkrankungen keine Geheimwissenschaft und für jeden nachvollziehbar, zumal man statt komplizierter technischer Apparate oder Untersuchungen „nur" seine Sinne gebrauchen muss.

Krankheitszeichen in der Psychiatrie

Wichtigste Grundvoraussetzung für das Erkennen von psychischen Erkrankungen, aber auch für die Behandlung ist ein offenes und intensives Eingehen auf den Patienten. Für die meisten Menschen ist es problematischer, pflegerische oder ärztliche Hilfe wegen psychischer als wegen „körperlicher" Probleme in Anspruch zu nehmen. Deshalb ist es umso wichtiger, dass der Pflegende nicht aufgrund eigener Unsicherheit den Problemen oder psychischen Auffälligkeiten des Patienten aus dem Weg geht, sondern ihm zuhört und auf ihn eingeht. Nur dann ist es möglich, eine psychische Erkrankung zu erkennen. Eine vollständige psychiatrische Untersuchung sollte folgende Kriterien erfassen können:

Bewusstseinsstörungen. Bewusstseinsstörungen sind typisch für akute Verwirrtheitszustände, vor allem aber Vergiftungen (Intoxikationen) und akute Erkrankungen des Gehirns (S. 388 f).

Orientierungsstörungen. Man unterscheidet die Orientierung zu den Qualitäten Zeit, Ort, Situation und Person. Häufig bei akuten Verwirrtheitszuständen, Demenzen oder Vergiftungen (Intoxikationen) vorkommend, aber auch bei Wahnvorstellungen. Bei zeitlichen Orientierungsstörungen kann der Betroffene das Datum nicht richtig benennen, bei örtlichen und situativen Orientierungsstörungen kann weder der Aufenthaltsort noch die Situation korrekt beschrieben werden („Sind wir hier in einem Hotel?"), und bei Orientierungsstörungen zur eigenen Person werden falsche Angaben zu Namen und Geburtsdatum des Betroffenen gemacht („Wie ist Ihr Name?").

Konzentrations- und Aufmerksamkeitsstörungen. Häufig bei Demenzen, akuten Verwirrtheitszuständen, Intoxikationen oder Depressionen vorkommend. Die Betroffenen können ihre Wahrnehmung nicht auf einen bestimmten Gegenstand oder eine bestimmte Aufgabe lenken, sondern werden leicht abgelenkt oder wenden sich ab (Abb. 18.**1**): „Ich kann diesen Zeitungsartikel nicht ohne dauernde Unterbrechungen lesen und muss immer wieder am Anfang beginnen".

Aufmerksamkeitsstörungen

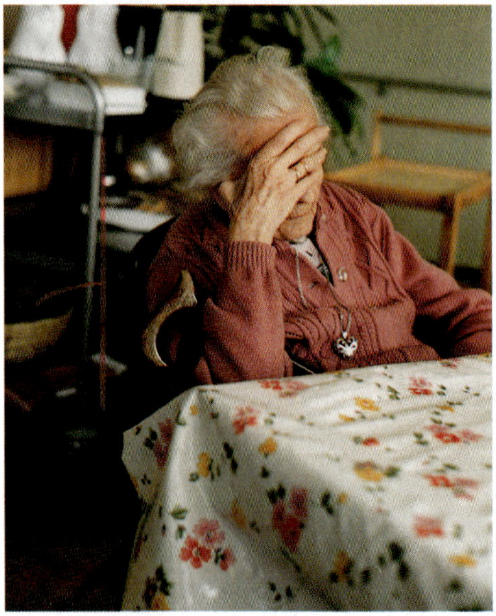

Abb. 18.**1** Aufmerksamkeitsstörungen können u. a. im Zusammenhang mit Demenzen, akuten Verwirrtheitszuständen, Intoxikationen oder Depressionen auftreten (aus Köther, I., E. Gnamm: Altenpflege in Ausbildung und Praxis, 4. Aufl. Thieme, Stuttgart 2000).

Gedächtnisstörungen (amnestische Störungen). Störungen des Kurzzeitgedächtnisses sind typisch für die Demenz und den akuten Verwirrtheitszustand. „Welchen Gegenstand habe ich Ihnen vor 10 Min. gezeigt?"

Antrieb und Psychomotorik. Beurteilt wird anhand des körperlichen Ausdrucksverhaltens der Grad der seelischen Aktivierung, „die Drehzahl des seelischen Motors":

- *Antriebsarmut:* „Ich kann mich zu nichts aufraffen. Mir fehlt die Initiative." (typisch für Depressionen);
- *Stupor*: Bewegungs- und Regungslosigkeit (kann mit einem Koma verwechselt werden; typisch für die katatone Schizophrenie);
- *Automatismen:* bizarre, automatisierte Bewegungen des Gesichts (Grimassieren) oder Körperhaltungen (typisch für die katatone Schizophrenie);
- *motorische Unruhe:* ziellose und ungerichtete Bewegungsaktivität bis hin zur Tobsucht (bei allen akuten psychischen Erkrankungen möglich).

Stimmung (Affektivität). Beurteilt wird die Grundstimmung, die Reaktionsfähigkeit der Stimmung und die Schwankungsbreite der Gefühle:

- *Affektstarre:* fehlende Schwingungsfähigkeit der Gefühle („Ich kann mich über nichts mehr freuen oder ärgern"; vor allem bei Depressionen);
- *Affektarmut:* „Gefühl der Gefühllosigkeit" (bei Depressionen);
- *Depressivität:* „Ich fühle mich niedergeschlagen, lust- und freudlos."; bei Depressionen; Abb. 18.**2**;
- *Ambivalenz:* Nebeneinander bestehende, sich einander ausschließende Gefühle („Ich liebe und hasse es gleichzeitig."; typisch für schizophrene Störungen).

Formale Denkstörungen im Gedankengang.

- *Denkzerfahrenheit* mit unzusammenhängenden, sprunghaften Gedankengängen („In meiner Familie lachen wir wegen... das Zimmer ist hell... du hast gelogen..."; bei Schizophrenien);
- *Denkhemmung:* „Der Gedanke wird von außen gesperrt."; häufig bei Schizophrenien;
- *Denkverlangsamung*: „Meine Gedanken schleppen sich dauernd dahin, sind so mühsam."; typisch für Depressionen.

Depression

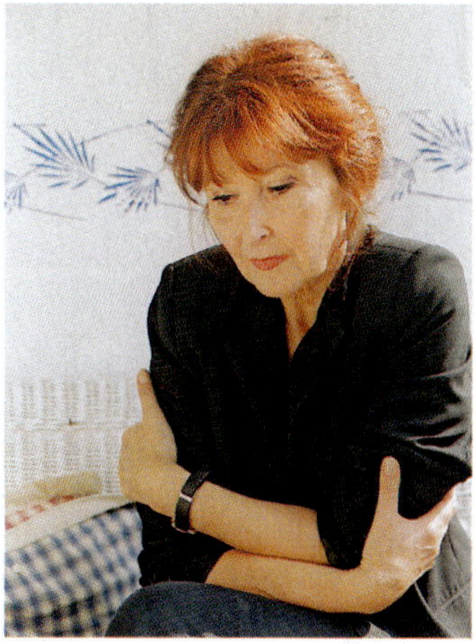

Abb. 18.**2** Bei Depressionen ist ein ausgeprägtes Gefühl der Niedergeschlagenheit symptomatisch, hier dargestellt durch eine Schauspielerin (aus Kellnhauser u. a.: THIEMEs Pflege, 9. Aufl. Thieme, Stuttgart 2000).

Inhaltliche Denkstörungen. Wahnvorstellungen sind objektiv falsche Beurteilungen der Realität.

- *Verfolgungswahn:* „Mein Nachbar will mich umbringen"; bei Schizophrenien;
- *Größenwahn:* „Ich bin der Erlöser"; bei Schizophrenie und Manie;
- *Bestehlungswahn:* „Die Krankenschwestern wollen mich alle bestehlen"; häufig bei Demenz;
- *hypochondrischer Wahn:* „Ich habe Krebs und muss nächste Woche sterben"; häufig bei Depressionen.

Wahrnehmungsstörungen. Sinnestäuschungen (Halluzinationen) ohne ein reales Objekt.

- *akustische Halluzinationen* (Stimmen hören; typisch für schizophrene Störungen; Abb. 18.**3**);
- *optische Halluzinationen* („Insekten an der Wand"; typisch für akute Verwirrtheitszustände wie Alkoholentzugs-Delir);
- *Geruchs- und Geschmackshalluzinationen:* „Das Wasser schmeckt nach Blut."; bei Schizophrenien.

Störungen des Ich-Erlebens. Der Betroffene kann die eigene Person nicht mehr adäquat von seiner Umwelt abgrenzen oder sie als seine eigene erkennen; (typisch für Schizophrenien; Abb. 18.**4**):

Halluzinationen

Abb. 18.**3** Akustische Halluzinationen wie das Hören von Stimmen sind sehr typisch für schizophrene Störungen (aus Kellnhauser u. a.: THIEMEs Pflege, 9. Aufl. Thieme, Stuttgart 2000).

Gedankeneingebung

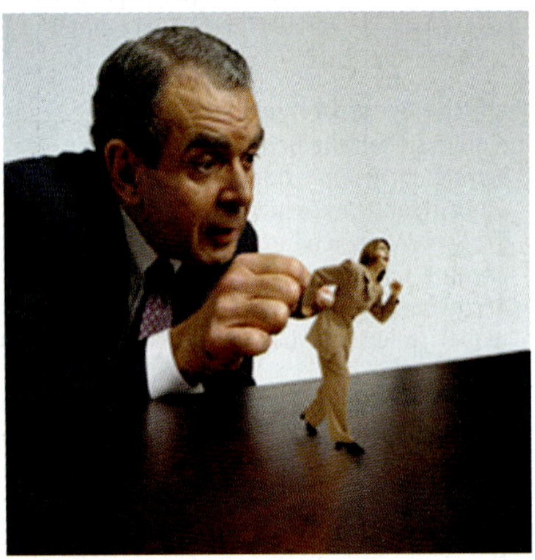

Abb. 18.**4** Darstellung der Gedankeneingebung: „Meine Gedanken sind von außen ferngesteuert!" (aus Kellnhauser u. a.: THIEMEs Pflege, 9. Aufl. Thieme, Stuttgart 2000).

- *Gedankeneingebung:* „Meine Gedanken sind von außen gesteuert."
- *Gedankenentzug:* „Er nimmt meine Gedanken weg."
- *Gedankenausbreitung:* „Sie können meine Gedanken lesen."

Besonderheiten der Alters-(Geronto-)Psychiatrie

Psychiatrische Erkrankungen im Alter spielen vor allem durch die Veränderungen des Altersaufbaus der Bevölkerung eine immer größere Rolle. Ca. 25% aller über 65-Jährigen leiden unter leichten bis mittelschweren psychischen Störungen, die nur zu einem Drittel direkt auf Abbauprozesse im Gehirn zurückgeführt werden können. Obwohl gerade in dieser Altersgruppe bei der Gabe von Psychopharmaka mit mehr Nebenwirkungen und Problemen zu rechnen ist, erhalten bis zu 35% der über 65-Jährigen regelmäßig solche Medikamente.

Rechtliche Seite

Eine Besonderheit in der Gerontopsychiatrie ist die häufige Überschneidung mit juristischen Fragen, was nicht selten zu zusätzlichen Unsicherheiten führt. Zum einen kann es die Notwendigkeit geben, dass ein psychisch Kranker *gegen seinen Willen* in einer *geschlossenen* – meist psychiatrischen – *Station* untergebracht wird. Voraussetzung dafür ist, dass die psychische Erkrankung eine unmittelbare Gefahr für den Erkrankten (*Selbstgefährdung*) oder die Allgemeinheit (*Fremdgefährdung*) darstellt. Dies kann je nach Bundesland von einem Arzt, der Polizei oder einem Amt (vorläufig) festgestellt werden, muss aber in jedem Fall innerhalb von 24 Stunden von einem Richter überprüft und zeitlich begrenzt angeordnet werden. Ein typisches Beispiel wäre ein akuter Verwirrtheitszustand bei einem 78-jährigen Rentner, der nach dem Tod seiner Frau alleine zu Hause lebte, zunehmend hilflos wurde, mehrfach orientierungslos von der Polizei aufgegriffen wurde und zuletzt offene Papierfeuer in der Wohnung entfachte, um „zu heizen". Der hinzugezogene ärztliche Notdienst veranlasste eine Einweisung in eine geschlossene gerontopsychiatrische Abteilung nach dem Unterbringungsgesetz (UG), wo der Patient am nächsten Morgen von einem Richter des Vormundschaftsgerichts angehört wurde. Dieser verfügte eine geschlossene Unterbringung über einen Zeitraum von 14 Tagen.
Eine weitere juristische Maßnahme ist die *Bestellung eines Betreuers* nach dem § 1896 BGB. „Ist ein psychisch Kranker bzw. geistig oder körperlich Behinderter unfähig, seine eigenen Angelegenheiten zu besorgen", so kann nach ärztlicher Begutachtung durch ein Vormundschaftsgericht ein gesetzlicher Betreuer „bestellt" werden. Dabei kann es sich um einen Familienangehörigen, aber

auch z. B. um einen Sozialarbeiter oder Rechtsanwalt handeln. Je nach den vom Gericht festgelegten Aufgabenfeldern soll dieser die Interessen des Betreuten vertreten, also z. B. in finanziellen Fragen, bezüglich medizinischer Behandlung oder bei Zwangsmaßnahmen. In unserem Fallbeispiel wurde aufgrund der diagnostizierten schweren Demenz vom behandelnden Stationsarzt beim Vormundschaftsgericht eine Betreuung angeregt. Das Gericht holte hierfür ein psychiatrisches Gutachten zur Erkrankung und zur Betreuungsbedürftigkeit des Patienten ein und bestellte einen in einem Betreuungsverein tätigen Sozialpädagogen zum gesetzlichen Betreuer, da die Tochter des Patienten als einzige Angehörige keinen Kontakt zu ihrem Vater haben wollte. Dieser suchte ein Altenheim mit beschützendem Wohnbereich für den Patienten und vollzog die Auflösung der bisherigen Wohnung.

Spezielle psychische Erkrankungen des Alters

Dominik von Hayek

Akuter Verwirrtheitszustand

Definition: Akutes Auftreten von Gedächtnis-, Orientierungs- und Bewusstseinsstörungen – maximal 6 Monate anhaltend

Der akute Verwirrtheitszustand, auch Durchgangssyndrom, Delir oder akute exogene Psychose genannt, ist eine der häufigsten psychischen Störungen im Alter. Es handelt sich dabei nicht um eine Krankheitseinheit, sondern um ein Syndrom, d. h. das gemeinsame Auftreten von typischen psychischen Auffälligkeiten aufgrund unterschiedlicher Ursachen.

Ursachen

- *Hirnerkrankungen:* Infarkte, Blutungen (z. B. subdurales Hämatom), Infektionen (z. B. Enzephalitis), Tumoren;
- *Allgemeinerkrankungen:* Störungen des Wasser- und Elektrolythaushaltes (z. B. bei Dursten = Exsikkose), Herz-Kreislauf-Erkrankungen (z. B. Herzrhythmusstörungen, Herzinsuffizienz, Blutdruckerhöhung oder -erniedrigung), Stoffwechselerkrankungen (Diabetes mellitus, Schilddrüsenerkrankungen, Leber- und Niereninsuffizienz), Infektionserkrankungen (Lungenentzündung);
- *Medikamentennebenwirkung oder Vergiftung (Intoxikation):* bei allen Vergiftungen. Grundsätzlich können Verwirrtheitszustände bei fast allen Medikamenten in normaler Dosierung vorkommen, typischerweise bei trizyklischen Antidepressiva, Parkinson-Medikamenten, Diuretika, Antibiotika, Opiaten, NSAR;
- *entzugsbedingt:* bei Abhängigkeit von Alkohol oder Benzodiazepinen (z. B. Valium) als akutes Entzugs-Delir (s. u.).

> Je vorgeschädigter ein Gehirn ist (z. B. nach einem Hirninfarkt oder bei Demenz), desto wahrscheinlicher ist ein akuter Verwirrtheitszustand durch die genannten Ursachen!

Symptome

- *Bewusstseinsstörungen* (S. 388 f) von leichten Störungen wie Benommenheit bis hin zum Koma, oft wechselnd;
- *Gedächtnisstörungen:* betreffen vor allem das Kurzzeitgedächtnis;
- *Orientierungsstörungen:* Die Betroffenen können keine zutreffenden Angaben über Zeit und Ort („Welches Hotel ist das?"), in schweren Fällen auch zur eigenen Person machen;
- *Wahrnehmungsstörungen:* typischerweise optische Halluzinationen („Insekten an der Wand");
- *weitere Symptome:* Störungen des Tag-Nacht-Rhythmus, psychische Unruhe im Wechsel mit Apathie, verlangsamte Aufmerksamkeit bis hin zur Schreckhaftigkeit und vegetative Zeichen (z. B. Schwitzen, Nesteln, Zittern [=Tremor], Schwindel, hoher Puls).

Diagnostik

Neben den apparativen Untersuchungen (cCT, Labor, Lumbalpunktion, Röntgen-Thorax, EKG) führt vor allem die sorgfältige (Fremd-)Anamnese zur Klärung der Ursache.

> Akute, neu aufgetretene Verwirrtheitszustände sind medizinische Notfälle, die einer sorgfältigen Abklärung im stationären Rahmen bedürfen.

Therapie

Die Behandlung bezieht sich auf die jeweilige *Ursache* des akuten Verwirrtheitszustandes. Außerdem muss eine *Selbst- oder Fremdgefährdung* durch den Patienten verhindert werden, teilweise ist dies nur durch eine vorübergehende geschlossene Unterbringung auf einer gerontopsychiatrischen Station möglich. Positiv wirken sich für den Patienten die Zuwendung durch *vertraute Personen* sowie die *Erleichterung der Orientierung* (helle Beleuchtung, große Schilder) aus. Meist werden die vom Patienten eingenommenen *Medikamente auf das Allernotwendigste reduziert.* Zusätzliche Medikamentengabe ist nur bei psychischen Unruhezuständen oder Halluzinationen (Haldol 1 – 2 mg als Bedarfsmedikation) nötig.

Pflege

Aspekte der Pflege:
Wichtig ist es,

- *die Gefahren für die verwirrte Person zu verringern* (Erleichterung der Orientierung durch gute Beleuchtung, große Schilder, Beseitigung von Stolperfallen, Aufstellen von Sitzgelegenheiten am Flurende, damit Pausen eingelegt werden können, dem Verwirrten einen Zettel in die Tasche legen mit Name, evtl. Pflegegruppe und Adresse),
- seinen *ungestörten Schlaf zu fördern* (angemessene Verteilung von Ruhe und Schlaf über den Tag, gewohnte Rituale beim zu Bett Gehen ermöglichen, abends Schlaf fördernde Getränke anbieten, z. B. warmen Tee, Milch) und
- die *Pflege durch eine feste Bezugsperson* zu gewährleisten (Vertrauen schaffen, Vergangenheitsbewältigung durch aktives Zuhören fördern, emotionalen Hintergrund des verwirrten Verhaltens verstehen und in das Handeln einbeziehen, auf Erregungszustände oder mögliche Aggressionen möglichst gelassen reagieren; sie sind Ausdruck der Verunsicherung des Betroffenen durch seine Verwirrtheit, den verwirrten Menschen nicht überfordern).

Krankheitsverlauf

Die Symptome setzen akut ein, treten in wechselnder Stärke auf, klingen meist innerhalb von 4 Wochen wieder ab und dürfen nicht länger als 6 Monate anhalten. Ansonsten spricht man von einem *chronischen Verwirrtheitszustand*, dessen Ursache bei älteren Patienten größtenteils in einer Demenz besteht.

Demenz

Definition: Fortschreitende Verlust von höheren Gehirnfunktionen aufgrund des Untergangs (Atrophie) von Gehirngewebe (früher chronisch hirnorganisches Psychosyndrom, HOPS, chronischer Verwirrtheitszustand genannt)

Die genaue Krankheitsentstehung ist bei vielen Demenzformen nicht geklärt. Dementielle Erkrankungen stellen die *häufigste psychische Erkrankung des Alters* dar, sie treten meist ab dem 60. Lebensjahr auf und werden durch das zunehmende durchschnittliche Alter der Bevölkerung immer bedeutender.

Symptome

Die wichtigsten Symptome einer Demenz sind *Gedächtnis-, Orientierungs- und Konzentrationsstörungen und die Beeinträchtigung des abstrakten Denkens.* Es gibt verschiedene Formen, die sich allerdings nicht anhand des Krankheitsbildes unterscheiden. Mit den derzeit verfügbaren Untersuchungsmethoden können sie beim lebenden Patienten nur mit einer bestimmten Wahrscheinlichkeit und erst durch eine Autopsie sicher diagnostiziert werden.

Einteilung

- *senile Demenz vom Alzheimer-Typ* (60 % der Fälle), Krankheitsbeginn ab dem 60. Lebensjahr;
- *Morbus Alzheimer:* seltene Sonderform mit Erkrankungsbeginn zwischen dem 40. und 60. Lebensjahr, vermehrtes familiäres Risiko;
- *vaskuläre Demenz* (10 % der Fälle): zweithäufigste Demenz, aufgrund von Hirnarteriosklerose;
- *Creutzfeldt-Jakob-Erkrankung:* seltene und rasch verlaufende demenzielle Entwicklung (S. 397);
- *sonstige demenzielle Erkrankungen* (z. B. bei M. Parkinson).

Die diagnostischen und pflegerischen Maßnahmen unterscheiden sich bei den einzelnen Demenzformen nicht wesentlich und werden im Folgenden am Beispiel der Alzheimer-Demenz veranschaulicht.

Alzheimer Demenz (senile Demenz vom Alzheimer Typ, SDAT)

Ursachen

Aus bisher nicht geklärten Gründen kommt es in der Großhirnrinde sowie im Mittelhirn zu Ablagerungen des Eiweißes *Amyloid*, die zum Zelluntergang und einer allgemeinen Hirngewebsverkleinerung (Gehirnatrophie) führen (Abb. 18.**5**). Wichtigste Folge ist eine verminderte Bildung des Überträgerstoffes *Acetylcholin* an der Synapse (S. 375), die für die Gedächtnisstörungen verantwortlich gemacht wird und den Ansatzpunkt für die neueren Alzheimer-Medikamente bietet.

Risikofaktoren

Höheres Lebensalter (9% aller über 65-Jährigen, 35% der über 85-Jährigen und 43% der über 95-Jährigen sind betroffen) und familiäre Belastung mit Demenz, Morbus Parkinson oder Down-Syndrom.

Symptome

- *Gedächtnisstörungen:* Betroffen ist vor allem das Kurzzeitgedächtnis, Verabredungen oder Alltagsaufgaben werden vergessen, typischerweise werden die Defizite eher von den Angehörigen als vom Patienten selbst bemerkt;
- *Konzentrationsstörungen:* Das zielgerichtete Bewältigen von Aufgaben oder Problemen wird unterbrochen, die Aufmerksamkeit ist stark schwankend;
- *Orientierungsstörungen:* Zu Beginn nur diskret ausgeprägt, später haben die Patienten keine Orientierung über Ort, Datum, Situation und eigene Person (Abb. 18.**6**). Häufig halten sie sich an einzelnen Bestandteilen ihrer Biografie fest („Ich bin Kampfflieger-Pilot!");
- *Beeinträchtigung des abstrakten Denkens:* Komplizierte Aufgaben können nicht mehr gelöst werden (Uhrzeichentest: „Zeichnen Sie die Uhrzeiger für 12.10 Uhr auf ein leeres Zifferblatt ein!", Abb. 18.**7**);
- *Stimmungsschwankungen:* Typisch sind abrupte Stimmungsänderungen (Affektinkontinenz) bis hin zur Reizbarkeit oder Aggressivität. Es kann aber auch zu Ängstlichkeit und Interesselosigkeit kommen;
- *Störungen des Tag-/Nachtrhythmus;*
- Stuhl- und Harninkontinenz.

Schlafstörungen und Unruhezustände finden sich bei bis zu 80% der Betroffenen, Depressionen bei bis zu 60% und Wahnvorstellungen bei 30%.

Krankheitsverlauf

Die Störungen zeigen sich anfangs nur ganz diskret und können von den Betroffenen mit „kleinen Tricks" überspielt werden, innerhalb von wenigen Jahren verschlimmern sich die Ausfälle jedoch, sodass es zu Persönlichkeitsveränderungen kommt. Häufige Reaktion auf die Defizite sind Aggressivität, Misstrauen gegenüber den Mitmenschen und Erregungs- oder Unruhezustände. Im Endstadium sind die Patienten völlig verwirrt und hilflos, es besteht meist Selbst- und Fremdgefährdung durch Weglauftendenz und unsachgemäßen Umgang mit Feuer, Gas oder Wasser. Letztendlich versterben die Patienten an den Kompli-

Gehirnatrophie

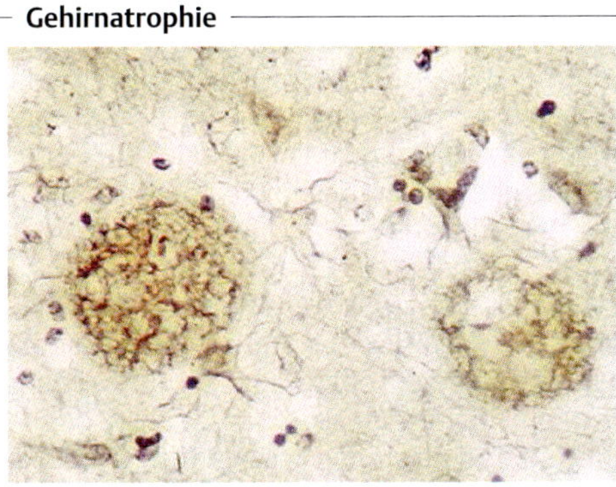

Abb. 18.**5** Lichtmikroskopische Darstellung des Hirngewebes bei einer Alzheimer-Demenz: typische drahtförmige, verklumpte Nervenzellen, „Alzheimer-Fibrillen" genannt.

Orientierungsstörung zur Person

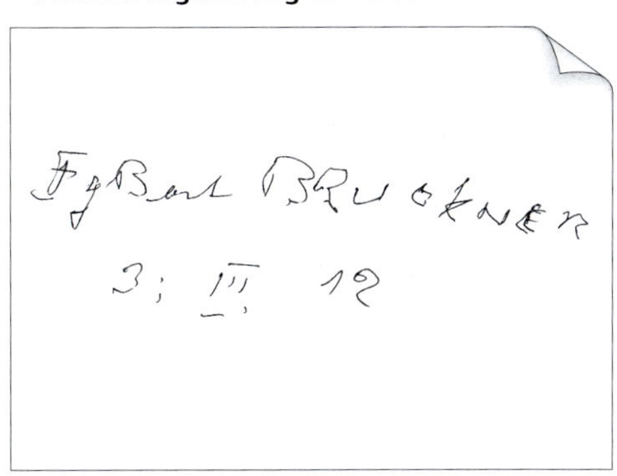

Abb. 18.**6** Massive Orientierungsstörung zur eigenen Person bei einer schweren Demenz: Der Patient wurde aufgefordert, seinen Namen und sein Geburtsdatum zu benennen und aufzuschreiben.

kationen der völligen Pflegebedürftigkeit. Die durchschnittliche Krankheitsdauer beträgt 7 Jahre (vom Auftreten der ersten Symptome bis zum Tod des Patienten) mit sehr unterschiedlichen Verläufen.

Einteilung

- *leichte Demenz:* Beeinträchtigung von Arbeit und sozialen Aktivitäten bei erhaltener selbstständiger Lebensführung und intaktem Urteilsvermögen;
- *mittelgradige Demenz:* erschwerte selbstständige Lebensführung, teilweise Aufsicht erforderlich;
- *schwere Demenz:* vollständige Beeinträchtigung der Aktivitäten des täglichen Lebens, kontinuierliche Aufsicht nötig, Verlust der persönlichen Hygiene.

Uhrzeichen-Test

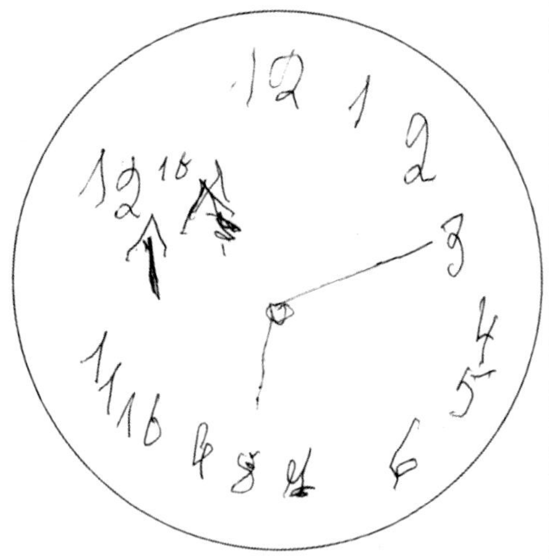

Abb. 18.**7** Beim Uhrzeichen-Text können sich schon in einem frühen Stadium der Demenz Defizite zeigen: Der Patient wurde aufgefordert, in den Kreis ein Zifferblatt und die Uhrzeiger für 12 : 10 Uhr einzuzeichnen.

Diagnostik

Die Alzheimer-Demenz ist zur Zeit noch eine Ausschlussdiagnose, d. h. es müssen andere Ursachen wie Medikamente, neurologische und internistische Erkrankungen ausgeschlossen werden. Aus diesem Grund werden häufig eine Computertomografie des Schädels (*cCT*) und einige Laboruntersuchungen durchgeführt. Notwendig für die Diagnose ist eine *Dauer der Krankheitssymptome über mindestens 6 Monate.* Psychologische Tests wie der Mini Mental State (MMS) und der Uhrzeichen-Test (vgl. Abb. 18.**7**) können frühzeitig Hinweise auf die intellektuellen Defizite geben. Eine Liquoruntersuchung oder gar eine genetische Analyse kann die Diagnosesicherheit deutlich erhöhen, wird aber wegen der fehlenden Konsequenzen nur bei jüngeren Patienten durchgeführt.

Therapie

Medikamente gegen die Demenz (Antidementiva, Nootropika). Die einzigen Medikamente, die den geistigen Abbau verzögern können, hemmen den Abbau des Botenstoffs Acetylcholin. Diese erst in den letzten Jahren entwickelten Medikamente wie z. B. Aricept oder Exelon können die Alzheimer-Demenzen zwar nicht verhindern, aber eine Verzögerung des geistigen Abbaus in den ersten Jahren der Erkrankung bewirken; in einem fortgeschrittenen Stadium der Demenz bringen sie keinen Vorteil. In der Vergangenheit wurden zahlreiche andere Wirkstoffe wie Piracetam oder das Extrakt des Ginkgobaums (Ginkgo biloba) untersucht, ohne dass sich ein sicherer Nutzen für die Patienten gezeigt hätte. Wegen der guten Verträglichkeit kommen Ginkgopräparate allerdings sehr häufig im ambulanten Bereich zur Anwendung.

Aktivierende Pflege. S. 435 ff

Internistische Basistherapie. Meist bestehen bei Patienten mit einer Demenz noch zahlreiche internistische Begleiterkrankungen, die den demenziellen Abbau beschleunigen können. Aus diesem Grund gilt der Einstellung eines Bluthochdrucks, eines Diabetes mellitus oder einer Herzinsuffizienz die besondere pflegerische und ärztliche Aufmerksamkeit. Bei fortgeschrittener Demenz steht die Aufrechterhaltung von wichtigen Körperfunktionen im Mittelpunkt: ausreichende Flüssigkeits- und Nahrungszufuhr (manchmal nur noch durch eine Magen- oder PEG-Sonde möglich) oder bei Bettlägerigkeit die Vermeidung eines Dekubitus.

Behandlung der Problemsituationen (Abb. 18.8): Psychische Unruhezustände, Depressionen, Wahnvorstellungen oder Schlafstörungen können vor allem in fortgeschrittenen Stadien der Demenz nicht alleine durch spezielle Pflege oder Zuwendung aufgefangen werden und bedürfen deshalb einer angepassten Therapie (Tab. 18.**1**).

Tabelle 18.**1** Medikamente für Problemsituationen beim Dementen

Symptom	Wirkstoffgruppe	Medikament	Dosis	Nebenwirkung
psychische Unruhe- und Erregtheitszustände	niedrigdosierte, kurzwirksame Benzodiazepine	z. B. Tavor expidet	1 mg bei Bedarf	Sturzgefahr, bei Überdosierung Atemstillstand
	niedrigpotente Neuroleptika	z. B. Dipiperon, Eunerpan	10 – 50 mg/Tag	Kreislaufkollaps, extrapyramidal motorische Nebenwirkungen (EPMS, s. u.)
Depression	moderne Antidepressiva	z. B. Seroxat	10 – 20 mg/Tag	Übelkeit, Verdauungsstörungen
Halluzinationen, Wahnvorstellungen	hochpotente Neuroleptika	Haldol	niedrig dosiert 1 – 2 mg/ Tag	EPMS (s. u.)
Schlafstörungen	Hypnotika	z. B. Stilnox, Ximovan	10 – 20 mg bei Bedarf	Sturzgefahr, Schwindel
	niedrigpotente Neuroleptika	z. B. Eunerpan, Dipiperon	10 – 50 mg bei Bedarf	selten Kreislaufkollaps und EPMS (s. u.)

Aggressionen

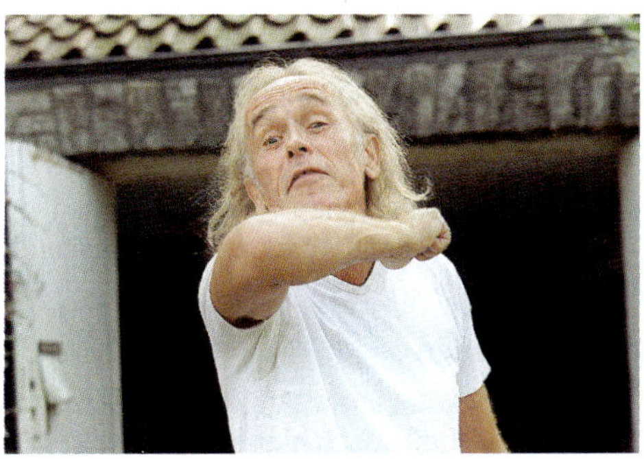

Abb. 18.**8** Aggressives Verhalten (hier dargestellt von einem Schauspieler) kann bei Patienten mit einer Demenz im Rahmen von psychischen Unruhezuständen häufig vorkommen (aus Kellnhauser u. a.: THIEMEs Pflege, 9. Aufl. Thieme, Stuttgart 2000)

Angehörigenberatung

Da die Angehörigen Demenzkranker den größten Teil der Betreuung und Pflege übernehmen und für sie die Situation enorm belastend ist, ist eine frühzeitige Aufklärung über Verlauf, Umgang mit den Patienten und mögliche Hilfe (ambulante Dienste) notwendig.

Als Kontaktadresse kann die Deutsche Alzheimer Gesellschaft, Friedrichstr. 236, 10969 Berlin, http://www.deutsche-alzheimer.de empfohlen werden.

Vaskuläre Demenz

Definition. Demenzielle Entwicklung im Rahmen einer Hirnarteriosklerose (Multiinfarktdemenz, Binswanger-Krankheit oder zerebro-vaskuläre Insuffizienz)

Ursachen

Aufgrund der arteriosklerotisch bedingten Gefäßverengungen kommt es zu kleinen und mittleren *Infarkten im gesamten Gehirn* und dadurch zu einem Abbau von Gehirngewebe.

Symptome

Die psychischen Auffälligkeiten unterscheiden sich meist nicht wesentlich von denen der Alzheimer-Demenz (s. o.). Auffallend ist, dass die Defizite im Bereich des Gedächtnisses und des Denkens sehr unterschiedlich stark betroffen sein können (je nach Durchblutungsstörung).

Diagnostik

Spezifische Symptome einer *arteriellen Verschlusskrankheit* am gesamten Körper (S. 207 ff) oder von Durchblutungsstörungen des Gehirns (Kapitel 17.2.1) sowie ein typischer Befund bei der Computertomografie des Gehirns sind wegweisend bei der Diagnose.

Therapie

Die Therapie der vaskulären Demenz unterscheidet sich bis auf die modernen Nootropika nicht wesentlich von der Alzheimer-Demenz-Therapie.

Wichtig ist stattdessen die *internistische Basistherapie der arteriosklerotischen Begleiterkrankungen*. Häufig kommen *Thrombozytenaggregationshemmer* (z. B. Aspirin) oder *Kalziumantagonisten* (z. B. Nimotop) zum Einsatz.

Krankheitsverlauf

Wie bei der Alzheimer-Demenz. Eine typische Besonderheit sind die *auffälligen Schwankungen* im Zustandsbild der Patienten, die mit der wechselnden Durchblutungssituation im Gehirn erklärt werden.

Suchterkrankungen im Alter

Alkoholabhängigkeit

Definition: Dauerhafter Alkoholkonsum in großen Mengen mit Verlust der Kontrolle über den Alkoholkonsum sowie typischen psychischen, körperlichen und sozialen Folgeschäden

Ursachen

Es gibt keine einheitliche Erklärung für das Entstehen einer Alkoholabhängigkeit, verschiedene soziale und psychische Faktoren werden dafür verantwortlich gemacht.

Symptome

Ständiges, zwanghaftes Verlangen nach Alkohol, verminderte Kontrollfähigkeit des Alkoholkonsums (mehr Alkohol als beabsichtigt), körperliche Entzugszeichen (s. u.) bzw. prophylaktischer Alkoholkonsum zu deren Vermeidung, Toleranzentwicklung (immer größere Mengen werden vertragen), Vernachlässigung anderer Interessen zugunsten des Alkoholkonsums, anhaltender Alkoholkonsum trotz Wissen um negative Folgen und Außer-Acht-Lassen gesellschaftlicher Trinkregeln sind die wichtigsten Symptome (Abb. 18.**9**).
Die Alkoholabhängigkeit kommt im Alter seltener (3 % der über 65-Jährigen) als in den jüngeren Altersgruppen (17 % der 20- bis 30-Jährigen) vor. Bei älteren Frauen lässt sich häufig eine unbewusste Alkoholabhängigkeit durch den regelmäßigen Genuss von alkoholhaltigen „Naturheilmitteln" (z. B. Klosterfrau Melissengeist) beobachten.

Alkoholabhängigkeit

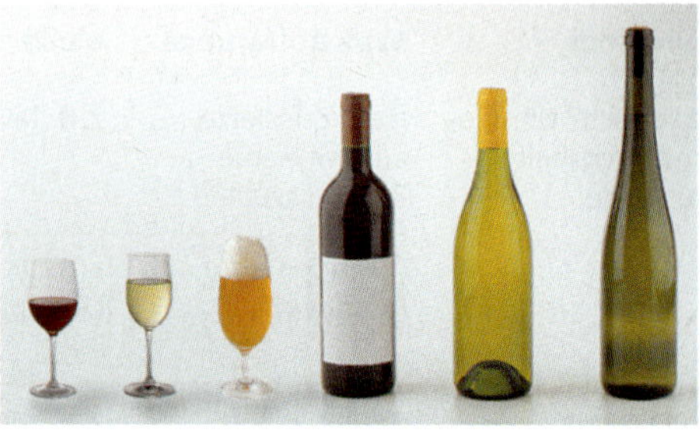

Abb. 18.**9** Alkoholabhängigkeit kommt im Alter weniger häufig vor als in jüngeren Altersgruppen

Einteilung

Entsprechend dem Trinkmuster (nach Jelinek):

- *Alpha-Trinker (Konflikttrinker)* trinken, um sich zu entspannen, Hemmungen abzubauen oder Ängste zu beseitigen;
- *Beta-Trinker (Gelegenheitstrinker)* lassen sich durch das soziale Umfeld zum Trinken anregen, vor allem bei Feiern oder mit Freunden;
- *Gamma-Trinker* zeigen Kontrollverlust beim Alkoholkonsum, häufige Räusche, kurze Abstinenzzeiten bis zu einigen Monaten und krankhaftes Trinkverhalten;
- *Delta-Trinker (Gewohnheitstrinker)* müssen meist einen ständigen Blutalkoholspiegel halten, sie sind nicht abstinenzfähig und krank.
- *Epsilon-Trinker (episodische Trinker)* haben episodenhaft ein unwiderstehliches Trinkverlangen mit erheblichen Alkoholexzessen und „Filmrissen", gefolgt von längeren „trockenen" Phasen.

Komplikationen

- *Allgemein:* reduzierter Allgemeinzustand, gerötete Gesichtshaut, Schlaf- und Potenzstörungen, vermehrte Schweißneigung;
- *Nervensystem:* Korsakow-Syndrom (Verlust des Kurzzeitgedächtnisses, Orientierungsstörungen, Überspielen der Defizite mit erfundenen Geschichten), Wernicke-Enzephalopathie (Gangunsicherheit, Augenmuskellähmungen, Bewusstseinsstörungen), periphere Polyneuropathie (PNP, S. 405);
- *Herz-Kreislauf-System:* Herzinsuffizienz durch toxische Herzmuskelschädigung, Bluthochdruck;
- *Blutsystem:* Mangel an roten Blutkörperchen durch gestörte Bildung (makrozytäre Anämie);
- *Stoffwechsel:* Durch wiederholte Pankreasentzündungen kommt es zum Erliegen der exokrinen (Insulin) und endokrinen (Bauchspeichel) Pankreasfunktion, mit schlecht einstellbarem sekundären Diabetes mellitus und Verdauungsproblemen;

- *Immunsystem:* generell geschwächtes Immunsystem, erhöhte Anfälligkeit für Tuberkulose, Lungen- und Gehirnhautentzündungen;
- *Magen-Darm-Trakt:* Erbrechen und Durchfall, Gastritis und Ulkuskrankheit.

Alkoholentzug

Definition: Die abrupte Beendigung der Alkoholzufuhr zum Körper kann sowohl im Rahmen einer Entzugstherapie geplant als auch im Alter häufiger ungeplant bei Krankenhausaufenthalten oder schweren Krankheiten vorkommen. Innerhalb von wenigen Tagen entwickeln sich ein akuter Verwirrtheitszustand sowie eine Vielzahl von vegetativen Symptomen (Alkoholentzugs-Delir)

Das akute Alkoholentzugs-Delir hat unbehandelt eine Sterblichkeit von 20%.

Verlauf

Für die Entzugstherapie bei älteren Alkoholabhängigen gelten prinzipiell dieselben Behandlungsgrundsätze wie bei jüngeren, entweder eine Vollabstinenz oder zumindest eine Verminderung der Rückfälle zu erreichen. Zumindest die *Entgiftungsphase* (ca. 1–4 Wochen) mit den massiven psychischen und organischen Entzugssymptomen sollte stationär in internistischen oder psychiatrischen Einrichtungen erfolgen. Die darauf folgende *Entwöhnungstherapie* (über mehrer Monate) kann auch ambulant durchgeführt werden. Ingesamt sind die Erfolgsraten der stationären Entwöhnungsbehandlungen bei älteren Patienten ähnlich günstig (bzw. ungünstig) wie bei jüngeren, nämlich zwischen 40 und 50%. In der Praxis wird bei älteren Patienten selten eine Alkoholentwöhnungstherapie begonnen, im Vordergrund steht meist die Behandlung des akuten Alkoholentzugs-Syndroms.

Symptome

Die psychischen Krankheitszeichen entsprechen definitionsgemäß denen des akuten Verwirrtheitszustands (s. o.), typisch sind hier die *optischen Halluzinationen* (Abb. 18.**10**; „Insekten an der Wand", die „weißen Mäuse" sind eher untypisch; Ablesen vom leeren Blatt).

Besonders schwerwiegend und oft lebensbedrohlich sind die zusätzlich auftretenden *vegetativen Entzugssymptome*. Schon früh fällt ein Zittern beim Abspreizen der Finger auf sowie Nesteln, Schweißausbrüche, Herzrasen, Durchfall und Erbrechen. Später kann es zu bedrohlichen Störungen im Herz-Kreislauf-System (Bluthochdruck, Herzrhythmusstörungen) und zu wiederholten, schweren epileptischen Anfällen kommen.

Optische Halluzinationen

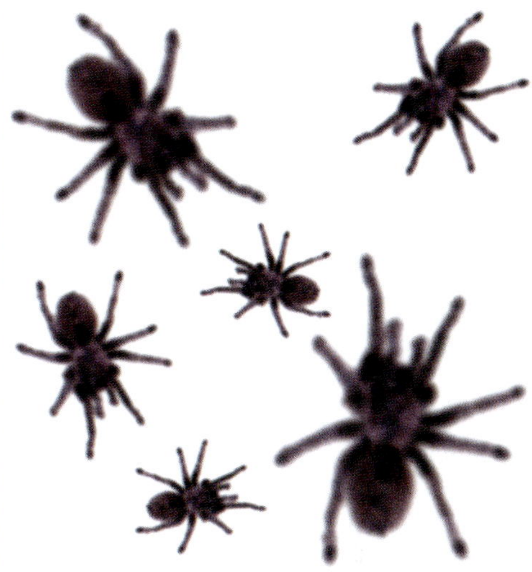

Abb. 18.**10** Optische Halluzinationen wie z. B. Insekten oder Spinnen an der Wand bei einem Alkoholentzugs-Delir

Therapie

Bei milderen Entzugsformen kommen *Distraneurin* (maximal 15 g/Tag) oder langwirksame *Benzodiazepine* (z. B. Tranxilium, max. 200 mg/Tag) zur Anwendung. Schwere Verläufe müssen intensivmedizinisch behandelt werden.

Pflege

Pflege bei Alkoholentzug: Raten Sie dem alten Menschen zum Alkoholentzug, aber führen Sie den Entzug nie eigenmächtig durch! Treten mangels Alkoholnachschub unbeabsichtigt Entzugssymptome auf, unbedingt den Arzt benachrichtigen. Weisen Sie nach der Entgiftung auf Selbsthilfegruppen hin bzw. stellen Sie den Kontakt her. Zeigen Sie Alternativen zum Trinken auf, z. B. Entspannungsübungen, körperliche Betätigung, geistige Anregung, sinnvolle Beschäftigung, eventuell Übernahme von kleineren Diensten (handwerkliche, soziale).

Medikamentenabhängigkeit und Entzug

Die Abhängigkeit von Medikamenten im Alter ist ein häufiges, aber wenig beachtetes Problem, ca. *75% der Fälle betreffen Benzodiazepine*, bei den übrigen Fällen handelt es sich um Schmerzmittelabhängigkeit. 15% aller über 70-Jährigen nehmen über einen längeren Zeitraum (mehr als 6 Monate) Benzodiazepine ein, in der Mehrheit Frauen.

Symptome

Die Symptome entsprechen denen der Alkoholabhängigkeit (s. o.), allerdings *fehlen hier körperlicher Verfall und sozialer Abstieg* weitgehend. Zwar ist die zeitlich begrenzte und überwachte Gabe von Benzodiazepinen bei Angstzuständen, Schlafstörungen und einer Reihe psychiatrischer Erkrankungen sinnvoll, meist wird aber durch die unkritische Verschreibungspraxis von Hausärzten dieses Abhängigkeitsproblem erst geschaffen.

Komplikationen

Durch die regelmäßige Einnahme von Benzodiazepinen (z. B. Valium) treten schon nach einigen Wochen Verwirrtheit, Aufmerksamkeits-, Konzentrations- und Gedächtnisstörungen, Tagesmüdigkeit, epileptische Anfälle, Gangstörungen und Stürze auf. Zu beachten ist, dass die meisten verwendeten Benzodiazepine lange Halbwertszeiten (Zeitraum bis zum Abbau des Wirkstoffs im Körper auf die Hälfte) bis zu 100 Std. haben, die sich altersbedingt noch auf das bis zu 3fache verlängern können.

Verlauf

Leider wird eine Entzugsbehandlung der Benzodiazepin-Abhängigkeit im Alter nur sehr selten begonnen, da der vermeintliche Nutzen der Medikamente als wichtiger als die unerwünschten Wirkungen angesehen wird. Im Vergleich zum Alkoholentzug ist der Benzodiazepinentzug langwieriger und kann über Wochen und Monate andauern. Zur Vermeidung von Krampfanfällen werden Antiepileptika gegeben und die Tagesdosis in kleinsten Schritten reduziert, trotzdem kann es zu massiven psychischen Entzugserscheinungen kommen. Diese reichen von quälender innerer Unruhe, psychischer Erregung, Herzrasen und Schweißausbrüchen bis hin zu Wahnvorstellungen oder Halluzinationen.

Prophylaxe

Die wichtigste Maßnahme zur Vermeidung der Benzodiazepin-Abhängigkeit ist die Änderung des unkritischen Umgangs von Ärzten und Pflegenden mit Benzodiazepinen, z. B. durch *zeitlich begrenzte Gabe* von kurz wirksamen Benzodiazepinen oder den Einsatz anderer Stoffgruppen oder Therapieformen (s. Schlafstörungen, S. 431 f).

Schizophrene Störungen

Schizophrene Störungen gehören zu den auffälligsten und beeindruckendsten psychischen Erkrankungen, der Erkrankungsbeginn einer schizophrenen Störung liegt allerdings in der Regel im frühen Erwachsenalter (zwischen dem 20. und 30. Lebensjahr). Neu aufgetretene Störungen sind im Alter sehr selten, wenn, dann trifft man auf Patienten mit einem chronischen Verlauf. Häufiger treten die Schizophrenie-typischen Symptome bei älteren Patienten im Rahmen von organischen Störungen auf. Typische Beispiele sind Halluzinationen im Rahmen eines Entzugs-Delirs oder einer Demenz, weshalb eine Schizophrenie nur nach dem Ausschluss solcher Erkrankungen diagnostiziert werden darf.

> Bei älteren Patienten mit einer Hörminderung oder Taubheit können sich Wahnvorstellungen entwickeln.

Symptome

Produktive, psychotische oder Plus-Symptome. Die schizophrenen Erkrankungen können ein sehr buntes und unterschiedliches Erscheinungsbild bieten, die auffälligsten Symptome *Wahn* und *Halluzinationen* müssen nicht unbedingt vorliegen. Bis auf die Klarheit des Bewusstseins und der intellektuellen Fähigkeiten treten *Störungen in allen psychischen Qualitäten* auf, z. B. inhaltliche Denkstörungen wie Wahnvorstellungen, (z. B. Verfolgungswahn), Störungen des Ich-Erlebens, (z. B. Gedankenentzug „man hat mir meine Gedanken genommen“, gespaltene Persönlichkeit), Wahrnehmungsstörungen (vor allem akustische Halluzinationen, Stimmen hören), formale Denkstörungen wie Denkzerfahrenheit (s. o.) und Affektstörungen (typischerweise paradoxer Affekt, erschreckende Erlebnisse lösen Lachen aus).

Minus-Symptome. Katatone Symptome (psychomotorische Auffälligkeiten von Bewegungsautomatismen bis zur Bewegungs- und Reglosigkeit), Antriebs- und Affektverarmung und sozialer Rückzug und Mangel an Körperpflege, meist bei chronischen Verläufen.

Pflege

Wahn/Halluzinationen: Wahnvorstellungen und Halluzinationen dürfen niemals bestätigt oder verstärkt werden. Sie würden sich dadurch verschlimmern. Die Pflegeperson sollte nicht versuchen, dem Betroffenen Wahnvorstellungen/Halluzinationen auszureden, denn sie können nicht „korrigiert" werden. Besser ist es, auf Gefühle einzugehen (z. B. Angst) und das eigene Erleben bzw. die eigene Wahrnehmung wertfrei neben die des Erkrankten zu stellen. Sie sollte dem Patienten stets rückmelden, dass er un-eingeschränkt akzeptiert wird. Es sollte versucht werden, eine tragfähige Beziehung aufzubauen. Obwohl Betroffene aufgrund von Affektstörungen/Affektverarmung den Eindruck erwecken, als wären sie gefühlskalt oder innerlich leer, ist eine Bezugsperson für sie sehr wichtig.

Einteilung

- *paranoid-halluzinatorische Schizophrenie:* häufigste Form mit Halluzinationen und Wahnvorstellungen;
- *katatone Schizophrenie:* mit Antriebsstörungen und Minussymptomen;
- *hebephrene Schizophrenie:* mit Affektstörungen (typischerweise läppische Stimmung);
- *schizophrenes Residuum:* nach einem lang andauernden, chronischen Verlauf verbleibender Rest-(Residual-)Zustand, mit ausgeprägter Minussymptomatik und wenig produktiven Symptomen (Halluzinationen oder Wahn).

Therapie

Die medikamentöse Therapie stützt sich vor allem auf die so genannten Neuroleptika, die über die Blockade von Dopaminrezeptoren im Gehirn die produktiven Symptome abschwächen (Tab. 18.**2**). Vor allem die *hochpotenten Neuroleptika* (wie z. B. Haldol) wirken gegen diese Symptome, sie wirken allerdings nur wenig beruhigend (sedierend) und haben häufig extrapyramidalmotorische Nebenwirkungen (Rigor, Tremor, Bewegungsstörungen, Sitzunruhe, Schlundkrampf), die einem Parkinson-Syndrom ähneln (S. 399 ff).
Die *niederpotenten Neuroleptika* (wie z. B. Eunerpan) haben eine starke beruhigende (sedierende) Komponente, weniger extrapyramidalmotorische Nebenwirkungen (EPMS) und werden deshalb häufig bei älteren Patienten eingesetzt. *Benzodiazepine* können anstatt niederpotenter Neuroleptika zur Beruhigung (Sedierung) zusätzlich gegeben werden (s. o.), als alleinige Medikation sind sie nicht ausreichend. Neben der medikamentösen Therapie kommen sozio- und verhaltenstherapeutische Maßnahmen zum Einsatz, um die Patienten wieder einzugliedern.

Prinzipiell gilt bei den älteren Patienten ein vorsichtiger Umgang mit den Neuroleptika und vor allem eine niedrigere Dosierung als bei jüngeren Patienten (z. B. 2 – 5 mg Haldol/Tag).

Krankheitsverlauf

Die schizophrenen Erkrankungen haben eine eher ungünstige Prognose mit häufig chronischen Verläufen. Bei einem Drittel der Patienten findet sich eine weitgehende Heilung, ein weiteres Drittel zeigt bleibende, mittelschwere Residualsymp-

Tabelle 18.**2** Übersicht über Neuroleptika

Stoffgruppe	Indikation	Präparat	Nebenwirkung
hochpotente Neuroleptika	produktive Symptome (Stimmen hören, Halluzinationen)	z. B. Haldol, Risperdal	häufig EPMS, Hautreaktionen, epileptische Krampfanfälle
niederpotente Neuroleptika	zur Sedierung bei Unruhezuständen	z. B. Eunerpan, Dipiperon	Kollaps, seltener EPMS
atypische Neuroleptika	bei starken EPMS der klassischen Neuroleptika	z. B. Leponex, Zyprexa	Blutbildstörungen, Blutdruckabfall, Verdauungsstörungen, Gewichtszunahme

tome und ein weiteres Drittel der Patienten hat einen chronischen Verlauf mit schweren Residualsymptomen und Persönlichkeitsveränderungen. Das Suizidrisiko beträgt im Verlauf der Erkrankung etwa 10%. Die Mehrzahl der chronisch Erkrankten ist in speziellen psychiatrischen Langzeiteinrichtungen und Pflegeheimen untergebracht.

Affektive Störungen

Depression

Definition: In der Mehrzahl phasenhaft auftretende affektive Störung mit dem Hauptsymptom Niedergeschlagenheit

Mit einer Häufigkeit um 5 – 10% gehören die Depressionen zu den zweithäufigsten psychischen Erkrankungen des Alters nach den demenziellen Erkrankungen. Frauen sind etwa doppelt so häufig wie Männer betroffen, am häufigsten treten Depressionen allerdings zwischen dem 45. und 65. Lebensjahr auf. Bei bis zu 70% der Bewohner von Altenheimen wurden leichtere depressive Syndrome festgestellt.

> Die Komplikationen einer Depression sind bei älteren Patienten besonders schwerwiegend, denn sie haben die höchste Selbstmordrate und Sterblichkeit von allen Altersgruppen.

Ursachen

- *endogen:* Eine Vielzahl unterschiedlicher Faktoren wird verantwortlich gemacht, z. B. Neurotransmitter-Störungen, erblicher Einfluss, soziale Verhaltenmuster;
- *medikamentös:* z. B. als Nebenwirkung von Neuroleptika, Kortison, älteren Bluthochdruckmedikamenten wie Clonidin und Reserpin;
- *Hormonstörungen (endokrin):* Schilddrüsenunterfunktion (Hypothyreose);
- *ZNS:* häufig im Rahmen von Multipler Sklerose, der Parkinson-Erkrankung oder der Alzheimer-Demenz.

Einteilung

- *depressive Episode* (endogene Depression, major depression);
- *reaktive Depression* (Anpassungsstörung, abnorme Reaktion auf Belastungen);
- *neurotische Depressionen* (s. u.);
- *Spätdepression* (Involutions-Depression) ab dem 50. Lebensjahr.

Symptome

Stimmungsschwankungen sind bei allen Menschen eine natürliche psychische Regung und Reaktion auf die Umwelt. Eine genaue Grenze zum Beginn einer Depression zu ziehen, scheint schwierig, folgende *Symptome sind aber typisch*: gedrückte Stimmung, Niedergeschlagenheit, unerträgliche Hoffnungslosigkeit, Freude- und Interesselosigkeit, „Gefühl der Gefühllosigkeit", Antriebslosigkeit und Ermüdbarkeit, verlorenes Selbstvertrauen und Selbstwertgefühl, unbegründete Selbstvorwürfe, Selbstmordgedanken oder suizidales Handeln, Unschlüssigkeit und Konzentrationsstörungen.
Die Konzentrationsstörungen sind im Alter häufig schwerwiegend, sie zeigen sich als so genannte *Pseudodemenz* und werden nicht selten mit einer demenziellen Erkrankung verwechselt. Typischerweise klagen diese Patienten selbst über starke Gedächtnis- und Aufmerksamkeitsstörungen im Gegensatz zu dementen Patienten, die ihre Defizite häufig nicht bemerken. Außerdem kann es bei älteren Betroffenen zum Auftreten von Wahnideen kommen, die zu ihrer depressiven Verstimmung passen. Die Betroffenen glauben, sich schuldhaft oder strafbar zu verhalten (Schuldwahn) oder von einer unheilbaren Krankheit befallen zu sein (hypochondrischer Wahn).
Charakteristisch für Depressionen ist die *Leibnähe der Verstimmung (Somatisierung)*, sie äußert sich gerade bei den älteren Patienten in einer Vielzahl von körperlichen (somatischen) Symptomen: Schmerzen und Schlafstörungen am häufigsten, zusätzlich Morgentief („Der Tag liegt wie ein hoher Berg vor mir"), abendliche Stimmungsaufhellung, Appetit- und Gewichtsverlust, und Verlust der sexuellen Lust.

Krankheitsverlauf

Die Behandlung von Depressionen erfordert sowohl vom Patienten als auch vom Behandlungsteam viel Geduld, eine sofortige Besserung ist unrealistisch, allerdings lässt sich bei einem Großteil der Patienten über einen längeren Zeitraum (Wochen und Monate) eine Normalisierung erreichen, was den Betroffenen immer wieder als Hoffnung angeboten werden sollte.

Therapie

Je nach Schwere der Depression erfolgt eine ambulante Behandlung oder die Aufnahme in eine psychiatrische Klinik, vor allem bei Suizidalität. Die Behandlung stützt sich in jedem Fall auf 3 Säulen:

Medikamente. Die klassischen (trizyklischen) Antidepressiva haben eine gute Wirksamkeit, werden allerdings bei älteren Patienten aufgrund der Nebenwirkungen (Verwirrtheitszustände, Herz-Kreislauf-System) nur vorsichtig angewendet. Alternativ wurden in den letzten 10 Jahren zahlreiche neue Wirkstoffe (Tab. 18.**3**) mit guter Verträglichkeit und vergleichbarer antidepressiver Wirkung entwickelt. Bei allen Medikamenten setzt die Wirkung frühestens nach ca. 2 Wochen ein, eine Beurteilung des Therapieerfolges ist erst nach ca. 4 – 6 Wochen möglich.

> **!** Da für Suizidversuche im Alter häufig Tabletten verwendet werden, muss wegen der Giftigkeit (Toxizität) der Wirkstoffe auf die Medikamenteneinnahme bzw. das Horten von Tabletten geachtet werden.

Psychische Unterstützung. Psychotherapeutische Verfahren sowohl im ambulanten als auch im stationären Rahmen können den Krankheitsverlauf abkürzen und vor allem Schutz vor Rückfällen bieten. Am wirkungsvollsten ist die Psychotherapie bei neurotischen und reaktiven Depressionen. Bei älteren Patienten werden häufig andere unterstützende Therapieformen angewandt wie Gruppentherapie, Verhaltenstherapie mit Aufbau von Aktivitäts- und Kommunikationsplänen und Ergotherapie mit Förderung der Alltagskompetenz und Genussfähigkeit (Abb. 18.**11**).

> Pflege
>
> **Verhalten der Pflegenden:** Der Kranke zeigt selten eine direkte Reaktion auf das Verhalten der Pflegeperson. Oft begegnet er liebevollem Verhalten mit Nörgeln, Aggressivität oder Fortsetzen von negativen Sichtweisen. Eine positive Wirkung wird oft erst viel später sichtbar. Deshalb nicht entmutigen lassen, sondern eine Beziehung aufbauen, Geborgenheit vermitteln, Zuwendung geben, Interesse an der Person zeigen, durch kleine Aufmerksamkeiten Anteilnahme signalisieren. Den Betroffenen loben (z. B. sein Aussehen, seine Kleidung, sein Verhalten), ihm Fähigkeiten bewusst machen, z. B. beobachtete Fähigkeiten betonen, über Positives in seiner Biografie reden und ihm kleine Erfolgserlebnisse ermöglichen. Trotz der Hoffnungslosigkeit der Betroffenen sollte immer versucht werden, klar zu machen, dass die Depression eine gute Behandlungsaussicht hat. Auf mögliche Zeichen einer Suizidalität achten (Selbsttötungsgedanken, Lebensbilanz, Todeswünsche).

Zusätzliche Maßnahmen.

- *Lichttherapie:* Vor allem bei saisonalen, leichteren Formen der Depression wirksam; die Patienten werden regelmäßig sehr starkem Licht ausgesetzt (am besten Sonnenlicht);

Tabelle 18.**3** Übersicht über Antidepressiva

Stoffgruppe	**Indikation**	**Präparat**	**Nebenwirkungen**
Johanniskraut	leichte bis mittelgradige Depressionen, im ambulanten Bereich sehr häufig verordnet	z. B. Hyperforat	gut verträglich, allergische Hautreaktion, Müdigkeit
trizyklische Antidepressiva (TZA)	alle Schweregrade	z. B. Saroten	Mundtrockenheit, Miktionsstörungen, Obstipation, Herzrasen, EKG-Veränderungen
selektive Serotonin-Wiederaufnahmehemmer (SSRI)	alle Schweregrade	z. B. Seroxat	Mundtrockenheit, Übelkeit, Diarrhoe, Obstipation
reversible MAO-Hemmer (RIMA)	alle Schweregrade	z. B. Aurorix	herabgesetztes Reaktionsvermögen, Schwindel und Übelkeit, allergische Reaktionen
Lithium-Salze	zur Phasenprophylaxe bei manisch-depressiven Störungen, bei therapieresistenten Depressionen	z. B. Hypnorex	Zittern, Schilddrüsenunterfunktion, Nierenschäden, Verdauungsstörungen, Wechselwirkung mit anderen Medikamenten, „Problem-Medikament“

Ergotherapie

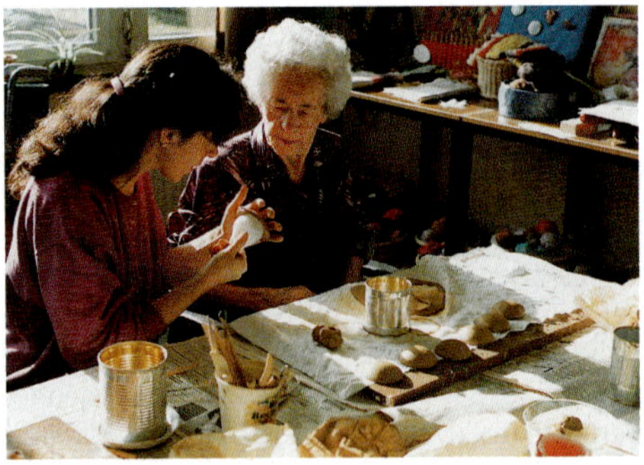

Abb. 18.**11** Ergotherapeutische Gruppen fördern die Alltagskompetenz und die seelische, geistige, körperliche und soziale Beweglichkeit (aus Köther, I., E. Gnamm: Altenpflege in Ausbildung und Praxis, 4. Aufl. Thieme, Stuttgart 2000).

- *Schlafentzug:* Bei Depressionen mit starken Tagesschwankungen kann eine kurzfristige Besserung durch Schlafentzug erreicht werden, die Patienten müssen hierfür die gesamte Nacht wachgehalten werden und dürfen den Schlaf in der folgenden Nacht nicht zusätzlich nachholen. Die stimmungsaufhellende Wirkung hält meist nur kurz an, oft wird der Schlafentzug nach einer Woche wiederholt;
- *Angehörigenberatung:* Die Aufklärung der Angehörigen über den Krankheitsverlauf und die guten Besserungstendenzen sind ein wichtiger Bestandteil vor allem bei Depressionen im Alter. Manchmal kommen auch familiäre Spannungen zum Vorschein, die dann gezielt angesprochen werden können.

Prognose

Bei der Mehrzahl der Betroffenen gehen die Beschwerden innerhalb von Monaten zurück, allerdings ist ein *Wiederauftreten (Rezidiv)* der Depression häufig. Im Gegensatz zu den jüngeren Patienten sind die depressiven Störungen im Alter meist langwieriger, und bleiben öfter als *chronische Depressionen* bestehen.

Manie

Definition: Phasenhaft verlaufende affektive Störung mit gehobener Stimmung

Manische Störungen kommen entweder im Rahmen einer bipolaren, manisch-depressiven Störung vor, d. h. die Patienten sind abwechselnd manisch oder depressiv, seltener sind monopolare („reine") Manien. Insgesamt treten manische Störungen im Alter selten auf; meist handelt es sich um den chronischen Verlauf einer länger bestehenden manisch-depressiven Psychose.

Symptome

Grundlos gehobene Stimmung zwischen sorgloser Heiterkeit und unkontrollierbarer Erregung, erhöhter Antrieb mit Überaktivität, Rededrang, vermindertem Schlafbedürfnis und gesteigertem sexuellem Verlangen (Libido) sind die typischen Krankheitszeichen. Soziale Hemmungen und Wertvorstellungen gehen verloren, es treten *inhaltliche Denkstörungen* wie Wahn (vor allem Größenideen) und Halluzinationen auf.
In diesem Zustand kommt es beim Betroffenen regelmäßig zu Realitätsverlust, der sich in unüberlegten Handlungen wie maßlosen Einkäufen, Verschuldung oder unüberlegten Geschäftsaktionen niederschlägt. Die Patienten fühlen sich subjektiv in ihrem gehobenen Zustand größtenteils bestens.

Krankheitsverlauf

Die Dauer der manischen Phasen liegt zwischen Wochen bis hin zu Jahren. Eine weitgehende Heilung gelingt beim Großteil der Patienten, allerdings kommen auch hier *häufig Rückfälle (Rezidive)* vor.

Therapie

Obwohl die manischen Patienten keinen Leidensdruck haben, ist eine Therapie notwendig. Hauptbestandteil ist die medikamentöse Therapie mit *Lithium* (s. o.), bei Wahnvorstellungen oder Halluzinationen werden zusätzlich Neuroleptika (s. o.) gegeben.

Neurotische Störungen

Definition: Als Neurosen werden Störungen der Erlebnis- und Konfliktverarbeitung und die daraus entstehenden psychischen Auffälligkeiten bezeichnet.

Im Gegensatz zu den Psychosen besteht hier *kein Verlust des Realitätsbezugs*, der *Leidensdruck* ist allerdings meistens sehr groß. Neurosen sind sehr häufige Störungen, die treten bei 10% aller Menschen auf, Frauen sind etwa doppelt so häufig betroffen wie Männer.

Einteilung

Entsprechend der aktuellen Einteilung (ICD-10) bezieht sich der Neurosebegriff nicht mehr auf eine bestimmte psychologische Theorie (wie z. B. die Psychoanalyse nach Freud), sondern auf das Vorliegen typischer Symptome.

Angst- und Panikstörung

Definition: Als Angststörung bezeichnet man die ungerichtete, unangemessene, gesteigerte Angst, die sich nicht auf ein bestimmtes Objekt oder eine bestimmte Situation bezieht. Eine Panikattacke ist ein akuter Anfall von panischer Angst.

Symptome

Nervosität, Zittern, Muskelspannung, Schwitzen, Herzklopfen Schwindelgefühl, Durchfall oder Atemstörungen.

Phobie

Definition: Tritt die Angst überwiegend angesichts bestimmter Objekte oder Situationen auf, die für den Betroffenen nicht gefährlich sind, so spricht man von einer Phobie. Auslöser können *freie Plätze (Agoraphobie)*, *enge Räume (Klaustrophobie)* oder die Betrachtung durch andere Menschen (*soziale Phobie*) sein.

Zwangsstörung

Definition: Zwänge sind Handlungen oder Gedanken, die sich dem Betroffenen immer wieder aufdrängen und nicht unterdrückt werden können, obwohl sie von ihm als irrational erkannt werden. Beim Versuch, sie zu unterdrücken, kommt es zur Entwicklung starker Angst.

Waschzwang

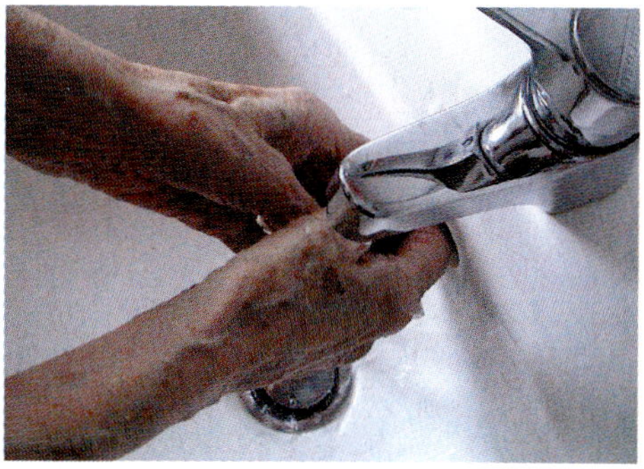

Abb. 18.**12** Diese Zwangsstörung äußert sich oft in pausenlosem Händewaschen.

Symptome

- *Waschzwang:* unsinnig oft wiederholtes Händewaschen bis zur Hautschädigung (Abb. 18.**12**);
- *Kontrollzwang:* Schlösser, Wasserhähne oder Lichtschalter werden unentwegt überprüft, sodass die Wohnung häufig nicht verlassen wird;
- *Ordnungszwang:* bestimmte Ordnungen müssen im Zimmer, auf dem Schreibtisch oder beim Ankleiden eingehalten werden.

Therapie

Die Behandlung der angesprochenen Neurosen erfolgt sowohl medikamentös, meist mit *trizyklischen Antidepressiva oder SSRI* (s. o.), als auch mit *psychoanalytischen* oder *verhaltenstherapeutischen Ansätzen*. Im Alter treten die Krankheitszeichen in der Regel nur noch in abgemilderter Form auf, weshalb tiefgreifende Psychotherapien oder psychopharmakologische Behandlungen nur in seltenen Ausnahmefällen notwendig sind.

Schlafstörungen

Definition: Schlaf ist definiert als ein regelmäßig wiederkehrender Zustand mit vermindertem Bewusstsein, geschlossenen Augen und Abnahme der Reaktion auf äußere Reize.

Ursachen

Die Schlaftiefe unterliegt normalerweise regelmäßigen Schwankungen; Tiefschlaf- und Flachschlafphasen wechseln sich ab. Regelmäßiger Schlaf ist lebensnotwendig. Im Alter kommt es natürlicherweise zu Veränderungen des Schlafverhaltens, sowohl die Gesamtlänge (Reduzierung von 6 – 8 Stunden im Erwachsenenalter auf 4 – 6 Stunden) als auch die Tiefschlafphasen verkürzen sich, nächtliche Wachphasen sind häufiger und länger. Dies ist bei allen Schlafstörungen zu beachten (Abb. 18.**13**).

> Bei älteren Patienten treten Schlafstörungen extrem häufig auf (bei über 70-Jährigen in 40 – 55 % der Fälle) und bestehen über einen längeren Zeitraum.

Einteilung

- *Einschlafstörungen:* Der Betroffene liegt lange wach und kann nicht einschlafen;
- *Durchschlafstörungen:* Die Betroffenen wachen nachts öfters auf und liegen wach;

Schlafstörungen

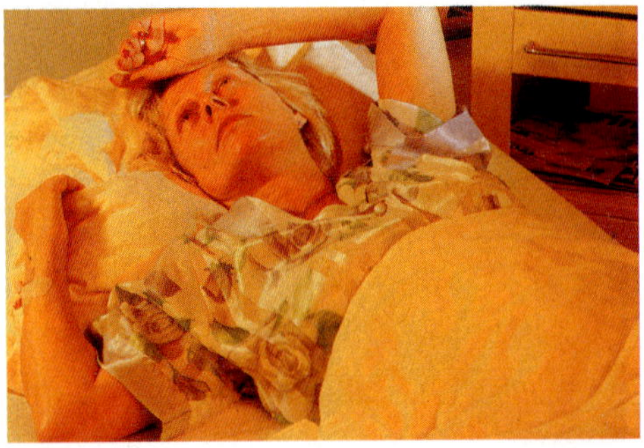

Abb. 18.**13** Schlafstörungen treten bei sehr vielen älteren Patienten auf (aus Kellnhauser u. a.: THIEMEs Pflege, 9. Aufl. Thieme, Stuttgart 2000).

- *Tag-/Nachtumkehr:* Extremfall bei demenziellen Erkrankungen mit langen Schlafphasen tagsüber und langen Wachphasen nachts.

Ursachen

Im Alter lässt sich bei bis zu 90% der Betroffenen ein konkreter Auslöser für die Schlafstörung finden, weshalb eine genaue Befragung und Untersuchung bezüglich der möglichen Ursachen unerlässlich ist (Tab. 18.**4**).

Therapie

Als erstes sollten die Ursachen für eine Schlafstörung erkannt und soweit möglich behandelt werden. Der Patient muss über die normalen Veränderungen des Schlafs bei älteren Menschen aufgeklärt werden. Zusätzlich zu schlaffördernden Medikamenten müssen immer die nicht-medikamentösen Therapieansätze verfolgt werden.

Förderung der Schlafhygiene. Regelmäßige Schlaf-/Wachzeiten, Mittagsschlaf nicht länger als 30 Min., nur kleine Mahlzeit am Abend, entspannende Tätigkeit vor dem Schlafengehen (Fernsehen eher ungünstig), tagsüber zum Lesen oder Radiohören nicht im Bett liegen, körperliche Aktivität etwa 4 – 6 Stunden oder ein warmes Bad etwa 2 Stunden vor dem Zu-Bett-Gehen.

Medikamente. Die „Schlaftablette" ist sehr weit verbreitet, über die Hälfte der älteren Personen über 60 nehmen regelmäßig Schlafmittel ein, allerdings bessern sich nur bei einem Fünftel dadurch die Schlafstörungen. Grundsätzlich sollte die Verordnung immer nur zeitlich begrenzt (max. 3 – 4 Wochen), nicht mehr als 4 × pro Woche und in der niedrigst möglichen Dosis erfolgen. Die häufigsten Nebenwirkungen sind Müdigkeit am Tage, Schwindel, Verwirrtheitszustände sowie Gangunsicherheit mit der Gefahr von Stürzen und Frakturen.

- *Benzodiazepine:* Lang wirkende Medikamente wie Diazepam (Valium) sollten nicht verwendet werden, besser kurz wirksame Präparate wie Halcion. Insgesamt besteht die Gefahr einer Suchtentwicklung schon nach 2 – 4 Wochen regelmäßiger Einnahme. Bei den älteren Patienten sind die neueren nicht-Benzodiazepin-Schlafmittel wie Stilnox oder Ximovan wegen ihrer kürzeren Wirkdauer und weniger Nebenwirkungen bei vergleichbarem Effekt zu bevorzugen;
- *Niederpotente Neuroleptika:* Bei älteren Patienten mit einer Demenz werden häufig niederpotente Neuroleptika wegen ihrer beruhigenden und schlafanstoßenden Wirkung eingesetzt, da kein Sucht- oder Überdosierungsrisiko besteht (Eunerpan oder Dipiperon, s.o);
- *Distraneurin:* Bei dementen Patienten mit hartnäckigen Schlafstörungen und Umkehr des Tag-/Nachtrhythmus hat sich außerdem Distraneurin als sehr wirkungsvoll erwiesen, allerdings hält die Wirkung nur über 2 – 3 Wochen an und es besteht Suchtgefahr;
- *Pflanzliche Präparate:* Auch pflanzliche Präparate (z B. Baldrian- oder Melissezubereitungen wie Euvegal) finden aufgrund ihrer guten Verträglichkeit häufig Anwendung. Leider werden oft Mischpräparate oder alkoholartige Zubereitungen verwendet, was die Anwendung kompliziert.

Suizidalität

Definition: Suizid (Selbstmord): absichtliche Selbsttötung

Im Vergleich zur allgemeinen Selbstmordrate ist sie bei den über 60-Jährigen ungefähr doppelt so hoch, wobei generell Männer 3-mal häufiger betroffen sind. Sie neigen zu härteren Methoden (z. B. Erhängen, Erschießen, Messerverletzungen), Frauen eher zu weichen Methoden (Vergiftungen; Abb. 18.**14**). Häufig werden Suizide als Todesursache bei älteren Patienten übersehen, in den letzten Jahren ist vor allem bei älteren Frauen ein Anstieg der Suizide zu beobachten.

Tabelle 18.**4** Ursachen für Schlafstörungen im Alter

Organsystem	Erkrankung	Symptome	Behandlungsmöglichkeit
Herz-Kreislauf-System	Herzinsuffizienz	Atemnot im Liegen	Oberkörper aufrecht stellen, mehrere Kissen, Verbesserung der Herzinsuffizienztherapie
	KHK	Angina pectoris	Medikamente, z. B. Nitrate
Lunge	Asthma bronchiale	Husten, Atemnot vor allem früh morgens	bessere Asthmaeinstellung, länger wirksame Medikamente
Magen-Darm-Trakt	Reflux-Erkrankungen	Sodbrennen	aufrechte Lage im Bett, mehrere Kissen, keine voluminösen, späten Mahlzeiten, Medikamente
Skelettsystem	rheumatische Erkrankungen	Gelenk- oder Muskelschmerzen	physikalische Therapie, Schmerzmedikamente, spezielle Betten, psychische Betreuung
Hormonsystem	Diabetes mellitus	nächtlicher Unterzucker mit Kaltschweißigkeit und Herzrasen, nächtliches Wasserlassen bei Überzucker	bessere Überwachung des Blutzuckers durch nächtlichen Blutzucker-Stix, Anpassung der Medikamente bzw. Insulindosis
	Schilddrüsenüberfunktion	innere Unruhe, Zittern, Herzrasen, Gewichtsabnahme	Behandlung der Schilddrüsenüberfunktion
alle	Schmerzen	Schmerzen	Verbesserung der analgetischen Therapie
Nervensystem	Parkinson-Syndrom	Schmerzen, fehlende Bewegungen im Schlaf	Anpassung der Parkinson-Medikation
	Restless-legs-Syndrom	Schmerzen oder Bewegungsdrang der Beine nur in Ruhe und meist nachts	Parkinson-Medikamente
Psyche	Depressionen	50 % der Depressiven klagen über (Durch-)Schlafstörungen	antidepressive Therapie
Medikamente	Betablocker	Alpträume	Umstellen des Medikaments
	abendliche Gabe eines wassertreibenden Medikaments (Diuretikum)	vermehrtes nächtliches Wasserlassen (Nykturie)	Einmalgabe des Diuretikums morgens
	Kortisonpräparat	neu aufgetretene Schlafstörungen	wenn möglich Einmaldosis am frühen Morgen
Augen	Blindheit	bei 30 % der Erblindeten Tag-/Nachtumkehr	schwierig

Medikamentenvergiftung

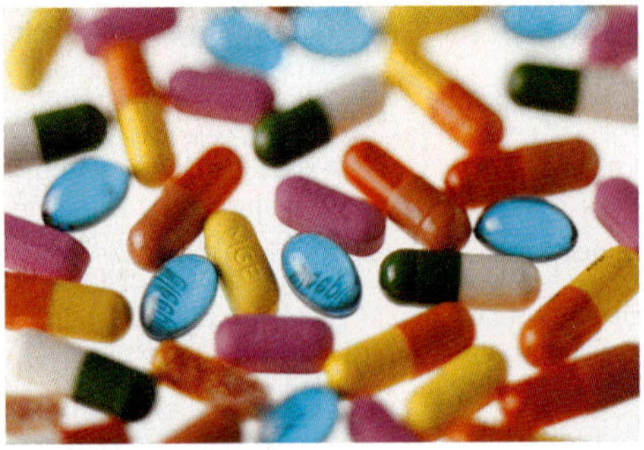

Abb. 18.**14** Suizidversuche mit Tabletten im Alter kommen vor allem bei Frauen sehr häufig vor (aus Kellnhauser u. a.: THIEMESs Pflege, 9. Aufl. Thieme, Stuttgart 2000).

Pakt schließen

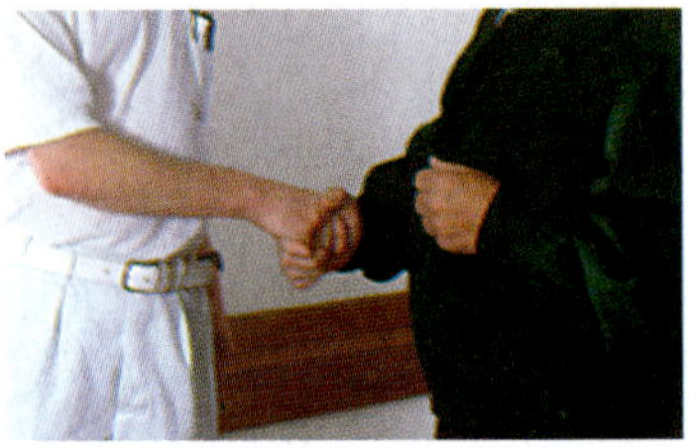

Abb. 18.**15** Im Rahmen der Krisenintervention bei Suizidgefährdung sollte versucht werden, mit dem Patienten einen Pakt abzuschließen.

Ursachen

> Psychiatrische Erkrankungen werden altersunabhängig als wesentliche Ursache für Suizidversuche gesehen.

Vor allem bei Depressionen (mit einer Suizidrate zwischen 10 und 15%), aber auch bei Suchterkrankungen und schizophrenen Störungen ist das Suizidrisiko deutlich erhöht.

Nur ein kleiner Teil der Suizide wird als Bilanzsuizid begangen, wenn also ein psychisch Gesunder „mit seinem Leben abrechnet" und dann einen Suizid begeht. Bei einem größeren Teil handelt es sich um *Kurzschlussreaktionen im Rahmen von Konfliktsituationen*. Beim Auftreten von Kränkungen oder Problemen sieht der Betroffene „keinen anderen Ausweg" als „Schluss zu machen". Im Alter kommen *körperliche Erkrankungen, abnehmende Leistungsfähigkeit* oder *Schmerzen* als zusätzliche Motive hinzu, erstaunlicherweise spielen Krebserkrankungen bei den Motiven nur eine geringe Rolle.

> Alle Suizidgedanken und jeder Suizidversuch müssen ernstgenommen werden.

Therapie

Die wichtigste Maßnahme bei selbstmordgefährdeten Menschen ist eine akute *Krisenintervention*, durch die versucht wird, eine *Beziehung zum Betroffenen* aufzubauen, um seine Einsamkeit und Isolation zu durchbrechen. Herabspielen der Probleme („das ist doch alles nicht so schlimm") ist sehr gefährlich, da man den Betroffenen mit seinen Problemen alleine lässt. Wichtig ist ein *Ansprechen der Selbstmordgedanken* („Haben Sie bei all den Problemen schon mal an Selbstmord gedacht?"). Nur dann ist es möglich, mit dem Betroffenen über die Todeswünsche, die zugrunde liegenden Konflikte und Auslöser zu sprechen. Dann ist auch die Möglichkeit gegeben, einen *zeitlich begrenzten Pakt* mit dem Betroffenen zu schließen, sich nichts anzutun oder sich zumindest bei Selbstmordgedanken an die Bezugsperson zu wenden (z. B. „Können Sie mir bis Morgen früh mit Handschlag versprechen, dass Sie mich bei Selbstmordgedanken ansprechen?"; Abb. 18.**15**). Besonders wichtig im Alter ist die *enge Kooperation mit den Angehörigen*, möglicherweise können hier bestehende Probleme angesprochen werden. Die Behandlung erfolgt meist in gerontopsychiatrischen Einrichtungen auf *geschlossenen Stationen*, in denen die Kontrolle gefährlicher Gegenstände und eine kontinuierliche Beobachtung der Patienten gewährleistet sind. Bei *depressiven Patienten* mit Selbstmordgedanken wird sofort mit einer Medikamententherapie begonnen, allerdings besteht bei bestimmten Antidepressiva anfangs eine Erhöhung des Selbstmordrisikos, da zuerst die Antriebslosigkeit beseitigt wird und erst später eine Stimmungsbesserung eintritt. Selbstmordversuche im Rahmen einer *Psychose* („von Stimmen befohlen") werden meist mit Neuroleptika behandelt.

Prävention

Aufgrund der Häufigkeit von Suiziden im Alter muss die Prävention sehr ernst genommen werden, vor allem müssen *Selbstmordgefährdete frühzeitig erkannt* werden. Da alte Patienten im Gegensatz zu jüngeren auffällig häufig kurz vor ihrem Selbstmordversuch den Hausarzt oder die Pflegekraft ansprechen, sollte diese Chance genutzt werden. Oft werden allerdings die Warnsignale für einen Suizid nicht erkannt und Probleme wie Einsamkeit, Todesängste und -wünsche werden aus der Angst heraus, beim Betroffenen einen Konflikt auszulösen, nicht angesprochen.

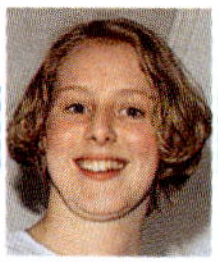

Pflegeschwerpunkt Alzheimer-Demenz

Jutta Weniger

Eine Demenz vom Alzheimer-Typ kann sich je nach Schweregrad und Fortschreiten der Erkrankung sehr unterschiedlich äußern. Die Palette reicht von Konzentrationsstörungen und Vergessen von Verabredungen bei selbstständiger Lebensführung bis zur vollständigen Abhängigkeit in allen Bereichen.

Schwerpunkte pflegerischen Handelns. Die Selbstständigkeit der Betroffenen so lange wie möglich erhalten und fördern, die Würde und Integrität des alten Menschen bewahren, ihm Sicherheit und Geborgenheit vermitteln, Angst vermeiden. Ihm die Möglichkeit geben, zu einigen wenigen Pflegepersonen, die den alten Menschen betreuen, Vertrauen aufzubauen. Eine Umgebung schaffen, in der sich der Demenz-Kranke bestmöglich orientieren kann, sicher ist und seine Fähigkeiten gemäß seinen Gewohnheiten einsetzen kann. Einbeziehen und Sichtbarmachen von biografischen und emotionalen Ressourcen (oft kann man sich noch in fortgeschrittenem Krankheitsstadium über Themen, die das Leben der Betroffenen prägten, z. B. Kinder, Landwirtschaft, Krieg, unterhalten. Über Emotionen ist der Kranke bis im Endstadium erreichbar.). Unruhezustände bewältigen.

Häufige Ursachen von motorischer Unruhe.

- *Schmerzen* (wenn der Kranke sie nicht mehr verbal ausdrücken kann);
- *gefüllte Blase* (an Unruhezuständen kann man erkennen, dass der Kranke zur Toilette muss);
- *Obstipation* (kann starke Unruhezustände auslösen);
- *Angst und Unsicherheit* durch Veränderungen im Umfeld des Kranken.

Kann die Ursache nicht gefunden und behoben werden, sind folgende Maßnahmen hilfreich:

- *Umhergehen* (Unruhe wird durch körperliche Bewegung abgebaut);
- *körperliche Nähe* herstellen, den alten Menschen in den Arm nehmen, hin- und herwiegen, evtl. dabei Lieder singen;
- *basale Stimulation:* Reize bzw. Kommunikationsformen anbieten, die nicht an Sprache gebunden sind. Sie knüpfen an grundlegende, zum Teil vorgeburtliche Erfahrungen an, die jeder Mensch gemacht hat, z. B. den Körper und seine Lage spüren, Bewegungen und Rhythmen empfinden, tasten oder hören.

ATL Wach sein und schlafen

Häufig besteht eine Störung des Tag-/Nachtrhythmus, z. T. mit schweren Unruhezuständen und Verwirrtheit.
Wichtig ist ausreichend Bewegung und Beschäftigung am Tag und spätes Zu-Bett-Gehen, auch wenn der Senior schon um 19 Uhr schlafen möchte. Kleine späte Mahlzeit anbieten, evtl. eine Tasse Kaffee (wenn sie bei dem Betroffenen paradox wirkt).
Bei schweren Demenzen mit extremer Tag/Nacht-Umkehr sollten die Betroffenen nicht ins Bett gezwungen werden, denn dies bringt keinen Erfolg. Im Heim kann ein „Nacht-Café" eingerichtet werden, wo sich die „Nachtaktiven" treffen und beschäftigen können. Im Zimmer zur besseren Orientierung Nachtlicht anlassen. Bei mobilen Senioren sollten keine Bettgitter angebracht werden (Verletzungsgefahr beim Darüberklettern). Besser ist es, den Boden neben dem Bett z. B. mit einer Matratze abzupolstern, damit der alte Mensch weich fällt.

ATL Sich bewegen

Ideal ist eine Umgebung, in der der Demenzkranke weite Strecken alleine gehen kann, ohne sich zu gefährden oder zu verirren.
Bei Fortschreiten der Erkrankung ist die Sturzgefahr durch motorische Einschränkungen erhöht.

Es sind sturzprophylaktische Maßnahmen zu ergreifen (S. 121).

ATL Sich waschen und kleiden

Oft können Demenzkranke auch in fortgeschrittenem Stadium stereotype Bewegungsabläufe der Körperpflege selbst ausführen. Sie haben sich ein Leben lang „eingeschliffen" und müssen nur „in Gang gesetzt" werden. Dem Senior kann durch geführte Bewegungen verdeutlicht werden, was er tun soll, z. B. „waschen Sie bitte Ihren Arm", dann die Hand führen. Die Bewegungsabläufe müssen auch wieder gestoppt werden.
Beim An- und Auskleiden hingegen muss der Senior Schritt für Schritt angeleitet werden. Wichtig sind knappe, einfache und immer gleiche (am besten auch bei allen Pflegepersonen/Angehörigen) Anweisungen und eine gleiche Reihenfolge.

ATL Essen und trinken

Es kann versucht werden, bei Tisch Gespräche über Speisen, frühere Essgewohnheiten usw. zu führen, um biografische Erinnerungen wachzurufen.
In einem fortgeschritteneren Stadium weiß ein Demenzkranker eventuell nicht mehr, was die Dinge auf seinem Teller sollen. Oder er vergisst während des Essens, was er eigentlich gerade tun möchte, geht weg oder fängt an, mit dem Essen zu spielen. Später kann er die Nahrung nicht mehr zum Mund führen. Die Pflegeperson muss ihn dann in einfachen knappen Sätzen anleiten. Zur Unterstützung kann sie seine Hand zu seinem Mund führen oder dies durch Berührung andeuten. Sie muss dies jedoch immer wieder von neuem tun, da es sich hierbei nicht um einen stereotypen Bewegungsablauf wie beim sich Waschen handelt.
Wichtig ist es, auf eine ausreichende Flüssigkeitszufuhr zu achten. Im Endstadium kann die Nahrung nicht mehr gekaut werden. Es wird häufig eine Ernährungssonde notwendig.

ATL Ausscheiden

Eine Harninkontinenz ist zu Beginn häufig mittels Toilettentraining zu beheben. Später müssen geeignete Inkontinenzhilfsmittel auch wegen der dann bestehenden Stuhlinkontinenz eingesetzt werden (S. 331 f). Wichtig ist zudem eine Obstipationsprophylaxe.

ATL Raum und Zeit gestalten

Umgebung gestalten. Die Umgebung sollte stress- und vor allem geräuscharm sein (Stress führt zu Angst und Rückzug bzw. Verwirrtheit). Der Demenzkranke sollte sich bzw. seine Lebenswelt wiederfinden können. Wenn der Senior zu Hause lebt, möglichst wenig verändern, wenn er im Heim wohnt, das Zimmer möglichst mit eigenen Möbeln, persönlichen Fotos und Andenken einrichten. Die Pflegegruppe möglichst ähnlich dem früheren Umfeld der Betroffenen gestalten, beispielsweise mit Möbeln im Stil „ihrer Zeit" einrichten, Bereiche zum gemeinsamen Kochen, Essen und evtl. Handarbeiten/handwerklichen Tätigkeiten schaffen. Es können Orientierungshilfen geschaffen werden:

- *zur zeitlichen Orientierung:* Aufhängen einer großen Uhr, eines Tageskalenders, Anbringen von jahreszeitlich typischen Dekorationen (Adventskranz, Osterstrauß);
- *zur örtlichen Orientierung:* Toilette, Bad, Bewohnerzimmer mit eindeutigen, gut sichtbaren Symbolen kennzeichnen;
- *zur persönlichen Orientierung:* großen Spiegel an einer Stelle aufhängen, an der Demenzkranke oft vorübergehen.

Zeit gestalten. Eine klare, möglichst immer gleiche Tagesstrukturierung, in der die Bedürfnisse der Demenzkranken Platz finden, gibt Halt. Es sollten nur erhaltene Fähigkeiten geübt werden. Defiziterlebnisse sind so weit wie möglich zu vermeiden. Am besten eignen sich einfache Tätigkeiten, die die alten Menschen früher in ihrem Alltag häufig durchführten. Dies können sein: hauswirtschaftliche Tätigkeiten (sehr lange ist möglich: Wäsche zusammenlegen, abstauben oder Kartoffeln schälen), handwerkliche Tätigkeiten oder die Betreuung von Tieren. Es sollten auch spezielle Übungen in kleinen Gruppen zur gezielten Förderung der Orientierung, Konzentration und des Gedächtnisses angeboten werden. Inhalt kann z. B. sein: Rechenaufgaben lösen, Linien nachziehen (Förderung der Aufmerksamkeit, Konzentration), Unterhaltung über bestimmte Lebensphasen, z. B. Schulzeit (Erinnerungsfähigkeit), Geschichten oder Witze erzählen (Merkfähigkeit). Gesangs- und Musikgruppen sind sehr beliebt und bringen häufig ungeahnte Ressourcen zum Vorschein.

ATL Kommunizieren

Die Fähigkeit, die richtigen Worte zu finden und den Sinn von Sprache zu verstehen, geht den Betroffenen mehr und mehr verloren.
Wenn der Senior zu seiner Person schlecht orientiert ist, kann er oft nicht erkennen, dass er es ist, der angesprochen wird. Deshalb den Demenzkranken immer mit Namen ansprechen, nur kurze Sätze mit geringem Informationsgehalt bilden, Sicherheit und Ruhe ausstrahlen, immer Blickkontakt, wenn nötig auch Körperkontakt aufnehmen (an Arm oder Schulter), Worte durch Berührungen unterstützen: z. B. sagen „Stehen Sie bitte auf" und am Arm der Betroffenen eine Unterstützung beim Aufstehen leicht andeuten.
Keine Negativkritik üben, nur erwünschtes Verhalten positiv verstärken, sich nicht auf lange Diskussionen einlassen, sondern lieber auf der Gefühlsebene reagieren. Dabei eine validierende (wertschätzende) Gesprächshaltung einnehmen.
Bei schweren Demenzen kann es zum völligen Sprachverlust kommen. Nur stereotype Lautbildung oder Schreien ist noch möglich. Es sollte dann versucht werden, den Kranken über Emotionen oder Berührungen (basale Stimulation) zu erreichen.

Literaturverzeichnis

Abdolvahab-Emminger, H.: Das Kompendium der klinischen Medizin. Urban und Fischer, München 1999

Altenpflege konkret Gesundheits- und Krankheitslehre. Urban und Fischer, München 1999

Altwein, J., H. Rübben: Urologie, 4. Aufl. Enke, Stuttgart 1993

Andreae, S.: Krankenpflegeexamen: Krankheitslehre. Hüthig, Heidelberg 1999

Arets, J.: F. Obex: Professionelle Pflege. H. Huber, Göttingen 1999

Arzneimittelkommission: Arzneiverordnungen, 19. Aufl. Deutscher Ärzte-Verlag, Köln 2000

Benkert, O., H. Hippius: Psychiatrische Pharmakotherapie, 5. Aufl. Springer, Berlin 1992

Biesalski H.K., P. Grimm: Taschenatlas der Ernährung. Thieme, Stuttgart 1999

Böger, J., S. Kanowski: Gerontologie und Geriartrie für Krankenpflegeberufe, 3. Aufl. Thieme, Stuttgart 1995

Boonen A., J. Heindl-Mack: Pflege in der Intensivmedizin. Thieme, Stuttgart 1996

Brandt, T. u. a.: Therapie und Verlauf neurologischer Erkrankungen, 3. Aufl. Kohlhammer, Stuttgart 1998

Christhophers E., U. Mrowietz: Psoriasis – ein vielgestaltiges Krankheitsbild. Dtsches Ärzteblatt 96/36 (1999)

Deutsche Krebshilfe: Krebsschmerzen wirksam bekämpfen. Deutsche Krebshilfe, 1997

Dilling, H. u. a.: ICD 10: Internationale Klassifikation psychischer Störungen. Huber, Bern 1991

Dühring, A., E. Grond: Das Altenpflegelehrbuch. Schattauer, Stuttgart 1996

Erggelet C. u. a.: Die Behandlung von Gelenkknorpeldefekten. Dtsches Ärzteblatt 95/22 (1998) B1103 – 1106

Evans, J.G., T.F. Williams: Oxford Textbook of Geriatric Medicine, 2. Aufl. Oxford University Press, Oxford 2000

Faller, A., M. Schünke: Der Körper des Menschen, 13. Aufl. Thieme, Stuttgart 1999

Fleischer, K.: Hals-Nasen-Ohren-Heilkunde für Krankenpflegeberufe, 6. Aufl. Thieme, Stuttgart 1994

Flensch, M. u. a.: Alkohol und Myokardinfarkt. DMW 123 (1998) 1492 – 1496

Freudenberger. T.: Dermatologie. Thieme, Stuttgart 1993

Frick, H. u. a.: Allgemeine und spezielle Anatomie, 3. Aufl. Thieme, Stuttgart 1987

Füsgen, I., J.D. Summa: Geriatrie, 3. Aufl. Kohlhammer, Stuttgart 1995

Füsgen, I.: Der ältere Patient. Urban und Fischer, München 1994

Gerlach, U. u. a.: Innere Medizin für Pflegeberufe, 5. Aufl. Thieme, Stuttgart 2000

Gross, R. u. a.: Die Innere Medizin, 8. Aufl. Schattauer, Stuttgart 1993

Gross, W.: Neue Formen der Rheumatherapie. Dtsches Ärzteblatt 97/26 (2000) B1537 – 1539

Hahn, J.-M.: Checkliste Innere Medizin, 3. Aufl. Thieme, Stuttgart 2000

Hiz, B., H. Schröder: Prednisolon. DMW 123 (1998) 943 – 944

Huber, G.: Psychiatrie, 4. Aufl. Schattauer, Stuttgart 1987

Jaspers, D.: Extragastrale Nebenwirkungen nichtsteroidaler Antirheumatika. Dtsche med. Wschr. 123 (1998) 669 – 673

Jochims C., W. Stremmel: Schutzimpfungen im Erwachsenenalter. Dtsches Ärzteblatt 96 (1999) B1968 – 1975

Jung, E.: Dermatologie, 4. Aufl. Hippokrates, Stuttgart 1998

Kellnhauser, E. u. a.: THIEMEs Pflege, 9. Aufl. Thieme, Stuttgart 2000

Kerner, W.: Klassifikation und Diagnose des Diabetes mellitus. Dtsches Ärzteblatt 95/49 (1998)

Kerschbaumer, F. u. a.: Stadienbezogene operative Therapie der Rheumahand. Dtsches Ärzteblatt 96/3 (1999) B100 – 107

Kirchhof, B.: Die altersabhängige Makuladegeneration. Dtsches Ärzteblatt 21 (2000) B1239 – 1243

Köther I., E. Gnamm: Altenpflege in Ausbildung und Praxis, 4. Aufl. Thieme, Stuttgart 2000

Kretz, F.-J., S. Reichenberger: Medikamentöse Therapie, 5. Aufl. Thieme, Stuttgart 1999

Kuner, E.H., V. Schlosser: Traumatologie, 5. Aufl. Thieme, Stuttgart 1995

Kuschinsky, G.: Taschenbuch der Arzneibehandlung, 11. Aufl. Urban und Fischer, München 1997

Lang, F.: Pathophysiologie, Pathobiochemie, 4. Aufl. Enke, Stuttgart 1990

Lang, G.K.: Augenheilkunde, 2. Aufl. Thieme, Stuttgart 2000

Lüllmann, H. u. a.: Taschenatlas der Pharmakologie. Thieme, Stuttgart 1990

Masur, K.F., M. Neumann: Neurologie, 3. Aufl. Hippokrates, Stuttgart 1996

Möller, H.-J.: Psychiatrie. Kohlhammer, Stuttgart 1992

Neuhaus, H.: Vorsorge zur Prävention oder Früherkennung des kolorektalen Karzinoms. Dtsches Ärztblatt 95/10 (1998) B442 – 449

Nikolaus, T.: Klinische Geriatrie. Springer, Berlin 2000

Paetz, B., B. Benzinger-König: Chirurgie für Pflegeberufe, 19. Aufl. Thieme, Stuttgart 2000

Ringe, J.: Osteoporose. Thieme, Stuttgart 1995

Schettler, G., H. Greten: Innere Medizin, 9. Aufl. Thieme, Stuttgart 1998

Schmid, B. u. a.: Arzneimittellehre für Krankenpflegeberufe, 6. Aufl. Wissensch. VG., Stuttgart 1999

Schmidt, K.L.: Checkliste Rheumatologie. Thieme, Stuttgart 1991

Schumpelick, V., u. a.: Chirurgie, 2. Aufl. Enke, Stuttgart 1991

Schwegler, J.S. : Der Mensch - Anatomie und Physiologie, 2. Aufl. Thieme, Stuttgart 1998

Silbernagl, S., F. Lang: Taschenatlas der Pathophysiologie. Thieme, Stuttgart 1998

Sökeland, J.: Urologie für Pflegeberufe, 7. Aufl. Thieme, Stuttgart 2000

Strehl, E. u. a.: Arzeneimittel in der Pflege, 5. Aufl. Govi-Verlag, Eschborn 2000

Thurn, P. u. a.: Einführung in die radiologische Diagnostik, 8. Aufl. Thieme, Stuttgart 1986

TIM, Thieme's Innere Medizin. Thieme, Stuttgart 1999

Urbas, L.: Pflege eines Menschen mit Hemiplegie nach dem Bobath-Konzept. Thieme, Stuttgart 1994

Vetter, C.: Diabetischer Fuß: zu häufig vernachlässigt. Dtsches Ärzteblatt 97/21 (2000)

Weidner, F.: Professionelle Pflegepraxis und Gesundheitsförderung. Mabuse, Frankfurt a.M. 1995

Wenzel, P.: Hausapotheke, 9. Aufl. Gräfe & Unzer, München 2000

Wettstein A.: Checkliste Geriatrie. Thieme, Stuttgart 1997

Wiesmann, E.: Medizinische Mikrobiologie, 6. Aufl. Thieme, Stuttgart 1986

Zenneck, H.-U. u. a.: Altenpflege/Geriatrie, 3. Aufl. Dr. Felix Büchner, Hamburg 1999

Zenner, H.P.: Elektronische Hörimplantate zur operativen Behandlung. Dtsches Ärzteblatt 4 (2001) B143 – 148

Glossar

A

Ablatio mammae	vollständige Brustentfernung
Abrasio	Ausschabung
ADH	antidiuretisches – gegen die Wasserausscheidung gerichtetes – Hormon
Adipositas	Übergewicht, Fettleibigkeit
Adventitia	äußerste Gefäßschicht der Arterien, bestehend aus Bindegewebe und elastischen Fasern
Affektivität	Stimmung
afferente Fasern	auch: sensorische Nerven; leiten Reize aus der Peripherie über das zentrale Nervensystem (ZNS) in Richtung Gehirn (z. B. Berührungssinn, Sehen, Hören)
AIDS	erworbenes Immundefektsyndrom
Aktionspotenzial	elektrischer Impuls, der sich wie umfallende Dominosteine entlang der Nervenmembran ausbreitet
Akustikusneurinom	gutartiger Tumor des Hörnervs
Allopathie	Schulmedizin
Alopezie	Glatzenbildung
Alveolen	Lungenbläschen
Amaurosis fugax	flüchtige, über einige Minuten andauernde Sehstörungen auf einem Auge
Amylase	Enzym des Bauchspeichels zur Spaltung von Kohlenhydraten
Amylose	Stärke (Kohlenhydrat)
anaboler Stoffwechsel	Aufbaustoffwechsel
Analgesie	Schmerzlosigkeit, Schmerzbetäubung
Anämie	Blutarmut bzw. zu wenig Hämoglobin im Blut
Anamnese	Krankengeschichte
anästhesieren	Schmerz betäuben
Aneurysma	Erweiterung eines Gefäßes
Angina pectoris	„Enge in der Brust“
Angina tonsillaris	Mandelentzündung
Antihypertensiva	Medikamente gegen hohen Blutdruck
Antikonvulsiva	Epilepsie-Medikamente
Antikörper	Abwehrstoffe; Eiweißmoleküle, die sich an körperfremde Stoffe heften
Anurie	Versiegen der Harnproduktion bei Nierenversagen
Anus	After
Aphasie	Sprachstörung
Apoplex	Schlaganfall, Hirnschlag
Appendix	Wurmfortsatz
Appendizitis	Endzündung des Wurmfortsatzes
Arachnoidea	Spinnenwebenhaut (Hirnhaut)
Arcus lipoides (= senilis)	„Greisenbogen“: Fett- und Kalkeinlagerungen in der Hornhaut
Arteria carotis interna	innere Halsschlagader
Arteria vertebralis	Wirbelarterie
Arterien	Gefäße, die das Blut vom Herzen weg ins Gewebe transportieren
Arteriosklerose	„Arterienverkalkung“
Arthritis	Gelenkentzündung
Arthrose	Abnutzungsprozesse an den Gelenken, Gelenkverschleiß
Arthroskopie	Gelenkspiegelung
aseptische Wunde	keimfreie Wunde
Aspiration	Eindringen von festen oder flüssigen Fremdkörpern in das Bronchialsystem und in die Lunge (Verschlucken)
Ataxie	Gangstörung
Atherom	Grützbeutel
ATP	Adenosintriphosphat
Aura	seltsames Körpergefühl
Auskultation	„Abhorchen“ mit dem Stethoskop
AVK	Arterielle Verschlusskrankheit
axial	unter der Achsel
Axon	Zellfortsatz, mit dem elektrische Impulse vom Nervenzellkörper zu anderen Neuronen weitergeleitet werden
Azidose	Übersäuerung

B

Bandscheibenprolaps	Bandscheibenvorfall
Belastungsdyspnoe	belastungsabhängige Atemnot
benigne	gutartig

benigne Prostatahyperplasie	gutartige Prostatavergrößerung
Biopsie	Gewebsprobe
Blutplasma	flüssiger Bestandteil des Blutes
bougieren	aufdehnen
Bronchoskopie	Spiegelung des Bronchialsystems
Brustkyphose	nach vorn geöffnete Krümmung der Brustwirbelsäule
Bulbus	Augapfel
Bursitis	Schleimbeutelentzündung
BWS	Brustwirbelsäule

C

Caecum	Blinddarm
Candida albicans	Hefepilz
Carcinoma in situ	Frühkarzinom
Cerumen obturans	Ohrenschmalzpfropf
Chemorezeptoren	Messfühler, die auf chemische Reize reagieren
Cholelithiasis	Gallensteine
Cholezystektomie	operative Gallenblasenentfernung
Cholezystitis	Entzündung der Gallenblase
chondrale Ossifikation	Umweg der Knochenbildung über die Knorpelbildung
Chondrozyten	Knorpelzellen
Choroidea	Aderhaut
Chronisch venöse Insuffizienz	Hautveränderungen bes. im Unterschenkelbereich infolge langjähriger Venenerkrankungen
Clavicula	Schlüsselbein
CO_2	Kohlendioxid
Colon sigmoideum	s-förmiger Dickdarmabschnitt
Compliance	Mitarbeit des Patienten
Cornea	Hornhaut
Corpus cavernosum	zweischenkelige Penisschwellkörper
Corpus spongiosum	Harnröhrenschwellkörper
Cranium	Schädelknochen

D

Defäkation	Stuhlentleerung
Dehydratation	Wassermangel
Dekubitus	Druckgeschwür
Delir	akuter Verwirrtheitszustand
Demenz	fortschreitender Verlust von höheren Gehirnfunktionen
desmale Ossifikation	direkte Form der Knochenbildung
Diabetes mellitus	Zuckerkrankheit
diabetische Retinopathie	Veränderung der Netzhautgefäße bei Diabetes mellitus
diagnostisch	erkennend
Diaphragma	Zwerchfell
Diarrhöe	Durchfall
Diastole	Entspannungs- und Füllungsphase
Differenzialdiagnose	verschiedene Ursachen eines Symptoms
Dilatation	Erweiterung
Divertikel	Wandausbuchtungen
Divertikulose	Ausstülpungen der Dickdarmschleimhaut
Ductus pancreaticus	Pankreasgang
Duodenum	Zwölffingerdarm
Dura mater	harte Hirnhaut
Dysphagie	Schluckstörungen
Dyspnoe	Atemnot
Dysurie	erschwertes, meist schmerzhaftes Wasserlassen

E

Echokardiografie	Ultraschalluntersuchung des Herzens
efferente Fasern	bringen Nervenimpulse aus dem Gehirn in die Peripherie
Einsekundenkapazität	das nach 1 Sekunde ausgeatmete Luftvolumen
Ejakulation	Samenerguss
Ekzem	Juckflechte
Elektrolyte	gelöste Salze
Endokard	zarte Innenhaut, die die Herzhöhlen auskleidet
Endokarditis	Herzinnenhautentzündung
endokrines System	Hormonsystem
Endometrium	Schleimhautschicht der Gebärmutter
Endoprothese	künstliches Gelenk
Endothel	einschichtiges Plattenepithel
Enterostoma	künstliche Ausleitung des Magen-Darm-Traktes nach außen
Enzephalitis	Gehirnentzündung

Enzyme	lebenswichtige Proteine, die im gesamten Körper chemische Reaktionen beschleunigen
Epidermis	Oberhaut
Epididymis	Nebenhoden
Epididymitis	Nebenhodenentzündung
Epiglottis	Kehldeckel
Epikard	zarte Außenhaut des Herzens
Epiphysen	Enden der Röhrenknochen
Epithelgewebe	flächenhafte Zellverbände
ERCP	Verfahren im Rahmen einer Gastroskopie zur Darstellung der Gallen- und Pankreasgänge
Erosionen	oberflächliche Zerstörungen der Magenschleimhaut
Erysipel	Wundrose
Erythema migrans	nach Zeckenbiss auftretende ringförmige Hautrötung
Erythropoetin	Hormon zur Steuerung der Erythrozytenbildung
Erythrozyten	rote Blutkörperchen
Erythrozytopenie	Mangel an Erythrozyten
exokrine Drüsen	Drüsen, die ihr Sekret nach außen abgeben
Exsikkose	Austrocknung des Körpers
Exspiration	Ausatmungsphase
Extremitäten	Arme und Beine

F

Femur	Oberschenkelknochen
Fertilitätsstörungen	Fruchtbarkeitsstörungen
Fibula	Wadenbein
Fraktur	Knochenbruch
Fruktose	Fruchtzucker
FSH	Follikel stimulierendes Hormon aus der Hypophyse
FSME	Frühsommer-Meningoenzephalitis
Fundus	Magengrund
Furunkel	Haarbalgentzündung

G

Gangrän	abgestorbene Gewebsbezirke
Gastritis	Magenschleimhautentzündung
Gastroenteritis	„Magen-Darm-Grippe"
Gastrointestinaltrakt	Verdauungstrakt
Gastroskopie	Magenspiegelung
Gehirnatrophie	Hirngewebsverkleinerung
Gicht	Ablagerung von Harnsäurekristallen an verschiedenen Körperstellen
Glaukom	grüner Star
Gliazellen	Zellen zur Ernährung, zum Abstützen und zum Schutz von Nervenzellen
Glioblastom	bösartiger Tumor des Gehirngewebes
Glomerulum	Nierenkörperchen
Glottis	Stimmritze
Glukoneogenese	kompliziertes Verfahren in der Leber, aus Proteinen und Aminosäuren Zucker zu bilden
Glukose	Traubenzucker, Einfachzucker
Glukosurie	Ausscheidung von Zucker im Urin
Glykogen	Speicherzucker
Granulozyten	Leukozytengruppe zur Abwehr von Krankheitserregern
Grimassieren	bizarre, automatisierte Bewegungen des Gesichts
Gynäkomastie	verstärktes Wachsen der Brustdrüsen beim Mann

H

Halbwertszeit	Zeitraum bis zum Abbau eines Wirkstoffes im Körper um die Hälfte
Halluzinationen	Sinnestäuschungen ohne reales Objekt
Halslordose	nach hinten geöffnete Krümmung der Halswirbelsäule
Hämatemesis	Bluterbrechen
Hämatom	Bluterguss
Hämoglobin	ringförmiges Eiweißmolekül, wichtiger Bestandteil der roten Blutkörperchen
Hämolyse	Erythrozytenzerfall
Hämophilie	Bluterkrankheit
Hämoptoe	Bluthusten
Hämorrhagische Diathese	erhöhte Blutungsneigung
Hämorrhoiden	knotenförmige Erweiterungen der A. und V. rectalis in der Hämorrhoidalzone

Harnröhrenstriktur	Harnröhrenverengung
Hautturgor	Festigkeit der Haut
Heparin	gerinnungshemmende Substanz
Hepatomegalie	Lebervergrößerung
Hepatozyten	Leberzellen
Herpes zoster	Gürtelrose
Herzinsuffizienz	(Pump-)Schwäche des Herzens
Hiatushernie	Zwerchfellbruch
Hirnödem	Gehirnschwellung
Homöopathie	Therapie mit hochverdünnten Arzneistoffen
Hörsturz	plötzliche Hörminderung oder Hörverlust auf einem Ohr
Humerus	Oberarmknochen
HWS	Halswirbelsäule
Hydrocephalus	krankhafte Erweiterung der Liquorräume; „Wasserkopf"
Hypernatriämie	hoher Natriumspiegel im Blut
hypertensive Krise	plötzliche Blutdrucksteigerung auf Werte > 230/120 mmHg
Hyperthyreose	Schilddrüsenüberfunktion
Hypertonie, Hypertonus	erhöhter Blutdruck
Hyperurikämie	erhöhter Harnsäurespiegel im Blut
Hypo- bzw. Akinesie	Bewegungsarmut
Hypoglykämie	erniedrigter Blutzucker
Hyponatriämie	niedriger Natriumspiegel im Blut
Hyposphagma	Bindehautblutung
Hypothyreose	Schilddrüsenunterfunktion
Hypotonie	erniedrigter Blutdruck
Hypoxie	Sauerstoffmangel
Hysterektomie	Entfernung des ganzen Uterus

I

Ikterus	Gelbsucht (wenn zu viel Bilirubin im Körper anfällt)
Ileum	Krummdarm
Ileus	Darmverschluss
Immobilisation	Ruhigstellung
Inkubationszeit	Zeit zwischen dem Eindringen des Infektionserregers in den Körper und dem Auftreten von ersten Symptomen
Inspektion	Betrachtung
Inspiration	Einatmungsphase
Intentionstremor	Zittern bei zielgerichteten Bewegungen
Interstitium	Zwischenzellraum
Intima	die innerste Schicht der Arterien
Intoxikationen	Vergiftungen
Iris	Regenbogenhaut
irreversibel	nicht rückgängig zu machen
Ischämie	Minderdurchblutung
isokor	gleich große Pupillen

J

Jejunum	Leerdarm

K

Kallus	knorpeliges Gewebe, nach Knochenbruch
Kapillaren	extrem feine Gefäße mit einer dünnen, durchlässigen Wand
Karbunkel	Entzündung mehrerer Haarbälge
kardiopulmonale Reanimation (CPR)	Wiederbelebung bei Herz-Kreislauf-Stillstand
Karotisstenose	Verengung der Halsschlagader
kataboler Stoffwechsel	Abbaustoffwechsel
Katarakt	grauer Star
Keratinozyten	Horn produzierende Zellen
KHK	Koronarsklerose, Verengung der Herzkranzgefäße
Klappeninsuffizienz	undichte Herzklappen
Klappenstenose	Verengung der Herzklappen
Klimakterium	Übergangsphase („Wechseljahre")
Klitoris	Kitzler
Kohlenhydrate	organische Verbindungen, die vom Körper zur schnellen Energiegewinnung benutzt werden
Koloskopie	Darmspiegelung
Kolpitis	Scheidenentzündung
Kolposkopie	Untersuchung des Muttermundes mit einem Vergrößerungsglas
Konjunktivitis	Bindehautentzündung
Konjunktiva	durchsichtige Bindehaut, bedeckt die Lidinnenseite und den vorderen Augapfel unter Aussparung der Hornhaut von außen
Kontraktur	Gelenkversteifung
Korium	Lederhaut

Kornealreflex	durch Berührung der Augenhornhaut ausgelöster Lidschluss
Koronarangiografie	Herzkatheteruntersuchung, Einspritzen von Kontrastmittel in die Herzkranzgefäße unter Röntgenkontrolle
Koronarsklerose	KHK, Verengung der Herzkranzgefäße
Korpus	Magenhöhle
Korpuskarzinom	Gebärmutterkrebs
Kortikalis	Außenschicht des Knochens
Krypten	Furchen in der Schleimhaut des Magen-Darm-Traktes
Kumulierung	Wirkstoffanreicherung im Körper
kurativ	heilend
Kyphose	Rundrücken

L

Laktose	Milchzucker
Laparotomie	Eröffnung der Bauchhöhle
Laryngitis	Kehlkopfentzündung
Larynx	Kehlkopf
Laxanzien	Abführmittel
Leberzirrhose	irreversibler narbiger Umbau des Lebergewebes
Letalität	Todesrate, Sterblichkeit
Leukämie	unkontrollierte Vermehrung der Leukozyten, Blutkrebs
Leukopenie	verminderte Anzahl von Leukozyten
Leukozyten	weiße Blutkörperchen
Leukozytose	Vermehrung der weißen Blutkörperchen im Blut
Leukozyturie	Leukozyten im Urin
LH	luteinisierendes Hormon (aus der Hypophyse)
Lipase	Enzym des Bauchspeichels zur Spaltung von Neutralfetten
Lipide	Fette
Lipom	Fettgeschwulst
Lipozyten	kugelförmige Fettzellen
Liquor	Gehirnflüssigkeit, die das Gehirn und das Rückenmark umspült
Lithotripsie	Zertrümmern von Gallensteinen durch Ultraschallwellen
Lumbago	Hexenschuss
Lumbalpunktion	Entnahme von Liquor, Rückenmarkspunktion
Lungenembolie	Lungengefäßverschluss durch ein eingeschwemmtes Blutgerinnsel
Lungenhilus	Lungenwurzel
Lungenödem	Wasser in den Lungenbläschen
LWS	Lendenwirbelsäule
Lymphangitis	bakterielle Entzündung, die sich in den Lymphbahnen ausbreiten kann
lymphogene Metastasierung	Ausbreitung von bösartigen Tumorzellen in die Lymphbahnen
Lymphozyten	Leukozytengruppe mit der Fähigkeit, spezifische Antikörper gegen viele körperfremde Stoffe zu bilden

M

Magenperforation	Magendurchbruch
Magenulkus	Magengeschwür
Makrohämaturie	mit dem Auge sichtbare Rotfärbung des Urins durch Blut
makroskopisch	mit bloßem Auge erkennbar
Makula	gelber Fleck in der Netzhautmitte
Mal perforans	Hornhautläsion, meist im Bereich des Vorderfußes
maligne	bösartig
Mamille	Brustwarze
Mamma	weibliche Brust
Mammakarzinom	Brustkrebs
Mammografie	Röntgenuntersuchung der Brust
Media	kräftige Wandschicht der Arterien, bestehend aus elastischen Fasern und glatten Muskelzellen
Medulla oblongata	verlängertes Mark, Teil des Hirnstamms
Meiose	Sonderform der Zellteilung bei männlichen und weiblichen Keimzellen
Meissner-Tastkörper	Berührungsrezeptoren in der Haut
Meläna	Teerstuhl
Melanin	Farbstoff, der in den tieferen Schichten der Epidermis von den Melanozyten gebildet wird
Meningen	bindegewebige Hirnhäute
Meningeom	gutartiger Hirnhauttumor
Meningismus	schmerzbedingter Widerstand gegen eine Beugung des Kopfes, Nackensteife
Meningitis	Hirnhautentzündung
Menopause	Ende der Menstruationsblutungen

Menstruationsstörung	Veränderung der Regelblutung
Mesenterium	stielförmige, zur Versorgung des Dünndarms Blut- und Lymphgefäße führende Aufhängung
metabolisches Syndrom	Wohlstandssyndrom
Metastase	Tochtergeschwulst eines bösartigen Tumors
Metastasierung	Einnistung bösartiger Tumorzellen in anderen Organen
Meteorismus	aufgeblähtes Abdomen, Blähungen
Mikroangiopathie	Gefäßverengung der kleinen Gehirnarterien
Mikrohämaturie	mikroskopischer Nachweis von Erythrozyten im Urin
Mineralstoffe	lebenswichtige, anorganische Elemente, die dem Körper von außen zugeführt werden müssen
Miosis	Verkleinerung der Pupillen
Miserere	Koterbrechen
Mitochondrien	Kraftwerke der Zelle, Zellbausteine
Mitose	häufigste im Körper vorkommende Form der Zellteilung
Mitralklappe	Segelklappe im linken Ventrikel des Herzens
Monosaccharide	Einfachzucker
Monozyten	größte Blutzellen; sie können in verschiedene Gewebe auswandern, wo sie sich in sog. Makrophagen umwandeln und Krankheitserreger verdauen können
Morbus Hodgkin	Lymphdrüsenkrebs
Mouches volantes	„Fliegen" oder schwarze Punkte, die sich bei Blickbewegungen mitbewegen
Mukosa	Schleimhaut
Multimorbidität	mehrere Krankheiten liegen gleichzeitig vor
Multiple Sklerose	Neurologische Erkrankung mit Zerstörung der Isolationsschicht der Nervenzellen
Mundsoor	Entzündung der Mundschleimhaut durch einen Hefepilz
Muskelatrophie	Muskelschwund
Muskelischämie	Sauerstoffmangel im Muskel infolge schlechter Durchblutung
Muskularis	Muskelschicht der Arterien
Mydriasis	Erweiterung der Pupillen
Myokard	Muskelschicht des Herzens
Myokardinfarkt	Herzinfarkt
Myokarditis	Herzmuskelentzündung
Myoklonien	Muskelzuckungen
Myom	Muskelgeschwulst der Gebärmutter
Myometrium	Muskelschicht der Gebärmutter

N

Nasenseptum	Nasenscheidewand
Natriumchlorid	Kochsalz
Neglect	Nichtbeachtung einer Körperhälfte
Nekrose	Absterben der Haut, Gewebstod
Nephron	kleinste funktionelle Einheit der Niere
Neuron	Nervenzelle
Nootropika	Medikamente gegen die Demenz
nosokomiale Infekte	Infektionen aufgrund von „Krankenhauskeimen"
Nukleolus	Kernkörperchen, Zellbaustein
Nykturie	vermehrtes nächtliches Wasserlassen

O

O_2	Sauerstoff
Orbita	Augenhöhlen
Obstipation	Verstopfung
Ödem	Wasseransammlung im Gewebe, Gewebsschwellung
Olekranon	Ellenbogen
Oligurie	zu wenig Urin (weniger als 500 ml pro Tag)
opportunistische Erkrankungen	Infektionen, ausgelöst durch Erreger, mit denen jeder Mensch besiedelt ist
oral	im Mund
Orthopnöe	Atemnot bei flacher Lagerung
orthostatische Dysregulation	verlangsamte Reaktion des Kreislaufs auf Blutdruckabfall beim Aufrichten
Ösophagus	Speiseröhre
Ösophagusdivertikel	Ausstülpungen der Ösophaguswand
Osteodensitometrie	Knochendichtemessung
Osteomyelitis	Knochenentzündung
Osteoporose	Knochenschwund
Östrogen	weibliches Geschlechtshormon

Otitis externa	Gehörgangsentzündung
Otitis media	Mittelohrentzündung
Ovarialkarzinom	bösartiger Tumor der Eierstöcke
Ovarien	Eierstöcke

P

palliativ	lindernd, lebenserleichternd
Palpation	Tastuntersuchung
Panaritium	eitrige Entzündung der Finger oder Zehen
Pankreas	Bauchspeicheldrüse
Pankreatitis	Bauchspeicheldrüsenentzündung
Papillarschicht	zapfenförmige Übergangsfläche zur Oberhaut
paralytischer Ileus	Darmlähmung
Parästhesien	Missempfindungen
Parotis	Ohrspeicheldrüse
Parotitis	Entzündung der Speicheldrüse
Patella	Kniescheibe
Pedikulose	Befall durch Läuse
PEG	**p**erkutane **e**ndoskopische **G**astrostomie-Sonde, eine durch die Bauchwand in den Magen führende Magensonde
Peptidase	Enzym des Bauchspeichels zur Spaltung von Eiweißkörpern
Perikard	Herzbeutel
Perikarditis	Herzbeutelentzündung
Periost	Knochenhaut
periphere Polyneuropathie	Erkrankung der peripheren Nerven
Peripherie	äußerer Körperbereich
Peristaltik	wellenförmige Kontraktion von Muskeln
Peritoneum	Bauchfell
Peritonitis	Bakteriell oder chemisch bedingte Entzündung des Bauchfells (Bauchfellentzündung)
Perkussion	Klopfuntersuchung
Pfortader	sammelt nährstoffreiches Blut aus den Venen des gesamten Verdauungstrakts sowie aus Milz und Pankreas und transportiert es direkt zur Leber
Pharyngitis	Rachenentzündung
Pharynx	Rachen
Phlebografie	Röntgenkontrastmitteldarstellung der Venen
Phlebothrombose	tiefe Beinvenenthrombose
Phobie	Angst vor bestimmten Objekten oder Situationen, die für den Betroffenen nicht gefährlich sind
Pia mater	innere Hirnhaut
Pleuraempyem	Eiter im Pleuraraum
Pneumonie	Lungenentzündung
Pollakisurie	häufiger Harndrang mit nur geringer Urinmenge
Polydipsie	verstärktes Durstgefühl
Polypen	gutartige stielförmige Schleimhauttumoren
Polyurie	Harnmenge über 2 l/Tag
Pons	Brücke, Teil des Hirnstammes
Präkanzerosen	Vorstufen eines bösartigen Tumors
Presbyakusis	Altersschwerhörigkeit
Presbyopie	Altersweitsichtigkeit
primäre Geschlechtsmerkmale	schon bei der Geburt vorhandene Geschlechtsorgane
Probebiopsie	Gewebsprobeentnahme
Proktoskopie	Spiegelung des Analkanals
prophylaktisch	vorbeugend
Prophylaxe	Vorbeugung
Prostata	Vorsteherdrüse
Prostatakarzinom	Prostatakrebs
Protein	Eiweiß
Proteinsynthese	Bildung von Eiweißen im Körper
Proteinurie	Eiweiß im Urin
protektiv	schützend
Psoriasis	Schuppenflechte
Pulmonalvenen	Lungenvenen
Pupillenreflex	beidseitige Pupillenverengung durch Lichteinfall
Pylorus	Schließmuskel am Magenausgang („Pförtner")

R

Radikale	Substanzen, die Zellhülle, Enzyme oder die Erbsubstanz schädigen
Radius	Speiche, Unterarmknochen
Reflex	vom Willen unabhängige Reaktion des Muskels auf äußere Reize
Regeneration	Neubildung, Erholung
rektal	im Enddarm
Rektoskopie	Spiegelung des Enddarms
Rektum	End- oder Mastdarm

Resorption	Aufnahme von Substanzen
Retina	Netzhaut
retrosternal	hinter dem Brustbein lokalisiert
Rezidiv	Wiederauftreten
Rhinitis	Schnupfen
Rigor	erhöhter Muskeltonus
Risikofaktoren	Faktoren, die mit einem erhöhten Krankheitsrisiko verknüpft sind
Ruhedyspnoe	Atemnot in Ruhe
Ruhepotenzial	elektrophysiologischer Ruhezustand von Nervenzellen

S

Scapula	Schulterblatt
Schilddrüsenkarzinom	bösartiger Schilddrüsenkrebs
Schleimhautatrophie	Schleimhautverminderung
Schock	Kreislaufzusammenbruch
seborrhoische Warze	Alterswarze
Sekretion	Stoffabsonderung
sekundäre Geschlechtsmerkmale	Geschlechtsmerkmale, die sich mit der Pubertät unter Einfluss von Geschlechtshormonen entwickeln
seniles Hämangiom	Blutschwamm
Sepsis	Blutvergiftung, Ausbreitung eines Erregers im gesamten Körper über das Blut
septisch	infiziert
Serosa	Schutzhülle von Organen
Sigma	s-förmiger Dickdarm
Sinusitis	Nasennebenhöhlenentzündung
Skabies	Krätze
Sklera	Lederhaut
Skrotum	Hodensack
Somatisierung	Leibnähe einer Verstimmung
Sonografie	Ultraschalluntersuchung
Soor	Pilzbefall der Schleimhäute
Spasmus	Verkrampfung
Spastik	erhöhter Muskeltonus
Spermien	befruchtungsfähige Samenzellen
Sphinkter	Schließmuskel
Spirogramm	Messung der Atemvolumina pro Zeit
Splenektomie	Entfernung der Milz
Splenomegalie	Vergrößerung der Milz
Spongiosa	aufgelockertes schwammförmiges Knochengewebe mit zarten Bälkchen
Spreizfuß	Absinken des Fußquergewölbes
Spurenelemente	Mineralstoffe, die im Körper nur in geringen Mengen benötigt werden
Stenose	Verengung
Sternum	Brustbein
Stoffwechsel	biochemischer Umbau der Nährstoffe in die für den Körper passende Form
Stroke unit	spezielle intensivmedizinische Einrichtung zur Behandlung von Schlaganfällen
Stuhlinkontinenz	unbeabsichtigter Stuhlgang
Stupor	Bewegungs- und Regungslosigkeit
subkutanes Fettgewebe	Unterhautfettgewebe
Subkutis	Unterhaut
Submukosa	Bindegewebsschicht
substituierend	ersetzend
Suizid	Selbstmord, absichtliche Selbsttötung
Symptome	Krankheitszeichen
Synapse	Verbindungsstelle einer Nervenzelle mit einer anderen Nervenzelle, einer Muskelzelle oder Drüse
Syndrom	Komplex von Symptomen
Synovia	Gelenkschmiere im Gelenkspalt
Systole	Anspannungs- und Austreibungsphase des Herzens

T

Tachykardie	beschleunigter Puls
Tachypnoe	beschleunigte Atmung, erhöhte Atemfrequenz
Tendovaginitis	Sehnenscheidenentzündung
Testis	Hoden
Thorax	knöcherner Brustkorb
Thrombektomie	operative Entfernung eines Blutgerinnsels aus einem Gefäß
Thrombembolie	Verschleppung eines Gerinnsels
Thrombolyse	Wiedereröffnung eines Gefäßverschlusses
Thrombophlebitis	Venenentzündung
Thrombose	Verstopfung eines Gefäßes durch ein Blutgerinnsel

Thrombozyten	Blutplättchen
Thrombozytopenie	Verminderung der Thrombozyten
Thrombus (pl. Thromben)	Blutgerinnsel, Pfropf
Thymus	Bries, Wachstumsdrüse
Thyreoiditis	Schilddrüsenentzündung
Tibia	Schienbein
Tinnitus	Ohrgeräusche
Tonsillitis	Mandelentzündung
Toxin	Gift
toxisch	giftig
Toxizität	Giftigkeit
Trachea	Luftröhre
Transmitter	biochemischer Botenstoff
Tremor	rhythmisches Zittern der Extremitäten oder des Kopfes
Triglyzeride	Neutralfette
Trikuspidalklappe	Segelklappe der rechten Herzhälfte
Tröpfcheninfektion	Übertragung eines Krankheitserregers über die Atemwege
Trypsin	Enzym des Bauchspeichels zur Spaltung von Eiweißkörpern
Tube	Eileiter

U

Ulcus cruris	venöses Ulkus
Ulcus duodeni	Geschwür des Zwölffingerdarmes
Ulcus ventriculi	Geschwür des Magens
Ulna	Elle, Unterarmknochen
Ureter	Harnleiter
Urethra	Harnröhre
Uterus	Gebärmutter

V

Vagina	Scheide
Varizella-zoster-Viren	Erreger der Windpocken
Varizen	Krampfadern
Vaskulitis	Gefäßentzündung
Vasokonstriktion	Verengung der Gefäße
Vater-Pacini-Körper	Druck- und Vibrationsrezeptoren in der Haut
Venen	Gefäße, die das Blut aus dem Gewebe zurück zum Herzen transportieren
Venenklappen	taschenförmige Ausstülpungen der Gefäßinnenwand von Venen, die sich bei rückwärts gerichtetem Blutfluss verschließen
Vertigo	Schwindel
Vigilanz	Wachheit
Vitalkapazität	Luftvolumen, das nach tiefer Inspiration maximal ausgeatmet werden kann
Vorhofflimmern	ungerichtete Vorhoferregung, Herzrhythmusstörung

X

Xanthelasmen	Cholesterinablagerungen in den Augenlidern

Z

Zellmembran	Hülle um den Zellleib
Zellorganellen	kleinste Zellorgane
Zerumen	Ohrenschmalz
Zervix	Gebärmutterhals
Zervixkarzinom	Gebärmutterkrebs
Zotten	kleinste Ausstülpungen der Schleimhaut im Dünndarm
Zyste	abgekapselte Flüssigkeitsansammlung in einem Organ oder Gewebe
Zystoskopie	Blasenspiegelung
Zytoplasma	Zellinhalt
Zytoskelett	Gerüst der Zelle
Zytosol	Zellflüssigkeit

Sachverzeichnis

A

B

H

I

J

K

L

M

N

Q

T

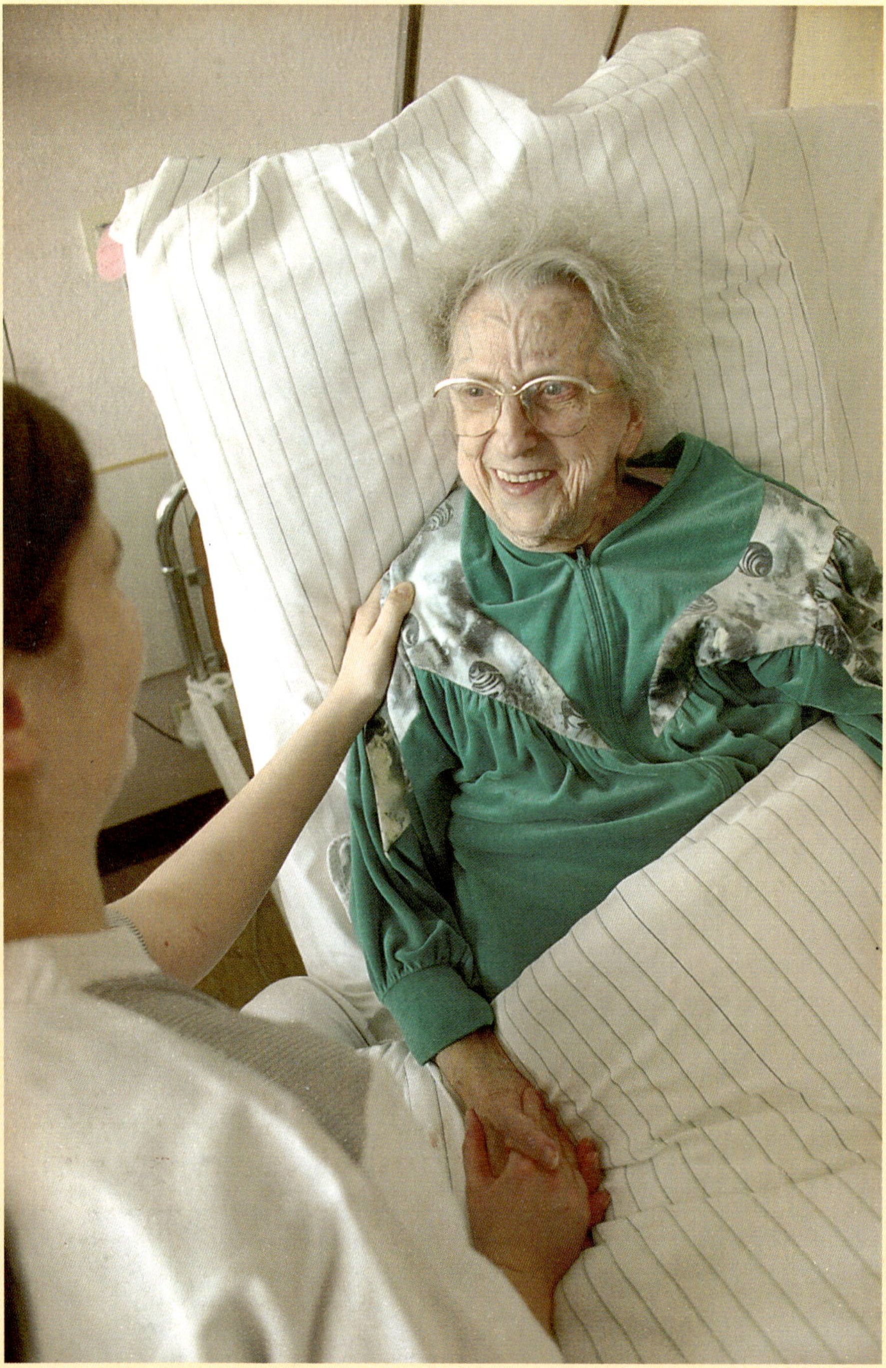